呼吸学科前沿与热点

主编　林江涛

人民卫生出版社

图书在版编目(CIP)数据

呼吸学科前沿与热点 / 林江涛主编. —北京：人民卫生出版社，2018

ISBN 978-7-117-26089-3

Ⅰ. ①呼… Ⅱ. ①林… Ⅲ. ①呼吸系统疾病－诊疗 Ⅳ. ①R56

中国版本图书馆 CIP 数据核字(2018)第 028603 号

人卫智网	www.ipmph.com	医学教育、学术、考试、健康， 购书智慧智能综合服务平台
人卫官网	www.pmph.com	人卫官方资讯发布平台

呼吸学科前沿与热点

主　　编：林江涛
出版发行：人民卫生出版社（中继线 010-59780011）
地　　址：北京市朝阳区潘家园南里 19 号
邮　　编：100021
E - mail：pmph @ pmph.com
购书热线：010-59787592　010-59787584　010-65264830
印　　刷：三河市博文印刷有限公司
经　　销：新华书店
开　　本：787 × 1092　1/16　　**印张**：34　　**插页**：16
字　　数：849 千字
版　　次：2018 年 3 月第 1 版　2018 年 3 月第 1 版第 1 次印刷
标准书号：ISBN 978-7-117-26089-3/R · 26090
定　　价：118.00 元
打击盗版举报电话：010-59787491　E-mail：WQ @ pmph.com
（凡属印装质量问题请与本社市场营销中心联系退换）

编者（以姓氏笔画为序）

万欢英（上海交通大学医学院附属瑞金医院）
马　壮（沈阳军区总医院）
马利军（河南省人民医院）
马艳良（北京大学人民医院）
王导新（重庆医科大学附属第二医院）
王思勤（河南省人民医院）
王浩彦（首都医科大学附属北京友谊医院）
王　静（郑州大学第一附属医院）
文富强（四川大学华西医院）
孔灵菲（中国医科大学附属第一医院）
邓治平（自贡市第一人民医院）
叶　俏（首都医科大学附属北京朝阳医院）
朱　蕾（复旦大学附属中山医院）
刘长庭（中国人民解放军总医院）
刘春涛（四川大学华西医院）
刘荣玉（安徽医科大学第一附属医院）
刘辉国（华中科技大学同济医学院附属同济医院）
刘　毅（山东省立医院）
苏　欣（南京军区南京总医院）
苏　楠（中日友好医院）
李云珠（上海交通大学医学院附属瑞金医院）
李月川（天津市胸科医院）
李明华（青岛市第五人民医院）
李凯述（滨州市人民医院）
李娜嘉（大庆油田总医院）
李惠萍（同济大学附属上海市肺科医院）
李满祥（西安交通大学第二附属医院）
肖　伟（山东大学齐鲁医院）
肖　毅（北京协和医院）
时国朝（上海交通大学医学院附属瑞金医院）
吴昌归（空军军医大学西京医院）
吴　琦（天津市海河医院）
邱忠民（同济大学附属同济医院）
邱　晨（深圳市人民医院）
何权瀛（北京大学人民医院）
何　勇（陆军军医大学大坪医院）
余　莉（同济大学附属同济医院）
沈　宁（北京大学第三医院）
宋元林（复旦大学附属中山医院）
宋立强（空军军医大学西京医院）
宋　勇（南京军区南京总医院）
张立强（北京大学第三医院）
陆　权（上海市儿童医院）
陈良安（中国人民解放军总医院）
陈宝元（天津医科大学总医院）
陈　萍（沈阳军区总医院）
陈德晖（广州医科大学第一附属医院）
林江涛（中日友好医院）
林其昌（福建医科大学附属第一医院）
林　勇（南京市胸科医院）
季颖群（大连医科大学附属第一医院）
周玉民（广州医科大学附属第一医院）
周　玮（宁夏医科大学总医院）
周建英（浙江大学附属第一医院）
周　新（上海交通大学附属第一人民医院）
赵德育（南京医科大学附属儿童医院）
郝创利（苏州大学附属儿童医院）
胡成平（中南大学湘雅医院）
胡　克（武汉大学人民医院）
俞善昌（上海交通大学医学院附属瑞金医院）
施焕中（首都医科大学附属北京朝阳医院）
姜淑娟（山东省立医院）

编　者

洪建国（上海交通大学附属第一人民医院）
姚　欣（南京医科大学第一附属医院）
贺　蓓（北京大学第三医院）
袁雅冬（河北医科大学第二医院）
徐金富（同济大学附属上海市肺科医院）
殷凯生（南京医科大学第一附属医院）
郭述良（重庆医科大学附属第一医院）
唐华平（青岛市市立医院）
黄　茂（南京医科大学第一附属医院）
黄绍光（上海交通大学医学院附属瑞金医院）
黄奕江（海南省人民医院）
黄勤淼（福建医科大学附属第二医院）
梁志欣（中国人民解放军总医院）
董　亮（山东大学齐鲁医院）
蒋军广（郑州大学第一附属医院）
蒋　萍（天津市第一中心医院）
韩　芳（北京大学人民医院）
韩宝惠（上海交通大学附属胸科医院）
程兆忠（青岛大学附属医院）
程晓明（陆军军医大学新桥医院）
赖国祥（南京军区福州总医院）
解立新（中国人民解放军总医院）
蔡绍曦（南方医科大学南方医院）
潘频华（中南大学湘雅医院）
霍建民（哈尔滨医科大学附属第一医院）

前言

随着科学技术的发展和研究的深入，以及移动互联网技术的广泛应用，对呼吸系统疾病的认识跃上了一个新台阶，呼吸与危重症医学进入了一个快速发展的时代。为能比较充分、集中地体现呼吸与危重症医学近年来的重要进展，努力达到使读者"一册在手，能够对本学科的发展动态有所把握"，保证学术观点的前沿性与实用性的统一，特此将近年来的热点问题整理编辑为《呼吸学科前沿与热点》一书。本书可以作为呼吸专科医师的参考用书，对于促进知识更新，开拓学术视野将起到积极的作用。

本书共分支气管哮喘、慢性阻塞性肺疾病、肺癌、肺部感染、危重症及呼吸治疗、纵隔和胸膜疾病、肺血管病、呼吸生理与肺功能、咳嗽、间质性肺疾病、睡眠医学等十一章，由全国资深呼吸病学专家进行撰写，并结合国内的医疗状况和作者单位及个人的经验，多角度、全面、详尽地介绍了呼吸与危重症医学热点问题的研究进展。本书适合呼吸专科医师、临床医学研究生、进修生及相关人员阅读。

在本书的编写过程中，得到了各位参与编写专家的大力支持，凝集了各位专家的大量心血。在此，对各位编者表示由衷的感谢。希望本书对呼吸专科医师、科研工作者有所裨益，同时也敬请广大读者批评指正。

林江涛

2018年1月

目录

第一章 哮 喘

第一节 过敏性与非过敏性哮喘之异同

近年来精准医学的概念受到广泛关注，这一概念实际上是个体化治疗的延伸和深入。对于哮喘这一有明显异质性的慢性疾病，个体化治疗尤其重要。哮喘临床表现和治疗反应性的异质性是构成不同哮喘表型的基础，近十余年来呼吸学界对哮喘表型进行了大量研究，采用不同的统计学模型，纳入不同的临床和病理生理参数，不同的临床研究归纳出不同的表型。除了临床表型，还有根据气道炎症类型区分出不同的炎症表型，采用 HRCT 和 MRI 图像分析得出的形态学表型，林林总总，一时间似有乱花渐欲迷人眼的感觉，这就不免使许多人忽略了一个基本的事实：哮喘的最基本的两个表型还是过敏性和非过敏性。实际上，自 1994 年 GINA 颁布以来，呼吸学界逐渐接受了哮喘是一种慢性气道炎症性疾病的观点，而不太关注过敏（allergy）或特应质（atopy）在哮喘发病中的作用。过敏性哮喘又称特应性（allergic or atopic）哮喘，既往也称为外源性（extrinsic）哮喘；非过敏性哮喘既往也称之为内源性（intrinsic）哮喘。在成人哮喘中，过敏性哮喘大约占 40%，非过敏性哮喘占 60%。而在儿童哮喘，过敏性哮喘的比例高于非过敏性哮喘。随着年龄的增长，过敏性哮喘的发生率逐渐降低，而非过敏性哮喘的发生率逐渐增高，这一趋势在女性较男性更为明显。

过敏性和非过敏性哮喘在发病机制、免疫应答模式、气道炎症类型等方面存在很大差异。过敏性哮喘均为 Th2 介导的免疫反应，气道炎症均为嗜酸性粒细胞性；非过敏性哮喘与大气污染、职业因素、隐形感染、肥胖等因素有关，虽然也有研究提出在儿童患者 Th2 极化应答仅存于过敏性哮喘，非过敏性哮喘表现为 Th1 应答反应，甚至高于非哮喘对照。但大多数研究认为非过敏性哮喘既可能是 Th2 也可能是非 Th2 免疫应答，既可能是嗜酸性粒细胞炎症也可能是中性粒细胞或混合细胞性炎症。另一方面，两种类型在某些环节上也有交叉，如 IgE 主要参与过敏性哮喘的发病，而非过敏性哮喘尽管外周血 IgE 水平不高，但气道黏膜仍有 IgE 沉积。如 Peter Barnes 指出，非过敏性哮喘的机制尚不清楚，变应原对气道炎症没有明显的作用。但这些患者尽管变应原皮试阴性，血清 IgE 水平不高，气道仍存在 IgE 合成，且气道炎症过程在过敏性与非过敏性哮喘是相似的，如 Th2 细胞表达增加，肥大细胞激活，嗜酸性粒细胞浸润[2]。有研究发现隐形的细菌感染可能与非过敏性哮喘的发生有关，某些细菌（如金葡菌）产生的超抗原可以触发气道上皮细胞释放 cytokeratin-18，引起 IgG 介导的免疫反应，包括 IgE 途径、Th2 途径、Th17 途径、Treg 途径。Olafsdottir IS 发现非过敏性较过敏性哮喘血清高敏 C 反应蛋白水平更高，提示前者存在一定程度的全身炎症反应[3]。还有研究采用透射电镜扫描支气管上皮，发现过敏性哮喘患者气道上皮损伤积分更高，基底膜增厚更明显，提示过敏性哮喘更易于发生气道重构。Peter Barnes 总结过敏性和非过敏性哮喘的特征见表 1-1-1。

表 1-1-1 过敏性和非过敏性哮喘的特征与机制

	外源性（过敏性）	内源性（非过敏性）
临床特征		
皮肤点刺试验	+	–
发病年龄	通常较早	通常较晚
遗传性	家族性	无家族性
性别	相同	女性较多
急性发作	URTI 过敏原	URTI –
触发因素	过敏原 运动 刺激物	– 运动 刺激物
鼻炎	常见	常见
鼻息肉	罕见	常见
实验室检查		
特异性 IgE	↑	–
血清总 IgE	↑	约 30% ↑
气道 IgE	↑	↑
气道 FcεRI +ve 细胞	↑	↑
气道 Th2 细胞	↑	↑
气道嗜酸性粒细胞	↑	↑
Th2 细胞因子	↑	↑
嗜酸性粒细胞趋化因子	↑	↑
巨噬细胞 IL-10，IL-12	↑	–
自身抗体	–	↑

近期笔者进行了一个横断面调查，连续纳入诊断明确的初诊未治疗哮喘患者 116 例，根据抗原特异性 IgE 阳性或常见过敏原皮肤点刺试验阳性分为过敏性哮喘（AA）和非过敏性哮喘（NAA），共纳入女性 73 名，男性 43 名，平均年龄 42.5 岁。结果显示过敏性哮喘占 45.69%（53/116），非过敏性哮喘占 54.31%（63/116），过敏性哮喘平均年龄 39 岁，非过敏性哮喘 47 岁，过敏性哮喘平均病程 13.6 年，非过敏性哮喘 15.1 年。过敏性与非过敏性哮喘症状评分（ACT）无明显差异，但过敏性哮喘 FeNO 显著高于非过敏性哮喘，FEV_1 和 FEV_1/FVC 显著好于非过敏性哮喘。以基线 FEV_1%>80% 判定为无气流受限（NAO），以正规治疗 1 个月后 FEV_1 改善大于或小于 15% 判定为可逆性气流受限（RAO）或不可逆气流受限（IAO），结果发现非过敏性哮喘发生不可逆气流受限的比例更高。结合国内外研究结果，可以发现与过敏性哮喘相比，总体上非过敏性哮喘发病较晚，合并症较多，可能存在全身炎症反应，对糖皮质激素治疗的反应性较差，更容易发展为重症哮喘或固定性气流受限。

过敏性和非过敏性作为两个大的哮喘表型分类，其下还可分出若干亚型。Boudier 对来自欧洲呼吸健康调查、瑞士空气污染对成人心肺健康的队列研究以及哮喘遗传学和环境因素流行病学调查的3320例成人哮喘患者的纵向数据（相隔10年）采用隐性转换分析法进行比较，测定表型相关的9个参数，共发现7个表型。这些表型在10年间可以相互转换，过敏性哮喘的表型比较稳定，而非过敏性哮喘更倾向于转换为症状频繁的表型。

无论是过敏性还是非过敏性哮喘，糖皮质激素以及β_2受体激动剂为代表的支气管舒张剂都是基本的治疗药物。二者共同的药物除了吸入型糖皮质激素（ICS）/口服糖皮质激素（OCS）、短效β_2受体激动剂（SABA）/长效β_2受体激动剂（LABA）外，还包括长效毒蕈碱拮抗剂（LAMA）、白三烯受体拮抗剂（LTRA）以及茶碱类。现有药物对过敏性哮喘的总体疗效很好，特殊情况下需要某些抗过敏的干预措施，如抗原免疫治疗（AIT）和抗IgE治疗。AIT是唯一针对病因的治疗，理论上的价值很大，但实际疗效不尽如人意。而抗IgE治疗因其价格高昂，也仅限于常规药物难以控制的哮喘。抗IL-5、IL-4、IL-13等生物治疗既可用于过敏性也可用于非过敏性哮喘，但因临床表型的不同疗效有很大差异。至于非过敏性哮喘，在常规治疗以外，需要根据具体的病因或诱因采取针对性的治疗，如中性粒细胞性哮喘可能与隐性感染有关，小剂量长疗程大环内酯类有一定的疗效。其他治疗措施还有静脉滴入免疫球蛋白、使用免疫抑制剂如环孢素A和他克莫司等。

总之，无论哮喘的发病机制和临床特征再复杂，哮喘表型有多少，第一步仍然是区别过敏性还是非过敏性哮喘，这一点对于优化治疗方案、制定长期管理策略、预测疾病转归等均具有重要作用。惜乎呼吸学界和变态反应学界对这一问题的认识不一致，反映在呼吸专科医生主导的GINA指南和各个国际性变态反应组织如世界过敏性疾病组织（WAO）、美国过敏、哮喘和免疫学会（AAAAI）、欧洲变态反应和免疫学学会（EAACI）制订的指南有较大的分歧，导致呼吸科医生往往忽略二者的区别，对过敏原的筛查、预防和脱敏治疗不太重视；而变态反应专业医生往往又过分强调过敏反应的重要性，甚至出现过度使用AIT的倾向，二者均有失偏颇，有识者不可不察也。

（刘春涛）

参考文献

1. Zoratti E，Havstad S，Wegienka G，et al. Differentiating asthma phenotypes in young adults through polyclonal cytokine profiles. Ann Allergy Asthma Immunol，2014，113（1）：25-30.
2. Barnes PJ. Intrinsic asthma：not so different from allergic asthma but driven by superantigens. Clin Exp Allergy，2009，39：1145-1151.
3. I Olafsdottir，T Gislason，B Thjodleifsson，et al. C reactive protein levels are increased in non-allergic but not allergic asthma：a multicentre epidemiological study. Thorax，2005，60（6）：451-454.
4. Moore WC. The natural history of asthma phenotypes identified by cluster Analysis. looking for chutes and ladders.Am J Respir Crit Care Med，2013，188（5）：521-522.

第二节　哮喘气道重塑的发生机制和治疗对策

一、概述

支气管哮喘（以下简称“哮喘”）是以可逆性气流受限及气道高反应性为特征的慢性气道炎症性疾患。慢性气道炎症可导致气道结构的改变，即气道重塑。气道重塑被认为是引起不可逆性气流受限和气道高反应性的重要病理改变。因此防止和减轻气道重塑是哮喘治疗的重要策略，也是治疗的难点。近十年来对哮喘气道重塑的发生机制进行了大量研究，取得了一些令人鼓舞的成绩，给预防和治疗带来了希望。本文对近年的相关研究进展进行综述，希望对提高气道重塑和哮喘规范化防治的认识水平有所帮助。

二、气道重塑病理特点、发生机制

（一）气道重塑的病理特点

气道重塑是由于反复的损伤和修复所致的气道壁结构变化，其主要改变包括气道上皮完整性的破坏、气道上皮下纤维化导致网状基底膜增厚、细胞外基质沉积、新生血管形成、血管重构、气道平滑肌（ASM）细胞增生肥大、杯状细胞化生和黏液腺增生等（彩图 1-2-1）。其中，上皮下纤维化及基底膜（reticular basement membrane，RBM）增厚是哮喘气道重塑重要特征之一。而这些改变主要由 $CD4^+$T 细胞、嗜酸性粒细胞、中性粒细胞及肥大细胞等炎性细胞激发的进行性慢性炎症所致（图 1-2-2）。

1. 气道上皮细胞形态及功能改变　气道上皮细胞是机体应对细菌、病毒和环境污染物发生免疫反应和再生反应的重要调节器。气道上皮的损伤在哮喘的发生和炎症的持续发展过程中具有十分重要的地位，是慢性炎症与重塑发生发展的重要病理基础。目前研究认为，气道上皮细胞的病理改变是气道重塑的主要特征，在不同程度的哮喘中具有不同的形态学表现。气道上皮细胞的形态改变包括：上皮细胞脱落，纤毛缺失，杯状细胞增生，生长因子、细胞因子、趋化因子表达上调。此外众多研究发现哮喘患者气道上皮的屏障功能是异常的，且存在损伤修复后细胞之间紧密连接的破坏。细胞间紧密连接的破坏可使变应原直接作用于抗原递呈细胞，激活免疫反应，诱发过敏性哮喘（图 1-2-3）。

有证据表明在哮喘中气道上皮更易于受损，且存在异常的修复反应，如 EGFR 表达增加、表达 CDK 抑制物 $p21^{waf}$。当气道上皮损伤后，气道上皮即刻启动修复程序（图 1-2-3）。气道上皮细胞在对损伤或炎症因子反应修复期间，失去其上皮极性、紧密连接等特点，获得游走和侵袭能力，表达间充质细胞标志，并产生致纤维性介质（如 TGF-β、成纤维细胞生长因子、ET-1 等）调控成纤维细胞分化和功能，使肌成纤维细胞增多并分泌胶原、弹性蛋白、蛋白多糖等，发生上皮间质转化（EMT），导致气道壁增厚。目前研究显示 EMT 是成纤维细胞的一个新的来源，在哮喘气道重塑中发挥重要作用。损伤的气道上皮细胞分泌 TGF-β，能促进 EMT 和杯状细胞增生等（图 1-2-4）。研究显示哮喘患者的气道上皮在对 TGF-β 的反应中较非哮喘者呈现出更广泛的 EMT。研究还显示嗜酸性粒细胞也可通过以下机制参与气道重塑：①释放 TGF-β；②与肥大细胞相互作用使之合成和释放 TGF-β；③激活巨噬细胞合成和释放 TGF-β（图 1-2-5）。

2. 平滑肌形态及功能改变　研究表明与非哮喘者相比，致死性哮喘患者气道平滑肌（ASM）增加 50%～200%，而非致死性哮喘患者则增加 25%～55%，此改变主要由 ASM 增生或肥大所致（图 1-2-6）。ASM 层增厚是哮喘气道重塑的重要特征，与哮喘的病情严重程度相关，是临床症状和气道高反应性形成的重要基础。哮喘中 ASM 获得了向气道上皮迁移的能力，是气道重塑的特征之一，它能够突破基底膜的限制，迁移至黏膜下层，导致黏膜下肌化，使得气道壁的增厚程度进一步加剧。此外 ASM 通过释放前炎性细胞因子、趋化因子、生长因子和 ECM 蛋白参与气道炎症和重塑的发生和发展。

研究还发现，肥大的 ASM 存在着收缩调节机制的异常。哮喘患者的细支气管在受到变应原刺激后，ASM的缩短速率及强度较正常明显增加。ASM收缩依赖于细胞内钙离子浓度的调节并涉及肌球蛋白轻链激酶和其磷酸酶活性的动态平衡。RhoA/Rho激酶途径在调节ASM的收缩中发挥重要作用，它能抑制肌球蛋白磷酸酶活性，使肌球蛋白轻链持续磷酸化，从而引发肌肉持久强烈收缩（图1-2-7）。气道高反应性动物模型中RhoA蛋白及mRNA的表达水平均明显上调，IL-13、IL-17A等炎性细胞因子可能与此相关。此外，这些细胞因子还可直接增强ASM的收缩性。

3. 细胞外基质改变及其作用　研究显示，哮喘气道假复层柱状纤毛细胞脱落留下基细胞疏松地与基底膜相连，上皮下弹力纤维溶解变性和断裂，纤维短小散在，上皮下网状基底膜明显增厚（图1-2-8、图1-2-9）。基底膜增厚主要与气道上皮下过度沉积细胞外基质成分（尤其是胶原纤维）有关。真基底膜（分致密层和疏松层）主要由Ⅳ型胶原、粘蛋白和纤维连接蛋白构成，其厚度正常；而基底膜下（网状基底膜）则有Ⅲ型胶原、Ⅴ型胶原、Ⅰ型胶原、纤维粘连蛋白以及IgG和IgM沉积。业已证实增厚的基底膜主要是基底膜下的增生。而细胞外基质的增加可降低气道顺应性，改变气道平滑肌收缩力方向，使得其收缩所致的气道狭窄更为明显，并与哮喘病情严重度和气道高反应性相关。研究表明上皮下成纤维细和肌纤母细胞是细胞外基质的主要来源。在哮喘患者气道中肌纤维母细胞的数量显著增加，且与网状基底膜的厚度呈正相关。Ⅰ型和Ⅲ型胶原在上皮下层及平滑肌束内的沉积虽然增加了气道壁厚度、降低了气道壁可扩张性，但同时又能抵抗气腔的进一步缩小，对缓和因哮喘激发因子所致的症状加重和气道反应增高有保护作用。

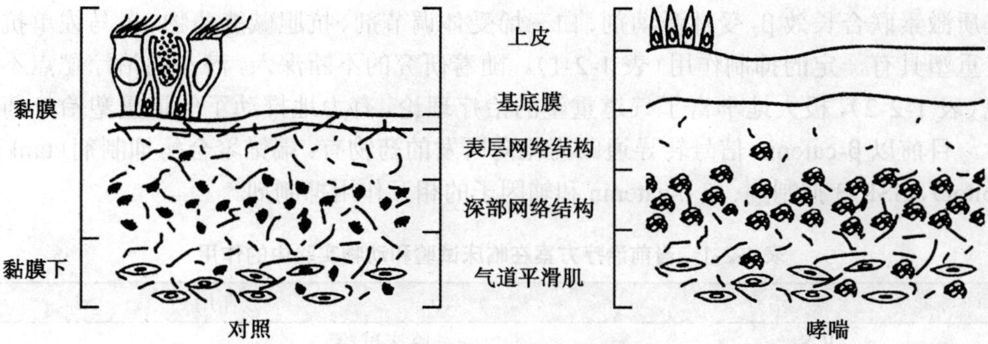

图1-2-9　哮喘和正常对照气道弹力纤维系统变化示意图

（二）气道重塑的发生机制

气道重塑是在气道炎症基础上的异常损伤修复过程，其发生机制复杂，几乎涉及气道壁的所有元素，是多种细胞因子、炎性介质、黏附因子等共同作用的结果，参与其调控的信号转导通路极其复杂（图1-2-10）。目前证实参与哮喘气道重塑的信号转导通路有NF-κB通路、MAPK通路、PI3K-Akt通路、Rho/ROCK通路、TGF-β1/Smads通路、Wnt/β-catenin通路、Sonic Hedgehog（Shh）通路等（图1-2-11）。其中β-catenin通路在气道重塑的过程中发挥重要作用。

β-catenin信号转导通路的活化有Wnt依赖性和Wnt非依赖性两条途径。

（1）Wnt依赖性途径：胞质内β-catenin水平受“多蛋白破坏性复合体（由axin、GSK-3、APC蛋白和CK-1组成）”所调控。在Wnt配体不存在时，这种“复合体”使β-catenin磷酸化，导致其被蛋白酶体降解，从而保持了胞质中低水的β-catenin。当Wnt配体与细胞表面Frizzled（FZD）受体［该受体与脂蛋白受体相关蛋白（LRP）-5/6辅受体相关联）］结合，导致

Dvl 接头蛋白募集于 LRP-5/6 周围，“蛋白破坏性复合体”与 LRP-5/6 辅受体的胞浆域借接头蛋白相互作用使之附于胞膜上，从而使 β-catenin 免受“蛋白破坏复合体”的破坏，胞质内的 β-catenin 水平升高。

（2）非 Wnt 依赖途径：某些生长因子（包括血小板源性生长因子——PDGF、TGF-β）通过：① PI3K/Akt 或蛋白激酶 C（PKC）或整合素关联激酶 -1 途径使“蛋白破坏复合体”磷酸化，其功能受到抑制，从而使胞质内 β-catenin 免受破坏，其水平升高；②通过 Akt 或 JUN 途径使 β-catenin 磷酸化，使之稳定和活化。胞质内 β-catenin 进入细胞核与辅助蛋白包括转录因子、组蛋白修饰蛋白、染色体重建复合体等相互作用，结合至 Wnt 反应元件，调节 Wnt 靶基因的转录。在哮喘中 β-catenin 信号存在异常激活，对气道上皮细胞、平滑肌细胞和间质细胞等的增殖和分化发挥重要的调节作用，促进了结构的重塑（图 1-2-12、图 1-2-13）。TGF-β 诱导的 β-catenin 激活可能完全不依赖 Wnt 信号。

三、气道重塑的防治对策

气道重塑与哮喘临床症状的严重程度、肺功能损害程度存在密切的关联，但目前仍尚无有效的防治措施。虽然许多药物已被证明在动物模型中能抑制过敏原诱导的气道重塑，却很少有研究表明能逆转已形成的重塑。近来有研究报道避免抗原接触及糖皮质激素治疗可部分逆转马喘息病（一个自然发生的哮喘样疾病）的 ASM 重构，该结果使我们看到有效治疗气道重塑的一线曙光。

临床试验和动物研究发现，当前用于哮喘治疗的药物如：吸入性糖皮质激素、吸入性糖皮质激素联合长效 β_2 受体激动剂、白三烯受体调节剂、抗胆碱能药物、奥马佐单抗等对气道重塑具有一定的抑制作用（表 1-2-1）。随着研究的不断深入，潜在的治疗靶点不断被发现（表 1-2-2），极大地丰富了气道重塑的治疗理论，有力地推动了气道重塑治疗药物的研发。目前以 β-catenin 信号转导通路为靶向研发的药物有：端锚聚合酶抑制剂（tankyrase inhibitor）、GSK-3 抑制剂、核 β-catenin 和辅因子的相互作用抑制剂。

表 1-2-1 当前治疗方案在临床试验和动物实验中的作用

治疗	作用
ICS	临床试验
	减少 RBM 厚度
	改善血管重塑
	外周气道平滑肌肌动蛋白面积减少
	动物实验
	抑制所有结构改变
	不扭转既定的变化
ICS+LABA	临床试验（LABA 额外作用）
	改善血管重塑
孟鲁斯特	动物实验
	抑制 ASM、杯状细胞和上皮细胞增生
	逆转 ASM 增生及上皮下纤维化
噻托溴铵	动物实验
	抑制 ASM、杯状细胞增生

表 1-2-2　气道重塑的体外研究概括——信号分子作为药物靶点

治疗	作用
EGFR 信号	平滑肌细胞增殖、迁移 气道上皮细胞增殖、分化
半胱氨酰白三烯	平滑肌细胞迁移 增强 EGFR 信号 从上皮释放 EGFR 配体
趋化因子	平滑肌细胞迁移、增殖 调节成纤维细胞活性
Th17 相关细胞因子	平滑肌细胞增殖、迁移
IL-13	平滑肌细胞增殖，并增强收缩 气道上皮细胞增殖、分化
PDGF 信号	平滑肌细胞迁移、增殖
VEGF	血管重塑
血管生成素 -1 血管生成素 -2	血管重塑
TGF-β	纤维化 平滑肌细胞增殖、肥大 诱导释放 VEGF

Tankyrase1、2 是一类多聚 ADP 核糖化酶，有降解 axin2 的作用，因此使 β-catenin 降解复合物失活，从而提高胞质中的 β-catenin 水平，并激活 β-catenin 信号。其抑制物 XAV939 体内外证实可抑制博来霉素或 TGF-β 过表达的腺病毒所致的小鼠皮肤纤维化及博来霉素诱导的小鼠肺纤维化，并可体外抑制 TGF-β 所诱导的 EMT，提示该抑制剂可能对气道重塑也有抑制作用。

GSK-3 除降解 β-catenin 外，对转录因子、激酶和细胞周期调节蛋白等均有调节作用。其抑制剂可抑制哮喘动物模型 Eos 气道炎和黏液分泌；抑制 TGF-β 所致的豚鼠肌纤母细胞增殖和 IL-1β 诱导的 ASMCs 前炎性细胞因子的分泌，说明 GSK-3 抑制剂可抑制气道重塑。

β-catenin 需与 Smad2/3 或 CBP、P300 等结合才能发挥转录调节作用。小分子 ICG-001（核 β-catenin 和辅因子的相互作用抑制剂）可阻断 β-catenin 与 CBP 的结合，IQ-1（核 β-catenin 和辅因子的相互作用抑制剂）可阻断 β-catenin 与 P300 的结合。以上两种小分子化合物均能阻止核 β-catenin 发挥转录调节作用，进而抑制气道重塑。

此外研究发现 mTOR 抑制剂西罗莫司也可抑制气道重塑。体外实验发现西罗莫司不仅可以减少纤维化，同时还可防止气道高反应性（AHR）和广泛的 ASM 增厚，尤其是在远端气道。进一步研究证明 mTOR/p70S6K 信号通路在气道平滑肌的生长和增殖中起着关键作用。mTOR 是 TGF-α 诱导的 EGFR 信号通路下游的一个重要分子，当缺失 Egr-1 时使用西罗莫司治疗可防止严重的 AHR、ASM 增厚和肺纤维化的发展（图 1-2-14），抑制气道重塑。

已有证据表明支气管热成形术可改善重症哮喘患者的症状，减少恶化，且安全性和耐受性较好。尽管热成形术有潜在获益和危害，而且用于重症哮喘的治疗效果仍不确定，但 ERS/ATS 仍强烈推荐（证据质量非常低）。但必须指出的是对该手术的作用机制以及合适患者的筛选等问题需要深入研究。

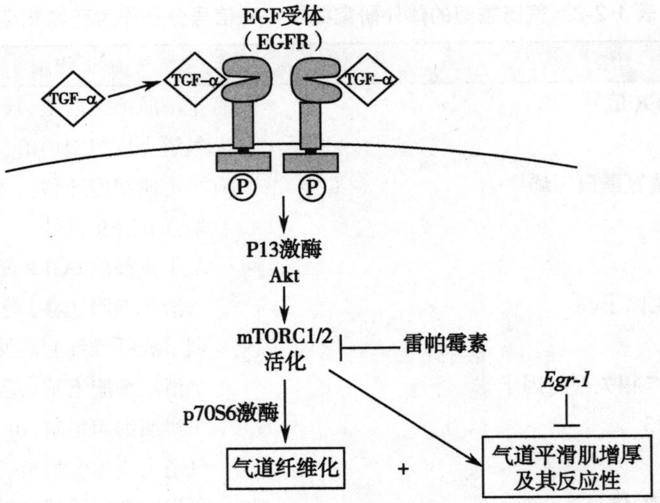

图 1-2-14 TGF-αTg/Egr-1$^{ko/ko}$模型信号通路和表型示意图

综上所述，气道重塑是哮喘的重要病理特征，预防和治疗气道重塑对哮喘防治有重要意义。但目前关于气道重塑的分子机制尚不完全清楚，缺乏对气道重塑有效的治疗药物，相当一部分患者因此发展成不可逆的气流受限，失去了对现有药物治疗的反应性。因此预防和治疗气道重塑对减轻症状，改善生活质量和劳动能力有着十分重要的临床意义。

（韩新鹏 吴昌归）

参考文献

1. Bergeron C，Tulic MK，Hamid Q. Airway remodeling in asthma：From benchside to clinical practice. Can Respir J，2010，17（4）：e85-93.
2. Al-Muhsen S，Johnson JR，Hamid Q. Remodeling in asthma. J Allergy Clin Immunol，2011，128（3）：451-462; quiz 463-464.
3. Cohen L，E X，Tarsi J，et al. Epithelial cell proliferation contributes to airway remodeling in severe asthma. Am J Respir Crit Care Med，2007，176（2）：138-145.
4. Holgate ST.Epithelium dysfunction in asthma. J Allergy Clin Immunol，2007，120（6）：1233-1244.
5. Hamilton LM，Puddicombe SM，Dearman RJ，et al. Altered protein tyrosine phosphorylation in asthmatic bronchial epithelium. Eur Respir J，2005，25（6）：978-985.
6. Holgate ST. Innate and adaptive immune responses in asthma. Nature Med，2012，18（5）：673-683.
7. Puddicombe SM，Polosa R，Richter A，et al. Involvement of the epidermal growth factor receptor in epithelial repair in asthma. FASEB J，2000，14（10）：1362-1374.
8. Puddicombe SM，Torres-Lozano C，Richter A，et al. Increased expression of p21（waf）cyclin-dependent kinase inhibitor in asthmatic bronchial epithelium. Am J Respir Cell Mol Biol，2003，28（1）：61-68.
9. Davies DE. The Role of the epithelium in airway remodeling in asthma. Proc Am Thorac Soc，2009，6（8）：678-682.
10. Manuyakorn W，Howarth PH，Holgate ST. Airway remodeling in asthma and novel therapy. Asian Pac J Allergy Immunol，2013，31（1）：3-10.
11. Al-Alawi M，Hassan T，Chotirmall SH.Transforming growth factor β and severe asthma：a perfect storm.

Respir Med，2014，108（10）：1409-1423.
12. Hackett TL，Warner SM，Stefanowicz D，et al. Induction of epithelial-mesenchymal transition in primary airway epithelial cells from patients with asthma by transforming growth factor-beta1.Am J Respir Crit Care Med，2009，180（2）：122-133.
13. Yasukawa A，Hosoki K，Toda M，et al. Eosinophils promote epithelial to mesenchymal transition of bronchial epithelial cells. PLoS One，2013，8（5）：e64281.
14. Al-Muhsen S，Johnson JR，Hamid Q.Remodeling in asthma. J Allergy Clin Immunol，2011，128（3）：451-462.
15. Kudo M. Pathology of asthma.Front Microbiol，2013，4：263.
16. Chiba Y，Nakazawa S，Todoroki M，et al.Interleukin-13 augments bronchial smooth muscle contractility with an up-regulation of RhoA protein. Am J Respir Cell Mol Biol，2009，40（2）：159-167.
17. Kudo M，Melton AC，Chen C，et al.IL-17A produced by αβ T cells drives airway hyper-responsiveness in mice and enhances mouse and human airway smooth muscle contraction. Nat Med，2012，M18（4）：547-554.
18. Mauad T，Xavier AC，Saldiva PH，et al. Elastosis and fragmentation of fibers of the elastic system in fatal asthma. Am J Respir Crit Care Med，1999，160（3）：968-975.
19. Bousquet J，Jeffery PK，Busse WW，et al. Asthma. From bronchoconstriction to airways inflammation and remodeling. Am J Respir Crit Care Med. 2000 May；161（5）：1720-45.
20. Manuyakorn W，Howarth PH，Holgate ST.Airway remodeling in asthma and novel therapy. Asian Pac J Allergy Immunol，2013，31（1）：3-10.
21. Schuliga M1，Javeed A，Harris T，et al. Transforming growth factor-β-induced differentiation of airway smooth muscle cells is inhibited by fibroblast growth factor-2. Am J Respir Cell Mol Biol，2013，48（3）：346-353.
22. Pain M1，Bermudez O，Lacoste P，et al. Tissue remodeling in chronic bronchial diseases：from the epithelial to mesenchymal phenotype. Eur Respir Rev，2014，23（131）：118-130.
23. Kumawat K，Koopmans T，Gosens R.β-catenin as a regulator and therapeutic target for asthmatic airway remodeling. Expert Opin Ther Targets，2014，18（9）：1023-1034.
24. Leclere M，Lavoie-Lamoureux A，Joubert P，et al. Corticosteroids and antigen avoidance decrease airway smooth muscle mass in an equine asthma model. Am J Respir Cell Mol Biol，2012，47（5）：589-596.
25. Hirota N，et al. Mechanisms of airway remodeling. Chest 2013；144（3）：1026-1032
26. Kramer EL，Hardie WD，Mushaben EM，et al. Rapamycin decreases airway remodeling and hyperreactivity in a transgenic model of noninflammatory lung disease. J Appl Physiol（1985），2011，111（6）：1760-1767.
27. Sheshadri A，Castro M，Chen A.Bronchial thermoplasty：a novel therapy for severe asthma. Clin Chest Med，2013，34（3）：437-444.
28. Chung KF，Wenzel SE，Brozek JL，et al. International ERS/ATS guidelines on definition，evaluation and treatment of severe asthma. Eur Respir J，2014，43：343-373.

第三节 嗜酸细胞性肉芽肿伴多血管炎：隐藏在哮喘中的疾病

一、概述

2015 年哮喘全球创议（The Global Initiative for Asthma，GINA）将支气管哮喘（简称哮喘）定义为一种异质性疾病，通常以慢性气道炎症为主要表现。通过具有反复发作历史的呼吸系统症状而诊断，如喘息、气短、胸闷和咳嗽等，在发作时间及严重程度上有所变化，同时伴有可变的呼气期气流受限。并且指出哮喘的诊断标准：①反复发作的症状：喘息、气急、胸闷、咳嗽；②发作时听诊可闻及哮鸣音，且呼气相延长；③症状可经治疗或自行缓解；④当症状不典型时，需要其他试验支持：支气管激发试验或运动实验阳性，支气管舒张试验阳性，PEF 变异率（日内或昼夜）≥20%；⑤除外其他疾病引起的类似症状。临床上有一些症状典型的患者，同时还伴有下列一种或多种情况：血清总 IgE 抗体显著升高；血嗜酸性粒细胞显著增高；支气管扩张；烟曲霉抗原皮试阳性；特异性（烟曲霉）IgE 抗体升高，此时应该如何诊断？是单纯支气管哮喘还是其他以哮喘为首发症状的疾病？面对这些情况，临床医师需要谨慎决策。

二、嗜酸细胞性肉芽肿伴多血管炎

嗜酸细胞性肉芽肿伴多血管炎（eosinophilicgranulomatosis with polyangiitis，EGPA），也称 Churg-Strauss 综合征（CSS）。1951 年，Churg 和 Strauss 首次报道了“哮喘患者和组织嗜酸性粒细胞浸润者出现传播性坏死性血管炎以及血管外肉芽肿”，因此而得名，后于 2012 年改名为 EGPA。目前 EGPA 的病因尚未明确，一些患者存在哮喘、嗜酸性粒细胞计数增多及血清 IgE 水平升高的情况，因此过敏或免疫因素可能在发病中起重要作用。EGPA 的临床表现多样，而绝大多数患者，前驱期会出现哮喘等症状。

2012 年 Chapel Hill 系统性血管炎分类标准，将 EGPA 列为 ANCA 相关性的小血管炎。根据 2012 Chapel Hill Consensus Conference（CHCC）的定义，EGPA 为嗜酸细胞增多伴坏死性肉芽肿性炎症，常累及呼吸道。坏死性血管炎主要侵犯小到中等血管，其表现为哮喘和高嗜酸细胞血症；当表现为肾小球肾炎时，ANCA 常为阳性。EGPA 的发病率为 10.7～13/百万人，在喘息患者中更高为 64.4/ 百万人。发病年龄平均为 45～50 岁，男女比例没有明显差异。

三、发病机制

EGPA 的病因及其发病机制尚不明确，不同的环境因素包括过敏原、感染、接种疫苗和药物都可能诱发 EGPA。免疫遗传因素也会增加罹患 EGPA 的概率，如 HLADRB1*04 和 *07 等位基因以及 HLADRB4 相关基因。

由于 EGPA 患者血清 IgE 水平升高，免疫复合物增加，最初人们认为 EGPA 是由免疫复合物介导的变态反应性疾病。近年来研究表明，嗜酸性粒细胞、T 细胞和 B 细胞及体液免疫等也都在 EGPA 的发病中起重要作用。

无论 EGPA 病灶还是外周，都有大量的嗜酸性粒细胞，可能与上皮和内皮细胞释放嗜酸性粒细胞活化趋化因子 -3（eotaxin-3，CCL26）有关。CCL26 可以活化嗜酸性粒细胞并将其从血流中招募至炎症部位从而导致组织浸润。嗜酸性粒细胞在 EGPA 发病中的机制并不明确，但很多研究表明，嗜酸性粒细胞具有细胞毒性作用以及促凝血作用。因此认为这些作用可能是导致 EGPA 的心血管和脑血管并发症的重要原因。另外嗜酸性粒细胞除了可以作为一种效应细胞外，还具有免疫调节的作用。EGPA 患者的血清中可以检测到高浓度的 IL-25，而嗜酸性粒细胞是 IL-25 的主要来源。IL-25 可以诱导 T 细胞产生细胞因子，刺激 Th-2 的同时嗜酸性粒细胞也会应答。

目前普遍认为 EGPA 是 Th2 细胞介导的疾病。EGPA 患者的 Th2 细胞可以分泌出大量的 IL-4 和 IL-13，它们在组织浸润和嗜酸性粒细胞脱颗粒的过程中起了重要作用。活动性的 EGPA，IL-5 水平也上调，IL-5 可使外周嗜酸性粒细胞显著增高。Th17 与 Treg 之间的平衡也与 EGPA 的临床状态密切相关。Treg 的一种 Tr1 亚型可以释放出抑制免疫反应的 IL-10，但在 EGPA 的进展过程中，Tr1 的数量持续降低，Th17 数量增多。Th17 可以释放 IL-17，IL-17 又可以诱导 IL-6、IL-1 和 TNF 等促炎细胞因子以及 CXCL1、GCP-2 和 IL-8 等促炎趋化因子的释放，从而促进中性粒细胞向炎症部位聚集。

B 细胞和体液免疫同样参与 EGPA 的发病，主要证据是 40% 的患者存在特异性的抗髓过氧化物酶（myeloperoxidase，MPO）的抗中性粒细胞胞浆抗体（anti-neutrophil cytoplasmic antibodies，ANCA），且 B 细胞耗竭药物利妥昔单抗对 EGPA 有一定疗效。有研究表明 EGPA 的患者外周血中记忆和活化 B 细胞的水平升高。而上述细胞因子（IL-4、IL-13）同样可以促进体液免疫应答。

活动性 EGPA 患者可以观察到血清中的 IgG4 升高，证实 EGPA 属于 IgG4 相关的疾病。与正常人、哮喘患者和肉芽肿性血管炎患者相比，活动期的 EGPA 患者血清中的 IgG4 水平和 IgG4/IgG 比值都较高，而免疫抑制剂治疗后，两者都会下降，提示 IgG4 具有靶向性。

四、临床表现

EGPA 有多个临床表型，根据 ANCA 结果大致分为两个亚型，即 ANCA 阳性与 ANCA 阴性，两种亚型的 EGPA 患者临床表现各不相同。ANCA 阳性的 EGPA 患者肾脏受累、紫癜、肺泡出血、鼻窦炎及周围神经病变的发生率较高，而 ANCA 阴性的 EGPA 患者则更有可能出现心脏受累如心包炎和心肌病以及其他如肺浸润、胸腔积液、发热等表现（表 1-3-1）。

表 1-3-1　EGPA 各表型特征

	血管炎表型	组织疾病表型
发生频率	40%	60%
ANCA	阳性 Aniti-MPO	阴性
主要特征	肾脏受累 外周神经炎 紫癜 活检证实血管炎	心脏受累 嗜酸细胞性心肌炎 嗜酸细胞性肺炎 发热

EGPA 早期常出现多种过敏性疾病的症状，以呼吸道表现为主，包括变应性鼻炎、鼻息肉和哮喘等。随着疾病的进展，可伴有全身症状，如全身不适、消瘦、发热和腿部肌肉常见为腓肠肌的痉挛性疼痛等（表 1-3-2）。

EGPA 病程分为 3 期，前驱期为哮喘和过敏性鼻炎期；中期为嗜酸性粒细胞组织浸润期，主要浸润肺、心肌、胃肠道，伴或不伴有肉芽肿形成；晚期为系统性血管炎期，出现广泛的嗜酸性粒细胞性坏死性血管炎和坏死性肉芽肿。

前驱期：持续数月至数年，常有关节痛、肌肉痛、乏力、发热和体重减轻等症状。绝大部分患者前驱期是以哮喘为主要症状。部分患者在这一阶段还会出现上呼吸道的症状包括：鼻息肉、过敏性鼻炎和反复发作的慢性鼻窦炎。还可出现一些肉芽肿性多血管炎的表现如鼻腔或鼻窦肉芽肿和出血。此期还可能出现中耳炎及感觉神经性听力减退等症状。眼受累少见。

表 1-3-2 EGPA 的主要症状

临床表现	Chuumbley et al. 1977	Lanham et al. 1984	Guillevin et al. 1987	Gaskin et al. 1991	Haas et al. 1991	Abu-Shakra et al. 1994	Guillevin et al. 1999	Comarmon et al. 2013	Moosing et al. 2013
患者数目	30	16	43	21	16	12	96	383	150
男 / 女比例	21/9	12/4	24/19	14/7	12/4	6/6	45/51	199/184	76/74
平均年龄	47	38	43.2	46.5	42.5	48	48.2	50.3	49.1
哮喘	100	100	100	100	100	100	100	91.1	92.7
全身症状	—	—	72	—	100	100	70	87.6	78
肺浸润	27	72	77	43	62	58	38	38.6	58
胸膜炎	—	29	—	—	25	—	—	8.9	7.3
耳鼻喉	70	70	21	—	10	83	47	48	93.3
多发性单一神经炎	63	66	67	70	75	92	78	46	56
胃肠道	17	59	37	58	56	8	33	23.2	28.7
心脏	16	47	49	15	56	42	30	16.4	46.7
关节痛	20	51	28	43	31	42	41	29.8	51.3
肌痛	—	68	—	—	43	33	54	38.9	32.7
皮肤	66	—	—	50	68	67	51	39.7	49.3
紫癜	—	48	28	—	25	—	31	22.5	34.7
结节	27	30	21	—	25	—	19	9.7	17.3
肾脏受累	20	49	16	80	31	8	16	21.7	18.7

嗜酸性细胞组织浸润期：此期以外周嗜酸性粒细胞增多及器官浸润为主要特点。受累器官包括肺、心脏和胃肠道等，其中累及肺实质见于大部分患者，迁徙性肺浸润是 EGPA 的特征性表现。心脏受累主要表现为心内膜及心肌浸润，心律不齐和心包炎，瓣膜功能异常也较常见。胃肠道损伤主要由于嗜酸性粒细胞在胃肠黏膜浸润，累及小肠最常见，患者表现为其他原因无法解释的腹痛，少数患者可出现消化道出血甚至穿孔。

血管炎期：出现发热、体重减轻、乏力等全身症状，以及哮喘症状减轻预示疾病进入血管炎期。周围神经病变是此期的主要特点，患者可表现为多发性单神经炎，也可以是外周感觉运动混合神经病变。典型表现为垂腕或垂足。神经系统受累的患者中有 25% 累及中枢神经系统，表现为脑血管炎和脑膜肉芽肿性炎，少数患者可发生蛛网膜下腔出血、脑梗死，甚至出现惊厥、意识错乱、昏迷等症状，颅内出血为该病的死亡原因之一。肾脏受累最初可无明显症状，随着病情进展出现蛋白尿、血尿、肾功能不全，甚至进展为尿毒症。皮肤损伤也是血管炎期的特点。四肢和头皮出现可触及的紫癜或结节是最常见的皮肤表现。

五、实验室检查

活动性的 EGPA，循环血中嗜酸性粒细胞显著增多，常 >1500/μl 或 >10%。嗜酸性粒细胞升高也常常预示着疾病复发，疾病活动期 C 反应蛋白以及血沉均可升高。

EGPA 患者血清 IgE 升高但缺乏特异性。75% 活动性 EGPA 患者的血清中 IgG4 水平升高，且与疾病活动性相关程度优于 IgE。

血管炎发作前数年，ANCA 即可升高。74%～90% 的 ANCA 阳性患者免疫荧光可显示核周 ANCA（P-ANCA）阳性，与 ELISA 检测的抗 MPO 抗体结果相符。其余患者可见胞质内 ANCA（c-ANCA），部分患者两者兼有。部分患者检测类风湿因子阳性，但抗核抗体通常为阴性。

一些新的生物学标志物正处于研究阶段，如嗜酸细胞活化趋化因子 -3（eotaxin-3）。研究表明，活动性 EGPA 与对照组相比，血清中的嗜酸细胞活化趋化因子 -3 的水平明显升高，以 80pg/ml 为界，敏感性和特异性分别为 87.5% 和 98.6%，这类标志物有望应用至临床，作为新的筛查手段或诊断标准。

六、影像学与病理学特征

1. 影像学特征（图 1-3-1）　非固定性肺浸润是 EGPA 的特征性表现，研究表明 CT 的敏感度要高于胸部 X 线检查，因此对怀疑 EGPA 的患者都应行 HRCT 检查。最常见的 CT 表现是沿小叶分布的胸膜下磨玻璃影或实变；小叶中心型结节；气管壁增厚和小叶间隔增厚等。也可见纵隔、肺门淋巴结肿大，胸腔积液和心包积液。

2. 病理学特征（图 1-3-2）　EGPA 的病理学改变多样，典型的病理改变包括：嗜酸性粒细胞浸润；血管外肉芽肿形成；坏死性血管炎。三者可不同时出现，各种表现可能只在病程的某一时期可以见到。

几乎任何器官在 EGPA 早期都有血管外的嗜酸性粒细胞浸润。一旦疾病进展到血管炎期，中小血管壁出现炎症性的病理改变，主要为纤维素样坏死以及血管壁嗜酸性粒细胞浸润。

EGPA 累及肺部最典型的病理学改变为血管外的肉芽肿，坏死的嗜酸性组织为核心，并被栅栏样的淋巴细胞和多核巨细胞包裹。但由于糖皮质激素的广泛使用，典型的肉芽肿组织已经很少见了。

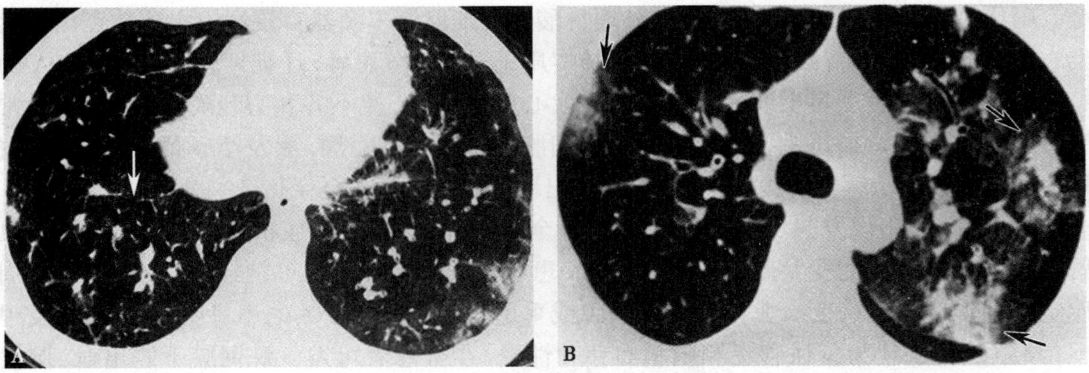

图 1-3-1 EGPA 的影像学表现

A. 双肺实变影，实变病灶周围可见磨玻璃影，箭头所示晕征，气管壁明显增厚 B. 多处磨玻璃影病变区域，胸膜下大量结节病灶，小叶间隔增厚，血管直径增加，气管壁增厚

七、诊断及鉴别诊断

（一）诊断

1990 年美国风湿病学会制定了 EGPA 的诊断标准并沿用至今：①哮喘；②外周血嗜酸粒细胞分类计数 >10%；③单一或多发神经病变；④鼻窦异常；⑤游走或一过性的肺部浸润；⑥活组织检查示血管以外的嗜酸性粒细胞浸润。该 6 条中符合 4 条，诊断 EGPA 的敏感度为 85%，特异度为 99.7%。

（二）鉴别诊断

EGPA 的鉴别诊断主要是排除其他嗜酸性粒细胞性或血管炎性异常。

1．与其他形式的 ANCA 相关的血管炎（anca-associated vasculitis，AAV）如显微镜下多血管炎（microscopic polyangiitis，MPA）和韦格纳肉芽肿（Wegener's granulomatosis，WG）相鉴别。MPA 和 WG 与 EGPA 有很多临床及病理的相似点，鉴别主要根据有无哮喘、有无嗜酸性粒细胞增多以及活组织病理学检查。总之，EGPA 与其他原发性的系统性血管炎鉴别要点是 EGPA 与哮喘有明显的相关性以及血液中嗜酸性粒细胞显著升高。

2．特发性嗜酸性粒细胞增多综合征（idiopathichypereosinophilic syndrome，IHES）可有持续的不明原因的外周血嗜酸性粒细胞增多达 1500/mm^3，超过 6 个月，并可致器官功能障碍和损伤。两者累及器官类似，IHES 组织学证据表明组织嗜酸性粒细胞浸润但无哮喘症状，活组织标本中无血管炎且血清 ANCA 阴性。最近有研究，通过测呼气中类花生酸（12-HETE）的浓度来鉴别 EGPA 和嗜酸性粒细胞增多症。即使部分患者正在接受糖皮质激素治疗或者处于临床缓解期，他们的呼气中 12-HETE 的浓度也显著高于其他疾病。

3．变应性支气管肺曲霉菌病（allergic bronchopulmonaryaspergillosis，ABPA）的症状与气道受限型 EGPA 相似，结合肺泡灌洗液及痰中分离出曲霉菌以及血清中高水平的曲霉菌特异性抗体 IgE，可以诊断 ABPA。

4．急性嗜酸性粒细胞性肺炎（acute eosinophilic pneumonia，AEP）可有肺部浸润表现。肺泡灌洗液中出现大量的嗜酸性粒细胞，常有急性发热症状，可伴有呼吸衰竭，没有外周血嗜酸性粒细胞增多及其他器官功能损害的表现。慢性嗜酸性粒细胞性肺炎是迁延性疾病，患者往往有哮喘、外周嗜酸性粒细胞增多和全身症状如体重减轻、盗汗和发热。缺乏其他器官受累症状以及 ANCA 阴性可以帮助鉴别。

5. 在嗜酸性粒细胞增多的疾病中，寄生虫感染和药物过敏也需要鉴别排除。

八、治疗

EGPA 的治疗以糖皮质激素为基础，对于伴有器官损伤或出现危及生命表现的患者，应加用免疫抑制剂以及其他如 IL-5 单抗、血浆置换、干扰素 -α、奥马珠单抗和伊马替尼等治疗方法。

（一）糖皮质激素

The French Vasculitis Study Group 总结了影响坏死性血管炎预后的五个因素，称为五因素评分（five-factor score，FFS）：①血肌酐水平升高（>140μmol/L）；②蛋白尿（>1g/d）；③胃肠道受累；④心肌病；⑤中枢神经系统受累。对于 FFS=0 的患者，可以单用糖皮质激素治疗。

在器官损伤，以及出现危及生命的表现时，使用甲泼尼龙冲击治疗 7.5～15mg/（kg•d），以快速达到病情缓解。诱导治疗使用泼尼松 1mg/（kg•d），2～3 周之后逐渐减量，3 个月后减至 0.3mg/（kg•d），6 个月后降至 0.15mg/（kg•d）直到停药。维持剂量需要针对患者个体进行设定，目的是使其症状不易复发，且哮喘能得到控制。

（二）免疫抑制剂

应用糖皮质激素治疗之后，EGPA 缓解与生存率大大提高。器官损伤以及危及生命的患者，应使用诱导缓解药物，如口服糖皮质激素（OCS）和免疫抑制剂（如环磷酰胺）的联合治疗。免疫抑制剂的使用指征包括：FFS≥1；严重的肺泡出血；眼受累；暴发性肝炎等，通常使用环磷酰胺，2mg/（kg•d）维持治疗或间歇治疗。

有危及生命或器官损害表现的患者在诱导缓解治疗后建议继续维持治疗。维持治疗以硫唑嘌呤，甲氨蝶呤为主，可于 2～3 周的环磷酰胺间歇静脉治疗后，或者口服环磷酰胺数天后开始。硫唑嘌呤 2mg/（kg•d）或甲氨蝶呤 10～30mg/w 辅以叶酸 10～30mg/d，维持治疗通常为 18～24 个月。

免疫抑制剂适合于经过 3～4 个月后，激素减量不能低于 7.5mg/d，或者反复发作的患者。是否应该将细胞毒药物与激素联用于激素减量无法控制的哮喘或存在耳鼻喉症状的患者，目前尚无定论。但 CHUSPAN2 评估了甲氨蝶呤的疗效，证实其用于治疗 FFS=0 的 EGPA 患者是有效的。

（三）其他治疗

1. IL-5 单抗（美泊利单抗）　抗 IL-5 的单克隆抗体目前已被用于哮喘和嗜酸性粒细胞增多症的治疗。近期研究表明 IL-5 单抗也可用于难治性 EGPA 和激素依赖的患者，但停药后复发率很高。

2. 血浆置换　血浆置换可清除免疫复合物，改善内皮细胞功能，因而可以用于治疗血管炎性疾病，尤其适合快速进展的肾小球肾炎、外周神经病变和肺泡出血的患者，但不能提高生存率，因此不主张作为初始治疗。

3. 干扰素 -α　体外实验表明，干扰素 α（IFN-α）可以抑制嗜酸性粒细胞脱颗粒并阻断 Th2 的免疫应答。1998 年 IFN-α 被首次应用于 EGPA 的治疗，疗效令人满意，但其严重的药物相关毒作用限制了 IFN-α 的使用。

4. 利妥昔单抗　利妥昔单抗是一种 B 细胞耗竭药物，对一些难治或复发的 WG 或 MPA

有一定的疗效。有证据表明，对于标准治疗无效的EGPA患者，利妥昔单抗可以有效地诱导缓解。对利妥昔单抗治疗EGPA的有效性及安全性尚需更多临床研究进一步评价。

5. 奥马珠单抗　奥马珠单抗通过阻断IgE与肥大细胞和嗜碱性粒细胞结合，从而抑制IgE介导的免疫反应。因此可以用于控制EGPA患者的哮喘症状，减少激素的用量。但目前还缺乏大样本、长期随访的临床研究证据。

6. 伊马替尼　近期研究观察到EGPA患者对伊马替尼也有一定的反应，提示EGPA和高嗜酸性粒细胞综合征(HES)可能有相似的病理生理学机制。

欧洲成立专家共识小组，2015年就EGPA的诊疗给出了22条建议。

1. EGPA的管理应该结合既定的中小血管血管炎处理的专业知识。

2. 作为最初鉴别诊断检查，我们推荐针对弓蛔虫病和人类免疫缺陷病毒进行血清学检查、特异性曲霉菌IgE和IgG剂量检查、痰或支气管肺泡灌洗液曲霉菌检查、类胰蛋白酶和维生素B_{12}剂量检查、外周血涂片(查找发育不良的嗜酸性粒细胞或原始细胞)和胸部CT扫描；此外，进行的检查要针对患者的临床表现，嗜酸性粒细胞增多的其他原因也应该予以考虑。

3. 鼓励对疑似EGPA患者进行活组织检查。

4. 疑似EGPA的患者都应该进行ANCA检测(间接免疫荧光法和酶联免疫吸附实验)。

5. 目前还没有可以准确评估EGPA活动性的生物标志物。

6. 一旦EGPA诊断成立，建议评估肺、肾、心脏、胃肠道和(或)外周神经受累可能。

7. EGPA缓解的定义：临床症状消失(除外哮喘和/或耳鼻喉(ENT))。

8. EGPA的复发：新出现或者再次出现或者加重的EGPA的临床表现(不包括哮喘或耳鼻咽喉的表现)，需要加用或加量使用糖皮质激素或者其他免疫抑制剂。

9. 合理使用糖皮质激素以达到EGPA缓解；对伴有器官损害或者威胁生命症状的患者，泼尼松规定剂量应该为1mg/(kg•d)。

10. 有危及生命或器官损害表现的患者(心脏、胃肠道、中枢神经系统、严重外周神经病变、严重眼部病变、肺泡出血以及肾小球肾炎)需要接受诱导缓解治疗：糖皮质激素联合其他免疫抑制剂(如环磷酰胺)。

11. 有危及生命或器官损害表现的患者在诱导缓解治疗后建议继续维持治疗(硫唑嘌呤或甲氨蝶呤)。

12. 单用糖皮质激素适用于无危及生命或器官损害表现的患者；加用免疫抑制剂适用于泼尼松治疗3～4个月后无法减量至低于7.5mg/d或者有复发性疾病的患者。

13. 血浆置换对EGPA没有作用，但ANCA阳性并有快速进展的肾小球肾炎或者肺肾综合征的患者，可以考虑使用。

14. 利妥昔单抗可以用于肾脏受累且ANCA阳性或难治性EGPA患者。

15. 静脉注射免疫球蛋白可被用作二线治疗，主要针对使用糖皮质激素或其他免疫抑制剂治疗的其他疗法难以见效的EGPA患者或孕期患者；有严重的复发性感染伴随药物引起的低丙球蛋白血症时，可以考虑使用免疫球蛋白替代。

16. 对特定的患者，干扰素-α可能作为第二或三线治疗。

17. 如果有必要，可以对EGPA患者使用白三烯受体拮抗剂(LRA)。

18. 提倡接种灭活疫苗和抗流感和肺炎的疫苗；减毒活疫苗对于服用免疫抑制剂或使用泼尼松≥20mg/d的患者禁用。

19. 鼓励实施患者教育项目。

20．周围神经受损和运动障碍的患者应定期理疗科就诊。

21．建议患者避免吸烟和其他刺激物。

22．静脉血栓栓塞和肺栓塞应根据血栓栓塞性疾病的管理一般准则处理；目前还不清楚是否应对有持续性或反复发作的患者延长抗凝治疗。

九、小结

临床上很多疾病常常以哮喘为首发症状，我们不应简单诊断为单纯性哮喘，此时伴有嗜酸细胞增多的肺部疾病的鉴别诊断显得尤为重要。虽然 EGPA 的发病率不高，但血管炎在肺部病变中并不少见，并且诊断困难。可见肺血管炎的分类与诊断是呼吸疾病的重要部分。EGPA 是以嗜酸性粒细胞增多、坏死性血管炎和血管外肉芽肿为特征的系统性疾病，临床表现以哮喘最常见，根据受累脏器的不同，可出现不同的症状。影像学可表现为实变、结节和气管壁增厚等，亦可出现纵隔、肺门淋巴结肿大，以及胸膜腔和心包积液。治疗以糖皮质激素为基础，联合免疫抑制剂，其他治疗方法如美泊利单抗、血浆置换、INF-α 和奥马珠单抗等也有应用，但都存在一定局限性，所以 EGPA 的治疗还需要更多的研究和观察。欧洲比较重视 EGPA 的诊断与治疗，呼吁我国成立 EGPA 工作小组以便对这一疾病进行更深入的研究。

（董 亮 曹柳兆）

参考文献

1. Boulet LP，FitzGerald JM，Reddel HK，et al. The revised 2014 GINA strategy report：opportunities for change. Curr Opin Pulm Med，2015，21（1）：1-7.
2. Jeong YJ，Kim KI，Seo IJ，et al. Eosinophilic lung diseases：a clinical，radiologic，and pathologic overview. RadioGraphics，2007，27：617-639.
3. Jennette JC，Falk RJ，Bacon PA，et al. 2012 revised International Chapel Hill Consensus Conference Nomenclature of Vasculitides. Arthritis Rheum，2013，65：1-11.
4. BotteroP，Bonini M，Vecchio F，et al. The common allergens in the Churg-Strauss syndrome. Allergy，2007，62（11）：128812-94.
5. Noth I，Strek ME，Leff AR，et al. Churg-Strauss syndrome. Lancet，2003（9357），361：587-594.
6. Bili A，Condemi JJ，Bottone SM，et al. Seven cases of complete and incomplete forms of Churg-Strauss syndrome not related to leukotriene receptor antagonists. J Allergy ClinImmunol，1999，104：1060-1065.
7. Masi AT，Hunder GG，Lie JT，et al. The American College of Rheumatology 1990 criteria for the classification of Churg-Strauss syndrome（allergic granulomatosis and angiitis）Arthritis Rheum，1990，33（8）：1094-1100.
8. Choi YH，Im JG，Han BK，et al. Thoracic manifestation of Churg-Strauss syndrome：radiologic and clinical findings. Chest，2000，117（1）：117-124.
9. Worthy SA，Müller NL，Hansell DM，et al. Churg-Strauss syndrome：the spectrum of pulmonary CT findings in 17 patients. AJR Am J Roentgenol，1998，170（2）：297-300.
10. Churg A. Recent advances in the diagnosis of Churg-Strauss syndrome. Mod Pathol，2001，14（12）：1284-1293.
11. Masi AT，Hunder GG，Lie JT，et al. The American College of Rheumatology 1990 criteria for the classification of Churg-Strauss syndrome（allergic granulomatosis and angiitis）. Arthritis Rheum，1990，33（8）：1094-1100.

12. Jeong YJ，Kim KI，Seo IJ，et al. Eosinophilic lung diseases：a clinical，radiologic，and pathologic overview. Radiographics，2007，27(3)：617-637.

13. Holle JU，Gross WL，et al. Treatment of ANCA-associated vasculitides (AAV). Autoimmun Rev，2013，12：483-486.

14. C. Ribi，Cohen P，Pagnoux C，et al. Treatment of Churg-Strauss syndrome without poor-prognosis factors：a multicenter，prospective，randomized，open-label study of seventy-two patients. Arthritis Rheum，2008，58：586-594.

15. Jayne D. New-generation therapy for ANCA-associated vasculitis. Clin Exp Nephrol，2013，17(5)：694-696.

16. Moosig F，Gross WL，Herrmann K，et al. Targeting interleukin-5 in refractory and relapsing Churg-Strauss syndrome. Ann Intern Med，2011，155(5)：341-343.

17. Kim S，Marigowda G，Oren E，et al. Mepolizumab as a steroid-sparing treatment option in patients with Churg-Strauss syndrome. J Allergy ClinImmunol，2010，125(6)：1336-1343.

18. VaglioA，Moosig F，Zwerina J.et al. Churg-Strauss syndrome：update on pathophysiology and treatment. Curr Opin Rheumatol，2012，24(1)：24-30.

19. Walsh M，Catapano F，Szpirt W，et al. Plasma exchange for renal vasculitis and idiopathic rapidly progressive glomerulonephritis：a meta-analysis. Am J Kidney Dis，2011，57(4)：566-574.

20. Tatsis E，Schnabel A，Gross WL. et al. Interferon-alpha treatment of four patients with the Churg-Strauss syndrome. Ann Intern Med，1998，129(5)：370-374.

21. Pepper R J，Fabre MA，Pavesio C，et al. Rituximab is effective in the treatment of refractory Churg-Strauss syndrome and is associated with diminished T-cell interleukin-5 production. Rheumatology (Oxford)，2008，47(7)：1104-1105.

22. Glavina-Bianchi P，Kalil J. Omalizumab administration in Churg-Strauss syndrome. Eur J Intern Med，2009，20(6)：e139.

23. Josselin-Mahr L Werbrouck-Chiraux A，Garderet L，et al. Efficacy of imatinibmesylate in a case of Churg-Strauss syndrome：evidence for the pathogenic role of a tyrosine kinase? Rheumatology (Oxford)，2014，53：378-379.

24. Groh M，Pagnoux C，Baldini C，et al. Eosinophilic granulomatosis with polyangiitis (Churg-Strauss) (EGPA) consensus task force recommendations for evaluation and management. Eur J Intern Med，2015，26(7)：545-553.

第四节 哮喘的个体化诊断和治疗

一、概述

哮喘是一种常见的、慢性呼吸系统疾病，在不同的国家中占的比例从1%～18%不等。哮喘的患病率呈逐年上升趋势，其漏诊率和过度诊断率均较高，30%～66%的成人及30%～40%儿童有哮喘症状且肺功能检查支持哮喘而未被诊断，24%～34%被诊断为哮喘的成人并未患哮喘病。发达国家哮喘的控制率约28%～47%，亚太11个国家/地区为7.6%，我国一二级城市的3级甲等医院哮喘的控制率为28.7%。2014年GINA更新了哮喘的诊断方法更加客观科学，更加贴近临床，更加便于操作。对实现哮喘治疗目标的个体化治疗方案更加切合实际。2015年GINA进一步完善。

二、哮喘的异质性和个体化诊断

哮喘的定义：哮喘是一种异质性疾病，通常以慢性气道炎症为特征。有随时间和强度变化的呼吸道症状如喘息、气短、胸部紧迫感和（或）咳嗽，和可变的呼气气流受限。哮喘的症状和气流受限通常由运动、过敏原和刺激因素、天气变化或病毒性呼吸道感染所诱发。症状和气流受限可自行缓解或者经药物治疗缓解，或几周和几个月不发作。另一方面，患者也可能爆发式的发作，而威胁生命并且对患者和社会增加负担。哮喘常与直接或间接的刺激因素引起气道高反应性相关，并伴随慢性气道炎症。这些特征在即使症状缺如或肺功能正常患者中仍存在，应该规范化治疗。

确定哮喘最初的诊断，如果可能，当患者第一次发病时，应该记录哮喘诊断的依据，由于哮喘的这些特征可能自行缓解或者经药物治疗后缓解，但是一旦患者开始控制性治疗，往往难以确诊哮喘。哮喘的个体化诊断应充分认识到哮喘的异质性，一般包括是否有可变的呼吸道症状、是否有可变的呼气气流受限、是否存在肺功能变化（当前或既往）异常。患者有典型的呼吸系统症状，获得可变的呼气气流受限的肺功能证据是诊断哮喘的必备条件。

（一）可变症状的诊断

哮喘典型的呼吸系统症状：如果发生以下症状，患哮喘的可能性增加：一种以上（喘息、气短、咳嗽、胸闷）症状，尤其在成人，症状常在夜间或者清晨加重；症状随时间和强度变化；常由病毒感染、锻炼、接触过敏原、天气改变、大笑或者刺激物（汽车尾气、吸烟和强烈的气味）引起。

下列呼吸系统症状可能与哮喘无关：单纯性咳嗽而没有呼吸相关症状，慢性咳痰，气短与晕厥、轻度的头晕眼花或者外周疼痛，胸痛，锻炼引起的喘鸣。

（二）可变的呼出气流受限的诊断

1．支气管舒张试验　受试者试验前 6 小时内停用短效 β 激动剂；12 小时内停用普通剂型茶碱或 β_2 激动剂口服；长效或缓释剂型的支气管舒张剂应停用 24 小时。首先测定受试者基础 FEV_1，然后吸入万托林 400μg，吸入后 15～20 分钟重复测定 FEV_1，计算吸药后 FEV_1 改善率。

阳性判断标准：FEV_1 自基线提高大于 12% 和 200ml。如果增加大于 15% 和 400ml 更可确诊。而儿童 FEV_1 提高大于 12% 预测值即可。

2．激发试验　在某些患者，气流受限可能在最初的评价中缺如。可变的气流受限是建立哮喘诊断的关键部分，其中一项是支气管激发试验，评价气道高反应性。大多数是吸入乙酰胆碱，但是组胺、锻炼、使过度通气血中 CO_2 正常或者吸入甘露醇也可应用。这些检查对哮喘的诊断是中度敏感，但是特异性有限，例如，吸入乙酰胆碱的气道高反应性在过敏性鼻炎、囊性纤维化、支气管肺的发育异常和 COPD 的患者中可见到。这意味着，没有接受 ICS 治疗而结果阴性的患者有助于排除诊断，但是阳性结果往往不意味着患有哮喘，必须考虑患者的症状和其他临床特征。受试者应具备的条件包括：疑为哮喘或哮喘患者受试时症状已缓解，无呼吸困难和听不到哮鸣音；停用茶碱类、β_2 激动剂及抗胆碱药物及吸入糖皮质激素 12 小时，停止口服糖皮质激素、抗组织胺药物 48 小时；进行激发试验前须经医生检查，心和（或）肺功能不全、高血压、甲状腺功能亢进、妊娠等不宜进行本项试验。

运动激发试验阳性：FEV_1 自基线降低大于 10% 和大于 200ml（儿童：FEV_1 降低大于 12% 预测值，或 PEF 大于 15%）。

支气管激发试验阳性：给予标准剂量的乙酰甲胆碱或组胺后 FEV_1 自基线下降≥20%；在标准化过度通气，高渗盐水或甘露醇激发试验后，FEV_1 自基线下降≥15%。

定量判断：PD20 是指 FEV_1 较基线下降 20% 时累积吸入激发药物的剂量；PC20 是使 FEV_1 较基线下降 20% 时的浓度。

3．PEF 变异率　每日两次 PEF 检查>2 周，出现明显变化。成人：平均每日 PEF 昼夜变异率>10%。儿童：平均每日 PEF 昼夜变异率>13%。计算方法：每日 PEF 昼夜变异率 =（高值 - 低值）÷1/2（高值 + 低值）；平均每日 PEF 昼夜变异率 = 连续 7 天每日 PEF 变异之和 ÷7。

（三）肺功能检查阴性

肺功能检查阴性患者，若高度怀疑哮喘可能，可给予抗炎治疗。若 FEV_1 自基线提高 >12% 和 >200ml：4 周抗炎治疗后肺功能显著提高（排除了呼吸道感染）；每次随访间肺功能的明显变化（排除了呼吸道感染）；儿童：随访间 FEV_1 变化 >12% 或 PEF>15%（可能除外包括呼吸道感染），则哮喘诊断成立。

成人、青少年和 6～11 岁儿童的哮喘诊断标准见表 1-4-1。

表 1-4-1　成人、青少年和 6～11 岁儿童的哮喘诊断标准

1．可变的呼吸系统症状的病史	
喘息、气短、胸闷和咳嗽（症状描述可能随习俗和年龄改变，例如儿童可能被描述成严重的呼吸困难）	不仅仅一种呼吸系统相关症状（在成人，单纯咳嗽很少由于哮喘引起）
	症状出现随时间和强度可变
	症状经常在夜间和早晨时更重
	症状常由锻炼、大笑、过敏原、冷空气引起
	症状在病毒感染后加重
2．确定可变的呼气气流受限	
可变的过度肺功能改变（至少一种以上的检查）和气流受限	改变的越大或者改变的次数越多，越能增加诊断的可能
	在诊断过程中，至少一次 FEV_1 是低的，确定 FEV_1/FVC 减少（成人正常是>0.75～0.8，儿童>0.9）
支气管舒张试验阳性（支气管扩张药物在检查之前停用，SABA≥4 小时，LABA ≥15 小时）	成人：吸入沙丁胺醇 200～400mg，在 10～15 分钟 FEV_1 增加 >12% 并且绝对值增加>200ml（若 FEV_1>15% 且绝对值增加 >400ml 诊断的可能性更大）
	儿童：FEV_1 增加>12% 预计值
PEF 过度的可变性：2 次 / 天，超过 2 周	成人：平均白天 PEF 变异率>10%
	儿童：平均白天 PEF 变异率>13%
肺功能明显好转在抗感染治疗 4 周后	成人：在 4 周治疗后 FEV_1 增加>12% 并且绝对值>200ml（或者 PEF 变异率>20%），除外呼吸系统感染
运动激发实验阳性	成人：FEV_1 下降>10% 且>200ml；儿童：FEV1 下降>12% 预计值，或者 PEF>15%
支气管激发试验阳性（仅限于成人）	在标准剂量的乙酰胆碱和组胺治疗后，FEV_1 下降≥20%，或者在过度通气、高渗盐水和甘露醇使用后 FEV_1 下降≥15%
过度肺功能可变在随访期间（不可靠）	成人：在随访期间 FEV_1 变异率>12% 且绝对值>200ml，除外呼吸道感染
	儿童：在随访期间，FEV_1 变异率>12%FEV_1 或者>15%PEF（可能包括呼吸道感染）

总之，应该在哮喘开始治疗前行诊断性检查，这些检查在有症状时或者在清晨做检测。如果支气管舒张试验未能获得阳性结果，接下来做激发试验检查，如为阴性结果而患者又无紧急需求，可行连续 2 周的 PEF 监测，计算平均每日 PEF 昼夜变异率，同时给予患者 SABA 按需吸入。若病情需要紧急治疗或平均每日 PEF 昼夜变异率阴性则抗炎治疗 4 周后或复查中达到 FEV_1 比治疗前增加 >12% 和 200ml 可以确诊。

但 2015 年 GINA 指南强调对经治患者需进行确诊（表 1-4-2）。许多患者（25%～35%）在基层医院没能被确诊。

表 1-4-2　已经接受控制性治疗的患者需确诊

目前状态	确认哮喘诊断
可变的呼吸道症状和可逆的气流受限	哮喘的诊断能被确诊。评价哮喘的控制水平和回顾哮喘的控制性治疗
可变的呼吸道症状但是无可变的气流受限	停用 BD（SABA4 小时；LABA>12 小时）后或有症状期间重做 BD 舒张试验 如果正常，考虑其他诊断
	若 FEV_1>70% 预测值，考虑支气管激发试验。如为阴性，考虑降级控制性治疗并在 2～4 周后再评估。
	若 FEV_1<70% 预测值，考虑升级控制性治疗持续 3 周，然后再评价症状和肺功能。如果无反应，恢复之前的治疗并转诊患者进行调查和诊断。
几乎无呼吸道症状，正常的肺功能，无可变的呼气气流受限	停用 BD（SABA4 小时；LABA>12 小时）后或有症状期间重做可逆性试验。 如果正常，考虑其他诊断，考虑降级控制性治疗
	若症状出现并且肺功能下降：哮喘的诊断确定。以之前最低的有效剂量升级治疗
	如果症状和肺功能无改变或在最低控制级别：考虑终止治疗并且密切监测患者至少 12 个月。
持续性气短和气流受限	考虑升级控制性治疗持续 3 周，然后重新评价症状和肺功能。如无反应，继续之前的治疗并转诊患者进行调查和诊断。考虑 ACOS

三、哮喘的表型与内型

哮喘的表现通常包括表型（phenotype）和内型（endopyte）。“表型”通常定义为“生物体由基因型和环境相互作用后可被观察到的特性”。目前国际上仍没有特定的、定义表型的病理学和生物遗传学标记，因而有必要将临床或统计学定义的表型变成生物学定义的内在型。“内型”即通过一个特殊的可以识别的生物途径来解释表型中观察到的特性。

（一）哮喘的表型

哮喘不是单一的一种疾病，而是一种由不同“表型”组成的一组综合征。流行病学的、临床的和（或）病理生理学的特点往往被称为“哮喘表型”，包括从分子、细胞、形态、功能到患者特有的特征构成了哮喘的不同表型。为了更好给予患者个体化的治疗，近年对“表型”的研究日新月异，确定“表型”是为了针对发病机制采取针对性的治疗措施，提高治疗效果。目前常用的包括：①根据临床或生理表型分类；②根据刺激因子分类；③根据炎症状态分类。但是目前尚无统一的标准，对于哮喘分型的临床价值，仍然需要更多的研究。

最常见的哮喘表型包括：①变应性哮喘，这是最容易被识别的哮喘分型，最常见于儿童，有家族遗传史或者既往有变态反应性疾病的病史例如湿疹、过敏性鼻炎、或者食物药物过敏。在治疗前，诱导痰检查常提示嗜酸性粒细胞气道炎。这类患者常对ICS治疗敏感。②非变应性哮喘：一些成人哮喘发生与变态反应无关。这些患者的痰可能有中性粒细胞、嗜酸性粒细胞或者仅仅是一些炎性细胞。③迟发型哮喘：一些成人尤其是女性，在成人时期第一次发生哮喘。这些患者趋向于非过敏性并且经常需要高剂量的ICS或者是对皮质醇激素不敏感。④气流受限固定哮喘：一些长时间患哮喘的患者发展成混合性气流受限，这被认为是气道重构引起的。⑤合并肥胖的哮喘：一些肥胖的哮喘患者有显著的呼吸系统症状和少的嗜酸性粒细胞浸润的气道炎症。

（二）哮喘的内型

人们区分哮喘的表型是为了更好地了解疾病的严重程度、急性加重的持续时间等特征，然而上述常规的表型分类不能满足人们这一要求。一个哮喘表型可能涵盖了一类有着共同的临床表现或者特征的疾病，然而这并不意味着它们有着相同的病因学及病理生理学机制。同理，有着不同病理生理学机制的疾病可能有着几乎完全相同的临床表现。这给临床工作带来了极大的困惑。因此，哮喘内型这一概念应运而生。根据疾病的发病机制，利用特征性的分子生物学标志物对哮喘表型进行再分类，能够更好地指导临床实践。

1. 哮喘的细胞炎性表型　很早以前，人们就尝试通过显微镜观察病患肺组织了解哮喘的细胞炎症特征，目的是为了了解哮喘的发病机制、预言转归以及寻找特效药物。早期，人们发现哮喘患者的气道组织、痰液等标本嗜酸性粒细胞含量明显增高，故而提出了嗜酸性粒细胞性表型。目前，随着研究的不断深入，细胞炎性表型可分为四大类：嗜酸性粒细胞性表型、中性粒细胞性表型、混合细胞性表型及寡细胞性表型。在经典的变应性哮喘表型中，嗜酸性粒细胞性表型是最常见的（重症哮喘除外），通常对吸入皮质醇激素有良好的反应（可有效降低嗜酸性粒细胞含量、减轻气道梗阻和呼吸道症状）。中性粒细胞性哮喘在急慢性感染、肥胖、吸烟、污染类刺激性物质暴露等哮喘中较为常见，且中性粒细胞性哮喘易急性加重成为重症哮喘。混合细胞性哮喘在难治性哮喘中较为常见，有研究表明混合细胞性哮喘有肺功能最差、日间喘息等症状发作最频繁、住院次数最多等特点。此外，多项研究均表明嗜酸性粒细胞含量低的哮喘表型对激素治疗的反应较差。

2. 哮喘的分子表型　利用哮喘相关的分子通路，尤其是关键的细胞因子对哮喘表型进行分类，更有助于我们直观的了解某一哮喘表型的发病机制、敏感药物等关键信息。利用现代分子生物技术描述哮喘的异质性更直观，更具优势。其中一种已被广泛接受的哮喘分子表型是Th2相关性哮喘和非Th2相关性哮喘。

Th2相关性哮喘：过去哮喘被认为是一个Th2型的免疫过程，然而近来的研究结果显示只有约50%的哮喘是Th2相关性的。Th2相关性哮喘的分子机制可概括为，机体接触过敏原使Th2细胞激活，释放IL-4、IL-5和IL-13等细胞因子，它们作用于气道平滑肌细胞、上皮细胞、B细胞及其他炎症细胞。Th2相关性哮喘主要有以下特点：过敏性、嗜酸性粒细胞相关性炎症反应以及糖皮质激素治疗效果好。它主要包括早发型过敏性Th2哮喘、迟发型嗜酸性粒细胞性哮喘和运动性哮喘。

非Th2相关性哮喘：在所有哮喘中，非Th2相关性哮喘可能占据一大部分。但与Th2相关性哮喘相比，人们对这类亚型背后的表型以及控制它的分子机制都知之甚少。其分子机制可能与Th1细胞的活化，IL-17、INF-γ等细胞因子的大量释放有关。由于这类哮喘患者缺乏可以用来检测的生物标记物，所以非 Th2 型哮喘患者的比例仍不清楚。目前，非 Th2 相关性哮喘主要包括中性粒细胞性哮喘、肥胖相关性哮喘和吸烟相关性哮喘。

哮喘表型的相关特征见表 1-4-3。

表 1-4-3　哮喘表型的相关特征

哮喘类型	自然病史	临床生理特征	病理特点或生物标志物	遗传特点	治疗反应
早发特应性	早发；轻至重症	具有变应性症状或相关疾病	特异性 IgE；Th2 细胞因子；气道上皮下基底膜增厚	17q12；Th2-相关基因	激素反应性；Th2 靶点反应性
晚发嗜酸细胞性	成年发病，常为重症	鼻炎，少见过敏症	激素抵抗；嗜酸细胞；IL-5		IL-5 抗体、白三烯调节剂反应性；激素抵抗
运动诱发性		运动后轻度或间歇发作	肥大细胞激活；Th2 细胞因子；白三烯		白三烯调节剂、β 受体激动剂、IL-9 抗体反应性
肥胖相关性	成年发病	女性多见，常为症状性，气道高反应性不明	Th2 细胞因子缺乏；氧化应激		减肥及抗过氧化反应性
中性粒细胞性		低 FEV1，多见气流限闭	痰中性粒细胞；Th17 通路；IL-8		大环内酯类可能有效

四、哮喘的个体化治疗

哮喘的药物选择基于两点：①临床研究得出的最优方案；②个体化治疗。2014 版 GINA 报告根据最新的临床研究证据，更新了 5 级哮喘药物阶梯，要点包括：①控制药物明确分为首选和备选；②强调 ICS 和 ICS+ 长效 β 受体激动剂（LABA）在哮喘治疗中的地位；③推荐 ICS+ 福莫特罗作为缓解药物。ICS 是经典的哮喘控制药物，低剂量的 ICS 能够减轻症状，改善肺功能，提高生活质量，降低急性加重、住院及死亡风险。白三烯受体拮抗剂（LTRA）和缓释茶碱被列为备选控制药物。一般认为 LTRA 和缓释茶碱不如 ICS 有效，且茶碱不良反应常见。LABA 和 ICS 具有协同作用，在 ICS 的基础上联合 LABA 可以进一步减轻症状、改善肺功能。临床可选择传统 ICS+LABA 或 ICS+ 福莫特罗，如果选择了 ICS+ 福莫特罗，那么它既可以作为控制药物也可作为缓解药物。吸入 SABA 能够迅速有效地缓解哮喘症状，没有福莫特罗制剂的患者应备有 SABA。若过敏性哮喘使用高剂量 ICS+LABA 疗效仍不满意，可以考虑联合抗 IgE 单克隆抗体。经充分治疗仍反复加重的哮喘患者，应依据其诱导痰中的嗜酸性粒细胞百分比调整治疗方案。成人哮喘药物阶梯治疗方式见表 1-4-4。但对于个体患者，首选不一定是最佳治疗，应寻找适合自己的个体化治疗。对于个体化患者的治疗方案选择，与患者、父母、看护者讨论以下问题，以共同决策：①首选治疗对于症状的控制和风险的降低。②患者特征及表型，是否有任何与其他患者不同的可预测其未来风险或治疗反应差异的特征；是否有任何可能影响预后的可改变的危险因素或合并症。③患者的喜好：患者的目的、信念和对哮喘和药物关注的是什么。④实际问题：吸入器技术，是否在训练后患者可正确使用吸入器；依从性，患者喜欢服用药物的频次；治疗成本，患者是否负担得起的药物。

表 1-4-4 成人哮喘药物阶梯治疗方式

	第一级	第二级	第三级	第四级	第五级
控制药物首选	—	低剂量 ICS	低剂量 ICS+LABA	中高剂量 ICS+LABA	联合其他药物如 IgE 抗体
控制药物备选	考虑低剂量 ICS	LTRA；低剂量茶碱	低 / 中剂量 ICS；低剂量 ICS+LTRA 或 + 茶碱	增加噻托溴铵；高剂量 ICS+LTRA 或 + 茶碱	增加噻托溴铵；增加低剂量口服激素
缓解药物	按需使用 SABA		按需使用 SABA 或低剂量 ICS+ 福莫特罗		

三种升级治疗方案：哮喘是一种可变的疾病，需要临床医生和（或）患者定期调整治疗。①持续升级治疗（至少在 2～3 个月）：对起始治疗无应答，且证明症状与哮喘相关、吸入技术和依从性良好，且已关注到可改善危险因素的患者；任何升级治疗均应被视为一个治疗试验，并在 2～3 个月后评估治疗应答；如果没有应答，治疗应降至之前的水平，并考虑替代治疗或转诊。②短期升级治疗（1～2 周）：偶然的短期内增加维持治疗的 ICS 剂量 1～2 周可能是必要的，例如，在病毒感染或季节性过敏原暴露时；这可以由患者或医疗人员根据患者的书面哮喘行动计划制定。③每日调整：对于处方布地奈德 / 福莫特罗或倍氯米松 / 福莫特罗作为维持和缓解治疗的患者；在继续维持剂量的治疗下，患者根据其症状，每日调整 ICS/ 福莫特罗按需治疗剂量的次数。

哮喘的降阶梯治疗：哮喘减量治疗的一般原则：①当哮喘症状得到很好控制或肺功能稳定期≥3 个月时（证据 D），可以考虑减量治疗。但是，如果存在使患者病情恶化的危险因素或者有固定的气流限制，在没有严密监护的情况下，切忌安排减量治疗。②选择合适的时间（患者无呼吸道感染，没有旅行，没有怀孕）。③每一步都尝试性的试验治疗，鼓励患者参与其中。记录患者的哮喘状态（症状的控制，肺功能情况和危险因素）；提供明确的要求和书面的哮喘治疗计划；并且确保患者有足够的药物，如果有必要的话，也可恢复至之前的治疗剂量；监测患者症状和（或）峰值呼气流速（PEF）；制定跟踪探访时间表（证据 D）。④每 3 个月减少 25%～50% 的吸入性皮质激素剂量，对绝大多数患者来说是安全可行的（证据 B）。

当哮喘很好控制时，减量治疗可采取的方案见表 1-4-5。

表 1-4-5 当哮喘很好控制时，减量治疗可采取的方案

当前阶梯	目前使用的药物和剂量	减量治疗的方案	证据
阶段 5	大剂量 ICS/LABA 和口服皮质类固醇类药（OCS）	继续使用大剂量 ICS/LABA，减少 OCS 剂量	D
		根据诱导痰情况逐步减少口服激素剂量	B
		进行 OCS 治疗，采取隔日疗法	D
		用大剂量的 ICS 替代 OCS	D
	大剂量 ICS/LABA 和其他附加制剂	征求专家建议	D

续表

当前阶梯	目前使用的药物和剂量	减量治疗的方案	证据
阶段 4	中等剂量到大剂量 ICS/LABA 维持治疗	利用现有的配方，继续联用 ICS 与 LABA，但 ICS 剂量减少一半	B
		停用 LABA 很可能导致病情恶化	A
	中等剂量的 ICS/ 福莫特罗*用以维持治疗或缓解治疗	维持治疗的 ICS/ 福莫特罗*减少至低剂量，缓解治疗中持续按需给予低剂量 ICS/ 福莫特罗*	D
	大剂量 ICS 和第二种控制性药物	ICS 剂量减少一半，继续使用第二种控制药物	A
阶段 3	低剂量 ICS/LABA 维持治疗	减少 ICS/LABA 至每天一次	D
		停用 LABA 很可能会导致病情恶化	A
	低剂量 ICS/ 福莫特罗*维持治疗和缓解治疗	维持治疗的 ICS/ 福莫特罗*剂量减少至每天一次，并且，持续按需给予低剂量 ICS/ 福莫特罗*缓解治疗	C
	中等剂量或大剂量的 ICS	ICS 剂量减少一半	B
阶段 2	低剂量 ICS	每日一次用药（布地奈德，环索奈德，莫米松）	A
	低剂量 ICS 或 LTRA	如果患者长达 6～12 个月没有哮喘症状并且没有引起患者病情恶化的危险因素，可以考虑停止控制性治疗。可以考虑在治疗中停止控制性药物的使用。提供书面的哮喘治疗计划，并密切监控。	D
		不建议成年人完全停用 ICS，否则病情恶化风险会增加。	A

注：BDP：beclometasonedipropionate，丙酸倍氯米松；ICS：inhaled corticosteroids，吸入糖皮质激素；LABA：long-acting beta 2-agonist，长效 β_2- 受体激动剂；LTRA：leukotriene receptor antagonist，白三烯受体拮抗剂；OCS：oral corticosteroids，口服皮质类固醇

*ICS/ 福莫特罗维持和缓解治疗可遵医嘱使用低剂量布地奈德 / 福莫特罗或 BDP/ 福莫特罗

抗炎标志物指导哮喘个体化治疗：大多数患者使用中等剂量 ICS 或 ICS+LABA 治疗后，可获得良好控制。在调整治疗方案过程中，可通过监测生物标志物如痰细胞计数，FeNO 等指导治疗。抗炎标志物监测可能适用于：①高剂量 ICS 治疗下仍未控制患者；②或需口服糖皮质激素患者；③或反复发生急性发作患者；④或气流阻塞快速进展患者。

五、重症哮喘的个体化治疗

关于重度哮喘的处理，ERS/ATS 专家组分别对传统治疗药物和一些最新疗法提出了应用建议和评价，同时还对将来以表型特征为基础的治疗进行了展望。传统的控制药物，如 LABA、白三烯调节剂和茶碱，在重度哮喘的疗效尚缺乏充分的研究证据；其实，重度哮喘的定义中就说明需要这些药物联合使用以维持控制或达到控制，提示上述药物对这类患者的疗效低下。近年来，有关新的分子靶向治疗的临床试验陆续在成人重度哮喘开展，部分药物有明确的临床疗效。

（一）已确立的哮喘治疗方法

1．激素低敏感性（corticosteroid insensitivity）　重度哮喘的定义中包括激素低敏感性，即在激素治疗下仍未控制，或在激素减量或停药后病情恶化。重度哮喘亦常被称为激素依赖性哮喘、顽固性哮喘或激素不敏感性哮喘。约 30% 的成人重度哮喘，除了 ICS 外还需要口服激素以维持一定程度的病情控制。肌内注射曲安奈德可实现大剂量全身激素治疗，能

够进一步改善哮喘控制，减少痰嗜酸性粒细胞、提高 FEV_1 水平，说明对激素治疗的不敏感是相对的，而不是完全的激素抵抗。20 世纪 90 年代，有研究观察了几种具有免疫抑制作用的制剂，如甲氨蝶呤（MTX）、环孢素 A、金盐和静脉 IgG，在减少激素用量方面的疗效。尽管这些制剂可能会改善激素不敏感性，但疗效并不确定，且会带来明显的不良反应。

2. 吸入和口服激素疗法　ICS 的剂量—疗效反应存在个体差异，有一定证据表明进一步加大 ICS 剂量（超过 2000g/d 倍氯米松等效剂量）对重度哮喘可能更有效，包括减少全身激素用量。临床上常试用这种超大剂量 ICS 或超细颗粒 ICS 治疗重度哮喘，但支持这种疗法的证据并不多。

3. 短效和长效 β- 肾上腺素能支气管舒张剂　许多重度哮喘患者尽管接受 ICS 联合短效和（或）长效支气管舒张剂治疗，仍存在持续的慢性气流阻塞。在联合 LABA 的基础上逐步增加 ICS 剂量，与单独使用 ICS 相比，能进一步改善病情控制，包括重度哮喘患者。

4. 缓释茶碱　在中度哮喘患者，ICS 基础上加用茶碱可改善哮喘控制。在一项关于吸烟的激素低敏感性哮喘患者的探索性研究中，茶碱联合低剂量 ICS 能够改善峰流速和哮喘控制，提示茶碱可能会改善激素低敏感性。但在重度哮喘尚未开展这样的研究。

5. 白三烯调节剂　在 ICS 基础上加用孟鲁司特，在预防需全身激素治疗的急性发作或改善中度哮喘的症状方面，其疗效不如 LABA。三项关于成人中度至重度哮喘（未使用 LABA）的研究证实，ICS 联合白三烯调节剂对肺功能具有一定疗效。其中两项研究纳入的病例是阿司匹林过敏性哮喘，其中 35% 的患者使用了全身激素。相反，在一项针对接受 IABA 和 ICS 治疗（有的同时口服激素）的成人重度哮喘的研究中，加用孟鲁司特在 14 天内未改善临床结局。阿司匹林过敏个体与非阿司匹林过敏者相比，是否对白三烯调节剂的反应性更好，目前尚无研究结论。

6. 长效抗胆碱药　在中等至大剂量 ICS 联合（或不联合）LABA 没能控制的中重度哮喘患者，噻托溴铵能够改善肺功能和症状。在使用大剂量 ICS 和 LABA 的患者，加用噻托溴铵还可减少 SABA 使用，降低严重发作风险。

（二）新近引入临床的治疗方法

1. 抗 IgE 治疗　一项奥马珠单抗治疗成人和儿童患者的实验表明，严重过敏的哮喘患者推荐使用奥马珠单抗可以临床获益，然而对于那些需要更多资源治疗的患者其价值较低。

2. 大环内酯类抗生素　不推荐临床医生使用大环内酯类抗生素治疗严重哮喘患者，主要是基于防止出现大环内酯类抗生素耐药，并且临床获益不确定，推荐的价值相对较低。

3. 抗真菌药物　推荐反复急性发作并且发展到严重哮喘的 ABPA（变态反应性肺曲霉病）患者使用抗真菌药物治疗，但对于不伴有 ABPA 的严重哮喘患者则不应该使用抗真菌药物，不考虑相关的药物敏感性（例如：皮肤点刺试验阳性或者检测血清中真菌特异性 IgE 抗体）。

4. 支气管热成形术　使用支气管热成形术治疗成人严重哮喘患者，只能够在独立的系统性注册机构经机构审查委员会批准后进行，或者用于临床研究。这一建议主要是基于避免相应的副作用和防止医疗资源过度使用，由于目前哪些患者可以从中获益，对于改善患者的症状和生活质量方面的作用也不明确，在这一点上其价值较低。

（三）以分子为靶点的实验性重度哮喘治疗

慢性重度哮喘具有不同的内在机制，临床表现多样，这提示进行表型分型和个体化治疗可能会改善疾病结局并避免药物不良反应。抗 IgE 治疗开启了重度哮喘的特异性治疗时代，尽管预测哪些个体会对治疗有反应仍存在问题。新的治疗方法也许可以使严重哮喘患者获益，包括：抗 Th2 的靶向治疗：抗 IL-5 抗体，例如美泊利单抗；抗 IL-5Rα 抗体，例如 benrazilumab；抗 IL-13 抗体，如 lebrikuzimab；抗 IL-4Rα 抗体，如 dupilumab。这些治疗可能是针对嗜酸性粒细胞计数升高的患者，以及某些 Th2 标记物（痰骨膜蛋白）高表达的患者。对于没有 Th2 高表达的患者而言其作用尚不明确。非常需要找到针对非嗜酸性粒细胞性哮喘患者有效的标记物，并且确定其治疗的靶点。其他正在进行临床试验的分子靶向疗法还有很多（表 1-4-6），将来有望为改善基于表型的重度哮喘治疗提供更多选择。

表 1-4-6　重症哮喘潜在的表型靶向治疗

特征	关联	针对性的特异治疗
重度变应性哮喘	高血清 IgE	抗 IL-4/IL-13#
	高 FeNO	抗 IL-4 受体 #
嗜酸性粒细胞性哮喘	血和痰嗜酸性粒细胞	抗 IL-5#
	反复发作	抗 IL-4/IL-13#
	高 FeNO	抗 IL-4 受体 #
中性粒细胞性哮喘	糖皮质激素不敏感	抗 IL-8#
	细菌感染	CXCR2 拮抗剂 #
		抗 LTB4（成人和儿童）
		大环内酯类（成人和儿童）
慢性气流阻塞	气道壁重塑、气道壁变厚	抗 IL-13#
		支气管热塑成形术 #
反复发作	痰嗜酸性粒细胞计数	抗 IL-5#
	对 ICS 和（或）OCS 反应下降	抗 IgE（成人和儿童）
糖皮质激素不敏感	痰中性粒细胞增加 *	p38 MAPK 抑制剂
		茶碱（成人和儿童）
		大环内酯类（成人和儿童）

注：FeNO：呼出气一氧化氮；IL：白介素；LTB4：白三烯 B4；
ICS：吸入性糖皮质激素；OCS：口服糖皮质激素；
MAPK：丝裂原激活蛋白激酶；
#：这些可能的治疗应用于成人；*：中性粒细胞性哮喘在儿童少见

（马德宾　陈　萍）

参 考 文 献

1. Global Initiative for Asthma（GINA）. Global strategy for asthma management and prevention Updated 2015.［2015-10-25］. http://www.ginasthma.org/local/uploads/files/GINA_Pocket_2015.pdf.
2. 林江涛，殷凯生. 哮喘防治新进展专题笔谈. 北京：人民卫生出版社，2008：98-99.
3. 郑劲平，陈荣昌. 肺功能学. 广州：广东科技出版社，2007：105-106.
4. Wenzel SE. Asthma：defining of the persistent adult phenotypes. Lancet，2006，368：804-813.
5. Lötvall J，Akdis CA，Bachafier LB，et a1. Asthma endotypes：a new approach to classification of disease entities within the asthma syndrome. J Allergy Clin Immunol，2011，127：355-360.
6. Agache I，Akdis C，Jutel M，et al. Untangling asthma phenotypes and endotypes. Allergy，2012，67：835-846.

7. Walker C, Bode E, Boer L, et al. Allergic and nonallergic asthmatics have distinct patterns of T-cell activation and cytokine production in peripheral blood and bronchoalveolar lavage. Am Rev Respir Dis, 1992, 146: 109-115.
8. Walker C, Virchow JC Jr, Bruijnzeel PL, et al. T cell subsets and their soluble products regulate eosinophilia in allergic and nonallergic asthma. J Immunol, 1991, 146: 1829-1835.
9. Wang F, He XY, Baines KJ, et al. Different inflammatory phenotypes in adults and children with acute asthma. Eur Respir J, 2011, 38: 567-574.
10. Duong M, Subbarao P, Adelroth E, et al. Sputum eosinophils and the response of exercise-induced bronchoconstriction to corticosteroid in asthma. Chest, 2008, 133: 404-411.
11. Green RH, Brightling CE, Woltmann G, et al. Analysis of induced sputum in adults with asthma: identification of subgroup with isolated sputum neutrophilia and poor response to inhaled corticosteroids. Thorax, 2002, 57: 875-879.
12. Simpson JL, Scott R, Boyle MJ, et al. Inflammatory subtypes in asthma: assessment and identification using induced sputum. Respirology, 2006, 11: 54-61.
13. Simpson JL, Grissell TV, Douwes J, et al. Innate immune activation in neutrophilic asthma and bronchiectasis. Thorax, 2007, 62: 211-218.
14. Green RH, Brightling CE, McKenna S, et al. Asthma exacerbations and sputum eosinophil counts: a randomised controlled trial. Lancet, 2002, 360: 1715-1721.
15. Al-Samri MT, Benedetti A, Prefontaine D, et al. Variability of sputum inflammatory cells in asthmatic patients receiving corticosteroid therapy: a prospective study using multiple samples. J Allergy Clin Immunol, 2010, 125: 1161-1163.
16. Woodruff PG, Modrek B, Choy DF, et al. T-helper type 2-driven inflammation defines major subphenotypes of asthma. Am J Respir Crit Care Med, 2009, 180: 388-395.
17. Virchow JC Jr, Walker C, Hafner D, et al. T cells and cytokines in bronchoalveolar lavage fluid after segmental allergen provocation in atopic asthma. Am J Respir Crit Care Med, 1995, 151: 960-968.
18. Berry M, MorganA, ShawDE, et a1.Pathologcal features and inhaled corticosteroid response of eosinophilic and noneosinophilic asthma.Thorax, 2007, 62: 1043-1049.
19. Saffar AS, Ashdown H, Gounni AS, et al. The molecular mechanisms of glucocorticoids-mediated neutrophil survival. Curt Drug, Targets, 2011, 12: 556-562.
20. Chakir J, Shannon J, Molet S, et a1.Airway remodeling associated mediators in moderate to severe asthma: effect of steroids on TGF-β, IL-11, IL-17, and type land type Ⅲ collagen expression. J Allergy Clin Immunol, 2003, 111: 1293-1298.
21. Drews AC, Pizzichini MM, Pizzichini E, et al. Neutrophilic airway inflammation is a main feature of induced sputum in nonatopic asthmatic children. Allergy, 2009, 64: 1597-1601.
22. Douwes J, Gibson P, Pekkanen J, et al. Non-eosinophilic asthma: importance and possible mechanisms. Thorax, 2002, 57: 643-648.
23. Baraldo S, Turato G, Bazzan E, et al. Non-eosinophilic asthma in children: relation with airway remodeling. Eur Respir J, 2011, 38: 575-583.
24. Dasgupta A, Nair P. When are biomarkers useful in the management of airway diseases? Pol Arch Med Wewn, 2013, 123(4): 183-188.

25. Chung KF, Wenzel SE, Brozek JL, et a1.International ERS/ATS guidelines on definition, evaluation and treatment of severe asthma. Eur Respir J, 2014, 43: 343-373.

26. Brnsselle GG, Kraft M. Trustworthy guidelines on severe asthma thanks to the ERS and ATS. Eur Respir J, 2014, 43: 315-318.

第五节　运动性哮喘与运动性支气管痉挛

一、迄今未止的争论

（一）流行病学

长期以来，由于人们对运动性哮喘（exercise-induced asthma，EIA）这一术语容易做出顾名思义的理解，而对运动性支气管痉挛（exercise-induced bronchoconstriction，EIB）则相对生疏，这就在一定程度上导致人们认为 EIA/EIB 只是支气管哮喘中比较少见的特殊情况而已，临床医生长期没有给予 EIA/EIB 应有的重视。而实际上 EIA/EIB 在临床上并不少见，尽管由于研究方法的差异导致报道的发病率数据不尽相同，但都有着较高的发病率，且可发生于任何年龄组。EIB 在普通人群中的发病率为 8%～20%，儿童发病率为 40%，在奥运会运动员及专业运动员中的发病率更是高达 30%～50%，哮喘患者中 EIB 的发病率更是高达 70%～90%，竞赛中运动员致死性发作常见。相较之，EIA 在不同类型的人群中发病率均低于 EIB，这一情况已渐渐引起世界范围内呼吸疾病及运动医学研究者的高度关注。

（二）概念

关于运动性哮喘（EIA）与运动性支气管痉挛（EIB）的学术研究，最近几十年来日益活跃，但关于 EIA/EIB 的争议迄今未止。近年来，比较公认的 EIA 定义是指既往有哮喘病史的患者因运动诱发的支气管痉挛的病理现象，而 EIB 作为一种运动导致的暂时性气道收缩并伴随发生支气管痉挛的现象，既可以发生在哮喘患者中，也可以在无哮喘病史的人群中出现，故人们有时用“EIA/EIB”的表述方式来回避这种争论。目前，不少学者认为运动并不是导致哮喘疾病的病因，而仅仅是一个可引起支气管痉挛的触发因素，因此在 EIA/EIB 的争论中更倾向于使用 EIB 而非 EIA，美国胸科协会于 2013 年也采纳了这一术语。

但不难想象，EIA 与 EIB 之间的关系不外乎如图 1-5-1 所示的 A、B、C 三种可能：

从概念上看，EIA 主要是针对哮喘患者而命名的，而 EIB 除了部分为哮喘患者外，还包括一些无哮喘病史的一般人群。但 EIA 与 EIB 两者究竟是何种关系仍然模糊不清，“EIA OR EIB？”的争论从未间断。

（三）临床表现

EIB 患者的主要症状是咳嗽、气喘、胸闷、呼吸困难，还可有胸痛、精神紧张、胃咽部不适及疼痛等。这些症状常发生在运动负荷停止后 3～15 分钟，通常 30～60 分钟后可缓解，缓解后部分严重患者会有持续 2～3 小时的不应期，同时伴有心率加快，大汗、发绀、焦虑、沮丧等精神症状甚至危及生命。典型的 EIA 患者临床表现为运动中或运动后出现咳嗽、气喘、胸痛或胸闷，肺部听诊可闻及明显的干啰音和哮鸣音，对患者进行详细的病史询问和体格检查，以及相关辅助检查后通常较容易确诊。

EIA 倾向于一种炎性病变，是一类慢性疾病，常见于哮喘个体，是哮喘的一个独特亚型。而 EIB 更倾向于一种短暂的功能失调的病理状态，并非所有的 EIB 患者都伴有变应性疾病。

二、发病机制

EIA/EIB 的发病机制复杂，目前的研究结果并不能完全阐明 EIA/EIB 发病的具体机制及过程，多种因素均可能参与 EIA/EIB 的发病并影响病情严重程度。现主要有两大经典学说，即渗透压学说与气道重加温学说。

（一）渗透压学说

EIA/EIB 的发病均涉及气道内渗透压的改变，即在运动过程中，大量空气在相对较短的时间内穿过气道，张口呼吸会使吸入的空气未经鼻腔湿润和温化就直接进入下呼吸道，从而导致肺的通气量增加、支气管黏膜温度降低，气道表面液体的蒸发随之增加，下呼吸道大量水分丢失从而形成气道表面高渗透压状态，渗透压增高和气道温度降低等物理刺激均可最终导致气道平滑肌收缩和气道的狭窄，引起 EIA/EIB 的发病。

（二）气道重加温学说

EIA/EIB 患者在运动呼吸过程中，气道黏膜中的热能转移至气流中，使气道在运动后出现冷却现象，运动停止后，随着水分的蒸发，热量从气道丢失增加，导致支气管血管收缩，血流量下降，同时在运动停止后，气道出现快速的复温，这一阶段中涉及血管扩张的机械效应、血管渗漏以及气道壁的水肿将导致气道狭窄，最终引起 EIA/EIB 的发病。

（三）其他

除以上两大经典学说外，也有研究发现炎症反应与炎症介质在 EIA/EIB 的发病中起重要作用，主要表现为炎症介质组胺、类胰蛋白酶、白三烯等炎症介质的含量在 EIA/EIB 患者中出现了明显增高。渗透压学说涉及了炎性介质在两者发病过程的作用，这一点与普通的支气管哮喘类似。气道重加温学说则主要强调了物理因素在发病过程中的作用，基本未涉及炎性细胞和介质的作用。另外，还有研究发现交感神经与迷走神经也参与了 EIA/EIB 的发病。通气反应与非特异的气道高反应性同样能够诱发 EIA/EIB 的发病。

从发病机制可以看出，EIA 与 EIB 的发病机制基本相同，但 EIA 更容易出现气道上皮细胞破坏而导致气道重塑。

三、诊断

如前所述，由于 EIA 这一名称的使用时间较长，在很多临床医生的观念中已根深蒂固，加之有关 EIA/EIB 的许多问题尚未明了，这就造成了临床医师对 EIB 的认识不够深入，特别是 EIA/EIB 的临床症状与气道狭窄之间的相关性弱，部分患者运动后无明显呼吸道症状，或夸大症状，或担心受到歧视、失去运动机会而故意淡化症状，故在一般的就医诊疗过程中，常常得不到准确的信息资料导致漏诊或过度诊断，严重影响患者及疑似患者的救治及气道健康，特别是对于从事体育运动的专业运动员，误诊漏诊都将影响他们运动场上的发挥，所以需要借助实验室检查来明确诊断。

（一）EIB 的诊断试验

EIB 的确诊有赖于运动后出现肺功能改变。一系列运动后的肺功能检测，或替代的激发试验能够明确 EIB。美国胸科协会 / 欧洲呼吸协会（ATS/ERS）的指南推荐，在运动激发后的第 3、5、10、15 和 30 分钟来测量 FEV_1 值，连续两个时间点的 FEV_1 值下降≥10% 则提示 EIB。依据 FEV_1 下降的百分比和目前使用的药物，可将 EIB 的严重程度分为轻、中、重度（表 1-5-1）。EIB 诊断的方法学分为两类：直接和间接支气管激发试验。

表 1-5-1　基于支气管激发试验后 FEV_1 下降程度进行的支气管收缩严重程度分级

EIB 严重程度分级	$FEV_{1.0}$ 下降率
正常气道反应	0%～<10%
轻度	≥10%～<25%
中度	≥25%～<50%
重度（未用激素治疗）	≥50%
重度（已用激素治疗）	≥30%

1. 直接激发试验　包括吸入乙酰甲胆碱和组胺激发，但前者更为常见，乙酰甲胆碱激发试验是作用于气道平滑肌的乙酰胆碱受体，从而引起平滑肌收缩和气道狭窄。乙酰甲胆碱激发试验包括 2 分钟的潮式呼吸法和定量吸入法。2 分钟潮式呼吸法是从喷射型雾化器中吸入气雾剂，输出量为 0.13ml/min。与之不同的是，定量吸入法则需要通过 5 个能够达到肺容量的深吸气量来吸入气雾剂（9μl/ 次），每次吸气后屏住呼吸 5 秒。当 FEV_1 下降比例达到 20% 时则结束激发试验，乙酰甲胆碱激发不引起炎症介质的增多及炎症细胞浸润。因此，该激发试验在哮喘的诊断中特异性和敏感性良好，但从 EIB 的角度考虑，该方法的特异性和敏感性均出现下降。近期的荟萃分析认为乙酰甲胆碱并非诊断 EIB 的有效试验，因此，即使乙酰甲胆碱激发试验阴性也不能排除 EIB 的可能。

2. 间接激发试验

（1）运动激发试验：这是目前诊断 EIA/EIB 的金标准，通常采用平板或脚踏车进行运动试验，对疑似 EIA/EIB 患者在运动前后进行肺功能测定，以运动试验结束后 $FEV_{1.0}$ 与基础值相比下降≥10% 或者以 PEF 下降≥15% 作为阳性诊断标准。这种试验方法的设备简单，花费较少。但进行此试验前应做好急救用品准备，严格掌握适应证和禁忌证，对患者全程进行心电图、血压监测。为了减少支气管激发试验的变异程度，使结果更为精准，患者进行检查前应遵循表 1-5-2 中的注意事项：

表 1-5-2　检查前患者注意事项

影响因素	患者要求
着装	进行肺功能检查时避免穿着紧身，不便于活动的衣服
吸烟	检查前至少 1 小时停止吸烟
运动	检查当天避免剧烈运动
饮食	检查前 2 小时避免进食；检查当天勿喝酒、勿喝含咖啡因饮料
用药	检查前 24 小时停用抗组胺药和短效 β_2 受体激动剂；检查前 72 小时停用吸入糖皮质激素
其他情况	当患者有下列情况时请勿进行肺功能检查： 近期出现心肌梗死 / 不稳定型心绞痛 近期腹部 / 胸部 / 眼部手术术后 气胸 不明原因咯血

（2）等二氧化碳自主高通气试验（eucapnic voluntary hyperpnea，EVH）：对疑似 EIA/EIB 患者试验前测定静息肺功能，然后逐次从 30% 每分钟最大通气量（maximal voluntary ventilation，MVV）增加到 60%MVV，90%MVV 进行通气，于通气结束后不同时间测定肺功能，如果在通气试验结束后 30 分钟内 $FEV_{1.0}$ 与基线值相比下降≥10% 视为阳性。这种方法

具有较高的敏感性和特异性，是目前公认的一种检测方法，国际奥委会已采用此方法用来诊断运动员中的EIA/EIB患者，并以此为医学证据决定运动员运动前服药与否。

（3）其他类型的激发试验：甘露醇激发试验和高渗盐水试验，这两种激发试验的特异性和敏感性均不够理想，精确度欠佳，在临床诊断中一般不常用。上述EIB激发试验综合比较见表1-5-3。

表1-5-3 不同EIB激发试验比较

诊断试验	诊断截点	敏感性	特异性
直接激发试验			
乙酰甲胆碱激发	FEV_1 下降≥20%	0～100%	0～100%
吸入糖皮质激素	PC20<4mg/ml		
未吸入糖皮质激素	PC20<4mg/ml		
间接激发试验			
运动激发	FEV_1 下降≥10%	0～100%	79%～100%
EVH	FEV_1 下降≥10%	25%～100%	0～74%
甘露醇激发试验	FEV_1 下降≥10%	58%～96%	65%～78%
高渗盐水激发	FEV_1 下降≥10%	53.9%	84.7%

药物激发试验仅能用于诊断EIA患者，疑诊EIB而药物激发试验阴性的患者，需行运动激发试验以明确诊断，因为部分EIB患者无变应性体质，运动可以是导致患者EIB发作的唯一诱因。

3．支气管舒张试验 对于疑似EIA/EIB患者，让其吸入支气管舒张剂后 $FEV_{1.0}$ 与基线值相比提高≥12%且其绝对值增加200ml或以上，也可以PEF较治疗前增加60L/min或增加>20%为阳性诊断标准，提示气道阻塞呈可逆性。常用的吸入型支气管舒张剂有沙丁胺醇、特布他林及异丙托溴铵等。这种方法的特点主要是作用点直接、起效迅速、局部浓度高、副作用较小等，但是也具有一定的局限性，如需要患者的配合，雾粒的药物代谢及气道的病理状态均会对试验产生影响。

（二）EIA的诊断试验

由于EIA是哮喘患者气道对剧烈运动后过度通气刺激的反应，是哮喘的一个独特亚型，因此，它符合临床哮喘的诊断，其诊断金标准主要通过肺功能检测。一般认为，符合支气管激发试验阳性（试验过程中，FEV_1、PEF较基础值下降≥20%，或sGaw下降≥35%）或舒张试验阳性（用药物后 FEV_1 变化较用药前增加≥12%，且 FEV_1 绝对值增加大于200ml）即可诊断。

EIA/EIB的临床诊断虽然有一定难度，但是基于当前可取的诊断方法及临床医生对于EIA/EIB认识的提高，尤其是EIA大都可追溯到哮喘病史，这在一定程度上降低了EIB/EIB诊断的难度。

四、治疗

治疗的目的是防止EIA/EIB的发生，或至少是降低气道痉挛的程度。已有的研究结果显示，基于EIA/EIB患者可能来自不同的人群（哮喘人群与正常人群），对于二者的治疗在大体方案相同的情况下也存在差异。对EIA/EIB患者治疗的主要目标是在一定程度上获得哮喘控制，尤其是针对疑似 EIA/EIB 的职业运动员来讲，要在最大程度上避免危险因素对竞技表现的影响。

目前针对 EIA/EIB 的治疗措施可分为非药物治疗和药物治疗两个方面。

（一）非药物治疗

1. 热身运动　在剧烈运动前可先进行热身和准备活动，研究发现热身运动可使 EIA/EIB 患者产生运动不应期，其支气管痉挛程度明显减轻。

2. 保暖措施　对于大多数 EIA/EIB 患者来说，在寒冷和干燥的环境条件下运动更容易发病，所以应尽量让患者避开这些不良运动环境，选择在温暖潮湿的环境中进行运动。

3. 鼻式呼吸　EIA/EIB 患者在运动时，应尽可能避免口呼吸而行鼻呼吸，当口呼吸无法避免时，可加戴口罩，以达到保温保湿的目的。

4. 饮食治疗　这是近年来新流行起来的一种非药物治疗方式，如研究发现鱼油可以显著减少炎症介质的产生，低盐饮食也可明显保护 EIA/EIB 的发病，适量补充维生素 C 也可在一定程度上减少 EIA/EIB 的发病。

5. 回避危险因素　对于 EIA 患者来说，因为运动是一个高风险的诱发因素，故可以通过适当减少运动以降低其发病；而 EIB 患者涉及无哮喘病史的人群，回避运动并不能达到良好的效果。

（二）药物治疗

对于 EIA 患者，其药物治疗与支气管哮喘患者的治疗相同，而对于 EIB 患者略有不同。

1. 短效 β_2 受体激动剂（short-acting Beta2 agonist，SABA）　是目前治疗和预防 EIA/EIB 发作的首选药物，在运动前 15～30 分钟气雾吸入后能立即见效，快速缓解症状，这一效果主要是通过刺激呼吸道的 β_2 受体，激活腺苷酸环化酶，从而增加细胞内环腺苷酸的含量，使游离的 Ca^{2+} 减少并最终松弛支气管平滑肌，其控制效果可持续 4～5 小时。这类药物主要有沙丁胺醇、特布他林、丙卡特罗及非诺特罗。国际奥委会现已许可其作为 EIA/EIB 的治疗药物，对于 EIA 患者，在治疗期可每天吸入 SABA，而 EIB 患者大都于运动前进行吸入。

2. 长效 β_2 受体激动剂（long-acting Beta2 agonist，LABA）　包括速效的福莫特罗和慢效的沙美特罗，这类药物吸入后作用时间较长，可达 12 小时以上，副作用小。但是长期应用可使位于细胞膜上的 β_2 受体下调，出现快速耐药，因而不主张长期单一使用 LASA，尤其是对于 EIB 患者。

3. 白三烯调节剂（leukotriene receptor antagonist，LTRA）　半胱氨酸白三烯是哮喘的关键因子之一，是强效的致支气管收缩和促炎因子，因此选用半胱氨酸白三烯受体拮抗剂可达到抑制白三烯致炎致喘的作用，白三烯调节剂可使支气管轻度扩张，并具有一定程度的抗炎作用，典型药物为孟鲁司特。白三烯调节剂目前已成为治疗 EIA 的经典用药，可长期持续使用，尤其对于 EIB 患者，若有持续症状则建议每日使用，而轻中度 EIB 患者则建议运动前使用。

4. 糖皮质激素（inhaled corticosteroid，ICS）　对于中重度 EIA/EIB 患者，使用 β_2 受体激动剂与白三烯调节剂等药物并不能达到良好的防治效果，尤其是部分症状持续的 EIB 患者及中重度哮喘合并 EIB 患者，此时应考虑让患者吸入糖皮质激素。糖皮质激素能够减少黏液分泌，改善气道黏膜的水肿和充血状况，并能在一定程度上减轻炎性介质导致的支气管痉挛，但是糖皮质激素的即刻预防作用较差，因而不建议仅仅在运动前给予 ICS 进行预防。

5. 其他　色甘酸钠、氨茶碱、肝素、磷酸二酯酶 4 抑制剂、钙离子拮抗剂及胆碱能受体拮抗剂等药物对EIA/EIB均有一定的治疗作用。

五、EIA/EIB患者与运动

(一)科学运动，有益健康

总的来说，目前对EIA的认识和了解相对EIB深入，可以说学术界对EIB的认识还仅仅停留在初级阶段，这就造成了不少临床医生及患者对EIB的前景消极悲观，甚至认为EIB患者无法进行正常的体育运动。

其实对于EIA/EIB患者，运动犹如一把双刃剑。因为一方面剧烈的运动可诱发支气管痉挛，促使EIA/EIB发病，这使很多EIA/EIB患者惧怕运动，长期逃避运动从而导致身体的抵抗力日益低下，另一方面，科学的运动方法能够减轻EIA/EIB患者的哮喘症状、改善肺功能、提高生活质量，并降低气道反应性。

在日常生活中，EIA/EIB患者应根据自身情况进行适当的体育运动，没有必要因为EIA/EIB而限制、甚至完全逃离运动。如美国第26任总统西奥多•罗斯福，幼年时患有严重哮喘，青少年时开始按照医生的计划进行适当有强度的体育训练，最终成为哈佛大学的优秀运动员，其他人模仿罗斯福也取得了重大的运动成就。还有很多患有哮喘的专业运动员均在所从事的运动项目中取得了优异的成绩，有的还夺取了奥运金牌。

(二)运动时应注意的问题

对于大多数EIA/EIB患者来说，在运动之前先进行热身和准备活动，机体的自主神经和其他系统需要有足够的时间逐步提高其活动水平，充分的热身运动可以明显减轻支气管痉挛的程度。

各种机体功能的改变都有一个从量变到质变的过程，根据病情安排适当的运动量，在不导致过度疲劳的前提下，探索适合自己的最佳运动量，在最佳运动量的情况下要持之以恒。

在运动过程中，还应尽量避开寒冷和干燥等不良运动环境，选择在温暖潮湿的环境中进行运动。患者应尽可能避免用口呼吸而行鼻呼吸，当口呼吸无法避免时，可加戴口罩用来保温保湿。

在运动结束之后，让机体慢慢的而不是快速降温。

六、EIA OR EIB?

如前所述，尽管关于EIA与EIB的关系目前仍未阐明，但从已有的临床表现、发病机制、诊断与治疗的研究结果分析，尤其是发患者群的异同，表明了运动不是哮喘的独立危险因素。由于运动触发“气道痉挛”不管患者有无“慢性哮喘”，故EIB更加准确地反映了其潜在的病理生理学机制。

可以推测，EIA与EIB既不是相互独立的两种疾病，也非部分重叠，而是如图1-5-1所示：EIB是一个包含EIA在内的更广的概念。

参考文献

1. Becker JM，Rogers J，Rossini G，et al. Asthma deaths during sports：report of a 7-year experience. J Allergy Clin Immunol，2004，113：264-267.

2. Randolph C. An update on exercise-induced bronchoconstriction with and without asthma. Curr Allergy Asthma Rep，2009，9：433-438.

3. Amital H, Glikson M, Burstein M, et al. Clinical characteristics of unexpected death among young enlisted military personnel: results of a three-decade retrospective surveillance. Chest, 2004, 126: 528-533.
4. Godfrey S, Fitch KD. Exercise-induced bronchoconstriction: celebrating 50 years. Immunol Allergy Clin North Am, 2013, 33: 283-297.
5. Parsons JP, Kaeding C, Phillips G, et al. Prevalence of exercise-induced bronchospasm in a cohort of varsity college athletes. Med Sci Sports Exerc, 2007, 39: 1487-1492.
6. Parsons JP, Hallstrand TS, Mastronarde JG, et al. An Official American Thoracic Society Clinical Practice Guideline: Exercise-induced Bronchoconstriction. Am J Respir Crit Care Med, 2013, 187: 1016-1027.
7. Price OJ, Hull JH, Ansley L. Advances in the diagnosis of exercise-induced bronchoconstriction. Expert Rev Respir Med, 2014, 8: 209-220.
8. van Leeuwen JC, Driessen JM, Kersten ET, et al. Assessment of exercise-induced bronchoconstriction in adolescents and young children. Immunology And Allergy Clinics of North America, 2013, 33: 381-394.
9. Weiler JM, Bonini S, Coifman R, et al. American Academy of Allergy, Asthma & Immunology Work Group report: exercise-induced asthma. J Allergy Clin Immunol, 2007, 119: 1349-1358.
10. Mendes FA, Goncalves RC, Nunes MP, et al. Effects of aerobic training on psychosocial morbidity and symptoms in patients with asthma: a randomized clinical trial. Chest, 2010, 138: 331-337.
11. Pongdee T, Li JT. Exercise-induced bronchoconstriction. Ann Allergy Asthma Immunol, 2013, 110: 311-315.
12. Ansley L, Kippelen P, Dickinson J, et al. Misdiagnosis of exercise-induced bronchoconstriction in professional soccer players. Allergy, 2012, 67: 390-395.
13. Weiler JM, Hallstrand TS, Parsons JP, et al. Improving screening and diagnosis of exercise-induced bronchoconstriction: a call to action. J Allergy Clin Immunol Pract, 2014, 2: 275-280.
14. Goldberg S, Schwartz S, Izbicki G, et al. Sensitivity of exercise testing for asthma in adolescents is halved in the summer. Chest, 2005, 128: 2408-2411.
15. Larsson J, Anderson SD, Dahlen SE, et al. Refractoriness to exercise challenge: a review of the mechanisms old and new. Immunol Allergy Clin North Am, 2013, 33: 329-345.
16. Boniniand M, Palange P. Exercise-induced bronchoconstriction: new evidence in pathogenesis, diagnosis and treatment. Bonini and Palange Asthma Research and Practice, 2015, 1: 1-6.
17. Parsons JP. Exercise-induced bronchoconstriction. Otolaryngol Clin North Am, 2014, 47: 119-126.
18. Boulet LP, O Byrne PM. Asthma and exercise-induced bronchoconstriction in athletes. N Engl Med, 2015, 372: 641-648.
19. Dryden DM, Spooner CH, Stickland MK, et al. Exercise-induced bronchoconstriction and asthma. Evid Rep Technol Assess (Full Rep), 2010, (189): 1-227.

第六节　长效抗胆碱药物在哮喘治疗中的应用

一、概述

哮喘是由嗜酸性粒细胞、肥大细胞、T淋巴细胞（Th2）等炎症细胞，气道上皮细胞和细胞组分参与的气道慢性过敏反应炎症性疾病，表现为可逆性气流受限和气道高反应性，最终导致气道平滑肌收缩、气道狭窄，引起哮喘的症状。

支配气道口径的神经有 3 类，每类神经中均包含可使气道平滑肌收缩或舒张的受体，哮喘患者存在神经 - 受体失调：a、M1、M3 和 P 物质受体功能增强，而 β_2、M2 和血管活性肠肽（VIP）受体等功能不足，使哮喘患者的气道对各种免疫和物理、化学刺激因子呈现高反应性。有研究显示，与健康人相比，哮喘患者胆碱能神经末梢释放更多的乙酰甲胆碱，其胆碱能受体水平明显增高，调节副交感神经通路的神经介质分泌减少。此外，哮喘患者的气道炎症使气道上皮细胞受损，神经末梢暴露，进一步增加气道高反应性。哮喘患者黏液高分泌状态也与 M3 受体高表达有关。胆碱能受体拮抗剂可以通过对气道平滑肌表面 M3 受体的抑制，松弛气道平滑肌，减少黏液分泌，减轻气道高反应。但目前非选择性胆碱能受体拮抗剂并未推荐作为哮喘的维持治疗。选择性 M3 受体拮抗剂的问世，使人们再次关注抗胆碱能药物如噻托溴铵在哮喘维持治疗中的地位。

二、噻托溴铵的药理特点

许多研究发现应用非选择性抗胆碱药物并不能有效减轻支气管收缩。一个原因是应用的抗胆碱能药物剂量比较低，有研究显示高剂量的抗胆碱药物可以增加支气管扩张作用；另一种解释是由于抗胆碱能受体 M1～M3 广泛分布于肺组织中，包括平滑肌、神经、黏液腺、上皮细胞、纤维细胞及内皮细胞，在炎性细胞上则存在 5 种胆碱能受体（M1～M5），非选择性胆碱能受体拮抗剂在阻断 M3 受体的同时，也会阻断 M2 受体，导致乙酰甲胆碱的释放增多，拮抗了对 M3 受体的阻断作用，影响了对哮喘的治疗效果。

噻托溴铵作为一种长效的抗胆碱能药物，与 M3 受体结合后，复合物的半衰期可以长达 35 小时。与异丙托溴铵相比，其与 M 受体有着更为强大的结合能力，它与 M3 受体的亲和力是异丙托溴铵的 6～20 倍。噻托溴铵可以无选择性地与 M1～M3 受体结合，但其与 M2 受体的解离却比 M1 和 M3 受体迅速，因此其综合的药理学特征表现为 M3 受体选择性。

三、噻托溴铵用于哮喘治疗的机制

1．噻托溴铵的抗炎作用　选择性胆碱能受体拮抗剂对于哮喘的治疗作用并不是如我们预料的通过抑制迷走神经实现的，还存在某些抗炎机制。Buels 等观察了选择性 M3 受体拮抗剂和非选择性胆碱能受体拮抗剂对抗原致敏豚鼠的药理作用。研究发现，抗原刺激后副交感神经诱发的频率依赖的气道收缩明显增加。这种抗原诱发的过度反应可以完全被噻托溴铵阻断，但只能部分被阿托品阻断。比较令人惊奇的是，虽然噻托溴铵阻断了由乙酰甲胆碱诱发的气道收缩，但并没有抑制由迷走神经诱发的气道收缩，提示噻托溴铵并不是通过抑制迷走神经释放乙酰甲胆碱实现减轻气道反应的。研究还显示，噻托溴铵可以抑制肺及周围神经嗜酸性粒细胞的聚集，通过抗炎机制起到治疗作用。Ohta 等观察了噻托溴铵对小鼠哮喘模型气道炎症的影响，发现噻托溴铵干预后小鼠急性哮喘模型肺泡灌洗液（BALF）中总细胞数、巨噬细胞、嗜酸性粒细胞数量明显减少，慢性哮喘模型 BALF 中总细胞数、淋巴细胞、嗜酸性粒细胞数量明显减少；急性及慢性哮喘模型 BALF 的 Th2 细胞因子 IL-4、IL-5 和 IL-13 水平明显降低，慢性哮喘模型 BALF 的 TGF-B1 水平也明显减低。有趣的是，急慢性哮喘模型卵蛋白的 sIgE 水平并没有显著变化。

2．噻托溴铵的抗气道重塑作用　除了抗炎作用外，噻托溴铵还对抗原诱发的气道重塑具有抑制作用。BOS 等用每周雾化吸入卵蛋白（共 12 周）制作豚鼠哮喘气道重塑模型，并分别在激发前用噻托溴铵和布地奈德进行干预，结果显示，噻托溴铵可以完全抑制抗原诱发的黏液腺增生，部分减轻 MUC5AC 杯状细胞的增加和嗜酸细胞浸润，布地奈德同样可以防止气道平滑肌增厚，减少收缩蛋白的表达，减轻气道收缩和黏液腺增生，部分减轻 MUC5AC 杯状细胞的增加和嗜酸细胞浸润，因此噻托溴铵和布地奈德在抑制气道重塑的许多方面有类似的作用，进一步证实，噻托溴铵在哮喘治疗中的作用绝不仅限于支气管扩张作用。Ohta 等研究了噻托溴铵对小鼠慢性哮喘模型气道重塑的影响，发现噻托溴铵可以减少气道上皮细胞及平滑肌的数量，减轻气道纤维化。在该研究中还观察到，噻托溴铵可以减轻哮喘模型的气道高反应性，减少单核细胞及脾细胞分泌 Th2 细胞因子 IL-5、IL-13 和 Th1 细胞因子 IFN-γ。

综上所述，噻托溴铵对于哮喘的治疗作用主要包括抗炎及预防气道重塑，不单单局限于气管扩张作用。

四、噻托溴铵在哮喘治疗中的应用

1. 吸入激素联合长效 β_2 受体激动剂（LABA+ICS）治疗效果欠佳的中、重度哮喘患者的维持治疗　哮喘维持治疗的最终目标是预防急性加重和避免药物的副反应。吸入激素作为哮喘的一线治疗药物被广泛应用，但对某些治疗效果欠佳的中重度哮喘患者，长期高剂量的使用吸入激素维持治疗同样会出现激素副作用，因此不少学者对噻托溴铵在这部分哮喘患者中治疗效果发生了兴趣。TALC（Tiotropium Bromide as an Alternative to Increased Inhaled Glucocorticoid in Patients Inadequately Controlled on a Lower Dose of Inhaled Corticosteroid）是一项双盲交叉试验，观察了中重度哮喘患者接受倍氯米松 80μg（bid）联合噻托溴铵 18μg（qd）、倍氯米松 80μg（bid）联合沙美特罗 50μg（bid）及倍氯米松 160μg（bid）的疗效，结果显示，激素联合噻托溴铵组无论是肺功能指标（PEF、FEV_1）还是 ACQ 评分均优于双倍剂量激素组，而且有更少的急性加重，急性加重时口服激素的使用量也更低。与激素联合沙美特罗组相比，在无症状天数、PEF 方面无显著差异，但使用支气管扩张剂前后 FEV_1 的改善更明显。许多研究及个案报道均证实，噻托溴铵可以改善 LABA+ICS 治疗效果欠佳的中到重度哮喘患者的肺功能，减少激素使用量及哮喘的急性加重。另有动物研究显示，对于发作频繁的的脆性哮喘，噻托溴铵可以有效地抑制气道炎症反应及黏液高分泌状态，减少脆性哮喘的反复发作。

2. 有效治疗哮喘 COPD 重叠综合征　哮喘 COPD 综合征（ACOS）是 2014 年《全球哮喘创议》（GINA 指南）最新定义的新的综合征，占到哮喘人群的 15%～55%。ACOS 以持续性气流受限为特征，同时伴有若干哮喘相关和 COPD 相关的特点，与单纯的 COPD 相比，有更频繁的急性加重、生活质量更差、肺功能下降更快、死亡率更高、与所消耗的医疗资源不成比例。ACOS 的治疗原则遵循哮喘的阶梯治疗，ICS+LABA 是 ACOS 的一线治疗药物。Magnussen 等进行了一项随机、平行、双盲、安慰剂对照的为期 12 周的临床观察，以了解噻托溴铵对 ACOS 患者的治疗作用。结果发现，联合使用噻托溴铵组肺功能指标（FEV_1，FEV_1/FVC）的改善及缓解用药次数均优于对照组，急性加重的次数也少于对照组。其原因并不是单纯的针对 COPD 增强了支气管扩张作用，噻托溴铵的抗炎、抗气道重塑作用也影响了观察结果。

3. 有效治疗中性粒细胞型重度哮喘和 β_2 肾上腺能受体变异型哮喘　在 2014 版 GINA

指南中强调哮喘是一种异质性疾病，存在不同的基因型与表型，如果按照炎症类型进行分类则可以分为嗜酸性粒细胞型哮喘、中性粒细胞型哮喘、混合细胞型哮喘及寡细胞性哮喘。中性粒细胞型哮喘的诱导痰中中性粒细胞占优势，IL-8 水平增高。对于严重的中性粒细胞型哮喘而言，ICS+LABA 的治疗效果不如嗜酸性粒细胞型哮喘。Westby M 的研究发现，诱导痰中中性粒细胞的比例越高，嗜酸性粒细胞的比例越少，对噻托溴铵的反应越好，其 FEV_1 改善的绝对值越高，其他研究也证实噻托溴铵更适合于非嗜酸性粒细胞型哮喘。哮喘是一种复杂的多因子、多基因遗传病，多种基因可能分别或共同控制与哮喘有关特征表型的表达。有些哮喘患者的 β_2 肾上腺能受体氨基酸 16 存在基因多态性，即单核苷酸 Arg16Gly 和 Gly16Gly，在白人中占 10%～20%，在美国黑人中占 20%～25%，这部分患者在使用 β_2 受体拮抗剂后不仅不能使病情得到缓解，反而使症状加重。Bateman 等观察了 388 名存在这种基因多态性的哮喘患者，使用 ICS 联合噻托溴铵可以有效地改善症状，提高肺功能。

4. 可以减少重症哮喘患者的激素用量　对于重度哮喘患者，吸入激素的使用量往往很高，长期使用高剂量吸入激素也会产类似口服激素的副作用。Fardon 等对每日使用氟替卡松 1000μg 的重症哮喘患者加用噻托溴铵，同时将激素用量减半，仍能维持哮喘评分和肺功能，并且急性加重的次数也没有增加。另有多项研究表明，无论是合并肺气肿还是不合并肺气肿的重症哮喘患者，加用噻托溴铵后，均可不同程度的提高 FEV_1 和 PEF，减少吸入激素的总体使用量。Kapoor AS 等报告了一例需要长期口服激素的患者，其气道黏膜活检的病理表现以气道重塑为主，胶原沉积、平滑肌增厚非常明显，但几乎看不到炎症细胞浸润。在给患者使用 ICS+LABA 联合噻托溴铵治疗后，症状得到缓解，其泼尼松的剂量由每日的 20mg 减到每日 2mg，期间肺功能有所提升，也没有急性加重发生。

总之，噻托溴铵对于哮喘患者来说具有抗炎及抗气道重塑的作用，可有效应用于在接受了中等剂量至大剂量吸入型糖皮质激素（ICS）加长效 β 受体激动剂（LABA）的标准联合治疗方案后仍然伴有症状、并发生哮喘急性加重的广泛的患者人群。此外，在加用噻托溴铵之后所出现的首次重度急性加重的时间的延后和首次哮喘恶化事件的时间的延后并不局限在上述特定的患者亚组人群中。因此，噻托溴铵在哮喘的治疗中有一定的前景。

（蒋　萍）

参考文献

1. Fardon T，Haggart K，Lee DK，et al. A proof of concept study to evaluate stepping down the dose of fluticasone in combination with salmeterol and tiotropium in severe persistent asthma. Resp Med，2007，101：1218-1228.
2. Alagha K，Palot A，Sofalvi T，et al. Long-acting muscarinic receptor antagonistsfor the treatment of chronic airway diseases. Ther Adv Chronic Dis，2014，5（2）85-98.
3. Bateman ED，Kornmann O，Schmidt P，et al. Tiotropium is noninferior to salmeterol in maintaining improved lung function in B16-Arg/Arg patients with asthma. J Allergy Clin Immunol，2011，128：315-322.
4. Kerstjens HA，Engel M，Dahl R，et al. Tiotropium in asthma poorly controlled with standard combination therapy. N Engl J Med，2012，367：1198-1207.
5. Magnussen H，Bugnas B，van Noord J，et al. Improvements with tiotropium in COPD patients with

concomitant asthma. Resp Med，2008，102：50-56.
6. Yoshida M，Nakano T，Fukuyama S，et al. Effects of tiotropium on lung function in severe asthmatics with or without emphysematous changes. Pulm Pharmacol Ther，2013，26：159-166.
7. Bosnjak B，Tilp C，Tomsic C，et al. Tiotropium bromide inhibits relapsing allergic asthma in BALB/c mice. Pulm Pharmacol Ther，2014，27：44-51.
8. Ohtal S，Odal N，Yokoel T，A. Tanakal，effect of tiotropium bromide on airway inflammation and remodeling in a mouse model of asthma. Clin Exp Allergy，2012，40：1266-1275.
9. Bos IST，Gosens R，Zuidhof AB，et al. Inhibition of allergen-induced airway remodeling by tiotropium and budesonide：a comparison. Eur Respir J，2007，30：653-661.
10. Iwamoto H，Yokoyama A，Shiota N，et al. Tiotropium bromide is effective for severe asthma with noneosinophilic phenotype. Eur Respir J，2008，31：1379-1382.
11. Guyer AC，Long AA. Long-acting anticholinergics in the treatment of asthma. Curr Opin Allergy Clin Immunol，2013，13：392-398.
12. Kiyokawa H，Matsumoto H，Nakaji H，et al. Centrilobular opacities in the asthmatic lung successfully treated with inhaled ciclesonide and tiotropium：With assessment of alveolar nitric oxide levels. Allergology International，2011，60：381-385.
13. AdamsKS，Lowe DK. Tiotropium for adults with inadequately controlled persistent asthma. Ann Pharmacother，2013，47：117-123.
14. Park HW. The role of tiotropium in the management of asthma. Asia Pac Allergy，2012，2：109-114.
15. Lipworth BJ. Emerging role of long acting muscarinic antagonists for asthma. Br J Clin Pharmacol，77，1：55-62.
16. Buels KS，Jacoby DB，Fryer AD，et al. Non-bronchodilating mechanisms of tiotropium prevent airway hyperreactivity in a guinea-pig model of allergic asthma. Brit J Pharmacol，2012，165：1501-1514.
17. Brown SM，Koarai A，Sturton RG，et al. A role for M（2）and M（3）muscarinic receptors in the contraction of rat and human small airways. Eur J Pharmacol，2013，702：109-115.
18. Kapoor AS，Olsen SR，O'Hara C，et al. The efficacy of tiotropium as a steroid-sparing agent in severe asthma. Can Respir J，2009，16（3）：99-101.
19. Peters SP. Tiotropium bromide triple combination therapy improves lung function and decreases asthma exacerbations. N Engl J Med，2012，367：1198-207.
20. Gosens R，Bos IJ，Meurs H. Protective effects of tiotropium bromide in the progression of airway smooth muscle remodeling. Am J Respir Crit Care Med，2005，171（10）：1096-1102.

第七节 抗 IgE 治疗过敏性哮喘的长期有效性和安全性

一、概述

过敏性哮喘（allergic asthma）是一类由花粉、动物皮屑、尘螨等过敏原引发的以特异性免疫球蛋白 E（sIgE）水平升高为主要特征的慢性过敏性疾病，全球 2350 万哮喘患者中约 70% 为过敏性哮喘患者。口服及吸入糖皮质激素（ICS）、短效及长效 β_2 肾上腺素受体激动剂（LABA）、白三烯调节剂（LTM）是临床常用治疗药物，尽管大部分哮喘患者应用标准治疗后症状明显改善，但仍有部分患者的症状和急性发作得不到良好控制。2015 全球哮喘防治创议（GINA）指出，对于依从性良好、吸入药物操作正确的中重度过敏性哮喘患者，若经第 4 级治疗[中高剂量 ICS 和（或）LABA+ 缓解用药]，症状和急性发作仍未良好控制时，应考虑在现有药物基础上加用抗 IgE 抗体进行治疗。IgE 在过敏性哮喘的炎症机制中起着至关重要的作用，本文对抗 IgE 治疗在过敏性哮喘治疗中的长期有效性及安全性进行综述。

二、IgE 抗体在过敏性哮喘中的作用

IgE 在过敏性哮喘的炎症反应中发挥着非常重要的作用。当过敏原首次进入机体时，通过树突状细胞的递呈引发一系列炎症级联反应：Th2 细胞诱导 B 细胞产生大量 IgE 抗体及炎症因子（如 IL-4、IL-5、IL-9、IL-13），IgE 抗体与肥大细胞和嗜碱性粒细胞表面的 IgE 高亲和力受体（FcεRI）结合形成 FcεRI-IgE 复合物。过敏原再次进入机体时，可迅速与该复合物结合，致使组胺、白三烯、前列腺素等炎性介质大量释放，引起黏液分泌、气道平滑肌收缩、血管通透性增高。炎性细胞在上述炎症介质的作用下又可级联扩大 IgE 的生成，发生迟发相变态反应，加速哮喘进展。而另有研究指出，特异性的 IgE 分子还可与树突状细胞结合，使其抗原递呈作用加强，上调肥大细胞、嗜碱性粒细胞表面的 FcεRI 受体表达。有研究还发现，IgE 可通过增加细胞外基质（ECM）导致气道重塑，还参与病毒诱导的哮喘急性发作过程。

三、抗 IgE 治疗过敏性哮喘机制

早在 20 世纪 90 年代初期，就有学者提出抗 IgE 抗体可治疗变态反应性疾病的观点。2003 年，抗 IgE 抗体奥马珠单抗（omalizumab）最先由美国 FDA 批准上市。奥马珠单抗为抗 IgE 人源化单克隆抗体，95% 的序列由人免疫球蛋白 IgG1 构成，仅 5% 为鼠源抗体互补决定区。奥马珠单抗可选择性地与游离 IgE 的 Cε3 区结合（Cε3 区是 IgE 与 IgE 受体 α 链结合的位点），迅速降低血清游离 IgE 水平，竞争性地阻断游离 IgE 与其受体 FcεRI 结合，抑制炎症反应的扩大。奥马珠单抗还可以下调嗜碱性粒细胞、肥大细胞表面的 FcεRI 水平，阻止上述细胞的激活及炎症介质的释放，继而降低过敏性哮喘发作的可能，改善哮喘症状。皮下注射奥马珠单抗 2 小时内，血清游离 IgE 水平较使用前下降 99%，给药 3 个月，嗜碱性粒细胞表面的 FcεRI 水平可下调 93%；药代动力学模型分析发现，奥马珠单抗治疗期间，IgE 生成下降速率为 54%/ 年，总 IgE 水平于 5 年达到新的动态平衡，终止治疗后 IgE 生成速度十分缓慢，大约需 15 年才能回到基线水平。

四、抗 IgE 治疗过敏性哮喘的临床研究

抗 lgE 治疗主要适用于血清总 IgE 高的过敏性哮喘患者，然而国内外指南对其具体适用人群的认识存在差异。2011 年中华医学会呼吸病学分会哮喘学组提出其适用人群为血清 IgE 明显增加的重度哮喘患者；2015 年 GINA“全球哮喘防治创议”推荐适用人群为联用大剂量 ICS 和其他各种哮喘治疗药物仍未有效控制症状的患者（成人哮喘第 5 级）；而 2014 欧洲呼吸学会（ERS）/ 美国胸科学会（ATS）则认为严重过敏性哮喘的成人或儿童均可建议进行奥马珠单抗试验性治疗。大量国际多中心临床研究也均表明，对成人和儿童的严重过敏性哮喘治疗，奥马珠单抗均具有较好疗效，不仅降低了哮喘急性发作率、急诊率、住院率，还可长期改善肺功能并控制哮喘症状（表 1-7-1）。

表 1-7-1　抗 IgE 治疗过敏性哮喘的长期有效性和安全性

作者	临床研究
Braunstahl GJ et al.	925 例非控制持续过敏性哮喘患者，随访 2 年，omalizumab 治疗前 vs. 治疗第 12 个月 vs. 治疗第 24 个月，未出现急性发作患者比例 30.2% vs. 80.5% vs. 89.9%
Busse et al.	随机、双盲、安慰剂对照研究，omalizumab 治疗 5 年，停药 1 年后仍有近 50% 的患者无严重急性发作症状
Storms W et al.	167 例中、重度非控制过敏性哮喘患者，omalizumab 治疗后，症状改善效果持续至第 6 年
Chen H et al.	7867 例中、重度过敏性哮喘患者，随访 2 年，omalizumab 治疗后，ICS、LABA、LTM 的剂量较治疗前降低 50%
Corren J et al.	7500 例中、重度过敏性哮喘患者（12～75 岁），随访 4 年，omalizumab 治疗组与安慰剂比较不良反应无显著性差异
Long A et al.	Ⅳ期、前瞻性、观察性队列研究，随访 5 年，omalizumab 治疗后，原发肿瘤发生率 16（95%CI，14.2～17.9）vs. 19.1（95%CI，16.5～22.0）、除 NMSC 外的原发肿瘤发生率 6.2（95%CI，5.1～7.4）vs. 6.3（95%CI，4.9～8.1）
Braunstahl et al.	876 例未控制过敏哮喘患者，随访 2 年，omalizumab 治疗前 vs. 治疗后：医疗资源使用率 6.2% vs. 0.3%、未到岗率 30.7% vs. 1.2%、旷课率 15.2% vs. 0.2%

（一）降低哮喘急性发作

哮喘急性发作指喘息、气短、胸部紧迫感等症状突然出现和（或）进行性加剧，因此急性发作需尽快判定气流受限程度及早予以治疗。一项为期 2 年的奥马珠单抗疗效观察性研究（eXpeRience）发现，925 例非控制持续过敏性哮喘患者，经奥马珠单抗治疗后，其急性发作率显著下降，治疗第 24 个月未出现急性发作的患者达到 89.9%。Busse 指出这一作用效果可持续至停药后，并证实停药 1 年内无严重急性发作的患者比例约占 50%。对于 6～18 岁过敏性哮喘患者，奥马珠单抗治疗 60 周，不仅能显著降低患儿哮喘发作次数而且其哮喘季节性发作高峰也可被消除。

（二）改善肺功能及哮喘症状控制

奥马珠单抗能有效改善过敏性哮喘患者的肺功能并控制哮喘症状。一项多中心前瞻性研究发现，未控制严重过敏性哮喘患者，给予奥马珠单抗治疗后，FEV_1 较治疗前提高 13.7%（P<0.0001）、急性发作率降低 74.9%、哮喘控制问卷（ACQ）评分降低 43.7%；西班牙的一项多中心、回顾性研究也证实了奥马珠单抗的上述疗效，患者治疗 5 个月，与治疗前比较，治疗后肺功能显著改善（FEV_1 62.7% vs. 70.8%），口服糖皮质激素使用率也显著降低（47.7% vs. 14.0%）。对于 6～18 岁严重过敏性哮喘患者，奥马珠单抗治疗后 1 年其症状控制良好，而 Storms 等指出奥马珠单抗的治疗效果可持续至给药结束后第 6 年。

（三）减少糖皮质激素用量

长期使用糖皮质激素类药物治疗会给患者及其家庭带来沉重的心理和经济负担，降低激素类药物的使用量甚至停用，对于哮喘患者的管理至关重要。Chen 等研究发现，7867 例中、重度过敏性哮喘患者给予奥马珠单抗治疗 2 年内，ICS、LABA、LTM 的使用剂量降低 50%；eXpeRience 研究也显示，哮喘患者对糖皮质激素的需求率呈明显的下降趋势（基线、治疗第 16 周，以及 8、12、18、24 个月，需求率分别为 28.6%、22.1%、17.2%、16.1%、15.2%、14.2%）。德、法的一项真实世界研究证实，30.1% 的重度过敏性哮喘患者经奥马珠单抗治疗后（治疗周期 >16 周），可停止使用糖皮质激素。对于持续使用泼尼松龙的重症哮喘儿童，每两周或每个月皮下注射奥马珠单抗，泼尼松龙剂量可由 20mg 降低至 5mg（$P<0.0001$），与此同时，患儿的生命质量及肺功能也均得到提高。

（四）改善生命质量

生命质量改善是反映疾病以及治疗措施对躯体、心理和社会活动影响的综合性指标，随着现代医学模式的改变，生命质量已成为评价药物及其治疗方案的一个重要参数。比利时一项多中心、观察性研究（PERSIST）显示，纳入研究的 158 例重度持续过敏性哮喘患者，奥马珠单抗治疗前已给予大剂量 ICS、LABA 进行治疗，但其哮喘症状依然无法得到有效控制，奥马珠单抗治疗后 84.4% 的患者生命质量得到了显著改善（患者生命质量问卷综合评分改善大于 0.5 分，$P<0.001$）。Kardos 等指出奥马珠单抗这一改善作用也会随着治疗时间的延长而显著提高。奥马珠单抗不仅可使 70% 重度未控制职业性哮喘患者继续工作，而且还可降低急诊率及住院率。

五、抗 IgE 治疗的安全性

人源化奥马珠单抗仅 5% 互补决定区来源于鼠抗 IgE 抗体，故其免疫原性被消除，不会引起机体明显的免疫应答。奥马珠单抗安全性荟萃分析显示，其耐受性和安全性良。

（一）肿瘤发生率

为期 5 年的观察性研究 EXCEL 共纳入 7800 多例 12 岁以上的中、重度过敏性哮喘患者。奥马珠单抗治疗队列（$n=5007$）和未接受奥马珠单抗治疗队列（$n=2829$）在治疗期间原发肿瘤发生率相当，分别为 16（95%CI，14.2～17.9）与 19.1（95%CI，16.5～22.0）。奥马珠单抗相关的 32 项随机对照研究也显示，奥马珠单抗组与安慰剂组原发肿瘤发生率（1000 人 / 年）为 4.14 和 4.45，恶性肿瘤发生的比值比为 0.93（95%CI，0.39～2.27），即哮喘患者经奥马珠单抗治疗并不会增加其肿瘤发生的风险。

（二）妊娠风险

已有动物模型试验证实奥马珠单抗治疗对妊娠及新生儿结局无影响，但相关临床研究较少。一项前瞻性、观察性研究（EXPECT）对暴露于奥马珠单抗的孕妇进行研究发现，169 名孕妇平均暴露时间 8.8 个月，分娩率为 156/160。总体而言，对于怀孕人群，奥马珠单抗暴露并不会增加其妊娠风险。

（三）动脉血栓事件（ATE）

将所有奥马珠单抗治疗 8 周以上的随机双盲研究进行汇总分析显示：ATE 发生率（1000 人 / 年）奥玛珠单抗组为 2.69，安慰剂组为 2.58（比率比 1.13，95%CI 0.24～5.71）。FDA 不良事件报告系统对 2004—2011 年发生的 ATE 统计指出，与所有的哮喘治疗药物比较，奥马珠单抗不增加 ATE 风险［比值比 1.09（95%CI，0.95～1.24）］。此外，另有研究证实，奥马珠治疗时，速发型过敏反应、荨麻疹、嗜酸性粒细胞增多综合征均罕见。

六、成本效益分析

Braunstahl 等报道了经奥马珠单抗治疗的 876 例未控制过敏哮喘患者，随访 2 年内，治疗前与治疗后相比医疗资源使用率下降、旷工率、旷课率均显著下降。Lafeuille 也指出，奥马珠单抗治疗的 1 年内，急诊留观率及住院率均显著下降。eXpeRience 研究对奥马珠单抗相关的成本效益的分析显示，奥马珠单抗治疗前后患者平均哮喘急性发作次数降低，分别为 3.39 次 / 年和 1.07 次 / 年，且奥马珠单抗治疗后患者的生命年（LYs）及质量调整生命年（QALY）分别增加了 1.82 年、1.46 年，其增量成本效益比（ICER）为€ 38，371/QALY。

七、展望

大量临床研究均证实，在 6 岁及以上儿童或 12 岁及以上青少年和成人中，抗 IgE 治疗可以显著改善中、重度过敏性哮喘症状，减少糖皮质激素用量和急性发作，改善患者生命质量，而且奥马珠单抗安全好，不良反应率低，具有较好的成本效益。奥马珠单抗作为目前唯一的 IgE 靶向生物制剂，已在全球 92 个国家应用。抗 IgE 治疗的疗效预测因子研究，对于更准确的定位适用人群颇具意义。此外，抗 IgE 在其他过敏性疾病领域也具有广阔的前景，如，过敏性鼻炎、变应性支气管肺曲霉病（ABPA）、肥大细胞增生病、荨麻疹血管性水肿等。而未来更强、更有效的抗 IgE 治疗药物（如：QGE031）也在研发中，这无疑将为抗 IgE 药物治疗哮喘提供更有力的研究数据，并有望为今后 IgE 介导的相关疾病的治疗带来新的前景。

参考文献

1. Novak N，Bieber T. Allergic and nonallergic forms of atopic diseases. J Allergy Clin Immunol，2003，112（2）：252-262.
2. To T，Stanojevic S，Moores G，et al. Global asthma prevalence in adults：findings from the cross-sectional world health survey. BMC Public Health，2012，12：204.
3. Colice GL，Ostrom NK，Geller DE，et al. The CHOICE survey：high rates of persistent and uncontrolled asthma in the United States. Ann Allergy Asthma Immunol，2012，108（3）：157-162.
4. Domingo C，Pacheco A，Hinojosa M，et al. The relevance of IgE in the pathogenesis of allergy：the effect of an anti-IgE drug in asthma and other diseases. Recent Pat Inflamm Allergy Drug Discov，2007，1（2）：151-164.
5. Dullaers M，De Bruyne R，Ramadani F，et al. The who，where，and when of IgE in allergic airway disease. J Allergy Clin Immunol，2012，129（3）：635-645.
6. Domingo C. Omalizumab for severe asthma：efficacy beyond the atopic patient? Drugs，2014，74（5）：521-533.
7. Roth M，Zhong J，Zumkeller C，et al. The role of IgE-receptors in IgE-dependent airway smooth muscle cell remodeling. PLoS One，2013，8（2）：e56015.
8. Singh AM，Busse WW. Asthma exacerbations. 2：aetiology. Thorax，2006，61（9）：809-816.
9. Miller CW，Krishnaswamy N，Johnston C，et al. Severe asthma and the omalizumab option. Clin Mol Allergy，2008，6：4.
10. Lowe PJ，Renard D. Omalizumab decreases IgE production in patients with allergic（IgE-mediated）asthma；PKPD analysis of a biomarker，total IgE. Br J Clin Pharmacol，2011，72（2）：306-320.
11. 中华医学会呼吸病学分会哮喘学组. 难治性哮喘诊断与处理专家共识. 中华结核和呼吸杂志，2010，33（8）：572-577.
12. Global INitiative for Asthma（GINA）. Global Strategy for Asthma Management and Prevention 2015（updated）[DB/OL]. http://www.ginasthma.org/.
13. Chung KF，Wenzel SE，Brozek JL，et al. International ERS/ATS guidelines on definition，evaluation and treatment of severe asthma. Eur Respir J，2014，43：343-373.
14. Braunstahl GJ，Chen CW，Maykut R，et al. The eXpeRience registry：the 'real-world' effectiveness of

omalizumab in allergic asthma. Respir Med, 2013, 107(8): 1141-1151.

15. Busse WW, Trzaskoma B, Omachi TA, et al. Evaluating xolair persistency of response after long-term therapy(XPORT). Am J Respir Crit Care Med, 2014, 189: A6576.
16. Lanier B, Bridges T, Kulus M, et al. Omalizumab for the treatment of exacerbations in children with inadequately controlled allergic (IgE-mediated) asthma. J Allergy Clin Immunol, 2009, 124(6): 1210-1216.
17. Busse WW, Morgan WJ, Gergen PJ, et al. Randomized trial of omalizumab (anti-IgE) for asthma in inner-city children. N Engl J Med, 2011, 364(11): 1005-1015.
18. Deschildre A, Marguet C, Salleron J, et al. Add-on omalizumab in children with severe allergic asthma: a 1-year real life survey. Eur Respir J, 2013, 42(5): 1224-1233.
19. Schumann C, Kropf C, Wibmer T, et al. Omalizumab in patients with severe asthma: the XCLUSIVE study. Clin Respir J, 2012, 6(4): 215-227.
20. Ancochea J, Chivato T, Casan P, et al. Profile of patients treated with omalizumab in routine clinical practice in Spain. Allergol Immunopathol (Madr), 2014, 42(2): 102-108.
21. Storms W, Bowdish MS, Farrar JR. Omalizumab and asthma control in patients with moderate-to-severe allergic asthma: a 6-year pragmatic data review. Allergy Asthma Proc, 2012, 33(2): 172-177.
22. Chen H, Eisner MD, Haselkorn T, et al. Concomitant asthma medications in moderate-to-severe allergic asthma treated with omalizumab. Respir Med, 2013, 107(1): 60-67.
23. Braunstahl GJ, ChlumskýJ, Peachey G, et al. Reduction in oral corticosteroid use in patients receiving omalizumab for allergic asthma in the real-world setting. Allergy Asthma Clin Immunol, 2013, 9(1): 47.
24. Molimard M, Buhl R, Niven R, et al. Omalizumab reduces oral corticosteroid use in patients with severe allergic asthma: real-life data. Respir Med, 2010, 104(9): 1381-1385.
25. Brodlie M, McKean MC, Moss S, et al. The oral corticosteroid-sparing effect of omalizumab in children with severe asthma. Arch Dis Child, 2012, 97(7): 604-609.
26. Brusselle G, Michils A, Louis R, et al. "Real-life" effectiveness of omalizumab in patients with severe persistent allergic asthma: The PERSIST study. Respir Med, 2009, 103(11): 1633-1642.
27. Kardos P, Alakmeh H, Franke C, et al. Omalizumab improves asthma in long term therapy. Eur Respir J, 2012, 40(Suppl.56): 123S(P748).
28. Lavaud F, Bonniaud P, Dalphin JC, et al. Usefulness of omalizumab in ten patients with severe occupational asthma. Allergy, 2013, 68(6): 813-815.
29. Cazzola M, Camiciottoli G, Bonavia M, et al. Italian real-life experience of omalizumab. Respir Med, 2010, 104(10): 1410-1416.
30. Corren J, Casale TB, Lanier B, et al. Safety and tolerability of omalizumab. Clin Exp Allergy, 2009, 39(6): 788-797.
31. Long A, Rahmaoui A, Rothman KJ, et al. Incidence of malignancy in patients with moderate-to-severe asthma treated with or without omalizumab. J Allergy Clin Immunol, 2014, 134(3): 560-567.
32. Bergeron C, Hauber HP, Gotfried M, et al. Evidence of remodeling in peripheral airways of patients with mild to moderate asthma: effect of hydrofluoroalkane-flunisolide. J Allergy Clin Immunol, 2005, 116(5): 983-989.
33. Namazy J, Cabana MD, Scheuerle AE, et al. The Xolair Pregnancy Registry (EXPECT): the safety of omalizumab use during pregnancy. J Allergy Clin Immunol, 2015, 135(2): 407-412.

34. Novartis Pharmaceuticals UK Ltd. Xolair 150 mg solution for injection（2015 updated）[DB/OL]. https://www.medicines.org.uk/emc/.

35. Ali AK，Hartzema AG. Assessing the association between omalizumab and arteriothrombotic events through spontaneous adverse event reporting. J Asthma Allergy，2012，5：1-9.

36. McKeage K. Omalizumab：a review of its use in patients with severe persistent allergic asthma. Drugs，2013，73（11）：1197-1212.

37. Braunstahl GJ，Leo J，Chen CW，et al. The eXpeRience registry：Monitoring the "real-world" effectiveness of omalizumab in allergic asthma. Eur Respir J，2011，38（Suppl. 55）：719S（P3953）.

38. Lafeuille MH，Dean J，Zhang J，et al. Impact of omalizumab on emergency-department visits，hospitalizations，and corticosteroid use among patients with uncontrolled asthma. Ann Allergy Asthma Immunol，2012，109（1）：59-64.

39. van Nooten F，Stern S，Braunstahl GJ，et al. Cost-effectiveness of omalizumab for uncontrolled allergic asthma in the Netherlands. J Med Econ，2013，16（3）：342-348.

40. Holgate ST. New strategies with anti-IgE in allergic diseases. World Allergy Organ J，2014，7（1）：17.

第八节　支气管热成形术治疗哮喘研究进展

一、概述

支气管热成形术（bronchial thermoplasty，BT）是一项新发展的具有较高安全性的介入性支气管镜下治疗，具有显著减少支气管平滑肌细胞、降低支气管平滑肌细胞收缩力、提高哮喘患者生活质量、改善哮喘控制、减少哮喘药物使用等效果。我国于2014年正式批准将该技术用于治疗重症哮喘，其治疗效果与安全性正逐渐被越来越多的研究所证实。本文拟对支气管热成形术在哮喘中的应用及研究进展进行综述。

二、支气管热成形术的作用机制

哮喘是一种以可逆性气流受限为特征的常见呼吸系统疾病，与气道慢性炎症、气道高反应性和气道重塑有关。支气管平滑肌细胞是哮喘患者支气管收缩的效应器，由于炎症反应的刺激和哮喘发作时细胞反复痉挛等原因，平滑肌细胞数量增多、体积增大、收缩力增强，可导致气道口径缩小，哮喘患者气流受限程度加重，部分气流受限甚至变为不可逆性。支气管平滑肌增生程度与哮喘严重程度呈正相关。

有研究发现支气管平滑肌细胞缺失并不导致生理缺陷，故推测其无重要生理功能，反而在哮喘等疾病中主要起病理性作用，有研究者提出如果将支气管平滑肌细胞去除，那么其所致疾病亦可被治愈，而不造成其他明显生理改变。

支气管热成形术是通过特殊导管电极在指定部位气道壁释放射频能量的一种技术。射频能量转换为热能作用于细胞，可导致细胞膜溶解、蛋白变性、水分蒸发，组织凝固性变性坏死。通过严格控制接触部位、温度、时间、能量等参数，可造成特定部位气道壁上皮细胞脱落、腺体损伤、支气管平滑肌细胞凝固性变性坏死，一段时间后，上皮细胞和腺体可修复再生，而平滑肌细胞退化、消失或被成纤维细胞取代，从而有效减少支气管平滑肌细胞，达到治疗哮喘的目的。

三、支气管热成形术相关研究

(一)动物实验及体外实验

Danek 等使用不同温度(55℃、65℃、75℃)灼烧 11 只犬的气道壁，并随访长达 3 年，通过气道激发试验检测犬气道反应性及观察犬肺部病理切片，发现以 65℃及 75℃灼烧犬气道壁可有效减少支气管平滑肌，且气道反应性随气道平滑肌减少而下降，效果可稳定维持 3 年。Brown 等用 75℃灼烧 6 只犬的气道壁，再次验证灼烧后犬气道反应性下降，并通过高分辨 CT 观察到犬气道管径轻度增加，而肺顺应性无明显改变。Cox 等在肺癌患者肺叶病理切片中也观察到了灼烧气道壁后支气管平滑肌细胞的减少。此外 Dyrda 等用不同温度烧灼牛气道壁，发现 55℃及以上温度烧灼后气道收缩能力受到明显抑制，而气道舒张不受影响，并推测具体分子机制可能与肌动蛋白与肌球蛋白特性改变有关。肌动蛋白和肌球蛋白相互作用引起肌纤维收缩，而这两种蛋白对温度较敏感，所以虽未观察到明显的组织病理学改变也未观察到细胞凋亡，但蛋白特性已被温度改变，从而导致了平滑肌收缩能力的下降。这一系列动物实验及体外实验为支气管热成形术治疗哮喘提供了理论依据，初步证实了支气管热成形术的安全性，明确了支气管热成形术烧灼的时间、温度及部位等参数，为其应用于临床打下了基础。

(二)临床试验

2004 年 Miller 等在 8 例肺癌患者中成功实施了支气管热成形术，这是最早将支气管热成形术应用于人的报道。该研究再次验证了术后支气管平滑肌的减少，并证实人体对支气管热成形术具有良好耐受性。随后开展的具有较大影响力的几项支气管热成形术临床试验包括：可行性研究、哮喘干预研究(asthma intervention research，AIR)、重度哮喘研究(research in severe asthma，RISA)及哮喘干预研究 2(asthma intervention research 2，AIR2)(表 1-8-1)。

表 1-8-1 支气管热成形术治疗哮喘主要临床研究的特点

研究名称	开始时间	研究特点	样本量	主要观察指标
可行性研究	2000.11	最早用于哮喘、轻中度哮喘	16 人	Mch PC20、无症状天数、PEF、FEV_1、并发症等
AIR 研究	2002.11	随机、对照、中重度哮喘	56 人	哮喘发作次数、无症状天数、PEF、AQLQ、ACQ、气道反应性、FEV_1、并发症等
RISA 研究	2004.4	随机、对照、强制撤药、重度哮喘	15 人	急救药物使用、FEV1、AQLQ、ACQ、PEF、无症状时间、气道反应性、糖皮质激素用量、并发症等
AIR2 研究	2005.10	最大型、随机、双盲、假对照，中重度哮喘	190 人	AQLQ、误工误学时间、哮喘发作次数、PEF、无症状时间、ACQ、急救药物使用、住院率、CT、急诊就医次数、糖皮质激素用量、并发症等

注：AIR：哮喘干预研究；RISA：重度哮喘研究；AIR2：哮喘干预研究 2；Mch PC20：激发试验中 FEV_1 下降 20% 时所用乙酰胆碱浓度；PEF：呼气峰流速；FEV_1：1 秒用力呼气量；CT：电子计算机断层扫描；AQLQ：哮喘生活质量问卷；ACQ：哮喘控制问卷。

1. 患者选择 支气管热成形术主要用于哮喘控制不佳患者，但患者肺功能不可太差，以免无法耐受治疗。支气管热成形术治疗哮喘相关研究纳入标准及排除标准见表 1-8-2，根据这些研究，2010 年美国 FDA 批准将支气管热成形术用于 18 岁以上、应用足量吸入糖皮质激素和长效 β_2 受体激动剂后症状仍控制不佳的重症哮喘患者。

表 1-8-2 支气管热成形术治疗哮喘主要临床研究的纳入标准及排除标准

研究名称	纳入标准	排除标准
可行性研究	≥18 岁，轻中度哮喘，病情稳定≥6 周	6 周内曾有呼吸道感染，1 年内下呼吸道感染（需抗生素治疗）≥2 次，应用 SABA>4 喷 / 天
AIR 研究	18～65 岁，病情稳定≥6 周，应用 ICS≥200μg 倍氯米松且应用 LABA≥100μg 沙美特罗，LABA 撤药 2 周哮喘即恶化，60%≤FEV_1/ 预测值≤85%，激发试验 Mch PC20≤8mg/ml，戒烟 1 年，吸烟<10 包年	1 年内下呼吸道感染（需抗生素治疗）≥3 次，应用 SABA>4 喷 / 天
RISA 研究	18～65 岁，应用 ICS≥1000μg 倍氯米松且应用 LABA≥100μg 沙美特罗，应用 OCS<30mg 泼尼松，FEV_1/ 预测值>50%，确诊哮喘，哮喘症状不受控制，戒烟 1 年，吸烟<10 包年	未提及
AIR2 研究	18～65 岁，应用 ICS≥750μg 氟替卡松且应用 LABA≥100μg 沙美特罗，应用 OCS<10mg，病情稳定≥4 周，AQLQ 评分≤6.25，FEV_1/ 预测值>60%，激发试验 Mch PC20≤8mg/ml，4 周中症状明显≥2 天	有危及生命的哮喘发作，慢性鼻窦炎，呼吸系统疾病如肺气肿等，使用免疫抑制剂、β 受体阻滞剂或抗凝药，1 年内因哮喘住院≥3 次，1 年内下呼吸道感染≥3 次，1 年内 OCS 冲击治疗≥4 次

注：病情稳定：无计划外就医或哮喘用药改变；SABA：短效 β 受体激动剂；ICS：吸入糖皮质激素；LABA：长效 β_2 受体激动剂；OCS：口服糖皮质激素；哮喘症状不受控制：用药后既往 14 天急救药物使用≥8 次或既往 14 天至少 10 天日间哮喘症状明显

2．支气管热成形术操作 各项临床研究支气管热成形术基本操作如下：患者局部或全身麻醉后将支气管镜从患者口或鼻插入支气管中，到达选定肺叶的支气管远端，伸出加热导管，使之扩张成篮状与气道壁接触，释放射频能量。根据温度反馈装置，将温度维持于 65℃持续 10 秒，一次烧灼完成后将加热导管向近端移动 5mm 进行下一次烧灼。整个过程连续并有序进行，直至选定肺叶所有镜下可见直径 3～10mm 支气管均完成烧灼。即使治疗效果未达预期，患者也不可进行二次治疗。整个支气管热成形术治疗一般分 3 次，以右肺下叶、左肺下叶、双肺上叶顺序进行，治疗间隔约 3 周，下一次支气管热成形术前需评估患者是否从上一次治疗中恢复，必要时推迟治疗。每次治疗需由经验丰富的支气管镜专家进行，事前进行规划，不漏过气管任何一个部位也不多次烧灼同一部位。根据解剖结构不同，不同肺叶烧灼次数可有所不同。由于理论上支气管热成形术有导致气道阻塞的风险，故右肺中叶不予治疗，以免诱发右肺中叶综合征。

有研究建议接受支气管热成形术治疗患者术前应用全身糖皮质激素以减少水肿、炎症等副作用，也有研究建议术中应用相关药物减少腺体分泌以降低手术难度，但目前尚无明确的支气管热成形术围术期管理方案。

3．主要临床试验结果 可行性研究中 Cox 等首次将支气管热成形术应用于哮喘，研究者们在 16 例轻中度哮喘患者中进行了支气管热成形术并随访 2 年，发现轻中度哮喘患者可较好地耐受支气管热成形术，术后仅表现出与普通支气管镜后类似的短暂不适，支气管热成形术后患者乙酰胆碱激发试验 PC20 升高（2.37±1.72）mg/ml，表明气道反应性降低。患者无症状日增加（47%±33% vs. 73%±27%），呼气峰流速升高[（427.1±108.1）L/min vs.（465.9±111.8L/min）]，肺功能稳定，疗效可持续至少 2 年。

AIR 研究中 Cox 等将支气管热成形术用于 56 例中重度哮喘患者，观察到术后短期内存在哮喘恶化风险，部分患者需要住院治疗。支气管热成形术后哮喘发作减少（-0.16±0.37 vs. 0.04±0.29），无症状天数增加（40.6±39.7 vs. 17.0±37.9），晨起呼气峰流速升高[（39.3±48.7）L/min vs.（8.5±44.2）L/min]，AQLQ 评分升高（1.3±1.0 vs. 0.6±1.1）患者生活质量提高，ACQ 评分降低（1.2±1.0 vs. 0.5±1.0）患者哮喘控制改善，但该研究未提及气道反应性与 FEV_1 改变。Thomson 等随访 5 年后证实支气管热成形术治疗效果可持续至少 5 年，并观察到手术组患者短时间内较对照组更易出现咳嗽咳痰喘憋等不良反应，但 6 周后再次评估手术组与对照组不良事件无明显差异，也未观察到长期并发症。

RISA 研究中，Pavord 等在 15 例重度哮喘患者中进行了支气管热成形术疗效研究，规定 22 周至 35 周时为撤药阶段，该阶段中需逐渐减少患者糖皮质激素使用量，共随访 52 周。发现支气管热成形术后患者哮喘急救药物使用减少[（26.6±40.1）喷 / 周 vs.（1.5±11.7）喷 / 周]，FEV_1 占预计值百分比提高（14.9%±17.4% vs.−0.94%±22.3%），AQLQ 评分升高（1.21±1.05 vs. 0.15±0.75）患者生活质量提高，ACQ 评分降低（−1.04±1.03 vs. −0.13±1.00）患者哮喘控制改善，呼气峰流速、无症状时间、气道反应性未观察到显著变化。术后患者口服糖皮质激素与吸入糖皮质激素可分别较术前减少 63.5% 与 28.6%，激素使用减少后仍可明显观察到急救药使用减少及哮喘控制改善。

AIR2 研究中，Castro 等为排除主观因素的影响，以假手术组为对照，在 30 个中心 190 例中重度哮喘患者中进行了一项随机双盲对照研究，随访长达 5 年，并于 2014 年公布了最新随访数据。研究表明支气管热成形术后患者 AQLQ 评分升高（1.35±1.10 vs. 1.16±1.23），患者生活质量提高，误工误学时间减少（1.315±0.361 vs. 3.915±1.553 天），哮喘发作减少 32%。手术组与对照组晨起呼气峰流速、无症状时间、ACQ 评分、急救药物使用则未见显著差异。支气管热成形术治疗效果 5 年内持续存在。术后短期内手术组患者住院率较对照组增加 6.4%，但目前未发现远期并发症，高分辨 CT 亦未发现明显肺部结构改变。Wechsler 等总结 AIR2 研究中的重症哮喘患者资料也发现术后哮喘发作减少 44%，急诊就医减少 78%，且吸入糖皮质激素剂量减少 18% 后患者 FEV_1 仍保持稳定，未发现远期并发症，高分辨 CT 亦未发现明显肺部结构改变。

4. 支气管热成形术术后并发症　各项研究均发现支气管热成形术后短期不良反应增多，包括术后呼吸困难、咳嗽、喘息、咳痰、夜间憋醒、咯血、上呼吸道感染、肺不张等，术后还可出现发热、头痛、声嘶等非典型症状。这些症状一般 7 天内可明显缓解，因此需在术后 7 天内加强随访，部分患者甚至需要住院治疗。Facciolongo 等报道了一例支气管热成形术后短期内反复肺不张患者，发现肺不张主要由纤维蛋白、中性粒细胞、嗜酸性粒细胞、巨噬细胞和支气管上皮细胞等组成的黏液栓导致，推测其与支气管热成形术刺激支气管黏膜炎症反应、改变微血管结构、促进炎症介质释放等密切相关。

中重度哮喘患者支气管热成形术后约 3.4% 需要住院治疗，重度哮喘患者则有约 15.6% 需要住院治疗，住院率与术前哮喘严重程度密切相关。因此，所有行支气管热成形术患者，术前应尽可能将哮喘控制在最佳水平，并确保术中及术后对患者生命体征的密切监护。

Castro 等报道了 1 例哮喘患者，行支气管热成形术 1 个月后因右上叶出血导致大咯血，最终行支气管动脉栓塞治疗。支气管热成形术中曾观察到该患者右上叶轻微出血，提示咯血与支气管热成形术治疗有关。Balu 等报道了一例支气管热成形术后 3 天肺脓肿患者，但目前尚不能明确肺脓肿是否与支气管热成形术相关。

目前研究均未观察到支气管热成形术后长期并发症，支气管镜或高分辨 CT 均未发现支气管扩张、气道狭窄或明显的气道损伤。Castro 等报道了 1 例哮喘患者，支气管热成形术 14 个月后出现左上叶肺脓肿，最终行左上肺叶切除术治疗，切除后肺叶组织病理学切片未观察到支气管异常，因此推测此次肺脓肿继发于患者肺部感染，与支气管热成形术无明确联系。

四、总结与展望

目前治疗哮喘主要通过药物减轻气道炎症和松弛支气管平滑肌起作用，无法逆转哮喘引起的气道重塑，因此无法从根本上阻止哮喘患者病情迁延恶化。支气管热成形术是哮喘治疗的一种有力补充，是哮喘患者个性化治疗的新选择，可有效减少支气管平滑肌细胞，降低支气管平滑肌细胞收缩力，降低气道反应性，提高哮喘患者生活质量，改善哮喘控制情况，增加哮喘无症状天数，减少哮喘发作频率，减少因哮喘发作导致的误工误学、急诊就医及住院，并可减少哮喘药物的使用，效果可稳定维持 5 年以上，从长期来看可有效减轻个人与社会的经济负担。支气管热成形术有短期内咳嗽、咳痰、咯血、感染、肺不张等风险，但目前未发现远期并发症或支气管结构改变。其治疗哮喘的机制为支气管平滑肌细胞减少及支气管平滑肌细胞收缩功能改变，其他可能的机制包括炎性介质分泌减少、气道上皮细胞改变、神经末梢改变、浸润支气管黏膜的炎性细胞改变等，但这些机制目前尚无明确证据支持，有待进一步深入研究。

目前最长的支气管热成形术安全性与疗效研究随访时间仅为 5 年，部分研究不能排除主观因素对结果的影响，需谨慎解读其相关结果。需要大型、设计严谨的随机双盲的长期随访研究以及真实世界的登记研究证实。患者选择范围及术后撤药方案有待进一步优化，也包括疗效监测指标的选择、支气管热成形术作用机制的研究等。

（林江涛　裘若帆）

参考文献

1. Danek CJ，Lombard CM，Dungworth DL，et al. Reduction in airway hyperresponsiveness to methacholine by the application of RF energy in dogs. J Appl Physiol，2004，97（5）：1946-1953.

2. Brown RH，Wizeman W，Danek C，et al. Effect of bronchial thermoplasty on airway distensibility. Eur Respir J，2005，26（2）：277-282.

3. Brown RH，Wizeman W，Danek C，et al. In vivo evaluation of the effectiveness of bronchial thermoplasty with computed tomography. J Appl Physiol（1985），2005，98（5）：1603-1606.

4. Cox PG，Miller J，Mitzner W，et a1. Radiofrequency ablation of airway smooth muscle for sustained treatment of asthma：preliminary investigation. Eur Respir J，2004，24（4）：659-663.

5. Pretolani M，Dombret MC，Thabut G，et al. Reduction of airway smooth muscle mass by bronchial thermoplasty in patients with severe asthma. Am J Respir Crit Care Med，2014，190（12）：1452-1454.

6. Cox G，Thomson N，Rubin AS，et al. Asthma control during the year after bronchial thermoplasty. N Engl J Med，2007，356：1327-1337.

7. Thomson N, Rubin A, Niven RM, et al. Long-term (5year) safety of bronchial thermoplasty: Asthma intervention research (AIR) trial. BMC Pulmonary Med, 2011, 11: 8.
8. Castro M, Rubin A, Laviolette M, et al. Effectiveness and safety of bronchial thermoplasty in the treatment of severe asthma[J].Am J Respir Crit Care Med, 2010, 181: 116-124.
9. Castro M, Rubin A, Laviolette M, et al. Persistence of effectiveness of bronchial thermoplasty in patients with severe asthma. Ann Allergy Asthma Immunol, 2011, 107 (1): 65-70.
10. Stokes JR. Promising future therapies for asthma. Int Immunopharmacol, 2014, 23 (1): 373-377.
11. Rochat T, Chappuis-Gisin E, Ongaro G, et al. Pulmonary. High tech in pulmonary medicine: GeneXpert, coils and bronchial thermoplasty. Rev Med Suisse, 2014, 10 (412-413): 123-126.
12. Kaukel P, Herth FJ, Schuhmann M. Bronchial thermoplasty: interventional therapy in asthma. Ther Adv Respir Dis, 2014, 8 (1): 22-29.
13. Sumino K, Castro M. Bronchial thermoplasty: safe for our severe asthma patients? Ann Allergy Asthma Immunol, 2013, 111 (5): 311-312.
14. Carroll N, Elliot J, Morton A, et al. The structure of large and small airways in nonfatal and fatal asthma. Am Rev of Respir Dis, 1993, 147: 405-410.
15. Berger P, Girod et PO, Manuel Tunon-de-Lara J. Mast cell myositis: a new feature of allergic asthma? Allergy, 2005, 60 (10): 1238-1240.
16. Benayoun L, Druilhe A, Dombret MC, et al. Airway structural alterations selectively associated with severe asthma. Am J Respir Crit Care Med, 2003, 167: 1360-1368.
17. Mitzner W. Airway smooth muscle: the appendix of the lung. Am J Respir Crit Care Med, 2004, 169 (7): 787-790.
18. Seow CY, Fredberg JJ. Historical perspective on airway smooth muscle: the saga of a frustrated cell. J Appl Physiol (1985), 2001, 91 (2): 938-952.
19. Miller JD, Cox G, Vincic L, et al. A prospective feasibility study of bronchial thermoplasty in the human airway. Chest, 2005, 127 (6): 1999-2006.
20. Dyrda P, Tazzeo T, DoHarris L, et al. Acute response of airway muscle to extreme temperature includes disruption of actin-myosin interaction. Am J Respir Cell Mol Biol, 2011, 44: 213-221.
21. Cox G, Miller JD, McWilliams A, et al. Bronchial thermoplasty for asthma. Am J Respir Crit Care Med, 2006, 173 (9): 965-969.
22. Pavord ID, Cox G, Thomson NC, et al. Safety and efficacy of bronchial thermoplasty in symptomatic, severe asthma. Am J Respir Crit Care Med, 2007, 176: 1185-1191.
23. Castro M, Musani AI, Mayse ML, et al. Bronchial thermoplasty: a novel technique in the treatment of severe asthma. Ther Adv Respir Dis, 2010, 4 (2): 101-116.
24. Gudmundsson G, Gross TJ. Middle lobe syndrome. Am Fam Physician, 1996, 53 (8): 2547-2550.
25. Dombret MC, Alagha K, Philippe Boulet L, et al. Bronchial thermoplasty: a new therapeutic option for the treatment of severe, uncontrolled asthma in adults. Eur Respir Rev, 2014, 23 (134): 510-518.
26. Facciolongo N, Menzella F, Lusuardi M, et al. Recurrent lung atelectasis from fibrin plugs as a very early complication of bronchial thermoplasty: a case report. Multidiscip Respir Med, 2015, 10 (1): 9.
27. Wechsler ME, Laviolette M, Rubin AS, et al. Bronchial thermoplasty: long-term safety and effectiveness in patients with severe persistent asthma. J Allergy Clin Immunol, 2013, 132: 1295-1302.

28. Balu A，Ryan D，Niven R. Lung abscess as a complication of bronchial thermoplasty. J Asthma，2015，13：1-3.
29. Pavord ID，Thomson NC，Niven RM，et al. Safety of bronchial thermoplasty in patients with severe refractory asthma. Ann Allergy Asthma Immunol，2013，111：402-407.
30. Berair R，Brightling CE. Asthma therapy and its effect on airway remodelling. Drugs，2014，74（12）：1345-1369.
31. Kane B，Fowler SJ，Niven R. Refractory asthma-beyond step 5，the role of new and emerging adjuvant therapies. Chron Respir Dis，2015，12（1）：69-77.
32. Sheshadri A，McKenzie M，Castro M. Critical review of bronchial thermoplasty：where should it fit into asthma therapy? Curr Allergy Asthma Rep，2014，14（11）：470.
33. Menzella F，Zucchi L，Piro R，et al. A budget impact analysis of bronchial thermoplasty for severe asthma in clinical practice. Adv Ther，2014，31（7）：751-761.
34. Iyer VN，Lim KG. Bronchial thermoplasty：reappraising the evidence（or lack thereof）. Chest，2014，146（1）：17-21.

第九节　重症哮喘诊治进展

资料显示，我国大陆地区的哮喘病死率 36.7（/100 000），远高于其他国家和地区，而我国香港是 5.6%。因此，我国大陆地区的哮喘防治工作任重而道远。重症哮喘约占哮喘患者的 5%～10%，其急诊就医率和住院率分别为轻、中度哮喘患者的 15 倍和 20 倍，是导致哮喘治疗费用增加的重要原因之一，且预后较差。英国研究发现，重症哮喘患者每年花费英国国民医疗服务制度（NHS）约 6.8 亿英镑，其金额超过了哮喘总费用的 50%。

一、重症哮喘的定义

（一）重症哮喘概念演变

1995 年“哮喘全球创议”（GINA）基于哮喘患者的临床特征，首次提出了哮喘严重性的概念，并在 1997 年美国的“国家哮喘教育和预防计划”（NAEPP）和 2002 年的 GINA 得到进一步表述。其根据治疗前或初始治疗时的症状、短效 β_2 激动剂（SABA）的使用、夜间症状、肺功能（PEF 或 FEV_1），将哮喘严重性分级为间歇状态、轻度持续、中度持续、重度持续，该方案仅仅基于患者的临床特征，并未考虑患者对治疗的反应。

1999 年欧洲呼吸学会（ERS）将其称为难治 / 治疗抵抗的哮喘（difficult/therapy-resistant asthma），定义是症状控制差的哮喘，尽管在呼吸专科医生的指导下使用合适剂量的吸入性糖皮质激素（ICS）超过 6 个月，但仍需要长期使用 SABA。哮喘管理的概念也因此而生。

2000 年美国胸科学会（ATS）将其称为难治性哮喘（refractory asthma），其定义包括需要同时具备 2 项主要标准中的 1 项[前 1 年中有超过半年的连续使用高剂量 ICS 或者口服糖皮质激素（激素）]，以及 7 项次要标准中的 2 项[需要使用额外的控制药物、每天或几乎每天使用 SABA、持续的气道阻塞、每年≥1 次的急性加重并就诊、每年≥3 次的额外口服激素、口服或吸入激素减少≤25% 时出现症状恶化、过去发生过致死性哮喘（near fatal asthma）发作的事件]。该定义也被 2004 年的“结果和治疗方案（TENOR）研究”以及 2007 年的美国国立卫生研究院（NIH）下设的国家心肺、血液研究所（NHLBI）的“重症哮喘研究计划”（SARP）采纳。

2003 年“重症哮喘理解机制的欧洲网络”(ENFUMOSA)将其称为重症哮喘(severe asthma),其定义是在使用 ICS 或者口服激素后,仍具有典型的哮喘症状,可逆性 FEV_1 变化或气道高反应性以及过去 1 年出现≥1 次的急性加重。

2007 年在巴黎召开的国际研讨会,提出重症哮喘需要重新评估诊断是否正确,排除合并症所致的症状加重、环境因素以及观察期<6 个月,并提出将重症难治性哮喘(severe refractory asthma)区别于难治性哮喘(difficult-to-treat asthma),后者是指由于其他因素导致的哮喘未控制,包括持续的环境暴露、合并症的恶化、依从性差和不恰当的吸入技术等。两者的区别是必要的,因为后者不需要进一步的免疫抑制治疗或者加强抗炎治疗。

2010 年 WHO 正式命名重症哮喘(severe asthma),其评价哮喘的严重性,不仅从目前临床的控制水平、药物治疗水平和(或)急性加重,也从治疗的反应以及未来的风险加以评估。WHO 将重症哮喘定义为:在当前的临床控制水平下,仍存在未控制的哮喘,并能导致频发严重急性加重(或死亡)的风险增加,也能导致药物副反应和(或)慢性发病(包括肺功能受损或降低儿童的肺发育)的风险增加。WHO 同时将重症哮喘分为 3 类:①未经治疗重症哮喘(untreated severe asthma):最常见于不能给哮喘患者提供治疗的国家;②难治性重症哮喘(difficult-to-treat severe asthma):指依从性差或者治疗不恰当;③治疗抵抗的哮喘(therapy-resistant asthma):是指尽管得到最好的治疗,但仍然存在难治性哮喘(refractory asthma)和激素抵抗的哮喘(corticosteroid-resistant asthma),或者仅仅在最好的治疗条件下才能够控制的哮喘。

2011 年欧盟的“创新药物创议”(IMI)将其称为难以解决的哮喘(problematic asthma),其分为 2 类:①难治性哮喘(difficult asthma):指依从性差或者治疗不恰当;②严重的难治性哮喘(severe refractory asthma),是指尽管有好的依从性,并得到高强度的抗哮喘治疗和合并症治疗,仍然存在着控制不佳的哮喘。

我国于 2008 年制定了“支气管哮喘防治指南”,2010 年制定了“难治性哮喘诊断与处理专家共识”,2013 年出版了《中国支气管哮喘防治指南(基层版)》,其内容均未涉及重症哮喘。

2014 年 ERS 和 ATS 联合发布了“重症哮喘定义、评估和治疗国际指南”,2014 年及 2015 年 GINA 对该指南做了引用和解读。

(二)Severe asthma——“重症哮喘”还是“重度哮喘”?

关于哮喘的“severe”,2015 年 GINA 中描述了 3 个方面:

(1)基于治疗级别的哮喘严重性评估(表 1-9-1)。

表 1-9-1 基于治疗级别的哮喘严重性评估

临床实践中(规律控制治疗数月后评估)		流行病学研究和临床试验中(基于当前的治疗来描述哮喘的严重性)	
治疗级别	哮喘严重性	治疗级别	哮喘严重性
Step 1～2	轻度哮喘(mild asthma)	Step 2	轻度哮喘(mild asthma)
Step 3	中度哮喘(moderate asthma)	Step 3～4	中度哮喘(moderate asthma)
Step 4～5	重度哮喘(severe asthma)	Step 4～5	中 - 重度哮喘(moderate-to-severe asthma)

（2）急性发作程度：根据哮喘急性发作的严重程度，可分为轻度（mild）、中度（moderate）、重度（severe）和危及生命（life threatening）发作。

（3）其余文中：一般都是指重症哮喘（severe asthma）。

综上可知，重度哮喘是特指，指哮喘的严重程度 / 急性发作程度。重症哮喘是泛指，是哮喘综合评估后的定义。标题中的"severe asthma"一般应译为"重症哮喘"，而文中的"severe asthma"需要结合上下语境来理解翻译。

（三）ERS/ATS 制定的重症哮喘定义（≥6 岁）

2014 年 ERS/ATS 联合发布了"International ERS/ATS guideline on definition，evaluation and treatment of severe asthma"，此处的"severe asthma"应该是泛指，并非特指，译为"重症哮喘"较合适。

2014 年 ATS/ERS 重症哮喘指南提出的重症哮喘定义（≥6 岁）：在过去 1 年中需要 GINA 建议的 4～5 级哮喘药物治疗以防止变成"未控制"哮喘，或即使在上述治疗下仍表现为"未控制"哮喘。

其中，GINA 4～5 级哮喘药物治疗是指大剂量 ICS 联合 LABA 或白三烯调节剂 / 茶碱，或全身激素治疗≥50% 的时间。

其中，未控制哮喘标准是：

（1）未控制哮喘需至少符合以下一项：①症状控制差：ACQ 持续>1.5，ACT<20（或 GINA 定义为"非良好控制"）；②频繁重度发作：在过去 1 年中接受全身激素治疗≥2 次（每次超过 3 天）；③严重发作：在过去 1 年中至少 1 次住院、入住 ICU 或机械通气；④气流受限：适当停用支气管舒张剂后，FEV_1<80% 预计值，同时 FEV_1/FVC 降低低于正常值下限。

（2）得到控制的哮喘在上述大剂量 ICS 或全身激素（或联合生物制剂）减量时恶化。

因此，"重症哮喘"涵盖了哮喘严重程度的"重度"和急性发作程度的"重度"。其中，根据不同年龄哮喘患者应用大剂量 ICS 的定义如表 1-9-2。

表 1-9-2 不同年龄哮喘患者应用大剂量 ICS 的定义

ICS	每日 ICS 大剂量的阈值	
	6～12 岁	>12 岁
丙酸倍氯米松	800（DPI 或 CFC MDI） 320（HFA MDI）	≥1000（DPI 或 CFC MDI） ≥500（HFA MDI）
布地奈德	800（MDI 或 DPI）	≥800（MDI 或 DPI）
环索奈德	≥160（HFA MDI）	≥320（HFA MDI）
丙酸氟替卡松	500（HFA MDI 或 DPI）	≥500（HFA MDI 或 DPI）
糠酸莫米松	500（DPI）	≥800（DPI）
曲安奈德	1200	≥2000

注：DPI（干粉吸入器）；CFC（氟氯代烃）；MDI（定量定压式气雾器）；HFA（氢氟酸）

二、重症哮喘的诊断

1．确定哮喘诊断并识别出难治性哮喘　重症哮喘定义中不可或缺的一步是除外那些表现为"难治性"哮喘、但对其中的混杂因素进行合理的诊断和（或）治疗后可极大地改善病情的病例（见"评估"部分）。因此指南推荐，表现为"难治性哮喘"的患者应首先由哮喘专家对其哮喘诊断予以证实并进行评估和管理>3个月。

2. 把重症哮喘从相对较轻的哮喘中鉴别出来　当哮喘的诊断得到证实、合并症得到诊治后，重症哮喘的定义为"需要大剂量ICS另加一种控制药物[和（或）全身激素]以防止其变成"未控制"哮喘，或在这种治疗下仍表现为"未控制"哮喘。这一定义包括那些曾充分试用过上述治疗但因无反应而停药的病例。对于6岁以上患者，"金标准或国际指南推荐的治疗"是大剂量ICS联合LABA、白三烯调节剂、茶碱和（或）长期全身激素作为基本治疗。

3. 确定重症哮喘是否得到控制　未控制哮喘的判断标准见前述，4项中符合1项即可诊断；没有满足未控制哮喘标准的患者，如果在激素减量时哮喘恶化，也符合重症哮喘的定义。符合这一定义，预示着患者具有高度的未来风险，包括来自疾病本身的风险（发作和肺功能丧失）以及药物不良反应的风险。

三、重症哮喘的评估

1. 明确患有哮喘（第1步）　根据哮喘指南并排除哮喘样症状的疾病（表1-9-3）。

表1-9-3　哮喘样症状的疾病

儿童	成人
功能异常性呼吸/声带功能障碍	功能异常性呼吸困难/声带功能障碍
支气管炎	慢性阻塞性肺疾病
反复（微）误吸、反流、吞咽功能异常	过度通气伴惊恐发作
早产及相关肺疾病	闭塞性支气管炎
囊性纤维化	充血性心力衰竭
先天性或获得性免疫缺陷	药物不良反应（例如ACEI）
原发性纤毛运动障碍	支气管扩张/囊性纤维化
中央气道阻塞/压迫	过敏性肺炎
异物	嗜酸性粒细胞增多综合征
气管支气管软化	肺栓塞
类癌或其他肿瘤	疱疹病毒性气管支气管炎
纵隔肿物/肿大淋巴结	支气管内病变/异物（例如淀粉样变、类癌、气管狭窄）
先天性心脏病	变应性支气管肺曲霉病（ABPA）
间质性肺病	获得性气管支气管软化
结缔组织病	变应性血管炎与肉芽肿病（Churg-Strauss综合征）

2. 评估合并症和促成因素（第2步）　包括患者的依从性、吸入技术，合并症和促成因素（表1-9-4）。

3. 识别哮喘表型（第3步）　哮喘是一种异质性疾病，可根据不同的临床特征鉴别出不同的特异性哮喘表型（图1-9-1），根据不同的基因、基因表达和分子标志物，可以进一步鉴别出哮喘的内型。不同的表型，如嗜酸性粒细胞性炎症型、过敏型/Th2型和肥胖型等，对糖皮质激素以及特异性靶向治疗的疗效不一致。

表 1-9-4 哮喘的合并症和促成因素

哮喘的合并症和促成因素
鼻 - 鼻窦炎 /（成人）鼻息肉
心理因素：个性特征、症状感知、焦虑及抑郁
声带功能障碍
肥胖
吸烟 / 吸烟相关疾病
阻塞性睡眠呼吸暂停综合征
过度换气综合征
激素影响：月经前、初潮、绝经期、甲状腺疾病
胃食管反流病（症状性）
药物：阿司匹林、非甾体类抗炎药、β 肾上腺能阻滞剂及 ACEI

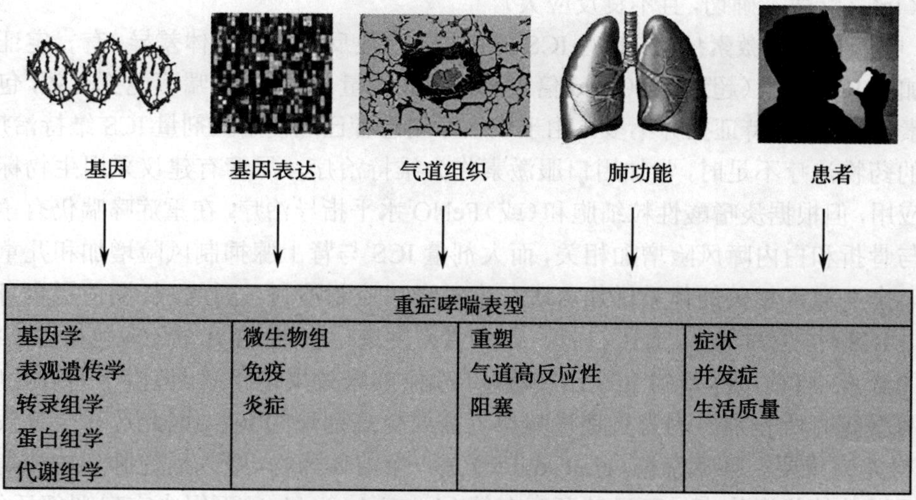

图 1-9-1 始于基因的综合因素导致了最终的重症哮喘表型

另外，有三个相关概念需要说明：

（1）哮喘急性发作（asthma exacerbation）：即处于临床缓解期，或者慢性持续期仍在稳定维持治疗的哮喘患者，突发症状加重 / 恶化，需要应用全身激素以避免严重后果。而哮喘的部分控制、未控制，是指慢性哮喘的控制水平。应注意鉴别。

（2）哮喘持续状态（tatus asthmaticus）：即出现哮喘的重度急性发作，对 β_2 受体激动剂无应答，需要立即得到有效的诊治。

（3）濒死性哮喘（near-fatal asthma）：即出现哮喘的危重度 / 危及生命急性发作，可导致呼吸骤停和高碳酸血症。

四、重症哮喘的治疗

（一）常规治疗

GINA 推荐的重度和危及生命哮喘的常规治疗见表 1-9-5。

表 1-9-5 重度和危及生命哮喘的常规治疗

重度、危及生命哮喘的常规治疗	
糖皮质激素	如甲泼尼龙 40～80mg/d，或氢化可的松 10mg/(kg·d)分次给药
补液	根椐失水及心脏情况，每日静脉补液量一般为 2000～2500ml
纠正酸中毒	5% 碳酸氢钠静脉滴注或缓慢静脉注射
抗生素	酌情选用广谱抗生素静脉滴注
纠正电解质紊乱	纠正低钾、低钠等电解质紊乱，硫酸镁
并发症的处理	胸腔闭式引流术，支气管肺泡灌洗术（BAL）
机械通气的应用	指征主要包括：意识改变、呼吸肌疲劳、$PaCO_2 \geq 45mmHg$

（二）2014 年 ERS/ATS 建议的治疗

已确立的哮喘药物治疗方法

（1）激素不敏感性（corticosteroid insensitivity）：其对激素治疗的不敏感是相对的。治疗方法：推荐高剂量 ICS、口服激素、肌内注射曲安西龙；不推荐甲氨蝶呤、环孢素 A、氯金酸钠、静脉 IgG（疗效不确切，且不良反应大）。

（2）吸入和口服激素疗法：其对 ICS 的剂量 - 疗效反应存在个体差异，有一定证据表明进一步加大 ICS 剂量（超过 2000μg/d 倍氯米松等效剂量）对重症哮喘可能更有效，包括减少全身激素用量，但支持证据并不多。由于重症哮喘患者已经使用大剂量 ICS 维持治疗，因此当标准的药物治疗不足时，常加用口服激素作为维持治疗。尽管有建议采用生物标志物指导激素应用，但根据痰嗜酸性粒细胞和（或）FeNO 水平指导治疗，在重症哮喘仍有争议。全身激素与骨折和白内障风险增加相关，而大剂量 ICS 与肾上腺抑制风险增加和儿童生长延迟相关。全身激素相关的体重增加可进一步对哮喘控制不利。因此，长期使用全身激素甚至大剂量 ICS 时，应对体重、血压、血糖、眼和骨密度进行监测；在儿童还应包括生长状况。

新的激素：目前一些新的 ICS 已在临床应用，临床效果均相似，但由于药效性质不同，因此全身暴露有所差别。因为重症哮喘患者需要更高剂量的 ICS，因此选择全身效应少的 ICS，显得尤为重要。环索奈德（ciclesonide）是一个前体药物，吸入后在肺部被酯酶活化为具有药理活性的代谢物去异丁酰基环索奈德（des-ciclesonide），而很少在口咽部活化，因此具有最少的全身效应以及局部副作用。因此在治疗重症哮喘时，选用高剂量的环索奈德较合适。

目前所有的 ICS 都可以被肺吸收，因此都具有潜在的全身副作用。为了重症哮喘患者能够更安全地应用 ICS，具有较少的口服生物效应、较少的肺部吸收以及能在循环中失活的 ICS，成为安全 ICS 的选择和研制目标。

（3）SABA 和 LABA：许多重症哮喘患者尽管接受 ICS 联合 SABA 和（或）LABA 治疗，仍存在持续的慢性气流阻塞。在联合 LABA 的基础上逐步增加 ICS 剂量，与单独使用 ICS 相比，能进一步改善病情控制，包括重症哮喘患者。β 受体激动剂使用增多可能会导致所谓矛盾性哮喘控制恶化。有关吸入 β 受体激动剂和哮喘病死率相关性的报道，主要限于 β 受体激动剂的使用超出了推荐的剂量范围。

（4）长效抗胆碱药：在中等至大剂量 ICS 联合（或不联合）LABA 没能控制的中 - 重度哮喘患者，噻托溴铵能够改善肺功能和症状。在使用大剂量 ICS 和 LABA 的患者，加用噻托溴铵还可减少 SABA 使用，降低严重发作风险。

(5) 新的支气管扩张剂：支气管扩张剂在减少重症哮喘患者的症状中起着重要的作用。前述可见，目前与ICS组成的固定剂量吸入器中的LABA，已作为急救治疗用药。由于支气管扩张剂可减轻和预防支气管收缩，因此成为哮喘管理的基本用药。

1）每日1次的β_2受体激动剂：由于具有拮抗气道平滑肌收缩的作用，因此β_2-受体激动剂是最有效的支气管扩张剂。重症哮喘的治疗中，LABA中的沙美特罗和福莫特罗联合激素的复方吸入器，其疗效明显。单独应用LABA会增加哮喘的重度急性发作和死亡率，而联合激素的复方吸入器则无此不良后果。一些每日1次的β_2受体激动剂（超级LABA）正在进行临床研究，包括茚达特罗[有的国家已批准用于慢性阻塞性肺疾病（COPD）]、卡莫特罗（carmoterol）、奥达特罗（olodaterol）和维兰特罗，这些超级LABA必须联合激素组成复方制剂后才能用于哮喘。目前临床已有糠酸氟替卡松/维兰特罗和莫米松/茚达特罗组成的复方吸入器。

2）长效抗胆碱能药（LAMA）：抗胆碱能药的首选治疗对象是COPD患者，因为其仅能阻断胆碱能所导致的支气管收缩，因此疗效不如β_2受体激动剂，而β_2受体激动剂可逆转所有的支气管收缩反应，包括组胺、白三烯（LT）D_4和前列腺素（PG）D_2等炎症介质的直接效应。近来临床研究显示，在标准联合治疗的基础上加用噻托溴铵可能有助于减少哮喘的发作次数。一些基础研究也显示，噻托溴铵可以抑制气道的嗜酸性粒细胞（EOS）炎症和气道高反应性（AHR），也能够抑制Th2型细胞因子的释放，减少黏蛋白基因表达和气道重塑，抑制中性粒细胞炎症和气道纤维化。其他正在COPD领域进行临床试验的LAMA，包括每日1次的格隆溴铵（glycopyrrolate）和GSK573719，每日2次的阿地溴铵（aclidinium bromide）。以后可能出现LABA/LAMA/ICS三药复方制剂，方便应用于重症哮喘患者。

3）新颖的支气管扩张剂：考虑到哮喘患者应用LABA的安全性，目前正寻找能够替代的新颖的支气管扩张剂，但实际较困难。如血管活性肠肽类似物和钾通道开放剂等，由于其扩张血管的作用大于扩张支气管的作用，而具有明显的副作用。稳定的血管活性肠肽类似物Ro 25-1553对哮喘患者具有支气管扩张作用，但其作用不及吸入福莫特罗。Rho激酶抑制剂虽然对扩张支气管有效，但却有明显的毒性。近来体外研究发现，苦味觉受体激动剂如奎宁、氯喹、糖精等，通过增加局部钙离子的释放，导致气道平滑肌细胞开放和过度极化，从而松弛人类的气道。动物实验中也发现，吸入苦味剂所产生的支气管扩张作用比β_2-受体激动剂更有效。茶碱类通过抑制气道平滑肌细胞的磷酸二酯酶（PDE）3，从而松弛人的气道平滑肌，因而选择性PDE3抑制剂如西洛他唑、米力农等都是有效的支气管扩张剂。然而，既往研究曾证实PDE3抑制剂可增加心血管疾病的死亡率而限制其临床应用。目前联合的PDE3/4抑制剂的吸入治疗，正在哮喘和COPD领域进行研究。

(6) 缓释茶碱：在中度哮喘患者，ICS基础上加用茶碱可改善哮喘控制。在一项关于吸烟的激素低敏感性哮喘患者的探索性研究中，茶碱联合低剂量ICS能够改善峰流速和哮喘控制，提示茶碱可能会改善激素低敏感性。但在重症哮喘尚未开展这样的研究。

(7) 白三烯调节剂：在ICS基础上加用孟鲁司特，在预防需全身激素治疗的急性发作或改善中度哮喘的症状方面，其疗效不如LABA。三项关于成人中度至重度哮喘（未使用LABA）的研究证实，ICS联合白三烯调节剂对肺功能具有一定疗效。其中两项研究纳入的病例是阿司匹林过敏性哮喘，其中35%的患者使用了全身激素。相反，在一项针对接受IABA和ICS治疗（有的同时口服激素）的成人重度哮喘的研究中，加用孟鲁司特在14天内未改善临床结局。阿司匹林过敏个体与非阿司匹林过敏者相比，是否对白三烯调节剂的反应性更好，目前尚无研究结论。

（三）针对重症哮喘的特异性治疗方法

1. 对于重症过敏性哮喘，建议在成人和儿童进行奥马珠单抗（omalizumab）试验性治疗。考虑试用奥马珠单抗的重症哮喘成人和儿童（年龄≥6 岁），应具有经证实的 IgE 依赖性变应性哮喘，尽管采用了最佳的药物和非药物治疗以及脱离过敏原后，病情仍未控制，而且血清 IgE 水平在 30～700IU/ml。主诊医师应对治疗反应进行全面评估，包括哮喘控制的改善、发作的减少、非计划就诊减少、生活质量改善等。如果在治疗 4 个月后仍无反应，继续使用将不可能有益。

一项抗 IgE 的随机、双盲、安慰剂对照、平行分组的多中心研究，发表在新英格兰医学杂志（NEJM），该研究对中～重度哮喘的儿童、青少年和年轻成人患者（6～20 岁），在基于指南治疗的基础上加用奥马珠单抗，历时 60 周，观察治疗反应。结果发现：奥马珠单抗治疗后，哮喘相关的症状减少了 0.48d/2w，哮喘的急性加重减少了 18.5%，ICS 减少了 109μg/d（布地奈德的等效剂量）。安全性总体上差异无统计学意义，其中奥马珠单抗的胃肠道反应较多，而血液系统疾病较少。

2. 建议不要在重症哮喘成人和儿童应用大环内酯类抗生素来治疗哮喘。该建议考虑的重点是防止大环内酯类抗生素耐药，其次是治疗获益的不确定性。该建议只适用于哮喘本身的治疗，不适用于其他指征，例如应用大环内酯类抗生素治疗支气管炎、鼻窦炎或其他细菌感染。

3. 建议抗真菌药用于重症哮喘伴反复发作的变应性支气管肺曲霉病（ABPA）患者。推荐目的，主要是考虑到抗真菌治疗可能会减少急性发作风险和改善症状，至于药物不良反应和相互作用、医疗费用增加，则是次要问题。不合并 ABPA 的重症哮喘患者（无论是否致敏）不推荐使用抗真菌药，则是强调了避免不良反应、抗真菌药与其他药物相互作用以及增加医疗费用的重要性，其次是临床获益的不确定性。

4. 推荐支气管热成形术只在机构审查委员会批准的独立性系统登记或临床研究中，在重症哮喘成人进行。唯一的一个“强推荐”，但证据质量仍属“很低”。该建议的主要考虑是避免不良反应和医疗费用增加，以及尚不清楚哪些患者将从中获益；其次考虑的是症状和生活质量改善的不确定性。热成形术潜在的获益和伤害都存在较大的可能性，而且这种新的侵袭性干预疗法其长期结局尚属未知。将来需要实施经过特别设计的研究以明确其对客观的主要结局（例如急性加重率）的影响，以及对肺功能的长期效应。该疗法对哪些患者（表型）具有更好的效果，对重度阻塞性哮喘（FEV_1 占预计值 %<60%）或使用全身激素的患者效果如何，其长期获益和安全性等，都需要研究回答。

（四）分子为靶点的实验性重症哮喘治疗

重症哮喘潜在的表型靶向治疗如表 1-9-6。

基于炎症介质的靶向治疗：在哮喘的炎症，有超过 100 种炎症介质参与，单个阻断的疗效可见一斑。ICS 可以抑制多种炎症介质的合成，但重症哮喘时疗效也较差。因此在高剂量 ICS 的治疗基础上，加用炎症介质拮抗剂治疗可能有益。另外，部分重症患者表现为中性粒细胞占优势，故拮抗中性粒细胞炎症可能获益。

1. 脂质介质阻断剂　目前仅有的脂质介质阻断剂是白三烯拮抗剂，其可阻断半胱氨酸白三烯受体，但疗效远低于 ICS，仅仅作为重症哮喘时的联合治疗。LTB_4 是中性粒细胞、肥大细胞和 T 细胞的趋化物，重症哮喘时明显增高。LTB_4 受体（BLT_1）拮抗剂对轻度哮喘无效，但对重症哮喘却可能有效。磷脂酶 A_2 抑制剂抑制所有脂质介质的生成，包括前列腺素类、白三烯类和血小板活化因子，应该对重症哮喘有效，但目前尚不知其安全性[30]。目前已有 5- 脂氧合酶、5- 脂氧合酶活化蛋白抑制剂如 5-HETE 和 5-oxo-ETE 应用于临床，疗效优于 BLT_1 拮抗剂，其可有效吸引嗜酸性粒细胞（EOS）、中性粒细胞以及 T 细胞。

表 1-9-6 重症哮喘潜在的表型靶向治疗

特征	相关性	特异性靶向治疗
重症过敏性哮喘	血和痰嗜酸性粒细胞	抗 IgE（成人和儿童）
	高血清 IgE	抗 IL-4/IL-13
	高 FeNO	抗 IL-4 受体
嗜酸性粒细胞性哮喘	血和痰嗜性粒细胞	抗 IL-5
	反复发作	抗 IL-4/IL-13
	高 FeNO	抗 IL-4 受体
中性粒细胞性哮喘	激素不敏感	抗 IL-8
	细菌感染	CXCR2 拮抗剂
		抗 LTB4（成人和儿童）
		大环内酯类（成人和儿童）
慢性气流阻塞	气道壁重塑（气道壁厚度增加）	抗 IL-13
		支气管热成形术
反复发作	痰嗜酸性粒细胞对 ICS 和（或）口服激素反应低	抗 IL-5
		抗 IgE（成人和儿童）
激素不敏感	痰中性粒细胞增加	p38MAPK 抑制剂
		茶碱（成人和儿童）
		大环内酯类（成人和儿童）

2. 细胞因子阻断剂 参与哮喘的细胞因子超过 50 个，因此很难通过选择性阻断剂抑制哮喘的炎症过程。

3. 抑制 Th2 细胞因子 吸入可溶性受体抑制 IL-4 的结果令人失望，但却可以阻断 IL-13。皮下注射或吸入匹曲白滞素（pitrakinra）可通过阻断 IL-4Rα，从而抑制 IL-4 和 IL-13 表达，减少轻度哮喘患者吸入过敏原后的迟发反应。美泊珠单抗（mepolizumab）是 IL-5 的封闭抗体，可抑制哮喘患者血循环和痰液中的 EOS，但研究发现其对吸入过敏原、AHR、症状、肺功能或急性发作的频率等无效。动物实验表明，IL-9 阻断剂（MEDI-528）可抑制 IL-9，减轻过敏性炎症和黏液高分泌，减轻皮下注射治疗数周后仍安全，其结论令人鼓舞。

4. 抑制其他细胞因子 TNF-α 的封闭抗体英夫利昔单抗（infliximab）或可溶性抗体依那西普（etanercept）可减轻重症哮喘患者的症状、急性加重以及 AHR；但近来一个多中心研究显示人源抗体戈利木单抗（golimumab）并不能减轻肺部症状、体征或急性加重，而且使患者罹患肺炎和肿瘤的机会增加。另一个研究显示，中～重度哮喘患者应用依那西普治疗超过 4 周后，临床不能获益，但并没有出现安全问题。

5. 趋化因子受体（CCR）拮抗剂 吸入性的针对 CCR3 的反义寡核苷酸，可减少痰液中的 EOS，但是结果很难解释，因为 IL-5 和 GM-CSF 的 β 链反义引物是合用的[40]。口服 CXCR1/CXCR2 拮抗剂 navarixin（SCH527123）可阻断健康人群臭氧诱导的痰液中的中性粒细胞，目前正在对重症哮喘患者进行临床试验。

6. 广谱抗炎治疗 重症哮喘患者需要高剂量 ICS 联合 LABA 治疗，有时甚至需要口服激素。另外，有些重症哮喘患者的炎症主要表现为中性粒细胞炎症，激素对中性粒细胞炎症的疗效不好，此时需要抑制中性粒细胞炎症的药物。目前开发的一些药物都是口服剂型，因全身副作用明显而限制使用。

7. PDE4 抑制剂　罗氟司特是口服的 PDE4 抑制剂，对过敏原诱导轻度哮喘，可减轻症状和改善肺功能，疗效与小剂量 ICS 相似。但其具有与作用机制相关的副作用，因而临床应用受限，其症状多与剂量相关，表现为恶心、头痛和腹泻等症状。

8. 激酶抑制剂　激酶在调节哮喘患者的炎性基因表达中，起着关键作用，可以放大重症哮喘患者的炎症效应。p38 分裂原活化蛋白激酶（MAPK）抑制剂可提高重症哮喘患者细胞对激素的反应性。一些小分子的 p38 抑制剂正在临床治疗炎症性疾病，但口服所导致的全身副作用限制其应用。

9. 过氧化物酶体增生物激活受体（PPAR）γ 激动剂　PPARγ 激动剂具有广谱的抗炎效果，包括抑制巨噬细胞、T 细胞和中性粒细胞性炎症，其基因多态性与哮喘风险增加相关。对 ICS 反应差、吸烟的哮喘患者，PPARγ 激动剂罗格列酮应用后可略改善其肺功能，四周后 FEV_1 提高了 183ml（P=0.051），PEF_{25-75} 提高了 0.24L/s（P=0.030）；吸入过敏原的轻度哮喘患者，也可以中度减少（15%）迟发反应。

10. 肥大细胞抑制剂　肥大细胞可被干细胞因子（SCF）受体 c-Kit 激活，抑制 c-Kit 可显著减少肥大细胞数量、组胺水平、EOS 浸润、IL-4 生成以及 AHR。血小板衍生生长因子（PDGF）可导致气道重塑，并且与重症哮喘密切相关。马赛替尼（Masitinib）是有效的酪氨酸激酶抑制剂，可阻断 c-Kit 和 PDGF 受体，临床研究发现，马赛替尼对重症哮喘患者的症状改善有益。更多的 c-Kit 抑制剂正在研制中。

11. 激素抵抗的治疗　在估计哮喘的严重性时，要重视激素抵抗。P38 MARK 的活性增高、糖皮质激素受体 β 的选择性剪接变体表达增加、巨噬细胞游走抑制因子（MIF）产物增多、组蛋白去乙酰化酶（HDAC）2 的表达减少、氧化应激等，都是导致激素抵抗的可能分子机制。

12. HDAC2 活化　小剂量茶碱可增加哮喘和 COPD 患者肺泡巨噬细胞中 HDAC2 的表达，并借此恢复激素反应性。当吸烟的哮喘患者出现激素抵抗时，予小剂量茶碱联合 ICS，可使治疗有效，而分别单独应用，则无此疗效。

13. 抗氧化剂　氧化应激在哮喘的发病中起着重要作用。在重症哮喘中氧化应激明显增加，尤其是在急性加重期间，活性氧可放大炎症反应。氧化应激也可通过减少 HDAC2 的活性和表达，而削弱糖皮质激素的疗效。抗氧化剂可抑制氧化应激反应，从而能逆转激素抵抗和减轻炎症。目前临床可用的抗氧化剂是谷胱甘肽，但其相对较弱，可被氧化应激灭活。转录因子 NF-E2 相关因子 2（Nrf2）激活剂，如莱菔硫烷（sulforaphane）和合成的三萜系化合物 1-[2- 氰基 -3-，12- 二氧代齐墩果 -1，9（11）- 二亚乙基三胺 -28- 酰]- 咪唑（CDDO-IM）正在应用于 COPD 和哮喘领域的研究，如 CDDO-IM 可抑制烟草烟雾诱导的氧化应激、肺泡细胞凋亡、肺泡毁损以及肺高压等，现在 Nrf2 激活剂正进行相关临床研究。

五、展望

哮喘是异质性疾病，也是复杂的多基因疾病，病因多，发病机制复杂，不同的重症哮喘表型可具有不同的生物标记物，可试采取个体化治疗。哮喘的病因学以及发病机制的进展，对重症哮喘的诊断以及设计治疗用药和治疗方案提供了研究方向。相关针对性的药物、物理疗法正陆续开发和验证，部分已经取得良好的疗效，部分治疗效果不好或者仍有争议。沿着循证医学的道路，开展多中心、随机、双盲、安慰剂对照的临床试验，是我们选择新治疗手段的必由之路。

（黄　茂）

参考文献

1. Masoli M，Fabian D，Holt S，et al. The global burden of asthma：executive summary of the GINA Dissemination Committee report. Allergy，2004，59（5）：469-478.
2. Hoskins G，McCowan C，Neville RG，et al. Risk factors and costs associated with an asthma attack. Thorax，2000，55：19-24.
3. Miller MK，Johnson C，Miller DP，et al. Severity assessment in asthma：An evolving concept. J Allergy Clin Immunol，2005，116：990-995.
4. Chung KF，Godard P，Adelroth E et al. Difficult/therapy-resistant asthma：the need for an integrated approach to define clinical phenotypes，evaluate risk factors，understand pathophysiology and find novel therapies. ERS task force on difficult/therapy-resistant asthma. European respiratory society. Eur Respir J，1999，13：1198-1208.
5. American Thoracic Society. Proceedings of the ATS workshop on refractory asthma：current understanding，recommendations，and unanswered questions. American Thoracic Society. Am J Respir Crit Care Med，2000，162（6）：2341-2351.
6. Dolan CM，Fraher KE，Bleecker ER，et al. Design and baseline characteristics of the epidemiology and natural history of asthma：Outcomes and Treatment Regimens（TENOR）study：a large cohort of patients with severe or difficult-to-treat asthma. Ann Allergy Asthma Immunol，2004，92（1）：32-39.
7. Moore WC，Bleecker ER，Curran-Everett D，et al. Characterization of the severe asthma phenotype by the National Heart，Lung，and Blood Institute's Severe Asthma Research Program. J Allergy Clin Immunol，2007，119（2）：405-413.
8. Ohta S，Oda N，Yokoe T，et al. Effect of tiotropium bromide on airway inflammation and remodelling in a mouse model of asthma. Clin Exp Allergy，2010，40（8）：1266-1275.
9. Chanez P，Wenzel SE，Anderson GP，et al. Severe asthma in adults：what are the important questions? J Allergy Clin Immunol，2007，119（6）：1337-1348.
10. Bousquet J，Mantzouranis E，Cruz AA，et al. Uniform definition of asthma severity，control，and exacerbations：document presented for the World Health Organization consultation on severe asthma. J Allergy Clin Immunol，2010，126：926-938.
11. Bel EH，Sousa A，Fleming L，et al. Diagnosis and definition of severe refractory asthma：an international consensus statement from the Innovative Medicine Initiative（IMI）. Thorax，2011，66（10）：910-7.
12. 中华医学会呼吸病分会哮喘学组．支气管哮喘防治指南．中华结核和呼吸杂志，2008，31（3）：177-185.
13. 中华医学会呼吸病分会哮喘学组．难治性哮喘诊断与处理专家共识．中华结核和呼吸杂志，2010，33（8）：572-577.
14. 中华医学会呼吸病分会哮喘学组，中华医学会全科医学分会．中国支气管哮喘防治指南．中华结核和呼吸杂志，2013，36（5）：331-336.
15. Chung KF1，Wenzel SE，Brozek JL，et al. International ERS/ATS guidelines on definition，evaluation and

treatment of severe asthma. Eur Respir J，2014，43（2）：343-373.

16. Global Initiative for Asthma（GINA）. Global strategy for asthma management and prevention 2014（revised）. http://www. ginasthma. org..
17. Global Initiative for Asthma（GINA）. Global strategy for asthma management and prevention 2015（updated）. http://www. ginasthma. org..
18. Fuhlbrigge A，Peden D，Apter AJ，et al. Asthma outcomes：exacerbations. J Allergy Clin Immunol，2012，129（3 Suppl）：S34-48.
19. Kling S，Zar HJ，Levin ME，et al. Guideline for the management of acute asthma in children：2013 update. S Afr Med J，2013，103（3 Pt 3）：199-207.
20. Nave R. Clinical pharmacokinetic and pharmacodynamic profile of inhaled ciclesonide. Clin Pharmacokinet，2009，48（4）：243-252.
21. Kerstjens HA，Engel M，Dahl R，et al. Tiotropium in asthma poorly controlled with standard combination therapy. N Engl J Med，2012，367（13）：1198-1207.
22. Buels KS，Jacoby DB，Fryer AD，et al. Non-bronchodilating mechanisms of tiotropium prevent airway hyperreactivity in a guinea-pig model of allergic asthma. Br J Pharmacol，2012，165（5）：1501-1514.
23. Ohta S，Oda N，Yokoe T，et al. Effect of tiotropium bromide on airway inflammation and remodelling in a mouse model of asthma. Clin Exp Allergy，2010，40（8）：1266-1275.
24. Bos IS，Gosens R，Zuidhof AB，et al. Inhibition of allergen-induced airway remodelling by tiotropium and budesonide：a comparison. Eur Respir J，2007，30（4）：653-661.
25. W Pera T，Zuidhof A，Valadas J，et al. Tiotropium inhibits pulmonary inflammation and remodelling in a guinea pig model of COPD. Eur Respir J，2011，38（4）：789-796.
26. Linden A，Hansson L，Andersson A，et al. Bronchodilation by an inhaled VPAC（2）receptor agonist in patients with stable asthma. Thorax，2003，58（3）：217-221.
27. Deshpande DA，Wang WC，McIlmoyle EL，et al. Bitter taste receptors on airway smooth muscle bronchodilate by localized calcium signaling and reverse obstruction. Nat Med，2010，16（11）：1299-1304.
28. Banner KH，Press NJ. Dual PDE3/4 inhibitors as therapeutic agents for chronic obstructive pulmonary disease. Br J Pharmacol，2009，157（6）：892-906.
29. Busse WW，Morgan WJ，Gergen PJ，et al. Randomized trial of omalizumab（anti-IgE）for asthma in inner-city children. N Engl J Med，2011，364（11）：1005-1015.
30. Magrioti V，Kokotos G. Phospholipase A2 inhibitors as potential therapeutic agents for the treatment of inflammatory diseases. Expert Opin Ther Pat，2010，20（1）：1-18.
31. Grant GE，Rokach J，Powell WS. 5-Oxo-ETE and the OXE receptor. Prostaglandins Other Lipid Mediat，2009，89（3-4）：98-104.
32. Wenzel S，Wilbraham D，Fuller R，et al. Effect of an interleukin-4 variant on late phase asthmatic response to allergen challenge in asthmatic patients：results of two phase 2a studies. Lancet，2007，370（9596）：1422-1431.
33. Leckie MJ，ten Brincke A，Khan J，et al. Effects of an interleukin-5 blocking monoclonal antibody on eosinophils，airway hyperresponsiveness and the late asthmatic response. Lancet，2000，356（9248）：2144-2148.
34. Flood-Page P，Swenson C，Faiferman I，et al. A study to evaluate safety and efficacy of mepolizumab in patients with moderate persistent asthma. Am J Respir Crit Care Med，2007，176（11）：1062-1071.
35. Parker JM，Oh CK，Laforce C，et al. Safety profile and clinical activity of multiple subcutaneous doses of

MEDI-528, a humanized anti-interleukin-9 monoclonal antibody, in two randomized phase 2a studies in subjects with asthma. BMC Pulm Med, 2011, 11: 14.

36. Berry MA, Hargadon B, Shelley M, et al. Evidence of a role of tumor necrosis factor alpha in refractory asthma. N Engl J Med, 2006, 354(7): 697-708.

37. Howarth PH, Babu KS, Arshad HS, et al. Tumour necrosis factor (TNFalpha) as a novel therapeutic target in symptomatic corticosteroid dependent asthma. Thorax, 2005, 60(12): 1012-1018.

38. S Wenzel SE, Barnes PJ, Bleecker ER, et al. A randomized, double-blind, placebo-controlled study of TNF-a blockade in severe persistent asthma. Am J Respir Crit Care Med, 2009, 179(7): 549-558.

39. Holgate ST, Noonan M, Chanez P, et al. Efficacy and safety of etanercept in moderate-to-severe asthma: a randomised, controlled trial. Eur Respir J, 2011, 37(6): 1352-1359.

40. Gauvreau GM, Boulet LP, Cockcroft DW, et al. Antisense therapy against CCR3 and the common beta chain attenuates allergeninduced eosinophilic responses. Am J Respir Crit Care Med, 2008, 177(9): 952-958.

41. Holz O, Khalilieh S, Ludwig-Sengpiel A, et al. SCH527123, a novel CXCR2 antagonist, inhibits ozone-induced neutrophilia in healthy subjects. Eur Respir J, 2010, 35(3): 564-570.

42. Bousquet J, Aubier M, Sastre J, et al. Comparison of roflumilast, an oral anti-inflammatory, with beclomethasone dipropionate in the treatment of persistent asthma. Allergy, 2006, 61(1): 72-78.

43. Bhavsar P, Khorasani N, Hew M, et al. Effect of p38 MAPK inhibition on corticosteroid suppression of cytokine release in severe asthma. Eur Respir J, 2010, 35(4): 750-756.

44. Cuenda A, Rousseau S. p38 MAP-kinases pathway regulation, function and role in human diseases. Biochim Biophys Acta, 2007, 1773(8): 1358-1375.

45. Oh SH, Park SM, Lee YH, et al. Association of peroxisome proliferator-activated receptor-gamma gene polymorphisms with the development of asthma. Respir Med, 2009, 103(7): 1020-1024.

46. Spears M, Donnelly I, Jolly L, et al. Bronchodilatory effect of the PPAR-gamma agonist rosiglitazone in smokers with asthma. Clin Pharmacol Ther, 2009, 86(1): 49-53.

47. Richards DB, Bareille P, Lindo EL, et al. Treatment with a peroxisomal proliferator activated receptor gamma agonist has a modest effect in the allergen challenge model in asthma: a randomised controlled trial. Respir Med, 2010, 104(5): 668-674.

48. Humbert M, de Blay F, Garcia G, et al. Masitinib, a c-kit/PDGF receptor tyrosine kinase inhibitor, improves disease control in severe corticosteroid-dependent asthmatics. Allergy, 2009, 64(8): 1194-1201

49. Ito K, Lim S, Caramori G, et al. A molecular mechanism of action of theophylline: Induction of histone deacetylase activity to decrease inflammatory gene expression. Proc Natl Acad Sci USA, 2002, 99(13): 8921-8926.

50. Cosio BG, Tsaprouni L, Ito K, et al. Theophylline restores histone deacetylase activity and steroid responses in COPD macrophages. J Exp Med, 2004, 200(5): 689-695.

51. Spears M, Donnelly I, Jolly L, et al. Effect of low-dose theophylline plus beclometasone on lung function in smokers with asthma: a pilot study. Eur Respir J, 2009, 33(5): 1010-1017.

52. Tamimi A, Serdarevic D, Hanania NA. The effects of cigarette smoke on airway inflammation in asthma and COPD: therapeutic implications. Respiratory medicine, 2012, 106(3): 319-328.

53. Sussan TE, Rangasamy T, Blake DJ, et al. Targeting Nrf2 with the triterpenoid CDDO-imidazolide attenuates cigarette smoke-induced emphysema and cardiac dysfunction in mice. Proc Natl Acad Sci USA, 2009, 106(1): 250-255.

第十节 妊娠期哮喘和过敏性鼻炎的管理策略

妊娠期哮喘是哮喘治疗和管理中的一种特殊情况。这一特殊时期既要控制哮喘，使妊娠妇女顺利度过孕期至分娩，又要避免药物对胎儿可能导致的危害。妊娠期哮喘发作与婴儿死亡、早产及低体重儿等不良事件具有明显的相关性。因此，妊娠期哮喘的管理及合理的药物治疗是非常重要的。美国哮喘教育和预防项目组织（NAEPP）在1993年首次制定了妊娠期哮喘的治疗指南，近几十年来先后几次进行了修订，2005年美国NHLBI（National Heart, Lung, and Blood Institute）在总结了近十几年的管理和治疗经验后更新了这一指南，2007年NHLBI总结了更多的临床应用数据再次更新这一指南，为妊娠期哮喘的用药提出了重要的指导意见，2008年美国妇产科医师学会［the American College of Obstetriciansand Gynecologists（ACOG）］发表了"妊娠期哮喘的临床管理指南"为妊娠期哮喘的用药提出了重要的指导原则。近年来的关于妊娠期哮喘处理的综述性文章及临床工作也一直沿用这些指南的原则。下面对这些指南进行以下介绍。

一、妊娠期哮喘的流行病学

据文献报道，妊娠期哮喘的发病率为3.8%～8.4%，近几年发现其发病率有增加趋势。妊娠合并哮喘约占孕产妇的0.3%～1.3%。近期发现，有哮喘病史的女性患者中，有55%的患者在妊娠期间将经历至少一次哮喘急性发作。

二、妊娠与哮喘的相互影响

妊娠期间哮喘的病情变化是多样的，有1/3的患者妊娠期间哮喘会加重，多发生在妊娠期的第24周至36周；另有1/3患者在妊娠期间哮喘病情会好转，还有1/3患者病情无特殊变化。Paul等的报道显示，妊娠期间发生哮喘持续状态的患者占0.2%，有10%的孕妇在产后会出现哮喘急性发作。大多数哮喘产妇在产后3个月病情可恢复至孕前水平。这些患者在继后的妊娠中仍会再次出现哮喘发作。哮喘发作时，特别是重症哮喘及哮喘持续状态不仅危及孕妇，而且发作时由于母体严重缺氧而产生的一系列并发症可造成胎儿宫内乏氧、发育迟缓、窘迫，甚至死亡。所以，妊娠期哮喘发作处理不当将对孕妇及胎儿带来严重的影响。

（一）妊娠对哮喘的影响

妊娠可以引起哮喘病情的变化。不同程度的哮喘，在妊娠期间的变化特点不同：较重的哮喘在妊娠期趋向于恶化，而较轻微的哮喘则趋于稳定或改善。另外，妊娠期鼻炎的病程与哮喘病程也有着明显的相关性。妊娠期间导致哮喘恶化的因素有：妊娠导致的母体免疫功能变化、妊娠增加了母体的易感性、孕育女性胎儿、不合理用药，以及妊娠前为重症哮喘患者。

妊娠期哮喘病情变化的机制还不是很清楚。在妊娠期各种生化及生理改变都可能加速或恶化妊娠期哮喘的病程。有文献报道，妊娠期间由于胎儿和胎盘的存在使得母体免疫系统发生了变化，而这种变化与非妊娠状态下的非嗜酸性粒细胞性哮喘患者描述非常相似，且研究指出，妊娠期哮喘恶化可能不仅仅是因为妊娠和哮喘，可能是一种复合的因素和事件。

（二）哮喘对妊娠的影响

妊娠期间，哮喘的反复发作对妊娠可产生不良的影响。哮喘反复发作对胎儿，可导致早产、发育不良、生长迟缓、过期产、低体重儿；对孕妇可引起先兆子痫、妊娠高血压、妊娠毒血症、阴道出血和难产等。严重的哮喘发作甚至会危及到孕妇和胎儿的生命。在严密的观察和有效的治疗下，良好地控制哮喘可以明显降低孕妇围生期和分娩的危险，减少胎儿的并发症。

三、妊娠期哮喘的治疗

（一）妊娠期哮喘的用药原则

尽可能使用非药物疗法以减轻药物对胎儿的损害；尽量避免使用对孕妇、胎儿安全性尚不确定的药物；如果病情需要用药，应将用药剂量尽量控制在最低水平；尽可能通过吸入方式给药，减少口服或注射用药。

（二）妊娠期哮喘的药物治疗

妊娠妇女是一个特殊的个体，妊娠期哮喘的治疗要兼顾孕妇及胎儿的安全。未良好控制的哮喘对孕妇和胎儿危害很大。因为未控制的哮喘会增加妊娠的并发症（低体重新生儿和早产儿），这一危险要远远高于哮喘治疗药物对妊娠造成的风险。因此，指南强调妊娠期间使用药物控制哮喘是十分必要的。指南及近期的综述性文章中指出的妊娠期哮喘常用药物如下：

1. 控制性药物

（1）糖皮质激素：以吸入给药为主，吸入糖皮质激素可有效抑制气道内炎症细胞数量及其活性，由于是在气道局部发挥作用，可明显降低全身用药的副作用。其中布地奈德（B类药物：对人类无明显危害性，此类药物在妊娠期应用是安全的）是妊娠期应用最为普遍且安全的吸入型药物。常规治疗量对胎儿无不良影响，吸入剂量达1.4～1.8mg/d时有可能发生下丘脑-垂体-肾上腺轴功能抑制。其他吸入糖皮质激素如氟替卡松（C类药物：未排除危险性，此类药物妊娠期间可以应用，但应权衡利弊后使用）、二丙酸倍氯米松（C类）、环索奈德和糠酸莫米松等其疗效虽然与布地奈德相似，但FDA将这些药物归类为C类药物。因此，妊娠期吸入糖皮质激素应首选布地奈德。美国国立卫生院的文件指出，对于持续哮喘的妊娠妇女给予色甘酸钠或布地奈德吸入治疗，被认为是一线用药。有研究显示吸入激素可以改善妊娠期间哮喘患者的肺功能，并且可以减少妊娠期哮喘的急性发作；另有大量前瞻性的研究发现，吸入激素与胎儿先天异常或妊娠期间其他不良事件没有相关性。

大约近5%的妊娠期哮喘患者需要口服糖皮质激素，口服疗程有短期和长期两种用法，短期使用较少出现全身副作用。动物实验证实，使用大剂量糖皮质激素可导致胎儿唇裂、脑水肿和颅骨发育缺陷等，但在人类尚未证实。泼尼松是最常用的口服糖皮质激素，指南将其定为B类药物，其在通过胎盘进入胎儿血循环前，血药中的87%经过胎盘内的11-脱氢酶的作用而灭活，对胎儿影响甚少。目前指南认为孕期每日服用泼尼松≤10mg，对孕妇及胎儿很少发生不良反应。病情严重时可每日服用泼尼松30～40mg，连续3～7天，逐渐减量至隔日或每日一次顿服，并逐渐过渡为吸入糖皮质激素治疗。但长期服用此类药物，孕妇可出现糖耐量减低或糖尿病、骨质疏松、高血压等相关疾病。2007年NAEPP指出，妊娠早期（前3个月）应用糖皮质激素会增加胎儿唇腭裂的发生率，一般人群胎儿唇腭裂的发生率为0.1%，而早期口服激素的孕妇其胎儿唇腭裂的发生率为0.3%，并且整个妊娠期间应用糖皮质激素可能会增加先兆子痫、早产、低体重儿的发生率。

(2) 色甘酸钠和奈多罗米钠：这类药物通过抑制肥大细胞脱颗粒起到抗炎作用，同时可减弱呼吸性神经元反射，对嗜酸性粒细胞和中性粒细胞在肺上皮的积聚具有一定的抑制作用。此类药物无支气管扩张作用，可作为预防性用药。在运动前或暴露于过敏原之前吸入其粉剂，可起到预防哮喘发作的作用。这类药物除在吸入时有轻微刺激作用外，无其他毒副作用。色甘酸钠属于 B 类药物，在妊娠期可作为肥大细胞稳定剂应用，全身吸收量不足 10%，并且不通过胎盘。可用于持续哮喘的妊娠患者。2007 年 NAEPP 也指出，色甘酸钠是妊娠期间可以安全使用的药物。

(3) 白三烯调节剂：该类药物包括白三烯受体拮抗剂（孟鲁司特和扎鲁司特，B 类药物）和 5- 脂氧合酶抑制剂（齐留通，C 类药物）。近年完成的一项临床研究，观察了 2205 名孕妇，有 873 名哮喘患者，其中 9 名使用了白三烯受体拮抗剂。在另一项研究中，观察了使用白三烯受体拮抗剂治疗的 96 例妊娠哮喘的女性，其结果支持在妊娠期使用白三烯受体拮抗剂是安全的。虽然目前该类药物的数据资料较少，但 2007 年 NAEPP 指出，妊娠期哮喘可以使用白三烯受体拮抗剂，且将该类药物定为 B 类药物。

2. 缓解性药物

(1) β_2 受体激动剂：该类药物适用于妊娠期各种程度的哮喘患者，其中临床常用的药物有沙丁胺醇、特布他林、吡布特罗，但其药效只能维持 4～6 小时。在妊娠早期吸入 β_2 受体激动剂对母婴尚安全，指南将特布他林定为 B 类药物，其他均属于 C 类药物，其副作用主要有震颤、心动过速。β_2 受体激动剂可以作为轻度哮喘的一线用药，但长期使用会导致高血压等严重不良反应并增加死亡率。同时长期、大量使用 β_2 受体激动剂可使机体 β_2 受体数量减少或敏感性降低，因此建议按需短期使用。2007 年 NAEPP 更新的指南，通过十几年来大量的动物及妊娠哮喘患者的用药经验同样证实了 β_2 受体激动剂在妊娠期使用的安全性，并且还证实了两种长效 β_2 受体激动剂（沙美特罗和福莫特罗）也是孕期可以使用的，属于 C 类药物，其药理学和毒理学与短效 β_2 受体激动剂（沙丁胺醇）是相似的，只是其在肺内的沉积时间延长。NAEPP 专家组建议，只要与吸入激素一起使用，妊娠期使用 LABA 的益处超过了其风险。

(2) 茶碱类药物：该类药物通过松弛支气管平滑肌，兴奋呼吸中枢，增强膈肌运动、抗炎等而发挥药物作用，该类药物作为二线药物，其治疗浓度范围有限。妊娠期由于肝脏代谢下降，因此必须监测血或尿中的茶碱浓度，调整剂量，以免发生严重的副作用。茶碱可通过胎盘屏障，母体和脐带血清中的茶碱浓度无显著差异。当血药浓度大于 10μg/ml，可以出现短暂的新生儿呕吐、震颤和心动过速；非孕哮喘患者的血药浓度应维持在 5～15μg/ml，孕妇茶碱血药浓度应维持在 5～12μg/ml，当血药浓度 >30μg/ml 时可以引起严重中毒。妊娠后期，氨茶碱的清除率可能会下降 20%～35%，因此应密切检测血药浓度。孕妇应用氨茶碱可减少妊娠高血压综合征和低体重儿的发生率，但可能会提高早产儿和先兆子痫的发生率。目前多主张使用控释型茶碱制剂，其扩张支气管的作用可维持在 10～12 小时，并有利于夜间哮喘的控制；静脉使用氨茶碱多用于急性哮喘发作，目前尚未发现该类药物有致畸作用。2007 年 NAEPP 更新指南中指出，大量的研究和经验证实妊娠期给予缓释茶碱（血药浓度在 5～12μg/ml）是安全的，该类药物属于 C 类药物。但也指出了在一个双盲对照的研究中，对比激素和茶碱对哮喘孕妇的影响，茶碱组不良事件发生率、观察期停药率和肺功能 FEV_1<80% 预计值的患者数均多于激素组。

（3）抗胆碱能药物：吸入阿托品（C类药物）或溴化异丙托品（B类药物）通过降低迷走神经张力、减少cGMP产量使支气管平滑肌舒张。吸入溴化异丙托品的循环吸收量极少，且无明显中枢神经系统及全身副作用，并且与β_2受体激动剂、糖皮质激素和茶碱具有协同作用。目前认为吸入抗胆碱能药物对妊娠期哮喘的治疗是安全的。

3．用对胎儿有害的药物　X类药物为孕妇禁用的，其危害性比治疗价值更大。抗代谢和细胞毒性药物（如甲氨蝶呤、环孢素等）是禁用的。必要时权衡利弊慎用的药物，如异丙肾上腺素、肾上腺素等，多在急救时使用。

（三）妊娠期哮喘的评估和治疗方案

2007年NAEPP更新指南中也提出按照"六条符合定义"的标准进行妊娠期哮喘患者的病情控制评估，评估标准如表1-10-1。

表1-10-1　妊娠期哮喘的评估

	良好控制	控制不良	控制极差
症状出现频率	≤2天/周	>2天/周	全天
夜间醒来频率	≤2天/月	1～3天/周	≥4次/周
活动受限情况	无	一定程度	极其受限
急救用药的使用	≤2天/周	>2天/周	数次/天
FEV_1或PEF占预计值%	>80%	60%～80%	<60%
需要使用全身激素的急性发作次数	0～1次/年	≥2次/年	

2007年NAEPP更新指南中提出的妊娠期哮喘的治疗方案与非妊娠的哮喘患者治疗方案有所不同，同样要对所有妊娠期患者进行哮喘教育和环境控制，在此前提下根据患者控制水平的不同进行如下治疗方案的选择（表1-10-2）。

表1-10-2　NAEPP妊娠期哮喘治疗方案

NAEPP 2007

	阶梯	首选的控制性药物	备选的控制性药物
降级	1	无	—
	2	小剂量ICS	LTRA、茶碱或色甘酸钠
	3	中等剂量ICS	小剂量ICS+LABA、或+LTRA或+茶碱
升级	4	中等剂量ICS+LABA	中等剂量ICS+LTRA或茶碱
	5	大剂量ICS+LABA	—
	6	大剂量ICS+LABA加口服激素	—

1．关于降级治疗　GINA指出，对于非妊娠的哮喘患者在使用控制性药物治疗使哮喘达到控制至少3个月以上，可以考虑降级。而NAEPP指南建议，妊娠期哮喘患者在使用控制性药物治疗使哮喘达到良好控制后，谨慎的做法是在妊娠期间维持当前的治疗方案（不降级），以降低哮喘失控的危险，但NAEPP也指出，对于接受5级或6级治疗的妊娠哮喘患者，如果根据既往的哮喘病情和妊娠期间的病情表现，估计降级治疗有可能不会造成哮喘失控，则可以考虑谨慎降级治疗，但需密切监测病情变化，以避免高剂量药物产生的不良反应。

2．关于升级治疗　对于未达到良好控制的妊娠期哮喘患者在升级之前需排除非药物性因素造成的哮喘未控制（如环境因素、饮食因素，以及治疗依从性差和吸入技术不良等），还需评估合并疾病控制的情况（如过敏性鼻炎控制不良而引起哮喘不稳定），近年来发现妊娠期哮喘合并胃食管反流（GERD）的发生率增加，也应对GERD进行相应的治疗。在排除了上述情况后，评估仍未达到良好控制的妊娠期哮喘患者应将治疗方案在原有基础上升1级。2007年NAEPP建议，对于哮喘控制极差的妊娠患者，可以一次升2级和（或）口服1个疗程的糖皮质激素治疗，待病情良好控制后再酌情降级，以避免因哮喘失控而对孕妇和胎儿造成的危害。

3. 在NAEPP更新中重点推荐认可的药物包括：

(1) 沙丁胺醇：一种短效的吸入β_2受体激动剂，是用于快速缓解哮喘症状的药物。具有哮喘的妊娠妇女在任何时间段都可以使用这种药物。

(2) 对于日间哮喘症状每周大于2次，或夜间哮喘症状每月大于2次的患者认为是未达到哮喘控制，需要每天给予长效药物控制哮喘和预防急性发作。吸入激素是用于具有持续哮喘的妊娠妇女以控制下气道炎症推荐的药物。该更新指南中指出，有很多数据证实吸入布地奈德用于妊娠妇女的安全性比其他吸入激素好。但是，也没有数据证实妊娠期间使用其他吸入激素不安全。如果吸入激素能够控制患者的哮喘症状则可以连续使用。另外，每天使用白三烯受体拮抗剂、色甘酸钠或茶碱也是可以选择的治疗方案。

(3) 对于仅仅吸入低剂量的激素不能很好地控制症状的持续哮喘患者，更新指南推荐增加吸入激素的剂量，或者添加另外一种药物，如吸入长效β_2受体激动剂，或者添加白三烯受体拮抗剂等作为备选。

(4) 口服激素可以用于重症哮喘的患者。更新指南指出，重症、不能控制的妊娠期哮喘，且显示出明确的对母体和胎儿存在的危险，给予这样的患者口服激素治疗是正确的。

（四）妊娠期哮喘急性发作的药物治疗

1. 积极吸氧，调节吸氧浓度，使动脉血气指标维持在$PaO_2 \geq 70mmHg$或$SaO_2 \geq 95\%$。

2. 雾化吸入短效β_2受体激动剂，开始60～90分钟内连续吸药3次，或每20分钟一次连续3次，如特布他林每次5mg/2ml或沙丁胺醇每次2.5mg/0.5ml；然后，再每1～2小时吸药1次。

3. 静脉给予甲泼尼龙1mg/kg，每6～8小时给药1次，症状改善后逐步减量。

4. 静脉给予氨茶碱，负荷量为4～6mg/kg，维持量为0.5mg/(kg·h)，调节给药量维持茶碱血药浓度在5～12μg/ml。

5. 若上述治疗不佳，可皮下注射特布他林0.25mg。

6. 经过积极的治疗，若孕妇症状改善不明显，尤其是$PaO_2 < 70mmHg$者应严密监测血气变化，对严重哮喘且有生命危险的患者，需要进行无创和（或）有创辅助通气治疗。

（五）哺乳期哮喘患者的用药

哮喘患者在哺乳期应用一般治疗剂量的泼尼松、β_2受体激动剂、倍氯米松、色甘酸钠以及抗胆碱能药物和茶碱均无禁忌，若病情相对平稳可以哺乳。

特布他林可以通过母乳分泌，哺乳期哮喘患者服药后4小时乳汁药物浓度达到高峰，哺乳后婴儿吸收约母体血药浓度的0.7%，至今未发现婴儿出现肾上腺能兴奋的症状，WHO和美国儿科学会将特布他林定为哺乳期可以使用的药物。

茶碱也可以从母乳中分泌，尽管只有1%的茶碱可由新生儿吸收，但由于个体差异，新生儿仍可能发生毒副作用，当乳汁中氨茶碱的含量占到母体血药浓度的10%时，可引起婴儿激惹、失眠，应减量或停用。

另外，须注意抗组胺药物在乳汁中达到一定浓度时可引起婴儿嗜睡。

四、妊娠期哮喘的管理

妊娠期哮喘的发生率在增加，妊娠妇女中、重度的哮喘发作会增加围生期不良事件的发生，妊娠期哮喘的管理是非常重要的。

妊娠期哮喘的管理首先是患者教育和避免环境因素的影响，然后给予适当的药物治疗和特异性免疫治疗。妊娠期哮喘的处理与普通哮喘患者的处理方法接近，药物治疗是控制哮喘的主要方法，有效避免接触有害刺激物和致敏物质如香烟、尘螨、花粉等，能够有效预防妊娠期哮喘的发作，并能减少哮喘的治疗用药。妊娠前已经开始特异性免疫治疗且进入维持治疗期的哮喘患者，在妊娠期间仍然可以继续进行特异性免疫治疗，这样的治疗可以减少哮喘的急性发作和哮喘的维持用药。但妊娠期间不能开始特异性免疫治疗。

近年来的文献也在强调对妊娠期哮喘患者的病情监测，建议妊娠期间可以通过肺通气功能检测、呼出气一氧化氮（FeNO）和相关症状问卷进行哮喘病情的监测，以及时调整治疗方案。

患者教育是哮喘管理计划中的首项。妊娠期哮喘是哮喘患者的特殊时期，哮喘的孕妇和其家人是否接受哮喘知识的教育直接影响哮喘患者的治疗效果。通过教育使患者及其家属了解哮喘的本质和发病机制；学会监测病情、自我评估和自我处理病情变化；预防和减少哮喘急性发作；正确使用哮喘药物和控制环境致病因素；进行妊娠和分娩的心理治疗。

哮喘患者在妊娠分娩时，应给予吸氧、纠正水电解质酸碱平衡，必要的抗感染及分娩期良好的心理准备都不可忽视。妊娠是一个心理相对紧张的时期，而妊娠合并哮喘的孕妇这种紧张焦虑的心理状态可能诱发哮喘发作或加剧哮喘症状，因此积极的教育和心理疏导及用药指导对于妊娠合并哮喘的孕妇极为重要。

五、妊娠期过敏性鼻炎的治疗

对于妊娠期过敏性鼻炎的患者首先应避免过敏原，然后给予抗组胺药物（马来酸氯苯那敏、氯雷他定、西替利嗪等）（B证据）；减充血剂虽然没有证据增加致畸风险，但是临床还应慎用，而口服减充血剂，因其血管收缩作用，当大量使用时可能会引起妊娠高血压，在孕期前3个月尽量避免使用（有致畸风险）；鼻喷激素可以作为其他药物的叠加治疗，因其黏膜吸收，药物入血量少，全身副作用少，妊娠期过敏性鼻炎可以使用。

有文献对2000多名妊娠女性的前瞻性研究调查显示，在怀孕期间使用口服减充血剂（其中包括伪麻黄碱）没有增加致畸风险。另有研究显示，用高渗盐水鼻腔灌洗可以显著降低日常抗组胺药使用的必要性，对孕妇是一种安全、有效的选择。

六、总结

妊娠期哮喘和过敏性鼻炎在临床并不少见，应该重视。妊娠是诱发哮喘和过敏性鼻炎发生、发展和加重的重要危险因素之一。指南强调，在妊娠期良好控制哮喘和过敏性鼻炎是保证孕妇和胎儿健康的前提。对于妊娠期哮喘和过敏性鼻炎的患者应该加强环境控制，并给予适当药物治疗（首选B类），且评估监测病情及教育患者和家属也同等重要。

（苏 楠）

参考文献

1. Bethesda MD. Asthma and pregnancy report. NAEPP report of the working group on asthma and pregnancy:

management of asthma during pregnancy. NIH publication no. 93-3279. 1993.

2. NAEPP Expert Panel Report：Managing Asthma During Pregnancy：Recommendations for Pharmacologic Treatment—2004 Update. J Allergy and ClinImmunol，2005，115：34-46.
3. NAEPP. Expert panel report 3：guidelines for the diagnosis and management of asthma：full report 2007.（Accessed April 6，2009）
4. Dombrowski MP，Schatz M. ACOG practice bulletin：asthma in pregnancy. Obstet Gynecol，2008，111（2 pt 1）：457-464.
5. Weinberger，S.，& Schatz，M.（2012）. In B. S Bockner，C. J. Lockwood，& H. Hollingsworth（Eds.），Management of asthma during pregnancy. UpToDate. Retrieved from http://www.uptodateonline.com.
6. Freitas Mda G，Duarte AC. Asthma and pregnancy-efficacy and safety of medication during pregnancy. Rev Port Pneumol，2004，10：405-419.
7. Paul MB，Neil CT. Manual of asthma management. 2nd Ed. London：W B Sauders，2001：55-60，99-100，180-190.
8. Belanger K，Hellenbrand ME，Holford TR，et al. Effect of pregnancy on maternal asthma symptoms and medication use.Obstet Gynecol. 2010，115（3）：559-567.
9. Blaiss MS. Management of rhinitis and asthma in pregnancy. Ann Allergy Asthma Immunol，2003，90（6 Suppl 3）：16-22.
10. Vicki C. Maternal asthma during pregnancy and fetal outcomes：potential mechanisms and possible solutions. Curr Opin Allergy Clin Immunol，2006，6：307-311.
11. Karen Rance. Managing asthma during pregnancy. J Am Assoc Nurse Prac，2013（25）：513-521
12. Blaiss MS. National Institute of Health（NIH）. Mangement of asthma during pregnancy. Allergy Asthma Proc，2004，25：375-379.
13. Dombrowski MP，Schatz M，Wise R，et al. Randomized trial of inhaled beclomethasonedipropionate versus theophylline for moderate asthma during pregnancy. Am J Obstet Gynecol，2004，190：737-744.
14. Wendel PJ，Ramin SM，Bamett-Hamm C，et al. Asthma treatment in pregnancy：a randomized controlled study. Am J Obstet Gynecol，1996，175：150-154.
15. Bracken MB，Triche EW，Belanger K，et al. Asthma symptoms，severity，and drug therapy：a prospective study of effects on 2205 pregnancies. ObstetGynecol，2003，102：739-752.
16. Bakhireva LN，et al. J Allergy ClinImmunol，2007，119：618-625
17. Jennifer WM. Asthma in pregnancy：management strategies. 2012 Wolters Kluwer Health.
18. Kallén BA，Olausson P. Use of oral decongestants during pregnancy and delivery outcome. Am J Obstet Gynecol，2006，194：480-485.
19. Garavello W，Somigliana E，Acaia B，et al. Nasal lavage in pregnant women with seasonal allergic rhinitis：a randomized study. Int Arch Allergy Immunol，2010，151：137-141.

第十一节 几种特殊类型哮喘的表现与治疗探讨

一、概述

支气管哮喘是一种常见疾病，患者以反复发作的喘息为特征。典型哮喘者诊断不难，但特殊类型哮喘，即使是医生，其误、漏诊率也很高。所以，应提高对不典型、特殊类型哮喘的认识。熟悉这些特殊类型的支气管哮喘必将提高对该病的诊治水平。下面简要介绍职业性哮喘、运动性哮喘、阿司匹林哮喘、妊娠期哮喘等几种临床上常见的特殊类型哮喘诊治方面的最新进展。

二、职业性哮喘

（一）概述和基本概念

某些哮喘患者的哮喘发作或加剧与其职业有关，称之为职业性哮喘。在美国，大约15% 的新发成人哮喘是职业性哮喘，预后相对较差。任何能够成为气态并被吸入的颗粒都可能成为致敏原，每年都有新的致敏原报道。致敏原常为高分子量物质，机制与 IgG 变态反应有关，低分子量致敏原的机制尚未阐明。虽然职业性哮喘的发作与接触工作环境密切有关，即接触工作环境导致哮喘发作，脱离工作环境后哮喘即减轻或不发作，再次接触工作环境导致哮喘再次发作。但是实际上哮喘发作与工作接触变应原的关系又是比较复杂的，如果属于速发型变态反应，工人接触变应原后几个小时，甚至几十分钟即可发生明显的哮喘；然而如果是迟发型变态反应，或者是非典型的反应模式（特别是接触低分子量化学物质如红刺松和异氰酸酯类），则从接触变应原到哮喘发作之间可能间隔较长时间，甚至有些职业性哮喘因素（如松香），即使已经脱离了变应原，哮喘仍可反复发作并持续一段较长时间。这种情况下并不能因为脱离原工作环境后哮喘不缓解，就因此否定职业性哮喘。

（二）生物和遗传标志物

许多研究都试图确定职业性哮喘相关的生物和遗传标记，设计出能够检测暴露于致病因素的标志物。免疫学指标，包括皮肤点刺试验的反应性和特异性 IgE 和 IgG 抗体可用于检测高分子量过敏原所致的职业性哮喘，比如面包师哮喘病例。至于遗传标记物，几个人类白细胞抗原（human leukocyte antigen，HLA）和遗传多态性已被建议作为潜在的易感性或保护标记。尽管缺乏整体的研究设计和人群一致性，一些基因标记可以用来预测职业性哮喘易感性。在欧洲的人口，HLA DQB1 * 0503 是一个易感标记物，而 HLA DQB1 * 0501 对于 TDI-OA 具有保护作用。在韩国人当中，RB1*1501-DQB1*0602-DPB1*0501 单倍体对于 TDI-OA 是一个易感标记物。CTNNA3 的多态性，已被证实在韩国人和白种人群中是 TDI-OA 的独立遗传标记物。血清基质金属蛋白酶和维生素 D 结合蛋白也可以用来诊断二异氰酸甲苯酯（TDI）相关职业性哮喘，有相对较高的诊断能力。二苯基甲烷二异氰酸酯相关性职业哮喘，血清特异性 IgG、铁蛋白、转铁蛋白水平是目前最好的标记物。尽管在确定生物和遗传标记对职业性哮喘的临床相关性方面已经做了很多工作，但目前在鉴别诊断早期职业性哮喘方面，这些方法与特异性吸入试验比较没有明显的优势，仍有待继续努力改进。目前现有的职业性哮喘的生物和遗传标记物主要用来识别易感工人。早期的检测可以提高治疗效果，甚至在某些工人身上预防职业性哮喘的发生。进一步的研究将需要确定职业性哮喘更好的生物标志物用于指导临床决策。此外，Lemiere C 等人也积极探讨了职业性哮喘患者特异性吸入激发（SIC）与呼出气一氧化氮分数增加值（FeNO）的相关性，据我们所知，这项研究是第一次试图找出与职业性哮喘患者暴露介质后 FeNO 变化相关的因素。以前的研究已经发现，FeNO 增加在 SIC 阳性患者中不一致，Piipari 等人发现，受试者基线水平升高和迟发型哮喘反应在 SIC 后会有 FeNO 增加。然而，这项研究只有 14 例职业性哮喘，结果没有校正混杂因素。Lemiere C 等人研究的结果表明，当限制于高分子量介质（HMW），在职业性哮喘调查中，FeNO是一种可靠的适合替代痰嗜酸细胞计数的方法。虽然痰嗜酸性粒细胞计数比起FeNO对由于各种药物引起的职业性哮喘被证明有一个更好的预测值比。然而，37%受试者痰细胞计数不能获得。这结果说明痰细胞计数的局限性，需要获得一个炎症的无创测量可以在大多数受试者完成。总之，虽然HMW和LMW对FeNO的影响机制不同仍有待进一步探讨，FeNO增加与通过高分子药物诱导的哮喘反应密切相关，对于HMW诱导的职业性哮喘调查中，是一种可靠的无创气道炎症检测方法。

（三）免疫治疗展望

职业过敏特异性免疫治疗和生物治疗一直是职业性哮喘治疗的热点。但目前职业性过敏性疾病的免疫治疗很少使用，只针对少数如乳胶、面粉和膜翅目毒液等致敏物质，部分原因是缺乏标准化提取物。最近分子诊断的应用可以提高新的标准化且有效提取物的制备能力，已用来进行免疫治疗，有望在这方面有所突破。分子诊断可以改善一些由IgE介导职业过敏病例的诊断，并有可能增加特异性免疫治疗中过敏原的特异性。最近一些报告显示在那些有职业性哮喘且长期暴露于致病因素的患者，奥马珠单抗治疗扮演了一个有益的角色，但还需要进一步的研究来评估这一治疗的成本效益。

三、咳嗽变异性哮喘

（一）概述及流行病学资料

咳嗽是呼吸内科门诊患者最常见的主诉，由于亚急性咳嗽患病人数多，已成为困扰医患双方的重要卫生问题。患者常因该病反复至医院就诊，大量使用抗菌药物无效或因诊断不清反复进行各种检查，对患者的工作和生活造成严重影响。咳嗽变异性哮喘（简称CVA）是以亚急性或慢性咳嗽为主要或唯一症状的一种特殊类型的哮喘，据统计资料表明，约24%的哮喘患者以咳嗽为唯一症状，儿童中约30%的干咳由CVA引起。然而，由于CVA症状不典型，临床误诊误治报道极为多见，长期经高效抗生素及常规止咳平喘药治疗无效，造成患者很大的经济和心理负担，部分病例因得不到及时治疗而发展为典型哮喘。因此及早规范化诊治非常重要。对于CVA患者以咳嗽为主要症状的机制存在不同意见：Kon等认为这类患者的喘息阈值高于典型哮喘患者，故不出现喘息症状；Mefadden认为CVA患者中央气道咳嗽受体极丰富，故表现以咳嗽为主……目前国内外对其研究在许多方面尚不深入系统。

（二）咳嗽变异性哮喘的诊断

咳嗽变异性哮喘的诊断标准依据中华医学会呼吸病学分会哮喘学组2009年制订并颁布的《咳嗽的诊断与治疗指南》制定。

（1）亚急性或慢性咳嗽常伴有明显的夜间刺激性咳嗽。

（2）支气管激发实验阳性或最大呼气流量（PEF）昼夜变异率>20%。

（3）支气管扩张剂、糖皮质激素治疗有效。

（4）排除其他原因引起的慢性咳嗽。

（三）咳嗽变异性哮喘的治疗

目前中华医学会呼吸病学会哮喘学组制定的《咳嗽的诊断与治疗指南》推荐CVA治疗原则与支气管哮喘治疗相同。大多数患者吸入小剂量糖皮质激素联合支气管舒张剂（β_2受体激动剂或氨茶碱等）即可，或用两者的复方制剂如布地奈德/福莫特罗（信必可）、氟替卡松/沙美持罗，必要时可短期口服小剂量糖皮质激素治疗。对于疗程，指南推荐治疗时间不少于8周，但由于停药后复发率较高，最佳疗程尚有待探讨。但由于CVA症状不典型，许多患者，甚至临床医师对其认识不足，与典型支气管哮喘相比，规范化诊治推行及执行力度不够，许多患者难以坚持吸入ICS+LABA的长期治疗，临床复发率较高，故提高和推行临床CVA的规范化诊治，减少误诊及漏诊率、改善其预后仍是任重而道远，也是今后CVA诊治的重点所在。

四、妊娠期哮喘

（一）概述及流行病学资料

育龄期女性哮喘患者怀孕是一个十分复杂的问题，这既有妊娠对哮喘的影响，又有哮喘对妊娠和胎儿的影响，真正由妊娠本身引起哮喘的很少见。治疗妊娠期哮喘呈现出复杂的挑战性，挑战之所以复杂在于其双重性：疾病本身以及母婴双方，因为它可以对母亲和婴儿都带来有不利的后果。最近的研究表明，在怀孕期间不受控制的哮喘大大增加了围生期死亡率、子痫前期以及婴儿的早产和低出生体重。根据大量施行于美国的纵向研究的结果显示：怀孕期间的哮喘患病率呈上升趋势——在1988年和2001年之间被报道的患病率为3.2%，而在1997年到2001年间，怀孕期间的哮喘患病率被发现从3.7%升至了8.4%，实际上它的患病率可能更高，因为受到部分怀孕妇女对哮喘症状认识不足的影响。例如，在澳大利亚，孕妇的哮喘患病率报道高达12.4%，但针对目标人群设计的一份具体问卷发现在前12个月只有61.3%的女性知道疾病相关症状的存在以及疾病的恶化情况。孕期哮喘预防用药管理的选择，应该基于用药的风险与益处相对于控制不良的哮喘的风险的评估。

（二）妊娠对哮喘的影响

因为疾病与生理状态之间复杂的相互关系，妊娠期哮喘仍然是一个重大的挑战。在哮喘患者中，妊娠可以对疾病的各种临床指标有多种影响。妊娠对哮喘有不可预测的影响。妊娠中可使哮喘恶化的因素主要包括：①前列腺素、醛固酮或脱氧皮质酮与糖皮质激素受体竞争结合导致肺对皮质作用反应性降低；②前列腺素F2α介导的支气管收缩作用；③肺内胎盘主要基础蛋白浓度增加；④病毒或细菌性呼吸道感染触发哮喘；⑤胃食管反流诱发哮喘；⑥功能残气量降低和通气/灌注比的改变；⑦应激性增加。妊娠中可使哮喘改善的因素主要包括：①孕激素可介导支气管扩张；②雌激素或孕激素可介导β_2肾上腺受体激动剂支气管扩张作用的增强；③降低血浆组胺水平，减少其所致的支气管收缩；④血清游离皮质醇激素增加；⑤糖皮质激素介导的β肾上腺受体反应性增加；⑥前列腺素E介导的支气管扩张作用；⑦前列腺素I_2介导的支气管稳定作用；⑧内源性或外源性支气管扩张剂的半衰期增加或蛋白结合率降低。根据一项1739名患哮喘孕妇表现的研究，约30%的轻微哮喘患者进展为中度或重度的哮喘，而23%中度至重度哮喘回归到轻度哮喘。故一般认为1/3的怀孕女性将有一个相对乐观的改善结局，病情恶化的1/3，而余下的1/3在怀孕期间保持稳定。孕妇哮喘急性加重时推荐积极地治疗和强制性住院。妇产科专家和肺病专家应同时监测患者：根据临床症状的恶化情况和肺功能记录哮喘急性发作的严重程度。同时建议检测胎儿情况。妊娠期急性哮喘发作的药物治疗主要包括全身糖皮质激素，剂量与妊娠前相似，使用全身性类固醇应基于事先风险评估和潜在受益，也可以应用硫酸镁。氧疗保持血氧饱和度95%～98%。肺科医生和产科医生在分娩时成功控制哮喘发作方面一定要互相协作。妇产科专家应考虑妊娠期哮喘的一个重要方面：在分娩时约10%～20%的哮喘患者疾病急性发作。这意味着正规的药物在分娩时应继续应用。特别是，在过去一个月的妊娠期里使用全身糖皮质激素的患者应该继续使用糖皮质激素度过分娩期。另一方面，产科医生应该与肺科专家讨论产科各种药物对哮喘症状的影响后决定是否适用：例如，前列腺素F2α

和甲基麦角新碱，用于产后出血的治疗，但可以引起支气管痉挛，而前列腺素 E_2，催产素或硫酸镁可以安全地使用于孕妇哮喘。产后哮喘应继续用药。非甾体抗炎药在哮喘和过敏的患者中应该限制使用。

Hartwig IR 等人的研究表明，孕酮是维持妊娠期间母体免疫适应的关键因素，妊娠期间孕妇孕激素水平降低可能以性别依赖的方式增加儿童过敏性气道疾病的风险。这项研究提供的平移结果表明，在人类中，妊娠早期孕妇高水平的孕激素与女婴过敏性气道疾病（哮喘、过敏性鼻炎）风险降低相关，而不是男婴。故降低孕妇妊娠早期孕激素水平对女婴过敏性疾病的发生是一个重要风险因素。而动物模型表明，胎儿期补充孕激素衍生物可以改善产前应激对女婴的过敏性气道疾病严重性的不利影响。回顾国外文献，环境污染，如农药暴露，以及产前吸烟、饮食、年龄和价值都已被证实可以降低孕酮的水平。因此，降低孕妇孕激素水平可能作为一种共同特性，增加气道过敏疾病的发生风险。研究数据明确表明产前吸烟与后代患哮喘的风险增加有关联。因此在孕妇前瞻性队列研究应进行这样的深度评价以确定孕产妇孕激素水平。同时，哮喘是一种全身性炎症和氧化应激相关的气道慢性炎症性疾病，妊娠本身可以通过全身代氧化物种（ROS）的过度反应发生氧化应激。Grieger JA 等人的研究表明：饮食中的抗氧化剂可以在减轻哮喘患者氧化应激中发挥作用。合理的营养膳食，可以降低妊娠期间的氧化应激也可改善妊娠期哮喘发病。

最新的研究表明，胎儿性别也可能影响孕妇哮喘的疗效。几个小样本的研究表明，如果胎儿是男性，妇女更可能少出现症状，少使用吸入糖皮质激素和缓解吸入器，有更好的肺功能。这可能是由于胎儿睾酮增加了气道平滑肌肌纤维上肾上腺素释放、干扰组胺引起的支气管收缩，保护母亲免于哮喘恶化，尤其是在第二个阶段。另一方面，女性胎儿可进一步激活哮喘相关的炎症通路，因此，可以使母亲本病的预后进一步恶化。

（三）哮喘对妊娠的影响

哮喘对妊娠的影响，主要体现在哮喘控制药物对孕妇及胎儿两方面的影响。最常用的治疗孕妇哮喘的药物是吸入性糖皮质激素（IC），长效 β 受体激动剂（LABA），ICS+LABA 组合与短效 $β_2$ 受体激动剂（SABA）。吸入 $β_2$ 受体激动剂是孕妇哮喘最常用的药物，报告超过 50% 的人使用。这一类包括缓解吸入装置（短效制剂）和常规吸入装置（长效制剂，LABA）：前者可以在孕妇中安全使用，而后者安全方面的数据仍然是有限的。研究表明单用 LABA 和妊娠期合并高血压有潜在的关联。茶碱（C 类）在一些研究中显示出支气管扩张剂的疗效。然而，治疗剂量毒性增加的风险或药物的相互作用限制了其在怀孕期间使用，茶碱治疗有时与产前子痫、早产或新生儿呼吸频率增加的高风险相关。在患有哮喘的孕妇，FDA 认为最安全的吸入糖皮质激素是布地奈德，在过去的几年里已列为 B 类药物。然而，与吸入低剂量糖皮质激素的孕妇相比，在阈值之上增加每日剂量与胎儿畸形高风险相关。短效 β 受体激动剂如沙丁胺醇由于其最佳的安全性，建议在间歇性哮喘中使用。在怀孕的女性哮喘患者推荐使用全身性类固醇应基于事先风险评估和潜在受益。关于妊娠哮喘中人类单克隆抗 IgE 抗体的使用，如果妊娠之前使用过奥马珠单抗，则可以在妊娠后哮喘女性中继续应用（B 类治疗）。由于过敏反应的高风险，不推荐在妊娠妇女中初次使用这种疗法。

五、运动性哮喘

（一）概念及发病特点

运动性哮喘也称运动性支气管痉挛（exercise-induced broncoconstriction，EIB），是指达

到一定的运动量后引起支气管痉挛而产生的哮喘，因此其发作都是急性的、短暂的，而且大多数能自行缓解。典型的表现是在体力活动开始后5～10分钟出现胸闷、咳嗽、气促和喘息，甚至明显呼吸困难，从而影响运动的继续进行。这一反应大多为短暂可逆性，约20～30分钟后可自行缓解。仅少数病例可能持续较久且需药物治疗。一般将既往有哮喘病史的患者因运动诱发的支气管痉挛称为EIA，而既往无哮喘病史者发生的类似症状则称为EIB。运动性哮喘固然均由运动引起，但运动的种类、运动持续时间、运动量和运动强度均与哮喘的发作有直接关系。运动性哮喘并非说明运动即可引起哮喘，实际上短暂的运动不但不会引起哮喘，而且还可兴奋呼吸，使支气管有短暂的扩张，肺通气功能改善，FEV_1和PEF有短暂的升高。其后随着运动时间的延长，强度的增加，支气管转而发生收缩。虽然运动性哮喘常常兼发于支气管哮喘患者，但与过敏性哮喘不同，其特点为：①发病均在运动后；②有明显的自限性，发作后只需经过一定时间的安静休息即可逐渐自然恢复正常；③无外源性或内源性过敏因素参与，特异性变应原皮试阴性；④一般血清IgE水平不高。但有些学者认为，运动性哮喘常与过敏性哮喘共存，因此认为运动性哮喘与变态反应（过敏反应）存在着一些间接的关系。EIB在哮喘患者、非哮喘患者和运动员群体中普遍发生，统计数据显示60%～90%的哮喘患者存在EIB，过敏性鼻炎患者发生EIB的几率为40%，而无哮喘史或过敏史人群EIB的发病率为6%～13%，运动员EIB的发生率为10%～50%。

（二）肺功能检查方法及判断标准

临床表现疑为运动性哮喘者，应进一步做运动前后的肺功能检查，根据运动前后的肺功能变化来判断是否存在运动性哮喘，这种方法也称为运动诱发试验。常用的运动方式有跑步、自行车功率试验和平板车运动试验。以运动后FEV_1较基础值下降10%作为EIB的诊断标准，也可采用最大呼气峰流速（peak expiratory flow，PEF）下降15%为标准。如果运动后FEV_1下降20～40%，即可诊断轻度运动性哮喘，如果FEV_1下降40%～65%，即为中度运动性哮喘，FEV_1下降65%以上，则属重度运动性哮喘。Fuentes研究表明联合使用运动后FEV_1下降10%和FEF（25%～75%）下降28%的标准，可使ECT的敏感度增加。受检患者患有严重心肺或其他影响运动的疾病则不能进行运动试验，试验时要备有适当抢救措施，应在专业医务人员指导下进行。

二氧化碳（CO_2）过度通气试验（eucapnic voluntary hyperpnea，EVH）。包括冷空气下CO_2过度通气和室温下CO_2过度通气两种方法。本方法属于间接气道激发试验，前者让受试者过度通气含4.5%～5.5%CO_2的冷空气（−12～−15℃），以改变受试者气道表面的温度和渗透压，从而诱发肥大细胞、嗜酸性粒细胞等炎症细胞释放组胺、白三烯、前列腺素等炎症因子，导致气道平滑肌收缩。相对于组胺、乙酰甲胆碱激发试验等直接气道激发试验，EVH所引起的病理生理改变与EIB发作时的实际病理生理改变更相近，因而其对EIB患者的检测特异性及敏感性均较高，同时该试验过度通气的强度较ECT更强，且更安全，是一种更好的诊断EIB的方法，故EVH试验已被国际奥委会用来诊断运动员中的EIA，并为运动员是否在运动前服用$β_2$受体兴奋剂提供医学证据。

高渗盐水激发试验亦为间接气道激发试验，高渗盐水使气道表面液体层离子浓度和渗透压升高，这种局部渗透环境的改变是一种强烈的刺激，可使肥大细胞脱颗粒，释放炎症介质，并可刺激平滑肌受体，使平滑肌收缩。甘露醇激发试验与EVH、高渗盐水激发试验相似，亦为间接气道激发试验，原理与高渗盐水激发试验类似，因而敏感性及特异性亦较高。

无负载跑步哮喘筛选试验（free running asthma screening test，FRAST），嘱受试者在规

定的时间（一般 6 分钟）内进行室外快跑，分别于运动前、运动停止后 3、5、10、20 分钟测定 PEF，若运动前后 PEF 下降大于 15%，视为初筛运动试验阳性，可进一步进行 ECT 以确诊 EIB。该试验可用于大规模人群筛选。

（三）治疗方法

非药物治疗主要包括：①热身运动：正式运动前先做热身运动，可以减轻发作程度。②保暖措施：室外运动时应尽量选择温暖、潮湿的环境，运动时最好戴围巾与口罩保暖。Beuther 等研制一种新型热交换面罩，疗效至少与吸入沙丁胺醇预治疗相当。③体能锻炼：坚持体育锻炼可以提高运动耐力，改善肺功能，轻 EIA 发作程度。④饮食治疗：近年来关于饮食治疗上有很多新进展，Mickleborough 等报道摄入鱼油可以减轻运动后肺功能下降，同时使炎症介质产生减少。

药物治疗：① β_2 受体激动剂：目前是治疗和预防 EIA 发作的首选药物，β_2 受体激动剂分为短效和长效两种，短效 β_2 受体兴奋剂吸入数分钟后开始起效，持续 4～5 小时。长效 β_2 受体兴奋剂吸入后作用时间维持 >12 小时。②白三烯调节药物：包括半胱氨酰白三烯受体拮抗剂和 5- 脂氧化酶抑制剂两类。由于白三烯参与气道炎症和重构过程，因而自三烯调节剂通过对受体拮抗或者减少其生成，从而抑制其致炎作用，同时减轻支气管痉挛和产生轻度支气管扩张。③糖皮质激素类药物：对使用 β_2 受体激动剂、白三烯调节药物无效的中重度 EIA 患者可考虑使用糖皮质激素。另外对于控制差的哮喘患者。应首先规律吸入糖皮质激素使哮喘得到较好的控制，才能使运动前治疗发挥作用。④色甘酸钠和尼多可罗米：可以部分抑制 IgE 介导的肥大细胞释放介质，对其他炎性细胞释放介质亦有抑制作用。⑤抗组胺药物：既往报道抗组胺药物疗效不明显，近来 Baki 等发现例氯雷他定可以治疗 EIA 且副作用小。⑥磷酸二酯酶 4（phosphodiesterase4，PDE4）抑制剂：是近年来研制的被用来治疗 EIA 的新药，该药能够抑制磷酸二酯酶 4，提高 cAMP 浓度从而发挥治疗作用。⑦激素和 β_2 受体激动剂复合制剂：近年来有学者将氟替卡松 / 沙美特罗用于治疗 EIB，疗效有待进一步观察。

六、药物性哮喘

（一）基本概念及发病机制

药物性哮喘的发作是由使用某些药物引起（诱发）的，这类哮喘就叫做药物性哮喘。药物性哮喘的发生机制与哮喘本身极为相似，首先决定于患者的体质因素，即对某种药物的过敏性。因为这些药物通常是以抗原（如免疫血清）、半抗原或佐剂的身份参与机体的变态反应过程的。没有机体的易感性就不容易发生过敏性反应。但并非所有的药物性哮喘都是机体直接对药物产生过敏反应而引起的，β 受体阻断剂更是如此，它是通过阻断 β 受体，使 β_1 受体激动剂不能在支气管平滑肌的效应器上起作用，导致支气管痉挛，哮喘发作。可能引起哮喘发作的药物很多，常见者为：阿司匹林，β 受体阻断剂（包括非选择性 β 受体阻断剂——普萘洛尔、噻吗洛尔和选择性 β 受体阻断剂），局部麻醉剂，添加剂（如酒石黄，是一种黄色燃料，广泛用作许多食品、饮料及药物制剂的着色剂），医用气雾剂中的杀菌复合物（如用作定量气雾剂的防腐剂例如氯化苯甲氢铵抗氧化剂），用于饮用酒、果汁、饮料和药物作防腐保藏剂（如亚硫酸钠）和抗生素或磺胺药（包括青霉素、磺胺药、呋喃类药）等。个别患者吸入定量的扩张支气管的气雾剂时，偶尔也可引起支气管收缩，这可能与其中的氟利昂或表面活性剂有关。免疫血清、含碘造影剂等除了可引起皮疹、发热、血管炎性反应、嗜酸性粒细胞增多和过敏性休克等全身过敏表现外，也可引起哮喘的发作，但往往被忽略。

（二）阿司匹林哮喘的发病率、典型临床表现及治疗方法

药物性哮喘中最常见的就是阿司匹林哮喘，下面做重点介绍。

阿司匹林是诱发药物性哮喘中最常见的药物，某些哮喘患者于服用阿司匹林或其他解热镇痛药及非类固醇抗炎药后数分钟或数小时内即可诱发剧烈的哮喘，其表现颇似速发型变态反应，因此以往许多人从药物过敏的角度理解阿司匹林性哮喘，但迄今尚未发现阿司匹林的特异性 IgE，也未发现其他的免疫机制参与，变应原皮肤试验阴性。所以近年来普遍认为可能不是由过敏所致，而是对阿司匹林的不耐受性。除阿司匹林以外，吲哚美辛（消炎痛）、安乃近、氨基比林、非那西丁、保泰松、布洛芬等解热镇痛药也可引起类似的哮喘发作。这种对以阿司匹林为代表的解热镇痛药的不耐受现象就称为阿司匹林性哮喘。其中约半数合并鼻息肉和鼻炎，对于这种现象，过去称为阿司匹林哮喘三联征或阿司匹林三联征。对于这些提法各家意见不一，最近有些学者建议称为阿司匹林性综合征。

阿司匹林性哮喘多发生于中年人，有时也可见于少数儿童患者。在临床上可分为两个时相，即药物作用相和非药物作用相。药物作用相指服用阿司匹林等解热镇痛药后引起哮喘持续发作的一段时间，其临床表现为：服这类药 5 分钟至 2 小时，或稍长时间之后出现剧烈的哮喘。绝大多数患者的哮喘发作的潜伏期为 30 分钟左右。患者的症状一般都很重，常可见明显的呼吸困难和发绀，甚至出现意识丧失，血压下降，休克。药物作用相的持续时间不一，可短至 2 小时，也可 1～2 天。非药物作用相阿司匹林性哮喘系指药物作用时间之外的时相。患者可因各种不同的原因而发作哮喘。

阿司匹林性哮喘发病率各家报道不一，国外报道它在哮喘人群中的发病率为 1.7%～5.6%，但如果用口服阿司匹林做激发试验，则它的发病率可占成人哮喘的 8%～22%。北京协和医院变态反应科于 1984 年曾对 3000 例初诊的哮喘患者进行调查，其结果为：阿司匹林哮喘在哮喘人群中的发病率为 2.2%。

阿司匹林哮喘急性期的治疗药物主要为 β_2 受体激动剂、减充血剂和糖皮质激素。注意避免使用氢化可的松，该药可导致阿司匹林哮喘患者出现支气管痉挛。阿司匹林哮喘预防的要点在于避免使用阿司匹林或其他非甾体类消炎药。抗组胺药或肥大细胞膜稳定剂如色甘酸钠、酮替芬等具有一定的预防作用，白三烯受体拮抗剂在部分患者有预防作用。ICS 或 LABA 预防阿司匹林哮喘的效果不确切，但可以减轻症状。对于必须使用阿司匹林或其他非甾体类消炎药的患者，可进行阿司匹林脱敏治疗。也可以考虑选择环氧化酶 -2 抑制剂治疗，但要求服药后至少 1 小时内有医生监护。对于合并有鼻炎、鼻息肉的阿司匹林哮喘患者（Samter 三联征），积极治疗鼻息肉有助于 AIA 的防治。在过去的十年中，许多研究试图阐明遗传变异体是阿司匹林加重性呼吸道疾病（AERD）的风险，通过全基因组关联研究，除了遗传变异，改变在 CpG 位点的甲基化模式最近被确定阿司匹林过敏的靶组织。这将有助于我们对阿司匹林过敏的哮喘遗传发病机制进一步了解。

（唐华平）

参考文献

1. Burge PS，Moore VC，Robertson AS. Occupational asthma is a cause of adult-onset asthma with poor prognosis. J Allergy Clin Immunol，2015，135（3）：837.

2. Baur X, Sigsgaard T, Aasen TB, et al, on behalf of the ERS Task Force on the Management of Work-related Asthma. Guidelines for the management of work-related asthma. Eur Respir J, 2012, 39: 529-45.

3. Hur GY, Park HS. Biological and genetic markers in occupational asthma. Curr Allergy Asthma Rep, 2015, 15(1): 488.

4. Kauppinen A, Peräsaari J, Taivainen A, et al. Association of HLA class II alleles with sensitization to cow dander Bos d 2, an important occupational allergen. Immunobiology, 2012, 217: 8-12.

5. le Pham D, Kim MA, Yoon MG. Serum specific IgG response to toluene diisocyanate-tissue transglutaminase conjugate in toluene diisocyanate-induced occupational asthmatics. Ann Allergy Asthma Immunol, 2014, 113: 48-54.

6. Lemiere C, NGuyen S, Sava F, et al, Occupationalasthma phenotypes identified by increased fractional exhaled nitric oxide after exposure to causal agents. J Allergy Clin Immunol, 2014, 134(5): 1063-7.

7. Obata H, Cittrick M, Chan H, Chan-Yeung M. Sputum eosinophils and exhaled nitric oxide during late asthmatic reaction in patients with western red cedar asthma. Eur Respir J, 1999, 13: 489-95.

8. Lemiere C, D'Alpaos V, Chaboillez S, et al. Investigation of occupational asthma: sputum cell counts or exhaled nitric oxide. Chest, 2010, 137: 617-622.

9. Moscato G, Pala G, Sastre J. Specific immunotherapy and biological treatments for occupational allergy. Curr Opin Allergy Clin Immunol, 2014, 14(6): 576-581.

10. Leynadier F, Herman D, Vervloet D, et al. Specific immunotherapy with a standardized latex extract versus placebo in allergic healthcare workers. J Allergy Clin Immunol, 2000, 106: 585-590.

11. Tarlo SM, Lemiere C. Occupational asthma. N Engl J Med, 2014, 370: 640-649.

12. Olivieri M, Biscardo CA, Palazzo P, et al. Wheat IgE profilin and wheat IgE levels in bakers with allergic occupational phenotypes. Occup Environ Med, 2013, 70: 617-622.

13. Sander I, Rozynek P, Rihs HP, et al. Multiple wheat flour allergens and cross-reactive carbohydrate determinants bind IgE in baker's asthma. Allergy, 2011, 66: 1208-1215.

14. Mihălţan FD, Antoniu SA, Ulmeanu R. Asthma and pregnancy: therapeutic challenges. Arch Gynecol Obstet, 2014, 290(4): 621-627.

15. 中华医学会呼吸病学分会哮喘学组. 咳嗽的诊断与治疗指南. 中华结核和呼吸杂志, 2009, 32(6): 407-413.

16. Report NEP Working Group Report on Managing Asthma During Pregnancy: recommendations for pharmacologic treatment update 2004. Allergy Clin Immunol, 2005, 115: 34-46.

17. National Heart L, And Blood Institute (2007) Naepp expert panel report. Expert panel report 3: guidelines for the diagnosis and management of asthma: full report. Working Group Report on managing asthma during pregnancy: recommendations for pharmacologic treatment-update 2007. Expert panel report 3: guidelines for the diagnosis and management of asthma: full report Working Group Report on managing asthma during pregnancy: recommendations for pharmacologic treatment-update 2007.

18. Morgan MA, Cragan JD, Goldenberg RL, et al. Management of prescription and nonprescription drug use during pregnancy. J Matern-Fetal Neonatal Med, 2010, 23(8): 813-819.

19. Schatz M, Harden K, Forsythe A et al. The course of asthma during pregnancy, post partum, and with successive pregnancies: a prospective analysis. J Allergy Clin Immunol, 1988, 81(3): 509-517.

20. British Thoracic Society Scottish Intercollegiate Guidelines Network. British guideline on the management of

asthma. Thorax，2008，63（Suppl 4）：iv1-121.

21. Hartwig IR，Bruenahl CA，Ramisch K，et al. Reduced levels of maternal progesterone during pregnancy increase the risk for allergic airway diseases in females only. J Mol Med（Berl），2014，92（10）：1093-104.
22. Chedrese PJ，Feyles F. The diverse mechanism of action of dichlorodiphenyldichloroethylene（DDE）and methoxychlor in ovarian cells in vitro. Reprod Toxicol，2001，15：693-698.
23. Ng SP，Steinetz BG，Lasano SG，et al. Hormonal changes accompanying cigarette smoke-induced preterm births in a mouse model. Exp Biol Med，2006，231：1403-1409.
24. Lagiou P，Lagiou A，Samoli E，et al. Diet during pregnancy and levels of maternal pregnancy hormones in relation to the risk of breast cancer in the offspring. Eur J Cancer Prev，2006，15：20-26.
25. Laboratories MR. Sixth annual report on exposure during pregnancy from the Merck Pregnancy Registry for Singulair covering the period from February 20，1998 through July，2005. Sixth annual report on exposure during pregnancy from the Merck Pregnancy Registry for Singulair covering the period from February 20，1998 through July，2005，（2005）.
26. Li YF，Langholz B，Salam MT，et al. Maternal and grandmaternal smoking patterns are associated with early childhood asthma. Chest，2005，127：1232-1241.
27. Murphy VE，Johnson RF，Wang YC，et al. Proteomic study of plasma proteins in pregnant women with asthma. Respirology，2006，11（1）：41-48.
28. Louik C，Schatz M，Hernandez-Diaz S，et al. Asthma in pregnancy and its pharmacologic treatment. Ann Allergy Asthma Immunol，2010，105（2）：110-117.
29. Sn Gonzalez-Diaz GCC，Galindo Rodríguez G et al. Asthma and pregnancy-comorbid and coexisting. Global Adv Res J Med Med Sci，2012，1（11）：292-303.
30. Bakhireva LN，Jones KL，Schatz M，et al. Asthma medication use in pregnancy and fetal growth. J Allergy Clin Immunol，2005，116（3）：503-509.
31. Blais L，Forget A. Asthma exacerbations during the first trimester of pregnancy and the risk of congenital malformations among asthmatic women. J Allergy Clin Immunol，2008，121（6）：1379-1384.
32. Vuljanko IM，Plavec D. Exercise-induced asthma in athletes--a review. Lijec Vjesn，2014，136（11-12）：339-345.
33. Shi C.β2-Agonists for the Prevention of Exercise-Induced Asthma. Am J Nurs，2014，114（9）：23.
34. Bonini M，Di Mambro C，Calderon MA，et al. Beta2-agonists for exercise-induced asthma. Cochrane Database Syst Rev，2013，10：CD003564.
35. Smith WG. Beta2-agonists for exercise-induced asthma. Paediatr Child Health，2014，19（7）：355-356.
36. Kamani T，Sama A. Management of nasal polyps in 'aspirin sensitive asthma' triad. Curr Opin Otolaryngol Head Neck Surg，2011，19（1）：6-10.
37. Velazquez JR，Teran LM. Aspirin-intolerant asthma：A comprehensive review of biomarkers and pathophysiology. Clinic Rev Allerg Immunol，2013，45：75-86.
38. Bochenek G，Szafraniec K，Kuschill-Dziurda J，et al.Factors associated with asthma control in patients with aspirin-exacerbated respiratory disease.Respir Med，2015，10：1-8.
39. Se-Min Park，Jong Sook Park，Hae-Sim Park.Unraveling the Genetic Basis of Aspirin Hypersensitivity in Asthma Beyond Arachidonate Pathways. Allergy Asthma Immunol Res，2013，5（5）：258-276.

第十二节 过敏性鼻炎-哮喘综合征

一、概述

过敏性鼻炎和支气管哮喘的密切关系来源于呼吸道的连续性和发病机制的相似性。由于两者往往同时存在，近80%的哮喘患者同时患有过敏性鼻炎，所以近年来国内外先后有学者提出了过敏性鼻炎-哮喘综合征（combined allergic rhinitis and asthma syndrome，CARAS）、哮喘-鼻炎关联症（asthma-rhinitis association）、“过敏性鼻-支气管炎”（allergic rhinobronchitis）、“联合呼吸道”（united airways）、上呼吸道咳嗽综合征（upper airway cough syndrome）等类似概念，最近世界变态反应组织（WAO）综合了读者反馈，已经将过敏性鼻炎-哮喘综合征以正式病名列入该组织网站的关键词，并正式提出了这个新的医学诊断术语。并认为上、下呼吸道疾病需要整体对待，进行联合诊断和联合治疗。WHO 2001年和2008年4月先后两次组织全世界30多位包括耳鼻喉、变态反应和哮喘专业的专家，召开了关于过敏性鼻炎和哮喘的治疗和预防工作会议，并制定了《过敏性鼻炎对哮喘的影响》（allergic rhinitis and its impact on asthma，ARIA）、《过敏性鼻炎的诊断和治疗指南》和ARIA2008修订版（ARIA 2008 update），为过敏性鼻炎和哮喘的联合诊断、联合治疗和联合预防提供了重要依据。

实际上过敏性鼻炎-哮喘综合征是一种常见病、多发病。随着工业社会的发展和环境污染日趋严重，过敏性疾病发病率在全球呈上升趋势。根据世界卫生组织（WHO）的数据，目前全球有2.5亿人罹患过敏性疾病，且该病发病率迅猛上升。到2010年以后，全球将有40%～50%的人患过敏症。WHO已把过敏性疾病列为21世纪需重点研究和防治的三大疾病之一。而过敏性鼻炎-哮喘综合征则是过敏性疾病中发病率最高的病种。作为一个综合征，我们可以发现过敏性鼻炎-哮喘综合征患者有一组规律的症状，其中过敏性鼻炎和哮喘的症状是最主要的，除此之外许多患者可能还包括过敏性结膜炎、过敏性咽炎和湿疹的症状。所有这些疾病，在过去的医疗过程中，患者可能需要分别到耳鼻咽喉科、眼科、内科和皮肤科等几个科室就诊。其实从鼻腔到细支气管的整个呼吸通道是一个气道，但在临床实践中，由于包括鼻、鼻窦、咽喉的上呼吸道属于耳鼻咽喉科诊治范畴，而包括气管和支气管在内的下呼吸道则属于呼吸科范畴。因此，本来属于同一种疾病的过敏性鼻炎-哮喘综合征，被现代医学人为地分成过敏性鼻炎、过敏性哮喘、过敏性结膜炎、腺样体肥大、过敏性咽炎和湿疹而给予分别治疗。由于所有的这些疾病是由一个基本原因——Ⅰ型变态反应所引起。所以提出这个跨学科的综合征以后，上述相关科室的所有医生都应该具备相关的知识，当出现一个症状时，应该马上想到患者同时可能还会伴有另外几个症状，应将所有的症状统一起来进行观察、判断、治疗、预防和临床研究。同时各科医生应该意识到无论过敏性鼻炎还是哮喘还是湿疹，实际上都是一种系统性疾病，治疗上应有整体观点，这一点是非常重要的。特别是呼吸科医生，应该把过敏性鼻炎看作是哮喘的早期症状，严格讲是过敏性鼻炎-哮喘综合征的早期症状，应把过敏性鼻炎看作是过敏性鼻炎-哮喘综合征的一部分。

对过敏性鼻炎患者而言，整体观点有利于控制鼻部炎症向下呼吸道的发展，达到防止哮喘发生的目的；对哮喘患者而言，通过积极治疗过敏性鼻炎可以有效地预防哮喘的复发。一项国际合作研究表明，18%的哮喘患者未被诊断出合并过敏性鼻炎，34%合并过敏性鼻炎的哮喘患者从未接受过敏性鼻炎的治疗，说明哮喘合并过敏性鼻炎普遍存在，但诊断和治疗不足。因此无论是呼吸科还是耳鼻喉科医生，都应认识到过敏性鼻炎是哮喘发生的危险因素，并可增加哮喘的控制难度。只有树立了这样的整体观念，患者才能得到全面而有效的治疗。这样做无疑会增加各科临床医生的责任，并要求临床医生有更多更全面的知识，但却可给患者带来很大的好处：①减少药物的重复使用、降低了药物的副作用；②由于治疗更为全面，因而减少了复发的几率；③可以大大降低患者的费用，包括诊疗费、药物费用等诸多费用；④节约患者的精力和时间，包括治疗过程和就诊时间等。例如呼吸科医生在诊治一个支气管哮喘患者时，应该仔细询问患者有没有过敏性鼻炎、过敏性结膜炎、过敏性咽炎和湿疹等症状，这样不仅可以避免诊断不全导致的治疗不全的问题，也可以为哮喘的诊断和定性提供重要的依据。

本人认为可以把过敏性鼻炎、过敏性鼻 - 支气管炎、过敏性哮喘和过敏性鼻炎 - 哮喘综合征这几种疾病看作同一个疾病的不同阶段，统称为（全）气道过敏性炎症综合征，并应将其分为三个阶段：①过敏性鼻炎不伴气道高反应性或咳嗽哮喘，即单纯过敏性鼻炎或过敏性鼻结膜炎阶段；②过敏性鼻炎伴有气道高反应，有刺激性咳嗽但没有发展为哮喘，或称为过敏性鼻 - 支气管炎，包括单纯过敏性支气管炎；③过敏性鼻炎伴有哮喘阶段（包括单纯过敏性哮喘），称为过敏性鼻炎 - 哮喘综合征。三个阶段的区别可能只是反映一种疾病的不同严重程度或不同发病阶段而已。从鼻腔吸入的变应原蔓延至支气管是过敏性鼻炎发展到过敏性支气管炎或过敏性鼻炎 - 哮喘综合征的关键。

二、过敏性鼻炎 - 哮喘综合征的定义

同时发生的临床或亚临床的上呼吸道和下呼吸道的Ⅰ型变态反应称为过敏性鼻炎 - 哮喘综合征。

顾名思义，作为一个综合征，过敏性鼻炎 - 哮喘综合征最主要的特征就是兼具过敏性鼻炎和哮喘，部分患者还可能出现其他过敏性疾病如过敏性结膜炎、过敏性咽炎和湿疹。其病理学特征是包括上、下呼吸道的全气道以肥大细胞反应、嗜酸细胞和 T 细胞浸润为主，伴有巨噬细胞、上皮细胞等参与调节的气道变应性炎症。这种炎症可导致鼻黏膜和支气管的反应性增高，临床上表现为反复发作的打喷嚏、流清鼻涕、鼻塞、突然喘息或阵发性咳嗽。这些症状可自行缓解或经治疗缓解。

三、过敏性鼻炎 - 哮喘综合征概念的提出和依据

早在 20 世纪 60 年代临床就观察到了过敏性鼻炎和过敏性哮喘之间的联系，多年的流行病学调查证实，罹患鼻炎（特别是过敏性鼻炎）可以大大增加发生哮喘的危险性。我们在临床工作中可以经常捕捉到关于过敏性鼻炎和哮喘密切相关的信息。循证医学的研究资料也证实了过敏性鼻炎和哮喘的上、下呼吸道的过敏性炎症是非常相似的，在发病诱因、病理学改变、遗传学和免疫学机制、病理生理、发病机制、治疗有效性和预防有效性等方面有许多相同的地方。

（一）流行病学依据

大量的流行病学资料证实了过敏性鼻炎和哮喘的密切关系。无论从两者的发病率、两者合并发生的几率以及同步增高的患病率，都提示了过敏性鼻炎是哮喘发生的主要危险因素，有学者甚至提出了过敏性鼻炎是哮喘的早期阶段的概念。过敏性鼻炎患者中的哮喘发

病率明显高于正常人群，在正常人群中哮喘病发病率约占2%～5%，而在患过敏性鼻炎患者中发生哮喘病的比例则可高达2%～40%，明显高于一般人群，甚至有报道认为有60%过敏性鼻炎的患者可能发展成哮喘或伴有下呼吸道症状。大多数调查发现过敏性鼻炎患者中哮喘发生率是正常人群的5～7倍。在儿童过敏性鼻炎发展为哮喘的比例明显高于成人。据调查，儿童哮喘患者中有高达60%～70%合并过敏性鼻炎，而一般人群中过敏性鼻炎的患病率却仅为5%～15%。广州地区的调查发现，13～14岁青少年中过敏性鼻炎的患病率达到22.7%，而哮喘儿童中罹患过敏性鼻炎的比例却高达90.5%。流行病学资料表明，大多数患者通常先有过敏性鼻炎，数年后出现哮喘，少数患者鼻炎和哮喘基本同时出现，或先有哮喘，尔后出现鼻炎，后者多见于儿童。此外，我们的调查证实，约2/3无哮喘的过敏性鼻炎患者伴有气道高反应性，这类患者较无气道高反应性患者更易发展为哮喘。哮喘和过敏性鼻炎常有相类似的现病史，相同的发病季节，相同的激发因素。我们的临床观察发现，许多患者在哮喘发生前往往已罹患过敏性鼻炎多年，过敏性鼻炎越严重，其发生哮喘的几率就越大。从全球流行病学调查的结果来看，过敏性鼻炎和哮喘的患病率均有逐年增高的趋势。

大量研究显示，过敏性鼻炎是哮喘的一个重要危险因素。一项研究结果显示，90%的哮喘患者至少有一种鼻炎症状，约85%的哮喘患者至少有6种鼻炎症状中的4种。另一项研究调查了345例哮喘患者，其中81%的患者在哮喘发病前或哮喘发作过程中有上呼吸道症状。欧洲的一项研究显示，在1412例常年性过敏性鼻炎患者中，16.2%的患者有哮喘，而5198例对照组中仅1%患哮喘，研究还发现伴有哮喘的过敏性鼻炎比单纯过敏性鼻炎往往病情更为严重，哮喘症状可随着上呼吸道疾病的加重而加剧。更有研究表明，如对每一患者均做详尽的诊断性研究，则100%的哮喘患者存在着鼻炎。因此，甚至有专家将过敏性鼻炎和哮喘两者称之为“慢性变应性全气道疾病综合征”(chronic allergic total airway disease syndrome)，并将其分为三个阶段：①过敏性鼻炎不伴气道高反应性或哮喘；②鼻炎伴有气道高反应，但没有发展为哮喘；③鼻炎伴有哮喘。三个阶段的区别可能只是反映疾病的不同严重程度而已。

（二）解剖学和生理学依据

从鼻腔到细支气管的整个呼吸通道是一个整体，这是提出过敏性鼻炎-哮喘综合征这一诊断名称的解剖学和生理学的依据。从鼻腔吸入的变应原蔓延至支气管是过敏性鼻炎发展到过敏性鼻炎-哮喘综合征的关键。呼吸道起于鼻腔，终止于肺泡，解剖结构、生理和免疫功能上呈连续性和相似性，上呼吸道黏膜和下呼吸道黏膜有着连续性，包括黏膜上皮连续、管腔相通，这种解剖学上的连续性使得鼻和支气管及肺的关系非常密切。上、下呼吸道在功能上是相互关联的，刺激鼻黏膜（如鼻黏膜激发试验）可引起支气管反应性的改变。由于解剖学因素，过敏性鼻炎患者的鼻内炎性分泌物可以经鼻后孔、鼻咽部和口咽部流入或吸入气管和支气管内，称为鼻后滴漏综合征(postnasal drip syndrome)。仰卧位睡眠时鼻内炎性分泌物流入气道可能是过敏性鼻炎发展为哮喘的重要原因。呼吸方式的改变也是过敏性鼻炎和哮喘关系密切的因素之一，由于鼻黏膜肿胀、鼻甲肥大和分泌物的潴留可导致鼻塞，使患者被迫从以鼻呼吸为主转变为以口呼吸为主，这样过敏原可以避开鼻黏膜屏障而直接进入下呼吸道而引发哮喘。

由于采取支气管黏膜标本较为困难，而采集鼻黏膜标本较为容易，许多医生借鉴对鼻黏膜的研究来探讨下呼吸道变应性炎症的机制。Marchand等对合并过敏性鼻炎的哮喘患者病理学研究中发现，鼻黏膜和支气管黏膜的病理改变有许多相似之处，均有大量的嗜酸细胞浸润、淋巴细胞增多、杯状细胞增生、上皮下微循环丰富和血浆的大量渗出，两者的病理变化是相似的。现代医学已经证实，过敏性鼻炎的病理改变主要为上呼吸道变应性炎症为主，当这些炎症向下呼吸道逐渐蔓延时就可以相继发生变应性咽炎、变应性支气管炎和哮喘。

（三）发病机制方面的依据

过敏性鼻炎和哮喘的发生均与Ⅰ型变态反应有关，病理学分别是以上、下呼吸道的嗜酸性粒细胞增高为特征的非特异性炎症。近年来根据过敏性鼻炎和哮喘气道炎症的发病机制，更多的作者倾向认为这种非特异性炎症的性质属于变态反应，因而进一步提出了变应性气道炎症（allergic airway inflammation，AAI）的概念，该概念已经得到了越来越多学者的认可。

特应症（atopy）是过敏性鼻炎和哮喘发病的共同因素，体现特应症的主要指标——体内的总 IgE 和特异性 IgE 水平增高——也是过敏性鼻炎和哮喘的共同特征。某些个体或家族倾向于对低剂量变应原产生过度的 IgE 抗体应答，并发展出典型的过敏症状，如哮喘、鼻结膜炎、湿疹 / 皮炎。先天遗传的特应性和后天形成的变态反应是发生过敏性鼻炎和哮喘的共同基础。近年来国外有人提出了特应性综合征（atopic syndrome）的新概念，包括哮喘、过敏性鼻炎和湿疹。

过敏性鼻炎和哮喘的免疫学发病机制是非常相似的，当患者接触特异性过敏原如草或树木花粉可引起间歇性症状，即间歇性 / 季节性过敏性鼻结膜炎和（或）哮喘。而常年存在的过敏原，如屋尘螨、真菌和动物皮毛则更易引起哮喘和（或）鼻炎的持续症状。在某种程度上，过敏原的致敏性与过敏原的颗粒大小有关，因为花粉通常直径约 5μm 大小，非常容易被上呼吸道的屏障所过滤，所以花粉过敏以上呼吸道症状为主，当患者出现鼻塞而改用口腔呼吸时，由于避开了上呼吸道的滤过功能，因此就可导致下呼吸道的症状。由于屋尘螨、真菌孢子和宠物过敏原较小（直径约 1μm）因此容易进入下呼吸道而诱发哮喘。

目前已知基因组 5 号染色体长臂 3 区、6 号染色体上的 MHC 区、11 号染色体长臂 1 区 3 带以及 12q、13q 上的候选基因均为过敏性鼻炎和哮喘病相关基因。

（四）免疫学和病理学方面的依据

过敏性鼻炎和哮喘有相似的发病机制，过敏性鼻炎的上呼吸道和哮喘的下呼吸道也有着相同的免疫功能缺陷，因此从病理生理学上讲过敏性鼻炎也很容易发生哮喘。已经证实在过敏性鼻炎和哮喘的上、下呼吸道变应性炎症的演变过程是相似的，炎症的“扳机”是 IgE，其后有着相似种类的炎性细胞如嗜酸性粒细胞、Th2 细胞、肥大 / 嗜碱细胞的浸润和活化，参与过敏性鼻炎和哮喘发病调节的细胞因子也是相似的，如 IL-4、IL-5、IL-13、RANTES、GM-CSF 和多种炎性介质等。

对吸入过敏原后出现的全身免疫学反应，过敏性鼻炎和哮喘也是一致的：①过敏原可促进两种疾病的患者体内 T 淋巴细胞向 Th2 细胞系转化，T 细胞在启动和调节气道变应性炎症反应中起主导作用，T 细胞通过合成和释放细胞因子导致炎症细胞聚集到气道并活化，从而发挥其效应功能；②两种疾病的体内的细胞因子种类和数量发生相似的改变，如 IL-4、IL-5、IL-13 产生增多和 γ- 干扰素合成减少；③两种疾病体内总 IgE 水平和特异性 IgE 水平均增高。和其他过敏性疾病一样，体内总 IgE 水平和特异性 IgE 水平增高是过敏性鼻炎 - 哮喘综合征的主要特征和重要诊断指标，IgE 水平的高低和特应症的严重程度通常呈正相关；④两种疾病的发病机制最终都是使外周血嗜酸性粒细胞增加和活化、肥大细胞活化和释放炎性介质。

目前有关过敏性鼻炎 - 哮喘综合征的研究焦点除集中在全身免疫紊乱方面，对局部发病机制也给予了相当多的关注，例如呼吸道局部 IgE 的合成机制和选择性 T 细胞的分化机制。这些局部机制决定着吸入过敏原后的炎症反应是在上呼吸道还是在下呼吸道表现。研究发现上皮细胞的脱落在支气管内比在鼻腔更加明显。大多数哮喘患者在电镜下证实有气道重塑，但是鼻炎患者通常没有这么明显的变化而保持鼻黏膜的完整性。为什么鼻炎患者可以保持黏膜完整而哮喘患者则不能，其原因仍然不是很清楚，推测可能与鼻黏膜上皮细胞可以合成和释放具有关键作用的抗炎物质的能力有关，这些抗炎物质可抑制嗜酸性粒细胞引起的炎症损伤。

（五）临床方面的依据

1. 在诊断方面　给患者进行鼻黏膜激发试验经常可以诱发哮喘发作或 PEF 的改变。给伴有哮喘的过敏性鼻炎患者用组胺或变应原做鼻黏膜激发试验时，可以导致患者的气道反应性增高。近年研究表明，无论人为鼻塞还是鼻炎诱发的鼻塞均可导致支气管内阻力增加和肺顺应性下降，甚至血 PO_2 水平降低。当去除人为的阻塞因素或经药物治疗使鼻塞缓解后，上述肺功能和血气指标的改变可以恢复正常。临床观察证实，大多数患者先患过敏性鼻炎，后患哮喘，也有少数患者先患哮喘尔后再患过敏性鼻炎，或两病同时发生。有许多过敏性鼻炎 - 哮喘综合征患者在哮喘急性发作前可伴有鼻痒、打喷嚏、流清涕等过敏性鼻炎的症状。许多有经验的过敏性鼻炎 - 哮喘综合征患者在出现这些症状时及时服用抗组胺药或吸入色甘酸钠气雾剂，经常可避免哮喘发作。Van 等对一组过敏性鼻炎合并哮喘的青少年进行了调查，有 59% 的患者首先出现鼻炎症状或在同一年内同时罹患过敏性鼻炎和哮喘。

国外研究证实，给过敏性鼻炎的患者吸入乙酰甲胆碱或组胺后测定气道反应性，约有 50% 以上的患者显示气道反应性增高，其增高指数多位于正常人和哮喘病患者之间。我们的研究证实，68% 以上过敏性鼻炎患者伴有支气管高反应性。多数研究者认为，气道反应性增高的过敏性鼻炎患者，如果不进行正确治疗，大多数可发展成哮喘，或成为隐匿性哮喘。通过给过敏性鼻炎患者吸入变应原进行特异性支气管激发试验，也证实了过敏性鼻炎患者的气道阻力在吸入变应原后可以增加，提示过敏性鼻炎的患者在吸入变应原后可以诱发气道阻塞。虽然过敏性鼻炎患者吸入变应原引起的气道阻塞增加通常低于哮喘病患者，但却大大高于正常人。这种对变应原的特异性气道高反应性和对乙酰甲胆碱、组胺的非特异性气道高反应性，为过敏性鼻炎发展成哮喘提供了重要基础。

2. 在治疗方面　大量研究证实，无论是过敏性鼻炎还是哮喘，吸入糖皮质激素均是最有效的治疗药物，而抗组胺药物和抗白三烯药物则均可同时改善过敏性鼻炎和哮喘的症状，使用相同的预防过敏原的方法和脱敏治疗可以同时改善过敏性鼻炎和哮喘患者的病情。积极治疗过敏性鼻炎可以预防哮喘的发生。笔者通过对合并过敏性鼻炎的哮喘患者进行了经鼻腔吸入糖皮质激素的临床疗效观察并与单纯口吸组进行了比较，结果证实对于合并过敏性鼻炎的哮喘患者经鼻腔吸入糖皮质激素，可以在控制过敏性鼻炎症状的同时，有效地控制胸部症状、改善肺功能和降低气道高反应性，取得了理想的临床疗效。提示经鼻吸入抗炎药物可以同时控制哮喘患者上下呼吸道炎症，应视为最佳的给药途径；也提示了经鼻吸入糖皮质激素具有预防和治疗哮喘的作用。重组单克隆抗 IgE 抗体 RhuMAB-E25 能够与循环中的 IgE 结合，减少游离的 IgE，抑制 IgE 介导的肥大细胞和嗜碱粒细胞引起的变态反应，有望在过敏性鼻炎-哮喘综合征的治疗中发挥治疗作用。

几项研究已经证实，当过敏性鼻炎的炎症局限于上呼吸道时就应采取有效的治疗措施防止其炎症向下呼吸道蔓延预防哮喘。这些治疗措施的研究包括特异性免疫治疗、鼻腔吸入色甘酸钠、鼻腔吸入糖皮质激素、口服各种抗过敏药物和免疫调节剂等。如果措施得当、积极治疗，绝大多数过敏性鼻炎患者可以避免发展成哮喘。尤其对于患有过敏性鼻炎的儿童，在其免疫系统尚未发育完善之前，及时治疗并配合预防措施，完全可以在青春期之前控制病情进一步发展，避免发生哮喘。对于已证实伴有气道反应性增高的过敏性鼻炎患者，预防性治疗需长期化、系统化。

虽然过敏性鼻炎和哮喘有着许多相似之处，然而上呼吸道和下呼吸道还是有差异的。在上呼吸道，鼻腔的阻塞是由鼻黏膜的血管充血、鼻黏膜肿胀或鼻息肉导致的；而在下呼吸道，支气管通气功能障碍则主要是由支气管的环状平滑肌收缩和气道黏膜炎症水肿共同引起。在气流吸入的物理机制方面，上呼吸道的物理过滤功能、共鸣作用、加热和湿润功能，可使大于5～6μm的吸入颗粒阻挡在鼻腔，并使吸入支气管的空气保持湿润且接近37℃。上呼吸道物理功能的失调可导致下呼吸道稳态变化。在哮喘病患者因用口过度换气，吸入高流量的冷空气，可降低FEV_1并增加气道通气阻力。

四、提出“过敏性鼻炎-哮喘综合征”的迫切性

随着现代医学专业分科的细化，使许多疾病得到了更专业更有效的治疗，但也使得许多全身性疾病根据医生的不同专业分科而治。分科而治的后果是，由于各科医生的专业和职责不同，不得不将某些全身性疾病局限在本专业的范围进行诊治，过敏性疾病就是一个典型的例子。过敏性患者往往由于过敏性体质而有多个系统或多个器官的过敏，本来应该从患者的过敏性体质入手进行统一治疗，现代医学的专业分科结果却是，过敏性哮喘被分在呼吸内科、过敏性鼻炎和咽喉炎分在耳鼻咽喉科、过敏性结膜炎分在眼科，而湿疹等皮肤过敏则分在皮肤科，诸多弊端就显现了出来。

（一）存在着诊断不全或误诊以及哮喘难以分型的问题

当一个过敏性鼻炎-哮喘综合征患者去呼吸内科治疗哮喘时，由于呼吸科医生的专业所限，势必不同程度地忽略过敏性鼻炎的诊断和治疗。同样，去耳鼻喉科看过敏性鼻炎也会出现不同程度忽视哮喘的情况。而提出“过敏性鼻炎-哮喘综合征”的诊断后，两个科的医生都会将这两个疾病联合起来，从而对过敏性鼻炎和哮喘进行联合诊断，这对患者的上、下气道变应性炎症的全面诊断是非常有利的。例如，当一个哮喘处于亚临床状态的过敏性鼻炎患者就诊于耳鼻咽喉科时，医生在考虑到过敏性鼻炎-哮喘综合征这个诊断后，会给患者及时进行气道反应性测定，早期发现隐匿性哮喘，从而及时采取措施预防哮喘的发生。

过去大多数学者将哮喘的气道炎症笼统归为非特异性炎症范畴。根据过敏性鼻炎-哮喘综合征新概念的提出，哮喘气道炎症的性质变得更加明确，可以认为只要哮喘患者被诊断为过敏性鼻炎-哮喘综合征后，其气道炎症的性质可以肯定属于变应性炎症。目前，变应性气道炎症这一概念已经得到了较为广泛的认可，这将对哮喘性质的界定具有重要价值。由于临床上区别哮喘的性质有一定困难，假如医生发现一个患者过敏性鼻炎和哮喘同时存在时，应考虑首先其哮喘是过敏性的。提出过敏性鼻炎-哮喘综合征的诊断可避免以往的诊断不全或误诊现象。

根据先天的特应性（atopy）和后天形成的变态反应是发生过敏性鼻炎和哮喘的共同基

础，有人提出了特应性综合征（atopic syndrome）的新概念，包括哮喘、过敏性鼻炎和湿疹。个体或家族倾向对低剂量变应原产生 IgE 抗体应答，可发展为典型的过敏症状，如哮喘、过敏性鼻结膜炎、湿疹 / 皮炎。80% 以上的儿童哮喘和相当比例的成人哮喘为变应性机制介导的。但临床上并不是所有哮喘患者都呈 IgE 阳性反应。所以在提出过敏性鼻炎 - 哮喘综合征后，从呼吸科角度即可将哮喘分为变应性哮喘和非变应性哮喘，并建议停用外源性（extrinsic/exogenous）和内源性（intrinsic/endogenous）哮喘的医学名词。

（二）存在着治疗不全或误治

由于分科治疗存在着诊断不全或误诊，肯定会导致过敏性鼻炎 - 哮喘综合征治疗不全或误治，这显然不利于过敏性疾病的治疗和康复。

随着过敏性鼻炎 - 哮喘综合征诊断名称的提出，无论医生还是患者都将意识到过敏性鼻炎对下呼吸道的重要影响，意识到当患有过敏性鼻炎的时候就应采取有效的预防和治疗措施以防止炎症向下呼吸道蔓延而早期预防哮喘。而且借助口鼻两用储雾罐（spacer）经鼻腔吸入同时治疗过敏性鼻炎和哮喘，具有用药剂量少、疗效好、使用方便和副作用少等优点，所以已成为防治过敏性鼻炎 - 哮喘综合征的主要给药方式。

随着过敏性鼻炎 - 哮喘综合征诊断名称的提出，各科医生诊疗的侧重点会从局部抗炎治疗方面转向从预防和控制特应症的基因治疗和免疫调节治疗入手，近年来开发的 Xolair 和抗白三烯药物就是成功的药物。这也将极大地推动哮喘和过敏性鼻炎免疫药理学的研究。如果治疗方法得当，绝大多数过敏性鼻炎患者可以避免发展成支气管哮喘。尤其对于少儿患者，其免疫系统尚未发育完善，及时正确治疗并配合预防措施，完全可以在青春期前控制病情的发展。尤其是对已证实有气道高反应性的患者，治疗更需长期化、系统化。临床已经证实特异性免疫治疗具有降低气道高反应性、拮抗变应性炎症的作用。一旦确诊患者为过敏性鼻炎 - 哮喘综合征后，可以将过敏性鼻炎和哮喘进行联合治疗，例如通过特异性免疫治疗从调节免疫入手来改善患者的过敏性体质。

（三）存在着延误患者病情和预后不良的危险

由于分科治疗存在着诊断和治疗不全或误诊误治的危险，也可能不同程度地延误患者病情，从而导致患者的预后不良。这一点在过敏性鼻炎显得更为重要。对于处在哮喘亚临床状态的过敏性鼻炎患者，如果早期通过气道反应性测定而确诊处于哮喘亚临床状态，及时采取积极而有效的预防和治疗，往往可以避免哮喘的发作，这无疑将可以大大改善过敏性鼻炎和哮喘患者的预后。

现代医学对哮喘的预防工作提出了更多、更广的要求，已认识到许多哮喘患者由于难以早期诊断而错过了早期处理的最佳时机，因此该诊断名称的提出将大大改善哮喘早期诊断的问题，从而让基本预防方案至少提高一级（由目前的三级提高到二级），同时让亚临床的哮喘患者尽早掌握一些基本自我预防和自我诊断方法，以使患者能在早期及时采取有效措施。

对于过敏性鼻炎患者，我们应重视评估其发生哮喘的危险；反之，对于哮喘患者则应重视对过敏性鼻炎的治疗。提出过敏性鼻炎 - 哮喘综合征这个诊断名称，可以使临床医生同时预防和治疗上、下呼吸道过敏性炎症，完善哮喘或过敏性鼻炎的治疗方案，特别是积极治疗过敏性鼻炎可以有效预防哮喘的发生或复发。由于我国目前过敏性鼻炎主要由耳鼻喉科医师诊治，而哮喘则主要由内科医师诊治，这种人为分割导致了过敏性鼻炎和哮喘不能同时得到有效治疗。为了开展过敏性鼻炎和哮喘的综合治疗，许多国家和我国的许多城市成立了变态反应科或过敏性疾病防治中心，同时鼻科和呼吸内科之间也开始加强合作，开展了相应的临床研究和基础研究。临床上已经证实特异性免疫治疗具有降低气道高反应性、拮抗变应性炎症的作用，可以同时防治过敏性鼻炎和哮喘，所以应尽早、系统地采用特异性免疫治疗。实际上我们应该将过敏性鼻炎看成是一种全身性疾病，因此治疗方案宜全身治疗（免疫治疗和抗过敏治疗）为主、局部抗炎治疗为辅，通过改善过敏性体质，通过控制鼻部过敏性炎症向下呼吸道发展，达到预防哮喘发作的目的。

（四）存在着浪费卫生和社会资源的问题

分科治疗会导致诊疗费、医生劳务费的增加，交通费、重复检查以及重复治疗费用的浪费，误工误时等经济损失。分专业研究和分科诊疗还会导致医疗设备等资源的浪费。根据我国多年来进行的几项有关哮喘流行病学调查（包括儿童哮喘的调查）表明，我国哮喘的发病率根据地区不同在0.5%～4%之间，保守估计全国的哮喘病患者应在1000万～1500万人以上。哮喘对社会经济的影响已经是不容忽视的问题，用于哮喘防治的费用在逐年增加，给世界各国带来了较严重的经济负担。我国目前尚无有关哮喘经济学的调查，但据美国90年代初的初步调查显示，仅美国一个国家每年用于哮喘防治的总费用就高达62亿美元，其中直接医疗费用（包括住院费、药费和医生费用）高达37亿美元左右，间接费用（包括其他辅助治疗、预防、护理和早亡的费用）高达25亿美元左右，误工、误学、心理障碍和生命质量降低所造成的经济浪费和无形损失更是无法计算。可见哮喘已经不单纯是一个医学问题，也已经成为引人注目的社会经济问题。

药物经济学研究表明，哮喘的医疗费用大大高于过敏性鼻炎，而过敏性鼻炎一旦发展为过敏性哮喘，哮喘反复发作，患者还可很快并发肺气肿、慢性阻塞性肺病，使医疗费用大大增加，患者不得不花比控制过敏性鼻炎多5～10倍的费用来治疗哮喘和肺气肿，且效果不理想。所以提出过敏性鼻炎-哮喘综合征的诊断名称后，把过敏性鼻炎作为哮喘的早期症状而加以重视，及时进行早期预防和治疗，这将大大减少哮喘和慢性阻塞性肺病的发病率，从而大大降低哮喘的医疗总费用。

（五）其他

医生诊断不全会导致患者对医生的不信任；治疗的不全或不恰当会导致患者依从性差以及医患矛盾，并需要患者付出更多的费用和精力，使患者的生活质量和社交活动受到严重影响。如果将哮喘、过敏性鼻炎、过敏性结膜炎和湿疹分开治疗和管理将对患者的日常行动带来很大的麻烦与不便，患者中断治疗的可能性增加，同时还可能构成医患之间有效交流的障碍，包括医生在面对疗效不佳或面对患者依从差时的挫折感，患者对疗效不佳的沮丧和抑郁感。各科医生是否了解过敏性鼻炎、哮喘、过敏性结膜炎和湿疹的关系可直接影响过敏性鼻炎-哮喘综合征的诊断和治疗效果。有研究发现变态反应科医生或对这几个病具有特别兴趣和知识的医生所管理的患者，其以后转归较好，医生和患者也有着良好关系，患者对医生的信赖和对治疗的依从性更好。医生的全面知识和更完善的医疗行为可促使其与患者建立和睦的关系并改善患者心理障碍。

五、症状和体征

（一）前驱表现

对季节性发作比较明显的患者，其预兆通常较为明显。也有患者其预兆可为疲惫，特别是儿童，不喜玩耍、寡言等，有鼻痒、喷嚏、流清鼻涕、咽痒等。常常被误为感冒，因此，出现上述预兆时，应特别小心，及时采取措施，以防症状加重出现喘息发作。自前驱表现开始出现到哮喘发作开始的时间不一致，可从数秒钟、数分钟至数日，但大多在数十分钟内即可发作。有时闻到某些气味、吸入冷空气甚至大笑后而突然发作，也可在睡眠中突然惊醒而发作。

通常，有哮喘的患者如遇下列一种或多种情况时，多有当夜或近日内喘息发作的可能，宜及时采取相应的措施。这些情况大致有：①连续数天咳嗽、胸紧及痰量增加而又不易咳出；②鼻咽（或眼）发痒、流清水样鼻涕及连续打喷嚏等过敏性鼻炎症状的出现或加剧；③咽痛、鼻塞、发热、咳嗽等呼吸道感染征象；④连日来过度疲劳或儿童白天过于顽皮、吵闹等，尤其在好发季节；⑤天气的突然变化；⑥女性患者在好发季节的月经来潮前。

某些哮喘相关的疾病或症状可看作为哮喘发生的“前奏”，如长期干咳（包括咳嗽变异型哮喘）未能控制的患者，往往会演变成典型的哮喘病。积极控制过敏性鼻炎 - 哮喘综合征的前驱表现，可降低哮喘的患病率和减少哮喘的复发。

（二）症状

过敏性鼻炎 - 哮喘综合征指同时具有过敏性鼻炎和哮喘的症状，同时可以伴发过敏性眼结膜炎、咽炎，儿童可以伴有腺样体肥大、渗出性外耳道炎和湿疹等表现。

1. 鼻痒、喷嚏和流清涕　鼻痒往往是过敏性鼻炎 - 哮喘综合征急性发作时的首发症状，多在接触变应原后数分钟至 10 余分钟开始，呈阵发性，常常伴有眼痒、眼红、流泪等过敏性结膜炎症状，也可伴有耳痒、咽喉及上腭部发痒等。在婴幼儿和年幼儿童，由于表达能力较差，主要表现为揉鼻、搓眼等症状，极易被患儿家长误认为是不良习惯而加以呵斥。随着鼻痒的出现，患者往往频频喷嚏发作，一次连续数个、十余个甚至数十个，喷嚏后患者可感到疲劳或头痛。间歇性过敏性鼻炎每次发作往往与室外接触花粉等有关，发作持续时间短则仅数分钟，长则可持续数小时甚至数天。持续性过敏性鼻炎则多以清晨起床时发作居多或与接触变应原有关，可持续数分钟至数小时不等，若持续接触变应原则可反复发作。鼻痒和喷嚏症状在间歇性过敏性鼻炎表现得更为突出。流清水样或浆液样鼻涕是过敏性鼻炎 - 哮喘综合征的另一重要症状，部分患者可有黏液样鼻涕，多发生在打喷嚏以后，患者有数量不等的清水样鼻涕从鼻孔流出。清涕的产生主要与腺体的分泌亢进和鼻黏膜血管的渗出有关。剧烈喷嚏偶然出现血性鼻涕，而合并感染时可出现黄色脓性鼻涕。部分患者由于鼻后孔较低，可以出现鼻后滴漏综合征的表现，鼻涕流向鼻咽部而出现强制性的鼻 - 口倒吸样咳痰，可出现反复剧烈的咳嗽，所以可以出现流涕少而咳痰多的现象。

2. 鼻塞　53% 的过敏性鼻炎 - 哮喘综合征患者可出现鼻塞症状。鼻塞往往是由于鼻黏膜充血、水肿而引起的，儿童鼻塞往往与腺样体肥大有关。鼻塞症状的轻重与鼻黏膜的充血和水肿严重程度有密切关系。在病程初期多为暂时性鼻塞，而病程较久时，慢性炎症导致的下鼻甲肥大以及鼻息肉也是过敏性鼻炎 - 哮喘综合征患者常常出现鼻塞的原因之一，这种鼻塞往往呈持续性。在某些反复接触变应原的患者可出现持续性鼻塞，而喷嚏和流清涕症状则相对较少，甚至以鼻塞为唯一症状。多数患者表现为一侧性鼻塞，也可表现为交替性鼻塞或双侧鼻塞，鼻塞症状往往在夜间表现的更为明显。由于鼻塞常常可以诱发嗅觉障碍和头痛不适等症状，常常出现擤鼻涕、有意识的鼻吹气等症状，夜间鼻塞较重还可出现鼾声或口式呼吸。鼻塞伴有感到有鼻涕擤不出来的症状，往往提示可能有鼻后滴漏综合征。

3. 喘息和咳嗽　患者的喘息症状表现为发作性喘息，伴哮鸣声，吸气短促，呼气相对吸气延长。喘息症状多突然发作，短者持续数分钟，长者持续数小时甚至数天，可自然缓解或经治疗才能缓解。喘息多在夜间突然发作，运动性哮喘主要在运动后发作。缓解期间患者可没有任何症状，或仅有气短或夜间喘息。患者胸部有紧迫感，呼吸费力。哮喘发作时，患者感觉吸入空气不够用，严重的甚至有窒息感。胸闷可与喘息一起存在，也可仅有胸闷。

许多患者在哮喘发作前可有刺激性干咳（往往与鼻后滴漏综合征有关），发作时咳嗽反而有所减轻，以喘息为主，发作趋于缓解时咳痰较多，若无合并感染，常为无色或白色半透明黏痰，质韧，有时呈米饭粒状或粘液柱状。部分患者发作时或趋于发作缓解时可咳出大量的无色或白色半透明泡沫痰。咳嗽可与胸闷、喘息同时存在，也可以是哮喘病的唯一症状，如咳嗽变异型哮喘，其特点为干咳或少痰液，使用抗生素无效，患者常被漏诊或误诊。

4. 其他症状

（1）一般症状：过敏性鼻炎 - 哮喘综合征患者往往伴有不同程度的嗅觉减退、头痛、咽干和心绪不宁等；伴有哮喘的患者可有咳嗽、胸闷、憋气甚至喘息发作等；反复打喷嚏、流清涕的患者为避免尴尬而影响社会交往甚至产生孤僻感。长期应用减充血药物的患者容易导致药物性鼻炎而出现持续性鼻塞的症状。若哮喘发作较重，时间较长，患者可有胸痛，这可能与呼吸肌过度疲劳和拉伤有关。突发的胸痛要考虑自发性气胸的可能。

（2）过敏性结膜炎症状：是过敏性鼻炎 - 哮喘综合征的常见症状，通常与气传变应原引起的由 IgE 介导的眼结膜变态反应有关。凡是特应性体质的患者，在接触或吸入变应原时可导致速发型或迟发型过敏性结膜炎。速发型反应大多数变应原为花粉、真菌及动物的皮屑。发病有明显的季节性，迟发型的抗原有各种药物如抗生素眼药水或软膏，各种化妆品或化学气味等。过敏性结膜炎常突然发生眼睑水肿、结膜充血、水肿，有黏性呈丝状分泌物，有时可伴有浅层点状角膜炎。患者有畏光、流泪、奇痒，偶尔视力模糊，但有时本病可以慢性形式出现，结膜轻度充血，甚至不充血，球结膜轻度水肿，睑结膜有乳头增生。

（3）腺样体肥大症状：许多儿童可以伴有腺样体肥大，过敏性鼻支气管炎或过敏性鼻炎 - 哮喘综合征以及鼻后滴漏综合征等非常容易加重并掩盖腺样体肥大的症状，几个病的症状相互交叉、相互影响，从而非常容易导致误诊和误治。合并过敏性鼻炎或过敏性支气管炎等的腺样体肥大患儿往往会因上下呼吸道过敏性炎症而导致或加重鼻塞，从而张口呼吸，尤其夜间睡眠时舌及咽部的肌肉松弛后造成舌后坠，使呼气时排气受到明显影响，症状加重，表现为打鼾或趴睡。患儿往往表现为感冒后的鼻塞、张口呼吸、反复咳嗽，睡觉打鼾，睡眠辗转反侧踢被子、初睡多汗和“腺样体面容”。这种缺氧性睡眠可以严重影响孩子的生长发育，并可导致孩子的注意力不集中，记忆力和智力减退。

（4）湿疹症状：是由多种内外因素引起的特应性皮炎。通常发生在面部、外耳、四肢关节皱褶处，多呈对称性发生。发病原因和发病机制多认为与变态反应有关。湿疹常由食物过敏原或接触过敏原引起。

（5）渗出性中耳炎：是以中耳积液（包括浆液、黏液、浆 - 黏液，而非血液或脑脊液）及听力下降为主要特征的中耳非化脓性炎性疾病，是引起小儿听力下降的重要原因之一。虽然病因较为复杂，但腺样体肥大导致的咽鼓管受压阻塞是主要原因，其他因素有：①咽鼓管功能障碍；②呼吸道感染波及；③免疫反应异常。

过敏性鼻炎 - 哮喘综合征临床症状的严重程度除与患者接触变应原的时间、种类和数量有密切关系外，还与机体的特应性素质严重程度以及当时机体的致敏程度有关，特应性素质较强者，接触少量和短时接触变应原也可诱发较严重的鼻部症状甚至出现过敏性哮喘的症状；特应性素质较轻者，同样条件下可能仅出现轻微的鼻部症状。我们在临床工作中发现许多患者在接触少量变应原时仅表现过敏性鼻炎的症状，接触大量变应原时过敏性鼻炎的症状仅仅是哮喘发作的前兆，随之可以出现刺激性咳嗽、胸闷和喘息等下呼吸道过敏症状。

（三）体征

1. 鼻镜检查 可发现鼻黏膜苍白、水肿，以下鼻甲为著，触之柔软，部分患者的鼻黏膜可表现为充血和灰蓝色，鼻腔中可见有水样或者较稀薄的鼻涕，鼻甲肿大，喷入1%麻黄素可使肿胀的鼻甲缩小，有时可发现中鼻道小息肉。常年性鼻炎患者在间歇期鼻黏膜可呈暗红色。若有胸闷，肺部听诊可闻及喘鸣音。体征通常可以根据鼻黏膜的肿胀程度分为三级：①轻度：表现为下鼻甲仅有轻度肿胀，中鼻甲和鼻中隔清晰可见；②中度：肿胀的下鼻甲接近鼻中隔或鼻底，观察中鼻甲和鼻中隔较为困难；③重度：肿胀的下鼻甲与鼻中隔、鼻底紧靠，不能观察到中鼻甲和鼻中隔，如患者有鼻息肉形成，不论鼻黏膜的肿胀程度均可判为重度。发作期鼻分泌物的涂片检查可见嗜酸性粒细胞增多以及活化的嗜酸性粒细胞。合并过敏性结膜炎的患者常可见眼结膜充血和水肿等。

2. 肺部体征

(1) 哮鸣音：是过敏性鼻炎-哮喘综合征喘息发作时最具特征的体征。哮喘发作时，不用听诊器也能听到哮鸣音，哮鸣音较轻时，可用听诊器听得。哮鸣音可满布两肺，也可局限。通常轻度发作仅出现在呼气相，严重时吸气和呼气相都有哮鸣音。哮鸣音的声响与症状严重性不十分相关。哮鸣音音调越高、音质越“细”，往往反映该局部支气管痉挛明显。应注意的是：当发生单侧肺哮鸣音消失时要考虑到自发性气胸；当哮喘发作严重，支气管极度狭窄、呼吸肌疲劳时，哮鸣音反而减弱甚至消失，是危重哮喘的表现。

哮鸣音是因高速气流通过相对狭窄的气道产生的湍流引起的“口哨样”的病理性呼吸音。形成哮鸣音主要有两大因素：①气道缩窄：由气道炎症，黏膜水肿、充血，分泌物增多、黏稠、阻塞支气管及支气管平滑肌收缩所造成；②高速气流：因患者气道阻力增大，需克服阻力而加强呼吸运动所产生。气道轻度缩窄阻塞时，通常哮鸣音较轻，当气道缩窄加重时，患者需克服增大的气道阻力而加强呼吸运动，产生高速气流，哮鸣音较响，音调较高，当气道缩窄严重，支气管管径极小甚至接近闭塞，难以形成高速气流，哮鸣音呈“尖”、“细”，具有“收紧感”，此时哮鸣音反而轻甚至发不出哮鸣音。哮鸣音较响，说明患者呼吸运动有能力足以产生高速气流，尚有一定的呼吸流量，倘若患者的呼吸流量相对较大，即使只有气道轻度缩窄也会有响亮的哮鸣音。反之，当患者呼吸肌疲劳时，产生的气体流速很小，即使有明显的气道缩窄，哮鸣音也不明显甚至听不到哮鸣音，如危重度哮喘。

哮鸣音主要发生在呼气过程中，表现为呼气较吸气时明显或响亮，称呼气性哮鸣音，而且可存在着胸部不同部位之间的音调和响度差别。这种典型的多音性反映了不同部位的支气管缩窄差别，及其引起的两肺气流的不均一改变。

哮鸣音对证实有无气道缩窄和鉴别其他疾病引起的喘息样症状有一定的帮助。当症状不十分明显时，可让患者做深呼吸，这能帮助哮鸣音的加强，有利于听诊。哮鸣音具有可逆性，应用平喘药（如吸入β_2激动剂）后，哮鸣音可得以改善。

(2) 肺过度充气体征：喘息发作，尤其是严重发作时，可出现明显的肺过度充气体征，即通常所说的肺气肿体征。但过敏性鼻炎-哮喘综合征喘息发作导致的急性肺过度充气与慢性阻塞性肺疾病（COPD）的慢性肺气肿病理改变和临床特征是不同的。过敏性鼻炎-哮喘综合征喘息发作的肺过度充气时，患者胸腔的前后径扩大，肋间隙增宽，发作缓解后肺过度充气体征随之明显改善或消失。

（3）辅助呼吸肌动用表现：过敏性鼻炎 - 哮喘综合征喘息发作时，可表现为辅助呼吸肌的动用，肋间肌和胸锁乳突肌收缩加强，出现三凹征等体征。严重发作时，患者可动用包括腹肌在内的几乎全部能帮助呼吸的肌肉，来增加通气，改善缺氧。持续严重发作时由于呼吸肌疲劳而引起的呼吸减弱，是危重的信号。危重时还表现为胸腹矛盾运动。

（4）重度喘息发作的体征：喘息严重发作时患者为减轻喘息症状，往往被迫坐起。可出现大汗淋漓、心率增快、发绀、张口呼吸、端坐呼吸，呼气相颈静脉怒张、呼吸辅助肌收缩加强，出现三凹征。极度呼吸困难时患者讲话只能吐单字，四肢湿冷、心动过缓、意识模糊甚至昏迷。部分危重患者，气流严重受限，哮鸣音反而消失。呼吸频率 >30 次 / 分，心率 >120 次 / 分，可出现奇脉，但呼吸肌疲劳时可使奇脉消失。呼气相颈静脉怒张，所有辅助呼吸肌均参与呼吸运动，患者大汗淋漓，可出现严重脱水。

（5）其他：喘息发作时，患者可出现精神紧张、焦虑、烦躁，严重时可因严重的呼吸困难或窒息感而焦躁和恐惧。患者通常神志清晰，但当危重度发作时，可有意识障碍，出现嗜睡、意识模糊乃至昏迷。

六、治疗

（一）上、下呼吸道的联合吸入糖皮质激素治疗

在发生过敏性鼻炎的阶段，也就是说在上呼吸道过敏性炎症阶段，早期进行抗炎治疗可以减少过敏性鼻炎发展为过敏性鼻炎 - 哮喘综合征的几率，以及降低以后发展为哮喘时的严重程度，因此在过敏性鼻炎阶段早期经鼻吸入糖皮质激素进行上、下呼吸道的干预性治疗是非常重要的。过去通常的做法是分别经鼻和经口吸入糖皮质激素进行上、下呼吸道的抗炎治疗。由于糖皮质激素鼻喷剂喷出的水雾或气雾在吸入鼻腔前没有经过充分雾化，而鼻腔内鼻道的结构又复杂而弯曲，所以鼻喷剂喷出的糖皮质激素很难达到鼻腔内的后部和鼻咽部，所以鼻腔内的过敏性炎症不能得到完全的控制，这部分没有得到控制的炎症为过敏性鼻炎或过敏性鼻炎 - 哮喘综合征留下了反复发作的隐患，一旦在停药或减量后，这部分没有得到控制的过敏性炎症很容易从鼻腔后部和鼻咽部分别向上、下呼吸道蔓延，导致病情复发。

20 世纪 70 年代中期以来，美欧各国先后开始试用脂溶性高、局部渗透性强的糖皮质激素制剂如二丙酸倍氯米松、布地奈德、丙酸氟替卡松、糠酸莫米松、曲安缩松，特别是最近开发了环索奈德和糠酸莫米松两种新型吸入性糖皮质激素，其抗炎效应更强，副作用更小。这些吸入糖皮质激素的共同特征是支气管内效应大和肝脏首过效应强，因此全身副作用很少。加上吸入技术的改进，如利用定量揿压吸入器（metered dose inhaler，MDI）配合口鼻两用雾化罐技术经鼻或经口吸入、粉雾技术以及正氧驱动雾化技术的问世，使得 ICS 治疗在世界范围内广泛应用于过敏性鼻炎 - 哮喘综合征和哮喘的治疗。其中环索奈德是目前进入临床使用的局部活性最强、全身副作用最少的新型糖皮质激素，进一步增加了吸入糖皮质激素的疗效和减少了副作用。

MDI 是利用揿压制动而定量喷射糖皮质激素等药物微粒的递送装置，是目前临床上最为常用、最为简单和最为经济的治疗过敏性鼻炎 - 哮喘综合征的给药方法。由于 MDI 气雾剂便于携带，操作简单，价格低廉，无需定期消毒而受到患者的欢迎，在过敏性鼻炎 - 哮喘综合征的防治中占据重要位置。但在患者使用 MDI 气雾剂吸入时，由于喷药和吸气常常不能有效配合而疗效欠佳，所以临床上通常采用 MDI 气雾剂 + 普通雾化罐方式进行吸入，明

显提高了MDI气雾剂的疗效，但是由于吸入路径问题。常常使得药物微粒不能同时进入上、下呼吸道和肺内的有效部位而致使疗效欠佳，使许多患者因此误认为吸入疗法疗效不佳、副作用大。MDI气雾剂的吸入药动学研究表明，吸入技术的正确与否对药物颗粒在上、下呼吸道和肺内的分布有着显著的影响。在肺通气功能相同的患者，通过MDI气雾剂吸入上、下呼吸道和肺内的药物剂量可以相差几倍甚至几十倍，因此疗效也相差悬殊，这种情况在儿童表现得尤为突出。实际上许多过敏性鼻炎-哮喘综合征患者采用MDI气雾剂吸入技术疗效欠佳的原因与错误的吸入方法有关。因此，医生在决定给患者采用吸入疗法时，首先应指导患者掌握正确的吸入方法，而掌握正确的方法需要借助口鼻两用雾化罐。口鼻两用雾化罐是目前唯一可以既经鼻吸入又可经口吸入的雾化罐，其雾化效果好、符合药物动力学要求，同时具有口腔保护作用和助吸作用。是配合定量揿压气雾剂的重要辅助工具。目前环索奈德MDI气雾剂已经在国内上市。

对于过敏性鼻炎-哮喘综合征患者来讲，掌握正确的吸入技术是决定治疗能否取得成功的关键因素，无论是经鼻吸入还是经口吸入，均应掌握正确的吸入方法。特别是过敏性鼻炎-哮喘综合征患者，由于上、下呼吸道均有变应性炎症，所以只有经鼻腔吸入糖皮质激素类药物才能将药物微粒分布于上、下整个呼吸道，这点对于完全控制过敏性鼻炎-哮喘综合征患者的上、下整个呼吸道的炎症，同时减少哮喘和过敏性鼻炎的复发是非常重要的。

口鼻两用雾化罐在MDI气雾剂治疗过敏性鼻炎-哮喘综合征中担任了极为重要的媒介作用，绝大多数的吸入性糖皮质激素均具有亲脂性基团，其亲脂性和高脂溶性决定了其局部作用强的特征，也决定了其在上、下呼吸道黏膜（主要是鼻黏膜、鼻咽部黏膜和支气管黏膜）局部使用时的全身生物利用度低的特点。但怎样才能将吸入性糖皮质激素等药物准确而均匀地投送到上、下呼吸道黏膜的局部呢？多年来许多医学家一直在探索一种更为可靠的吸入方法，以便将这些药物方便而均匀地输送到上、下呼吸道黏膜局部。我国口鼻两用雾化罐的发明（中国专利号 2008200245827），有效地解决了这个问题。口鼻两用雾化罐使得经鼻或经口吸入糖皮质激素治疗变得简单而实用，可使药物有效地经鼻腔或口腔吸入呼吸道，并可均匀分布于上、下呼吸道的黏膜，这样可让患者更全面的控制上、下呼吸道的炎症，使糖皮质激素的局部作用强度增加，全身生物利用度降低，有极好的治疗指数，从而保证吸入性糖皮质激素发挥最大疗效和最少的副作用，在防治过敏性鼻炎-哮喘综合征方面取得了显著疗效。

（二）抗过敏药物

一旦确诊过敏性鼻炎-哮喘综合征就应该尽早给予抗过敏药物。抗过敏药物包括抗组胺药物、抗白三烯药物和色甘酸钠类药物，是一组治疗过敏性鼻炎-哮喘综合征的重要药物，既可以有效控制过敏性鼻炎的病情，也可以预防和减缓哮喘症状，有效地控制过敏性鼻炎可以避免大多数哮喘发作或避免哮喘加重，因此使用抗过敏药物治疗过敏性鼻炎对预防哮喘发作和改善哮喘的预后具有重要意义。抗过敏药物的普通剂量即可有效治疗过敏性鼻炎来预防哮喘发作，加倍剂量可改善并发的哮喘症状。目前适合儿童临床常用的抗组胺药物包括非索非那定、地氯雷他定和左西替利嗪等第三代药物；抗白三烯药物包括孟鲁斯特钠（商品名：白三平、顺尔宁、平奇）、扎鲁斯特（安可来）；肥大细胞膜稳定剂包括色甘酸钠和尼多酸钠等。有关抗组胺药物和抗白三烯药物的联合制剂也已经进入临床试验阶段，并开始应用于成人过敏性鼻炎-哮喘综合征的治疗。

给予抗过敏药物加伪麻黄碱治疗过敏性鼻炎-哮喘综合征在改善鼻塞症状的同时，更可改善哮喘症状、提高 PEF 和减少支气管扩张剂的用量。

（三）变应原疫苗治疗

俗称脱敏治疗，是过敏性鼻炎 - 哮喘综合征的重要治疗方法之一。几项研究已经表明，在过敏性鼻炎的早期进行免疫治疗是有益的，可以减少哮喘的发生率。临床上主要针对尘螨和各种花粉进行脱敏治疗。研究证实该疗法能改变过敏性鼻炎 - 哮喘综合征的自然进程并可在停止治疗后维持数年的疗效。近年来许多学者主张采用舌下脱敏治疗，由于舌下脱敏治疗避免了反复注射的麻烦和痛苦，而且发生全身过敏反应的几率很低。但需要更多更大规模的临床研究来比较舌下脱敏治疗是否和注射脱敏治疗具有相同的疗效。目前临床常用的舌下脱敏制剂主要包括尘螨和花粉。尘螨舌下脱敏制剂的商品名是畅迪，由国内我武公司生产，也可用于尘螨过敏的预防和治疗。2009 年 2 月 24 日 FDA 批准了丹麦 ALK-Abelló 制药公司的花粉舌下脱敏疫苗——Grazax，该制剂为舌下速溶片，可用于对花粉过敏的 5～17 岁儿童和青少年过敏性鼻炎 - 哮喘综合征患者的预防和治疗。

（四）抗 -IgE 单克隆抗体

是一种针对人类 IgE 的重组单克隆抗体（商品名 Xoalir），在治疗过敏性鼻炎和哮喘中已经取得了显著疗效。2003 年 5 月正式获 FDA 批准上市。Xoalir 在治疗中 / 重度哮喘和季节性及常年性过敏性鼻炎均有效，已知 Xoalir 可以降低血清游离 IgE 水平，低调节周围血嗜碱细胞的 IgE 受体，可显著降低鼻部和支气管的嗜酸细胞、肥大细胞以及 T 细胞和 B 细胞的数目。研究表明，对已经吸入高剂量激素仍然不能控制的哮喘或过敏性鼻炎 - 哮喘综合征患儿，Xoalir 有显著的益处。临床资料提示，Xoalir 可以改善伴有持续性过敏性鼻炎哮喘患者的喘息症状，提高生命质量和控制急性发作，对 Xoalir 疗效好的往往是在那些更严重的哮喘患者中。这些给人留下深刻印象的临床资料说明了 Xoalir 抗炎治疗机制与抑制 IgE 有关。Xolair 的临床剂量是 125～375mg，皮下注射，每 2～4 周一次。该药可同时改善过敏性鼻炎 - 哮喘综合征的上呼吸道和下呼吸道的症状。

（五）中医治疗

由于过敏性鼻炎 - 哮喘综合征与中医的肺虚型哮喘相似，应补肺气、固表益气，可用玉屏风散（防风、黄芪、白术），加麻黄、海浮石、苏子各 10g 可定喘祛痰。肺气虚明显者加党参 10～15g、五味子 10g。由于肺虚患者哮喘发作程度较轻，平素怕寒自汗，外邪易侵，每遇气候变化而哮喘发作，发作前打喷嚏、鼻痒、流清涕，属肺虚之证，治拟补肺益气固表，故方选玉屏风散，久服能改善体质，提高免疫功能，提高抗病能力，减少哮喘发作。

临床研究发现玉屏风散能提高 IL-12 水平，明显降低 IgE 水平，提示了玉屏风散可以通过促进 IL-12 分泌，使 Th0 细胞向 Th1 细胞分化，使 Th1/Th2 细胞比例平衡，从而改善哮喘的免疫功能紊乱。研究还发现给哮喘动物模型吸入玉屏风散可以显著改善在抗原激发时的呼吸困难，明显减少支气管肺泡灌洗液中和支气管肺组织中的嗜酸细胞、淋巴细胞和肥大细胞数量。

七、过敏性鼻炎 - 哮喘综合征的研究方向和目标

如果说 20 世纪药理学研究是以受体药理学为主的生化药理学时代，那么 21 世纪将是一个以分子生物学为基础的分子药理学时代。近年来单克隆抗体、基因克隆、受体重组、离子通道电导测定等技术的发展，特别是分子免疫学的发展和人类疾病基因组计划的完成，为 21 世纪的分子药理学奠定了基础。有关 21 世纪治疗过敏性鼻炎 - 哮喘综合征药物的研

究和开发应遵循纠正全身特应性素质和拮抗上下呼吸道炎症并重的原则。近期（10 年内）研究和药物的开发应在开发疗效更好、副作用更少的控制气道炎症药物的同时，推广有关抗 IgE 治疗和变应原疫苗治疗，并进一步进行相关药物的临床试验和调查；中期（10～30 年）研究开发应在分子生物学的基础上将重点放在以细胞因子调节剂（包括细胞因子补充疗法、细胞因子拮抗治疗和免疫细胞调节剂等）为主的免疫治疗；远期研究（30 年以后）的开发目标应以细胞因子基因治疗和预防性遗传基因治疗为主。

为了推广过敏性鼻炎 - 哮喘综合征的新概念以及奠定过敏性鼻炎 - 哮喘综合征的基础和临床研究成果，尚有大量的工作需要我们去努力完成。根据 2011 年《全球哮喘治疗和预防的策略——NHLB I /WHO 的会议工作报告》的修订文件和 2011 年《过敏性鼻炎的诊断和治疗指南》修订版（ARIA 2011 update），结合我们多年的研究经验，现提出今后有关过敏性鼻炎 - 哮喘综合征的研究计划和目标，供同道们参考。

（一）基础研究

过敏性鼻炎 - 哮喘综合征的病因非常复杂，而搞清诱发过敏性鼻炎 - 哮喘综合征的危险因素对过敏性鼻炎 - 哮喘综合征的预防和治疗至关重要，今后几年应研究的重点是：

开展过敏性鼻炎 - 哮喘综合征的遗传学研究，例如：由遗传学方面的改变而使某人倾向于发生过敏性鼻炎或过敏性哮喘的生理机制（免疫反应，炎症的连锁反应及神经调节），并确定特应症基因、过敏性鼻炎基因和哮喘的基因。

对世界各个地理区域的变应原种类、刺激性物质的种类进行环境流行病学调查，以充分的证据搞清过敏性鼻炎 - 哮喘综合征的病因。除阐明变应原诱发过敏性鼻炎 - 哮喘综合征的价值外，还应该阐明其他诱发因素如病毒、细菌、室内污染（特别是油漆等挥发性气味）在过敏性鼻炎 - 哮喘综合征中的发病机制。

在搞清过敏性鼻炎 - 哮喘综合征病因的基础上，制定出相应预防和治疗计划并评价其预防效果；搞清已知变应原和化学性致敏物质的抗原决定簇和化学结构，以及这些物质在体内的代谢过程；并进一步对变应原的种类进行调查，以发现新的变应原。

确定过敏性鼻炎 - 哮喘综合征发病率和患病率逐年增加的原因。

过敏性鼻炎 - 哮喘综合征发病机制的研究：包括免疫学机制的研究，如各种免疫细胞、炎性细胞、结构细胞、细胞因子网络、炎性介质等在过敏性鼻炎 - 哮喘综合征中的作用以及相互作用。对病理生理学机制的研究也应加强。

（二）诊断与分级今后研究方向

组织制定过敏性鼻炎 - 哮喘综合征的定义、统一的临床诊断标准、症状严重程度分级，以便适用于过敏性鼻炎 - 哮喘综合征的诊断、判断病情严重程度、流行病学调查、治疗和随访。

为开展联合诊断，应发展一种无创性的、无痛苦的、能可靠反映过敏性鼻炎 - 哮喘综合征上、下气道炎症反应和严重程度的替代试验，给阐明过敏性鼻炎 - 哮喘综合征的发病机制提供一个临床上更实用的实验方法。近期研究除了应对鼻黏膜和支气管激发试验在判断气道炎症指标的可靠性和方法学进行研究外，还应该对鼻黏膜组胺激发试验或鼻黏膜变应原激发试验对下呼吸道气道高反应性的影响进行进一步研究。

研究和开拓一种早期诊断过敏性鼻炎 - 哮喘综合征（即亚临床状态）的方法，特别是在婴幼儿期。进一步推广家用简易峰流速计的应用，对家用鼻阻力仪也应该进行研究。

开拓一种可评价全气道炎症的可靠的、最好是无创伤性的检测方法，用于过敏性鼻炎 - 哮喘综合征的诊断、严重程度的判断以及评价抗炎性抗哮喘药物的疗效。

研究过敏性鼻炎 - 哮喘综合征病理学改变与鼻通气功能和肺功能指标的关系。

确定评价儿童过敏性鼻炎 - 哮喘综合征病情严重程度的某些标记物（包括血清学检查、气道炎症的判断指标），以观察哪类指标的改善与过敏性鼻炎 - 哮喘综合征患者病情的改善有关。

开展观察上、下呼吸道炎症所带来长期后果的前瞻性研究；并探讨过敏性鼻炎 - 哮喘综合征的慢性气道炎症与慢性阻塞性肺病的关系。

（三）治疗方案和治疗方法的研究方向

比较联合治疗方案和目前分科治疗对过敏性鼻炎 - 哮喘综合征的基础研究、临床疗效、药物副作用，新药开发以及相关的卫生经济学研究的差异。

评价不同联合治疗方案（主要包括上、下呼吸道联合抗炎治疗，特异性免疫治疗，非特异性免疫治疗和抗变态反应药物治疗）的疗效差异，以评价其综合疗效：①比较各种治疗在过敏性鼻炎 - 哮喘综合征的长期管理中的影响；②在过敏性鼻炎 - 哮喘综合征的局部联合抗炎治疗和全身治疗之间进行对过敏性鼻炎 - 哮喘综合征自然病程和气道炎症长期影响的比较；③观察比较各种联合治疗的疗效，权衡利弊，如比较经鼻吸入糖皮质激素与经口吸入糖皮质激素的疗效差异和副作用大小等。

观察经鼻长期吸入糖皮质激素的副作用和安全性，特别是对儿童的生长发育的影响和对老年人的安全性，并与经口吸入糖皮质激素进行比较。

借助各种监测结果，包括鼻阻力测定、气道反应性和生命质量等指标来综合研究联合治疗的疗效。

（四）治疗过敏性鼻炎 - 哮喘综合征的药物研究和新药开发

我们在开发和研究新的抗过敏性鼻炎 - 哮喘综合征药物时，应当尽量根据现代医学的循证医学模式进行药物的临床试验或临床验证。过去和现在我们使用的抗过敏性抗哮喘药物中，许多是偶然发现或根据前人的经验发现的，21 世纪的药物开发将把重点放在根据基础分子免疫学、分子病理生理学的新发现去针对性的设计和合成新的药物，如近年来开发的抗白三烯药物和 Xolair 等。

抗变态反应药物：由于抗变态反应药物是治疗过敏性鼻炎 - 哮喘综合征最主要的药物，近期应加强对抗变态反应药物对过敏性鼻炎 - 哮喘综合征的疗效和毒副作用的观察，特别是观察其抗炎效应。由于过敏性鼻炎 - 哮喘综合征是变态反应性疾病，因此应该开发作用更强的抗变态反应药物以用于过敏性鼻炎 - 哮喘综合征的治疗。由于第二代抗组胺药物（如特非那丁、阿司米唑等）具有较强的心脏毒性，已经逐步被临床淘汰。目前第三代抗组胺药物如非索非那丁（fexofenadine）、左西替利嗪（levocetirizine）和地氯雷他定（desloratadine）等的心脏毒副作用更少，抗变态反应作用也更强。奈多罗米钠（nedocromil sodium）等类似药物也应该进一步开发。

抗白三烯药物也属于抗变态反应药物范畴，该类药物是受体药理学和分子药理学结合开发的典型药物之一，虽然进入临床使用已有 10 年的时间，但在疗效 / 副作用比方面还有许多需要改进的地方，特别是可以引起抑郁和自杀倾向的副作用需要进一步观察。白三烯分子的发现促使人们开始关注身体内源性物质方面的研究。抗白三烯药物包括硫肽白三烯受体拮抗剂、LTB4 受体拮抗剂、5- 脂氧合酶激活蛋白抑制剂和 5- 脂氧合酶抑制剂四大类，目前只有硫肽白三烯受体拮抗剂为主的药物列入哮喘病的 GINA 方案，其他三类抗白三烯药物需要进一步开发。目前已发现的抗白三烯药物约有 40 余种，而进入临床使用的仅寥寥数种，因此研发选择性更强、疗效更好和副作用更少的抗白三烯药物具有较大潜力。

吸入性糖皮质激素的研究应致力于研究具有以下特点的制剂：①与糖皮质激素受体亲和力高和抗炎作用强度大；②全身代谢速度快，首过效应强，使得吸入的糖皮质激素能够迅速灭活；③在上、下呼吸道内存留时间长；在气道糖皮质激素受体附近有足够的沉积量；④增加糖皮质激素的脂溶性以加强其局部活性，减少全身吸收；⑤使糖皮质激素的作用定向于鼻黏膜或支气管内的某些关键细胞如嗜酸细胞、淋巴细胞、肥大细胞和上皮细胞等；⑥全身生物活性低，全身组织滞留少。

虽然抗 IgE 单克隆抗体（商品名 Xoalir）在治疗包括哮喘病在内的变态反应性疾病中已经取得了一定疗效，并已获得 FDA 的批准，但由于该药问世时间较短，其远期疗效、副作用以及致癌致畸作用仍然需要进一步观察。

随着 WHO 对变应原疫苗治疗的认可，变应原制剂的纯化工作将在短期内取得较大进展，随着变应原疫苗治疗的规范化和对其疗效的逐渐认可，将有越来越多的哮喘病患者接受免疫治疗。今后将围绕变应原疫苗治疗进行以下研究：①通过 DNA 疫苗将微量变应原基因导入体内，使机体产生更持久的免疫反应；②利用基因工程技术重组变应原的抗原蛋白进行免疫治疗，为变应原疫苗的商品化提供物质保障；③突击免疫治疗将简化治疗程序和缩短治疗时间；④舌下或口服免疫治疗的研究将获得突破；⑤在哮喘患儿的特应症早期运用 SAV 进行干预性治疗的研究。

INF-γ：由于吸入后 1 小时内 50% 的 INF-γ 都被分解，因此直接用 INF-γ 治疗哮喘病疗效欠佳。由于哮喘病患者机体自发产生的 INF-γ 数量减少，美国 South Florida 大学的 Mohapatra 教授设想利用一种新的免疫运转方式将含有具有治疗作用的 INF-γ 蛋白编码基因通过载体运送而导入肺和气道的细胞，促使肺和气道细胞自发产生 INF-γ。Mohapatra 教授和他的同事已经采用了纳米技术——几丁质（Chitin）纳米粒子作为载体，他们将 INF-γ 蛋白编码基因制成鼻喷雾剂进行吸入。初步的研究结果显示，这种鼻喷雾剂能有效抑制哮喘的气道变应性炎症和气道高反应性，从而减轻哮喘症状。动物实验已经证实在通过鼻吸入运送基因的 6 小时内，哮喘小鼠的气道炎症就开始减轻。每周吸入一次即可有效控制炎症。研究结果提示这种利用纳米技术方法配合基因技术的新剂型有可能改变机体的免疫应答。由于该药只需每周吸入 1 次，因此大大提高了患者的依从性。

细胞因子调节药物：某些已经证实与哮喘病发病机制有关的细胞因子拮抗剂或调节剂如 IL-4 拮抗剂、IL-5 受体拮抗剂、抗 IL-13 抗体、血小板激活因子拮抗剂、抗 RANTES 单抗、抗 Eotaxin 单抗、INF-γ、IL-10 和 IL-12 等也是抗哮喘药物的近期研究目标。调节性 T 细胞分泌的免疫抑制性细胞因子可抑制 Th2 反应，因此调节性 T 细胞也成为近期探索治疗哮喘新药靶。

根据循证医学的原则对传统医学（包括植物药有效成分的提取）治疗方法的疗效进行对照试验，如我国的中医药研究开发应在确定疗效的基础上加强对治疗过敏性鼻炎 - 哮喘综合征有效中药的有效成分的提取，如麻黄素的提取对 β_2 受体激动剂的研究和开发具有重要作用。

（李明华　唐华平）

参考文献

1. Murphy VE, Johnson RF, Wang YC, et al. Proteomic study of plasma proteins in pregnant women with asthma. Respirology, 2006, 11(1): 41-48.

2. Louik C，Schatz M，Hernandez-Diaz S，et al. Asthma in pregnancy and its pharmacologic treatment.Annals of allergy，asthma and immunology. ACAAI，2010，105（2）：110-117.
3. Gonzalez-Diaz Sn，Galindo CIG，Rodríguez GG，et al. Asthma and pregnancy-comorbid and coexisting. Global Adv Res J Med Med Sci，2012，1（11）：292-303.
4. Schatz M，Harden K，Forsythe A，et al. The course of asthma during pregnancy，post partum，and with successive pregnancies：a prospective analysis. J Allergy Clin Immunol，1988，81（3）：509-517.
5. British Thoracic Society Scottish Intercollegiate Guidelines Network. British guideline on the management of asthma. Thorax，2008，63（Suppl 4）：iv1.
6. Hartwig IR1，Bruenahl CA，Ramisch K，Keil T，Reduced levels of maternal progesterone during pregnancy increase the risk for allergic airway diseases in females only. J Mol Med（Berl），2014，92（10）：1093-104.
7. Tarlo SM，Lemiere C. Occupational asthma. N Engl J Med，2014，370：640-649.
8. Olivieri M，Biscardo CA，Palazzo P，et al. Wheat IgE profilin and wheat IgE levels in bakers with allergic occupational phenotypes. Occup Environ Med，2013，70：617-622.
9. Sander I，Rozynek P，Rihs HP，et al. Multiple wheat flour allergens and cross-reactive carbohydrate determinants bind IgE in baker's asthma. Allergy，2011，66：1208-1215.
10. Mihălţan FD，Antoniu SA，Ulmeanu R. Asthma and pregnancy：therapeutic challenges. Arch Gynecol Obstet，2014，290（4）：621-627.
11. 中华医学会呼吸病学分会哮喘学组．咳嗽的诊断与治疗指南．中华结核和呼吸杂志，2009，32（6）：407-413.

第十三节　微生物与黏膜免疫反应在哮喘中的作用

黏膜免疫系统主要分布于消化道、呼吸道及其他器官的黏膜下，均由淋巴样组织所构成，其虽然是一类周围免疫器官，然而还具有其他一些独特的功能或作用，因而被命名为“黏膜免疫系统”（mucosal immune system）。

黏膜免疫系统的构成：包括肠道相关淋巴样组织（gut-associated lymphoid tissue，GALT），支气管相关淋巴样组织（bronchial-associated lymphoid tissue，BALT），泌尿生殖道相关淋巴样组织（genitourinary tract associated lymphoid tissue，GUALT）以及其他部位的淋巴样组织（如扁桃腺、增殖腺、腮腺、泪腺、乳腺等处的黏膜下淋巴样组织）。黏膜免疫系统主要功能是产生具有局部免疫作用的保护性免疫分子，即分泌型 IgA，它负责保护人体约有 400m^2 面积的与外环境接触的黏膜界面，而这些部位又是病原微生物及过敏原侵入人体的主要门户，形成人体对外源性有害物质侵犯的第一道防线。

全球哮喘和过敏性疾病流行的剧增，流行于整个工业发达国家的城市社区，尤其在儿童中不断增加，被认为是由于过度讲究卫生的生活方式改变，而使细菌接触减少所致。这些属于生活方式的疾病，已成为一种全球性保健问题。

一、哮喘的起因及加重的原因——新认识

以往对哮喘起因的研究偏重于过敏原引起的免疫炎症反应方面，最近人们认识到是一个庞大的细菌微生物组（microbiome）维持着机体稳定的基础免疫平衡，并调节着病原微生物对宿主的免疫反应。呼吸道黏膜上皮组成了一个关键性微生物界面，在此黏膜上皮和树突状细胞与一系列功能各异的淋巴细胞相互发挥作用。

微生物在过敏体质进展至哮喘中有起因作用，以及在原有哮喘的基础上起加重作用，这一认识可为进入临床试验新的特殊治疗提供理论基础。在这些理论基础上，特异性宿主生物标志物的研究，将可作为针对某一哮喘患者的个体化治疗。

基因/环境是影响宿主对微生物/过敏原免疫反应的两大因素。

1. 基因因素　能影响黏膜上皮屏障功能，可改变微生物与黏膜免疫系统间的相互作用。

2. 环境因素　通过蛋白酶可引起表观遗传学的改变，如DNA甲基化、组蛋白乙酰化及微小RNA激活，所有这些因素均能改变宿主对微生物的免疫反应。

3. 特应性（atopy）　现在被普遍认为由基因-环境的作用所致，开始于围生期出生后早期发育过程中，IgE增高是它的特征。

二、呼吸道黏膜对微生物的刺激/接触——包容

“卫生假说”（hygiene hypothesis）认为：在现代生活环境中微生物接触的减少，是发达国家中过敏性疾病和哮喘发生增多的起因。过度讲究清洁可减少微生物的刺激量，而这种对微生物/共生菌的刺激/接触的感受性容忍，恰为免疫系统的正常发育所必需。且显示年龄依赖性特征，一旦发生菌群紊乱，哮喘儿童易引起呼吸道感染的风险增高。

气道黏膜始终受到微生物的侵袭：①细菌主要在黏膜和皮肤表面，所构成的微生物组通常起着对免疫系统有益的基础刺激作用；②病毒对气道黏膜的刺激作用较细菌更为急性，因哮喘患者的免疫反应较差，故而病毒是哮喘加重的主要原因；③真菌孢子起着主要过敏原的作用；④气源性过敏原如花粉、动物毛屑、尘螨可起着“微生物模拟物”（microbial mimics）拟似病原相关分子模式（pathogen associated molecular pattern，PAMP）的作用，从而刺激黏膜上皮、树突状细胞、淋巴细胞等的模式识别受体（PRR），并导致黏膜的先天性（非特异性）/获得性（特异性）免疫反应。

三、黏膜对微生物的刺激启动免疫反应——共生

黏膜树突状细胞的突触与上皮细胞呈犬牙状交错，以保证与气道腔有密切接触，但气道表面被一层纤毛上皮细胞所覆盖。因此，微生物与宿主免疫系统之间共生的最初反应涉及上皮细胞和树突状细胞，即使巨噬细胞和黏膜上皮下的淋巴细胞也参与其中。

哮喘患者上皮细胞与上皮细胞之间的紧密连接因炎症损坏而较脆弱，并可裸露在外。这可引起黏液纤毛摆动和屏障功能的障碍，有利于过敏原和其他物质进入气道黏膜组织内。树突状细胞在连接先天性免疫反应与获得性免疫反应中起着关键作用，也是过敏性炎症的主要调节者，形成黏膜屏障，发挥哨兵功能。

四、微生物能预防过敏性疾病（microbes protect from allergies）——双赢

（一）“疾病的微生物理论”（the germ theory of disease）

在1个世纪前，Koch和Pasteur证实了“疾病的微生物理论”，认识到感染是由微生物所致。设想通过根除微生物，以消除感染性疾病。随后就进行疫苗的研制，抗生素治疗，改善卫生条件，以上成为人们对抗微生物的重要手段。

（二）卫生假说（hygiene hypothesis）

1989年，David Strachan发现家庭人数越多，过敏性疾病的形成几率就越少，其解释是家庭人数较少，虽可减少个体罹患呼吸道感染的几率，但这类感染却恰能防止过敏性疾病

的形成。据此提出了“卫生假说”，从而重新定义了人们与微生物世界的关系，促使我们更好地了解宿主能容忍和微生物共同生存，微生物能刺激启动宿主的免疫反应，维持宿主的健康和发育而获得双赢。

（三）共生菌群（commensal microbiota）

在随后 10 年中的研究确定了微生物（共生菌）群是宿主免疫反应的重要调节者，研究显示：肠道内的一些特殊微生物能调节肠道免疫系统的发育及预防疾病，还能调节全身感染性和炎症性疾病的形成。

Hill 等研究报道，应用抗生素以清除微生物，足以能使小鼠易感过敏性疾病；若能保持肠道共生菌群的正常微生态的平衡，就能预防过敏性疾病的形成（图 1-13-1）。

1. Hill 报道，当临床应用抗菌素以清除微生物后，会导致肠黏膜上皮细胞缺乏微生物（PAMP 配体）的刺激量，可促使 B 细胞（TLR-MyD88 受体）产生 IgE 介导骨髓内 Baso 祖细胞的扩增，其 pro-expansion 受体 CD123 表达也高能介导过敏性疾病的形成。

2. Hill 研究确证了，血清 IgE 增高与 Baso 扩增之间存在着关联性机制 。当临床用抗菌素处理后，缺乏含有 MyD88 受体的 B 细胞，或 IgE 被中和时，未观察到循环 Baso 的增加，提示微生物（含有 CpG 配体）与 B 细胞的受体之间的交通（信号传递）在防止前 - 过敏性免疫（pro-allergy immune）的形成中起着关键作用。

3. 当血清 IgE 浓度高，Baso 比例也增高时，显示 IgE 可调节 Baso 介导的过敏性疾病。

4. 当宿主的 B 细胞中 MyD88（TLR 受体）接触到肠道菌群微生物分子 CpG（TLR 的配体）的刺激并结合时，足以能降低血清 IgE 浓度以及减少循环 Baso 的总数。

5. Hill 揭示了肠道菌群与 B 细胞之间存在着一个链接的信号传递途径，即是通过配体 CpG 与 MyD88 依赖性受体结合后所介导，能促进宿主全身免疫系统的正常发育。

过去 15 年中，哮喘和过敏性疾病研究的重点偏重于针对过敏原及 Eos 介导的 Th2 诱发的过敏反应性炎症方面。应用直接抗 Eos 和其他过敏反应炎症细胞的单克隆抗体的研究结果显示：虽然哮喘仍然被看作为气道黏膜过敏性炎症性疾病，但最近认为，需要将研究的重点重新放在哮喘中对微生物的偏移性免疫反应所致的气道黏膜免疫炎症上来，需要对特殊患者作靶向治疗。

Hill 等研究结果显示：肠道内肠道菌群的一些特殊微生物（如双歧杆菌等）能影响肠道免疫系统的发育及预防过敏性疾病的发生；还能影响感染性和炎症性疾病的形成。

在上述这些新发现资料的基础之上，必须认识到”菌群假说”（microbiota hypothesis），不仅是感染性微生物影响过敏性疾病的一种新观点，更是观察微生物与免疫反应介导性疾病相关性的新理论基础。

（俞善昌）

参考文献

1. Min JY，Hulse KE，Tan BK. B-Cells and antibody-mediated pathogenesis in chronic rhinosinusitis with nasal polyps. Adv Otorhinolaryngol，2016，79：48-57.

2. Bernardazzi C，Pêgo B，de Souza HS. Neuroimmunomodulation in the gut：Focus on inflammatory bowel disease. Mediators Inflamm，2016：1363818.

3. Honda K，Littman DR. The microbiota in adaptive immune homeostasis and disease. Nature，2016，535（7610）：75-84.

第十四节 环境污染对儿童哮喘的影响

儿童哮喘是儿童时期最常见的慢性气道疾病，严重影响儿童的身心健康，并给患者家庭和整个社会带来了极大的负担。我国儿童哮喘的流行病学调查结果显示，自1990年始的20年间，我国主要城区儿童哮喘的患病率呈现显著上升趋势，部分地区儿童哮喘的患病率在20年内翻了两番，接近于发达国家的水平。如此迅速上升的患病率，显然难以从遗传学的角度得到一个圆满的解释。从我国儿童哮喘患病率的地域差异特点：城市高于农村，发达地区高于欠发达地区，提示环境因素与我国儿童哮喘患病率上升有着十分密切的关联性。现有的证据表明，室内外不良环境暴露、变应原接触等环境因素与儿童哮喘的发生和发展有着密切的关联。

一、与儿童哮喘相关的环境因素

环境污染物可有多种来源，主要包括气体污染和颗粒污染，主要通过以下两条途径产生：直接排放的原始污染物和原始污染物通过光照、水雾或两者的共同作用下产生的次生污染物。在城市中，与交通相关的排放是污染物排放的主要来源，与之相关的主要污染物包括：一氧化碳（CO）、二氧化氮（NO_2）、二氧化硫（SO_2）和悬浮颗粒（PM）等，化学品与各种物品燃烧产生的微颗粒混合物则是环境污染物中最大的单一来源。环境生物污染与儿童哮喘的发生和发展密切相关。

（一）环境烟雾（ETS）

被动吸烟对儿童健康的影响已深为人知，其对儿童哮喘的影响尤为重要。生命早期暴露于被动吸烟，可以直接影响儿童呼吸系统的发育，明显增加出生后发生早期喘息的危险度。研究显示，暴露于高浓度环境烟雾可以明显增加哮喘儿童症状的严重度。被动吸烟暴露程度的严重程度与哮喘儿童临床症状的严重度关系密切。如果儿童哮喘患者家庭中有2名成人吸烟者，一年内发生哮喘急性发作的危险度是仅有1名吸烟成人家庭的1.8倍。生活环境中被动吸烟暴露程度为中重度的哮喘儿童，发生持续夜间症状的危险度将增高3倍以上，受哮喘影响的活动能力的下降也更明显。近年的研究显示，对于哮喘儿童而言，即便是低浓度的ETS暴露也可以影响儿童哮喘的控制水平。

深入研究发现，除了被动吸烟以外，环境烟雾中的NO_2同样会对儿童哮喘产生明显的负面影响，并轻度降低哮喘儿童的肺功能。一般而言，在室内暴露的NO_2浓度要比室外高50%。厨房燃气炉灶产生的NO_2是导致室内环境NO_2浓度升高的主要原因之一。无论对于过敏性哮喘还是非过敏性哮喘，室内环境中NO_2浓度的升高可以显著加重儿童哮喘患者的临床症状。一项在学龄前儿童进行的大样本量前瞻性研究显示，即便室内NO_2浓度并未超出环境标准的允许范围，但是哮喘儿童暴露于高出预定阈值5ppb浓度时，其哮喘严重度评分、喘息、夜间症状和缓解药物的使用量均显著增加，且与NO_2的浓度呈剂量依赖性正相关关系。

（二）大气污染物

与儿童哮喘患者肺功能和症状相关的主要空气污染物包括：$PM_{2.5}$、NO_2、SO_2、CO和臭氧（O_3）的浓度。其中$PM_{2.5}$、NO_2和SO_2与哮喘的疾病转归有关。高浓度暴露于NO_2可以增加儿童咳嗽和喘息的风险，而NO_2、SO_2和$PM_{2.5}$对肺功能（一秒用力呼气容积，FEV_1）的影响更明显。如果哮喘儿童连续暴露于高浓度的NO_2、SO_2和$PM_{2.5}$，FEV_1和呼气峰流速

(PEF)可有显著下降。大气中臭氧水平的升高与儿童哮喘住院关系密切，尤其在幼龄儿童和社会经济条件较低的家庭，此污染物的影响更大。如果哮喘儿童持续暴露于臭氧浓度>70ppb 的环境中，哮喘住院率显著增加(OR=1.16～1.68)。上海地区最近完成的研究显示，大气中黑炭和 $PM_{2.5}$ 浓度的增加与儿童哮喘住院率的增加密切相关，其影响存在一定剂量依赖性关系，而且这种关联性并不受大气中 NO_2 和 SO_2 的影响。

在生命早期暴露于交通相关的空气污染，是导致儿童发生过敏性哮喘的重要环境致病原因之一。进一步的研究发现，早期暴露于交通相关的空气污染与儿童持续喘息的危险度增加有关，而哮喘的发生则与儿童期长期暴露于高浓度交通相关污染相关联。当儿童自出生后持续高浓度暴露至 7 岁，罹患哮喘的危险度增加 70%。

(三)吸入变应原

环境中吸入变应原的致敏是导致儿童哮喘致病和急性发作最主要的原因之一，主要吸入变应原包括室外的草花粉，室内的螨虫、蟑螂等，以及动物皮屑等。如果生活在潮湿的居住环境中，真菌孢子的致敏也是一个不容忽视的不良环境因素。反复接触真菌孢子可以显著增加致敏儿童喘息急性发作的机会。通过适当的环境控制，改变生活习惯和降低环境的湿度，可以明显降低儿童哮喘发作的次数。虽然有研究显示，可以通过一定的干预手段减少接触环境吸入变应原的机会，进而减轻疾病负担，但是现已完成的所有研究都是在严格设计和管理的条件下，通过多维度控制才得以完成。在现实生活中，单一环境干预是无法做到真正有临床意义的环境改变，譬如目前无论是通过化学方法还是生物学方法除螨，都不能够明显改善儿童哮喘的症状，因此迄今尚无简单有效的防螨环境干预措施可应用于临床。

另一方面，近年的研究发现，在生命早期接触某些高浓度变应原可能有利于机体产生特异性耐受性，减少儿童期喘息和变应原致敏的发生。在城市环境与儿童哮喘的队列研究中发现，在生命早期暴露于变应原和细菌，可以显著降低出生后 3 年内反复喘息和特应症的发生。认为此时可将变应原视之为一种“耐受原(tolerangen)”，在细菌等因素的共同作用下降低了机体对变应原的致敏性，反而产生了临床保护效应，但此现象是否为变应原与细菌的特异性效应尚待进一步的研究得以证实。

二、环境污染影响儿童哮喘的机制

(一)环境污染对儿童肺发育的影响

儿童并非成人的缩影，是在不断生长发育的个体，各年龄期儿童都具有独特的生理特点。儿童肺的发育从胎内一直延续到出生以后，如果早期暴露于不良环境污染物，很容易影响到肺的发育进程，进而影响肺功能，增加儿童期喘息性疾病发生的危险度。研究证明，环境质量的改善可以促进儿童肺的发育，明显提高学龄期儿童的肺通气功能。

不少研究已经提示了儿童肺发育受损与 PM 浓度间的关系，显示空气污染可以改变儿童肺的发育。环境中的微细 PM 不但与胎儿的宫内发育延迟和婴儿死亡率有关，还与儿童的肺功能受损和呼吸道症状有关，尤其在哮喘儿童中的影响更大。队列研究已证明，生活在空气高度污染地区哮喘儿童的肺的发育受损明显，哮喘儿童 FEV_1 发育的受损与暴露于空气中的 NO_2、酸雾、$PM_{2.5}$ 和有机碳直接相关。一项纳入 1185 例儿童的出生队列研究显示，长期暴露于高浓度 NO_2 和 PM_{10} 与肺容量轻度但是有意义的下降有关联。我国香港地区的研究同样显示，PM_{10} 是学龄儿童肺功能受损的主要相关因素，生活在 PM_{10} 高污染地区男孩的 FEV_1、最大呼气中段流量($FEF_{25\sim75}$)和用力呼气流速 $_{75}$(FEF_{75})分别比低污染地区男孩下降 3.0%、7.6% 和 8.4%。另一项出生队列研究分析了出生第一年暴露于车辆尾气相关的 PM 与 8 岁时肺功能的关系，观察到生后第一年的暴露对 8 岁时 FEV_1 的影响最明显，FEV_1 平均下降 53.9ml，这种负面影响在对吸入变应原和食物变应原致敏的儿童中更显著，FEV_1 分别下降了 136.9ml 和 222.1ml。

由于儿童鼻腔的过滤作用明显弱于成人，而且儿童基础通气率较高，单位体质量的肺表面积高于成人，在正常呼吸情况下，单位体质量吸入的空气量高于成人，年龄越小，这种差异越明显。相对于成人，儿童在室外的时间更久，尤其是在 PM 浓度较高的时段，如下午放学时，空气中臭氧、硫化合物和交通污染物浓度更高。同时，儿童有更多时间从事室外体育活动，此时增加的呼吸频率和通气量可以导致更多的环境污染物在气道内沉积。因此环境污染对儿童肺发育的影响远大于成人。

（二）环境污染与气道炎症

毫无疑问，空气污染导致肺损伤的一个重要原因是直接与免疫系统介导的持续炎症状态有关。不少研究显示，居住在紧邻繁忙的主要道路附近的哮喘儿童的疾病控制水平较差，气道炎症状态更严重。儿童暴露于交通相关的大气污染物可以增加气道炎症状态和（或）氧化应激反应，测得的呼出气的一氧化氮水平明显增高，表明气道炎症持续存在。通过对汽车尾气颗粒物（DEP）的研究发现，DEP 的暴露主要与儿童过敏性哮喘相关，在生命早期暴露于 DEP 可以增强由螨虫诱导的呼吸道过敏反应，表现为变应原特异性 Th2/Th17 细胞在肺部募集，并增强了局部的继发性变应原记忆反应。因此，早期 DEP 暴露可使年幼儿童早期致敏，如持续 DEP 暴露并致敏，可以促进儿童过敏性哮喘的发生。

其他研究也分别证实，生活在高环境污染地区的哮喘儿童中，都存在不同程度的气道和全身的炎症状态，具体表现为呼出气冷凝物的 pH 更低，血浆表皮生长因子水平更高等炎症改变，同时提示在这些哮喘儿童中存在着与炎症相关的气道组织的重构。

虽然环境污染相关气道炎症导致肺损伤的分子通路尚未明了，但是研究已经证实，气道炎症确实涉及 IgE 介导的气传性变应原致敏和 toll 样受体（TLR）介导的先天性免疫反应。调节性 T 细胞（T-reg）可能在抑制变应原暴露后变应原致敏和 IgE 产生过程的初期起着重要作用。通过比较哮喘儿童和非哮喘儿童暴露于不同水平的大气污染，发现生活在污染更严重区域儿童常表现为转录因子 Foxp3 高甲基化，进一步影响 T-reg 的活性，增加了哮喘的发病率。

从 TLR 介导的先天性免疫反应与儿童哮喘环境污染导致肺损伤的关联性研究得知，TLR 家族成员有助于抵御不同抗原，它们是针对暴露于病原相关分子模式（PAMP），如脂多糖（LPS），和对组织损伤反应释放的炎症介质（损伤相关分子模式分子，DAMP）的信号转导。LPS 是在革兰染色阴性细菌细胞膜上的一种内毒素，也是 PM 中的一种重要成分。研究发现，在人类肺泡巨噬细胞上的 TLR-2 和 TLR-4，以及支气管上皮细胞上的 TLR-2 可被 PM 中附着的细胞组分，如 LPS 所激活。体内外的研究已经显示，臭氧和 LPS 可以增加气道的中性粒细胞数量，而且哮喘患者对两种污染物的反应是有关联的，提示可能炎症反应是通过共同信号通路的。TLR 在环境污染导致的免疫反应的作用已经在儿童生长队列研究中得到证实，研究发现在具有特殊 TLR-2 和 TLR-4 基因多态型的儿童，对于剂量依赖性的空气污染导致的哮喘不良效应的易感性增加。研究同时发现，在暴露于臭氧和内毒素后，中性粒细胞在气道的募集可以产生活性氧（ROS），进而通过一个复杂但尚未完全明了的机制，导致上皮细胞炎症、气道高反应性和肺损伤。

自由基可直接导致气道促炎介质的产生和激活，也可以间接导致组织损伤后 DAMP 的释放。通过对透明质酸的深入研究后发现，在组织损伤时，透明质酸可以裂解成小分子碎片，这些碎片可以作为 TLR-4 的内源性配体，并能够激活先天性免疫反应，产生细胞因子。

肿瘤坏死因子（TNF）是与气道炎症相关的另一个炎症基因，被认为可影响促炎细胞因子的表达。TNF 多态性似乎可影响肺对臭氧的易感性，及依赖于臭氧的哮喘发生的危险性和功能性反应。以上的研究均表明，空气污染可导致持续性气道炎症，并增加儿童哮喘的患病率，进一步的研究将有可能发现预防儿童哮喘加重的新的临床和治疗策略。

（三）环境污染与氧化应激

哮喘是已经被证实与环境污染物导致的氧化应激关系最密切的儿科呼吸道疾病，环境污染物可以直接通过产生自由 ROS 的氧化应激反应，或者间接地通过产生细胞因子造成肺的损害。ROS 可以是细胞代谢的正常产物，或者通过与细胞内的成分（如 DNA 和膜脂质）的作用，产生细胞损害。

抗氧化剂氧化还原系统和抗氧化酶可中和活性氧，但是氧化应激可能通过调节活性氧的活性诱导蛋白转译后的修饰。已有证据提示环境污染物可能促进变应原致敏，在缺乏常见 GSTM1 基因的儿童通过暴露于非挥发性多芳香烃（PAH），变应原致敏的危险性增加。这些儿童在蟑螂抗原和 PAH 共同暴露下更容易致敏。谷胱甘肽等抗氧化剂有助于降低因活性氧所致的上皮细胞炎症和组织损伤。在缺失 GSTM1 基因的成人中发现谷胱甘肽 -S- 转移酶的活性下降，而在臭氧暴露以后痰液中有更多的中性粒细胞和巨噬细胞，提示抗氧化酶基因多态性可能在环境污染导致的气道炎症中起一定的作用。

以往有研究发现抗氧化物质，如抗坏血素可能保护气道免于因暴露于环境污染产生的氧化损伤。在墨西哥儿童哮喘的双盲研究中，分析了患儿的肺功能与 GSTM1 多态性和每天抗氧化剂维生素 C 和维生素 E 补充之间的关系。发现缺乏 GSTM1 的基因型的儿童因暴露臭氧导致的肺功能的下降更明显，并能从抗氧化剂的补充中有更多的获益。但是目前相关研究的数量尚不多，不足以得出结论性的论断，需要做进一步的研究来确定，在哮喘儿童中抗氧化剂的补充是否具有真正的生物学价值。由于在现实生活中难以达到降低儿童污染物暴露的目标，采用抗氧化物质以降低环境污染导致的氧化应激和随之的肺损害的方法具有一定吸引力，值得进行进一步的临床研究。

（四）环境污染与表观遗传学

表观遗传学是描述在不改变 DNA 序列编码的前提下，通过某些机制引起可遗传的基因表达或细胞表现型的变化。表观遗传修饰可改变 DNA 本身的结构，如 DNA 的甲基化，或者通过改变组蛋白等骨架蛋白的构型而改变染色质的结构。这些变化可以通过细胞分裂而维持。已知表观遗传在调节众多基因中起重要作用，包括涉及炎性免疫反应的基因。这种表观修饰可以解释在哮喘中的遗传特征，及其如何与环境因素起相互作用。环境污染物除了对气道的直接损伤作用外，在肺部尚有表观遗传改变机制的参与。总体而言，从胎内直至成人，所有环境暴露都可能导致表观遗传学改变，而产生各种疾病。研究已经发现苯和 PM 的暴露与 DNA 甲基化的改变相关，通过脐带血 DNA 的分析发现，母体对 PAH 暴露的增加与 ACSL3 基因启动子高甲基化相关，并且与其子代生后发生哮喘的表型相关。另有研究发现，室内 NO_2 的暴露与伴有高水平 β_2 受体甲基化儿童的重症哮喘显著相关（OR=4.59）。DNA 甲基化的水平与不同类型的空气污染物有关联，也有研究者认为，哮喘儿童具有不同的甲基化模式，生活在污染严重地区的儿童有更高的基因表达。进一步的研究发现，在940例儿童中短期暴露于PM与诱生型一氧化氮合酶（iNOS）的低甲基化相关，从而影响呼出气一氧化氮的水平。

在环境污染的影响下，机体同时存在组蛋白乙酰化的增加。体外研究发现，气道上皮细胞暴露于PM_{10}可导致组蛋白H4的乙酰化增加，进而使促炎介质的产生增加，促进肺组织的氧化应激反应，加重组织损伤。当暴露于DEP时，可增加组织中COX-2的表达，进一步通过组蛋白H4的甲基化机制使染色质发生改变。

微小核糖核酸（mRNA）是高度保守的小的内源性非编码核糖核酸，其在转录后的水平调控众多基因的表达，环境污染对mRNA表达的影响也已成为研究的一个热点。暴露于PM，尤其是PM中的金属组分，可以显著影响人体细胞mRNA表达方式的改变。最近日本的一项研究发现，居住在主要高速公路附近的2岁儿童暴露于更多的多氯联苯，其血液中白介素-22mRNA的水平高于居住地远离高速公路的儿童，这种趋势在食物特异性IgE阳性的儿童中更明显。以上的研究提示，环境污染作用下的mRNA表达异常可能提示了机体对PM反应的一种新的机制。

这些研究结果都支持表观遗传机制可能在哮喘的发病机制中起到联结基因和环境的假设。但是由于研究的对象不同，评判标准不一致等原因，目前尚难以得出最终的结论。我们寄希望于通过全基因表观组学研究（epigenome-wide association studies）来明确，在环境与儿童哮喘的关系中，是否存在着疾病的发生是通过易感环境因素而影响疾病易感性的新的调节机制。

（五）环境污染与呼吸道感染

在实验研究中发现，环境污染与严重呼吸道感染密切相关，如已证明NO与鼻病毒对人类基底膜细胞和上皮细胞的感染有协同效应。动物研究中也显示环境中微颗粒浓度的增加会增加呼吸道合胞病毒的复制，降低巨噬细胞对病毒的吞噬能力，并降低肺炎球菌从动物肺部的清除。在儿童期，急性呼吸道病毒感染是诱发哮喘急性发作的最主要原因，约占80%～90%。环境污染导致的呼吸道病毒感染率的增高，与儿童哮喘控制不良有着一定因果关系。

环境污染是一个严重的健康危害问题，对于儿童呼吸健康的负面影响是多方面的，可以增加儿童罹患哮喘的易感性，增加哮喘急性发作的发生率，增加哮喘控制不良的危险度。环境污染并可增加儿童急性呼吸道感染的危险性，进而进一步加重了哮喘的疾病负担。但是目前对空气污染与儿童哮喘的整体认识尚显不足，并需要有进一步的研究来明确不同污染物的特殊作用机制，识别基因多态性对于气道对抗污染物的反应差异。并探究对于对抗环境污染的新的预防和（或）治疗方案的有效性。由于表观遗传的变化是在细胞分化过程中发生，与其相关的疾病状态有可能转移至后代，因此对于明确哮喘个体和健康个体中表观遗传学在环境污染与肺部疾病间的关系十分重要。

（洪建国）

参 考 文 献

1. 全国儿童哮喘防治协作组，中国疾病预防控制中心环境与健康相关产品安全所．第三次中国城市儿童哮喘流行病学调查．中华儿科杂志．2013，51（10）：729-735.

2. Dick S，Doust E，Cowie H，et al. Associations between environmental exposures and asthma control and exacerbations in young children：a systematic review. BMJ Open，2014，4（2）：e003827.

3. Chilmonczyk BA，Salmun LM，Megathlin KN，et al. Association between exposure to environmental tobacco smoke and exacerbations of asthma in children. N Engl J Med，1993，328（23）：1665-9.
4. Morkjaroenpong V，Rand CS，Butz AM，et al. Environmental tobacco smoke exposure and nocturnal symptoms among inner-city children with asthma. J Allergy Clin Immunol，2002，110（1）：147-53.
5. Gill R，Krishnan S，Dozor AJ. Low-level environmental tobacco smoke exposure and inflammatory biomarkers in children with asthma. J Asthma，2014，51（4）：355-359.
6. Belanger K，Holford TR，Gent JF，et al. Household levels of nitrogen dioxide and pediatric asthma severity. Epidemiology，2013，24（2）：320-330.
7. O'Connor GT，Neas L，Vaughn B，et al. Acute respiratory health effects of air pollution on children with asthma in US inner cities. J Allergy ClinImmunol，2008，121（5）：1133-1139.
8. Lin S，Liu X，Le LH，et al. Chronic exposure to ambient ozone and asthma hospital admissions among children. Environ Health Perspect，2008，116（12）：1725-1730.
9. Hua J，Yin Y，Peng L，et al. Acute effects of black carbon and PM2.5 on children asthma admissions：a time-series study in a Chinese city. Sci Total Environ，2014，481：433-438.
10. Shankardass K，Jerrett M，Dell SD，et al. Spatial analysis of exposure to traffic-related air pollution at birth and childhood atopic asthma in Toronto，Ontario.Health Place，2015，34：287-295.
11. Brunst KJ，Ryan PH，Brokamp，et al.Timing and duration of traffic-related air pollution exposure and the risk for childhood wheeze and asthma.Am J RespirCrit Care Med，2015，192（4）：421-427.
12. Largo W，Borgialli M，Wisinski CL，et al. Healthy Homes University：a home-based environmental intervention and education program for families with pediatric asthma in Michigan. Public Health Rep，2011，126（Suppl 1）：14-26.
13. Lynch SV，Wood RA，Boushey H，et al. Effects of early-life exposure to allergens and bacteria on recurrent wheeze and atopy in urban children. J Allergy Clin Immunol，2014，134（3）：593-601.
14. Gauderman WJ，Urman R，Avol E，et al. Association of improved air quality with lung development in children. N Engl J Med，2015，72（10）：905-913.
15. Gauderman WJ，Avol E，Gilliland F，et al. The effect of air pollution on lung development from 10 to 18 years of age. N Engl J Med，2004，351（11）：1057-1067.
16. Mölter A，Agius RM，De Vocht F，et al. Long term exposure to PM 10 and NO2 in association with lung volume and airway resistance in the MAAS birth cohort. Environ Health Perspect，2013，121（10）：1232-1238.
17. Gao Y，Chan EY，Li LP，et al. Chronic effects of ambient air pollution on lung function among Chinese children. Arch Dis Child，2013，98（2）：128-137.
18. Schultz E，Gruzieva O，Bellander T，et al. Traffic-related air pollution and lung function in children at 8 years of age：a birth cohort study. Am J Respir Crit Care Med，2012，186（12）：1286-1291.
19. Berhane K，Zhang Y，Salam MT，et al. Longitudinal effects of air pollution on exhaled nitric oxide：the Children's Health Study. Occup Environ Med，2014，71（7）：507-513.
20. Brandt EB，Biagini Myers JM，Acciani TH，et al. Exposure to allergen and diesel exhaust particles potentiates secondary allergen-specific memory responses，promoting asthma susceptibility. J Allergy ClinImmunol，2015，136（2）：295-303.
21. Nadeau K，McDonald-Hyman C，Noth EM，et al. Ambient air pollution impairs regulatory T-cell function in

asthma. J Allergy ClinImmunol，2010，126（4）：845-852.

22. Becker S，Fenton MJ，Soukup JM. Involvement of microbial components and toll-like receptors 2 and 4 in cytokine responses to air pollution particles. Am J Respir Cell Mol Biol，2002，27（5）：611-618.
23. Kerkhof M，Postma DS，Brunekreef B，et al. Toll-like receptor 2 and 4 genes influence susceptibility to adverse effects of traffic-related air pollution on childhood asthma. Thorax，2010，65（8）：690-697.
24. Liang J，Jiang D，Jung Y，et al. Role of hyaluronan and hyaluronan-binding proteins in human asthma. J Allergy Clin Immunol，2011，128（2）：403-411.e3.
25. Perzanowski MS，Chew GL，Divjan A，et al. Early-life cockroach allergen and polycyclic aromatic hydrocarbon exposures predict cockroach sensitization among inner-city children. J Allergy Clin Immunol，2013，131（3）：886-893.
26. Romieu I，Sienra-Monge JJ，Ramírez-Aguilar M，et al. Genetic polymorphism of GSTM1 and antioxidant supplementation influence lung function in relation to ozone exposure in asthmatic children in Mexico City. Thorax，2004，59（1）：8-10.
27. Shaheen SO，Adcock IM. The developmental origins of asthma：does epigenetics hold the key? Am J Respir Crit Care Med，2009，180（8）：690-691
28. Perera F，Tang WY，Herbstman J，et al. Relation of DNA methylation of 5'-CpG island of ACSL3 to transplacental exposure to airborne polycyclic aromatic hydrocarbons and childhood asthma. PLoS One，2009，4（2）：e4488.
29. Fu A，Leaderer BP，Gent JF，et al. An environmental epigenetic study of ADRB2 5'-UTR methylation and childhood asthma severity. Clin Exp Allergy，2012，42（11）：1575-1581.
30. Rossnerova A，Tulupova E，Tabashidze N，et al. Factors affecting the 27 K DNA methylation pattern in asthmatic and healthy children from locations with various environments. Mutat Res，2013，741-742：18-26.
31. Salam MT，Byun HM，Lurmann F，et al. Genetic and epigenetic variations in inducible nitric oxide synthase promoter，particulate pollution，and exhaled nitric oxide levels in children. J Allergy Clin Immunol，2012，129（1）：232-239.
32. Cao D，Bromberg PA，Samet JM. COX-2 expression induced by diesel particles involves chromatin modification and degradation of HDAC1. Am J Respir Cell Mol Biol，2007，37（2）：232-239.
33. Tsuji M，Kawamoto T，Koriyama C，et al.IL-22 mRNA expression in blood samples as a useful biomarker for assessing the adverse health effects of PCBs on allergic children. Int J Environ Res Public Health，2012，9（12）：4321-4232.
34. Salam MT. Asthma epigenetics. AdvExp Med Biol，2014，795：183-199.
35. Lambert AL，Trasti FS，Mangum JB，et al. Effect of preexposure to ultrafine carbon black on respiratory syncytial virus infection in mice. Toxicol Sci，2003，72（2）：331-338.

第十五节 基因 - 环境对哮喘发生的影响

一、儿童哮喘相关联的易感基因

哮喘是一种多基因相关的疾病，在特定环境的影响下发生并发展。基因是其决定因素，环境则是其发生和发展的必要条件。对哮喘或疑似哮喘患者进行大型全基因组关联分析，虽可识别大量基因，但由于哮喘的异质性，很难反映到功能性层面，实际效果较差。因此，进行特殊表型的儿童哮喘全基因组关联分析，以寻找其易感基因更有现实意义。

（一）重度急性加重哮喘患儿的相关基因

在2～6岁伴有重度哮喘急性加重的患儿中发现了5个可能与特殊表型相关联的基因，它们分别是IL1R1、RAD50、CDHR3、IL33、GSDMB，其单核苷酸的多态性与住院次数呈强相关。CDHR3和IL33是新发现的哮喘易感基因。

1. CDHR3　钙黏蛋白是钙离子依赖的细胞黏着糖蛋白，CDHR3（钙黏蛋白相关家族3）是钙黏蛋白相关家族中第3个被发现的蛋白。钙黏蛋白家族是一类钙离子依赖的黏附分子家族，对胚胎发育的细胞识别、迁移、分化及成体组织器官构成有重要作用。钙黏蛋白3和之前发现的钙黏蛋白中其他成员如哮喘E型钙黏蛋白和原钙黏蛋白均在支气管上皮表达，参与调控气道上皮细胞的完整性，是气道高反应的易感基因。

通过COSPAC和NAAS出生队列研究，在住院的1091例儿童中因哮喘住院的有92例，对这些患儿进行CDHR3等位基因分析，结果为AA型30例、AG型312例、GG型749例。而在1岁以内患儿的住院比例中AA型远高于其他型别（$P<0.02$），说明CDHR3等位基因纯合子AA型增加1岁以内哮喘重度发作住院的风险。

2. IL33　IL33是新近发现的IL1家族成员。IL33（rs1342326）和IL1RL1（rs10204137）是一对与自身免疫性疾病如炎症性肠病（IBD）相关密切的因子，呈基因多态性。

（1）中期起病喘息与8岁时哮喘关联的IL33基因单核苷酸多态性：PIAMA及ALSPAC队列研究从8个编码IL33基因及白介素受体（IL1RL1）基因的单核苷酸多态性观察喘息表型及哮喘进展，PIAMA纳入2001位儿童，ALSPAC纳入7247位儿童；最后通过荟萃分析，结果发现：携有IL33（rs17498196）基因儿童其8岁时哮喘的发生与中期起病的喘息相关联（图1-15-1）。

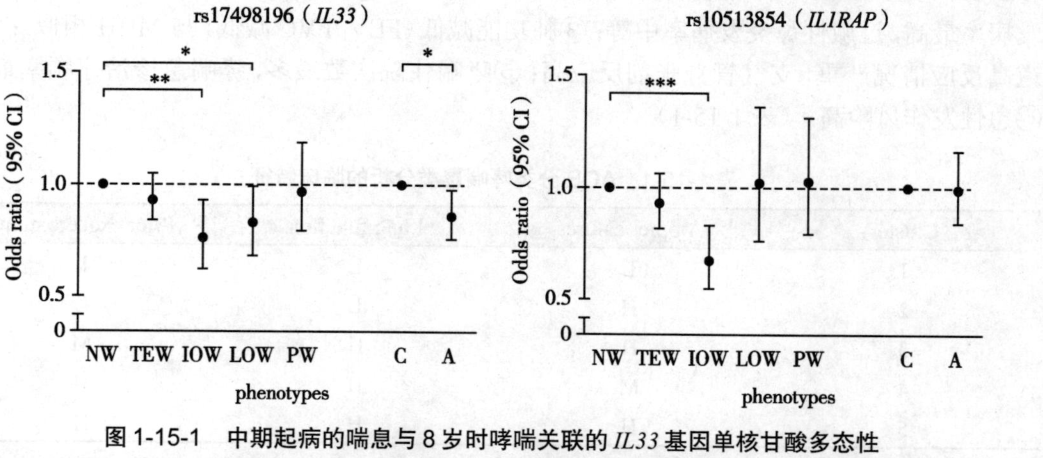

图1-15-1　中期起病的喘息与8岁时哮喘关联的*IL33*基因单核甘酸多态性

注：NW：从不喘息；TEW：早期暂时性喘息；IOW：中期发生的喘息；LOW：晚期喘息；PW：持续性喘息（是指喘息发生的年龄时段和持续时间）

（2）IL33促进严重激素抵抗型哮喘患儿的气道重塑：动物实验证明严重抵抗型哮喘血清中IL33浓度随着过敏原的暴露持续增高，并持续到无过敏原暴露后4周。应用抗IL13治疗仅能部分消除气道高反应。应用激素治疗并不能减少$IL33^+$细胞数量及围支气管的胶原沉积。对难治性哮喘患儿的支气管组织进行活检也显示$IL33^+$细胞增加与网状基底膜增厚相关。

（二）儿童哮喘表型聚类临床关联及纵向稳定性

在 CAMP 研究入组患儿中使用谱向聚类（spectral clustering）分析，同时根据 48 个月以上的随访资料观察肺功能和吸入性抗炎治疗的反应。

1. AOE 分类的临床特征 过敏（allergy，A），气道阻塞（obstruction，O）和急性发作（exacerbation，E）。

（1）Cluster1 LLL：特应性低、气道阻塞轻微、急性发作率低。①是患者群中最大的亚组（28.8%）；②无异位性皮炎病史、无过敏性鼻炎，皮肤点刺试验阳性反应率低，IgE 水平低；③肺功能较好（FEV_1/FVC 比例最高）；④支气管舒张剂反应最低，气道高反应程度中等；⑤无哮喘住院史，哮喘急诊治疗频率最低；⑥急性发作风险最低。

（2）Cluster2 HLL：特应性高、气道阻塞轻微、急性发作率中等。①普遍伴异位性皮炎、过敏性鼻炎，皮肤过敏试验阳性率高；②肺功能较好（FEV_1 最高）；③支气管舒张剂反应和气道高反应程度中等；④无哮喘住院史，哮喘急诊治疗频率低；⑤急性发作风险低到中度。

（3）Cluster3 HHM：特应性高，气道阻塞程度高，急性发作率中等。①异位性皮炎发生率较低（与 HLL 相比），但过敏性鼻炎或皮肤点刺试验阳性反应率最高；②肺功能减低（FEV_1 及 FEV_1/FVC 比例最低）；③气道高反应情况严重，支气管舒张剂反应高；④哮喘住院少，但哮喘急诊治疗频率中等；⑤急性发作风险中等。

（4）Cluster4 MHH：特应性中等，气道阻塞程度高，急性发作率高。①无异位性皮炎病史，过敏性鼻炎发生率中等（52.9%），IgE 水平较低；②肺功能减低（FEV_1/FVC 减低，与 HHH 相似）；③支气管舒张剂反应和气道高反应程度高；④多数有哮喘住院史；⑤急性发作风险中到高。

（5）Cluster5 HHH：特应性高，气道阻塞程度高，急性发作率高。①患者群比例最低（9.3%）；②全部伴 AD，皮肤点刺试验阳性反应率最高，IgE 水平最高，嗜酸性粒细胞增多症发病率最高，过敏性鼻炎发病率中等；③肺功能减低（FEV_1/FVC 减低，与 MHH 相似）；④气道高反应情况严重，支气管舒张剂反应高；⑤哮喘住院次数最多，哮喘急诊治疗频率最高；⑥急性发作风险高。（表 1-15-1）

表 1-15-1 AOE 分类哮喘聚类分析的临床特征

Cluster	Atopic features	Lung function	Prior exacerbations
1	L	L	L
2	H	L	L
3	H	H	M
4	M	H	H
5	H	H	H

2. 5 个聚类分组患者的肺功能和治疗反应

（1）急性加重率和肺功能：随访 48 个月（4 年），分别评估 5 个聚类分组患者在急性发作率以及肺功能间的差异，分析其临床和预后，结果发现在组 4（MHH）和组 5（HHH）两组患者间首次需要口服激素的急性加重有着显著差异（#log-rank $P<0.01$）（图 1-15-2），需要添加其他控制药物治疗的初始时间同样有着显著差异（$P<0.001$）。

而且，在最初的 12 个月内不需要应用至少一个疗程的口服激素治疗的患者，组 4

(MHH)和组5(HHH)分别为34%和36%；组3(HHM)和组2(HLL)分别为44%；组1(LLL)为54%。这些差异持续保持整个研究期达4年。

4年的随访期中，可发现组5(HHH)和组1(LLL)在不需要应用口服激素与需要添加其他控制药物方面存在3倍的差异，分别为32% vs 11%(P<0.001)。

同时，在随访的48个月(4年)中监测了5组患者的气道高反应和肺功能。应用乙酰甲胆碱PC20激发试验测定气道高反应；肺功能方面主要测定了应用支气管舒张剂前、后的FEV_1以及FEV_1/FVC比例。结果观察到在不同组型之间存在显著差异：3(HHM)、4(MHH)、5(HHH)组的支气管舒张剂反应明显高于1(LLL)、2(HLL)组(图1-15-3)：乙酰甲胆碱PC20值、FEV_1和FEV_1/FVC比例表现相似，组3(HHM)较低于组1(LLL)。

(2)治疗反应：分析5组患者对吸入抗炎药物如布地奈德以及尼多克罗米的反应有否差异。最初报告的结果发现所有组型的哮喘急性发作，应用吸入布地奈德治疗组较安慰剂组显著减少，而应用尼多克罗米组与安慰剂相比无显著差异。但在后续的研究中，通过不同聚类组别的分层观察时发现：对吸入布地奈德和尼多克罗米的治疗反应存在着异质性。1(LLL)、2(HLL)和3(HHM)组较轻的临床类型组对治疗反应与最初的未分层研究时报告相似，但是两个临床类型较重的4(MHH)和5(HHH)组，布地奈德的治疗效果与尼多克罗米乃至安慰剂组均无差异。在一年的治疗期内尼多克罗米减少急性发作率1.7倍，安慰剂减少1.6倍，布地奈德减少1.6倍，三者无显著差异，4年的治疗结果与之相似，提示4(MHH)和5(HHH)组表型对激素治疗反应差。(图1-15-4)

二、环境对哮喘进展的影响

环境对哮喘影响的因素很多，包括室内、外致敏原、感染、烟草烟雾、化学刺激物、母亲孕期营养、分娩方式和喂养等。下文主要就婴儿出生后食物的多样性以及肠道微生物群与哮喘的关系两个方面做一简单阐述。

(一)食物的多样性

1岁时食物的多样性与哮喘进展相关，有研究表明1岁期内食物添加的种类是否多样性和5岁时哮喘的发生与否相关联，自6个月以后就应给婴儿增加母乳以外的食物，至1岁，所增加食物的品种数与5岁时哮喘的发生率成反比。(表1-15-2)

(二)消化道微生物的多样性与哮喘的关联

1. 1岁时消化道微生物的多样性与7岁时哮喘的关联　出生后正常肠道菌群的建立有助于婴儿免疫功能的成熟，早期建立正常菌群可以促使Th1优势表达，减少过敏性疾病的发生。(表1-15-3)

2. 食物中纤维素含量可改变消化道和肺部微生物群多样性分布　动物实验证明低纤维食物摄入能加重气道炎症和气道阻抗，增加血清中总IgE浓度和嗜酸细胞、淋巴细胞数量；高纤维食物摄入者的血液中，由于有较高的短链脂肪酸含量，短链脂肪酸丙酸酯对气道具有保护作用，可防止过敏性炎症的发展，同样是动物实验证明，可减少血清中IgE、嗜酸细胞数量。

(三)致病菌和共生菌

308例4～12岁呼吸道感染患儿，取其鼻咽部标本作细菌检测，发现其中鼻病毒阳性者39%，细菌阳性者71%，其中嗜血流感杆菌53%、肺炎链球菌17%、卡他莫拉菌11%，分析致病菌和共生菌同时存在时，对感冒以及哮喘的影响，结果如下。

表 1-15-2 1 岁期间食物的多样性和 5 岁时哮喘的关联

在 3、4、6 和 12 个月时副食品种的多样化	频次 31421 No（%）	所有哮喘（N=194）HR（95%Cl）		过敏性哮喘（n=1070）HR（95%Cl）		非过敏性哮喘（n=1070）HR（95%Cl）	
		未校正	校正	未校正	校正	未校正	校正
在 3 个月							
未添加食品	944（30）	0.80（0.55-1.18）	0.83（0.53-1.28）	1.01（0.60-1.70）	1.21（0.65-2.26）	0.66（0.37-1.19）	0.60（0.32-1.13）
1～2 种食品	1410（45）	0.84（0.59-1.19）	0.82（0.82-1.21）	0.98（0.60-1.59）	1.13（0.65-1.97）	0.64（0.37-1.68）	0.5（0.71-0.97）
>2 种食品	751（24）	-	-	-	-	-	-
p 值		0.48	0.57	0.99	0.83	0.21	0.10
在 4 个月							
未添加食品	357（11）	1.04（0.66-1.66）	1.07（0.63-1.820）	1.139（0.58-2.23）	1.26（0.56-2.83）	1.04（0.55-2.00）	1.02（0.50-2.07）
1～2 种食品	543（17）	0.77（0.49-1.20）	0.83（0.52-1.350）	1.21（0.68-2.14）	1.55（0.83-2.91）	0.28（0.11-0.72）	0.26（0.09-0.75）
3～4 种食品	1016（32）	0.97（0.69-1.35）	0.99（0.68-1.43）	1.45（0.72-2.29）	1.62（0.98-2.70）	0.60（0.35-1.02）	0.57（0.32-1.02）
>4 种食品		-	-	-	-	-	-
p 值		0.66	0.85	0.46	0.27	0.02	0.03
在 6 个月							
0～4 种食品	183（6）	1.92（1.08-3.40）	1.75（0.88-3.45）	2.40（1.12-5.13）	2.52（1.01-6.09）	1.33（0.50-3.50）	0.90（0.28-2.92）
5～6 种食品	405（13）	1.28（0.80-3.40）	1.51（1.09-2.51）	1.85（1.01-3.40）	2.43（1.27-4.82）	0.72（0.31-1.67）	0.70（0.29-1.69）
7～8 种食品	1527（49）	1.24（0.88-1.76）	1.27（0.86-1.87）	1.42（0.87-2.30）	1.45（0.83-2.55）	1.09（0.65-1.83）	1.08（0.61-1.91）
>8 种食品		-	-	-	-	-	-
p 值		0.16	0.27	0.08	0.04	0.71	0.80
在 12 个月							
0～7 种食品	133（4）	2.84（2.26-6.52）	4.19（2.31-7.58）	4.45（2.19-9.05）	5.17（2.34-11.42）	2.84（1.18-6.84）	2.94（1.11-7.84）
8～9 种食品	429（14）	1.66（1.09-2.12）	1.87（1.17-2.98）	2.34（1.37-3.08）	2.93（1.60-5.37）	0.80（0.36-1.77）	0.76（0.32-1.78）
10～11 种食品	1398（44）	0.96（0.68-1.37）	1.03（0.69-1.54）	1.04（0.64-1.69）	1.21（0.69-2.12）	0.85（0.50-1.45）	0.85（0.47-1.55）
>11 种食品	1145（36）	-	-	-	-	-	-
		<0.001	<0.001	<0.001	<0.001	0.05	0.07

表 1-15-3 1 岁时消化道微生物的多样性与 7 岁时哮喘的关联

	7 岁时哮喘 是 N=8，中位数（四分位数间距）	否 N=38，中位数（四分位数间距）	p 值
1 周龄	1.34（0.95-1.64）	1.60（1.42-1.75）	0.04
1 个月	1.26（0.92-1.46）	1.60（1.49-1.91）	0.003
12 个月	2.87（2.26-3.24）	2.62（2.25-3.24）	0.79

	7 岁时 哮喘 N=8，中位数（四分位数间距）	健康个体 N=23，中位数（四分位数间距）	p 值
1 周龄	1.34（0.95-1.64）	1.60（1.42-1.80）	0.05
1 个月	1.26（0.92-1.46）	1.58（1.48-2.10）	0.007
12 个月	2.87（2.26-3.24）	2.82（2.32-3.25）	0.96

1．肺炎链球菌感染或鼻病毒感染都可引发感冒症状，若肺炎链球菌和鼻病毒同时存在，感冒症状明显加重（$P<0.0001$）。嗜血流感杆菌或卡他莫拉菌和鼻病毒同时存在不发生上述现象。

2．对哮喘症状的影响。鼻病毒被检出的患儿，若同时检出肺炎链球菌，更易出现哮喘症状，与无检出者比较有显著差异（$P<0.0001$），若同时检出卡他莫拉菌者也可出现哮喘症状，但其程度较轻（$P=0.01$），但同时检出嗜血流感杆菌对哮喘症状无影响。

3．比较细菌单独存在或与病毒同时存在是否会促使哮喘急性加重。鼻病毒或肺炎链球菌单独存在时，其急性加重率分别是 15% 和 18%，若同时存在，急性加重率增加至 22%，与没有病原体检出时的 9.2% 比较，均有显著差异（鼻病毒为 $P=0.0005$、肺炎链球菌 $P=0.006$，鼻病毒 + 肺炎链球菌 $P<0.0001$），鼻病毒与嗜血流感杆菌或卡他莫拉菌同时存在，不增加哮喘急性加重的风险。

4．在激素抵抗型哮喘患者的气道中可发现革兰染色阳性或阴性细菌，如放线菌较正常对照组和激素敏感型患者明显增加（$P<0.01$）。

参考文献

1. Bønnelykke K，Sleiman P，Nielsen K，et al. A genome-wide association study identifies CDHR3 as a susceptibility locus for early childhood asthma with severe exacerbations. Nat Genet，2014，46（1）：51-55.
2. Savenije OE，Mahachie John JM，Granell R，et al. Association of IL33-IL-1 receptor-like 1（IL1RL1）pathway polymorphisms with wheezing phenotypes and asthma in childhood. J Allergy Clin Immunol，2014，134（1）：170-177.
3. Saglani S，Lui S，UllmannN，et al. IL-33 promotes airway remodeling in pediatric patients with severe steroid-resistant asthma. J Allergy Clin Immunol，2013，132（3）：676-685.
4. Howrylak JA，Fuhlbrigge AL，Strunk RC. Classification of childhood asthma phenotypes and long-term clinical responses to inhaled anti-inflammatory medications. J Allergy Clin Immunol，2014，133（5）：1289-1300.
5. Abrahamsson TR，Jakobsson HE，Andersson AF，et al. Low gut microbiota diversity in early infancy precedes asthma at school age. Clin Exp Allergy，2014，44（6）：842-850.

6. Trompette A, Gollwitzer ES, Yadava K, et al. Gut microbiota metabolism of dietary fiber influences allergic airway disease and hematopoiesis. Nat Med, 2014, 20(2): 159-166.
7. Kloepfer KM, Lee WM, Pappas TE, et al. Detection of pathogenic bacteria during rhinovirus infection is associated with increased respiratory symptoms and asthma exacerbations. J Allergy Clin Immunol, 2014, 133(5): 1301-1307, e1-3.
8. Goleva E, Jackson LP, Harris JK, et al. The effects of airway microbiome on corticosteroid responsiveness in asthma. Am J Respir Crit Care Med, 2013, 188(10): 1193-1201.

第十六节 重度哮喘定义、评估和治疗的ERS/ATS国际指南解读

既往对于重度哮喘和难治性哮喘没有完全统一的命名和定义，在1999年和2000年，《欧洲呼吸杂志》和《美国呼吸和危重症杂志》分别发表文章，首次定义了重度哮喘和难治性哮喘。2006年全球哮喘防治创议（GINA）指出难治性哮喘（difficult-to-treat asthma）患者通常对糖皮质激素的治疗作用不敏感，并且常常不能达到与其他哮喘患者相同的控制水平。具体讲，经GINA推荐的第4级治疗方案，即两种或以上的控制药物加缓解药物治疗仍不能达到可接受的哮喘控制水平，称为难治性哮喘。近年来关于难治性哮喘的诊断和治疗有了很大的进展，对难治性哮喘的认识需求也日益增加，为此在2009年，美国胸科学会（ATS）和欧洲呼吸学会（ERS）联合组织了23位专家对难治性哮喘做了专题讨论，决定在复习文献的基础上更新难治性哮喘诊治指南。最后于2014年2月在《欧洲呼吸杂志》正式发表了《重度哮喘定义、评估和治疗的ATS/ERS国际指南》。本节笔者介绍新指南的主要内容并做解读。

一、新指南的概况

新指南在前言部分介绍了更新指南的目的、方法、潜在的利益冲突声明和如何使用指南。指南的第一部分为重度哮喘的定义；第二部分为重度哮喘的表型：流行病学、发病机制、病理生物学和生理学；第三部分为重度哮喘的评估；第四部分为重度哮喘的治疗，包括目前常用的治疗药物、生物标志物的应用和生物靶向药物的应用等。在评估和治疗部分对8个临床常见的问题做了解答，根据循证医学依据提出了具体的推荐意见，推荐强度分为强力推荐（即“我们推荐”）或条件性推荐（即“我们建议”）。

二、重度哮喘的定义

重度哮喘的定义是在哮喘诊断正确、合并症已排除或得到妥善处理时，需要高剂量吸入糖皮质激素（ICS）联合其他一种控制药物和（或）全身皮质类固醇激素治疗才能维持控制或仍不能控制的哮喘。

在界定重度哮喘时需要按以下步骤进行：

第一阶段：确定哮喘诊断并鉴别难治性哮喘。首先是要除外表现为“难治性哮喘”，经治疗后可明显改善其状况的哮喘患者。对于表现为“难治性哮喘”的患者应由哮喘专科医生评估和管理3个月以上。

第二阶段：从相对较轻的哮喘中识别出重度哮喘。当确定哮喘诊断并评估其合并症时，重度哮喘定义为“哮喘需要高剂量ICS加第二种控制药物［和（或）全身糖皮质激素）治

疗，以防止转变成“哮喘未控制”或虽经治疗仍为“哮喘未控制”状态。这一定义包括接受了足量治疗但鉴于无治疗反应而停止治疗的患者。在>6岁的患者，“金标准/国际指南治疗”是指高剂量ICS加长效β_2激动剂、白三烯调节剂、茶碱和（或）持续性或接近持续性全身糖皮质激素作为基础治疗。

第三阶段：确定重度哮喘是否控制。未控制哮喘的标准是患者具备以下4项中任意1项为哮喘未控制：

（1）症状控制欠佳：ACQ评分持续>1.5或ACT评分<20（或按照GINA指南经过3个月评估为“非良好控制”。

（2）频繁重度急性发作：在过去一年2次以上应用全身糖皮质激素治疗，每次>3天。

（3）重度急性发作：在过去一年至少1次住院治疗，入住重症监护室或应用机械通气。

（4）气流受限：适当停用短效和长效支气管舒张剂后，FEV_1<80%预计值（同时FEV_1/FVC降低至正常值下限）。

患者具备以上4项中的任意1项，且应用高剂量糖皮质激素治疗者界定为“重度哮喘”。若患者未达到哮喘未控制标准，但是在激素减量时哮喘加重也符合重度哮喘的定义。应用这一定义可从疾病本身（急性加重和肺功能下降）和药物副作用来预测其未来的高风险。

三、表型：流行病学、发病机制、病理生物学、结构和生理学

（一）重度哮喘的表型和分簇

越来越多的证据表明重度哮喘并非单一疾病，有多种多样的临床表现、生理特征和预后。为了更好了解其异质性，哮喘表型的概念应运而生。表型是有机体可见的特征，源自表观遗传和环境影响的相互作用，表型相对稳定但也并非随时间恒定不变。表型结合了生物学和临床的特征，包括从分子、细胞、形态和功能的特征，了解表型其目的是为了改善治疗。迄今为止对表型的识别还只是推测，对重度哮喘的治疗效果将决定其表型的临床有效性。

目前有两种方法描述表型：假说基础法和无偏倚法。重度哮喘研究计划（Severe Asthma Research Program，SARP）利用突出的临床特征鉴别出成人轻度、中度和重度哮喘的5个簇：包括3簇轻度、中度和重度早发变应性哮喘（基于肺功能水平、药物应用和急性发作频率）；1簇较严重的晚发，肥胖年老女性组伴有中度FEV_1降低和频繁应用口服糖皮质激素；1簇晚发，但病程长、病情重、少见变应组伴更低可逆性的气流受限。另有Leicester组通过痰嗜酸性粒细胞计数进行成人哮喘队列分析，鉴别出4簇哮喘表型：包括1簇相似的早发变应性哮喘；1簇肥胖非嗜酸性粒细胞哮喘；1簇早发症状为主的哮喘；1簇晚发炎症为主的哮喘。在2种聚簇分析中，重度哮喘均可分布于几簇中，支持重度哮喘为异质性疾病。儿童SARP研究发现4簇：1，晚发，正常肺功能；2，早发，变应性且肺功能正常；3，早发，变应性且轻度气流受限；4，早发，重度气流受限。

以上研究中SARP成人簇分型初步与肺功能、发病年龄、治疗水平相关，Leicester簇显示嗜酸性粒细胞表型可能更常见于晚发重度哮喘。

（二）自然病程和危险因素

对于成人和儿童重度哮喘的患病率知之甚少，尤其是使用严格定义的前提下，但大体上估计约占总体哮喘人群的5%～10%。

越来越多的证据显示重度哮喘的表型与遗传因素、哮喘发病年龄、病程、急性加重、鼻窦疾患和炎症特征有关。早期儿童起病的哮喘（包括各种严重程度），其特征为过敏性，具有家

族史和最近发现的非过敏性/非特应质遗传因素的参与。晚期起病的严重哮喘常常以女性多见，虽然病史短但肺功能降低更明显。在某些亚群，它与持续的嗜酸性粒细胞性炎症有关，也与鼻息肉和鼻窦炎有关，常合并阿司匹林过敏和呼吸道感染，但常常缺乏特异的遗传因素。

职业暴露与晚期起病有关，但常常导致严重哮喘。肥胖与儿童和成人起病的重度哮喘相关，但肥胖对其的影响力度可能因起病年龄和过敏性炎症程度不同而有所不同。对于较严重的哮喘，吸烟和环境污染是与之相关的常见危险因素。哮喘患者吸烟和肥胖均与皮质激素（CS）治疗不敏感相关，同时也与重度哮喘有关。成人重度哮喘的反复急性发作在同时存在合并症的患者中更为频繁，这些合并症包括严重的鼻窦炎、胃食管反流、反复呼吸道感染和阻塞性睡眠呼吸暂停综合征。真菌过敏（如曲霉过敏）与成人重度哮喘的发生也有关。

（三）其他

指南在表型章节中还对遗传和后天因素、炎症和适应性免疫、先天免疫途径的活化、结构异常、生理学等做了详细的讨论，限于篇幅本文不做介绍。

总之，过去的几十年中，重度哮喘的表型化已成为发展的根本。重度哮喘在基因、分子、细胞、结构和生理标记物的潜在发展以及将其与药物治疗进行整合，可以改善当前的临床表型。这一领域的研究进展不仅有助于重度哮喘的诊断和治疗，也可以对未来的研究提出亟待解答的问题。

四、评估

本部分包含以下三部分内容：①判定“难治性哮喘”患者确实患有哮喘；②正确评价合并症和促成因素；③治疗前做哮喘表型诊断可能有益于优化治疗方案。

（一）第一步：判定患者确实患有哮喘

临床医师应对哮喘患者的诊断要始终保持一定的怀疑度，并通过患者的病史评估其是否真正患有哮喘。将非哮喘病例误诊为未控制哮喘的比例在文献报道高达12%～30%。评估应从详细的病史采集着手，侧重于哮喘患者的症状，包括与活动相关的呼吸困难、咳嗽、哮鸣音、胸部紧缩感及夜间憋醒。此外应探究导致哮喘加重的危险因素，要考虑到环境或职业因素是可能的危险因素。肥胖所致的呼吸道症状亦可被误诊为哮喘。对于儿童和成人患者应评估与哮喘相似或其他疾病存在的可能性。由于具备可逆的气流受限是诊断哮喘的组成部分，应在支气管舒张剂应用前和应用后测定患者的肺功能，为准确评价气流受限的可逆性，检查前应停用药物。肺功能检查还包括弥散功能及应用乙酰甲胆碱或运动激发的支气管激发试验。若肺功能测定值前后无明显变化则需依据不同的病例个体化评判，尤其在病史、体征与肺功能结果不一致的情况下，更需要加强鉴别诊断。

问题1：在尚无明确适应证的情况下［根据病史、症状和（或）其他检查结果］，胸部高分辨计算机体层显像（HRCT）扫描是否可常规应用于具有重度哮喘症状的患者？

建议1：根据病史、症状和（或）之前检查结果，若儿童和成人重度哮喘患者无胸部HRCT特定适应证，建议仅在临床表现不典型时应用胸部HRCT检查（条件性建议，非常低的循证依据）。重度哮喘患者不典型的临床表现包括以下状况：如黏液分泌物增加、肺功能迅速下降、一氧化碳弥散量下降以及无特应质儿童的难治性哮喘。

（二）第二步：评价合并症及促成因素

难治性和重度哮喘患者常与某些合并疾病相关。文献报道哮喘患者依从性不佳的比例可高达32%～56%，对所有难治性哮喘患者均要评估其治疗依从性，值得注意的是未掌握药物吸入技术同样是常见原因。如何察觉患者的依从性不佳颇具挑战性。口服药物的依从性可通过测定血清泼尼松、茶碱浓度，全身糖皮质激素（CS）副反应监测以及血清皮质醇水平抑制程度进行评估，而对于吸入性 CS 的依从性评估，如测定储药罐重量、应用压力触发或电子计数装置在临床诊疗中尚未普遍应用。若患者存在依从性差，医师应帮助患者对其治疗药物作知情选择，并通过个体化干预改善其依从性不佳。治疗费用本身亦可对患者的依从性产生影响。

特应质和过敏性与哮喘具有相关性，且与重度哮喘存在某种程度的关联。但很多大型流行病学调查研究显示重度哮喘与特应质 / 过敏性的相关性要低于轻度哮喘，且重度哮喘患者中皮肤过敏测试阳性的比例更低。在儿童患者中过敏性与哮喘严重程度的相关性则更强，在所有患者中，评估特异性 IgE（根据皮肤过敏原点刺测试或血清测试）、过敏原持续暴露与症状是否存在相关性，可有助于识别诱发哮喘症状和急性加重的危险因素。

研究发现在高达 75%～80% 哮喘患者中患有鼻窦炎。鼻息肉在小部分成人患者中可见。在儿童哮喘患者中鼻息肉少见，而更常见的合并症是囊性纤维化，或有时与原发性纤毛运动障碍相关。

胃食管反流（GERD）见于 60%～80% 的哮喘患者，但针对反流治疗的临床试验大多显示其对于哮喘控制无获益。"沉默"（无症状）胃食管反流（GERD）作为哮喘控制差的原因可能被过分强调。虽然鼻窦炎和 GERD 治疗对于重度哮喘的作用尚不明了，当上述合并症存在时应予以相应的治疗以改善其症状。GERD 和鼻窦炎都能导致声带功能障碍加重。此外，由 GERD 和鼻窦炎所致的症状可能被误诊为哮喘。

肥胖也是与难治性哮喘相关的一个常见合并症。

吸烟可导致哮喘更难以控制。吸烟可改变炎症进程，有文献报道吸烟可导致患者对 CS 的疗效下降。烟草暴露的环境亦与儿童和成人哮喘疗效不佳相关。尿液或唾液可替宁浓度测定常可帮助证实患者是否存在被动烟草暴露。

重度哮喘儿童常伴随早年各种过敏原尤其是真菌的暴露和致敏。环境治理对于重度哮喘控制有效的循证依据尚不充分，但在城市环境中降低大气臭氧水平以及改善交通拥堵可提高哮喘的控制水平。

25% 至 49% 的重度哮喘成人患者发现患有焦虑和抑郁。此现象亦常见于儿童患者及其父母，母亲的抑郁及应对技能差可能导致哮喘相关生活质量下降。上述合并症常易被漏诊，故建议行相应的心理评估并安排专科医生会诊。遗憾的是尚未明确心理治疗对于哮喘控制有效。

除哮喘相关合并症外，对于长期重度或难治性哮喘的患者，尤其是高剂量吸入或全身 CS 治疗的患者，评估治疗引发的合并症尤为必要。

（三）第三步：哮喘表型的建立

哮喘，特别是严重哮喘具有不同的疾病进程已被逐渐认同，并非所有的哮喘患者对于现有治疗疗效相似或具有相同的临床进程（见表型部分）。迄今为止，对于哮喘特定表型的定义尚无普遍认同的标准。然而，识别某种表型的某种特征可能最终有助于靶向和（或）更加有效的治疗，并有助于预测不同的自然病程，从而使部分患者受益。此外，嗜酸性粒细胞炎症、过敏性 /Th2 型免疫类型以及肥胖已被视为可能有助于判断非特异性治疗（CS）和特异（靶向）治疗（如抗 IgE、抗 IL-5 和抗 IL13 抗体治疗）的特征或表型。

由于尚缺乏被广泛认同的特定表型，临床、基因及统计学方法可发现早发过敏性表型，晚发的肥胖（尤其是女性）表型以及迟发型嗜酸性粒细胞表型，均具有不同的自然病程。哮喘发生的年龄，如始于儿童还是成人与不同的过敏原、肺嗜酸性粒细胞及鼻窦疾病相关。判断是何种类型——嗜酸性粒细胞性炎症或 Th2 炎症（或缺乏），对于评价患者的依从性、发作风险及预测 CS 疗效，并可能对靶向治疗（如抗 IL-5 或抗 IL-13）的疗效预测具有潜在益处。痰液中性粒细胞性炎症在哮喘治疗中的指导作用研究较少，已证实其与糖皮质激素疗效下降相关。由于上述测定指标仅实施于特定的临床中心，在其被广泛应用之前对于检测方法的标准化尚需进一步研究。

与此同时，成年肥胖哮喘表型相对于早发过敏性哮喘的肥胖患者对于减重治疗具有更好的疗效。上述表型的判别可通过询问发病年龄，评估体质指数（BMI），测定肺嗜酸性粒细胞（通常为诱导痰），评价特应质，伴或不伴 Th2 型炎症标志物而建立。Th2 型标志物包括已广泛应用的呼出一氧化氮（FeNO）及血清骨膜蛋白水平（目前仅限于研究应用，且儿童不适用）和血嗜酸性粒细胞计数。在儿童中应用全血细胞计数或特定方法（皮肤或血测定）行外周嗜酸性粒细胞检测以及总 IgE 测定可能对 Th2 型炎症判定有帮助，但特异性有限。FeNO 浓度升高不可能出现于所有慢性哮喘儿童中，但若其浓度低提示患者存在其他疾病如囊性纤维化或纤毛运动障碍。

特应质生物标记物包括 FeNO 浓度及血清 IgE 升高，可鉴别儿童重度哮喘但非成人重度哮喘，并支持目前流行的 Th2 型驱动模式气道炎症。

除血嗜酸性粒细胞外，其他生物标志物测定需要特殊的设备、人员培训及检测试剂等，在确立哮喘表型方面，上述生物标志物的作用均需进一步的研究证实。

五、治疗

本节探讨重度哮喘的处理方法，其中包括：①当前已有的治疗药物；②新近发展的治疗措施；③基于表型特征的未来治疗措施。尽管传统的哮喘控制药物，如长效 β- 受体激动剂、白三烯调节剂、茶碱等，已被业界认可并广泛应用，但对重度哮喘的疗效仍未被证明。事实上，重度哮喘患者需要多药联合治疗以维持或达到哮喘控制，这本身就说明这些药物对于该组人群不够有效。以前很少有临床试验专为研究重度哮喘的治疗方案而设计。人们评估了使用新型分子靶向药物治疗成人重度哮喘的临床试验，有证据表明其存在一定有效性和短期安全性。

（一）使用已有的哮喘治疗药物

1. 糖皮质激素不敏感　按照本指南中的定义，重度哮喘与激素不敏感关系密切，激素治疗后仍难以控制病情或者当激素减量或停用后哮喘控制恶化。因此，尽管激素是轻度哮喘的主要治疗措施，但在重度哮喘治疗中，还需联合应用选择性分子靶向药物以控制炎症、改善激素不敏感。重度哮喘患者通常指那些激素依赖、难治性或激素不敏感的人群。在 30% 的成人重度哮喘患者中，除了吸入激素治疗之外，通常还需要增加口服激素以维持一定程度的哮喘控制水平。术语激素不敏感比激素抵抗更为合适。

激素不敏感表现的形式不同，发生的潜在机制也不同。这已在重度哮喘患者的外周血单核细胞、肺泡巨噬细胞以及气道固有细胞如平滑肌细胞中被证实，但这些体外研究结果与体内反应的相关性仍不清楚。激素不敏感通常与其他疾病共存，在成人中主要有肥胖、吸烟、低维生素 D 水平和非嗜酸性粒细胞型哮喘（低 Th2 型炎症）。而在儿童中，这些机制所起的作用知之甚少。

与轻度哮喘患者对吸入性激素反应性不同，以 IL-5 和 IL-13 等 Th2 细胞因子表达增高为特征的嗜酸性粒细胞型或“高 Th-2 型”哮喘，尽管给予高剂量吸入性激素甚至是全身用激素治疗，某些重度患者仍持续存在以嗜酸性粒细胞为主的炎症。与成人重度哮喘相似，儿童中也存在以嗜酸性粒细胞占主导类型的哮喘，但与支气管肺泡灌洗液中或活检时检测到的 Th2 细胞因子水平无相关性。来自轻中度哮喘的研究数据显示，在成人哮喘中非嗜酸性粒细胞型哮喘是一个数量众多的亚型，这种类型的哮喘对激素敏感性较差。理解不同类型激素不敏感的发病机制有利于尝试一些新的治疗方法，如 p38 丝裂素活化蛋白激酶（MAPK）抑制剂和组蛋白去乙酰化酶（HDAC-2）诱导剂。

在 20 世纪 90 年代，人们研究使用一些具有免疫抑制特性的药物，如甲氨蝶呤、环孢素 A、金盐以及静脉注射免疫球蛋白 G，作为激素减量制剂用于减少口服激素的维持剂量。虽然这些药物被认为可以改善激素不敏感性，但其疗效仍未确定，且存在明显的药物副作用。

2. 吸入和口服激素治疗　如果中度哮喘患者已使用中度剂量以上激素治疗，再增加激素剂量并无太大作用。然而，ICS 剂量与疗效的相关性存在个体差异。有证据表明在重度哮喘中，吸入激素剂量越高疗效越好（包括全身激素替代效果）。尽管人们尝试使用超高剂量（超过 2000μg/d）和超细颗粒吸入激素治疗重度哮喘，但这种治疗方法尚缺乏足够的资料支持。

当标准治疗药物无法达到哮喘控制时，通常需要加用口服激素作为重度哮喘的维持治疗。

尽管指南中已提出将生物标志物作为激素使用的标准，但在重度哮喘中使用痰嗜酸性粒细胞计数和（或）呼出气一氧化氮水平指导治疗仍存在争议。

据报道，曲安奈德肌内注射用于重度哮喘治疗，可以改善嗜酸性粒细胞炎症、气流受限并能预防急性发作。与应用于临床的其他激素相比，曲安奈德由于患者依从性好、作用强，疗效更显著。

全身性激素应用可增加患者发生骨折、白内障的风险，高剂量吸入激素则存在抑制肾上腺皮质功能和儿童生长发育迟缓等高风险。与全身性激素应用相关的体重增加更不利于哮喘控制。对于青春期前儿童，每日使用布地奈德 400μg 初期可导致患儿初始身高轻微降低（平均 −1.3cm），这一现象在成年后仍然存在，但不会进一步加重也不具有累积效应。因此，持续应用全身性激素和高剂量吸入激素时，应严密监测患者的体重、血压、血糖、眼睛、骨骼密度及儿童的生长发育情况。用药前务必采取措施以预防骨质疏松。

3. 短效和长效 β- 肾上腺素能受体支气管扩张剂　许多成人和儿童重度哮喘患者在应用 ICS 以及短效和（或）长效支气管扩张剂后，仍持续存在慢性气流受限。ICS 升阶梯治疗联合应用 LABA，优于单独使用 ICS 对哮喘的控制水平。此外，没有达到最佳症状控制的哮喘患者，尽管哮喘控制评分处于未控制水平，但其临床症状控制已明显改善，达到了较为理想的或可耐受的状态。在控制不佳的儿童哮喘中，相比应用双倍剂量的 ICS 或加用孟鲁司特，低剂量 ICS 联合 LABA 仍是最有效的治疗方案。

在重度哮喘患者突然出现急性发作时（通常称为脆性哮喘），人们常皮下注射 β- 受体激动剂特布他林，但目前尚未证实在反复或持续吸入（雾化或喷雾给药）β- 受体激动剂的基础上使用这种方法是否能有临床获益。

如果轻中度哮喘患者在不加用 ICS 的情况下接受 SABA 或 LABA 治疗，频繁使用 β- 受体激动剂可能会导致哮喘控制反常性恶化。重度哮喘患者可在使用 LABA 的情况下按需加用 SABA。据报道，使用超过推荐剂量的吸入性 β- 受体激动剂可明显增加哮喘死亡率。

4. 缓释茶碱 茶碱联合ICS应用可改善中度哮喘控制。在一项对激素不敏感的吸烟哮喘患者的研究中，茶碱加低剂量ICS可改善呼气峰流速和哮喘控制，提示茶碱可改善部分人群的激素不敏感。然而，在儿童或成人重度哮喘中尚无类似研究。

5. 白三烯调节剂 应用全身性激素预防急性发作或改善中度哮喘症状时，孟鲁司特联合ICS疗效不如LABA联合ICS明显。除此之外，在3项未用LABA的中重度成人哮喘研究中显示，白三烯调节剂与ICS联合使用对肺功能有一定程度的改善作用。其中2项研究针对阿司匹林敏感的哮喘人群进行，这部分人群中有35%应用全身性激素治疗。相反，在另1项纳入72例对阿司匹林不敏感的成人重度哮喘患者的研究中，接受LABA、ICS以及孟鲁司特三联用药（部分患者加用OCS）超过14天的患者并未改善临床预后。对阿司匹林敏感的哮喘患者是否比不敏感的哮喘患者反应更佳尚无定论。此类药物在儿童重度哮喘中反应如何，尚无具体研究。

6. 长效毒蕈碱拮抗剂 应用中～高剂量ICS联合或不联合LABA后，未能控制病情的中重度哮喘患者，噻托溴铵可改善其肺功能和临床症状。高剂量ICS和LABA及噻托溴铵的三联用药，可改善FEV_1水平，减少按需使用短效β_2-受体激动剂的次数，降低重度急性发作的风险。目前尚无噻托溴铵在儿童哮喘中的应用研究。

（二）针对重度哮喘的具体方法

委员会确定了以下几个对于临床医师管理重度哮喘患者非常重要的临床问题。

1. 目前可用来指导治疗的生物标志物

（1）不单靠临床标准，痰嗜酸性粒细胞计数能用于指导重度哮喘患者的治疗吗？

建议：对于成人重度哮喘患者，我们建议使用临床标准和痰嗜酸性粒细胞计数来指导治疗，而不是单靠临床标准（条件性建议，极低质量证据）。

对于儿童重度哮喘患者，我们建议单独使用临床标准来指导治疗（条件性建议，极低质量证据）。不推荐使用痰嗜酸性粒细胞计数指导儿童哮喘的治疗，我们认为避免不规范和不广泛使用的技术干预比不确定和可能有限的临床获益更有价值。

由于目前痰嗜酸性粒细胞检测技术还没有充分标准化和广泛应用，我们建议这种方法仅适用于对这项技术经验丰富的专业中心。那些痰多、表现出嗜酸性粒细胞增多和频繁发作的重度哮喘患者最可能从中获益。

（2）不单靠临床标准，呼出气一氧化氮（FeNO）能用于指导重度哮喘患者的治疗吗？

建议：我们建议临床医生不要使用FeNO指导儿童和成人重度哮喘患者的治疗（条件性建议，极低质量证据）。这个建议认为避免额外的医疗资源消耗比监测FeNO的不确定临床获益更有价值。

2. 一些特殊的治疗方法

（1）单克隆抗IgE抗体可以用于重度过敏性哮喘的治疗吗？

建议：对于重度过敏性哮喘患者，我们建议对成人（条件建议，低质量证据）和儿童（条件性建议，极低质量证据）使用omalizumab进行试验性治疗。

这个建议认为一些有重度过敏性哮喘的患者从omalizumab的临床获益比增加医疗资源更有价值。

纳入omalizumab临床试验的成人和儿童（6岁及以上）重度哮喘患者，应该是已采用最佳的药物和非药物学治疗、避免了接触的过敏原、血清IgE水平范围在30～700IU/ml（有3个研究的范围更广从−30到1300IU/ml），是未控制的IgE依赖的过敏性哮喘。治疗医师在进行治疗反应评估时，应该考虑到改善哮喘控制、减少发作和非计划就诊以及生活质量的改善等。如果在治疗 4 个月后没有反应，继续治疗也不能使之受益。

(2) 甲氨蝶呤可以用于严重哮喘的治疗吗？

建议：我们建议临床医生不要使用甲氨蝶呤治疗成人或儿童重度哮喘（条件性建议，低质量证据）。

这个建议认为避免甲氨蝶呤的副作用比减少全身性糖皮质激素使用的可能获益相对更有价值。

随机临床试验的证据仅应用于成人。由于甲氨蝶呤的副作用和需要监测，我们建议甲氨蝶呤的使用仅限于专业的中心和那些需要每天口服激素治疗的患者。如果决定使用甲氨蝶呤，推荐在治疗之前和之后，检检查胸部 X 线、全血细胞分类计数和血小板、肝功能测定、血清肌酐和一氧化碳弥散量（DL_{CO}）。

(3) 大环内酯类抗生素能用于重度哮喘患者的治疗吗？

建议：我们建议临床医生不要使用大环内酯类抗生素治疗成人和儿童重度哮喘（条件性建议，极低质量证据）。

这个建议认为防止大环内酯类抗生素耐药的发展比不确定的临床获益相对更有价值。

这个建议仅适用于哮喘的治疗，而不适用于使用大环内酯类抗生素对其他疾病的治疗，例如支气管炎、鼻窦炎或其他细菌感染的治疗。

(4) 抗真菌药物能用于重度哮喘患者的治疗吗？

建议：我们建议抗真菌药物用于伴有反复发作的变应性支气管肺曲霉病（ABPA）的成人重度哮喘患者（有条件推荐，极低质量证据）。

我们建议临床医生不要使用抗真菌药物治疗不伴有 ABPA 的成人和儿童重度哮喘患者，不论是否存在真菌致敏（即皮肤针刺试验阳性或血清真菌特异性 IgE 阳性）（条件性建议，极低质量证据）。

这个建议认为使用抗真菌药物治疗伴有 ABPA 的重度哮喘患者在减少发作风险和改善症状方面比在可能产生的药物副作用、药物的相互作用和增加医疗资源等方面更有价值。

这个建议认为不要使用抗真菌药物治疗没有明确 ABPA 的重度哮喘患者（不论是否致敏），可能产生的药物副作用、药物的相互作用和增加医疗资源等比不确定的临床获益更有价值。

此建议不适用于抗真菌药物对其他疾病的治疗，例如侵袭性真菌感染的治疗。抗真菌药物治疗常会出现严重的副作用，包括肝脏毒性，临床医生应该熟悉这些药物，遵循相关的注意事项，并注意用药的时间限制。

(5) 支气管热成形术能用于重度哮喘患者的治疗吗？

推荐：我们推荐只有在机构审查委员会批准的独立系统登记或临床试验中才能对成人重度哮喘患者进行支气管热成形术（强力推荐，极低质量证据）。

这个推荐认为避免副作用，增加医疗资源和对于什么样的患者可能获益缺乏了解比不确定的症状和生活质量的改善更有价值。

这是一个强力推荐，因为目前对支气管热成形术用于重度哮喘患者治疗疗效的评估信心非常低。潜在的益处和危害都非常大，这种侵入性的物理疗法，其远期疗效是未知的。需要特别设计的研究以明确对主要客观指标的影响，如急性发作率和对肺功能的长期影响。也需要研究对此治疗方法有反应的患者表型。该方法对重度阻塞性哮喘（FEV_1<60% 预测

值）或使用全身糖皮质激素的患者的疗效，以及它的长期益处和安全性等都需要作进一步的研究。

3. 基于分子的重度哮喘的新试验性治疗方法　具有不同内在机制（或子类型）的慢性重度哮喘的复杂性，表明表型确定和个性化治疗可能会带来治疗效果的提高和更少的副作用。采用抗 IgE 治疗重度哮喘，开创了某些重度哮喘患者特异性治疗的时代，尽管预测治疗的反应仍然是个问题。近来已有报道针对特定的哮喘炎症通路的实验性生物学方法已取得了阳性的结果，并帮助界定了免疫炎症表型 / 子类型。中度哮喘的成年患者并不能从抗 IL-5 抗体 mepolizumab 的治疗中获益。而对持续性痰嗜酸性粒细胞增多的重度哮喘患者的研究表明 2 种抗 IL-5 抗体 mepolizumab 和 reslizumab，能减少其发作，减少口服糖皮质激素用量，并不同程度地改善症状和肺功能。另一项研究显示 mepolizumab 在成年和青少年哮喘患者可减少急性发作率，但是没有改善 FEV_1 和生活质量。

IL-13 抗体，lebrikizumab，改善了成人中重度哮喘患者的 FEV_1，而没有改善其发作率和哮喘症状。事后分析，该抗体改善了通过测定血清骨膜水平升高来证实的 Th2 炎症组患者的 FEV_1。相对于安慰剂组，另一个 IL-13 抗体 tralokinumab，没有改善哮喘症状，FEV_1 为非显著性的升高。和 lebrikizumab 一样，它似乎对痰液可检测出 IL-13 的哮喘患者效果更好。另一个针对可同时阻断 IL-4 和 IL-13 的 IL-4Rα 单克隆抗体的研究发现，其对中重度哮喘患者是无效的。目前还不清楚事先的生物表型确定是否会产生不同的结果。同样，对成人未控制的严重哮喘患者的研究证实，抗 TNF-α 抗体，golimumab，对其也是无效的，虽然事后分析表明其在亚群中是有效的。然而，由于治疗组中发生严重的副作用包括感染发生率的增加，不能再继续进行研究。

重度哮喘的其他两个生物学治疗方法已见报道，但是没有选择目标人群进行特异性的表型分型。与安慰剂组对照，酪氨酸激酶抑制剂 masitinib，通过作用于干细胞因子受体和血小板衍生生长因子，可减少口服糖皮质激素剂量，改善哮喘控制，但并没有改善肺功能。Daclizumab 是一个人源化的 IgG_1 单克隆抗体，作用于活化淋巴细胞的 IL-2Rα 链，在 ICS 未能控制的中重度哮喘成人，可改善 FEV_1 和哮喘控制。新指南还介绍了正在进行临床试验的一些分子靶向疗法，如 CXCR2 拮抗剂等。

六、总结

重度哮喘的治疗目前主要还是优化使用糖皮质激素、支气管舒张剂和其他控制药物。已上市的抗 IgE 单克隆抗体，对改善部分重度过敏性哮喘患者的预后更加乐观。其他生物学制剂治疗重度哮喘具有一定的疗效潜力，特别是识别出患者特异性表型并给予相应的生物学制剂治疗。随着我们对重度哮喘免疫病理学、哮喘炎症和分子表型的进一步认识以及生物学制剂的发展，今后将会产生由生物标志物驱动的更为有效、安全的重度哮喘治疗的方法。

（周　新）

参考文献

1. Chung KF, Godard P, Adelroth E, et al. Difficult/therapy-resistant asthma: the need for an integrated approach to define clinical phenotypes, evaluate risk factors, understand pathophysiology and find novel therapies. ERS Task Force Difficult/ Therapy-Resistant Asthma. European Respiratory Society. Eur Respir J,

1999，13：1198-1208.

2. Proceedings of the ATS workshop on refractory asthma：current understanding，recommendations，and unanswered questions. American Thoracic Society. Am J Respir Crit Care Med，2000，162：2341-2351.
3. O'Byrne PM. Global Strategy for asthma management and prevention［DB/CL］. Hamilton；GINA Executive Committee，2006［2007-7-11］. http:// www. Ginaasthma. com
4. Chung KF，Wenzel SE，Brozek JL，et al. International ERS/ATS guidelines on definition，evaluation and treatment of severe asthma. Eur Respir J，2014，43：343-373.

第十七节　基于智能平台的支气管哮喘患者管理模式探讨

支气管哮喘（简称哮喘）是一种常见慢性呼吸系统疾病，全球范围内哮喘的患病率自1%～18% 不等，2010 年流行病学调查显示我国 14 岁以上居民支气管哮喘患病率为 1.24%，0～14 岁儿童患病率为 3.02%。无论是成人还是儿童，患病率较前均有显著升高。

支气管哮喘是一种反复发作性的慢性气道炎症性疾病，其诱因复杂，容易反复发作，如不规律治疗，可导致肺功能不可逆的损害，对患者的学习、工作、生活以及身心健康造成严重影响，哮喘突然严重发作甚至可危及生命。实现哮喘控制显得尤为重要。因此全球哮喘防治创议（GINA）及我国的《支气管哮喘防治指南》均推荐以抗炎药物为主的长期维持治疗。初诊患者根据病情制定初始治疗方案及防治计划，此后规律随访，连续评估哮喘控制，及时调整治疗方案，维持哮喘控制。以动态治疗 - 评估 - 监测为核心的长期维持治疗可使将近 80% 患者病情得到良好控制，与正常人一样生活、学习、工作。然而，现实中哮喘控制状况却不容乐观，欧洲 5 国 2006 年、2008 年、2010 年三次横断面研究显示，仍有一半以上的哮喘患者未达到部分控制或完全控制；中国 12 岁以上哮喘患者中仍有 42% 未达到控制。

为什么现实生活中哮喘的实际控制率远远低于预期呢，其原因在于哮喘长期维持治疗过程中治疗 - 评估 - 监测三个方面均存在明显的“管理鸿沟”。治疗方面仍有部分医生由于对指南的认可和执行度不高，不能提供长期治疗和管理方案；部分患者缺乏对哮喘这一疾病的了解，对治疗认识不足，治疗依从性差。同时由于目前哮喘控制的评估主要基于临床症状，缺乏有效的客观指标，因此医患双方均存在对病情的过高评估，德国一项研究显示，呼吸专科医师评估哮喘控制率为 65%，但通过 ACT 实际评估控制率只有 20%，INSPIRE 调查也显示 87% 的未控制患者认为他们的哮喘控制“相对较好”。其三是监测不足，哮喘监测内容包括：①哮喘患者日记，记录日间症状（咳嗽、喘息）、夜间症状（早醒或憋醒）、有无活动受限、因呼吸困难需要使用急救药物的次数、急性发作的发作时间、发作地点和可能的诱因，便于医生准确制定和调整用药计划；②每天早晚使用峰流速仪，监测峰流速值，评价 PEF 日变异率；③每月进行哮喘控制评估。然而现实中由于使用繁琐，能够坚持记录哮喘日记和峰流速仪的患者不足 10%。

近年来 GINA 指南特别强调了患者自主管理在哮喘治疗中的重要地位。有效的自我管理可降低哮喘患者的病死率，减少哮喘相关住院、急诊就诊风险，缩短因病导致的误工 / 误学天数，尤其适用于初次诊断及病情控制不佳的患者。哮喘自主管理包括自主监测症状和（或）峰流速（哮喘日记），根据书面治疗计划识别并应对哮喘加重，医务人员定期评估病情控制及治疗方法三个方面。然而纸质化的哮喘日记由于记录繁琐，患者依从性较差；纸质的治疗计划无法给予患者及时提醒，许多患者也因种种原因疏于就诊。

我院自1993年开展支气管哮喘的患者教育工作，2001年建立了哮喘专病门诊-哮喘宣教中心-哮喘患者协会三位一体的哮喘教育管理模式，支气管哮喘患者协会目前已有会员1300余名。研究表明此模式可使70%～80%哮喘患者的哮喘得到良好控制，经过系统教育的协会会员每年非预约门诊就诊及急诊就诊次数减少60%，每年医疗费用节省一半以上。同时也改变了哮喘患者以往“因症就诊”和医生消极坐等患者上门的医疗服务模式，代之以医患双方共同努力、长期持续防控哮喘的先进医疗服务模式，在这个过程中医生与患者形成了良好的伙伴关系，取得了显著的社会和经济效益，为公立医院如何显示其公益做出了有益探索。然而传统的基于线下的教育管理方式以医生讲授哮喘防治知识为主，未完全调动患者主动性，无法做到全天候的动态监测，辐射的患者人数有限，难以在全国范围内大规模推广。

随着科技的进步，智能手机、平板电脑、无线网络、社交网络平台等渐渐普及，生物传感器、云计算等信息技术也日新月异。新型智能手机和新型创新连接设备（通信终端）使用率的提高，以及移动宽带网络与服务的拓展使移动医疗服务技术成为慢病教育管理的新模式。欧洲一项研究证实了基于互联网的自我管理计划的优势，电子化的病情监测易于操作，节省时间，并可及时得到医师的反馈，患者更乐于通过网络了解疾病信息，电子化的治疗计划可及时通过短信或网络向患者发送提醒，病情未控制的患者更乐于接受。我国台湾的“eAsthmaCare”项目包含在线日记、远程评估、实时提醒、哮喘教育等内容，研究证明可改善哮喘患儿的病情控制水平。另一篇研究也表明电子化哮喘日记与哮喘控制问卷（ACT）相关性良好，但敏感性要优于回顾性的控制问卷。国内研究也证实电子化哮喘日记患者依从性更高然而，目前国内尚缺乏集合症状、肺功能、环境监测、规范化诊疗指导、预约随访于一体的智能管理平台，更无相关的研究数据，因此亟须在此领域进行探索并制定规范标准，检验其临床有效性。

集合支气管哮喘电子日记、电子峰流速监测、吸入药物计数装置、环境污染物及过敏原监测为手段，以无线传输医学数据为载体，在智能终端上集合症状监测、电子峰流速监测、用药监测及环境监测等多种应用软件，构建以家庭真实环境监测医学指标为基础，以医学指标监测体系、实时医患互动系统和相应健康档案管理和预防保健康复系统为载体的全方位支气管哮喘患者智能化管理医学平台，可以为患者在自然生活状态下提供网络化、数字化、精细化的疾病治疗、监测、管理一体化服务，并能在患者病情变化及环境异常变化时给予及时提醒，给患者真正全天候的保护。同时全方位的病情监测将产生大量实时数据，通过对支气管哮喘患者实时监测数据的分析，有助于医务人员深入了解支气管哮喘患者的异质性，为个体化诊疗的实施建立基础。对哮喘患者的信息感知，可以打破原有的空间和时间的限制，演化为全人全程的信息跟踪、预测预防和个性化治疗，并将凸显患者“参与性”和“选择权”的重要性。

21世纪医师面对的是可以充分利用信息、网络及各类工具更多地参与自我管理决策的“聪明的医生”，技术的进步也必将推动医学模式的转变，但仍然有许多问题值得关注：患者是否会越来越依赖传感器监测的数据，而忽略日常就诊？自认为掌握了知识的患者是否能够进行科学的决策？医生是否更关注患者的监测数据，而非患者作为“人”的整体？大量数据是否能够有效地转化为信息和知识？监测平台费用由谁来买单？解决这些问题的关键还要依靠现实中不断地实践和探索。

（马艳良）

参考文献

1. Global Initiative for Asthma（GINA）2014. Global Strategy for Asthma Management and Prevention.http://www.ginasthma.com.
2. 苏楠，林江涛，刘国梁，等，我国 8 省市支气管哮喘患者控制水平的流行病学调查. 中华内科杂志，2014，53（8）：601-606.
3. 全国儿科哮喘协作组. 中国城区儿童哮喘患病率调查. 中华儿科杂志，2013，51（10）：729-735.
4. 沙莉，邵明军，刘传合，等. 2010 年与 2000 年中国城市儿童支气管哮喘患病率比较. 中华结核和呼吸杂志，2015，38（9）：664-668.
5. 中华医学会呼吸病学分会哮喘学组. 支气管哮喘防治指南（支气管哮喘的定义、诊断、治疗和管理方案）. 中华结核和呼吸杂志，2008，31（3）：177-185.
6. Demoly P，Annunziata K，Gubba E，et al. Repeated cross-sectional survey of patient-reported asthma control in Europe in the past 5 years. Eur Respir Rev，2012，21（123）：66-74.
7. Thompson PJ，Salvi S，Lin J，et al. Insights，attitudes and perceptions about asthma and its treatment：findings from a multinational survey of patients from 8 Asia-Pacific countries and Hong Kong. Respirology，2013，18（6）：957-967.
8. Boulet LP，Fitz Gerald JM，Levy ML，et al. A guide to the translation of the Global Initiative for Asthma（GINA）strategy into improved care. Eur Respir J，2012，39（5）：1220-1229.
9. Partridge MR，van der Molen T，Myrseth SE，et al. Attitudes and actions of asthma patients on regular maintenance therapy：the INSPIRE study. BMC Pulm Med，2006，6：13.
10. 母双，何权瀛，余兵，等. 三位一体支气管哮喘教育管理模式对病情控制水平和生命质量的影响. 中华结核和呼吸杂志，2006，29：731-734.
11. van der Meer V，van Stel HF，Detmar SB，et al.Internet-based self-management offers an opportunity to achieve better asthma control in adolescents Chest，2007，132（1）：112-119.
12. Lin HC，Chiang LC，Wen TN，el al. Development of online diary and self-management system on e-Healthcare for asthmatic children in Taiwan. Comput Methods Programs Biomed，2014，116（3）：299-310.
13. Okupa AY，Sorkness CA，Mauger DT，et al. Daily diaries vs retrospective questionnaires to assess asthma control and therapeutic responses in asthma clinical trials：is participant burden worth the effort? Chest，2013，143（4）：993-999.
14. Jiang H，Han J，Zhu Z，et al. Patient compliance with assessing and monitoring of asthma. J Asthma，2009，46（10）：1027-1031.

第十八节　胰岛素抵抗和哮喘

一、哮喘的定义

哮喘是一种以不同程度气道痉挛、气道高反应性、黏液分泌和慢性炎症为特征的异质性疾病。哮喘作为一种常见的慢性呼吸系统疾病，在不同国家中所占的比例从 1%～18% 不等。其症状以喘息、气短、胸部紧迫感和（或）咳嗽为特征，伴有可逆的气流受限。症状和气流受限均随时间和强度改变。这些改变通常由锻炼、过敏原和刺激因素、天气改变或者病毒性呼吸道感染所诱发。可自发缓解或者经药物治疗缓解。另一方面，患者也可能会发生严重的急性发作，危及患者生命并对社会造成沉重负担。哮喘常与各种刺激因素引起气道高反应性相关，并伴随慢性气道炎症。这些病理特征在没有症状或肺功能正常的患者中依然存在。

二、哮喘的临床分型

哮喘是一种多因素疾病，具有不同的潜在的疾病过程。其流行病学的、临床的和（或）病理生理学的特点往往被称为“哮喘表型”。在有严重哮喘的患者中，一些表型的指导性治疗是有效的。为了通过治疗，直接降低哮喘对特殊人群健康的影响，在过去的20年间，研究者们都在为确定哮喘的亚型而不断努力。近年来，研究者已经确定了哮喘的多种炎症特征和多种表型分类，尽管这些表型分类的准确定义仍有待阐明。目前根据各种临床、生理学、影像学和病理学改变，可将哮喘患者分为不同亚组，多重分析表明，成人哮喘患者更易于出现以下这5组表型。

第一组为早期即伴随其他过敏性疾病的重症哮喘的成人患者，其哮喘是以Th2细胞为特征。这一类患者的气道嗜酸性粒细胞、肥大细胞、IgE和呼出气一氧化氮（FeNO）水平增高。候选基因分析提示，这些患者的Th2炎症通路被激活。

第二组为成年发病、嗜酸性粒细胞显著增高而常无其他过敏性疾病的哮喘患者。Th2通路在其哮喘的发病中同样起着重要作用，这些患者的血中可检测到白三烯类（IL）介质，如IL-4、IL-5和IL-13的升高。

第三组表型主要由运动而诱发。肥大细胞在这组哮喘表型中发挥着重要作用。

第四组患者的Th2应答并不明显，但却伴有明显肥胖。

第五组患者的Th2应答并不明显，但痰中性粒细胞增高并且存在Th17细胞应答。尽管儿童哮喘表型的决定因素不同于成人，但儿童也可能出现上述表型。

三、哮喘的经典作用机制

哮喘经典的病理性改变是由多种气道细胞和免疫应答相关细胞介导的（图1-18-1），主要通过Th2和Th17起作用。

（一）气道上皮细胞和树突状细胞的抗原递呈作用

气道上皮细胞为构成抵御机械刺激、氧化应激、过敏原、污染物、病原菌和内源性体液渗漏屏障的重要细胞。在哮喘患者中，气道上皮细胞生成的细胞因子和趋化因子[包括IL-25、IL-33和胸腺基质淋巴细胞生成素（TSLP）]，粒细胞巨噬细胞集落刺激因子（GM-CSF），信号效应细胞（包括嗜碱性粒细胞、嗜酸性粒细胞、肥大细胞和淋巴细胞）以及树突状细胞共同组成了针对过敏原、污染物和病原菌的特征性的哮喘免疫应答模式。

（二）T细胞免疫

研究表明，多种T细胞亚型在哮喘中发挥着重要作用。通常认为，Th2细胞在哮喘中占据主导地位，表现为IL-4、IL-5和IL-13水平升高。IL-4和IL-13会促进炎症的发展（通过将信号传递至嗜酸性粒细胞和B细胞）和气道重塑（通过将信号传递至成纤维细胞、气道平滑肌、树突状细胞和上皮细胞）。IL-5是B细胞得以存活、成熟和活化嗜酸性粒细胞的关键。Th17细胞，为表达IL-17的CD4阳性T细胞，在中性粒细胞增多的哮喘患者中起着重要作用，Th17通路本身也可引起中性粒细胞升高成为主要的效应细胞之一。

（三）B细胞免疫

B细胞通过分泌IgE在过敏性哮喘中发挥着重要作用。IL-5和B细胞激活因子能够维持B细胞的存活。在IL-4和IL-13的作用下，B细胞与T细胞结合（分别通过CD40和CD40yuz配体）后得以激活，从而在局部淋巴结中分泌IgE。分泌型IgE主要通过高亲和力Fc episilon受体与肥大细胞和嗜碱性粒细胞相结合，当各种过敏原与之交联时，会引起这些细胞脱颗粒和释放炎症介质。

（四）多种效应细胞在哮喘中发挥作用

1．嗜酸性粒细胞　嗜酸性粒细胞在哮喘中发挥着主导作用。嗜酸性粒细胞的生物学作用十分复杂，其分泌产物可产生多种效应。IL-3、IL-5和GM-CSF可介导骨髓中的细胞分化。IL-13、组胺、前列腺素2和嗜酸性粒细胞活化趋化因子（通过CCR3受体）介导嗜酸性粒细胞聚集。

IL-5能够促进嗜酸性粒细胞存活，唾液酸结合性免疫球蛋白样凝集素8抗体（siglec 8）与Fc受体结合后则可引起嗜酸性粒细胞凋亡。除了能够分泌有毒性的颗粒蛋白，如嗜酸性粒细胞阳离子蛋白和嗜酸性粒细胞神经毒素，嗜酸性粒细胞还会分泌多种细胞因子和趋化因子，从而通过Th2通路和气道上皮损伤，促进炎症发展。

2．肥大细胞　肥大细胞在哮喘的发病中同样起着重要作用。IL-9能够维持其在细胞黏膜表面的分布，干细胞因子与表面的c-kit受体结合，IgE交联，或与酪氨酸激酶结合可激活肥大细胞。激活的肥大细胞是组胺、白三烯和前列腺素的主要来源。这些炎症介质在支气管收缩、血管舒张和过敏性炎症反应中起着重要作用。

3．中性粒细胞　中性粒细胞在特定的哮喘亚型中起到一定作用。Th17通路参与中性粒细胞的聚集。哮喘患者，尤其是对ICS反应不佳的哮喘患者，痰中性粒细胞数量增加。由于吸入激素会抑制嗜酸性粒细胞性炎症，引起气道中性粒细胞数增加，因此难以证实中性粒细胞在重症哮喘中的作用。

四、肥胖在哮喘的发生和发展中的作用

肥胖已成为哮喘的重要危险因素。现代的饮食习惯与久坐的生活方式导致目前全世界肥胖的患病率明显增加。在过去的几年中，随着肥胖和代谢综合征发病率的增加，哮喘的发病率也随之上升。然而，肥胖既增加了哮喘患者疾病的严重程度，也影响了哮喘一线治疗药物的疗效，同时使肥胖和超重哮喘患者症状更难以控制。

早在1988年，两名外科医生根据1983年样本量为72 284人的意大利全国健康调查数据发现，哮喘和体重呈“U”形相关，低于或高于正常体重均可导致哮喘的发生增加。第一个前瞻性分析肥胖和哮喘之间的关系是在1999年，肥胖成为哮喘的主要的、独立的危险因素。有作者对意大利86 000名非哮喘女性进行了长达4年的观察发现，缺乏运动和自身的体质指数（BMI）过高都是新发哮喘的独立危险因素。

尽管哮喘是一种局部炎症，这一概念作为其发病的根本，一些哮喘表型却未发现炎症的存在。一个新兴的理论支持这一情况，即在肥胖患者的哮喘表型中并不一定涉及炎性肺损伤。一些研究人员通过检测痰液嗜酸性粒细胞或呼出气NO，并未发现肥胖相关性哮喘和嗜酸性粒细胞炎症之间有联系，而另一些人已经将肥胖患者的气道高反应性（AHR）归因于肥胖导致的呼吸力学的改变，结果导致功能肺活量的降低。这能导致潮式呼吸时气道直径变小和气道阻力增加。此外，不管肺容量如何，肥胖也会导致肺弹性负荷增加。

与正常体重范围内的受试者相比，BMI 增加的受试者肺容积和气道直径均呈线性下降。此外，有研究支持这样一想法，脂肪组织的分布是联系肥胖和哮喘的决定性因素，因为腹部脂肪量比其他部位更能影响气道的分布，暗示着从这些白色脂肪释放的脂肪因子可能会致病。总之，这些研究得出一致的结论，就是气道炎症不像人们最初想的那样是联系肥胖和哮喘的唯一的根本机制；这也是糖皮质激素类抗炎药对超重和肥胖哮喘患者的治疗效果较差的原因。根据这些发现，最近的一个实验研究检测在高脂喂养的肥胖小鼠中非炎症依赖型的气道高反应，强调肥胖患者中肥胖、糖尿病引起的代谢改变可能会介导非炎症依赖型 AHR 表型。

另一方面，大量的临床研究表明，肥胖加重了哮喘患者的肺部炎性损伤，因此，实验研究也报道经卵清蛋白激发的高脂喂养的肥胖小鼠较非肥胖小鼠的肺部局部炎症也是增加的。另一个研究显示肥胖哮喘患者的气道壁嗜酸性粒细胞数是增加的，而不是在管腔内，提示肺中的嗜酸性粒细胞的分布是其发病机制。奇怪的是，嗜酸性粒细胞浸润在脂肪组织中具有有益的作用，它可替代活化的巨噬细胞，这是有助于代谢平衡的。这样，在这一病理生理学上，似乎至少在 Th2 依赖型哮喘的肥胖患者中，嗜酸性粒细胞从脂肪组织到肺的再分布似乎是一个合理的机制。然而，看起来炎症依赖型或非炎症依赖型表型在肥胖者中均可发现，它们从不同的机制都会影响哮喘的控制。虽然控制代谢的激素如胰岛素、瘦素和脂联素在调节气道反应性方面的功能很明确，但其在哮喘和相关的分子机制方面的功能作用尚不清楚。此外，在文献中同样存在关于 Th2 依赖型和非依赖型肥胖患者激素水平相互矛盾的研究。在接下来的内容中，我们主要讨论非 Th2 部分如瘦素、脂联素与胰岛素以及轻度炎症，在肥胖相关哮喘的病理生理学方面的作用。

肥胖可以导致哮喘更加难以控制，但是其原因究竟是由于肥胖的哮喘患者具有更严重的气道炎症和气道重塑，还是由于肥胖本身引起的目前还不清楚。为了初步进行判断，Claude S 等人进行了一项研究。该研究随机选择了 49 名哮喘患者，其中正常体重 20 人、超重 14 人、肥胖 15 人，给予高剂量激素吸入 3 个月，分别测量其前后的肺功能、FeNO、ACQ-5、用乙酰胆碱激发试验和强迫振荡法观察计算气道阻力和气道口径。结果发现，经过 3 个月的治疗，不同 BMI 的各组间哮喘控制、肺功能、气道炎症和气道高反应均有改善，但 BMI 和气道阻力是影响 ACQ-5 的独立危险因素。结论：BMI 是独立于气道炎症、肺功能和气道高反应影响哮喘控制的独立危险因素。

控制哮喘通常使用低剂量吸入糖皮质激素，这是该病的一线治疗方法。约 10% 的哮喘患者需要最大吸入剂量，大约 1% 的病例需要长期口服糖皮质激素治疗（所谓的糖皮质激素依赖型哮喘）。然而，在一些特殊情况下患者出现糖皮质激素抵抗。糖皮质激素抵抗的定义为，经大剂量口服糖皮质激素治疗后哮喘症状没有明显临床改善。据报道，糖皮质激素抵抗在肥胖哮喘患者中是很普遍的。

另一项临床研究，旨在评估 BMI 和联合吸入糖皮质激素氟替卡松和长效 β_2- 受体激动剂沙美特罗治疗反应的关系，报道称，虽然这两种药物的联合使用比单用氟替卡松更有效地控制哮喘，但肥胖者中达到较好的哮喘控制的比率明显要低。

彼得斯金等人报道，一组肥胖哮喘患者吸入糖皮质激素的效果欠佳，而白三烯受体拮抗剂孟鲁司特的效果稳定。相反，在确定 BMI 前提下联合氟替卡松沙美特罗与孟鲁司特比较，前者有更好的疗效。最近发表的实验研究表明，高脂喂养的肥胖小鼠产生代谢变化导致副交感神经活性增加，从而导致肺中的乙酰胆碱水平的增加，从而产生 AHR。这些发现强调了抗毒蕈碱药物可能作为肥胖者哮喘的辅助用药。

事实上，肥胖小鼠对糖皮质激素抵抗，突出了代谢和激素成分导致肥胖可能在肥胖相关哮喘表型中起决定作用。研究发现减肥利于哮喘控制从而证实这一理论。减肥手术后，哮喘患者对糖皮质激素的反应性明显改善，生活质量也得到提高。在这部分哮喘患者，只用药物控制并不能达到良好的效果。代谢和体重控制可能对肥胖者的哮喘管理是必不可少的。

五、胰岛素抵抗在肥胖相关性哮喘中的作用

肥胖的人有更高的风险发展为胰岛素抵抗和糖尿病。胰岛素抵抗是指胰岛素不能促进组织摄取葡萄糖，特别是脂肪组织、骨骼肌和肝脏。此外，胰岛素抵抗在2型糖尿病发病中起核心作用，是该病的一个早期迹象。在胰岛素抵抗的患者中，往往存在着血中胰岛素增高，瘦素和脂联素水平的异常。

在过去的几年中，一些研究表明，肥胖和2型糖尿病的胰岛素抵抗，在下丘脑或周围组织的亚临床炎症过程有着不同的分子机制。越来越多的文献提出，胰岛素抵抗/高胰岛素血症和哮喘呈正相关。在一个成年人群的横断面研究显示，胰岛素抵抗和肥胖患者患吸入性过敏原过敏和哮喘的几率增加。有作者提出假设，肥胖诱发哮喘和肥胖诱导的胰岛素抵抗有着共同的病理生理学途径。胰岛素抵抗被认为是与儿童哮喘呈正相关。胰岛素抵抗与IL-6、瘦素、TNF-α的相关性也被发现在这一人群中，与体质指数分数无关，提示胰岛素抵抗可能在哮喘的病理生理学中发挥着独立于肥胖的作用。

（一）胰岛素在哮喘中的作用

随着血糖水平的增加，肥胖和胰岛素抵抗的受试者出现代偿性高胰岛素血症，从而产生各种并发症如前列腺增生和多囊卵巢综合征。然而，这些与肥胖相关的继发合并症确实是胰岛素通过激活丝裂原活化蛋白激酶（MAPK）通路的直接作用结果，主要是一个组织的重塑过程。随着其公认的代谢和增殖作用，胰岛素也促进了几个直接的活化效应。胰岛素是血管舒张的重要介质，其机制为依赖于血管内皮的一氧化氮（NO）的产生。

胰岛素介导的内皮细胞NO的生成是从RACα丝氨酸/苏氨酸蛋白激酶（Akt）通路的上游激活的结果，通过磷酸化丝氨酸1177磷酸化作用从而激活内皮型一氧化氮合酶（eNOS）。NO介导的血管舒张是由于NO扩散到血管平滑肌细胞的结果，它可以激活可溶性鸟苷酸环化酶（SGC），导致环磷酸鸟苷（cGMP）的形成。最近证实胰岛素类似的松弛作用也发生在膀胱上，它促进黏膜细胞释放NO到平滑肌。到目前为止，胰岛素已被证明在呼吸道产生相反的作用。已有的研究表明，胰岛素可以促进或诱导气道平滑肌（ASM）收缩而不依赖于上皮组织。Schaafsma等人报道，高剂量的胰岛素产生持续的ASM收缩，这依赖于p42/p44 MAPK激酶和Rho激酶，并通过有收缩作用的前列腺素介导。胰岛素还诱导收缩蛋白的积累，除此之外，还能随着时间形成大的、拉长的、有收缩性的支气管平滑肌细胞。牛气管平滑肌长期暴露于胰岛素，导致平滑肌肌球蛋白和调宁蛋白表达增加，这依赖于Rho激酶、PI3激酶的活化。胰岛素的致炎作用已在1型糖尿病（T1DM）啮齿类动物模型中报道。暴露于抗原的糖尿病大鼠，ASM收缩减少，同时伴有肥大细胞脱颗粒数量和组胺含量明显减少。在T1DM大鼠经胰岛素替代治疗检测完全康复的哮喘表型，强烈提示胰岛素具有调节肥大细胞脱颗粒和ASM活性的作用。

另一个有趣的研究表明抗原刺激引起突触前神经元M2受体功能障碍，从而使位于气道的胆碱能神经释放乙酰胆碱增多。然而，抗原致敏的T1DM大鼠能阻止M2受体功能障

碍和嗜酸性粒细胞浸润至肺与胆碱能神经。而胰岛素替代治疗能恢复气道嗜酸性粒细胞，并去除对神经M2毒蕈碱受体的保护，恢复抗原激发诱导的ASM高反应。上述研究结果与以往的流行病学研究是一致的，也就是过敏症和T1DM呈相反关系。

虽然一致的证据表明，高剂量胰岛素和胰岛素缺乏使ASM的反应出现相反的作用，高胰岛素血症导致肥胖相关的胰岛素抵抗的作用机制尚未研究清楚，更多的关于胰岛素抵抗小鼠模型的进一步研究将更好地阐明肥胖相关哮喘的病理生理以及胰岛素在这种功能障碍中的作用。然而，胰岛素通过激活来自背侧迷走神经复合体（DVC）的副交感神经节前纤维来调节肝脏葡萄糖的产生，该复合体位于脑干疑核（NA）附近，支配气道。支配气道的迷走神经节前神经元主要起自疑核前面，较小部分起自迷走神经背侧运动核前面。胰岛素也可能通过调节源于这些核迷走神经张力来调控支气管收缩反应，这似乎是合理的。此外，在NA检测到胰岛素受体；然而，胰岛素在这个特殊核的功能方面的证据尚未报道，需要进一步的研究来阐明。

（二）脂联素及其在哮喘发病中的作用

脂联素是一种多肽激素，完全由脂肪细胞分泌，调节多种代谢过程，如脂肪酸氧化和葡萄糖稳态。脂联素存在至少三种不同的高阶复合物。这些复合物包括高分子量（HMW）、低分子量（LMW）和三聚体形式，在代谢平衡中起到不同的作用。脂联素直接参与调控一些代谢过程，包括葡萄糖稳态如胰岛素敏感性，肥胖诱导的脂联素水平的变化，会影响葡萄糖的吸收。在这种情况下，脂联素高分子量形式是参与介导胰岛素增敏作用的主要形式。增加血液高分子量脂联素，与使用胰岛素增敏剂治疗时，胰岛素敏感性的改善呈正相关。有一个普遍的共识，在血浆中高分子量形式脂联素水平的变化在胰岛素抵抗的预测上比总血浆脂联素水平关系更密切。

脂联素通过激活AdipoR1和AdipoR2受体发挥生理作用，从而调节正常的葡萄糖代谢和调控胰岛素的敏感性。尽管两种受体在很大程度上一致（约67%的氨基酸一致），但其信号转导是不同的。AdipoR1和AdipoR2分别通过激活AMP激活蛋白激酶（AMPK）和PPARα来介导胰岛素增敏作用。在肥胖小鼠实验模型的一些研究指出，脂联素对肺的保护作用，为肥胖相关哮喘所缺乏，这与AHR相关。高脂喂养肥胖小鼠脂联素水平降低，支气管血管周围间隙嗜酸性粒细胞浸润增加，支气管肺泡灌洗液（BAL）嗜酸性粒细胞水平升高，提示脂联素水平与肺炎症相关哮喘表型呈负相关。此外，梅多夫等人表明，脂联素基因敲除小鼠（APN）呈现出气道嗜酸性粒细胞和单核细胞高浸润和肺血管重塑，结果提高了肺趋化因子水平。最近研究表明，脂联素在小鼠对臭氧暴露产生的亚急性炎症反应中具有保护作用，从而降低中性粒细胞浸润，并使细胞因子和趋化因子的表达降低，尤其是IL-17。臭氧诱导的中性粒细胞浸润增加，在脂联素基因敲除小鼠（Adipo−/−）中发现，这可能是由于产于这些动物间质巨噬细胞和γβT细胞的IL-17增加所致。这些结果强调肥胖哮喘可能存在中性粒细胞炎症过程。虽然以气道嗜酸性粒细胞增多为主的Th2活化依赖型哮喘表型是最常见的表型，但以气道中性粒细胞炎症升高的哮喘表型往往是重症哮喘的常见表型。此外，脂联素可能也作为臭氧暴露引起的支气管上皮损伤的一个保护性抗凋亡剂。

尽管脂联素水平与肥胖小鼠模型诱导的哮喘之间的相关性是证据充分的，但在人体上并不总是产生相同的结果，因为发表的临床研究结果是相互矛盾的。最近的研究显示，在成人胖、瘦哮喘人群中，脂联素水平与肥胖相关的哮喘之间没有相关性。另一方面，另一项研究表明，绝经后无代谢综合征患者存在瘦素水平增加和脂联素水平降低，这与那些女性哮喘发病呈正相关。此外，低水平的血清脂联素与BMI相比，前者在预测女性哮喘发病率风险中更为重要。可能单次测量支气管肺泡灌洗液和血中脂联素水平并不能有效地表明脂联素是否真的参与肥胖相关哮喘的病理生理，此外，这种关系可能会更复杂，同时可能会有所变化，这基本上取决于的气道炎症和哮喘控制的程度。

（三）瘦素在肥胖诱导哮喘中的作用

瘦素是一种来源于脂肪细胞的激素，在长期的体重和能量平衡中起关键的调节作用，通过调节饱腹感和能量消耗发挥作用。缺乏瘦素或缺少中枢神经系统（CNS）表达的瘦素受体（LRB），人类或小鼠将出现严重肥胖和糖尿病，同时伴有各种自主神经并发症。

刺激LRB可激活JAK2酪氨酸激酶，促进LRB胞内酪氨酸残基磷酸化。这些残基之一募集细胞因子信号传导抑制蛋白3（SOCS3）和蛋白酪氨酸磷酸酶2（SHP-2）。SHP-2募集Grb2触发ERK信号。经过两个额外的磷酸化的LRB残基募集信号传感器和转录激活因子（STAT3和STAT5），然后转运到细胞核内调节基因转录。

致炎脂肪因子如瘦素在肥胖者的内脏脂肪组织中较多，瘦素水平增高与气道高反应性相关。有成人哮喘病史的肥胖患者，在内脏脂肪组织中巨噬细胞浸润增多，伴随着血清瘦素水平增高，但气道炎症没有增加。所有这些参数在行减肥手术后得以恢复。此外，气道上皮细胞表达不同的脂肪因子受体。作为一个整体，上述研究结果表明，至少在这一人群中，与肥胖相关的迟发性哮喘病理生理学主要涉及脂肪组织的炎症过程而不是气道炎症。

虽然LRB在多个组织中表达，基因靶向研究表明，大脑在瘦素的生理学方面起主要作用。虽然最认可的瘦素发生作用的部位在下丘脑水平，瘦素在下丘脑外部的作用也已有描述。瘦素通过抑制中枢胆碱活性来增加小鼠气道直径。此外，在ob/ob小鼠替换瘦素可以促使呼吸力学的恢复。在肥胖者中经常发现瘦素信号被破坏，导致瘦素抵抗，因此于副交感神经冲动水平的瘦素缺失也可能参与肥胖诱导的气道高反应性的病理生理学。

考虑到目前的知识，至少在动物模型中，瘦素在气道中致炎症和中枢调控作用似乎与肥胖相关的哮喘共存。瘦素水平升高与代谢作用的缺失可能导致进入肺部的副交感神经冲动增强，炎症过程增加，导致肥胖患者哮喘症状恶化。在人类的大多数研究只将血瘦素水平与呼吸参数联系在一起，需要进一步的研究来探讨肥胖患者瘦素分子水平的作用。

六、总结

从以上这些临床和实验研究中我们可以推断，并不是肥胖本身直接或通过炎症通路的交叉反应导致AHR增高，而是伴随着肥胖的代谢变化（胰岛素抵抗，瘦素抵抗和血液循环中脂联素水平降低）导致的。需要进一步的研究来鉴别肥胖人群中常见的不同哮喘表型的机制。通过明确每个表型的特征标记，更容易促进肥胖相关性哮喘的正确的诊断和治疗。根据迄今为止的结果，很明显得知，肥胖患者使用糖皮质激素治疗不足以达到较好的哮喘控制。对这些患者来说，减肥、控制代谢和（或）抗毒蕈碱类的辅助药物治疗可能是有利于疾病控制的有效策略。

（刘 毅 张 栋）

参考文献

1. Olin JT，Wechsler ME. Asthma：pathogenesis and novel drugs for treatment.BMJ，2014，24：349-357.
2. Ford ES. The epidemiology of obesity and asthma. J Allergy Clin Immunol，2005，115：897-909.

3. Taylor B，Mannino D，Brown C，et al. Body mass index and asthma severity in the National Asthma Survey. Thorax，2008，63：14-20.
4. Wenzel SE. Asthma phenotypes：the evolution from clinical to molecular approaches. Nat Med，2012，18：716-725.
5. King GG，Brown NJ，Diba C，et al.The effects of body weight on airway calibre. Eur Respir J，2005，25：896-901.
6. Chapman DG，Berend N，King GG，et al.Increased airway closure is a determinant of airway hyperresponsiveness. Eur Respir J，2008，32：1563-1569.
7. Farah CS，Kermode JA，Downie SR，et al.Obesity is a determinant of asthma control independent of inflammation and lung mechanics. Chest，2011，140：659-666.
8. Camargo Jr CA，Sutherland ER，Bailey W，et al.Effect of increased body mass index on asthma risk，impairment and response to asthma controller therapy in African Americans.Curr Med Res Opin，2010，26：1629-1635.
9. Lloyd CM，Saglani S. Eosinophils in the Spotlight：Finding the link between obesity and asthma. Nat Med，2013，19：976-977.
10. Boulet LP，Franssen E. Influence of obesity on response to fluticasone with or without salmeterol in moderate asthma. Respir Med，2007，101：2240-2247.
11. Thuesen BH，Husemoen LL，Hersoug LG，et al. Insulin resistance as a predictor of incident asthma-like symptoms in adults.Clin Exp Allergy，2009，39：700-707.
12. Vikram A，Jena GB，Ramarao P.Increased cell proliferation and contractility of prostate in insulin resistant rats：linkinghyperinsulinemia with benign prostate hyperplasia.Prostate，2010，70：79-89.
13. Schaafsma D，Gosens R，Ris JM，et al.Insulin induces airway smooth muscle contraction. Br J Pharmacol，2007，150：136-142.
14. Cavalher-Machado SC，de Lima WT，Damazo AS，et al. Down-regulation of mast cell activation and airway reactivity in diabetic rats：role of insulin. Eur Respir J，2004，24：552-558.
15. Calixto MC，Lintomen L，Schenka A，et al. Obesity enhances eosinophilic inflammation in a murine model of allergic asthma. Br J Pharmacol，2010，159：617-625.
16. Medoff BD，Okamoto Y，Leyton P，et al. Adiponectin deficiency increases allergic airway inflammation and pulmonary vascular remodeling.Am J Respir Cell Mol Biol，2009，41：397-406.
17. Myers Jr MG，Olson DP. Central nervous system control of metabolism. Nature，2012，491：357-363.

第十九节 变应原免疫治疗的现状和展望

一、变应原免疫治疗（AIT）现状

变应原免疫治疗即俗称的“脱敏治疗”，是临床针对过敏性疾病的一种常用治疗方法。随着现代工业进展及人类对自然不断开发，不明种类的变应原明显增多，导致变应性疾病的发病呈增长趋势。一项对苏格兰城市阿伯丁小学儿童进行的流行病学调查显示，在 1964 年和 1989 年间隔 25 年间，哮喘、荨麻疹和枯草热的发病率明显增加；1990—2000 年十年间英格兰因过敏性疾病住院患者呈增长趋势；2013 年，全球户尘螨过敏的发患者数达 370

万～700万，其中亚洲患者达249万～406万。

1911年，Leonard Noon首次分离草花粉提取物治疗过敏患者取得临床疗效，开创了变应原免疫治疗的新篇章。1935年，将治疗有效患者的血清给罹患病人注射也取得了同样的效果，20世纪70年代类变应原被发现，此类变应原提取物经甲醛或戊二醛化学处理后保留了免疫原性，减弱了抗原性，明显减少临床副作用，目前，人们将包含CpG的DNA片段与变应原结合形成的共轭物应用于临床。在临床治疗不断进展的同时，人们对“过敏”发病机制的探索从未停止，早在1906年德国人von Pirquet首次使用“allergy”（变应原）这一名词，主要指IgE介导的高敏反应，以区别于由于接触异物宿主产生的保护性免疫反应。1966年发现IgE在脱敏治疗中的作用，2年后发现阻断性抗体IgG，1980年则首次描述变应原特异性的抑制细胞。随着对脱敏治疗的深入认识，出现一个亟待解决的问题，对于这种治疗究竟该怎样称呼？Noon将其命名为特异性免疫治疗（SIT），一百多年过去了，现代医学领域内有很多与此类作用原理相似的治疗，如器官移植后的免疫治疗、肿瘤生物治疗以及哮喘的单克隆抗体治疗等；另一方面，全世界相关机构对于该治疗的命名也不尽相同。基于此，美国AAAAI和欧洲EAACI就过敏性疾病的临床实践设立的PRACTALL项目在2013年发表了脱敏治疗语义学的共识报告，该报告建议凡是用变应原及相关物质治疗过敏性疾病的临床实践统称为变应原免疫治疗（AIT），摒弃了特异性免疫治疗（SIT）这一名词。该报告称：虽然从SIT变更为AIT只是一小步，期待这一变更在下一个100年里将促使该领域取得更大的进步。

（一）AIT作用机制

那么，AIT的作用机制是什么？AIT后机体出现一系列反应：治疗后数小时出现极早期的嗜碱细胞耐受现象、中期调节性T细胞（Tr）和调节性B细胞（Br）升高及后期组织中肥大细胞、嗜酸性粒细胞减少；同时伴随一些免疫学指标的变化：特异性抗体IgE早期升高后期下降、变应原皮试转阴及阻断性抗体IgG4或IgG1的出现，临床试验也常用这些参数作为研究终点。而这些参数变化与临床效果不呈平行关系，他们更多反映机体免疫环境的变化，更深层的触发机制在哪里呢？到目前为止，AIT确切机制尚不清楚，大多数研究认为主要机制是免疫耐受的形成。在机体正常免疫应答系统中，T细胞可向Th1、Th2、Tr或其他T细胞亚群随机分化，AIT后，Tr起主导作用，它分泌抑制性细胞因子IL-10和TGF-β抑制Th2分化，同时抑制B细胞分泌特异性IgE、促进其分泌IgG4，Br也起一定作用，它主要参与IL-10和IgG4的产生。

（二）AIT在不同国家的异同

无论机制是否完全清楚，AIT主要是病因性治疗，临床疗效是主要目的。WHO早在1998年就发表了变应性疾病治疗的纲领性文件，即包括患者教育、具体变应性疾病用药、环境避免及AIT的综合治疗。在此，我们主要阐述环境避免和AIT方面的一些观点。

避免环境变应原这一做法究竟是否有效，人们的普遍认识和临床研究有很大的差异，主要表现在各类指南推荐证据等级较低。2015年美国发表的变应性鼻炎临床操作指南对“明确因环境变应原致病的患者应避免接触已知变应原或进行环境控制（不养宠物、使用过滤系统、防螨罩或杀螨剂）”给出的证据强度为可选，相当于C或D级证据，同时指南指出，医生应根据具体情况，结合患者的意愿进行指导性治疗。2015年GINA不推荐环境避免作为哮喘治疗的一般策略（A级），同时认为AIT对哮喘疗效有限（A级）。美国国家哮喘教育和预防项目（NAEPP）2007年更新指南也认为减少环境暴露的证据级别很低。这些文件表明，就目前而言环境控制不能改善过敏，至少提示不作为唯一或主要治疗。

那么，对于AIT，WHO又给出什么样的建议呢？WHO认为：①AIT对昆虫叮咬所致的过敏反应、过敏性鼻炎/结膜炎、过敏性哮喘有效；②AIT是目前唯一能够影响变应性疾病自然进程的治疗方法，它还可阻止变应性鼻炎进展为哮喘；③成功的AIT取决于生产标准化、稳定的高质量变应原疫苗。18年过去了，对于AIT的研究正沿着这一纲要逐步完善。欧洲于2006年、美国于2003年(2011年第三次更新)、中国于2012年先后制定了指南，各国对AIT的认识各有异同，2013年欧美PRACTALL共识报告就其异同进行详细描述，主要分为四部分：①变应原的标准化；②变应原配方；③给药方式；④医疗支出。变应原制剂在美国由FDA管理，欧洲主要负责机构为EMA(European Medical Agency)。FDA将变应原提取物分为两类：标准和非标准。二者的制备提纯过程相同，唯一的区别在于，标准变应原需通过FDA下属机构CBER(Center for Biologics Evaluation and Research)的美国参照标准来确定效价，反之，没有经过这一检测的皮下注射变应原称为非标准变应原。目前，FDA批准了19种标准变应原，有6家持有美国执照的医药公司可生产某些种类的非标准变应原。在欧洲，变应原的临床应用途径多样化，在某一欧盟国家通过许可的变应原限于此国使用，如该变应原通过多国认证，则可在这些国家中应用，近年来，新上市的变应原提交EMA检测，通过这一标准的变应原可在所有欧盟国家使用。

欧美在变应原配方方面有很大不同：①种类：美国平均变应原种类为8种，采用这种混合变应原治疗的依据为美国患者平均过敏物质为3.5种；在欧洲，绝大多数变应原配方为1种，≥2种的变应原治疗不足10%。由于基于此的临床数据在设计上的多样性，使得二者的比较变得困难，但二者均认为，应给患者制备引起过敏症状的主要变应原。②类型：目前应用的吸入物变应原提取物全部来自于自然提取物。欧洲主要有三种类型：自然提取物、类变应原和佐剂，主要赋形剂为氢氧化铝或左旋酪氨酸，这些赋形剂帮助变应原在人体内缓慢释放；美国目前只有自然提取物用于临床，其赋形剂为水剂或甘油，目前还没有FDA认证的类变应原、佐剂或铝制剂等赋形剂。佐剂是指与Toll受体(TLRs)相关的变应原。目前欧洲有2种制剂见报道：TOLAMBA(CpG)和Pollinex Quattro(MPLA：单磷酰酯A)。CpG是一段DNA片段，它与树突状细胞表面TLR9反应，抑制Th2分化，TOLAMBA是将CpG片段与豚草主要变应原成分Amb a1共价键结合形成的制剂。2006年在*N ENG J*杂志发表Ⅱ期临床观察结果表明有效，但主要指标无差别，公司分析中期报告后认为与对照组无差别，遂停止研究，因此无法进一步观察CpG疫苗的有效性。Pollinex Quattro是含MPLA的类变应原，以酪氨酸作为吸附剂，MPLA为TLR4激动剂，可诱导Th1类反应，同时经化学物处理后的类变应原分泌IL-10和IgG，诱导免疫耐受，因此该制剂具有双向免疫调节机制。目前已获得专利，临床用法为4次注射，间隔1～2周，季节开始前2～4周结束，主要在德国用于治疗草和树花粉过敏症，占<5%皮下免疫治疗。③给药途径：经典的AIT方法是皮下免疫治疗(SCIT)，自1998年WHO首次推荐舌下免疫治疗(SLIT)可作为SCIT的替代方法以来，目前SLIT占欧洲AIT的45%，不过区域差别大(北欧限EMA注册的新变应原，德国25%，南欧80%)，美国于2014年4月首次批准了3种SLIT片剂，分别是ORALAIR、GRASTEK和RAGWITEK，他们是单种或混合草花粉制剂，主要用于治疗变应性鼻炎。

除了上述的差异，欧美对AIT也有许多方面的共识：①均认为AIT作为过敏性疾病的修饰剂有不可替代的作用。一项为期10年治疗变应性鼻炎、结膜炎及哮喘的研究纳入205

例患者，经过 3 年 AIT 及随后 5 年和 7 年的随访发现，停药后 5 年和 7 年 AIT 组鼻炎和结膜炎症状均显著低于对照组（*P*<0.05；治疗结束、停药后 5 年及停药后 7 年，AIT 组新发哮喘患者均明显少于对照组［OR：2.5（1.3～5.1）、3.1（1.4～6.9）及 2.5（1.1～5.9）］。那么在真实世界中，AIT 究竟起到怎样程度的修饰（预防）作用？最近在德国 Saxony 州进行了基于人群的回顾性研究，其数据采用州内所有门诊患者的就诊数据，共 116 323 名变应性鼻炎（AR）患者，其中 2431 例（2%）AR 患者接受 AIT，6 年内有 33 例 AR 患者进展为哮喘，RR 值明显低于非 AIT 组（RR，0.60；95%CI，0.42～0.84）。另一项临床研究 Grazx Asthma Prevention（GAP）（NCT01061203）观察草花粉舌下片剂对哮喘的预防作用，共纳入 1000 例患者，预计 2015 年 9 月入组结束。② AIT 适应证的选择，均认为以下过敏症患者可考虑 AIT：用药仍不能控制症状、存在严重的药物不良反应、不愿长期用药、同时罹患哮喘和变应性鼻炎或为了预防鼻炎进展为哮喘。③在禁忌证、SCIT 后观察 30 分钟、妊娠期 AIT、人员培训及器械和文件准备上，二者的认识是相同的。④均认为目前的认识低估了 AIT 作为变应性疾病唯一修饰剂的作用。目前仅 5% 过敏症患者接受 AIT，原因包括疗效证据不充分、支出 - 获益比不明确、从业医生水准和认知水平不一、普通人群对 AIT 常识少、患者害怕治疗方案或药品申请过程、入选病例的差异等。

二、AIT 未来关注点

一种存在了 100 多年的治疗方法仍处于非充分利用的状态，主要原因之一是临床疗效证据不充分。因此，未来对 AIT 的关注点在于如何提供更多临床数据来证实其应用价值，涉及制剂的标准化、疗效、给药途径及安全性等多方面。在机制方面，SCIT 的作用已基本明确，而 SLIT 在非常早期的脱敏反应和 Br 的产生仍不明确。就临床疗效而言，究竟 SCIT 有效还是 SLIT 有效一直是争论的焦点，既往大多数研究分别比较 SCIT 或 SLIT 与安慰剂对照组的作用，这种间接比较倾向于 SCIT 更有效。Nelson 等检索 2014 年及之前所有 SCIT 和 SLIT 头对头的临床试验，共计 4 项随机双盲双模拟研究和 7 项随机开放研究，所有研究均显示不论是临床评分（症状 + 用药），还是免疫指标（变应原皮试、激发试验），SCIT 均优于对照及 SLIT 组，没有任何研究显示仅 SLIT 有效而 SCIT 无效，即使如此，作者仍提出，临床应用应权衡 SLIT 更高的安全性和方便性的特点。

的确，药物安全性是决定临床应用的关键。SLIT 自应用以来无致命的不良反应，常见副作用限于口咽部局部反应，而 SCIT 发生全身反应的几率为 1‰/ 次注射，平均每 100 万次注射会发生 1 次致命性过敏反应，美国 2003 年发行临床操作规范之前，全美每年发生 3.4 例 /100 万次注射死亡。如何减少 SCIT 副作用是大家关注的问题，AAAAI 和 ACAAI 于 2008—2012 年连续 4 年进行监测，共记录了 23.3 百万次注射，仅 1 例死亡，其余所有等级（1～4）的不良反应稳定在 0.1%；该研究发现，哮喘未控制为诱发严重不良反应的独立危险因素；花粉季节调整给药剂量，尽量减少集群治疗有助于减少全身不良反应的发生；而遵循临床操作指南能够有效减少不良反应的发生。

对于变应原数量的选择，由于历史原因，美国和欧洲采用的方式有很大不同，但不论多重或单一变应原，双方均强调采取主要变应原进行治疗。至于哪种治疗有效，目前大多数临床数据显示单一变应原治疗效果明显。因此，迫在眉睫的一个问题是如何进行有效的比较，为临床提供更多依据。1960 年首个 SCIT 双盲安慰剂对照（DBPC）临床试验研究发表，距 Noon 首次临床应用过去了 49 年，而 SLIT 的首个 DBPC 发表于 1986 年。导致研究滞后的原因主要是方法学方面，普遍存在样本量小、退出率高、组间疾病严重程度不匹配、变应原效价无法比较及单独使用症状评价或用药评分作为主要研究终点等。针对这些情况，WAO（世界变态反应组织）推荐了AIT标准临床试验方法，包括：选用随机双盲对照，单一变应原比较，采取标准变应原提取物，将临床评价指标量化及选用症状评分＋用药评分作为主要研究终点等内容。

近年来，AIT在其他变应性疾病也有应用。SCIT主要应用于变应性皮炎，目前有一些小样本和个案报道有效，前瞻性的临床研究显示SCIT对重度皮炎患者效果明显。对于食物过敏的治疗，自1980年首次报道口服免疫治疗（OIT）后，人们一直在尝试有效的食物脱敏方法，研究发现OIT疗效与高浓度、长时间的变应原摄入有关，但临床仍缺乏有效的评估指标，同时发生的需要使用肾上腺素的严重不良反应达25%，因此，EAACI不推荐OIT常规在临床使用（证据D）。

AIT已走过一个多世纪的历程，未来仍有许多方面值得探索，采用联合治疗手段、改进变应原提取物、使用佐剂、通过其他给药途径等方法，均有望增加免疫原性而不增加变应原性，提高风险／获益比。在哮喘的SCIT中，同时给予奥马珠单抗，不仅提高起始期的安全性和耐受性，同时能增强整个疗程的效果。有研究运用基因重组技术将蜂毒主要变应原Apim1和Apim2进行融合，去掉其B细胞肽，保留其T细胞肽，从而去除与B细胞相关的IgE反应，在动物实验观察到特异性IgE明显减少。在给药方法上，除了目前常用的SCIT和SLIT，经淋巴结注射已显示出一些临床效果。

参考文献

1. Ninan TK，Russell G. Respiratory symptoms and atopy in Aberdeen school children：evidence from two surveys 25 years apart. BMJ，1992，304（6831）：873-875.
2. Gupta R，Sheikh A，Strachan D，et al. Increasing hospital admissions for systemic allergic disorders in England：analysis of national admissions data. BMJ，2003，327（7424）：1142-1143.
3. Noon L. Prophylactic inoculation against hay fever. The Lancet，1911：1572-1573.
4. Calderón MA，Casale T，Cox L，et al. Allergen immunotherapy：a newsemanticframework from the European Academy of Allergy and Clinical Immunology/American Academy of Allergy，Asthma and Immunology/PRACTALL consensus report.Allergy，2013，68（7）：825-828.
5. Akdis CA，Akdis M. Mechanisms of allergen-specific immunotherapy and immune tolerance to allergens. World Allergy Organ J，2015，8（1）：17.
6. Bousquet J，Lockey R，Malling HJ，et al. Allergen immunotherapy：therapeutic vaccines for allergic diseases. J Allergy Clin Immunol，199，102（4 Pt 1）：558-562.
7. Seidman MD，Gurgel RK，Lin SY，et al. Clinical practice guideline：Allergic rhinitis.Otolaryngol Head Neck Surg，2015，152（1 Suppl）：S1-43.
8. Cox L，Nelson H，Lockey R，et al. Allergen immunotherapy：a practice parameter third update. J Allergy Clin Immunol，2011，127（1 Suppl）：S1-55.
9. Alvarez-Cuesta E，Bousquet J，Canonica GW，et al. Standards for practical allergen-specific immunotherapy. Allergy，2006，61（Suppl 82）：1-20.
10. 李靖，孔维佳，林江涛，等. 中国特异性免疫治疗的临床实践专家共识. 中华结核和呼吸杂志，2012，35（3）：163-166.

11. Arbes SJ Jr，Gergen PJ，Elliott L，et al. Prevalences of positive skin test responses to 10 common allergens in the US population：results from the third National Health and Nutrition Examination Survey. J Allergy Clin Immunol，2005，116：377-383.
12. Nelson HS. Multiallergen immunotherapy for allergic rhinitis and asthma. J Allergy Clin Immunol，2009，123（4）：763-769.
13. Rosewich M，Lee D，Zielen S. Pollinex Quattro：an innovative four injections immunotherapy in allergic rhinitis. Hum Vaccin Immunother，2013，9（7）：1523-1531.
14. Creticos PS，Schroeder JT，Hamilton RG，et al. Immunotherapy with a ragweed-toll-like receptor 9 agonist vaccine for allergic rhinitis. N Engl J Med，2006，355：1445-1455.
15. Jacobsen L，Niggemann B，Dreborg S，et al. Specific immunotherapy has long-term preventive effect of seasonal and perennial asthma：10-year follow-up on the PAT study.Allergy，2007，62（8）：943-948.
16. Scfhmitt J，Schwarz K2，Stadler E2，et al. Allergy immunotherapy for allergic rhinitis effectively prevents asthma：Results from a large retrospective cohort study. J Allergy Clin Immunol，2015，136（6）：1511-1516.
17. Jutel M，Agache I，Bonini S，et al. International consensus on allergy immunotherapy.J Allergy Clin Immunol，2015，136（3）：556-568.
18. Akdis M，Akdis CA. Mechanisms of allergen-specific immunotherapy：multiple suppressor factors at work in immune tolerance to allergens. J Allergy Clin Immunol，2014，133（3）：621-631.
19. Nelson HS. Subcutaneous immunotherapy versus sublingual immunotherapy：which is more effective? J Allergy Clin Immunol Pract，2014，2（2）：144-149.
20. Wheatley LM，et al. Clinical practice. Allergic rhinitis.NEngl J Med. 2015；372（5）：456-463.
21. Epstein TG，Liss GM，Murphy-Berendts K，et al. AAAAI/ACAAI surveillance study of subcutaneous immunotherapy，years 2008-2012：an update on fatal and nonfatal systemic allergic reactions.J Allergy Clin Immunol Pract，2014，2（2）：161-167.
22. Canonica GW，Baena-Cagnani CE，Bousquet J，et al. Recommendations for standardization of clinical trials with Allergen Specific Immunotherapy for respiratory allergy. A statement of a World Allergy Organization（WAO）task force.Allergy，2007，62（3）：317-324.
23. Burks AW，Calderon MA，Casale T，et al. Update on allergy immunotherapy：American Academy of Allergy，Asthma & Immunology/European Academy of Allergy and Clinical Immunology/PRACTALL consensusreport. J Allergy Clin Immunol，2013，131（5）：1288-1296.

第二十节　哮喘急性发作时糖皮质激素的应用

支气管哮喘，简称哮喘，是多种细胞和细胞组分参与的慢性炎症性气道疾病。慢性气道炎症及其导致的气道高反应性、可逆性气流受限是哮喘的主要特征，这种慢性炎症可引起反复发作的喘息、气急、胸闷或咳嗽等症状。

全球约有 3 亿哮喘患者，在不同国家或地区累及 1%～18% 的人群。世界卫生组织于 2012 年发表在 *Lancet* 上的《2010 年全球疾病负担研究》中指出，每年因哮喘丧失的伤残调整生命年（DALYs）高达 1380 万，占全球疾病负担总数的 1.8%。有研究统计，在我国，哮喘总体患病率可达 1.24%，因哮喘发作在过去 1 年内的住院率和急诊率可达 22.62% 和 27.00%，支气管哮喘已经成为全社会的沉重负担。

哮喘急性发作是指喘息、气促、咳嗽、胸闷等症状突然发生，或原有症状急剧加重，以呼气流量（PEF 或 FEV_1）降低为其特征，可首次发作或发生于轻度、控制良好的哮喘患者。常因呼吸道感染、接触变应原（或污染物）、突然停药等诱发，程度轻重不一，病情加重可在数小时或数天出现，偶尔在数分钟内危及生命。糖皮质激素是最有效的气道炎症控制药物，在哮喘急性发作时，特别是在前期抗炎治疗基础上急性发作，若能紧急合理使用，有可能及时缓解症状、阻止哮喘恶化和避免辅助通气治疗。本节主要介绍哮喘急性发作（病因、发病机制、分级），激素在哮喘治疗中的抗炎机制及激素在哮喘急性发作时的临床应用。

一、概述——哮喘急性发作

（一）病因

1. 触发因素

（1）病毒感染：近年来，有较多证据表明，病毒感染是哮喘急性发作的主要触发因素。2014 年 Lusmaia DC Costa 系统评价了 2002—2013 年的 42 项研究，发现儿童哮喘急性发作中，高达 92.2% 发作与呼吸道病毒感染有关。其中，人类鼻病毒最常见，其次为呼吸道合胞病毒、人类腺病毒、流感病毒等。2011 年 Bizzintino J 等研究表明，与其他类型鼻病毒或其他呼吸道病毒相比，新型 C 型鼻病毒与儿童哮喘急性发作关系最为密切，哮喘表现更严重。Nicholson 在成人观察中发现其病毒感染和哮喘急性发作的相关性稍低。支原体和衣原体感染也能触发哮喘发作。

（2）变应原：引起哮喘反复发作的变应原主要是尘螨、动物皮毛、花粉等吸入性变应原，首次接触使机体致敏，再次吸入接触气道黏膜时，常引起以嗜酸性粒细胞浸润为主的速发型气道超敏反应。

（3）环境污染物：主要包括吸烟和大气污染物。约有超过 30% 的哮喘患者是吸烟者，吸烟诱发哮喘急性发作的相关机制包括：气道炎性表型改变（如中性粒细胞增加）、部分核转录因子的活化（如 NF-κB）、糖皮质激素受体比例改变，从而使呼吸道对激素治疗不敏感。

研究表明，可吸入颗粒物、二氧化硫（SO_2）、二氧化氮（NO_2）等大气污染物可增加气道高反应性和诱发、加重气道炎症。随着空气污染的加重，儿童哮喘的发作频率、β_2 受体激动剂使用量、住院率等有增加趋势。一项荟萃分析发现，生活或学习在交通发达市区的儿童，其哮喘急性发作率较高。

（4）职业暴露：工作场所中接触粉尘、化学物品等可使机体致敏，引起气道炎症反应等，在哮喘管理中，避免职业暴露是重要的预防措施之一。

（5）药物：常见药物主要包括阿司匹林在内的解热镇痛药，通过引起花生四烯酸代谢异常、白三烯产物形成，支气管平滑肌强烈收缩，出现哮喘急性加重。

2. 高危因素　全球哮喘防治创议（GINA）提出了哮喘急性发作的潜在独立危险因素，包括：哮喘严重发作史（哮喘未控制、曾有过气管插管、重症监护室治疗或 1 年以内曾有重度哮喘发作）；过分依赖 SABA（>1×200 剂量 / 月）；ICS 使用不合理（不规则使用、未使用、剂量过低或不正确的吸入技术）；低 FEV_1，尤其是小于预测值 60%；严重社会、心理、经济问题；暴露于吸烟环境、过敏原接触；合并肥胖、鼻炎或食物过敏；痰液或血液嗜酸性粒细胞过多、呼出气一氧化氮增高；怀孕。

3. 哮喘死亡相关风险的评估　GINA 指南提出，除了评估患者哮喘急性发作的风险之外，具有以下特征常提示哮喘死亡相关风险增加，需引起医务人员高度重视：曾有需要插管或机械通气的（近）致命性哮喘病史；去年曾因哮喘住院或急诊就医；现用或近期停用口服激素；近期未使用吸入激素；过量使用 SABA（特别是大于 200 喷 / 月）；合并精神疾病或心理问题；哮喘治疗药物依从性差；哮喘合并食物过敏。

（二）发病机制

气道炎症加剧是哮喘急性发作的病理基础。环境暴露因素诱导产生特定的免疫应答，包括细胞因子产生、粒细胞浸润、相关炎症细胞激活和氧化应激，在病理上导致上皮脱落、黏膜水肿、气道内黏液堵塞和微血管渗漏，以及支气管平滑肌痉挛，导致气道阻力增加，呼吸功能下降，出现严重的气流受限。

病毒感染呼吸道时，主要感染与气道密切接触的气道上皮细胞，诱导气道上皮细胞分泌多种促炎介质，包括 IL-1、IL-6、IL-8、GM-CSF 及 eotaxin，募集中性粒细胞、淋巴细胞和嗜酸性粒细胞到气道。此外，病毒复制过程中，上皮细胞通过 TLR-3/NF-κB 途径使 I 型干扰素（IFN-α 和 IFN-β）表达增多，外周血单核细胞 IFN-γ 产生增加，发挥抗病毒作用。因此 Th1 和 Th2 细胞因子的平衡可能是恶化严重程度的重要决定因素。Th1 反应的减弱增加病毒诱导的哮喘发作的风险。在哮喘患者中，病毒感染时 I 型干扰素的生产减少，不仅允许病毒复制，而且在 TSLP 刺激下 Th2 细胞被激活，参与过敏性炎症反应的发生，增加气道高反应性和黏液的分泌，导致气道阻塞。

对需要机械通气危重型哮喘患者的病理学研究发现，使用激素治疗后，其支气管肺泡灌洗液（BAL）中嗜酸性粒细胞水平明显下降，但中性粒细胞仍较高，即便给予高剂量吸入激素（ICS），BAL 中 IL-1、IL-6、TNF-α 等炎性因子水平仍然很高，可能是急性触发因素的作用改变了气道炎症类型，使机体对激素的抗炎作用产生抵抗。

（三）哮喘急性发作的分级

哮喘急性发作时严重程度可分为轻度、中度、重度和危重 4 级（表 1-20-1）。

表 1-20-1　哮喘急性发作时病情严重度的分级

临床特点	轻度	中度	重度	危重
气短	步行、上楼	稍活动	休息时	
体位	可平卧	喜坐位或卧位	端坐呼吸	
讲话方式	连续成句	常有中断	单字	不能讲话
精神状态	可有焦虑 / 尚安静	时有焦虑、烦躁	常有焦虑	嗜睡或意识模糊
出汗	无	有	大汗淋漓	
呼吸频率	轻度增加	增加	>30 次 / 分	
辅助呼吸	常无	可有	常有	胸腹矛盾呼吸
哮鸣音	散在，呼吸末期	响亮、弥漫	响亮、弥漫	减弱或无
脉率	<100 次 / 分	<120 次 / 分	>120 次 / 分	变慢或不规则
奇脉	无或<10mmHg	10～25mmHg	常有，>25mmHg	无，提示呼吸肌疲劳
PEF	>80%	60%～80%	<60%	—
PaO_2	正常	60～80mmHg	<60mmHg	<60mmHg
$PaCO_2$	<40mmHg	≤45mmHg	>45mmHg	>45mmHg
SaO_2	>95%	91%～95%	≤90%	≤90%
pH				降低

注：PEF 指使用 $β_2$ 激动剂后 PEF 占正常预测值或本人最佳值 %

二、糖皮质激素在哮喘治疗中的作用机制

糖皮质激素作为最有效的抗炎药，通过抑制炎症细胞激活、募集和炎症因子表达，影响气道炎症的多个环节。传统上认为激素进入细胞，结合于激素受体，影响炎症因子合成而发挥抑制炎症作用，其过程需要多个环节参与，起效有一定延迟。

近年来，随着对其分子作用机制研究的深入，发现糖皮质激素发挥抗炎作用的机制主要通过两种途径：一种是经典的机制，即糖皮质激素（GCS）依靠其脂溶性穿过细胞膜弥散至胞质，与糖皮质受体受体（GR）激素结合区结合，形成活化的糖皮质激素 - 糖皮质激素受体（GCS-GCSR）二聚体，同时 GR 上的 DNA 结合区暴露，随后转移到细胞核内，与靶基因的糖皮质激素反应元件相结合，促进抗炎介质合成，同时能下调炎症相关因子 mRNA 基因转录，减少炎症介质分泌。该途径特点是起效较慢，通常需要几十分钟至数小时。

第二种是非基因学机制，其起效迅速，不直接参与基因转录和翻译过程。该机制中激素既可能通过糖皮质激素受体，干扰细胞内信号传导，也可直接和细胞膜相关膜受体结合，改变细胞膜的磷酸微环境，影响膜相关蛋白的活性。

此外，糖皮质激素的早期作用还和血管活性有关。激素通过结合于气道血管平滑肌上的神经元外单胺转运蛋白，提高与 α_1 肾上腺素受体结合的去甲肾上腺素浓度，可导致血管收缩，血管通透性降低，减少黏液分泌和炎症因子的释放。

三、糖皮质激素在哮喘急性发作时的临床应用

哮喘急性发作的治疗目的是尽快缓解气道阻塞，恢复肺功能，预防恶化和再次发作，防止并发症。处置时，应根据病情的严重度决定综合性治疗方案。患者和医务人员首先应快速识别增加哮喘死亡风险的高危因素，以便及时调整激素剂量及其他医疗措施。这些因素包括：因哮喘急性发作需要气管插管或机械通气的病史；在过去几年间曾有过因哮喘急性发作需住院治疗；近期应用口服糖皮质激素或停用糖皮质激素患者；目前没有使用吸入糖皮质激素治疗；过量应用 β_2 受体激动剂；具有精神疾病或心理问题的既往史；诊疗依从性差；确诊的食物过敏史。

激素治疗哮喘包括吸入糖皮质激素（ICS）和全身使用糖皮质激素［包括静脉（SCS）和口服（OCS）］。哮喘的治疗应该是一个从家庭自我管理、基层医疗、急诊中心、住院、ICU 到出院的一个连续过程。在哮喘患者的自我管理中，若出现哮喘症状加重，应及时增加短效 β_2 受体激动剂（SABA）和 ICS 剂量和使用频率。如果出现以下三种情况之一，需口服糖皮质激素：症状超过 48 小时仍未缓解；PEF 或 FEV_1<预计值的 60%；曾有重度哮喘发作史。对于成人，甲泼尼龙剂量为 40～50mg，疗程约 5～7 天；儿童剂量为 1～2mg/kg（<40mg），疗程约 3～5 天。Reddel 研究结果表明，对于成人哮喘急性恶化患者，高剂量吸入糖皮质激素（7～14 天）与短期口服糖皮质激素疗效相当。

在基层医疗服务中，根据患者症状和肺功能（PEF 或 FEV_1）状况评估哮喘急性发作的分级，轻中度哮喘予口服甲泼尼龙，成人剂量为 1mg/kg（<50mg/d），疗程 5～7 天；儿童剂量为 1～2mg/kg（<40mg/d），疗程 3～5 天，同时配合 SABA 和氧疗。若有严重恶化体征，应马上将患者转送急诊中心。若患者处于昏睡、神志不清或“寂静肺”，应马上转到重症监护病房，在转运患者中及时予雾化 SABA 和抗胆碱能药物（溴化异丙托品），以及氧气吸入，同时准备机械通气及静脉予糖皮质激素（氢化可的松，100mg/ 次）（1 小时内）。轻中度哮喘发作在

急诊中心可予 OCS，出现以下情况可改为静脉使用：SABA 不能改善哮喘症状；予 OCS 哮喘仍持续加重；在既往哮喘发作中有口服激素史；或者患者无法口服药物。

经急诊治疗后，需根据患者 PEF 或 FEV_1 水平决定下一步是住院或出院：若 PEF 或 FEV_1<预计值 40%，仍需住院治疗；反之可根据 PEF 或 FEV_1 改善情况决定是否出院随访。出院时应根据患者哮喘水平、相关危险因素、年龄及依从性等制订治疗方案，这包括按需使用缓解药物、ICS（特别是有哮喘急性发作高危因素的患者）、OCS。成人可予甲泼尼龙 1mg/(kg•d)（<50mg/d=，疗程 5～7 天；儿童 1～2mg/(kg•d)，疗程 3～5 天（<40mg/d)；依从性差患者可以考虑肌注糖皮质激素。有研究表明，家庭治疗中规律使用 ICS 可降低哮喘发作危险性、住院率和哮喘相关死亡率。无论是高剂量吸入激素或给予全身激素，必须确保药物的合理使用，且需观察药物副作用的发生。

（孟亚奇 姚 欣）

参考文献

1. 2017 GINA Report，Global Strategy for Asthma Management and Prevention. http://ginasthma.org/archived-reports/
2. 冯晓凯. 我国支气管哮喘患病情况及相关危险因素的流行病学调查. 北京协和医学院，2014.
3. 支气管哮喘防治指南（支气管哮喘的定义、诊断、治疗和管理方案）. 中华哮喘杂志（电子版），2008，2（01）：3-13.［2017-09-18］.
4. Wark PA，Gibson PG. Asthma exacerbations 3：Pathogenesis. Thorax，2006，61（10）：909-915.
5. Dougherty RH，Fahy JV. Acute Exacerbations of Asthma：Epidemiology，Biology and the Exacerbation-Prone Phenotype. Clin Exp Allergy，2009，39（2）：193-202.
6. Bizzintino J，Lee WM，Laing IA，et al. Association between human rhinovirus C and severity of acute asthma in children. Eur Respir J，2011，37（5）：1037-1042.
7. Costa LD，Costa PS，Camargos PA. Exacerbation of asthma and airway infection：is the virus the villain? J Pediatr（Rio J），2014，90（6）：542-555.
8. Cosentini R，Tarsia P，Canetta C，et al. Severe asthma exacerbation：role of acute Chlamydophila pneumoniae and Mycoplasma pneumoniae infection. Respir Res，2008，30（9）：48.
9. Alangari AA. Genomic and non-genomic actions of glucocorticoids in asthma. Ann Thorac Med，2010，5（3）：133-139.
10. Reddel HK，Barnes DJ；Exacerbation Advisory Panel. Pharmacological strategies for self-management of asthma exacerbations. Eur Respir J，2006，28（1）：182-199.
11. O'Byrne PM.Therapeutic strategies to reduce asthma exacerbations. J Allergy Clin Immunol，2011，128（2）：257-263.

第二十一节 支气管哮喘与情绪障碍的研究进展

支气管哮喘（简称哮喘）是一种严重危害人类健康的常见慢性气道疾病。流行病学调查显示哮喘患者发生情绪障碍的概率高于普通人群；情绪障碍在哮喘的易感倾向、发病、转归中发挥着重要的作用。2004 年一项涉及 29 个国家的全球性哮喘控制水平调查研究显示，仅有 5% 的哮喘患者能够达到完全控制，哮喘的控制水平仍不理想。有学者认为，忽视心理行为因素可能是哮喘治疗不满意的一个重要原因。现就哮喘与情绪障碍的研究进展综述如下。

一、流行病学

由于研究人群和使用工具的不同，各研究间存在很大的差异。但几乎所有的研究均发现哮喘患者比普通人群有较高的情绪障碍发生率，且以焦虑和抑郁多见。与慢性病毒性肝炎、类风湿性关节炎等其他慢性疾病相比，哮喘患者焦虑和抑郁的发生率也明显升高。在Krommydas 等进行的研究中，成人哮喘组的患者存在较高的焦虑和抑郁发生率，68% 的哮喘患者存在不同程度的焦虑症状，66% 的哮喘患者具有抑郁症状。研究显示，女性哮喘患者存在更高的焦虑和抑郁发生率。有研究证实老年哮喘患者中存在较高的抑郁发生率。另外，有学者进行了大量的心理风险因素与致死性哮喘相关性的研究，最初的研究分析了哮喘死亡的风险因素，并强调了在致死性哮喘中情绪障碍的作用，这些研究多为回顾性研究，没有包括充分的对照组。随后的研究试图使用更好的评估方法及适当的对照组，其中一些研究发现情绪障碍的发生在是否为致死性哮喘患者之间差异无统计学意义，而其他一些研究结果则显示在致死性哮喘患者中存在较高的情绪障碍发生率和较低的药物使用依从性，认为情绪障碍是导致重症哮喘患者致命的最危险因素。Vázquez 等评估了一定数量的有代表性的稳定期致死性哮喘患者，并排除患者近期发作所致的紧张状态，发现他们具有较高的情绪障碍发生率，尤其是焦虑状态，即便是在致死性哮喘发作的许多年后仍然存在。

二、哮喘与情绪障碍的相关性

大量研究证明，哮喘患者中普遍存在情绪障碍，哮喘及情绪障碍可相互影响。情绪障碍可诱发哮喘发作，而反复的哮喘发作又可导致患者情绪障碍，两者互为因果形成恶性循环。2007 年美国哮喘诊治指南指出，焦虑和抑郁等的良好治疗有助于控制哮喘的急性加重。到目前为止，关于哮喘与情绪障碍的研究大多是横断面的，然而也有纵向的调查已证实，随着时间的推移哮喘和情绪障碍的相关性仍是稳定的。一项 5 年随访性研究证实，患者的焦虑和抑郁随时间推移没有发生明显改变。大量调查研究发现，哮喘合并情绪障碍以焦虑和抑郁多见，而合并焦虑 / 抑郁的哮喘患者总伴随哮喘控制不佳和低生命质量。这是焦虑、抑郁还是二者共同发挥作用的结果？国内外现有的研究更倾向认为，抑郁与哮喘的气道炎症间存在某种生物学相关机制，抑郁与哮喘控制及生命质量存在负相关。Opolske和 Wilson 通过对以往哮喘伴发情绪障碍文献的回顾分析，发现抑郁增加了哮喘患者的发病率和死亡率，使哮喘患者的病情恶化，患者的用药依从性降低，并且延长了患者的住院时间，增加了患者的重复住院率，严重降低了哮喘患者的生命质量。

三、发生机制

为什么哮喘与情绪障碍经常伴发，其发病机制尚不完全清楚。

最初的认识是，哮喘发作时出现的胸闷、咳嗽和呼吸困难等临床症状可直接影响患者的心理状态；过度通气所致低碳酸血症使脑血流减少，脑供氧不足，患者会产生类似窒息的紧张和恐惧感觉；抑郁可使患者膈肌主动运动损害加重，肺活量下降；某些治疗哮喘的药物如肾上腺素、茶碱类、类固醇激素等也可以引起情绪的改变，导致情绪障碍。研究发现，存在焦虑、抑郁等较多负性情绪的患者呼吸阻力明显增加，而 Ritz 等对哮喘患者和对照组的研究证实，情绪变化能增加哮喘患者的气道阻力，增加过度通气，从而加剧哮喘的发生。

研究证实：不良情绪刺激作用于大脑皮质，引起迷走神经兴奋，促进乙酰胆碱释放，从而引起气道平滑肌收缩、黏膜水肿、分泌物增加；不良情绪刺激通过中枢神经系统引起内分泌异常，各种激素分泌异常诱发哮喘；情绪因素作用于下丘脑，影响机体的正常免疫，诱发或加重哮喘。Di Marco 等提出以下三个假说：①哮喘本身增加了发生焦虑和抑郁的风险性；②焦虑和抑郁导致了哮喘发病的高风险性；③哮喘和焦虑、抑郁之间被一个潜在的共同的通路相连接。Chida 等分析了 43 个研究，证实了情绪因素与未来特应性疾病明确的相关性，及特应性疾病与情绪障碍在神经、内分泌和免疫方面相互影响的证据。

目前，大量研究证实哮喘与情绪障碍相关性的发生机制为双向关系，值得注意的是情绪应激的作用。一个已知的理论是，哮喘反复发作的喘息、呼吸困难，甚至濒死感以及对生活造成的负性影响，可以导致患者表现为情绪障碍的心理应激，引发患者的焦虑或抑郁。研究证实，情绪应激、免疫系统和下丘脑 - 垂体 - 肾上腺轴之间紧密关联，长时间的应激暴露会诱导下丘脑 - 垂体 - 肾上腺轴的低反应性，通过自主途径调节，导致皮质醇分泌减少，肾上腺素能受体下调，从而导致触发哮喘的炎症应答，诱发或加重哮喘。这个观点被许多研究证实，并有可能改进我们目前对哮喘的认识及对哮喘患者的管理。Liu 等对 20 所大学里具有轻度哮喘的学生评估，发现心理应激可以增加机体对吸入变应原的过敏反应。Wamboldt 等的研究发现，当接受实验应激刺激时，既往有变应性疾病史的青少年与仅仅皮肤过敏原试验阳性及无变应性疾病史的对照组比较，表现为减弱的氢化可的松应答。Cookson 等在研究中证实，母亲在怀孕期间及产后的心理状态及不良情绪应激，可以影响其孩子在儿童期的哮喘发病。此外，有研究表明应激状态还可以通过对大脑的直接作用调节哮喘症状。Rosenkranz 等用功能磁共振成像（fMRI）检查哮喘患者暴露于变应原时大脑前扣带回皮质和岛叶的活性，研究结果显示这些大脑区域表现出高反应性。

四、评估及处理

多种评估量表用于哮喘与情绪障碍相关性的调查研究。焦虑自评量表（SAS）和抑郁自评量表（SDS）、汉密尔顿焦虑自评量（HAMA）和汉密尔顿抑郁自评量表（HADM）是既往研究中最常使用的评估工具。另外，也有研究采用了状态 - 特质焦虑问卷（STAI），区别反映状态焦虑及特质焦虑。上述评估工具都表现了较好的信度和效度，适合应用于哮喘患者合并情绪障碍的评估和诊断。

对哮喘合并情绪障碍的患者应给予心理干预，主要包括哮喘认知、情绪疏导、带或不带生物反馈的肌肉放松训练及意象训练等，必要时可给予抗焦虑药物或抗抑郁药物治疗。Dahl 等通过 12 周的观察随访发现，给予心理干预组哮喘儿童比对照组儿童缺课率有所下降；Alexander 等通过对哮喘儿童进行全身肌肉放松训练治疗发现，干预组哮喘儿童比对照组峰流速有明显改善。目前临床上对哮喘患者有多种不同的心理干预，但是尚缺乏有力的研究结果证实某种治疗对哮喘患者的疾病控制有确切的作用，而有关抗焦虑或抗抑郁药物治疗在哮喘患者中的应用研究较少。Brown 等通过对 90 例伴发抑郁的哮喘患者分别使用西酞普兰抗抑郁药物和安慰剂进行治疗 12 周后发现，西酞普兰干预组与安慰剂对照组患者在治疗后抑郁评分无显著差异，但是与对照组相比，抗抑郁治疗患者需要较少的口服激素量；安非他酮治疗能够改善患者的焦虑和抑郁症状，但对患者第 1 秒用力呼气量或者哮喘控制评分并无明显改善；Lechin 等研究发现噻萘普汀能够改善哮喘患者呼吸系统症状。另外，心理干预和抗焦虑或抑郁药物治疗能否改善哮喘控制，提高哮喘患者的生命质量，有学者认为证据仍不足，系统回顾及分析建议做严谨的更大样本的随机对照研究，并使用有效的预后评估方法。

总之，哮喘是一种遗传和环境因素共同参与的，受情绪影响的呼吸系统慢性疾病。对于哮喘控制不佳且伴随情绪障碍的患者，应谨慎地升阶梯治疗。目前，临床工作存在对哮喘合并情绪障碍的诊断不足，正确评估哮喘患者的情绪障碍是迫切需要解决的问题。对合并情绪障碍的哮喘患者实施心理干预和药物治疗，是否能显著改善哮喘控制及生命质量，需要进一步深入调查研究。

（李娜嘉　林江涛）

参考文献

1. Kunik ME，Roundy K，Veazey C，et al. Surprisingly high prevalence of anxiety and depression in chronic breathing disorders. Chest，2005，127：1205-1211.
2. Scott KM，Von Korff M，Ormel J，et al. Mental disorders among adults with asthma：results from the World Mental Health Survey. Gen Hosp Psychiatry，2007，29：123-133.
3. Rabe KF，Adachi M，Lai CK，et al. Worldwide severity and control of asthma in children and adults：the global asthma in sight and reality surveys. J Allergy Clin Immunol，2004，114：40-47.
4. Brown R. Behavioral issues in asthma management. Allergy Asthma Proc，2001，22：67-69.
5. Lavoie KL，Bacon SL，Barone S，et al. What is worse for asthma control and quality of life：depressive disorders，anxiety disorders，or both? Chest，2006，130：1039-1047.
6. Nowobilski R，Furgal M，Czyz P，et al. Psychopathology and personality factors modify the perception of dyspnea in asthmatics. J Asthma，2007，44：203-207.
7. Oraka E，King ME，Callahan DB. Asthma and serious psychological distress：prevalence and risk factors among US adults，2001—2007. Chest，2010，137：609-616.
8. 程哲，代灵灵，李芳，等. 支气管哮喘控制水平与患者焦虑、抑郁情绪的相关性. 中华医学杂志，2012，92：2128-2130.
9. Centanni S，Di Marco F，Castagna F，et al. Psychological issues in the treatment of asthmatic patients. Respir Med，2000，94：742-749.
10. Lyketsos CG，Lyketsos GC，Richardson SC，et al. Dysthymic states and depressive syndromes in physical conditions of presumably psychogenic origin. Acta Psychiatr Scand，1987，76：529-534.
11. Krommydas GC，Gourgoulianis KI，Angelopoulos NV，et al. Depression and pulmonary function in outpatients with asthma. Respir Med，2004，98：220-224.
12. Di Marco F，Verga M，Santus P，et al. Close correlation between anxiety，depression，and asthma control. Respir Med，2009，104：22-28.
13. Ng TP，Chiam PC，Kua EH. Mental disorders and asthma in the elderly：a population-based study. Int J Geriatr Psychiatry，2007，22：668-674.
14. Campbell DA，Mc Lennan G，Coates JR，et al. A comparison of asthma deaths and near-fatal asthma attacks in South Australia. Eur Respir J，1994，7：490-497.
15. Innes NJ，Reid A，Halstead J，et al. Psychosocial risk factors in near-fatal asthma and in asthma deaths. J R Coll Physicians Lond，1988，32：430-434.
16. Matsuse H，Shimoda T，Kohno S，et al. A clinical study of mortality due to asthma. Ann Allergy Asthma

Immunol，1995，75：267-272.

17. Strunk RC，Nicklas RA，Milgrom H，et al. Fatal and near-fatal asthma questionnaire：prelude to a national registry. J Allergy Clin Immunol，1999，104：763-768.
18. Rocco PL，Barboni E，Balestrieri M. Psychiatric symptoms and psychological profile of patients with near fatal asthma：absence of positive findings. Psychother Psychosom，1998，67：105-108.
19. Kolbe J，Fergusson W，Vamos M，et al. Case-control study of severe life threatening asthma（SLTA）in adults：psychological factors. Thorax，2002，57：317-322.
20. Vázquez I，Romero-Frais E，Blanco-Aparicio M，et al. Psychological and self-management factors in near-fatal asthma. J Psychosom Res，2010，68：175-181.
21. Moore WC. Update in Asthma 2007［J］. Am J Respir Crit Care Med，2008，177：1068-1073.
22. T，Nishimura K，Tsukino M，et al. Analysis of longitudinal changes in the psychological status of patients with asthma. Respir Med，2007，101：2133-2138.
23. lowatz A，Kanniess F，Dahme B，et al. Association of depression and anxiety with health care use and quality of life in asthma patients. Respir Med，2007，101：638-644.
24. 莫祖聪，姬郁林. 负面心境状态与支气管哮喘控制水平及其生活质量的相关性研究. 四川大学学报：医学版，2009，40：544-547.
25. ske M，Wilson I. Asthma and depression：a pragmatic review of the literature and recommendations for future research. Clin Pract Epidemol Ment Health，2005，1：18.
26. 徐大华. 哮喘患者的情绪障碍调查. 中国临床心理杂志，2001，9：135-136.
27. Ritz T，Steptoe A，DeWilde S，et al. Emotions and Stress increase respiratory resistance in asthma. Psychosom Med，2000，62：401-412.
28. Wright RJ，Mitchell H，Visness CM，et al. Community violence and asthma morbidity：the Inner-City Asthma Study. Am J Pubic Health，2004，94：625-632.
29. Di Marco F，Santus P，Centanni S. Anxiety and depression in asthma. Curr Opin in Pulm Med，2011，17：39-44.
30. Chida Y，Hamer M，Steptoe A. A bidirectional relationship between psychosocial factors and atopic disorders：a systematic review and meta-analysis. Psychosom Med，2008，70：102-116.
31. Risbrough VB，Stein MB. Role of corticotropin releasing factor in anxiety disorders：a translational research perspective. Horm Behav，2006，50：550-561.
32. Liu LY，Coe CL，Swenson CA，et al. School examinations enhance airway inflammation to antigen challenge. Am J Respir Crit Care Med，2002，165：1062-1067.
33. Wamboldt MZ，Laudenslager M，Wamboldt FS，et al. Adolescents with atopic disorders have an attenuated cortisol response to laboratory stress. J Allergy Clin Immunol，2003，111：509-514.
34. Cookson H，Granell R，Joinson C，et al. Mothers' anxiety during pregnancy is associated with asthma in their children. J Allergy Clin Immunol，2009，123：847-853.
35. Rosenkranz MA，Busse WW，Johnstone T，et al. Neural circuitry underlying the interaction between emotion and asthma symptom exacerbation. Proc Natl Acad Sci USA，2005，102：13319-13324.
36. 许建国，马迎教，韦中盛. 广西壮族哮喘患者抑郁、焦虑水平及心理干预效果分析. 广西医科大学学报，2010，27：97-99.
37. 中华医学会呼吸病学分会哮喘学组. 难治性哮喘诊断与处理专家共识. 中华结核和呼吸杂志，2010，8：

572-577.

38. Van Lieshout RJ, MacQueen GM. Relations between asthma and psychological distress: an old idea revisited. Chem Immunol Allergy, 2012, 98: 1-13.
39. Dahl J, Gustafsson D, Melin L. Effects of a behavioral treatment program for children with asthma. J Asthma, 1990, 27: 41-46.
40. Alexander AB, Miklich DR, Hershkoff H. The immediate effects of systematic relaxation training on peak expiratory flow rates in asthmatic children. Psychosom Med, 1972, 34: 388-394.
41. Brown ES, Vigil L, Khan DA, et al. A randomized trial of citalopram versus placebo in outpatients with asthma and major depressive disorder: a proof of concept study. Biol Psychiatry, 2005, 58: 865-870.
42. Brown ES, Vornik LA, Khan DA, et al. Bupropion in the treatment of outpatients with asthma and major depressive disorder. Int J Psychiatry Med, 2007, 37: 23-28.
43. Lechin F, van der Dijs B, Orozco B, et al. Neuropharmacologic treatment of bronchial asthma with the antidepressant tianeptine: a double-blind, crossover placebo-controlled study. Clin Pharmacol Ther, 1998, 64: 223-232.
44. Deshmukh VM, Toelle BG, Usherwood T, et al. Anxiety, panic and adult asthma: a cognitive-behavioral perspective. Respir Med, 2007, 101: 194-202.
45. Yorke J, Fleming SL, Shuldham C. Psychological interventions for adults with asthma: a systematic review. Respir Med, 2007, 101: 1-14.

第二章 慢性阻塞性肺疾病

第一节 哮喘 - 慢阻肺重叠综合征的诊断与治疗

支气管哮喘（asthma）和慢性阻塞性肺病（COPD）是严重危害人民健康的慢性呼吸道疾病（CRD）中最常见的两种疾病，也是最沉重的社会经济负担之一。因此受到国内外的广泛重视。1995 年世界卫生组织（WHO）和美国国立卫生院心、肺、血液研究所组织多国专家制定的《支气管哮喘防治的全球创议（英文缩写 GINA）》和 2001 年制定的《慢性阻塞性肺病防治全球创议（英文缩写 GOLD）》，经过多次修订，已经成为指导全球这两种疾病的重要指导和参考文件。

2014 年 GOLD 和 GINA 科学委员会共同商定并正式提出“哮喘 - 慢阻肺重叠综合征（ACOS）”的名称，在 GOLD 2014 版中只做了简要的背景摘要，GINA 2014 版正式发表全文。GOLD 2015 更新版专门设附录以全文形式介绍了 ACOS，包括定义、临床特征描述、临床上如何分步确定 ACOS（五步法）等。与 GINA 2014 版 ACOS 部分相比，GOLD 2015 更新版并未做任何修订和更新。

支气管哮喘 - 慢阻肺重叠综合征（asthma-COPD overlap syndrome，ACOS）是近年来 GINA 和 GOLD 中最重要的新增内容。其目的在于帮助临床医师们识别患有慢性气流受限的患者，区分哮喘、COPD 和哮喘 -COPD 重叠综合征，并据此决定正确的治疗方案。

一、ACOS 的重要性

ACOS 患者的生活质量低于单纯的 COPD 患者，其医疗资源的消耗高于单纯的 COPD 患者。ACOS 的临床特征包括：特应症、气流阻塞的变异性大、肺气肿、慢性支气管炎和有吸烟史。这一表型气道阻塞最严重，其临床重要性在于发病率高，消耗的医疗资源多。但对这种表型治疗的认识还很有限。因为这一表型往往因有吸烟史而被从支气管哮喘的临床试验中排除，也因支气管舒张试验阳性而被排斥在 COPD 临床试验之外。我们的研究结果显示，这种表型的哮喘患者用 ICS 治疗有效，无论吸入 β 受体激动剂还是抗胆碱药均可显著舒张支气管。这一发现的重要性在于，ACOS 患者由于气道阻塞的不完全可逆性和有吸烟史，现在常常按照 COPD 治疗。GINA 和 GULD 委员会最近联合提出，为了减少未控制哮喘患者严重哮喘发作和死亡，ACOS 患者应当给予 ICS 治疗。我们的研究结果支持这种观点，但是我们认为今后应当对 ACOS 患者开展随机对照临床试验，以确定 ICS 治疗的效果。5%～20% 的 COPD 患者属于 ACOS（表 2-1-1）。ACOS 患者与非 ACOS 的 COPD 患者相比，具有以下临床特点：气道阻塞具有可逆性、嗜酸性粒细胞性支气管和全身性炎症，对

ICS 反应性较好。前者的急性加重、喘息和呼吸困难症状比后者更明显，但咳嗽和咳痰症状与其他 COPD 患者相似。因此原先有支气管哮喘病史的 COPD 患者应考虑 ACOS 的诊断。正在进行的临床研究将告诉我们 COPD 患者外周血中嗜酸性粒细胞计数增高是否有助于 ACOS 的诊断。如果这种看法被证实，对 ACOS 的兴趣将会转向嗜酸性粒细胞性 COPD，将比目前的 ACOS 更加易于诊断和治疗。

表 2-1-1 ACOS 在 COPD 患者中的比例

	国家	百分比（%）	诊断标准
资料库研究			
Soriano et al., 2003	美国和英国	52	自我报告内科医生诊断 COPD 和哮喘
Rhee et al., 2014	韩国	54.5	诊断 COPD 和哮喘
Marsh et al., 2008	美国	55	同时有慢支、肺气肿和支气管哮喘，伴 / 不伴气道阻塞不完全可逆
临床研究			
Miravitlles et al. 2013	西班牙	17.4	40 岁前有哮喘病史
Menezes et al., 2014	拉美（巴西，委内瑞拉、智利、墨西哥、乌拉圭）	11.6	给予支气管扩张剂后 $FEV_1/FVC<0.7$，有哮喘（过去 12 个月有过喘息，给予支气管扩张剂后 FEV_1 或 FVC 增加达 200ml 和增加 12% 或诊断为支气管哮喘
Hardin et al., 2011	美国	13	
Louie et al., 2013	美国	15.8	40 岁前有哮喘病史

COPD 患者对 ICS 治疗的反应差，而长期吸入大剂量 ICS 会产生不良反应，所以把 ACOS 从那些以中性粒细胞炎症为主、对 ICS 有抵抗的 COPD 中分出来是有益的，因此识别哪些 COPD 患者对 ICS 治疗有反应，受到人们的关注。

一项在 5 个拉丁美洲城市开展的多中心调查，共计 5044 名研究对象中，767 例患者分别被分入 COPD 组、哮喘组和 COPD- 哮喘重叠组。结果：重叠组与 COPD 组相比，急性加重频率高（2.11），住院次数多（4.11），健康状况差（1.47）。

ACOS 是支气管哮喘的一种重要表型：J Fingleton 等根据集束分析（cluster analysis）把哮喘分为 5 个表型：①儿童期发病的中～重度过敏性哮喘（moderate to severe childhood-onset atopic asthma），②哮喘 - 慢阻肺重叠综合征（asthma-COPD overlap），③儿童期发病肥胖的轻度过敏性哮喘（obese-comorbid，mild childhood-onset atopic asthma），④轻度过敏性哮喘（mild atopic asthma），和⑤轻度间歇性哮喘（mild intermittent asthma）。

二、ACOS 的病因与发病机制

虽然哮喘与 COPD 的发病存在较多差别，但 ACOS 的事实存在以及更差的预后引起了较多的关注。目前 ACOS 的病因仍不清楚，今年美国学者在《欧洲呼吸杂志》报道了 ACOS 的临床和基因特征，通过 GWAS 研究和 meta 分析发现了非西班牙裔白人的 3 个基因（CSMD1、SOX5 和 GPR65）的单核苷酸基因多态性（SNPs）与 ACOS 相关。

澳大利亚的一项纵向、前瞻性研究，分析了儿童哮喘与成年 COPD 的相关性。研究者们跟踪随访了 497 名 7 岁的儿童，每 7 年随访一次，直至 50 岁。共完成有效肺功能检测的 197 名。结果发现，儿童期即存在重度哮喘的患儿占 17%。这些重度哮喘的患儿（34/197），成年后罹患 COPD 的风险更高。其中 44%（15/34）成年后诊断为 COPD，41%（14/34）成年后仍存在哮喘，15%（5/34）在50岁时哮喘缓解（最近3年无喘鸣或无哮喘用药）。进一步研究发现，无论是单变量分析，还是多变量分析，哮喘（尤其重症哮喘）儿童在成年后罹患COPD的相对风险明显增高。哮喘导致COPD的可能机制：反复的气道炎症和支气管收缩促进了气道重塑。

目前较为一致的认识是，经典的支气管哮喘与烟草烟雾相关的COPD比较，无论从临床、免疫学和组织病理学，均存在明显的差别。但哮喘合并COPD是客观存在的，即存在重叠。哮喘与COPD的关系是“因果关系（one thing leads to another）”，还是“两种疾病同时发生（two things come together）”，目前仍不明确。前述墨尔本哮喘队列研究发现，哮喘儿童从儿童期即存在肺功能损害，并持续影响一生。研究发现，ACOS与更多的症状、急性加重、住院以及更低的健康有关的生活质量相关。儿童期肺功能检测对于预测后来形成ACOS的价值有限。

三、ACOS的诊断

哮喘是一种异质性疾病，通常以慢性气道炎症为特征。哮喘患者具有呼吸系统病史，如喘息、呼吸短促、胸紧和咳嗽，并伴有可变的呼出气流受限。呼吸系统症状及其强度可随时间而改变。COPD是一种常见的可防治疾病，以持续性气流受限为特征。气流受限常是进行性，与气道和肺对有害颗粒或气体的慢性炎症反应增强相关。对于个体患者，急性加重和合并症会加重总体严重度。

ACOS以持续性气流受限为特征，同时伴有若干哮喘相关和COPD相关的特点。因此可通过同时均有哮喘和COPD特点来识别ACOS（图2-1-1，表2-1-2）。

表2-1-2 ACOS与哮喘、COPD的常见特征比较

特征	哮喘	ACOS	COPD
起病年龄	常童年发病，但可始于任何年龄	常>40岁，但在童年或成人早期有症状	常>40岁
呼吸系统症状模式	症状可能随时间而改变，常限制活动；常由运动、强烈情绪（大笑）、粉尘或接触过敏原而诱发	包括运动性呼吸困难在内的呼吸症状持续存在，但具有明显的可变性	慢性持续性症状，尤运动期间，存在“较好的”和“较差的”几天
肺功能	当前和（或）既往有可变的气流受限	气流受限不完全可逆，在当前或既往呈现可变性	治疗可改善FEV_1，但支气管扩张后FEV_1/FVC仍<0.7
两次症状间肺功能	可能正常	持续性气流受限	持续性气流受限
既往史或家族史	很多患者有过敏反应，童年有哮喘史，和（或）哮喘家族史	常有哮喘诊断史（当前或既往）、过敏反应和哮喘家族史，和（或）有害物质暴露史	有害颗粒及气体暴露史（主要为吸烟和接触生物燃料）
时间进程	常自行或治疗后改善，但可导致持续气流受限	部分症状治疗后显著改善；常为进行性的，治疗需要高	通常多年缓慢进展，即使治疗
胸部X线	常正常	与COPD相似	重度过度通气和COPD其他改变
急性发作/加重	急性发作可发生，但治疗可显著降低发生风险	发生风险较COPD高，治疗后风险降低；合并症加重损伤	治疗可减少急性加重及合并症引起的损伤
典型气道炎症	嗜酸性粒细胞和（或）中性粒细胞	痰中见中性粒细胞和（或）嗜酸性粒细胞	痰中见中性粒细胞；气道内存在淋巴细胞；可能存在全身炎症

表 2-1-3 何种情况下提示 ACOS?

特征:存在则提示	哮喘	COPD
起病年龄	20 岁前	40 岁后
症状模式	症状在短时间内发生变化	持续性,即使治疗
	在夜间或凌晨恶化	某几天症状轻,某几天症状重;但每天都会有症状和运动性呼吸困难
	由运动、强烈情绪(大笑)、粉尘或接触过敏原而诱发	呼吸困难发生前有慢性咳嗽和咳痰,与诱发无关
肺功能	可变的气流受限	持续性气流受限(支气管扩张后 FEV_1/FVC 仍 <0.7)
两次症状间肺功能	正常	异常
既往史或家族史	既往确诊哮喘	既往确诊 COPD、慢性支气管炎或肺气肿
	哮喘或其他过敏性疾病家族史	风险因素暴露量大:吸烟、生物燃料
时间进程	不随时间而症状持续恶化;症状改变或呈季节性,或逐年改变	症状随时间持续缓慢进展
	自行改善,或 BD 后即刻改善,或 ICS 数周后改善	速效支气管扩张剂的缓解作用有限
胸部 X 线	正常	重度过度充气

注:符合上表指标≥3 项时,分别提示支气管哮喘或 COPD 的诊断。当支持支气管哮喘和 COPD 的诊断阳性项数量相似时,则提示 ACOS 的诊断。如果吸入支气管扩张剂后 $FEV_1/FVC<0.7$,同时伴有可逆性或显著可逆性气流受限时,则符合 ACOS 诊断。

Soler-Cataluna 等提出诊断 ACOS 须满足以下至少 2 条主要标准或 2 条主要标准加 1 条次要标准。其中,重要标准包括:①支气管舒张试验强阳性(FEV_1 升高大于 15% 或绝对值升高≥400ml);②诱导痰嗜酸性粒细胞升高(≥3%);③既往有支气管哮喘病史。次要标准包括:①血清 IgE 升高;②特应症体质;③支气管舒张试验阳性(FEV_1 升高≥12% 或绝对值升高≥200ml)。

ACOS 的生物标记物:最新《欧洲呼吸杂志》报道了有关 COPD 和 ACOS 生物学标记物的研究。ACOS 与 COPD 比较,血浆可溶性糖化终末产物受体(大量表达于 1 型肺泡上皮细胞,COPD 时减少,与病情相关,尤其急性加重时)和血浆表面活性蛋白 A(在肺的宿主防御中起着免疫调节作用,与烟草烟雾诱导的肺损伤以及 COPD 进展相关)这两个生物学指标无明显差异,与烟草烟雾诱导的早期肺损伤相关的痰液髓过氧化物酶也无明显差异。但是与烟草烟雾诱导的早期肺损伤相关的痰中性粒细胞明胶酶脂质运载蛋白(neutrophil gelatinase-associated lipocalin,NGAL)在 ACOS 患者的浓度高于单纯的 COPD,因此该指标可作为 ACOS 的生物学标记。NGAL 可增强 ACOS 的中性粒细胞气道炎症和(或)气道上皮损伤。Fu 等(2014 年)研究了年长 ACOS 患者的全身炎症相关指标,发现血清 IL-6 在 ACOS 中明显增高,可作为 ACOS 重要的炎性介质,并可成为治疗的靶点。但是,今后还需要进一步大样本的临床研究,发现其他更有价值的诊断 ACOS 的生物学标记物。

ACOS 患者出现下列情况时必须接受进一步检查:①治疗后症状持续和(或)有哮喘急性发作;②诊断不明确,尤其当其他诊断(如:支气管扩张、肺动脉高压等)不能除外时;③疑似哮喘或 COPD,但非典型症状或体征提示其他肺疾病诊断时;④疑似有慢性气道炎症,但哮喘和 COPD 的特征不明显;⑤存在可能影响气道疾病评估和管理的合并症;⑥治疗过程中遇到其他问题。推荐进一步诊查的项目见表2-1-4。

表2-1-4 拟诊ACOS患者推荐进一步诊查的项目

	哮喘	COPD
肺功能		
DLCO	正常（或轻度升高）	常下降
动脉血气	两次急性发作间期正常	重度COPD在两次急性加重间期可能长期异常
气道高反应性	本身不能用于区别哮喘和COPD，但高水平倾向于哮喘	
影像学		
高分辨率CT	常正常，或可见气体潴留和支气管壁增厚	可通过低衰减区量化评估气体陷闭或肺气肿改变；亦可见支气管壁增厚和肺高压特征
炎症标记物		
特应性检查	适度增加哮喘可能性；非诊断必须	不能排除COPD
FeNO	非吸烟者的高水平（>50ppb）支持诊断嗜酸性粒细胞性气道炎症	常正常；当前吸烟者可降低
血液嗜酸性粒细胞增多	支持哮喘诊断	急性加重时可见
痰液炎症细胞分析	尚未在大数量人群中证实其鉴别诊断意义	

四、ACOS的治疗

2014年和2015年GINA和GOLD均强调ACOS应按哮喘治疗。推荐ICS联合LABA治疗ACOS。理由是，由于哮喘存在异质性，即使平时症状轻微，仍可能出现威胁生命的发作。因此，按照哮喘时ICS+LABA的治疗有益，尤其是对哮喘还是ACOS存在诊断困难时。而并非所有的COPD都推荐ICS+LABA，只是在FEV_1<60%时才推荐ICS+LABA。也就是说，诊断为ACOS后（只要是哮喘合并COPD），都需要ICS+LABA的联合治疗，ICS剂量根据症状进行选择。

早在2007年，加拿大制定的COPD指南就指出，在COPD患者中如果有哮喘的特点，应给予与普通COPD不同的治疗方法——需要早期给予ICS治疗。COPD和哮喘对ICS治疗的不同反应：COPD的炎症反应（由中性粒细胞和激活的肺泡巨噬细胞主导）对糖皮质激素相对不敏感，因此，所有COPD临床指南都不推荐将ICS作为一线用药。支气管哮喘的炎症反应本质上都是过敏反应（由嗜酸性粒细胞和$CD4^+$淋巴细胞主导），而过敏性炎症反应对糖皮质激素非常敏感，因此，ICS被推荐为治疗持续性哮喘的一线用药。

除了ICS+LABA治疗外，GINA和GOLD还推荐以下治疗：戒烟；肺康复；接种疫苗；根据GINA和GOLD推荐，治疗合并症。除了GINA和GOLD推荐的治疗措施外，我们可根据ACOS的发病机制寻找药物治疗靶点，可针对任一发病环节进行治疗。因此，理论上所有哮喘和COPD相关的治疗方法均可采用。但目前的针对ACOS的试验数据仍不多。

五、展望

ACOS仍然存在很多问题有待解决：①在西班牙慢阻肺指南中，将慢阻肺分为不同的表型，其中一种为慢阻肺哮喘重叠综合征，应该称为ACOS还是慢阻肺哮喘重叠综合征

(CAOS),它们之间是否存在发病机制、临床特征及预后方面的差别目前尚未明确;②既往关于哮喘和慢阻肺的临床试验,ACOS 患者都是尽量被排除在外的,目前对 ACOS 的诊断标准尚未完全统一;③一直以来提出的英国假说和荷兰假说即存在关于哮喘和慢阻肺的争论,二者是不同疾病还是同种疾病的不同表现形式?而 ACOS 是哮喘和慢阻肺的合并存在,还是慢性气流受限疾病中的一种特殊亚型?指南并未提及;④有关病情评估和治疗策略方面,ACOS 患者的病情评估是按照慢阻肺的病情评估体系(A～D 分组)还是按照哮喘病程监测体系?治疗策略是按照 A～D 分组结果选择治疗方案还是按照哮喘的 3 个环节 5 个阶段进行治疗?目前均尚未清楚。ACO 的诊断与治疗尽管重要,但目前仍然缺乏足够的基础和临床随机双盲多中心的研究。

(殷凯生)

参 考 文 献

1. Global strategy for asthma management and prevention, 2015 (Accessed April 2015, at www.ginastnma.org.)
2. Global strategy for the diagnosis, management and prevention of chronic obstructive pulmonary disease (updated2015) [EB/OL]. [2015-01]. http://www.goldcopd.org/guidelinesglobalstrategyfordiagnosismanagement.html.
3. Rhee CK, Yoon HK, Yoo KH, et al. Medical utilization and cost in patients with overlap syndrome of chronic obstructive pulmonary disease and asthma. COPD, 2014, 11: 163-170.
4. Bellanti JA, Settipane RA. The asthma-chronic obstructive pulmonary disease overlap syndrome and its challenge for the allergist-immunologist. Allergy Asthma Proc, 2015, 36 (1): 1-3.
5. Barrecheguren M, Esquinas C, Miravitlles M. The asthma-chronic obstructive Pulmonary disease overlap syndrome (ACOS): opportunities and challenges. Curr Opin Pulm Med, 2015, 21: 1-6.
6. O'Donnell DE, Aaron S, Bourbeau J, et al. Canadian Thoracic Society recommendations for management of chronic obstructive pulmonary disease. 2007 update. Can Respir J, 2007, 14 (Suppl B): 5B-32B.
7. Menezes AM, Montes de Oca M, Pérez-Padilla R, et al. Increased risk of exacerbation and hospitalization in subjects with an overlap phenotype COPD-asthma. Chest, 2014, 145 (2): 297-304.
8. Hardin M, Cho M, McDonald ML, et al.The Clinical and genetic features of COPD-asthma overlap syndrome.Eur Respir J, 2014, 44 (2): 341-350.
9. Tai A, Tran H, Roberts M, et al. The association between childhood asthma and adult chronic obstructive pulmonary disease. Thorax, 2014, 69: 805-810.
10. Iwamoto H, Gao J, Koskebe J, et al. Differences in asthma and sputumbiomarkes between COPD and COPD-asthma overlap. Eur Respir J, 2014, 43 (2): 421-429.
11. Fu JJ, McDonald VM, Gibson PG, et al. Systemic inflammation in older adults with Ashma-COPD overlap syndrome. Allergy Asthma Immunol Res, 2014, 6 (4): 316-324.
12. Barnes PJ. Review: How corticosteroids control inflammation: Quintiles Prize Lecture 2005. Br J Pharmacol, 2006, 148: 245-254.
13. Louie S, Zeki AA, SchivoM, et al. The asthma-chronic obstructive pulmonary disease overlap syndrome: pharmacotherapeutic considerations. Expert Rev Clin Pharmacol, 2013, 6 (2): 197-219.
14. Soler-Cataluna JJ, Cosio B, Lzquierdo JL, et al. Consensus document on the overlap phenotype COPD-asthma in COPD. Arch Bronconeumol, 2012, 48: 331-337.

第二节 慢性阻塞性肺疾病和心血管疾病

一、关注 COPD 心血管合并症的意义

慢性阻塞性肺疾病（chronic obstructive pulmonary disease，COPD）是一种可以预防和治疗的疾病，其特点是持续的气流受限，通常呈进行性发展，与气道和肺对有害气体或有害颗粒增强的慢性炎症反应有关。COPD 在世界范围内发病率和病死率都很高，目前居全球死亡原因的第 4 位，预测到 2020 年上升至死因的第 3 位，带来持续增长的严重的经济负担和社会负担，成为一个重要的公共卫生问题。

COPD 具有许多显著的肺外效应和严重的合并疾病，如体重减轻、骨骼肌功能障碍、心肌梗死、骨质疏松等，这些合并症在任何严重程度的患者中都可以存在，常常影响疾病的预后。COPD 急性加重和合并症同样可以影响患者疾病的严重程度。COPD 患者心血管疾病的风险明显增加，心血管事件是 COPD 最主要的合并症和重要的死亡原因之一，而在原有心血管疾病的患者中，合并 COPD 者的病死率也明显增加。目前已有许多的研究结果支持上述结论。

Suellen 等对加拿大萨斯喀彻温省 1997—2000 年的健康数据库进行回顾性研究发现，11 493 名 COPD 患者中的心血管事件的发生率（包括心律失常，心绞痛，心肌梗死，心力衰竭）远高于非心血管疾病患者，COPD 患者由于心血管事件的住院风险也明显增加，心血管疾病死亡率的相对危险度 RR 为 2.07（CI 1.82～2.36），而全因死亡率的相对危险度 RR 是 2.82（CI 2.61～3.05）。

Mannino 等对社区动脉粥样硬化危险度调查（ARIC）和心血管健康研究（CHS）中来自 20 296 个个体的 5 年随访数据进行研究，根据 GOLD 指南分级，GOLD3、GOLD4 级的 COPD 患者中高血压（OR 1.6，95%CI 1.3～1.9）和心血管疾病的发病率都较高（OR 2.4，95%CI 1.9～3.0），在这些肺功能受损的患者中，其合并症也与高住院率，高死亡率相关。Feary 等对英国初级保健机构 1 204 100 名个体的电子化病历进行分析，横断面研究结果发现 COPD 患者的心血管疾病危险度增加（OR 4.98，95%CI 4.85～5.81；P<0.001）。Johnston 等对 14 681 名年龄在 45 至 64 岁的美国成年人心血管疾病患者的分析发现，在合并 COPD 的患者中，心血管疾病的发病率明显增加。在对年龄、吸烟、体质指数、血脂、血压、血糖等因素进行校正之后，COPD 患者心血管疾病的发生率仍高于肺功能正常者。在 TORCH 研究中，6112 例 COPD 患者中有 911 例死亡，其中 27% 死于心血管疾病，35% 死于呼吸系统疾病，21% 死于肿瘤。

Zvezdin 等的研究提示：43 例因 COPD 急性加重入院、24 小时内死亡的患者中，心血管事件占 37%，而呼吸衰竭只占 14%，即使排除了已确定心血管疾病的危险因素，例如吸烟、胆固醇水平等，COPD 仍然与心血管事件增高明显相关。多项人口学研究如美国第 3 次全国健康和营养调查、弗明翰心脏研究和哥本哈根心脏研究等证明，气流受限，如 FEV_1，或 FEV_1/FVC 是心血管疾病的独立危险因素，其具体机制可能与这两类疾病共同的危险因素有关。在肺健康研究中报道，FEV_1 每下降 10%，在轻到中度 COPD 患者中致死性冠脉事件增加约 28%，非致死性冠脉事件增加约 20%。

二、COPD 合并心血管疾病的机制

尽管已有大量研究证明 COPD 患者的心血管风险增加，其具体机制尚不明确，但已有

研究对可能的机制进行了探讨，在这里做一总结。

（一）传统的危险因素

吸烟是大多数 COPD 患者的危险因素，也是冠脉疾病发生的危险因素。正因为 COPD 和吸烟的密切联系，很难确定 COPD 患者中有多少心血管疾病是由 COPD 引起的。颈动脉内膜中层厚度（CIMT）是与动脉粥样硬化斑块负担密切相关的一个替代测量指标，在一群健康的日本男性中用超声测量 CIMT 发现，CIMT 在吸烟人群中明显增高，并和气流受限相关。该研究表明，经肺功能测定诊断为 COPD 的吸烟者中，存在与吸烟因素独立的亚临床动脉粥样硬化。

还有一些心血管疾病的危险因素在 COPD 患者中也是很常见的。在社区人群研究的动脉粥样硬化风险的研究中报道，和健康个体相比，COPD 患者，尤其是 GOLD3 级和 GOLD4 级的患者中糖尿病和高血压的发生率均增高。

（二）新的危险因素

1. 系统炎症反应　目前已广泛认识到 COPD 不仅是肺部炎症，同时也是全身的系统性炎症。研究人员对 14 个原创性研究进行的系统评价后发现，与吸烟对照组相比，COPD 患者中的系统性炎症指标，包括血白细胞计数、C 反应蛋白（CRP）、IL-6 和纤维蛋白原都有上升。系统性炎症和疾病严重程度以及死亡率相关。系统性炎症同样与 COPD 的肺外表现相关，比如骨骼肌功能紊乱，骨质疏松以及心血管疾病。然而也有研究显示，持续的系统性炎症只存在于部分 COPD 患者中，尽管合并心血管疾病的 COPD 患者系统炎症标志物的表达水平高于未合并心血管疾病的 COPD 患者，但系统炎症和心血管疾病发展的关系并未完全阐明。当稳定期 COPD 患者发生急性加重时，其体内的炎症反应会变得更强。

在一些研究，包括大型的前瞻性随机对照研究中，他汀干预可以减少系统性炎症增高患者的主要心血管事件发生，但盎格鲁 - 斯堪的纳维亚心脏结局研究进行的 post-hoc 分析未能得到上述结果。一项对药房发药数据的回顾性分析显示，他汀的开具和 COPD 患者死亡率下降有关，他汀同样可以降低系统炎症标志物的表达。COPD 患者在急性加重后系统炎症加重的时候更容易发生血管事件。有研究证实，在 COPD 急性加重期，标志心肌损伤的肌钙蛋白 T 上升和急性加重期死亡风险增加相关，因此，减少 COPD 患者急性加重次数可能减少 COPD 相关的心血管疾病的风险。

系统炎症在心血管疾病发病机制中的具体分子机制非常复杂，但是可以肯定的是，炎症在斑块形成、发展和破裂过程中具有重要性。多种细胞和分子可以促进或者放大这个炎症过程。激活的 T 淋巴细胞和巨噬细胞可以刺激细胞因子释放，导致内皮细胞激活。除了激活的内皮细胞释放黏附分子增加以外，细胞因子如 IL-1、IL-6 和肿瘤坏死因子 α（TNF-α）可以促进粥样硬化斑块成分的沉积。CRP 是一个在血管损伤后释放的急性反应蛋白（主要是肝脏细胞在 IL-6 的刺激下产生），在释放入血后，CRP 上调其他炎症因子的表达，促进巨噬细胞摄取低密度脂蛋白，刺激内皮细胞生成 IL-6 和内皮素 -1，CRP 可能是动脉粥样硬化的始动因素之一。氟[18F]脱氧葡糖 PET 成像提示，COPD 患者和非 COPD 的吸烟者相比，动脉血管壁的炎症反应可能和粥样硬化斑块相关。在普通人群中，血浆纤维蛋白原的水平和心血管事件的发生率直接相关，纤维蛋白原水平越高，COPD 患者的死亡风险也就越高。特别是在 COPD 急性加重期，纤维蛋白原水平越高，心血管事件的发生风险也越高。

如果粥样斑块的发展是引起 COPD 心血管事件增高的原因，那么 COPD 患者的粥样硬化斑块的负担也就越大。在对健康日本男性进行的 CIMT 研究中，粥样硬化斑块负担和

FEV_1 占预计值百分比以及 CRP 水平相关。在另一项对有血管疾病并进行血管手术的患者的研究发现，COPD 和 CIMT 的增加相关，在对这些 COPD 患者进行为期平均 1.5 年的随访发现，CIMT 和心血管死亡率以及全因死亡率均相关。

2. 血管功能紊乱　和 CIMT 一样，其他用来测量血管壁结构和功能的指标都可以用来预测未来心血管事件的风险和死亡率。流量介导的血管舒张（flow-mediated dilation，FMD）是用超声波来测量血管阻塞后肱动脉的扩张情况从而评估血管的收缩功能。Barr 等发现在已戒烟的非 COPD 患者和 COPD 患者中，FMD 与气流阻塞及肺气肿的严重程度相关。Eickhoff 和同事发现，和健康人以及肺功能正常的吸烟者相比，COPD 患者的 FDM 是受损的，该研究同样提示，肺功能和系统炎症标志物如 CRP 相关。

脉搏波传导速度（pulse-wave velocity，PWV）是反映动脉硬化的一个经典指标，动脉硬化可以通过使用颈股动脉的 PWV 进行评估。在没有心血管疾病的男性人群中，PWV 增加和肺功能的减退相关，并与常见的心血管疾病的危险因素，如吸烟、高胆固醇血症和高血压无关。COPD 患者在与年龄、性别匹配的对照组比较，其动脉硬化程度增加。气流受限和血 IL-6 水平分别和 PWV 相关，提示系统炎症在 COPD 动脉硬化发病过程中的作用。Mills 等证实了 COPD 患者动脉硬化程度增加，并发现动脉硬化程度和血清 CRP 水平相关。在一项对 COPD 患者进行的大型队列研究中发现，FEV_1 和 PWV 相关，在对常见的心血管疾病因素进行校正后，CT 测量的肺气肿严重程度与动脉硬化密切相关。有研究测量了 COPD 患者和相应对照组的皮肤弹性蛋白降解程度，CT 扫描评价的肺气肿严重程度和动脉硬化度后发现，COPD 患者皮肤的弹性蛋白降解增加和肺气肿严重程度以及动脉硬化度增加相关，COPD 患者弹性蛋白降解可能也发生在大动脉，从而导致了动脉硬化，增加了心血管疾病的风险。大血管壁的弹性蛋白降解后会发生钙化，这是正常衰老的特点。已有研究证实，在健康个体和 COPD 患者，CT 扫描测量的肺气肿严重程度和胸部及远端动脉钙化相关。COPD 患者的动脉钙化也和动脉硬化相关。

3. 神经体液因素　反映交感神经激活的指标有血压增高、心率增快等，这些指标可以对心血管事件进行有效的预测。COPD 患者心率长期增快，可能与交感神经激活有关。同样有研究提示，COPD 患者的 FEV_1 与静息心率呈负相关。在接受治疗的高血压患者中，血压变异性与心血管事件风险增加有关。瑞典的一项流行病学研究显示，FEV_1 最高四分位数与最低四分位数相比，收缩压变异性明显升高，但心率变异性与 FEV_1 没有显著联系。一项病例对照研究显示，COPD 患者与年龄、性别相匹配的健康成人相比，其心率变异性的指标明显受损。

4. 肺过度充盈　Kirsten Jorgensen 等人就重度肺气肿对心脏的影响进行了研究提示，重度肺气肿患者左心室舒张末容积减小，与正常对照组相比，其胸内血流量减少，左、右心室舒张末容积、搏出量及搏出功均减小。一个大样本的人群研究显示，COPD 的严重程度与心功能不全的严重程度直接相关，心腔的大小及左室舒张充盈功能受损与静态肺气肿指标，如 FVC、RV、吸气量与肺总量之比（IC/TLC）比肺通气功能（如 FEV_1 占预计值百分比）和弥散功能有更强的相关性；且 IC/TLC 与左心室舒张末直径相关性最密切，通过多远线性回归分析得出 IC/TLC 是心脏大小独立的预测因子，可见静态肺气肿对心脏起着一定的影响作用。Barr 等的研究结果显示，肺气肿 CT 值增加 10% 与左心室舒张末期容积、每搏量及心排出量减少呈线性关系，并且发现目前吸烟者较既往吸烟者及不吸烟者的关联更强。

健康人在静息状态时，生理性的功能残气量（FRC）相当于平静呼气后肺内残留的气量。

但对气流受限的患者，流速的增加或是呼吸频率的增加，会导致FRC的增加，这被称为“动态肺气肿”，这在COPD的患者运动过程中尤为常见。除了静态肺气肿可引起症状之外，动态肺气肿也可导致COPD患者的活动受限及呼吸困难的加重。有研究表明，6分钟步行试验步行距离的减少与左心室舒张功能充盈受损独立相关。Tzani等研究发现，发现对于不同严重程度的COPD患者，其动态肺气肿与心肺运动试验之间有着密切的相关性，并且动态肺气肿的严重程度不仅和每搏氧量呈负相关，还与收缩压、心率和两者之间的乘积呈负相关，而这两者之间的乘积又反映了心肌运动时的摄氧量，也就是说，动态肺气肿越严重，心肌摄氧量越少，每搏量越低。

三、COPD合并心血管疾病的处理原则

（一）COPD合并缺血性心脏病的处理原则

缺血性心脏病应该按照其治疗原则进行处理，是否合并COPD其治疗并无不同。在相当一部分缺血性心脏病患者中，无论是心绞痛还是心肌梗死后都应该使用β受体阻滞剂。根据一些短期的研究显示，使用选择性的β受体阻滞剂是相对安全的。选择性的β受体阻滞剂对缺血性心脏病患者的受益明显大于潜在的风险，即便是在严重的COPD患者。在合并缺血性心脏病的COPD患者，其治疗与其他COPD患者并无不同，这是对COPD患者单独、大规模、长期研究的结论。尽管尚没有对合并稳定型心绞痛的COPD患者的用药研究，但是避免大剂量使用β受体激动剂应该是合理的。

（二）COPD合并心力衰竭的处理原则

心衰是COPD的常见合并症，大约30%的稳定期COPD患者存在不同程度的心衰。合并心衰的COPD患者的处理和普通COPD患者并无不同。选择性β受体阻滞剂对心衰的预后有重要影响，而合并COPD是患者未能接受充分治疗的重要原因。然而，在缺血性心脏病的患者中，对有COPD的心衰患者，使用选择性β受体阻滞剂被认为是安全的。研究显示使用比索洛尔治疗COPD患者的心衰，伴随着FEV1的下降，但是没有症状和生活质量的恶化。相较于非选择性的β受体阻滞剂，更倾向于选择性的β受体阻滞剂治疗COPD的心衰。在一项对有中到重度气流受限的心衰患者进行的研究（NYHA II）发现，使用比索洛尔和卡维地洛可以耐受并对肺功能有益。在肺功能参数上，比索洛尔优于卡维地洛。即便是在严重COPD的患者中，使用选择性β受体阻滞剂的益处仍然明显大于其潜在的风险。一项观察性研究发现，心衰患者吸入β激动剂后，死亡风险和住院风险均增加，对有严重心衰进行COPD治疗的时候应当进行密切随访。

（三）COPD合并心房纤颤的处理原则

合并COPD的房颤患者的处理应当遵循通常的房颤处理原则，如果要使用β受体阻滞剂，更倾向于使用选择性的β受体阻滞剂。对于合并COPD房颤患者的治疗目前并没有太多的数据，因为这部分患者通常被排除在临床研究以外。在使用大剂量的β激动剂时可能会使得心率的控制变得困难。COPD合并高血压的处理原则同通常的高血压处理原则，β受体阻滞剂并不是降压的首选药物，但如果要使用，更倾向于选择性的β受体阻滞剂。

综上，心血管合并症是COPD的一类重要的合并症，其具体机制涉及全身及局部的多方面因素。无论是慢阻肺稳定期还是急性加重期，关注心血管合并症并积极减少心血管危险因素可以有效改善慢阻肺预后。

（安 静 文富强）

参考文献

1. Murray CJ. Lopez AD. Alternative projections of mortality and disability by cause 1990-2020: Global Burden of Disease Study. Lancet, 1997, 349(9064): 1498-1504.
2. Curkendall SM, deLuise C, Jones JK, et al. Cardiovascular disease in patients with chronic obstructive pulmonary disease, Saskatchewan Canada: Cardiovascular disease in COPD patients. Ann Epidemiol, 2006, 16: 63-70.
3. Mannino DM, Thorn D, Swensen A, et al. Prevalence and outcomes of diabetes, hypertension and cardiovascular disease in COPD. Eur Respir J, 2008, 32: 962-969.
4. Feary JR, Rodrigues LC, Smith CJ, et al. Prevalence of major comorbidities in subjects with COPD and incidence of myocardial infarction and stroke: A comprehensive analysis using data from primary care. Thorax, 2010, 65(11): 956-962.
5. Johnston AK, Mannino DM, Hagan G, et al. Relationship between lung function impairment and incidence or recurrence of cardiovascular events in a middle-aged cohort. Thorax, 2008, 63: 599-605.
6. McGarvey LP, John M, Anderson JA, et al. Ascertainment of cause-specific mortality in COPD: operations of the TORCH Clinical Endpoint Committee. Thorax, 2007, 62(5): 411-415.
7. Zvezdin B, Milutinov S, Kojicic M, et al. A postmortem analysis of major causes of early death in patients hospitalized with COPD exacerbation. Chest, 2009, 136(2): 376-380.
8. Ives SJ, Harris RA, Witman MA. et al. Vascular dysfunction and chronic obstructive pulmonary disease: The role of redox balance. Hypertension, 2014, 63(3): 459-467.
9. Anthonisen NR, Connett JE, Enright PL, et al. Lung Health Study Research Group. Hospitalizations and mortality in the Lung Health Study. Am J Respir Crit Care Med, 2002, 166(3): 333-339.
10. Iwamoto H, Yokoyama A, Kitahara Y, et al. Airflow limitation in smokers is associated with subclinical atherosclerosis. Am J Respir Crit Care Med, 2009, 179(1): 35-40.
11. Mannino DM, Thorn D, Swensen A, et al. Prevalence and outcomes of diabetes, hypertension and cardiovascular disease in COPD. Eur Respir J, 2008, 32(4): 962-969.
12. Gan WQ, Man SFP, Senthilselvan A, et al. Association between chronic obstructive pulmonary disease and systemic inflammation: a systematic review and a meta-analysis. Thorax, 2004, 59: 574-580.
13. Torres JP, Cordoba-Lanus E, López-Aguilar C, et al. C-reactive protein levels and clinically important predictive outcomes in stable COPD patients. Eur Respir J, 2006, 27(5), 902-907.
14. Dahl M, Vestbo J, Lange P, et al. C-reactive protein as a predictor of prognosis in chronic obstructive pulmonary disease. Am J Respir Crit Care Med. 2007, 175(3): 250-255.
15. Agustí A. Systemic effects of chronic obstructive pulmonary disease: what we know and what we don't know (but should). Proc Am Thorac Soc, 2007, 4(7): 522-525.
16. Agustí A, Edwards LD, Rennard SI, et al; Evaluation of COPD Longitudinally to Identify Predictive Surrogate Endpoints (ECLIPSE) Investigators. Persistent systemic inflammation is associated with poor clinical outcomes in COPD: a novel phenotype. PLoS ONE, 2012, 7(5): e37483.
17. Celli BR, Locantore N, Yates J, et al. ECLIPSE Investigators Inflammatory biomarkers improve clinical prediction of mortality in chronic obstructive pulmonary disease. Am J Respir Crit Care Med, 2012, 185(10): 1065-1072.

18. Hurst JR, Donaldson GC, Perera WR, et al. Use of plasma biomarkers at exacerbation of chronic obstructive pulmonary disease. Am J Respir Crit Care Med, 2006, 174(8): 867-874.

19. Ridker PM, Danielson E, Fonseca FA, et al. JUPITER Study Group. Rosuvastatin to prevent vascular events in men and women with elevated C-reactive protein. N Eng J Med, 2008, 359(21): 2195-2207.

20. Ridker PM, Cannon CP, Morrow D, et al; Pravastatin or Atorvastatin evaluation and infection therapy-thrombolysisin myocardial infarction 22(PROVE IT-TIMI 22) investigators. C-reactive protein levels and outcomes after statin therapy. N Eng J Med, 2005, 352(1): 20-28.

21. Sever PS, Poulter NR, Chang CL, et al; ASCOT Investigators. Evaluation of C-reactive protein prior to and on-treatment as a predictor of benefit from atorvastatin: observations from the Anglo-Scandinavian Cardiac Outcomes Trial. Eur Heart J, 2012, 33(4): 486-494.

22. Hurst JR, Hagan G, Wedzicha JA. Mechanism of statin associated mortality reduction in COPD. Chest, 2007, 132(4): 1409-1410.

23. Brekke PH, Omland T, Holmedal SH, et al. Troponin T elevation and long-term mortality after chronic obstructive pulmonary disease exacerbation. Eur Respir J, 2008, 31(3): 563-570.

24. Høiseth AD, Neukamm A, Karlsson BD, et al. Elevated high-sensitivity cardiac troponin T is associated with increased mortality after acute exacerbation of chronic obstructive pulmonary disease. Thorax, 2011, 66(9): 775-781.

25. Libby P, Theroux P. Pathophysiology of coronary artery disease. Circulation, 2005, 111(25): 3481-3488.

26. Verma S, Li S-H, Badiwala MV, et al. Endothelin antagonism and interleukin-6 inhibition attenuate the proatherogenic effects of C-reactive protein. Circulation, 2002, 105(16): 1890-1896.

27. Yeh ET, Anderson HV, Pasceri V, et al. C-reactive protein: linking inflammation to cardiovascular complications. Circulation, 2001, 104(9): 974-975.

28. Coulson JM, Rudd JH, Duckers JM, et al. Excessive aortic inflammation in chronic obstructive pulmonary disease: an18 F-FDG PET pilot study. J Nucl Med, 2010, 51(9): 1357-1360.

29. Chang CL, Robinson SC, Mills GD, et al. Biochemical markers of cardiac dysfunction predict mortality in acute exacerbations of COPD. Thorax, 2011, 66(9): 764-768.

30. McAllister DA, Maclay JD, Mills NL, et al. Diagnosis of myocardial infarction following hospitalisation for exacerbation of COPD. Eur Respir J, 2012, 39(5): 1097-1103.

31. Van Gestel YRBM, Flu W-J, Van Kuijk J-P, et al. Association of COPD with carotid wall intima-media thickness in vascular surgery patients. Respir Med, 2010, 104(5): 712-716.

32. Barr RG, Mesia-Vela S, Austin JH, et al. Impaired flow mediated dilation is associated with low pulmonary function and emphysema in ex-smokers: the Emphysema and Cancer Action Project(EMCAP) Study. Am J Respir Crit Care Med, 2007, 176(12): 1200-1207.

33. Zureik M, Benetos A, Neukirch C, et al. Reduced pulmonary function is associated with central arterial stiffness in men. Am J Respir Crit Care Med, 2001, 164(12): 2181-2185.

34. Sabit R, Bolton CE, Edwards PH, et al. Arterial stiffness and osteoporosis in chronic obstructive pulmonary disease. Am J Respir Crit Care Med. 2007, 175(12): 1259-1265.

35. Mills NL, Miller JJ, Anand A, et al. Increased arterial stiffness in patients with chronic obstructive pulmonary disease: a mechanism for increased cardiovascular risk. Thorax, 2008, 63(4): 306-311.

36. McAllister DA, Maclay JD, Mills NL, et al. Arterial stiffness is independently associated with emphysema

severity in patients with chronic obstructive pulmonary disease. Am J Respir Crit Care Med，2007，176（12）：1208-1214.

37. Dransfield MT，Huang F，Nath H，et al，CT emphysema predicts thoracic aortic calcification in smokers with and without COPD. COPD，2010，7（6）：404-410.
38. McAllister DA，MacNee W，Duprez D，et al. Pulmonary function is associated with distal aortic calcium，not proximal aortic distensibility. MESA lung study. COPD，2011，8（2）：71-78.
39. Bolton CE，Mceniery CM，Raj V，et al. Aortic calcification，arterial stiffness and bone mineral density in patients with COPD. Artery Res，2011，5（1）：30-36.
40. Clarenbach CF，Stowhas AC，Mettler G，et al. COPD is associated with increased sympathetic nervous system activation. Respiration，2011，82：69-70.
41. Rothwell PM，Howard SC，Dolan E，et al. Prognostic significance of visit-to-visit variability，maximum systolic blood pressure，and episodic hypertension. Lancet，2010，375（9718）：895-905.
42. Engstrom G，Gerhardsson de，Verdier M，et al. Variability and cardiovascular autonomic function in relation to forced expiratory volume：a population-based study. Chest，2009，136（1）：177-183.
43. Volterrani M，Scalvini S，Mazzuero G，et al. Decreased heart rate variability in patients with chronic obstructive pulmonary disease. Chest，1994，106（5）：1432-1437.
44. Jorgensen K，Houltz E，Westfelt U，et al. Effects of lung volume reduction surgery on left ventricular diastolic filling and dimensions in patients with severe emphysema. Chest，2003，124：1863-1870.
45. Jorgensen K，Muller MF，Nel J，et al. Reduced intrathoracic blood volume and left and right ventricular dimensions in patients with severe emphysema：an MRI study. Chest，2007，131（4）：1050-1057.
46. Watz H，Waschki B，Meyer T，et al. Decreasing cardiac chamber sizes and associated heart dysfunction in COPD：role of hyperinflation. Chest，2010，138（1）：32-38.
47. Barr RG，Bluemke DA，Ahmed FS，et al. Percent emphysema，airflow obstruction，and impaired left ventricular filling. New Engl J Med，2010，362（3）：217-227.
48. Watz H，Waschki B，Meyer T，et al. Decreasing Cardiac Chamber Sizes and Associated Heart Dysfunction in COPD Role of Hyperinflation. Chest，2010，138（1）：32-38.
49. Tzani P，Aiello M，Elia D，et al. Dynamic hyperinflation is associated with a poor cardiovascular response to exercise in COPD patients. Res Research，2011，12：150.
50. Le V，Mitiku T，Sungar G，et al. The blood pressure response to dynamic exercise testing：a systematic review. Progress in Cardiovascular Diseases，2008，51（2）：135-160.
51. Salpeter S，Ormiston T，Salpeter E. Cardioselective beta-blockers for chronic obstructive pulmonary disease. Cochrane database of systematic reviews.2005：CD003566.
52. Mainguy V，Girard D，Maltais F，et al. Effect of bisoprolol on respiratory function and exercise capacity in chronic obstructive pulmonary disease. Am J Cardiol，2012，110（2）：258-263.
53. Stefan MS，Rothberg MB，Priya A，et al. Association between beta-blocker therapy and outcomes in patients hospitalised with acute exacerbations of chronic obstructive lung disease with underlying ischaemic heart disease，heart failure or hypertension. Thorax，2012，67（11）：977-984.
54. Calverley PM，Anderson JA，Celli B，et al. Salmeterol and fluticasone propionate and survival in chronic obstructive pulmonary disease. N Engl J Med，2007，356：775-789.
55. Tashkin DP，Celli B，Senn S，et al. A 4-year trial of tiotropium in chronic obstructive pulmonary disease. N

Engl J Med，2008，359：1543-1554.

56. Calverley PM，Anderson JA，Celli B，et al. Cardiovascular events in patients with COPD：TORCH study results. Thorax，2010，65：719-725.

57. Hawkins NM，Jhund PS，Simpson CR，et al. Primary care burden and treatment of patients with heart failure and chronic obstructive pulmonary disease in Scotland. Eur J Heart Fail，2010，12：17-24.

58. Hawkins NM，MacDonald MR，Petrie MC，et al. Bisoprolol in patients with heart failure and moderate to severe chronic obstructive pulmonary disease：a randomized controlled trial. Eur J Heart Fail，2009，11：684-690.

59. Jabbour A，Macdonald PS，Keogh AM，et al. Differences between beta-blockers in patients with chronic heart failure and chronic obstructive pulmonary disease：a randomized crossover trial. J Am Coll Cardiol，2010，55：1780-1787.

60. Lainscak M，Podbregar M，Kovacic D，et al. Differences between bisoprolol and carvedilol in patients with chronic heart failure and chronic obstructive pulmonary disease：a randomized trial. Respir Med，2011，105（Suppl 1）：S44-49.

61. Au DH，Udris EM，Fan VS，et al. Risk of mortality and heart failure exacerbations associated with inhaled beta-adrenoceptor agonists among patients with known left ventricular systolic dysfunction. Chest，2003，123：1964-1969.

第三节 慢性阻塞性肺疾病表型分类及临床意义

慢性阻塞性肺疾病（chronic obstructivepulmonary disease，COPD）是一种常见的以持续性气流受限为特征的可以预防和治疗的疾病，气流受限进行性发展，与气道和肺脏对有毒颗粒或气体的慢性炎性反应增强有关，急性加重和并发症影响着疾病的严重程度和对个体的预后。尽管COPD的临床症状在40～50岁变得非常明显，但是其根源却开始于非常早期的生活，如围生期母亲吸烟或暴露于污染空气、儿童时期的呼吸道感染或母亲吸烟将驱动后期生命中COPD的发生发展。近年来发现COPD在临床表现、疾病进展、对治疗的反应性等方面均存在异质性，这种异质性被学者描述为表型（phenotypes）并加以研究，对临床正确认识COPD本质以及精准诊治具有一定的指导意义。本节就目前对COPD表型分类的研究进展及临床意义做简要概述。

一、COPD的现状

COPD是一个复杂的涉及多脏器的异质性疾病，气流受限的严重程度即FEV_1是目前普遍使用的一个重要评估和指导COPD患者治疗的变量。但在临床实践中，人们发现FEV_1与COPD的其他临床特征相关性不大，不能描述其复杂性。这也得到了GOLD的认可，GOLD建议从三个方面来评估COPD患者：症状水平、FEV_1和既往加重病史，这对于COPD的个性化治疗迈出了重要一步，但是这不可能最终解决问题，因为COPD的复杂性远远超出了这三个方面，对于COPD患者的评估、治疗和检测需要引入其他的变量。临床上迫切希望能够探索新的变量来提高COPD诊断水平、揭示发病机制、指导治疗用药等，而COPD表型的研究为实现临床精准治疗带来了新的曙光，越来越多的学者致力于精确的界定COPD和鉴定COPD患者的异质群（表型）。

二、COPD 表型概念

表型的经典定义反映的是一个有机体可观察到的形态、发育或者行为特征，主要受基因型和所接触环境影响。这个概念应用于 COPD 时，相应的指 COPD 患者那些可观察到的临床表现及症状属性，包括临床变量的评估、分子标记物、生理和影像学资料与疾病进展和频繁发作相关因素的相互关系等。Han 等认为，COPD 表型应该是一种或几种疾病特征，一方面这些病理特征与疾病症状、加重、治疗反应、疾病进展速率或病死率息息相关，能为疾病预后作出评估；另一方面能反映 COPD 患者之间差异，包括预后的差异、疾病治疗方案的差异等，指导疾病的个体化治疗。因此 COPD 表型的最新定义为“单一疾病或多个疾病综合特征，能够阐明 COPD 患者之间的差异，包括相关临床症状、急性加重、治疗反应、预后的差异。

三、COPD 表型的分类

自 1955 年，Dornhorst 描述了两种 COPD 表型：①非发绀型呼吸困难肺气肿伴肌肉消瘦；②发绀充血型慢性支气管炎伴有右心功能衰竭。1987 年，Burrows 等建议在预后的基础上进一步区分两种不同的 COPD 表型：一种是肺气肿（存在于无哮喘病史的非特应性吸烟者）；另一种是喘息性支气管炎（存在于特应性的受试者或已知哮喘的非吸烟者）。Burgel 等在对 322 例患者 8 种临床特征（年龄、吸烟指数、FEV_1、BMI、急性加重频率、呼吸困难评分和合并症等）分析的基础上提出，有相似气流受限的 COPD 患者有不同的症状（呼吸困难），FEV_1 以外的变量对于 COPD 患者的亚群分类是非常重要的，可能是预测 COPD 死亡率的新方法。概括最新文献综述，我们将 COPD 归纳为 9 种表型：临床表型、FEV_1 急剧下降表型、影像学表型、COPD 频发急性加重表型、COPD 急性加重期的生物学表型、淋巴管表型、全身性炎症表型、合并症表型、哮喘和慢性阻塞性肺病重叠表型。

（一）临床表型

临床表型是通过年龄、性别、种族、吸烟史、抑郁和焦虑、身体指数（BODE）、运动耐量等明显特征或表现来鉴定 COPD。大量研究揭示用以上特征来界定的 COPD 表型群在药物治疗反应、治疗以及死亡率和发病风险上有不同。例如，随着年龄的增长，肺功能会逐渐下降。对于女性，更容易受到吸烟不良反应的侵害，女性在气道异常和肺气肿的严重程度和疾病分布方面也不同于男性。另外，包括种族、抑郁和焦虑、BODE、运动耐量等都可能与疾病预后相关。Burge 等人使用主要成分分析法来评估 322 例法国 COPD 患者的 8 项相关变量之间的关系：根据年龄、吸烟史、FEV_1、BMI、发作频率、呼吸困难、整体健康状况和抑郁症状，分为四组。1 组：相对年轻的受试者（平均年龄 58 岁），有严重的气流限制，低 BMI，生活质量差，肺功能低和频繁发作；2 组：年老的受试者（平均年龄 68 岁），较轻的气流限制和轻微的症状，但是高合并症，如糖尿病、冠心病和高血压；3 和 4 组：都具有中度到重度的气流限制，但是在年龄、合并症发作频率、BMI 和呼吸困难上有不同。超过三年的随访研究发现，表型 1 组死亡危险因素是表型 2 组的 8.5 倍。可见，临床特征变量对于 COPD 患者的亚群分类是非常重要的。

（二）FEV_1 急剧下降表型

目前常用肺功能来评价 COPD 的严重程度，它包括 FEV_1、FVC 以及 FEV_1/FVC 等参数。虽然 FEV_1/FVC 不足以反映 COPD 的复杂性，但 FEV_1 的急剧生理性下降可以被视为一个独特的 COPD 表型。FEV_1 的下降与年龄、性别、慢性咳痰和一些血清生物标记物（如炎症标志物 C 反应蛋白）相关，下降的速率在戒烟后会缓解。随着 FEV_1、FVC 以及 FEV_1/FVC 的下降，患者可伴随有高碳酸血症，体力活动受限，运动耐力下降等生理状况的变化。因此，FEV_1 是很好的 COPD 评估与预后的指标，并且也是有价值的发病率、死亡率和住院率预测指标。Devanarayan 等认为 FEV_1 下降的速率与全身炎症反应有关，从而决定了 COPD 患者 FEV_1 下降的速率高度不一致。Nishimura 等对 COPD 患者进行了长达 5 年的追踪研究，分成 3 个表型群：肺功能稳定组、肺功能降低缓慢组（FEV_1 每年降低 30ml）和肺功能快速降低组（FEV_1 每年降低大约 60ml）。

（三）影像学表型

影像学表型是通过 CT 扫描鉴别肺结构异常（包括肺气肿、气道壁增厚、支气管扩张）。肺结构异常的分布、严重程度与 COPD 的临床特征和预后紧密相关。通过 CT 分别测量肺密度减低区域面积和气道壁厚度 / 管腔面积，可以将 COPD 分为肺气肿表型、气道表型和混合表型。结合病理组织学结果可以预测呼气气流受限程度及患者预后，包括健康状况，发作频率等。Han 等分析了 1002 例 COPD 患者的影像学表型与疾病状态和预后的关系，归纳出 3 类表型：A 型，无肺气肿或存在轻微的肺气肿，不考虑是否合并支气管管壁增厚；E 型，存在肺气肿，不合并支气管管壁增厚；M 型，同时存在肺气肿和支气管管壁增厚 CT 确定支气管壁厚度和总肺气肿百分比可以预测 COPD 急性加重频率。且发现 A 型患者应用吸入 β_2 受体激动剂的疗效优于其他类型；A 型与 E 型对糖皮质激素的疗效也好于 M 型；M 型患者对于联合茶碱治疗较敏感提示支气管管壁增厚可能是决定糖皮质激素疗效的因素之一。

通过对影像学表型的研究，可以进一步探索 COPD 的发生发展机制及寻求个体化的特异性治疗方法奠定基础。Bafadhel 等研究认为在对 COPD 患者进行分型的多维方法中，CT 成像是一种很有用的工具。CT 成像技术已经成为研究 COPD“表型”的非侵入性工具，用以检查气管壁和肺内实变程度，评估肺气肿和气道阻塞性疾病的严重程度。Mathew 等通过实验分析认为 3He 的磁共振成像在 COPD 结构及功能表型检测中有潜在的重要作用。心脏磁共振成像显示的左心室结构和功能与胸部 CT 显示的肺气肿百分比和 FEV_1/FVC 比反映的气流限制之间有显著相关性。CT 肺血管指标可以用来预测急性加重的风险，3690 名中度到极重度 COPD 患者被纳入此分析，肺动脉 / 主动脉比值大于 1.0 与严重急性加重的风险增加相关。CT 扫描数据不仅可以被用来确定疾病的严重程度，还可以预测未来的急性加重风险，并就疾病严重程度和合并症提供额外有意义的数据。

（四）COPD 频繁急性加重表型（AECOPD）

AECOPD 可能构成了一种独特的疾病表型，且轻、中、重度患者均有可能存在这一表型。有资料表明，COPD 急性加重频繁发作对肺功能有远期负面影响。随着时间的推移，COPD 患者急性加重的频率会变得相对稳定。考虑这一亚组作为一种表型，是因为这一亚组对单独吸入支气管扩张剂治疗或联合吸入皮质类固醇治疗有独特的疗效。COPD 急性加重可被看作是一种预后指标，COPD 频发急性加重可单独作为一种表型来定义。Donaldson 等证明严重的 COPD 急性加重与心血管和脑血管不良事件风险增加有关。他们从超过 25 000 名英格兰和威尔士借患者获得的数据表明：在 COPD 急性加重后的第一个 5 天内心肌梗死的风险增加 2.27 倍，在第一个 49 天内，卒中的风险增加 1.26 倍。因此，询问患者先前的急性加重频率是预测 COPD 加重倾向便捷准确的方法。

（五）COPD 急性加重期的生物学表型

探讨表型相关生物标记物的组合在预测急性加重表型中的作用，聚类分析揭示出 4 个独立群体：①细菌主导，55% 的急性加重都与痰培养阳性细菌相关，痰 IL-1β 和 C 反应蛋白被认为是这类群体的生物标记物；②病毒主导，29% 的急性加重与病毒感染，常伴随着鼻病毒感染。血清趋化因子配体 10 是区分急性加重时的病毒感染存在的最好的生物标记物；③嗜酸性粒细胞主导，28% 的急性加重伴痰嗜酸性粒细胞大于 3%；④寡炎症型。

（六）淋巴管型表型

最近报道了一种淋巴管表型，可以通过远端免疫细胞的穿梭反映 COPD 的严重程度。这项报道表明在 COPD 的晚期阶段，外周肺淋巴管不仅数量上显著增加，而且与淋巴管相关的 CCL21 和 D6 表达升高。

（七）全身炎症表型

全身性炎症的存在，可能代表了一种独特的 COPD 表型。在许多 COPD 患者当中，严重的全身性炎症可导致疾病恶化，呼吸困难，生活质量降低，病死率增加。Fabbri 和 Agusti 研究了 1755 例 COPD 患者，16% 的患者具有持续的全身炎症表现，外周血炎症介质 CRP、IL-6、IL-8、TNF-α 等水平较其他患者显著升高。有研究表明，全身炎症反应其实在 COPD 临床稳定期即已存在，在急性加重期表现得更加明显。全身炎症也会使 COPD 患者更容易合并缺血性心脏病和动脉粥样硬化，从而增加了心血管事件的发生率及死亡的风险。全身炎症的发生机制及对 COPD 患者急性加重和肺功能的影响是将来研究的热点之一。目前有许多研究正在尝试改善 COPD 患者全身炎症状况来达到阻止或延缓 COPD 病程的发展。

（八）合并症表型

合并症的存在作为影响 COPD 的预后因素，可被作为一种表型。COPD 患者常合并其他疾病，包括心血管疾病、代谢综合征、骨质疏松症、抑郁症、骨骼肌肉萎缩和功能障碍。许多这些合并症的存在，直接影响 COPD 的预后，特别是糖尿病、高血压、心血管疾病和癌症等并发症的存在会增加 COPD 的死亡风险。无论是对合并症的治疗是否影响 COPD 的自然进程或这些并发症是否会改变 COPD 的治疗反应，这些还有待进一步研究。

（九）哮喘和 COPD 之间的重叠表型

哮喘和慢性阻塞性肺疾病（COPD）是慢性气道疾病谱中最常见的疾病，虽然二者之间存在明显差异，但在一个特定的患者身上，一些临床表现可能共存，这种疾病称为哮喘 - 慢性阻塞性肺疾病重叠综合征（ACOS）。目前，ACOS 的主要特征是发病人群更加年轻化，并且更多的是非洲裔的美国人；既往吸烟历史短；CT 扫描中表现出更大的气体捕获（gas trapping）；拥有重叠症状的病例与单纯的 COPD 患者相比，表现出更加频繁的加重，更差的生活质量；支气管舒张反应阳性、痰液嗜酸性粒细胞增多、个人的特征性的病史，高水平的 IgE 水平。

（十）COPD 表型的研究方法

聚类分析法和因子分析法是表型研究采用的主要方法，对于各自之间的关系缺乏可靠的历史资料，无法确定共有多少类别的研究对象，运用聚类分析和因子分析法可将性质相近事物归入一类。Wardlaw 等分析认为聚类分析法对那些具有相当大差异的疾病，在多维复杂的呼吸道疾患的研究时占有优势。Jo 等在研究老年 COPD 表型时，采用聚类分析法和因子分析法对其调查的 11 家医院 COPD 老年患者进行分析，归结出三类表型：第 1 类为存在中重度气流阻塞和支气管气道阻塞可逆性；第 2 类为存在中度气流阻塞和支气管气道阻塞可逆阴性；第 3 类为重度气流阻塞和支气管气道阻塞可逆阴性。另外，Cho 等也应用聚类分析法和因子分析法对 COPD 表型进行研究，用以发现关键变量，筛选相关患者群。然而，这些分析方法仍有待进一步的验证以确定不同的聚类与临床预后的相关性，对临床最终确定具体诊疗方案目前仍难以提供帮助。

（十一）COPD表型的临床意义

COPD由于其患病人数多，死亡率高，社会经济负担重，已成为重要的公共卫生问题。COPD目前居全球死亡原因的第4位，在我国，COPD是严重危害身体健康的重要慢性呼吸系统疾病，因COPD死亡的人数每年可达百万。目前，在COPD的诊断、评估和管理等方面依然存在困难。对COPD的关键因素的识别并进行随后的临床分组是解决这种困境的一种可行的方法。COPD表型的提出，对COPD未来的研究搭建了一个共同的平台，将有助于我们对COPD复杂性的理解和管理。一方面，对于临床治疗和管理，表型可以将患者区分为不同的亚组，提供预后信息，并让我们能够更好地确定适当的治疗方案，从而改善预后；另一方面，对于实验研究，表型可以帮助我们在实验过程当中选择均一的患者群体，为评估各亚组治疗情况提供重要的指标。

（刘荣玉）

参考文献

1. 2015GOLD慢性阻塞性肺疾病全球倡议：COPD诊断、治疗与预防全球策略.
2. Postma DS，Bush A，van den Berge M. Risk factors and early origins of chronic obstructive pulmonary disease. Lancet，2015，385：899-909.
3. Agusti A. Phenotypes and disease characterization in chronic obstructive pulmonary disease. Toward the extinction of phenotypes? Ann Am Thorac Soc，2013，10（Suppl）：S125-130.
4. Vestbo J，Hurd SS，Agustí AG，et al. Global strategy for the diagnosis，management，and prevention of chronic obstructive pulmonary disease：GOLD executive summary. Am J Respir Crit Care Med，2013，187：347-365.
5. Woodruff PG，Agusti A，Roche N，et al. Current concepts in targeting chronic obstructive pulmonary disease pharmacotherapy：making progress towards personalised management. Lancet，2015，385：1789-1798.
6. Carolan BJ，Sutherland ER. Clinical phenotypes of chronic obstructive pulmonary disease and asthma：recent advances. J Allergy Clin Immunol，2013，131：627-634；quiz 635.
7. Han MK，Agusti A，Calverley PM，et al. Chronic obstructive pulmonary disease phenotypes：the future of COPD. Am J Respir Crit Care Med，2010，182：598-604.
8. Vestbo J. COPD：definition and phenotypes. Clin Chest Med，2014，35：1-6.
9. Dornhorst AC. Respiratory insufficiency. Lancet，1955，268：1185-1187.
10. Burrows B，Bloom JW，Traver GA，et al. The course and prognosis of different forms of chronic airways obstruction in a sample from the general population. N Engl J Med，1987，317：1309-1314.
11. Burgel PR，Sethi S，Kim V. Chronic obstructive pulmonary disease phenotypes. Past，present，and future. Ann Am Thorac Soc，2015，12：289-290.
12. Burgel，P. R.［From COPD definitions to COPD phenotypes］. Presse Med，2014，43：1337-1343.
13. Celli B，Vestbo J，Jenkins CR，et al. Sex differences in mortality and clinical expressions of patients with chronic obstructive pulmonary disease. The TORCH experience. Am J Respir Crit Care Med，2011，183：317-322.
14. Burgel PR，Paillasseur JL，Caillaud D，et al. Clinical COPD phenotypes：a novel approach using principal

component and cluster analyses. Eur Respir J, 2010, 36: 531-539.

15. Devanarayan V, Scholand MB, Hoidal J, et al. Identification of distinct plasma biomarker signatures in patients with rapid and slow declining forms of COPD. COPD, 2010, 7: 51-58.
16. Chen X, Xu X, Xiao F. Heterogeneity of chronic obstructive pulmonary disease: from phenotype to genotype. Front Med, 2013, 7: 425-432.
17. Nishimura M, Makita H, Nagai K, et al. Annual change in pulmonary function and clinical phenotype in chronic obstructive pulmonary disease. Am J Respir Crit Care Med, 2012, 185: 44-52.
18. Ley-Zaporozhan J, van Beek EJ. Imaging phenotypes of chronic obstructive pulmonary disease. J Magn Reson Imaging, 2010, 32: 1340-1352.
19. Han MK, Kazerooni EA, Lynch DA, et al. Chronic obstructive pulmonary disease exacerbations in the COPD Gene study: associated radiologic phenotypes. Radiology, 2011, 261: 274-282.
20. Bafadhel M, Umar I, Gupta S, et al. The role of CT scanning in multidimensional phenotyping of COPD. Chest, 2011, 140: 634-642.
21. Mathew L, Kirby M, Farquhar D, et al. Hyperpolarized 3He functional magnetic resonance imaging of bronchoscopic airway bypass in chronic obstructive pulmonary disease. Can Respir J, 2012, 19: 41-43.
22. Mathew L, Kirby M, Etemad-Rezai R, et al. Hyperpolarized(3)He magnetic resonance imaging: preliminary evaluation of phenotyping potential in chronic obstructive pulmonary disease. Eur J Radiol, 2011 79: 140-146.
23. Wardlaw AJ, Silverman M, Siva R, et al. Multi-dimensional phenotyping: towards a new taxonomy for airway disease. Clin Exp Allergy, 2005, 35: 1254-1262.
24. Barr RG, Bluemke DA, Ahmed FS, et al. Percent emphysema, airflow obstruction, and impaired left ventricular filling. N Engl J Med, 2010, 362: 217-227.
25. Coxson HO, Leipsic J, Parraga G, et al. Using pulmonary imaging to move chronic obstructive pulmonary disease beyond FEV1. Am J Respir Crit Care Med, 2014, 190: 135-144.
26. Hurst JR, Vestbo J, Anzueto A, et al. Susceptibility to exacerbation in chronic obstructive pulmonary disease. N Engl J Med, 2010, 363: 1128-1138.
27. Oh YM, Sheen SS, Park JH, et al. Emphysematous phenotype is an independent predictor for frequent exacerbation of COPD. Int J Tuberc Lung Dis, 2014, 18: 1407-1414.
28. Patel AR, Kowlessar BS, Donaldson GC, et al. Cardiovascular risk, myocardial injury, and exacerbations of chronic obstructive pulmonary disease. Am J Respir Crit Care Med, 2013, 188(9): 1091-1099.
29. Bafadhel M, McKenna S, Terry S, et al. Acute exacerbations of chronic obstructive pulmonary disease: identification of biologic clusters and their biomarkers. Am J Respir Crit Care Med, 2011, 184(6): 662-671.
30. Mori M, Andersson CK, Graham GJ, et al. Increased number and altered phenotype of lymphatic vessels in peripheral lung compartments of patients with COPD. Respir Res, 2013, 14: 65.
31. Fabbri LM, Rabe KF. From COPD to chronic systemic inflammatory syndrome? Lancet, 2007, 370: 797-799.
32. Wouters E. [COPD: from obstructive lung disease to chronic systemic inflammatory syndrome?]. Pneumologie, 2009, 63(Suppl 2): S107-112.
33. Loza, MJ, Watt R, Baribaud F, et al. Systemic inflammatory profile and response to anti-tumor necrosis factor therapy in chronic obstructive pulmonary disease. Respir Res, 2012, 13: 12.

34. Eagan TM, Ueland T, Wagner PD, et al. Systemic inflammatory markers in COPD: results from the Bergen COPD Cohort Study. Eur Respir J, 2010, 35(3): 540-548.

35. Gaki E, Kontogianni K, Papaioannou AI, et al. Associations between BODE index and systemic inflammatory biomarkers in COPD. COPD, 8(6): 408-413.

36. Burgel PR, Paillasseur JL, Roche N. Identification of clinical phenotypes using cluster analyses in COPD patients with multiple comorbidities. Biomed Res Int, 2014, 420134.

37. Cavailles A, Brinchault-Rabin G, Dixmier A, et al. Comorbidities of COPD. Eur Respir Rev, 2013, 22(130): 454-475.

38. Hardin M, Silverman EK, Barr RG, et al. The clinical features of the overlap between COPD and asthma. Respir Res, 2011 12: 127.

39. Jo KW, Ra SW, Chae EJ, et al. Three phenotypes of obstructive lung disease in the elderly. Int J Tuberc Lung Dis, 2010, 14(11): 1481-1488.

40. Castaldi PJ, Dy J, Ross J, et al. Cluster analysis in the COPD Gene study identifies subtypes of smokers with distinct patterns of airway disease and emphysema. Thorax, 2014, 69(5): 415-422.

第四节 慢性阻塞性肺疾病中的支气管扩张问题

一、概述

在 2014 年的《慢性阻塞性肺疾病全球防治创议》(GOLD)更新中，首次将支气管扩张定义为慢性阻塞性肺疾病(chronic obstructive pulmonary disease, COPD)的并发症，并强调其应被纳入到疾病严重程度的评估体系中。

COPD 是一种常见的以持续性气流受限为特征的可以预防和治疗的疾病，气流受限进行性发展，与气道和肺脏对有毒颗粒或气体的慢性炎性反应增强有关，急性加重和并发症影响着疾病的严重程度和对个体的预后。COPD 作为一个生理学诊断，强调了持续性气流受限这一特征，诊断依靠肺功能检查。而支气管扩张则是一个解剖学诊断，是指直径大于 2mm 中等大小的近端支气管由于管壁的肌肉和弹性组织破坏引起的异常扩张。诊断依靠胸部 CT，影像学表现包括支气管内径宽于相邻血管，支气管没有逐步变细，以及肺野最外 1～2cm 仍可见支气管影像。

随着胸部 CT 的普及，COPD 患者中以前未识别的支气管扩张不断被明确(图 2-4-1)，其发生率为 20%～69%，并且相当部分的患者同时存在肺气肿和支气管扩张。COPD 与支气管扩张的致病机制存在许多的共同之处，这也是 COPD 患者合并支气管扩张发生率之高的原因。COPD 与支气管扩张均是以中性粒细胞和 T 细胞为主要炎症细胞的气道慢性炎症，致病过程中均涉及蛋白酶释放导致的肺结构破坏以及淋巴结肿大而加重的小气道阻塞。

然而，并非所有 COPD 患者均合并支气管扩张。2011 年发表于 *Chest* 的一项研究显示，重度 COPD、痰中分离出一次以上机会致病菌(potentially pathogenic microorganisms, PPM)、前一年内因急性住院一次以上是合并支气管扩张的三大危险因素，如三者同时发生则合并支气管扩张的可能性达到 99%；而当三者均未出现时，合并支气管扩张的可能性仅 33%。在合并支气管扩张的 COPD 患者中，管状、囊状及混合型的支气管扩张均可查见，约 66.7% 的支气管扩张发生在下叶。

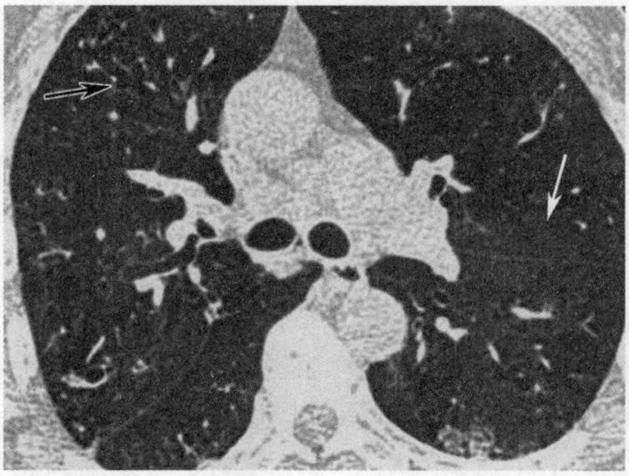

图 2-4-1 COPD 患者同时存在肺气肿和支气管扩张的典型胸部 CT 表现

二、合并支气管扩张对 COPD 的影响

（一）临床表现

研究显示合并支气管扩张往往导致 COPD 患者咳痰症状明显增加且痰液性状更趋向于脓痰，同时痰液 IL-8、IL-6 水平明显升高，但痰液细胞计数没有明显差异。荟萃分析研究发现合并支气管扩张导致 COPD 患者急性加重更为频繁。

肺功能作为评估 COPD 严重程度最重要的指标，其与合并支气管扩张也存在明显的相关性。在肺功能减退严重的患者中合并支扩的比例更高，且多为囊性支气管扩张。同时，与不合并支气管扩张的 COPD 患者相比，合并支气管扩张的 COPD 患者肺功能减退更严重，其中 FEV_1/FVC 下降增加 11.06%，FEV_1% 下降增加 8.05%。

合并支气管扩张在加重临床症状及肺功能减退的同时也明显影响 COPD 患者的生存率。2013 年发表在 *AJRCCM* 上的一项研究显示，随访约 7 年，不合并支气管扩张的 COPD 患者生存率约 90%，而合并支气管扩张患者生存率仅 62%。

（二）微生物学

在合并支气管扩张的 COPD 患者中更易出现机会性致病菌的定植，与不合并支气管扩张的 COPD 患者相比，OR 值达到 7.33。机会性致病菌，例如铜绿假单胞菌的定植及其伴随的蛋白水解产物导致气道黏膜慢性炎症，进一步加重了支气管扩张的严重程度。随着 COPD 患者支气管扩张的加重，患者痰中可检出的机会致病菌谱出现变化；严重的支气管扩张患者痰中多检出铜绿假单胞菌、肠杆菌、金黄色葡萄球菌；无支气管扩张的患者痰中多检出肠杆菌、流感嗜血杆菌、金黄色葡萄球菌。其中是否存在铜绿假单胞菌的定植与支气管扩张存在明显的相关性：存在铜绿假单胞菌定植的患者中，其支气管扩张评分是无铜绿假单胞菌患者的 2 倍。

（三）预测价值

是否合并支气管扩张对 COPD 患者的临床各方面具有一定的预测价值。合并支气管扩张的 COPD 患者往往全身炎症反应更严重，CRP 及血沉明显升高，同时伴有全身消耗的加剧，表现为血清白蛋白的减低。合并支气管扩张与急性加重的相关性达 0.73，同时合并支气管扩张的 COPD 患者出现社区获得性肺炎的风险也较不合并支气管扩张的患者增加 2.46 倍。

可见是否合并支气管扩张严重影响 COPD 的临床症状、肺功能、痰菌定植情况以及疾病的转归，因此有作者认为合并支气管扩张可以是COPD的一种表型。2015年发表于ERJ的一篇综述中，作者提出BCOS（COPD-bronchiectasis overlap syndrome）的概念，强调了合并支气管扩张在COPD病程中的重要性。

三、慢阻肺合并支扩的临床意义

（一）诊断

由于COPD合并支气管扩张的发生率并不低，因此临床工作中应首先明确鉴别COPD合并支气管扩张与支气管扩张症合并持续气流受限。鉴别首先应从临床表现出发，前者多为中年起病，慢性进行性加重，多有吸烟史或其他烟雾暴露史；后者可以在青年即发病，大量脓痰是临床特征性的表现，详细询问病史可发现幼年时期细菌感染病史。此外，胸部CT也是鉴别诊断的重要依据，前者的支气管扩张及支气管管壁增厚多为弥漫性，同时往往合并肺气肿；后者的支气管扩张可以是弥漫的也可以是局限的，且多为囊状扩张（图2-4-2）。

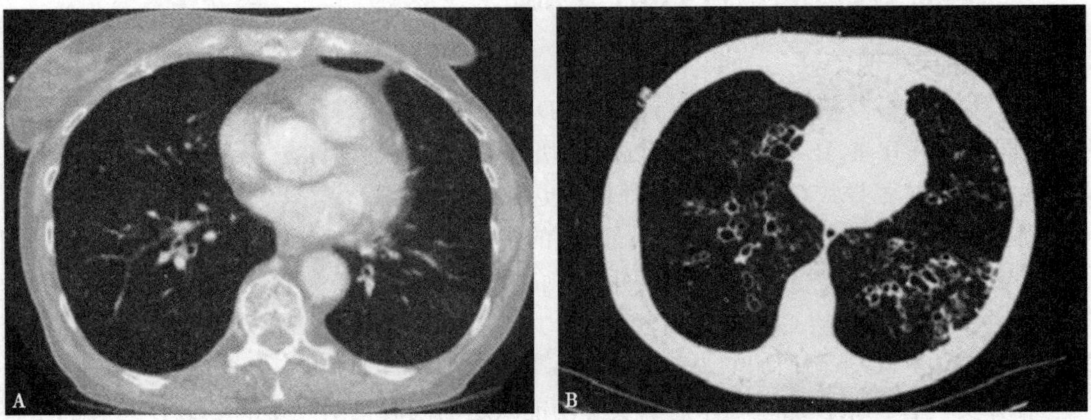

图2-4-2 COPD与支扩

A. COPD合并支气管扩张的CT图像；B. 经典的支气管扩张症的CT图像

（二）稳定期的治疗

对于支气管扩张剂而言，无论长效β受体激动剂（LABA）及长效抗胆碱能药物（LAMA）对于COPD患者都是有益的，同时LABA也常用于经典的支气管扩张症患者，但是关于合并支气管扩张的慢阻肺患者人群尚无相关研究。吸入糖皮质激素（ICS）是COPD稳定期另一个重要的联合治疗的药物，但是也有研究提示ICS增加COPD患者的肺炎发生率，同时一项较早期的荟萃分析显示ICS对经典支气管扩张症患者无益无害。2012年发表于*Chest*的一项研究提示中等剂量的布地奈德联合福莫特罗（640μg/18μg，bid）较大剂量布地奈德（1600μg，bid）在经典的支气管扩张患者中疗效更佳，联合治疗组患者的基线呼吸困难指数（BDI）和转换呼吸困难指数（TDI）的改善均明显优于大剂量布地奈德组，同时副作用更小。

由于合并支气管扩张的COPD患者机会致病菌的定植概率明显升高，因此吸入抗生素也成为一个重要的值得考虑的稳定期治疗药物。研究显示在重度且存在铜绿假单胞菌定植的慢阻肺患者中，应用吸入妥布霉素（300mg，bid，14天）可降低痰液中的炎症介质以及治疗后6个月内急性加重的发生率。但是目前的研究数据仍是有限的，尚不能评估吸入抗生素对慢阻肺合并支扩人群的疗效和安全性。

另一方面，是否应该预防性使用抗生素也是一个热点问题。2000年以来已有多个关于预防性抗生素的研究，其中大环内酯类抗生素由于具有抗炎、免疫调节广受关注，如阿奇霉素、红霉素，同时也有相关研究涉及喹诺酮类抗生素，如莫西沙星。2015年的一篇综述文献提出COPD患者接受长期大环内酯类抗生素治疗的指征为在最优化的治疗下仍有频繁的严重的急性加重、胸部CT提示支气管扩张，同时对于存在铜绿假单胞菌定植尤其推荐；对于喹诺酮类的长期使用的指征与之类似，但是不推荐用于铜绿假单胞菌定植的患者，以避免加重耐药的发生。总之，是否预防性使用抗生素需要临床医生对每个患者个体的获益进行仔细权衡来决定治疗方案。

（三）加重期的治疗

目前对于合并支气管扩张的COPD患者急性加重期的治疗GOLD指南中并无相关推荐。有研究显示合并支气管扩张的COPD患者在急性加重时更需要应用抗生素及全身激素。在2010年加拿大慢性支气管炎指南中强调对于持续存在脓痰、每年急性加重大于4次、持续性气流受限（FEV_1<50%）的慢性支气管炎患者出现急性加重时应根据痰细菌学检查结果来调整抗生素方案，如存在铜绿假单胞菌，推荐使用的一线口服抗生素为环丙沙星（如铜绿假单胞菌对其敏感）。

COPD合并支气管扩张的发生率高，且是否合并支气管扩张影响COPD的各个方面，可以被看作为一个病理亚型。呼吸科临床医生执业过程中应该熟悉并深入理解合并支气管扩张对COPD的影响，给每一个COPD患者最合适的治疗方案。

（倪颖梦　时国朝）

参考文献

1. Global strategy for the diagnosis，management，and prevention of chronic obstructive pulmonary disease；2014. Available from：http://www.goldcopd.org/uploads/users/files/GOLD_Report_2014_Jun11.pdf. Accessed October 10，2014.
2. Bafadhel M，Umar I，Gupta S，et al. The role of CT scanning in multidimensional phenotyping of COPD. Chest，2011，140：634-642.
3. Martínez-García MÁ，Soler-Cataluña JJ，Donat Sanz Y，et al. Factors associated with bronchiectasis in patients with COPD. Chest，2011，140：1130-1137.
4. Patel IS，Vlahos I，Wilkinson TM，et al. Bronchiectasis，exacerbation indices，and inflammation in chronic obstructive pulmonary disease. Am J Respir Crit Care Med，2004，170：400-407.
5. Ni Y，Shi G，Yu Y，et al. Clinical characteristics of patients with chronic obstructive pulmonary disease with comorbid bronchiectasis：a systemic review and meta-analysis. International J COPD，2015，10：1465-1475.
6. Whitters D etStockley RA. Bronchiectasis in older patients with chronic obstructive pulmonary disease：prevalence，diagnosis and therapeutic management. Drugs Aging，2013，30：215-225.
7. Martínez-García MA，de la Rosa Carrillo D，Soler-Cataluña JJ，et al. Prognostic value of bronchiectasis in patients with moderate-to-severe chronic obstructive pulmonary disease. Am J Respir Crit Care Med，2013，187：823-831.
8. Gatheral T，Kumar N，Sansom B，et al. COPD-related bronchiectasis；independent impact on disease course and outcomes. COPD，2014，11：605-614.
9. Tulek B，Kivrak AS，Ozbek S，et al. Phenotyping of chronic obstructive pulmonary disease suing the

modified Bhalla scoring system for high-resolution computed tomography. Can Respir J，2013，20：91-96.

10. Lin SH，Ji BC，Shi YM，et al. Comorbid pulmonary disease and risk of community-acquired pneumonia in COPD patients. Int J Tuberc Lung Dis，2013，17：1638-1644.
11. Hurst JR，Elborn JS，et De Soyza A. COPD-bronchiectasis overlap syndrome. Eur Respir J，2015，45：310-313
12. Kapur N，Bell S，Kolbe J，et al. Inhaled steroids for bronchiectasis.Cochrane Database Syst Rev，2009，21：CD000996.
13. Martínez-García MÁ，Soler-Cataluña JJ，Catalán-Serra P，et al. Clinical efficacy and safety of budesonide-formoterol in non-cystic fibrosis bronchiectasis. Chest，2012，141：461-468.
14. Dal Negro R1，Micheletto C，Tognella S，et al. Tobramycin Nebulizer Solution in severe COPD patients colonized with Pseudomonas aeruginosa：effects on bronchial inflammation. Adv Ther，2008，25：1019-1030.
15. Quon BS，Goss CH，et Ramsey BW. Inhaled antibiotics for lower airway infections. Ann Am Thorac Soc，2014，11：425-434.
16. Miravitlles M，etAnzueto A. Antibiotic prophylaxis in COPD：Why，when，and for whom? Pulm Pharmacol Ther，2015，32：119-123.
17. Albertson TE，Louie S，et Chan AL. The diagnosis and treatment of elderly patients with acute exacerbation of chronic obstructive pulmonary disease and chronic bronchitis. J Am Geriatr Soc，2010，58：570-579.

第五节　慢性阻塞性肺疾病急性加重的病原学进展及临床意义

一、慢阻肺急性加重病原学中细菌的作用

目前认为，细菌感染是慢阻肺急性加重的重要诱因，2008 年著名专家 Sethi 教授在 *N Engl J Med* 发表综述指出：流感嗜血杆菌、肺炎链球菌、卡他莫拉菌是轻、中度慢阻肺急性加重患者的主要致病菌；铜绿假单胞菌仅占 5%～10%，且仅多见于重症患者；肠杆菌多分离于重症，但其重要性无法鉴定。2012 年，Marc Decramer 等学者在 *Lancet* 发表关于慢阻肺诊治综述指出：60%～80% 的慢阻肺急性加重是由感染引起，最常见引起慢阻肺急性加重的致病菌为流感嗜血杆菌、肺炎链球菌和卡他莫拉菌等。

慢阻肺细菌感染发病机制——新菌株感染理论：多数学者认为细菌感染是下呼吸道感染的一个动态、多相过程，新型菌株感染在慢阻肺加重的发病机制中起主要作用，新型流感嗜血杆菌、卡他莫拉菌、肺炎链球菌等感染往往都伴随着慢阻肺加重的情况产生；新菌感染可显著增加慢阻肺急性加重的频率。近来又提出“感染表型慢阻肺”的新概念：认为下呼吸道的潜在致病菌（PPMs）发生菌株和菌量的改变而导致了慢阻肺的急性加重；目前能够从已有的定植菌群中辨别出新的感染菌：采用 PCR 对变量基因的测序可以区分新的和预先存在的菌株，新菌株通常与显著的免疫应答相关，提示其为使动因素。一项来自伦敦 2007 年 1 月～2011 年 3 月的研究，从纳入的 134 例慢阻肺门诊患者中获得 373 份痰标本，通过 qPCR 分析，调查典型和非典型呼吸道病原菌在慢阻肺中的发生率和负荷量。结果显示：慢阻肺急性加重期患者的细菌分离率显著增加。稳定期时，流感嗜血杆菌的检出率最高；急性加重期时，肺炎链球菌和卡他莫拉菌检出率显著增加；在细菌阳性样本中，急性加重期气道典型细菌负荷均显著高于稳定期。

另一项来自埃及 2009 年 7 月～2012 年 6 月有关下呼吸道感染的研究，包括 360 例社

区获得性肺炎患者，318 例医院获得性肺炎患者以及 376 例慢阻肺急性加重患者：其中慢阻肺急性加重分离的主要致病菌包括：流感嗜血杆菌、肺炎链球菌、卡他莫拉菌及肺炎克雷伯菌。来自国内 2007 年 1 月～2008 年 12 月关于慢阻肺急性加重的研究结果显示：58 例（33.7%）患者痰标本分离到直接致病菌，其中铜绿假单胞菌、肺炎克雷伯菌、金黄色葡萄球菌占前 3 位，多重耐药菌检出率为 12.8%（22/172），其中非发酵菌 4.1%（7/172），肠杆菌科细菌 2.9%（5/172），耐甲氧西林金黄色葡萄球菌 2.3%（4/172），混合感染 2.3%（4/172），与非频繁住院组比较，频繁住院组患者更多分离出非发酵革兰阴性菌、肠杆菌科。国外学者通过建立一种细菌感染的预测模型进行研究，结果显示革兰阳性球菌、流感嗜血杆菌、卡他莫拉菌是轻、中度慢阻肺急性加重患者的主要致病菌，铜绿假单胞菌多存在于肺功能较差的极重度患者中。Miravitlles 也报告了不同严重程度慢阻肺患者急性发作的病原学特点：无危险因素的轻中度慢阻肺，常见的致病菌有流感嗜血杆菌、卡他莫拉菌、肺炎链球菌、肺炎衣原体、肺炎支原体；伴危险因素的轻中度慢阻肺，常见的致病菌有流感嗜血杆菌、卡他莫拉菌、耐青霉素肺炎链球菌（PRSP）；重度慢阻肺，常见的致病菌有流感嗜血杆菌、卡他莫拉菌、PRSP、阴性肠杆菌；极重度慢阻肺，常见的致病菌有流感嗜血杆菌、PRSP、阴性肠杆菌、铜绿假单胞菌。可见，阴性肠杆菌、铜绿假单胞菌常在重度或极重度的慢阻肺急性加重患者中出现。国内回顾性分析显示，我国老年慢阻肺Ⅰ或Ⅱ级患者中肺炎链球菌、肺炎克雷伯菌、流感嗜血杆菌居前三位，其中肺炎链球菌约为 38%、肺炎克雷伯菌 28%、流感嗜血杆菌约为 24%；慢阻肺Ⅲ级患者中肺炎克雷伯菌、流感嗜血杆菌、铜绿假单胞菌居前三位，其中肺炎克雷伯菌约为 38%、流感嗜血杆菌约为 26%、铜绿假单胞菌约为 10%；慢阻肺Ⅳ级患者中铜绿假单胞菌、肺炎克雷伯菌、流感嗜血杆菌居前三位，铜绿假单胞菌约为 22%、肺炎克雷伯菌约为 20%、流感嗜血杆菌约为 18%。

另外，非典型病原体在慢阻肺急性加重的致病作用不能忽视，目前认为非典型病原体占 5%～10%；主要为肺炎支原体和肺炎衣原体，其次为军团菌；国外文献报道慢阻肺急性加重患者中多达 14% 与支原体感染有关，5.0%～8.9% 与肺炎衣原体感染有关；国内有文献报道慢阻肺急性加重期患者的肺炎衣原体 IgM 抗体阳性率为 36.5%，显著高于对照健康对照组 1.7%，肺炎衣原体与慢阻肺急性加重密切相关，慢性肺炎衣原体（cpn）感染可能是慢阻肺发展的一种独立危险因素。

二、慢阻肺的病原学不同检测方法对结果的影响

传统痰培养法：目前认为痰培养的阳性率偏低。一项前瞻性评估研究，共 171 例慢阻肺患者痰培养标本，85 例痰培养阳性，其中最常见致病菌为流感嗜血杆菌，铜绿假单胞菌的检出率为 7.6%。另一研究结果显示，75 名慢阻肺急性加重患者中，44 名（59%）为呼吸道正常菌群；31 名（41%）为痰培养分离得到。新近研究结果显示：在 135 份痰培养标本中，42 份培养阳性，包括流感嗜血杆菌、铜绿假单胞菌、肺炎链球菌、肺炎克雷伯菌及卡他莫拉菌，其中流感嗜血杆菌位居第一位。

PCR 法：近年来采用 PCR 法检测病原体明显提高了阳性率。一项来自土耳其的研究显示：PCR 用于检测慢阻肺急性加重致病菌的分离率（64.9%）显著高于痰培养结果（36.8%），且可用于检测混合感染。与培养方法相比，qPCR 对典型细菌的检测具有更高的辨识力，且具有统计学差异。另一项来自伦敦的研究，在 2007 年 1 月～2011 年 3 月间，从纳入的 134 例慢阻肺门诊患者中获得 373 份痰标本，通过 qPCR 分析，调查典型和非典型呼吸道病原菌

在慢阻肺中的发生率和负荷量。结果显示：与培养方法相比，qPCR 对典型细菌的检测具有更高的辨识力，且具有统计学差异。最近 Aydemir O 等研究证明：与培养方法相比（31.5%），多重 PCR 方法细菌的检出率达 63.5%，显著高于培养方法（P<0.005）；培养方法检测主要致病菌包括肺炎链球菌、卡他莫拉菌和金黄色葡萄球菌；PCR 检测主要致病菌包括肺炎链球菌、流感嗜血杆菌。

电子鼻（e-nose）：是一种新技术，对呼出气体中的挥发性有机化合物（VOC）呼吸印迹进行检测。有研究应用电子鼻区分慢阻肺急性加重与稳定状态的 VOC 呼吸模式。研究入选了 53 例慢阻肺急性加重患者、18 例慢阻肺伴肺炎患者及 29 例稳定期慢阻肺患者。收集了患者的痰液样本，以进行微生物学评估。用 Tedlar 袋收集了呼出气体，由电子鼻进行处理。37% 的慢阻肺急性加重、43.7% 的慢阻肺伴肺炎及 17% 的稳定期慢阻肺患者中检测到致病微生物。30% 的痰液样本在微生物学分析中无效。在存在微生物的情况下，慢阻肺急性加重的呼吸印迹与稳定慢阻肺有显著区别（P=0.036；敏感性为 84.4%；特异性为 70%），但无感染情况下更好（P=0.014；敏感性为 90.6%；特异性为 80%）。然而，在存在病原菌的情况下，慢阻肺伴肺炎的呼吸印迹未显示出与慢阻肺急性加重的显著差异（P=0.097）；但在无感染的情况下，两者有显著区别（P=0.013；敏感性为 87.5%；特异性为 77.8%），且与稳定慢阻肺有显著区别（特异性为 90%；P<0.05）。

16sRNA 细菌序列法：更多检测技术的进步可以增加病原检出率。近期研究结果表明：传统培养检验技术阴性结果的患者不代表不存在感染。尽管采用了标准的微生物学检查，仍有 1/4 的慢阻肺加重患者的病因仍不能明确；对于这部分未明确的病因，可以采用不依赖于培养的技术进行鉴定。国外一项研究证明，在急性加重时，大多数 16sRNA 细菌序列被指定为厚壁菌门（47%）和变形菌门（38%），病毒读取被指定为真核病毒（94%），4 个科占观察结果的 95%（逆转录病毒科、疱疹病毒科、乳头瘤病毒科及指环病毒科）。对于黄单胞菌属、假单胞菌属、莫拉菌属、棒状杆菌属和链球菌属所有加重期的细菌 16sRNA 均较稳定期显著升高；在 1 例加重病例中发现相同幅度的巨细胞病毒升高。2 例病例中，细菌丰度改变伴有相关噬菌体和原噬菌体（假单胞菌和链球菌）升高。有研究证明在慢阻肺患者中，用定向 16s rRNA 基因定量 PCR 方法比培养法能多检测出接近 10 倍的细菌。这反映了以培养为基础的技术不能获取构成气道菌群的大多数细菌。然而，尽管它们具有相关性，在培养和定量 PCR 之间仍有广泛的变异性，这限制了它们作为检测技术的可比较性。尽管分子生物学技术提供更多对细菌负荷的精确定量方法，培养仍可充实引起疾病的病原体。这些新技术或许可应用于测量它们与气道炎症及疾病严重性的相关性及慢阻肺急性加重的气道微生物（菌群）动力学方面。近期研究发现，慢阻肺急性发作时主要是变形杆菌属的成员明显增多。这些细菌分类群除了与慢阻肺相关的典型菌属，还包括其他潜在呼吸道病原体。相反，在急性加重时丰度明显降低的是放线杆菌属、梭状芽胞杆菌属、拟杆菌等。放线菌门包含大量二级代谢物，具有抗菌活性。故可推测，以上观察结果可能提示：急性加重期减少的微生物可能潜在对抗呼吸道病原微生物的有害影响，起到了维持人体免疫稳态的作用。

MRT-PCR 联合培养：国外前瞻性研究对 2012 年 9 月至 2014 年 1 月期间入组的慢阻肺急性加重的 36 名患者收集了鼻咽拭子及痰样本、使用 MRT-PCR 检测 6 种细菌和 11 种呼吸道病毒，并对两种样本做了培养。结果：MRT-PCR：在 24 名患者中检测出细菌和 / 或病毒（66.6%）；MRT-PCR 联合培养：30 名患者中检测出与慢阻肺急性加重相关的病原体；最常见的病原体为流感嗜血杆菌、肺炎链球菌、鼻病毒和流感病毒。

三、慢阻肺急性加重病原学中病毒的作用

晚近国外有关鼻病毒（RV）感染后慢阻肺急性加重的细菌性气道微生态变化的研究证明：下呼吸道不是完全无菌的。作为对病毒感染的反应，一部分患者下呼吸道细菌的数量以及组成上都有显著的变化；证明在感染 RV 后，慢阻肺患者已有微生物群中流感嗜血杆菌的细菌负担和副产物都有显著增加；但这些现象不会出现在健康吸烟或者不吸烟的患者中；这可能暗示慢阻肺鼻病毒的感染导致了呼吸道微生物的改变，也许会促进二次细菌感染的发生；需要更多的研究来证明这些发现和临床的关联。如果被证实，更好的阻止和管理慢阻肺患者中的病毒感染能帮助减少细菌感染。在慢阻肺急性加重期细菌和病毒病原体对气道和全身炎症标记物的影响方面的研究证明，在急性加重期的气道炎性改变与流感嗜血杆菌和卡他莫拉菌负荷增加相关；全身性炎性改变只与卡他莫拉菌负荷增加相关；然而，全身炎症的改变并不总是反映相同气道标记物的改变。今后需要进一步工作来回答：用这些特异性改变是否可以更有针对性的对急性加重进行管理？全身性生物标记物是否可以用于精确反映气道炎性改变等问题。

慢阻肺急性加重抗病毒治疗问题：病毒感染是慢阻肺急性加重的主要原因之一。实验研究为病毒和慢阻肺急性加重的因果关系提供有力证据。病毒感染增加气道炎症和氧化应激反应。慢阻肺患者中，病毒感染后继发细菌感染相当常见。对于病毒诱发的慢阻肺急性加重，需开发新型诊断技术和药物，使抗病毒治疗可能成为一项现实的建议。抗病毒治疗可为慢阻肺急性加重提供一项新型治疗方法，也许能降低继发细菌感染的发生。许多抗呼吸道病毒的治疗正在研发中。普来可那立（pleconaril）减少鼻病毒感冒的严重程度和病程，但由于对肝酶的副作用等，没有被 FDA 批准，也从未用于慢阻肺急性加重的临床试验。直到目前，病毒对慢阻肺急性加重的作用仅仅处于学术探讨阶段，主要是由于缺少快捷的诊断试验和缺少有效抗病毒治疗药物。

最新临床研究证明，在慢阻肺急性加重期感染人类鼻病毒的患者比未感染人类鼻病毒患者有更高的 CAT 评分；在所有的时间点，CAT 评分随着人类鼻病毒负荷量的加而升高；表明与人类鼻病毒感染相关的加重对患者的健康状况有更大的影响，CAT 评分可以在未来的试验中评估慢阻肺急性加重期抗病毒治疗的疗效。另有学者研究了病毒引起的慢阻肺急性加重期痰 DNA 水平，发现在病毒引起的慢阻肺急性加重时，痰中胞外双链 DNA 水平升高，且与病毒负荷量和气道炎症相关。胞外双链 DNA 可能有助于慢阻肺急性加重期的病原学，针对双链 DNA 的靶向治疗如 DNA 酶或多聚左旋赖氨酸可能对慢阻肺急性加重有临床获益。

综上所述，慢阻肺急性加重中最常见的细菌病原体为流感嗜血杆菌、肺炎链球菌及卡他莫拉菌；铜绿假单胞感染多存在于重度患者中，而轻中度患者则少见；非典型病原体在慢阻肺急性加重的致病作用不能忽视；更多检测技术的进步可以增加病原检出率，传统检验技术阴性结果的患者不代表不存在感染；与培养方法相比，多重 PCR 对典型细菌的检测具有更高的辨识力，检测率更高；病毒感染及其影响在慢阻肺急性加重的作用受到关注。

（霍建民）

参 考 文 献

1. Sethi S，Murphy TF.Infecion in the pathogenensis and course of chronic obstructive pulmonary disease. N Engl J Med，2008，359（22）：2355-2365.

2. Decramer M，Janssens W，Miravitlles M.Chronic obstructive pulmonary disease. Lancet，2012，379（9823）：1341-1351.

3. Matkovic Z，Miravitlles M. Chronic bronchial infection in COPD.Is there an infective phenotype? Respir Med，2013，107（1）：10-22.

4. Sethi S.Infection as a comorbidity of COPD. EurRespirJ. 2010，35：1209-1215.

5. Sethi S，Kim J，Wrona C，et al.Distinguishing（New）Form Colonizing（Pre-Existing）Nontypeable Haemophilus Inluenzae and Moraxella Catarrhalis Strains at Exacerbation of COPD by Molecular and Immunological Assays.Am J Respir Crit Care Med，2012，504（1/2）：A4452.

6. Garcha DS，Thurston SJ，Patel AR，et al.Changes in prevalence and load of airway bacteria usin quantitative PCR in stable and exacerbated COPD.Thorax，2012，67（12）：1075-1080.

7. Agmy G，Mohamed S，Gad Y，et al.Bacterial profile，antibiotic sensitivity and resistance of lower respiratory tract infections in upper Egypt. Mediterr J Hematol Infect Dis，2013，5（1）：e2013056.

8. 郭治国，常春，陈亚红，等. 因慢性阻塞性肺疾病急性加重频繁住院患者的病原学特征. 中华医学杂志，2014，94（10）：729-732.

9. Lode H，Allewelt M，Ballk S，et al. A prediction model for bacterial etiology in acute exacerbation of COPD. Infection，2007，35：143-149.

10. Miravitlles M，Anzueto A. Antibiotics for acute and chronic respiratory infection in patients with chronic obstructive pulmonary disease. Am J Respir Crit Care Med，2013，188（9）：1052-1057.

11. Li XJ，Li Q，Si LY，et al. Bacteriological differences between COPD exacerbation and community-acquired pneumonia. Respir Care，2011，56（11）：1818-1824.

12. Lieberman D，Lieberman D，Yaakov BM，et al.Infectious etiologies in acute exacerbation of COPD. DiagnMicrobiol Infect Dis，2001，40：95-102.

13. 张梅春，陈琼，胡成平，等. 肺癌与慢性阻塞性肺疾病患者肺炎衣原体感染现状分析. 中国现代医学杂志，2004，14（14）：31-40.

14. 储德节，孙书明，胡志雄，等. 肺炎衣原体与慢性阻塞性肺疾病相关性. 中国感染与化疗杂志. 2008，8（4）：260-264.

15. Wilson AD.Advances in electronic-nose technologies for the detectin of volatile biomarkers metabolites in the human breath.Metabolites，2015，5（1）：140-163.

16. Cukic V. The most common detected bacteria in sputum of patients with the acute exacerbation of COPD. Mater Sociomed. 2013，25（4）：226-229.

17. Chang C，Zhu H，Shen N，et al. Bacterial infection，airway and systemic inflammation and clinical outcomes before and after treatment of AECOPD，a longitudinal and cross-sectional study. COPD，2014，12（1）：19-30.

18. Aydemir O，Aydemir Y，Ozdemir M. The role of multiplex PCR test in identification of bacterial pathogens in lower respiratory tract infections.Pak J of Med Sci，2014，30（5）：1011-1016.

19. Garcha DS，Thurston SJ，Patel AR，et al.Changes in prevalence and load of aiway bacteria using quantitative PCR in stable and exacerbated COPD.Thorax，2012，67（12）：1075-1080.

20. Molyneaux PL，Mallia P，Cox MJ，et al. Outgrowth of the bacterial airway microbiome after rhinovirus exacerbation of chronic obstructive pulmonary disease.Am J RespirCrit Care Med，2013，188（10）：1224-1231.

21. Huang YJ，Sethi S，Murphy T，et al.Airway microbiome dynamics in exacerbations of chronic cbstructive

pulmonary disease.J Clin Microbiol，2014，52（8）：2813-2823.

22. Meloni F，Paschetto E，Mangiarotti P，et al.Acute Chlamydia pneumoniae and Mycoplasma pneumoniae infections in community-acquired pneumonia and exacerbations of COPD or asthma：therapeutic considerations.J Chemother，2004，16（1）：70-76.
23. Allen EK，Koeppel AF，Hendley JO，et al.Characterization of the nasopharyngeal microbiota in health and during rhinovirus challenge.Microbiome，2014，2：22.
24. Varkey JB，Varkey B.Viral infection in patients with chronic obstructive pulmonary disease.Curr Opin Pulm Med，2008，14（2）：89-94.
25. Erkan L，Uzun O，Findik S，et al.Role of bacteria in acute exacerbations of chronic obstructive pulmonary disease.Int J Chron Obstruct Pulmon Dis，2008，3（3）：463-467.
26. Wilson AD.Electronic-nose applications in forensic science and for analysis of volatile biomarkers in the human breath.J Forensic Sci Cri，2014，1（1）1-21.

第六节　慢性阻塞性肺疾病急性加重的共识与争议

急性加重（AE）是慢性阻塞性肺疾病（COPD）的一个重要特征，也是导致疾病进展和肺功能下降的一个重要的影响因素。自 2015 年始 GOLD 提出对于 COPD 患者病情应进行综合评估，除了肺功能之外，还加入了急性加重的次数和症状评分。GOLD 提出，若患者在前一年急性加重的次数达到或超过 2 次或第一秒用力呼吸容积（FEV_1）小于预计值的 50%，则再次发生急性加重的风险明显增加；另外，若患者前一年发生过超过 1 次需要住院治疗的严重急性加重，则再次发生急性加重的风险也会显著升高。急性加重的次数越多患者的死亡风险越大，因此对于 COPD 急性加重的认识和控制对于疾病治疗的选择有着举足轻重的意义。

对于急性加重的定义和风险，在 2015 年发布的 GOLD 中是这样描述的：患者症状急性加重超出了正常的每日变异程度，并且需要改变治疗方案。当患者症状足够严重并出现以下情况时应考虑住院治疗：①症状明显加重；②患者本身为重度 COPD；③出现新的体征；④初始药物治疗失败；⑤出现严重的合并症；⑥频繁急性加重；⑦高龄；⑧没有家庭护理条件（insufficient home support）。发生需要住院的 COPD 急性加重的患者长期预后较差，5 年死亡临床达 50%。预后差的独立影响因素包括老年、低体质指数、合并其他疾病（心血管疾病或肺癌）、既往因 AECOPD 入院、严重的 AE 和出院后需要长期氧疗。

在临床实践过程中，我们对于急性加重的判断和处理往往会遇到各种问题和困惑，而目前的研究也并没有完全解决这些问题，有些还存在着争议，比如是否存在没有发现的急性加重、如何判断急性加重的严重程度、哪些急性加重住院患者需要常规预防 DVT 以及如何合理使用全身糖皮质激素等，都需要进一步深入探讨，本文将就现有研究结果提出目前对上述问题的共识和争议，以期对临床医师有所帮助。

一、恰当评估急性加重与正确选择稳定期治疗密切相关

（一）急性加重的定义和诊断

COPD 急性加重毫无疑问应该指 COPD 疾病本身加重，但 COPD 的呼吸道症状并不具有特征性，有些其他疾病也可有类似的表现，比如合并肺炎、肺栓塞或心衰，患者同样也可

表现为咳嗽咳痰或呼吸困难加重，看似AE，实则不然。因此，急性加重单纯通过症状判断是存在问题的。另外，劳累也可以导致患者自觉症状加重，并有可能自行改变用药方案。基于上述事实，急性加重的判断似乎应该由医疗机构完成更准确。然而一方面在缺乏客观指标确定有无AE的前提下，医生的判断也存在一定的主观性，存在漏诊或过度诊断的问题，另一方面考虑到患者的依从性和就医成本，只有症状相对严重的患者才会选择就医，特别是在我国会有相当一部分COPD患者在症状加重时，想在家里自行用药，也却有部分症状是可以缓解的，因此如果单靠医疗机构来完成对急性加重的评估，无疑会漏掉一部分症状相对较轻的患者，研究发现患者自行记录的急性加重频率明显高于医院的就诊率，所有的急性加重，不论严重程度如何，都会对患者的健康状况造成负面影响，特别是急性加重的次数会直接影响对稳定期患者的治疗选择。因此，应该关注患者报告的AE。

（二）急性加重严重程度的评价标准

COPD的急性加重可以表现为不同的严重程度，相应的治疗也不同。症状较轻者，仅需要改变常规用药；症状较重者可以需要加用口服激素或抗菌药物治疗；症状严重者，则需要住院或收入ICU治疗。那么如何更客观地评价急性加重的严重程度呢？

EXACT（Exacerbations of Chronic Pulmonary Disease Tool）是评价COPD症状的一个测量工具，起初主要用于在临床研究中标准化定量评价COPD急性加重的频率、严重程度和持续时间。主要观察项目包括气短、咳嗽、黏痰、胸闷或不适、乏力、睡眠紊乱、焦虑。得分0～100，得分≥9分持续3天或≥12分持续2天，则认为存在急性加重，得分越高，提示症状越重。研究发现，EXACT是一个稳定有效的评价工具，同时对急性加重恢复期的监测也相对敏感。要采用这样的客观评价标准，就要求患者坚持每日记录，而目前国内临床尚未普遍采用，但可以认为这种方法至少可以用于临床研究的评价。

二、急性加重住院患者预防肺栓塞（PE）和深静脉血栓（DVT）的问题

（一）COPD患者PE的发生率、预后及临床特征

COPD急性加重时存在更严重的全身炎症反应，住院患者尤甚，加之患者往往需要卧床休息，活动量减少，多为老年人，存在心血管系统和代谢系统合并症的几率高，因此导致血流缓慢、血液黏稠度高和血管内皮损伤，发生PE的风险较正常人明显增高。COPD已有肺血管床的减少，发生PE将给患者造成更为严重的打击，研究发现至少10%的死因可能与PE有关。GOLD中提到AECOPD住院患者DVT和PE风险增加，应加强预防血栓症的措施。

来自于我国台湾省的一项基于人口的回顾性队列研究，纳入COPD患者355 878例和非COPD患者355 878例，从2000年到2008年历时近9年时间，研究发现COPD患者PE的年发病率为1.37/10 000，显著高于非COPD人群（0.35/10 000）。另一项纳入550例患者的meta分析发现住院的AECOPD患者中，有1/4患者可能存在PE，发生PE的危险因素包括既往存在深静脉血栓栓塞史（RR 2.43）和恶性肿瘤（RR 1.82）；研究还发现在发生PE的COPD患者中，有一部分患者在稳定期并没有深静脉血栓栓塞史，而且PE的发生率（19.9%）高于DVT（12.4%），该结果说明PE的栓子除了大多数来源于深静脉血栓脱落之外，还有一部分可与原位血栓形成有关。此外，一项对于需要住ICU的重症AECOPD患者的回顾性研究发现，在ICU住院期间，有17.5%的患者发生了PE。以上研究结果均提示COPD人群发生PE的风险相对较高，而在急性加重期间尤为明显。一旦发生了PE，对COPD整体的病情恢复和预后是不利的。一项对ICU住院的重症AECOPD患者的回顾性研究发现，

所有合并PE患者均发生了休克，右心衰竭更重，死亡率69.5%，明显高于无PE患者（死亡率44%，P=0.029）。另一项国际多中心的研究发现COPD患者发生PE后，再次发生PE，也就是PE复发的风险增加，同时死亡率也明显增加，值得强调的是研究发现COPD患者急性加重时最重要的死亡原因就是致命性PE。

合并DVT和PE的患者存在一些临床特征，能够帮助我们早期发现这类患者。研究发现与无DVT的COPD患者相比，合并DVT者急性加重的时间间隔短，PE发生前2周多有外出旅游史；患者收缩压较低，存在精神改变，出现不对称下肢水肿；用力呼气容积（FVC）下降；D二聚体（D-dimer）和C反应蛋白（CRP）升高；患者往往住院时间更长、病情更重、需要机械通气的比例更高。Geneva量表可以帮助临床医生更加量化地评价患者发生PE的风险（表2-6-1）。Geneva评分≤4，PE发生9%；5～8，PE发生38%；≥9，PE发生为46%。

表2-6-1 修正的Geneva量表评分标准

评分项目	分值（分）
年龄>65岁	1
既往DVT或PE史	3
恶性肿瘤活跃期（血液或实体肿瘤，或接受治疗时间在1年内）	2
1个月内手术史（全麻下）或下肢骨折史	2
单侧下肢疼痛	3
咯血	2
心率75～94次/min	3
心率≥95次/min	5
单侧下肢深静脉触痛伴单侧水肿	4
临床可能性	总分值
低度	0～3
中度	4～10
重度	≥11

注：DVT：下肢深静脉血栓；PE：肺栓塞

（二）在COPD患者中D-dimer的临界值值得商榷

D-dimer是纤维蛋白的降解产物，是一个特异性的纤溶过程的标记物，敏感性高，特异性相对较低。因此，D-dimer是临床上常用的急性PE的筛查指标，通常以0.5pg/ml为临界值，>0.5pg/ml考虑存在急性PE，<0.5pg/ml则可以基本排除急性PE。然而，研究发现在COPD人群中，合并PE的D-dimer明显升高（2.38pg/ml±2.8pg/ml），而不合并PE的D-dimer也明显高于正常（1.06pg/ml±1.51pg/ml）。实际上在临床操作过程中，这种情况也不少见。因此，对于存在持续性全身慢性炎症反应的COPD人群，D-dimer的临界值不能一概而论。Le Gal等的研究建议将COPD人群的D-dimer临界值定为0.95pg/ml，其敏感性和特异性都在70%左右；此外，年龄也是D-dimer的一个重要的影响因素，因此对于50岁以上的患者，可以采用年龄校正值（年龄×10μg/L）作为D-dimer的临界值。

另外，D-dimer可以作为预测COPD死亡风险的一个指标。研究提示COPD患者死亡者比生存者存在更高的D-dimer值。研究认为D-dimer>1.52mg/L预示住院患者的死亡风险明显增加，其敏感性可达100%，特异性63.6%。

（三）并非所有COPD急性加重住院患者均需要抗凝预防PE或（和）DVT

对于COPD患者合并PE或（和）DVT的抗凝预防原则2015年GOLD建议参照ACCP制定的“血栓栓塞治疗和预防临床实践指南”（10）。对于重症需要住院的AECOPD患者预防主要原则如下：常规进行超声检查确定有无下肢DVT（2C）；使用低分子肝素预防较好（2C）；对于出血以及高危出血患者，采用机械性预防方法（如弹力袜等）（2C）直至出血减少，当出血减少后采用药物预防（2C）。

三、AECOPD全身性使用糖皮质激素的相关问题

关于急性加重期全身性使用糖皮质激素的问题，2015版GOLD指出全身性应用糖皮质激素可缩短患者的康复时间，改善其肺功能（FEV_1）及动脉低氧血症（PaO_2）；并能减少患者病情的早期复发、治疗失败，及其住院时间延长等风险。推荐剂量为：泼尼松40mg/d，疗程5天。然而实际上，GOLD推荐的治疗方案所依据的更多是排除了重症的需要机械通气的AECOPD患者的研究。Abroug等对217例住ICU并需要机械通气的重症AECOPD患者进行研究发现，和对照组相比，使用全身性糖皮质激素[泼尼松1mg/(kg•d)，最多用10天]治疗组并没有减少ICU患者的死亡率，却显著增加了患者发生高血糖的风险。因此，对于这一亚组AECOPD患者，全身性应用糖皮质激素似乎没有增加患者的受益。我们仍需要进一步细化治疗方案，寻找适合于全身性使用激素的AECOPD的患者亚群，确定能够指导全身性使用激素的客观指标，例如痰和外周血嗜酸性粒细胞数量升高或重叠综合征患者等等。

全身激素的使用时间宜短不宜长。比较研究发现重症和危重症AECOPD患者全身性使用激素5天和14天，患者的死亡率和急性加重的再发率无显著差异，两组间$FEV_1\%$的恢复也没有显著差异，而短期使用激素组的住院时间更短。具体的激素治疗疗程还有待更多更大规模的研究佐证，对于不同类型COPD急性加重的患者应分组研究。通过口服和静脉两种不同给药途径的比较研究发现，两组间症状和肺功能的改善以及住院时间均无显著性差异，口服激素组的药物不良反应更小，因此在某些急性加重患者可以选择使用口服激素。

四、总结

目前AE的判断主要靠临床症状，尚无生物学指标可以确定是否存在AE。EXACT评分可以用于判断AE的发生，但有局限性。不同程度AE都影响患者预后。应该关注患者报告的AE。AE时可选择短疗程全身应用糖皮质激素，但准确疗程还需研究，可能与不同亚型有关。COPD发生PE几率增加，主要危险因素包括：长期卧床超过7天，双下肢不等粗和深静脉血栓。对于住院重症患者应采取预防措施。

（王 飞 贺 蓓）

参考文献

1. Jones PW，Lamarca R，Chuecos F，et al. Eur Respir J. Characterisation and impact of reported and unreported exacerbations：results from ATTAIN，2014，44：1156-1165.
2. Leidy NK1，Wilcox TK，Jones PW，et al. Standardizing measurement of chronic obstructive pulmonary disease exacerbations. Reliability and validity of a patient-reported diary. Am J Respir Crit Care Med，2011，183：323-329.
3. Bertoletti L，Quenet S，Laporte S，et al. Pulmonary embolism and 3-month outcomes in 4036 patients with

venous thromboembolism and chronic obstructive pulmonary disease: data from the RIETE registry. Respir Res，2013，14: 75.

4. Chen WJ，Lin CC，Lin CY，et al. Pulmonary embolism in chronic obstructive pulmonary disease: a population-based cohort study. COPD，2014，11: 438-443.
5. Rizkallah J，Man SF，Sin DD. Prevalence of pulmonary embolism in acute exacerbations of COPD: a systematic review and meta analysis. CHEST，2009，135: 786-793.
6. Akgun M1，Meral M，Onbas O，et al. Comparison of clinical characteristics and outcomes of patients with COPD exacerbation with or without venous thromboembolism. Respiration，2006，73: 428-433.
7. Wicki J1，Perneger TV，Junod AF，et al. Assessing clinical probability of pulmonary embolism in the emergency ward: a simple score. Arch Intern Med，2001，161: 92-97.
8. Akpinar EE1，Hoşgün D，Doğanay B，et al. Should the cut-off value of D-dimer be elevated to exclude pulmonary embolism in acute exacerbation of COPD? J Thorac Dis，2013，5(4): 430-434.
9. Le Gal G，Righini M，Wells PS. D-dimer for pulmonary embolism. JAMA，2015，313: 1668-1669.
10. Guyatt GH，Akl EA，Crowther M，et al. Antithrombotic Therapy and Prevention of thrombosis，9th ed: American College of Chest Physicians Evidence-Based Clinical Practice Guideline，Chest，2012，141(2): 7s-47s.
11. Abroug F，Ouanes-Besbes L，Fkih-Hassen M，et al. Prednisone in COPD exacerbation requiring ventilatory support: an open-label randomised evaluation. Eur Respir J，2014，43: 717-724.
12. Leuppi JD，Schuetz P，Bingisser R，et al. Short-term vs conventional glucocorticoid therapy in acute exacerbations of chronic obstructive pulmonary disease: the REDUCE randomized clinical trial. JAMA，2013，309: 2223-2231.
13. Ceviker Y，Sayiner A. Comparison of two systemic steroid regimens for the treatment of COPD exacerbations. Pulm Pharmacol Ther，2014，27: 179-183.

第七节　性阻塞性肺疾病急性加重的预防

慢性阻塞性肺疾病（COPD）是一种严重危害人类健康的多发疾病。其特征为持续性的气流受限且呈进行性发展，并且伴有气道和肺对有害颗粒和气体所致的慢性炎症反应增加。COPD 在世界范围内有很高的发病率和病死率。钟南山院士等进行了一项大型的 COPD 的流行病学调查发现：在中国 40 岁及以上的人群中 COPD 的患病率为 8.2%。世界卫生组织的研究资料显示，到 2020 年 COPD 将升至世界疾病经济负担的第五位，全球死亡原因的第三位。同时 COPD 的急性加重（AECOPD）的患者病情更加危重、肺功能下降更为迅速、病死率更高。所以，预防 AECOPD 的发生对于人类的健康有着非常重要的意义。

一、AECOPD 概述

COPD 急性加重（AECOPD）是 COPD 病程中的一个急性事件，随着研究的更加深入其定义也在发生变化。2006 年 GOLD 慢性阻塞性肺疾病全球倡议将 AECOPD 定义为在 COPD 自然病程中发生的事件，特征为患者的基线呼吸困难、咳嗽和（或）咳痰改变超过日常的波动范围，可能需要改变常规药物治疗。2015 年 GOLD 慢性阻塞性肺疾病全球倡议将此定义更改为呼吸症状加重，变化超过正常的每日变异率，需要调整药物治疗的急性发作。

根据 Anthonisen 标准，AECOPD 可以按严重程度划分为三型。同时 AECOPD 的患者常常需要增加平时用药量，这些事件又根据严重程度不同分为轻微发作（通常能在家里自我控制）；中度急性加重（需要门诊医生会诊）；严重急性加重（需要住院治疗）。

（一）AECOPD的常见诱因

AECOPD的发病与气道炎症加重有关，最常见的原因是上呼吸道和气管-支气管的感染。气道内细菌负荷增加或者气道内出现新的菌株。细菌、病毒感染以及空气污染均可诱发AECOPD的发生。

1. AECOPD与细菌感染　40%～60%的AECOPD患者的痰液中可以分离出细菌。常见的有：流感嗜血杆菌、卡他莫拉菌、金黄色葡萄球菌和副流感嗜血杆菌等。近年的一个大型研究显示：AECOPD患者中37.4%的患者痰液中培养或者致病菌株，其中78.8%为革兰阴性菌。支气管纤维镜检查提示稳定期的COPD患者存在呼吸道细菌定植，同时吸烟是下呼吸道存在细菌定植的独立危险因素。

2. AECOPD与病毒感染　目前已经有明确证据表明上呼吸道的病毒感染会诱发AECOPD，约半数以上的AECPD患者合并上呼吸道病毒感染，常见的病毒为鼻病毒、流感病毒和呼吸道合胞病毒。

3. AECOPD与非典型病原体感染　非典型病原体感染也是AECOPD不容忽视的因素。目前认为肺炎衣原体感染就是AECOPD的一个重要诱因。3%～5%的AECOPD是由肺炎衣原体感染所致。AECOPD患者的肺炎衣原体感染率为60.9%，明显高于正常人群。

4. AECOPD与环境因素　气道炎症也可以由肺感染因素引起。吸烟、大气、污染、吸入变应原等都可以引起气道黏膜水肿、平滑肌痉挛和分泌物的增加，进而导致移植细菌的过度生长。空气污染尤其是PM10/PM2.5与AECOPD的发病有关。

除了以上这些因素，尚有一部分的AECOPD患者发病原因不明。

（二）AECOPD的诊断、发病相关因素和严重性的评估

1. AECOPD的诊断　目前AECOPD的诊断完全依赖于患者的临床表现。即主诉症状突然变化（基线呼吸困难、咳嗽和/或咳痰情况）超过日常变异范围。AECOPD是一种临床除外诊断，临床和（或）实验室检查排除可以解释这些症状的突然变化的其他特异性疾病。不能靠单一的生物学指标对AECOPD进行诊断和评估。

2. AECOPD发生的相关因素　多种因素已被证明与AECOPD的发生频率相关。Hurst等发现，前一年内AECOPD的发生，FEV_1的降低，SGRQ评分的增高，反流或烧心病史以及基线炎性标志物水平增高都与AECOPD的发生频率增加有关。Donaldson等进一步考证了AECOPD与FEV_1下降之间的关系发现：当$FEV_1<1.25L$时，COPD每年急性加重的次数较$FEV_1 \geq 2.5L$者要大大提高。与此同时，Hurgel等研究了临床症状与AECOPD之间的关系发现，持续咳嗽咳痰的患者AECOPD的发生频率要明显高于无持续咳嗽咳痰者。

3. AECOPD严重性的评估　AECOPD发生后应与该患者急性加重前的病程、症状、体征、肺功能测定、动脉血气分析以及其他的实验室指标进行比较以判断AECOPD的严重程度。对于AECOPD的患者来说，观察是否出现辅助呼吸肌参与呼吸运动、胸腹矛盾呼吸、双下肢水肿、右心衰竭、发绀和血流动力学不稳定等征象亦有助于判断AECOPD的严重程度。对重度的COPD的患者，神志变化是病情恶化和危重的最主要标志，一旦出现必需立即送医。

二、AECOPD的预防

AECOPD是COPD疾病进程中的一个重要事件。AECOPD会造成气道炎症加重、症状

恶化、FEV_1 的加速下降和肺功能加速减退，导致患者生活质量下降、死亡率升高，给家庭和社会造成严重的经济负担。AECOPD 经常会发生，每一次发作将促进疾病的发展并加重疾病。一年内平均出现 1～3 次急性加重的患者，死亡率要明显升高。但是通常来说，经过恰当预防措施，AECOPD 的发作是可以控制的，所以 AECOPD 的预防有着重要的临床意义。

（一）一般措施

AECOPD 的一般治疗措施包括：戒烟；避免能够引起 COPD 的危险因素，如避免化学药品和职业粉尘以及室内外的空气污染；避免 COPD 急性加重的各种诱因，如预防各类感染，避免不恰当吸氧，以及不恰当使用镇静药物或者利尿药物；避免呼吸肌疲劳等等。

吸烟在 COPD 以及 AECOPD 发病中起到作用明显。香烟烟雾中的有害成分不仅可以直接削弱呼吸道的自净功能，为疾病的发生创造条件。同时香烟烟雾还可以增强气道炎症以及炎性细胞的浸润、使平滑肌增殖、导致气道结构的破坏以及气道重塑，最终导致不可逆的气道狭窄、气流受限。GOLD 指南中已经建议指出戒烟应成为防止 AECOPD 发生的辅助治疗措施（Grade 2C）。

可吸入颗粒物作为空气污染的重要因素，日前受到了公共卫生界日益广泛的关注。大气中的可吸入颗粒物指的是空气动力学当量直径≤10μm 的悬浮颗粒物。可吸入性颗粒的化学成分很复杂，含有多种有害物质，是大气污染的一个重要成分，可以导致呼吸道损伤和 AECOPD。可吸入颗粒的浓度越高，肺部炎症损伤越重。

所以消除 AECOPD 发生的诱因，消除各类可以导致肺部损伤的原因可以降低 AECOPD 的发病率也可以很好的辅助该疾病的药物治疗。

（二）药物治疗

循证医学已经证实吸入性的长效支气管舒张药物、M 受体拮抗剂或糖皮质激素以及它们的联合制剂，口服药物，疫苗接种以及各种非药物治疗等能够有效预防 AECOPD 的发生。

吸入性治疗

（1）肾上腺素能受体激动药：COPD 患者存在着持续性的气流受限，而支气管舒张药物可以使支气管舒张，缓解气流阻塞症状。β_2 受体分布于支气管平滑肌以及肺组织内。β_2 受体激动药物可以选择性激活气道内的 β_2 受体，从而导致支气管舒张缓解气流阻塞的情况。β_2 肾上腺素能受体激动药是目前种类最多、临床上应用最为广泛的支气管舒张药物。短效的 β_2 肾上腺素能受体激动药因为其效应时间短、用药量大、副作用多等原因在临床上应用较少，临床上使用的主要是长效的 β_2 肾上腺素能受体激动药。长效的 β_2 受体激动药物（long acting beta 2 receptor agonist，LABA）主要有福莫特罗、沙美特罗和茚达特罗等。不同于超长效 β_2 受体激动剂，多数的长效 β_2 受体激动剂可以维持 12 个小时，需要每天使用两次。

近期的一篇研究 COPD 患者使用长效 β_2 受体激动剂的 meta 分析中分析了沙美特罗（50μg，bid）以及两种剂量的福莫特罗（12μg/24μg，bid）治疗 AECOPD 的效果。其结果显示：长效的 β_2 受体激动剂相较安慰剂可以明显减少 AECOPD 的发生率和死亡率。但是低剂量的福莫特罗并不能较少 AECOPD 的发生。此外，这篇综述还强调了 β_2 受体激动剂的其他优势。通过圣乔治呼吸调查问卷（SGRQ）的测试发现，患者的生活质量得到明显改善。与此同时，他们还发现该类药物的安全性也较其他药物要更为明显。Sin 等对长效 β_2 激动剂预防 AECOPD 发生的另外一项 meta 分析中发现，该类药物可以使得 AECOPD 的发生率降低 20%～50%。但是 Szafranski 等研究同时也发现，单用福莫特罗与安慰剂相比，并不能有效减少严重 AECOPD 的发生率。

综上，长效 β_2 激动剂吸入是一种有效的预防 AECOPD 发生的措施。因此，GOLD 指南指出：推荐中到重度的 COPD 患者使用长效 β_2 激动剂来预防中到重度的 AECOPD 发生（Grade 1B）。

（2）M 受体拮抗药物：M 受体拮抗剂是一种常用于治疗 COPD 的药物。M 受体拮抗剂可与气道的 M2 和 M3 胆碱能受体结合，阻滞乙酰胆碱的释放，从而使支气管扩张，提高生活质量，增强活动耐力，减少 AECOPD 的发生。

临床上常用的 M 受体拮抗剂有异丙托溴铵、噻托溴铵等。异丙托溴铵是短效的 M 受体拮抗剂，可非特异性结合气道上的 M 受体。噻托溴铵是长效的 M 受体拮抗剂，其是选择性的结合气道上的 M1 和 M3 受体。一项比较了噻托溴铵和异丙托溴铵的治疗 COPD 的稳定性的系统评价发现，在降低 AECOPD 发生率方面，噻托溴铵要优于异丙托溴铵。此外噻托溴铵在降低 AECOPD 住院率、改善 FEV_1 值和提高生活质量方面也要优于异丙托溴铵。并且另外也有数据显示，短效的 β_2 受体激动剂与短效 M 受体拮抗剂（异丙托溴铵）相比，改善肺功能的优势并不显著。综合这些研究，可以推荐中到重度的 COPD 患者使用长效的 M 受体拮抗剂来预防 AECOPD 的发生，其效果要优于短效的 M 受体拮抗剂。

迄今为止一项最大规模的噻托溴铵的研究发现：与安慰剂相比，噻托溴铵组患者 AECOPD 的发生率降低了 14%。同时首次 AECOPD 的发生时间和首次住院时间也被推迟，住院的比例也明显减低。一个纳入了 22 309 例患者的系统评价也分析了使用噻托溴铵与安慰剂的疗效差别。其结果显示：噻托溴铵与安慰剂相比可以减少 AECOPD 的发生，其结果没有偏倚，为高质量证据。除此之外，另一个纳入了 122 852 名患者的研究中发现，噻托溴铵组的患者中因 AECOPD 住院的病例更少，但是其全因住院次数和非致命的严重不良事件之间没有差异。同时，噻托溴铵组的死亡率较安慰剂组更少，但是并没有统计学差异。继此系统评价以后，一个关于“能倍乐吸入噻托溴铵的安全和效能”（TIOSPIR）的大型随机对照研究结果显示：能倍乐的安全性仍然存在一定的隐患，尤其是对有肾病的患者。

对于 COPD 患者的治疗应该采用阶梯式疗法，首先使用短效的支气管舒张剂，若仍有症状再使用长效的支气管舒张剂。β_2 受体激动剂和 M 受体拮抗剂作为常用的两种 COPD 患者使用的支气管舒张剂，在降低 AECOPD 发生率方面的差异尚有待研究。Zhou 等进行的一项体统评价强调了两者的差异性。该研究纳入了 12 123 名患者，其结果显示与长效 β_2 受体激动剂相比，噻托溴铵组患者 AECOPD 的发生率更低，且噻托溴铵组患者因 AECOPD 入院的数量要显著少于使用长效 β_2 受体激动剂的患者，但是全因住院率两组之间没有明显差异。因此，GOLD 指南中指出：推荐中到重度的 COPD 患者使用长效 M 受体拮抗剂来预防中到重度的 AECOPD 的发生（Grade 1A）。

（3）糖皮质激素：气道炎症在 COPD 的病理过程中起到了重要作用。尽管糖皮质激素可以明显抑制哮喘患者的气道炎症反应，其在 COPD 中的抗炎作用尚存争议。吸入性糖皮质激素（inhaled corticosteroid，ICS）主要起到抗炎作用。其作用机制为糖皮质激素与靶细胞质内的糖皮质激素受体相结合后影响参与到炎症的一些基因转录从而产生抗炎效应。由于口服激素的不良反应大，目前临床上主要推荐使用不良反应相对较小的吸入性糖皮质激素来治疗 COPD。

一个最新的纳入了 8 项随机对照试验的荟萃分析提示：吸入性糖皮质激素可以明显抑制 COPD 患者的气道炎症，并且其抗炎作用可能在抑制以淋巴细胞为主的气道炎症反应中效果更为显著。Yang 等通过一个系统性回顾发现，长期应用吸入性糖皮质激素可以降低平均恶化率并且改善患者的肺功能，提高生活质量。同时，另一个纳入了 16 154 名患者的系统系回顾发现：长期使用吸入性糖皮质激素可以明显降低 COPD 患者的平均恶化率，但同时也增加了口咽部念珠菌感染和声音嘶哑的风险。四项包含了 4750 例受试患者的研究表明吸入性糖皮质激素较安慰剂组或者长效 β_2 受体激动剂组的患者危险度（RRS）有所增加。并且，Calverley 等研究发现使用吸入性糖皮质激素患者的肺炎发生率确实要明显高于使用长效 β_2 受体激动剂的患者。

与此同时，吸入性糖皮质激素和 β_2 受体激动剂都可以降低 COPD 的恶化率。但是在预防 AECOPD 的方面，吸入性糖皮质激素对于长效 β_2 受体激动剂治疗优势并不明显。虽然糖皮质激素的维持治疗可以使一些患者受益，但是它也增加了系统性不良反应的风险。考虑到以上情况，临床上我们经常使用联合制剂来控制 AECOPD 的发生情况。

（4）联合用药：鉴于单独使用糖皮质激素的疗效有待商榷，以往的 GOLD 指南中已经建议：如果 COPD 的症状不能用单种药物很好控制的时候，逐步联合使用 2 种甚至多种药物也是合理的。联合治疗的效果已经证明了是有利于改善肺功能和健康相关的生活质量。但是联合治疗对预防 AECOPD 的有效性仍然不是太明确。

临床上一般使用的是吸入性糖皮质激素和 β_2 受体激动剂的联合制剂。该类联合制剂不仅可以增强糖皮质激素的抗炎活性，同时糖皮质激素还能够增强支气管平滑肌对 β_2 受体激动药的敏感性从而提高药物的效应。联合治疗的效果已经被证明是有利于改善肺功能和健康相关的生活质量的。与单独使用支气管扩张剂相比，联合用药可以减少急性加重次数，明显改善肺功能、健康相关的生活质量和呼吸困难情况，并且减少了急救药物的使用。但是对于住院率并没有明显影响。Barnes 等的一项多中心的研究表明，在中 / 重度 COPD 患者中，使用沙美特罗 / 丙酸氟替卡松治疗 13 周后，患者的炎症得到控制而且急性加重的次数也明显减少。Zheng 等在我国的 12 家大型医院进行的一项多中心研究表明：与安慰剂相比，沙美特罗 / 丙酸氟替卡松（50μg/500μg）的联合治疗可以增加支气管舒张药物前后的 FEV_1，减少夜间憋醒的次数，改善患者生活质量，减低患者急性加重率。并且患者对药物的耐受性良好与安慰剂组相似。Oba 等的一项 meta 分析中发现吸入性激素和 β_2 受体激动剂的联合治疗可以减少 COPD 患者的中 / 重度急性加重的发病率但是不能减少严重 AECOPD 的发生。

目前，很少有研究将三联疗法与双联疗法或者单独用药相比较。Jomes 等的一个系统性回顾比较了三种治疗方式的疗效得出结论：三联疗法虽然增加了肺功能并且改善了健康相关的生活质量但是同时也轻微的增加了 AECOPD 发生的风险。目前的证据尚不足以支持使用三联疗法来预防 AECOPD 的发生。

综合以上，GOLD 指南把急性加重的次数作为一个风险分类对疾病的严重程度进行分级，并建议对有 2 次或者多次急性加重的或者进行联合治疗（Grade C、D）。之前的 CTS 实践指南中也强调了联合治疗对于 AECOPD 发生预防的作用。

（三）口服药物治疗

1. 茶碱　茶碱既是一种较弱的支气管舒张药物，也是一种非选择性的磷酸二酯酶抑制药物，具有抗炎作用。同时，茶碱可以增加对激素的应答、避免激素抵抗，并且可以协同糖皮质激素对 COPD 患者气道慢性炎症的抑制作用。口服茶碱可以改善肺功能，而且有证据表明其可以减少类固醇耐药。由于茶碱的治疗窗比较窄，需要的血药浓度又很高，所以不良反应相对较多，如恶心、呕吐、胃食管反流和头疼等，因此需要动态监测茶碱的血药浓度，不良反应等等。同时，吸烟会降低茶碱的血药浓度，所以使用茶碱以后必须戒烟。

Zhou 等进行的一个随机、双盲、平行分组的实验显示，虽然茶碱组的副作用要高，但是茶碱组患者的 AECOPD 发生较安慰剂组是有减少的。与此同时，使用低剂量的茶碱可以增加吸入性糖皮质激素的效应，减少 AECOPD 的发生。茶碱联合长效 β_2 受体激动剂也可以减少 AECOPD 的发生并明显延后其第一次发作的时间。然而，Rossi 等的一项终止指标是 FEV_1 的研究显示，AECOPD 的发生率在使用茶碱或者安慰剂组的患者之间并没有差异。较吸入性激素来说，茶碱的副作用更加明确，从而减少了它的临床应用。

2. 磷酸二酯酶 4 抑制剂　磷酸二酯酶抑制剂能增加细胞内的腺苷磷酸的浓度，激活蛋白激酶 A，通过灭活转录因子从而减少炎症的活性。目前该类药物主要有罗氟司特和西洛斯特。Klaus 等的一个随机对照研究表明，500mg 的罗氟司特口服可以明显减少 AECOPD 的发生率。对于存在重度 / 极重度 COPD、既往有急性加重病史的 COPD 患者来说，罗氟司特使得需要糖皮质激素治疗的中 / 重度 COPD 患者的急性加重发病率下降 15%～20%。Rennald 等的另一个随机对照研究发现，西洛司特较安慰剂可以明显地减低急性加重的发生。Calverley 等的一项双盲、多中心研究表明：罗氟司特可以减少 AECOPD 的发生率。Mateman 等研究发现，罗氟司特联用 LABA 可以有效减少 AECOPD 的发生次数并延后第一次及第二次急性加重发作时间。同时对于稳定期的患者来说，罗氟司特还可以明显改善患者肺功能以及减少 AECOPD 的发生。

磷酸二酯酶 4 抑制剂的疗效明确，GOLD 指南已建议对于中到重度的 COPD 合并慢性支气管炎，且之前每年有至少一次的 AECOPD 发生的患者，使用罗氟司特来减少 AECOPD 的发生（Grade 2A）。

3. 乙酰半胱氨酸　COPD 的发病过程与氧化 - 抗氧化失衡相关，抗氧化剂可以通过多种途径参与到 COPD 的发生发展之中。抗氧化药物具有强大的抗氧化效应，可以用于 AECOPD 的患者。常用的抗氧化药物有羧甲半胱氨酸，N- 乙酰半胱氨酸等。

慢性支气管炎和 COPD 的患者可能会因为浓厚的痰液难以清除而导致病情加重。乙酰半胱氨酸可以通过分解二硫键而稀释也并帮助痰液清除。COPD 的患者口服乙酰半胱氨酸可以作为一个溶黏蛋白剂迅速地在气道中被吸收，并以活性状态存在于与肺组织和呼吸道之中。Zheng 等的一项多中心的随机、双盲、安慰剂对照实验结果显示：羧甲半胱氨酸 1500mg/d 的治疗可以显著减少 AECOPD 发生的次数。同时有另外一项前瞻性研究发现，中 / 重度的 COPD 患者长期使用 N- 乙酰半胱氨酸 600mg，bid 可以明显减少 COPD 患者急性加重的发生。Pela 等的研究同样显示乙酰半胱氨酸明显减少了 AECOPD 的发生并改善了肺功能。一项评估高 / 低计量的 N- 乙酰半胱氨酸治疗 AECOPD 的 meta 分析表明：长期大剂量的 N- 乙酰半胱氨酸治疗可能会减少 AECOPD 的发生，但是低剂量的用药效果仍不明确。并且有研究显示，乙酰半胱氨酸可以明显延长患者的第二次和第三次 AECOPD 的发生时间。但与此同时，Hansent 等的一个包含了安慰剂的双盲法实验显示乙酰半胱氨酸的使用并不能减少 AECOPD 的发生。

总的看来，乙酰半胱氨酸对于 AECOPD 的发生还是有良好的效果并且很少有不良反应。对中到重度且近两年内有两次及两次以上 AECOPD 发生的患者，建议使用乙酰半胱氨酸来减少 AECOPD 的发生（Grade 2B）。

4. 他汀类药物　COPD 是一类慢性气道炎症性疾病。他汀类药物可以通过抗氧化、抗炎症介质、抗金属蛋白酶等环节抑制 COPD 患者的气道炎症，从而缓解病情。在 Dobler 等的系统回顾性研究中显示：他汀类药物可以有效地减少 COPD 患者的急性加重频率和死亡率，延缓肺功能的下降改善运动耐量等。Janda 等的研究显示他汀类药物可以使得 COPD 患者从各方面获益，比如可以减少 AECOPD 的次数，较少 COPD 相关的插管次数和插管时间，改善肺功能，减少死亡率等等。Horita 等还发现，COPD 患者使用他汀类药物可以降低其全因死亡率。但是目前的研究大都为回顾性研究，其研究价值受到限制。所以有必要设计和进行一些前瞻性研究来评估他汀类药物对 AECOPD 发生率的影响。目前还没有明确证据证明用他汀类药物可以预防 AECOPD 的发生。

5. 抗生素　引起 AECOPD 的因素很多，而 AECOPD 也可以引起全身炎症反应。大环内酯类抗生素由链霉菌产生，具有减轻气道炎症和免疫调节等多种作用，在临床上常常被用来控制炎症反应。近年来，大环内酯类抗生素对慢性炎症性肺部疾病的作用也慢慢受到重视，并且也取得了良好的临床疗效。Albert 等通过一个包含了 1557 例 COPD 患者的实验发现，在 COPD 的常规治疗中加入阿奇霉素治疗一年能够减少 AECOPD 的发生，并且能够提高患者的生活质量。但是少数患者会出现听力减退，QT 间期延长等不良反应。Uzun 等的一项随机、双盲、安慰剂对照的实验结果显示：阿奇霉素维持治疗可以明显降低 COPD 急性加重的频率。鉴于大环内酯类药物的作用以及长期使用的不良反应，我们可以考虑将阿奇霉素加入到常规治疗效果较差的患者的治疗之中，而不作为常规治疗手段。所以，大环内酯类抗生素应作为 AECOPD 的一种治疗选择，但是临床医生应该意识到其潜在的不利影响。

6. 其他　免疫调节药物可以通过增强呼吸道黏膜的免疫功能来帮助 COPD 患者预防病原微生物感染，预防 AECOPD 的发生。但是目前的研究尚不能证实其长期效果，所以目前仍不作为常规推荐用药。

由于肿瘤坏死因子（TNF）-α 涉及 COPD 发病的炎症通路，所以 TNF 拮抗剂用来降低 AECOPD 的发生风险正在引起研究者的兴趣。但是，Rennard 等进行的一项随机对照的临床试验结果显示：在中、重度 COPD 患者中使用英夫利昔单抗（TNF-α）并不能减少中、重度 AECOPD 的发生率。

同时也有研究表明，对于伴有严重的维生素 D 缺乏的 COPD 患者，有效的维生素 D 补充可以显著减少 AECOPD 的发生。免疫调节剂如细菌溶解产物等能有效地降低 COPD 的急性加重，尤其对吸烟患者和既往平凡急性加重的患者疗效更为明显。

免疫调节剂：如细菌溶解产物等能有效降低 AECOPD 的发生，尤其对伴有吸烟者和既往频繁急性加重的患者疗效更加明显。但该类研究属小样本研究，研究周期时间亦较短，对临床指导意义仍有待大规模临床研究验证。

三、非药物疗法和疫苗

（一）疫苗

COPD 常在秋冬季节发病和加重，应为感染流感病毒并发感染而导致。用疫苗接种能在一定程度上减少呼吸道感染的发生从而减少 AECOPD 的发生。我们常用的疫苗有肺炎球菌疫苗和流感疫苗。

COPD 患者因肺炎球菌肺炎的住院率要高于一般人群。同时伴有肺部感染的 COPD 患者的住院时间更长，肺功能的损害更加严重。肺炎疫苗接种可以有效地减少感染的风险，并对减少感染相关的 AECOPD 有益。GOLD 指南建议使用 23 价肺炎球菌疫苗作为整体药物治疗的一部分，但是没有明确的证据支持接种疫苗可以减少 AECOPD 的发生。

流感病毒感染与 COPD 的发病率和死亡率相关，包括促进、恶化和增加住院率的风险。2009 年的 Cochrane 综述中指出，接种流感疫苗可以减少呼吸道感染，但是对于减少住院率没有影响。所以，GOLD 指南中指出，每年一次（秋季）或者两次（秋冬季）接种流感疫苗可以减轻 COPD 的严重程度和降低死亡率（Grade A），并且指南中推荐使用含有杀死的或活的、无活性的病毒疫苗，这对于老年患者会更加有效。

（二）非药物疗法

COPD 的急性加重会严重影响患者的生活质量。可以导致患者的活动量减少，住院治疗甚至死亡。在有效的药物治疗的基础上进行肺康复训练能够有效的减少 AECOPD 的发生及减轻急性加重对 COPD 病程的影响。除此以外，长期家庭氧疗（LTOT）、无创通气也在 COPD 急性加重的预防中起到一定的作用。

1. 肺康复　肺康复是一种综合性的干预手段，是基于对患者的全面评估而制定的个体化治疗方案，它包括不仅限于运动训练、教育和行为干预，其目的是改善 COPD 患者的身体以及心理状态，同时促进长期健康行为。一个全面的肺康复计划包括：运动训练、呼吸肌训练、健康教育、心理和行为干预及其效果的评价。其中运动训练是肺康复训练的核心。肺康复是稳定期 COPD 患者自我管理的基石，它被证明为治疗 COPD 的有效和安全的干预措施。肺康复可以明显改善患者的运动耐量，降低住院率及缩短住院时间，减少 COPD 所致的抑郁和焦虑，提高生存率，各阶段的 COPD 患者均可以从康复训练中获益。循证医学的证据显示：有效的肺康复锻炼至少需要 4 周时间，肺康复锻炼不仅能够显著改善 COPD 患者的生活质量，而且也能够显著提高患者的功能性运动耐量。从以上肺康复训练的作用来看，它对于 AECOPD 的预防是大有裨益的，但是其循证学的证据尚不明确。

2. 长期家庭氧疗　COPD 的患者存在着不同程度的低氧血症，它会对机体功能和心理情绪等都产生较大的影响。此类患者常常伴有营养不良、细胞免疫功能异常，多有运动耐量降低、焦虑 / 抑郁、睡眠障碍以及反复发作的急性加重等，这些因素会直接影响 COPD 患者的预后。COPD 患者在稳定期进行长期氧疗可以减少 AECOPD 的发生次数并且减少并发症，明显提高生活质量和运动耐量，降低住院率和死亡率。Gulbas 等进行的一项随访研究表明：在随访的前两年内，间歇和长期家庭氧疗的患者生存率要高于未进行家庭氧疗者，但是长期家庭氧疗组和间歇家庭氧疗组之间比较无显著性差异。

3. 无创通气　截至目前，无创通气在 COPD 稳定期中的应用存在争议，缺乏足够的证据。McEvoy 等进行了一项大型随机的前瞻性对照研究结果显示：短期应用家庭无创通气治疗可以改善 COPD 患者的睡眠质量和睡眠性的 CO_2 潴留。两年随访病死率有所降低，但是动脉血气和肺功能检查结果与对照组没有显著差异。Heinemann 等对需要长脱机的 117 例患者进行了随访调查研究，其结果显示 82 例患者脱机成功，并且成功脱机的患者出院后累计的生存率比脱机失败者要高。然后他们将 82 例脱机成功的患者随机分为给以家庭无创机械通气组和不给予机械通气支持组，其结果显示给予无创家庭机械通气的患者累积生存率要高。

4. 肺减容手术　Washko 等经国家肺气肿治疗实验（NETT）证实：在重症 COPD 患者中实施肺减容术（LVRS）能够改善患者的生存率、生活质量和活动能力。同时肺减容术也明显推迟了首次急性加重发生的时间。

综上我们可以看到，非药物治疗不仅可以用于治疗COPD减少并发症，同时对于减少AECOPD的发作也是有积极意义的。

四、结束语

预防COPD急性加重的发生对于延缓COPD患者的肺功能下降，提高COPD患者的生活质量，降低其住院率、死亡率以及减少医疗资源成本非常重要。使用药物以及综合性干预能在一定程度上使得AECOPD的发生频率下降。然而，COPD以及AECOPD的原因十分复杂，我们应该根据病理特点结合AECOPD的发生原因，对于不同类型的AECOPD患者制定更加个体化的预防策略来达到更好的效果。

（谢　晟　邓　燕　刘辉国）

参考文献

1. Vestbo J，Hurd SS，Agusti AG，et al. Global strategy for the diagnosis，management，andprevention of chronic obstructive pulmonary disease：GOLD executive summary. Am J Respir Crit Care Med，2013，187：347-365.
2. Zhong N，Wang C，Yao W，et al. Prevalence of chronic obstructive pulmonary disease in China：a large，population-based survey. Am J Respir Crit Care Med，2007，176：753-760.
3. Murray CJ，Lopez AD. Alternative projections of mortality and disability by cause 1990-2020：Global Burden of Disease Study. Lancet，1997，349：1498-1504.
4. Anthonisen NR，Manfreda J，Warren CP，et al. Antibiotic therapy in exacerbations of chronic obstructive pulmonary disease. AnnN Intern Med，1987，106：196-204.
5. 慢性阻塞性肺疾病急性加重抗菌治疗论坛专家组．“慢性阻塞性肺疾病诊治指南”中急性加重抗菌治疗的地位．中华结核和呼吸杂志，2013，36：712-714.
6. Lepeule J，Laden F，Dockery D，et al. Chronic exposure to fine particles and mortality：an extended follow-up of the Harvard Six Cities study from 1974 to 2009. Environ Health Perspect，2012，120：965-970.
7. Hurst JR，Donaldson GC，Wedzicha JA. Prednisone for chronic obstructive pulmonary disease. N Engl J Med，2003，349：1288-1290，1288-1290.
8. Wedzicha JA，Donaldson GC. Natural history of successive COPD exacerbations. Thorax，2012，67：935-936.
9. Burgel PR，Nesme-Meyer P，Chanez P，et al. Cough and sputum production are associated with frequent exacerbations and hospitalizations in COPD subjects. Chest，2009，135：975-982.
10. Borglykke A，Pisinger C，Jorgensen T，et al. The effectiveness of smoking cessation groups offered to hospitalised patients with symptoms of exacerbations of chronic obstructive pulmonary disease（COPD）. Clin Respir J 2008，2：158-165.
11. Sin DD，McAlister FA，Man SF，et al. Contemporary management of chronic obstructive pulmonary disease：scientific review. JAMA，2003，290：2301-2312.
12. Szafranski W，Cukier A，Ramirez A，et al. Efficacy and safety of budesonide/formoterol in the management of chronic obstructive pulmonary disease. Eur Respir J，2003，21：74-81.
13. Dransfield MT，Harnden S，Burton RL，et al. Long-term comparative immunogenicity of protein conjugate and free polysaccharide pneumococcal vaccines in chronic obstructive pulmonary disease. Clin Infect Dis，

2012, 55: e35-e44.

14. Tashkin DP, Celli B, Senn S, et al. A 4-year trial of tiotropium in chronic obstructive pulmonary disease. N Engl J Med, 2008, 359: 1543-1554.
15. Vestbo J, Hurd SS, Agusti AG, et al. Global strategy for the diagnosis, management, and prevention of chronic obstructive pulmonary disease: GOLD executive summary. Am J Respir Crit Care Med, 2013, 187: 347-365.
16. Appleton S, Jones T, Poole P, et al. Ipratropium bromide versus long-acting beta-2 agonists for stable chronic obstructive pulmonary disease. Cochrane Database Syst Rev, 2006, 19(3): D6101.
17. Pujols L, Mullol J, TorregoA, et al. Glucocorticoid receptors in human airways. Allergy, 2004, 59: 1042-1052.
18. Price D, Yawn B, Brusselle G, et al. Risk-to-benefit ratio of inhaled corticosteroids in patients with COPD. Prim Care Respir J, 2013, 22: 92-100.
19. Yang IA, Clarke MS, Sim EH, et al. Inhaled corticosteroids for stable chronic obstructive pulmonary disease. Cochrane Database Syst Rev, 2012, 7: D2991.
20. Calverley P, Pauwels R, Vestbo J, et al. Combinedsalmeterol and fluticasone in the treatment of chronic obstructive pulmonary disease: a randomised controlled trial. Lancet, 2003, 361: 449-456.
21. Calverley PM, Anderson JA, Celli B, et al. Salmeterol and fluticasone propionate and survival in chronic obstructive pulmonary disease. N Engl J Med, 2007, 356: 775-789.
22. Calverley PM, Boonsawat W, Cseke Z, et al. Maintenance therapy with budesonide and formoterol in chronic obstructive pulmonary disease. Eur Respir J 2003, 22: 912-919.
23. Dransfield MT, Bourbeau J, Jones PW, et al. Once-daily inhaled fluticasone furoate and vilanterol versus vilanterol only for prevention of exacerbations of COPD: two replicate double-blind, parallel-group, randomised controlled trials. Lancet Respir Med, 2013, 1: 210-223.
24. Nannini LJ, Lasserson TJ, Poole P. Combined corticosteroid and long-acting beta(2)-agonist in one inhaler versus long-acting beta(2)-agonists for chronic obstructive pulmonary disease. Cochrane Database Syst Rev, 2012, 9: D6829.
25. Barnes NC, Qiu YS, Pavord ID, et al. Antiinflammatory effects of salmeterol/fluticasone propionate in chronic obstructive lung disease. Am J Respir Crit Care Med, 2006, 173: 736-743.
26. Zheng JP, Yang L, Wu YM, et al. The efficacy and safety of combination salmeterol(50 microg)/fluticasone propionate(500 microg) inhalation twice daily via accuhaler in Chinese patients with COPD. Chest, 2007, 132: 1756-1763.
27. Oba Y, Lone NA. Comparative efficacy of inhaled corticosteroid and long-acting beta agonist combinations in preventing COPD exacerbations: a Bayesian network meta-analysis. Int J Chron Obstruct Pulmon Dis, 2014, 9: 469-479.
28. Jones PW, Mahler DA, Gale R, et al. Profiling the effects of indacaterol on dyspnoea and health status in patients with COPD. Respir Med, 2011, 105: 892-899.
29. Vijayan VK. Chronic obstructive pulmonary disease. Indian J Med Res, 2013, 137: 251-269.
30. Wu JP, Wu Q, Sun X, et al. Corticosteroid resistance in chronic obstructive pulmonary disease: new uses of theophylline. Chin Med J(Engl), 2013, 126: 965-970.
31. Zhou Y, Wang X, Zeng X, et al. Positive benefits of theophylline in a randomized, double-blind, parallel-

group, placebo-controlled study of low-dose, slow-release theophylline in the treatment of COPD for 1 year. Respirology, 2006, 11: 603-610.

32. Fexer J, Donnachie E, Schneider A, et al. The effects of theophylline on hospital admissions and exacerbations in COPD patients: audit data from the Bavarian disease management program. Dtsch Arztebl Int, 2014, 111: 293-300.

33. Devereux G, Cotton S, Barnes P, et al. Use of low-dose oral theophylline as an adjunct to inhaled corticosteroids in preventing exacerbations of chronic obstructive pulmonary disease: study protocol for a randomised controlled trial. Trials, 2015, 16: 267.

34. ZuWallack RL, Mahler DA, Reilly D, et al. Salmeterol plus theophylline combination therapy in the treatment of COPD. Chest, 2001, 119: 1661-1670.

35. Rabe KF, Bateman ED, O'Donnell D, et al. Roflumilast--an oral anti-inflammatory treatment for chronic obstructive pulmonary disease: a randomised controlled trial. Lancet, 2005, 366: 563-571.

36. 柳涛，蔡柏蔷. 慢性阻塞性肺疾病诊断、处理和预防全球策略(2011 年修订版). 中国呼吸与危重监护杂志，2012，11(1): 1-12.

37. Rennard SI, Schachter N, Strek M, et al.Cilomilast for COPD: results of a 6-month, placebo-controlled study of a potent, selective inhibitor of phosphodiesterase 4. Chest, 2006, 129: 56-66.

38. Calverley PM, Rabe KF, Goehring UM, et al. Roflumilast in symptomatic chronic obstructive pulmonary disease: two randomised clinical trials. Lancet, 2009, 374: 685-694.

39. Chong J, Leung B, Poole P. Phosphodiesterase 4 inhibitors for chronic obstructive pulmonary disease. Cochrane Database Syst Rev, 2013, 11: D2309.

40. Sheffner AL, Medler EM, Jacobs LW, et al.The in vitro reduction in viscosity of human tracheobronchial secretions by acetylcysteine.Am Rev Respire Dis, 1964, 90: 721-729.

41. Pela R, Calcagni AM, Subiaco S, et al. N-acetylcysteine reduces the exacerbation rate in patients with moderate to severe COPD. Respiration, 1999, 66: 495-500.

42. Zheng JP, Wen FQ, Bai CX, et al. Twice daily N-acetylcysteine 600 mg for exacerbations of chronic obstructive pulmonary disease (PANTHEON): a randomised, double-blind placebo-controlled trial. Lancet Respir Med, 2014, 2: 187-194.

43. Hansen NC, Skriver A, Brorsen-Riis L, et al. Orally administered N-acetylcysteine may improve general well-being in patients with mild chronic bronchitis. Respir Med, 1994, 88: 531-535.

44. Dobler CC, Wong KK, Marks GB. Associations between statins and COPD: a systematic review. Bmc Pulm Med, 2009, 9: 32.

45. Janda S, Park K, FitzGerald JM, et al. J. Statins in COPD: a systematic review. Chest, 2009, 136: 734-743.

46. Horita N, Miyazawa N, Kojima R, et al. Statins reduce all-cause mortality in chronic obstructive pulmonary disease: a systematic review and meta-analysis of observational studies. Respir Res, 2014, 15: 80.

47. Giamarellos-Bourboulis EJ. Macrolides beyond the conventional antimicrobials: a class of potent immunomodulators. Int J Antimicrob Agents, 2008, 31: 12-20.

48. Albert RK, Connett J, Bailey WC, et al. Azithromycin for prevention of exacerbations of COPD. N Engl J Med, 2011, 365: 689-698.

49. Uzun S, Djamin RS, Kluytmans JA, et al. Azithromycin maintenance treatment in patients with frequent exacerbations of chronic obstructive pulmonary disease (COLUMBUS): a randomised, double-blind,

placebo-controlled trial. Lancet Respir Med，2014，2：361-368.

50. Rennard SI，Fogarty C，Kelsen S，et al. The safety and efficacy of infliximab in moderate to severe chronic obstructive pulmonary disease. Am J Respir Crit Care Med，2007，175：926-934.

51. Garcia-Aymerich J，Lange P，Benet M，et al.Regular physical activity reduces hospital admission and mortality in chronic obstructive pulmonary disease：a population based cohort study. Thorax，2006，61：772-778.

52. COPD Working Group. Pulmonary rehabilitation for patients with chronic pulmonary disease（COPD）：an evidence-based analysis. Ont Health Technol Assess Ser，2012，12：1-75.

53. Gulbas G，Gunen H，In E，et al. Long-term follow-up of chronic obstructive pulmonary disease patients on long-term oxygen treatment. Int J Clin Pract，2012，66：152-157.

54. McEvoy RD，Pierce RJ，Hillman D，et al. Nocturnal non-invasive nasal ventilation in stable hypercapnic COPD：a randomised controlled trial. Thorax，2009，64：561-566.

55. Heinemann F，Budweiser S，Jorres RA，et al. The role of non-invasive home mechanical ventilation in patients with chronic obstructive pulmonary disease requiring prolonged weaning. Respirology，2011，16：1273-1280.

56. Washko GR，Fan VS，Ramsey SD，et al. The effect of lung volume reduction surgery on chronic obstructive pulmonary disease exacerbations. Am J Respir Crit Care Med，2008，177：164-169.

第八节 哮喘、慢性阻塞性肺疾病和阻塞性睡眠呼吸暂停低通气综合征的重叠

哮喘、慢性阻塞性肺疾病和阻塞性睡眠呼吸暂停低通气综合征均为呼吸系统常见疾病，哮喘是一种异质性疾病，通常以慢性气道炎症为特征。临床症状随时间而强度变化的喘息、气短、胸闷与咳嗽，伴随不同程度的呼气气流受限；慢性阻塞性肺疾病（COPD）：是一种常见的以持续性气流受限为特征疾病；睡眠呼吸暂停低通气综合征（OSAHS）：是睡眠时反复上气道塌陷阻塞引起的呼吸暂停和通气不足，伴有打鼾、睡眠结构紊乱、频繁发生血氧饱和度下降、白天嗜睡等病征。临床上常出现上述疾病的相互重叠，本节就上面三种疾病的重叠做一综述，希望对临床治疗过程中能有一定的帮助。

一、从“荷兰假说”谈慢性阻塞性肺疾病与哮喘的重叠

长期以来，COPD 与哮喘的关系一直存有争议，早在 1961 年荷兰呼吸病学家 Orie 提出支气管哮喘、肺气肿和慢性支气管炎（当时并无 COPD 定义）具有相似的临床特点，为同一疾病的不同表型疾病，即后来被人所熟知的“荷兰假说（Dutch hypothesis）”。荷兰假说得到了一些学者的支持主要有以下几方面的原因：①支气管哮喘、肺气肿和慢性支气管炎临床症状上具有相似的症状和临床表现，如喘息、咳嗽、咳痰，环境致敏和气道高反应等；②具有共同的致病原因，如过敏原暴露、感染、吸烟、环境污染和生物化石燃料等；③疾病会相互转化，如慢性阻塞性肺疾病在疾病的某个时期会呼出现气道高反应性，而长期的支气管哮喘也同样会出现不完全可逆的气流受限。

但此后数十年间随着肺功能检查的广泛应用和研究的深入，发现而 COPD 与哮喘在肺功能表现、气道炎症特征上也有很大差别，哮喘主要表现为可逆性的气流受限，但吸入支气

管舒张（沙丁胺醇）后 FEV_1/FVC 大于等于 70%，而 COPD 表现为不完全可逆的气流受限，吸入支气管舒张药后 FEV_1/FVC 小 70%。哮喘主要表现为嗜酸性粒细胞和 Th2 淋巴细胞介导的气道炎症，病理学上表现为气道平滑肌增生、细支气管管腔狭窄；而慢性阻塞性肺疾病病理学上表现为细支气管黏膜周围炎症，气道黏液过度分泌和外周肺泡腔破坏（肺气肿），介导炎症的主要是中性粒细胞的和 CD8 淋巴细胞。

但是气道高反应性并不完全是哮喘的特异性表现，在一些过敏性鼻炎、慢性阻塞性肺疾病甚至正常人中也可表现为气道高反应性，而哮喘经过糖皮质激素治疗后气道高反应性缓解或消失。研究表明在 COPD 患者中 60% 存在气道高反应性，但这些患者多数没有哮喘病史，而且气道高反应性与 COPD 患者的气道炎症程度高度相关，加重中性粒细胞、巨噬细胞、淋巴细胞和嗜酸性粒细胞的支气管和肺浸润程度，增高气道细菌载量。COPD 合并气道高反应性患者较不伴气道高反应者肺功能下降更快，但通过治疗改善气道高反应性是否能延缓肺功能下降程度还有待进一步研究。此外在 COPD 患者有约 50% 存在可逆性的气流受限，但可逆性的气流受限程度与急性加重次数、住院次数、死亡率、肺功能下降程度并无明显关系。而长期的哮喘病史也会表现为不完全可逆性气流受限。哮喘和 COPD 致病危险因素也存在有一定的相似之处，如遗传、吸烟、环境污染等，临床表现上都常表现为喘息、咳嗽、胸闷、呼吸困难等症状，由于上述原因给哮喘的诊断和鉴别诊断带来了一定的困难。

慢性阻塞性肺疾病全球倡议（GOLD）和哮喘全球防治创议（GINA）科学委员会联合提出了哮喘 - 慢性阻塞性肺疾病重叠综合征（ACOS）概念并写入指南，指南根据症状、辅助检查、气道炎症类型采用分步原则将哮喘、慢性阻塞性肺疾病、ACOS 相鉴别，而鉴别的关键在于符合哮喘和 COPD 的特征数量的多少，同时具有 3 条以上哮喘和 COPD 特征时即可诊断为哮喘 - 慢性阻塞性肺疾病重叠综合征。

ACOS 治疗上目前还缺乏相关研究，但多数专家认为哮喘 - 慢性阻塞性肺疾病重叠综合征的治疗需在应用 LABA 和（或）LAMA 的基础上增加糖皮质激素改善患者的气道高反应性，也可增加白三烯受体拮抗剂，对于对特定物质过敏的患者，避免特异性过敏原的接触或者一些脱敏治疗也可能会起到一定效果，对于哮喘治疗的其他方法，如 IgE 单抗、经支气管热成型等治疗方法还缺乏临床试验证据，ACOS 概念的提出在一定程度改变了我们对哮喘、COPD、ACOS 的认识和治疗，但 ACOS 的提出能够改善患者的临床预后还需进一步的临床研究证实。

二、上、下气道疾病的重叠

OSAHS 是睡眠时反复上气道塌陷阻塞引起的呼吸暂停和通气不足，伴有打鼾、睡眠结构紊乱、频繁发生血氧饱和度下降、白天嗜睡等症状。根据临床表现呼吸暂停低通气指数大于 AHI>5 次 /h 者可诊断 OSAHS，OSAHS 会加重或导致高血压、心脑血管病、糖尿病、认知功能、肺动脉高压等疾病，下面就 OSAHS 合并哮喘、COPD 等疾病的流行病学、发病机制和治疗进行论述。

（一）哮喘和 OSAHS 的重叠

世界范围内支气管哮喘发病率在 0.7%～7%，发病率的差异可能和种族、地域、环境等诸多因素有关，OSAHS 发病率多在 2%～4% 之间，两种疾病在病因和发病机制上可能有一定的重叠，使得两种疾病中任何一种疾病增加另一种疾病的发病率，国外一项前瞻性队列研究显示哮喘患者 4 年后出现 OSAHS 的比例为 27%，显著高于总人群 19% 的比例，且 OSAHS 患病比例和哮喘病史的长短相关，哮喘病史小于 10 年合并 OSAHS 的比例为 21%，病史大于 10 年的为 32%，8 年后哮喘患者出现 OSA 的比例进一步上升至 49%。而在 OSAHS 病人中哮喘的发病率更高达 35.1%。

哮喘和 OSAHS 存在一些共同的危险因素，如遗传、鼻炎、肥胖、胃食管反流等，且二者导致的上、下气道炎症也可能相互影响。鼻炎患者（过敏性或非过敏性）常伴随鼻腔甚至是上气道黏膜充血水肿，导致上气道阻力增高和顺应性升高，更容易伴随打鼾症状或白天嗜睡，严重者可导致睡眠呼吸暂停低通气综合征。另外，扁桃体和腺样体肥大等上气道疾病也在会加重哮喘的严重性。国外一项回顾性研究表明腺样体或扁桃体切除术可以减少支气管哮喘的发作次数、住院次数、急诊就诊次数、糖皮质激素用量，改善患者的生活质量。OSAHS 和这些上气道疾病导致局限性的气道炎症或者夜间间歇性缺氧导致的全身性炎症会导致气道中心粒细胞、白三烯、呼出气一氧化氮、TNF-α、VEGF 等气道炎症因子升高，从而加重支气管哮喘严重程度，甚至发展为难治性支气管哮喘，而慢性气道炎症也会加重上气道重构和黏膜充血水肿，同时也加重了 OSAHS 等上气道的严重程度。此外 OSAHS 患者肥胖比例较高，这些人群中多存在慢性气道炎症和胃食管反流，在一定程度上也与哮喘的高发病率和难治性哮喘相关，此外哮喘患者使用糖皮质激素也可能导致上气道肌群功能改变和神经调节机制异常，增加上气道的易陷性。

上、下气道疾病在一定程度上互为因果、相互加重，在哮喘诊治过程中，充分询问患者胸闷、喘息、咳嗽，哮喘夜间症状的同时，还要注意询问打鼾、夜间呼吸暂停、白天嗜睡、乏力等 OSAHS 合并症状，进行仔细的上气道体格检查，对于打鼾患者进行 Epworth 评分、STOP-Bang 问卷筛查，可疑 OSAHS 患者或者难治性哮喘需进一步行睡眠初筛或 PSG 检查来明确有无合并睡眠呼吸疾病。而对于 OSAHS 患者也需要行肺功能、支气管激发试验、哮喘相关症状的询问，对于但哮喘合并 OSAHS 患者，CPAP 治疗或手术治疗在改善白天嗜睡、乏力、头痛、口干的同时，也能改善哮喘症状和相关评分，对于难治性哮喘也有较好效果，同时也能预防相关心脑并发症的产生。而对于哮喘合并过敏性鼻炎、鼻息肉、鼻甲肥大、扁桃体肥大、腺样体肥大等情况采取药物或手术方法同时治疗上、下气道疾病可能取得更好的临床疗效。

（二）COPD 和睡眠呼吸暂停低通气综合征的重叠

1985 年 Flenley 首次将 OSAHS 合并 COPD 等呼吸系统疾病称之为重叠综合征（overlap syndrome，OS），多数研究结果 OS 的患病率在 10% 左右，二者存在一些相同的高危因素如吸烟、性别、上气道疾病，同时两者都伴随全身系统性炎症，而慢性阻塞性肺疾病伴随全身炎症反应和消瘦、同时存在全身骨骼肌萎缩，而上气道肌群也可能存在萎缩或功能障碍，使得上气道在睡眠过程中更容易塌陷而引起呼吸暂停或低通气。但另一方面 COPD 患者常存在低 BMI 指数，在一定程度上又减少了 OSAHS 的患病率。而 OSAHS 患者通常多因肥胖导致肺容积较小，易合并出现肥胖型低通气导致缺氧和二氧化碳潴留，且在严重 OSAHS 人群中，由于长期夜间低氧血症和高碳酸血症导致中枢化学感受器对缺氧、高二氧化碳不敏感，若合并 COPD 更容易出现呼吸衰竭和夜间更加严重的低氧血症，易合并肺源性心脏病和其他心血管疾病，而 OS 患者更易出现伴随夜间睡眠障碍、深睡眠减少，睡眠情况下出现较单纯 OSAHS 更为严重的低氧血症，在 REM 期尤为明显。在 COPD 患者中常应用糖皮质激素、抗过敏药物、LAMA 和 LABA 等药物也可能增加上气道的顺应性，认为此类患者较单纯 OSAHS 或 COPD 有更严重的与睡眠有关的低氧血症，更容易引起肺动脉高压以及发展成慢性肺源性心脏病。

二者都表现为全身性的系统性炎症，具体的因子和通路包括 CRP、IL-6、IL-8、TNF-α、NF-kB 激活和氧化应激反应等，二者全身炎症反应可能在一定程度上增加彼此的发病率和疾病的严重程度，且这些炎症反应也会加重心脑血管和肺动脉高压发病率，OSAHS 增加 COPD 患者心脑血管相关死亡率和全因死亡率，而 CPAP 或 NIV 治疗可以降低相关炎性因子，降低肺动脉压力，长期使用还可降低 OS 合并心脑血管疾病的死亡率。并且在 OS 患者中，CPAP 使用时间与死亡率成负相关。

三、哮喘、COPD、OSAHS 重叠综合征

哮喘、COPD、OSAHS 三者之间相互影响，OSAHS 增加了哮喘和 COPD 发病率，使得哮喘和 COPD 更难以控制，我们临床上也会遇见同时具有哮喘、COPD、OSAHS 三种特征的疾病，即哮喘 -COPD-OSAHS 重叠综合征，虽然这种情况临床上出现情况不多，但这些患者病情较严重、对药物治疗效果欠佳、频繁住院治疗，容易发生呼吸衰竭入住急诊科和 ICU、夜间症状明显，夜间更低的血氧饱和度，可能更易合并心血管疾病并发症。我们对哮喘 -COPD-OSAHS 重叠综合征在应用 LABA 和 LAMA 治疗的同时，还应用 CPAP 或 BiPAP 无创通气治疗，多数患者临床症状得到明显改善。

但是我们遇到的哮喘 -COPD-OSAHS 重叠综合征多为临床个例，未统计具体的发病率，对于临床疗效的判读未进行严格的临床研究证实，还需进一步研究。

哮喘、COPD、OSAHS 在病因上存在相同或相似的危险因素，在发病机制上又相互重叠影，使得三种疾病中的一种又成为患其他两种疾病的高危因素，且增加了疾病本身的治疗和控制难度，提高了死亡率，降低了生活质量，使得我们在关注治疗上述一种疾病的时候需要筛查上、下气道疾病的合并情况，尤其是出现难治性哮喘，夜间哮喘发作、治疗效果不佳的 COPD，对于明确存在两种或两种以上疾病合并时，需要兼顾上述疾病的诊治。一些研究已经显示兼顾上、下气道的诊治可能改善 COPD 合并 OSAHS 的预后，提高哮喘的控制率，但是需要进一步研究，尤其是高质量的随机对照研究来确认。

（刘智达　马利军）

参考文献

1. Fishman AP. One hundred years of chronic obstructive pulmonary disease. Am J Respir Crit Care Med，2005，171（9）：941-948.
2. 辛晓峰. 支气管哮喘合并慢性阻塞性肺疾病的研究进展. 中华结核和呼吸杂志，2011，34（2）：137-139.
3. Tashkin DP，Altose MD，Bleecker ER，et al. The lung health study: airway responsiveness to inhaled methacholine in smokers with mild to moderate airflow limitation. The Lung Health Study Research Group. Am Rev Respir Dis，1992，145（2 Pt 1）：301-310.
4. Postma DS，Rabe KF. The Asthma-COPD Overlap Syndrome. New Engl J Med，2015，373（13）：1241-1249.
5. 中华医学会呼吸病学分会睡眠呼吸障碍学组. 阻塞性睡眠呼吸暂停低通气综合征诊治指南（2011 年修订版）. 中华结核和呼吸杂志，2012，35（1）：7-8.
6. Teodorescu M，Polomis DA，Teodorescu MC，et al. Association of obstructive sleep apnea risk or diagnosis with daytime asthma in adults. J Asthma，2012，49（6）：620-628.
7. Guven SF，Dursun AB，Ciftci B，et al. The prevalence of obstructive sleep apnea in patients with difficult-to-

treat asthma. Asian Pac J Allergy Immunol，2014，32（2）：153-159.

8. Lafond C，Series F，Lemiere C. Impact of CPAP on asthmatic patients with obstructive sleep apnoea. Eur Respir J，2007，29（2）：307-311.
9. Wang Y，Hu K，Liu K，et al. Obstructive sleep apnea exacerbates airway inflammation in patients with chronic obstructive pulmonary disease. Sleep Med，2015，16（9）：1123-1130.
10. Marin J M，Soriano J B，Carrizo S J，et al. Outcomes in patients with chronic obstructive pulmonary disease and obstructive sleep apnea：the overlap syndrome. Am J Respir Crit Care Med，2010，182（3）：325-331.
11. Mueller Pde T，Gomes MD，Viegas CA，et al. Systemic effects of nocturnal hypoxemia in patients with chronic obstructive pulmonary disease without obstructive sleep apnea syndrome. J Bbras Pneum，2008，34（8）：567-574.
12. Sharma B，Neilan TG，Kwong RY，et al. Evaluation of right ventricular remodeling using cardiac magnetic resonance imaging in co-existent chronic obstructive pulmonary disease and obstructive sleep apnea. Copd，2013，10（1）：4-10.
13. Ioachimescu OC，Teodorescu M. Integrating the overlap of obstructive lung disease and obstructive sleep apnoea：OLDOSA syndrome. Respirology，2013，18（3）：421-431.

第九节 慢性阻塞性肺疾病早期诊断与预警模型的构建研究

一、概述

慢性阻塞性肺疾病（chronic obstructive pulmonary disease，COPD）是一种常见的以持续性气流受限为特征的慢性气道炎症性疾病，该疾病危害大、确诊晚、疗效较差。如何做到发病风险的提前评估、预测，以便早期诊断、干预是我们面临的主要任务。

二、COPD 的危害

据世界卫生组织统计，2005 年全球有超过 300 万人死于 COPD，占全球死亡总数的 5%，2008 年调查显示 COPD 位于心脑血管疾病和急性呼吸道感染性疾病之后，与艾滋病并列，居全球死亡原因的第 4 位，至 2020 年将成为第 3 位死因。同时 COPD 给世界经济造成了严重的负担，至 2020 年 COPD 将位居世界疾病经济负担的第 5 位。我国流行病学资料表明，40 岁以上成年人的 COPD 患病率达 8.2%，其中男性为 12.4%，女性为 5.1%，严重程度为轻度和中度的 COPD 患者所占比例高达 70.7%。我国约有病患 5000 万人，每年因 COPD 死亡的人数高达 128 万，占城市居民死亡原因第 4 位，农村第 1 位。然而目前的治疗药物仅以改善患者症状为主，部分针对抗炎机制，却很难逆转肺功能下降的进程，在改善预后、延长生存期、降低死亡率方面作用有限。

三、COPD 诊断现状

然而就是这样一种造成公众严重健康危害的疾病，却容易被忽视，诊断率远远低于患病率，治疗率也远低于实际患病率。钟南山院士主持的一项流行病学调查显示，COPD 的诊断率仅为 31%，有 69% 的患者被漏诊或误诊，仅有不到 25% 的患者曾主动就诊。赵勉之等开展的上海中心城区的流行病学调查显示疾病未诊断率高达 80.4%。最近何权瀛教授对国内已发表的COPD流行病调查结果进行了一次全面检索和系统分析。他们荟萃了2000年1月至2011年12月国内已发表的COPD流行病学调查，结果显示只有32.9%（1095/3328）的患者知道自己患有COPD；流行病学调查前仅有9.13%（237/2597）COPD患者曾经做过肺功能检查；65.40%（2306/3526）的COPD患者有咳嗽、咳痰和（或）活动气短症状；流行病学调查中确诊的COPD患者Ⅰ、Ⅱ级的比例占74.52%（1802/2418）。大量的COPD患者在流行病学调查之前是处于未诊断及无干预状态。说明目前我国COPD诊断不足问题十分严重。流行病学调查中确诊的COPD患者中Ⅰ、Ⅱ级的比率高达74.52%（1802/2418），而这些患者正是需要积极干预的对象，但是由于各种原因这些患者没有得到及早诊断因而无法接受必要的干预。美国第3次全国卫生与营养调查对近2470万人开展的调查也表明有至少50%以上的COPD患者从未被诊断或被误诊为其他疾病。另外，吸烟是发病的高危因素，但只有25%的吸烟者被进行了疾病的筛查，甚至在一些症状很严重的人群中，诊断率也不足50%。其他许多国家和地区的研究资料亦表明COPD是一种被忽视低估和认识水平低下的疾病。

究其原因，在COPD的发病初期，患者症状不明显甚至可能无自觉症状，疾病在很长的一段时间内处于隐匿期，经过多年的进展才出现气促、呼吸困难等，人们的保健意识薄弱，未引起足够重视而忽视就诊，而当COPD发展到一定程度，症状逐渐加重后才意识到需要就诊，行肺功能检查，但此时往往已为中重度，肺功能已损害50%，失去了最佳的治疗时机，甚至许多患者是以急性加重表现为首诊才发现已患上COPD的。因此如何预测COPD发生及早期发现、诊断以便于早期干预成为急需解决的问题。

四、COPD早期诊断的意义

我国COPD防治策略是提倡早发现、早治疗，钟南山院士近期强调早发现、早诊断和早干预应是我国COPD防治的主要研究方向。COPD的防治为何不能仿效高血压、冠心病或糖尿病的防治策略，当血压、血胆固醇或甘油三酯及血糖升高时，尽管未出现任何症状，即积极开始干预和治疗呢？当前COPD的防治工作远远落后于其他慢性疾病，导致COPD干预治疗的效果不理想，且病死率居高不下。如果患者能在肺功能损伤处于轻度或中度时就及时发现疾病，并采取干预措施，无疑可以减缓疾病的进展。一旦疾病发展到了重度和极重度的阶段，即患者肺功能已经大幅度下降，甚至出现呼吸衰竭等各种并发症时，逆转病程就很困难了。尤其是对吸烟人群更应及时进行疾病的筛查，为尽早延缓疾病进程提供时机。有证据表明早期干预尚能增加气道的可逆性，如张富强等对不同分期COPD患者对支气管舒张剂的反应进行研究，发现COPD患者在吸入沙丁胺醇后，Ⅰ级患者的FEV_1改善率[（197±189）ml]远高于Ⅲ级和Ⅳ级患者[（117+103）ml和（168±187）ml]，其中原因可能为COPD早期，FEV_1下降的主要因素是气道平滑肌收缩及黏液分泌，但在晚期出现气道形态学变化及明显肺气肿，其可逆性则大大降低。

五、COPD预警模型的构建

（一）现有指标评价

如何才能进行COPD早期诊断呢？目前广大民众对COPD的认识普遍不足，更为重要的是缺乏有效的预警手段，缺乏对COPD早期诊断的敏感性和特异性评估指标或标记物。先前研究中涉及一些指标如C反应蛋白、表面活性蛋白D和A、Clara细胞蛋白、肿瘤坏死因子、IL-8、IL-13、IL-32、颗粒酶B、血清弹性蛋白、趋化因子受体CXCR3、趋化因子

CCL5、脑利钠肽、血管内皮生长因子和甲壳质酶蛋白 40 等，研究者尝试着用于 COPD 早期诊断、严重程度分级和预后判断，但这些现行的指标或多或少存在一些弊端，如敏感性差、特异性不高、普及性和依从性低等。目前肺功能仍然是 COPD 诊断的金标准，但当 FEV_1/FVC、FVC 等指标出现异常时，可能已有 30% 的肺功能被破坏了，其早期诊断的价值有限，且肺功能检查在社区的质控也颇为关键。在胸部影像学方面，白春学教授团队发现低剂量胸部 CT 可以将 COPD 诊断的时相提早到出现 10% 肺功能损害；也有其他学者，如 Ley-Zaporozhan 采用三维分割对支气管不同部位的内径和外径进行分析，采用气道厚度来早期诊断；Fain 等采用氦气超极性弥散核磁共振（hyperpolarized diffusion MRI），发现氦弥散功能障碍的出现要早于肺功能指标的异常，健康的重度吸烟者已出现氦弥散指标的下降。采用运动心肺功能试验来识别早期 COPD 患者也是一种尝试，COPD Ⅰ级患者在递增式运动中 Borg 指数已明显高于健康人，通气储备下降，死腔气量显著增加，每分通气量及二氧化碳通气当量明显增高，运动肺功能试验较常用的肺功能测试手段可能更为敏感。Pitta 等也发现早期 COPD 患者的运动耐量就已出现明显下降，提示运动肺功能试验可协助筛查 COPD 患者。

（二）COPD 预警模型构建的意义

上述提到的早期诊断手段不失为我们努力探究的方向，但可能都无法完全在疾病发生前就预测个体患病的风险。那么可通过哪些指标来综合判断未来患病的风险？我们在临床上急需一个适合中国人的，能预测 COPD 发生发展的疾病预警指标体系。有证据表明 COPD 是在环境和遗传因素共同作用下发病的，吸烟者中只有 20% 的人会最终出现气流受限，个体罹患 COPD 的风险存在差异。国外的双胞胎研究也发现 COPD 有家族聚集性。因此 COPD 同时也是一种多基因易感疾病。国外关于 COPD 的全基因组关联研究（GWAS）也揭示了某些基因上存在的单核苷酸多态性位点（single-nucleotide polymorphism，SNP）和疾病的易感性相关。大量的研究已发现不少指标与 COPD 的发生发展相关，这些指标主要分为三大类：①遗传学指标；②生化指标；③包括肺功能在内的生理病理指标，其中尤以遗传学研究最为广泛和重要。而以往的绝大部分预测指标研究只针对上述指标中单独的某一项，存在着一定的局限性，如果能全局的角度出发，围绕与 COPD 相关的众多指标展开分析和研究，从中遴选出适合中国国情的、有可能与中国人群 COPD 发生、发展密切相关的关键性指标和一般性指标，通过对指标的标准化研究，初步建立、利用该模型系统对国人 COPD 患病危险进行评估、预测，并在此基础之上实现分层次、个体化的健康干预，那必定会使 COPD 的预防、治疗和预后发生根本的改观。在国际范围内，综合疾病预警体系的建立已有成功的先例，如弗明翰心脏研究（Framingham Heart Study）中制定的弗明翰评分问卷，是国际上第一个心脏病风险评估工具，用于评估患者未来 10 年出现心血管疾病的风险，其本质上也可以看作一个预警工具。它的意义在于：当一个人还没有出现心脏病时，我们可以预测他患心脏病的风险，从而给高风险人群更有针对性的预防措施。它沿用至今，而且随着学术的进展不断更新。Castaldi 等在携带蛋白水解酶抑制剂 ZZ 基因型的 372 例 α1 抗胰蛋白酶缺乏的样本人群中建立了气流受限的风险模型。COPD 急性加重期患者中哪些人容易出现阴性杆菌感染？Lode 等建立了一个预测模型有助于筛选高危人群，从而在缺乏病原学实验室检查资料的情况下指导抗生素用药。哪种类型的 COPD 患者住院率和死亡率高？Schembri 等也发表了他们的预测公式研究。这些预警模型的研究成果有利于我们更深入地掌握疾病，从而进行早期的干预。

（三）COPD 预警模型的构建

上海交通大学医学院附属瑞金医院呼吸科完成的“国家十一五科技支撑计划”课题“COPD 预警指标体系研究与预警模型开发”致力于构建 COPD 发生、发展模型。课题组运用病例 - 对照的方式，入选了 COPD 患者 331 例和健康对照者 351 名，患者的人选标准为：年龄 40 岁以上的汉族南方人；有慢性咳嗽、咳痰病史；肺功能检查证实气流不可逆性受限；排除其他呼吸道疾病及遗传病史。对照者为同一时期的健康体检者，均为年龄 40 岁以上的汉族南方人，无呼吸道及遗传性疾病。2 组人群的性别、年龄分布相互匹配。课题组采用流行病学调查问卷的形式分别采集 2 组受试者的人口学基本信息、吸烟史、生物燃料接触史、肺功能、呼吸道疾病家族史等资料，然后通过查阅大量文献，采纳涉及 46 个基因的共 97 个可能与 COPD 发病有关的 SNP 位点进行进一步筛选。采集 2 组受试者的外周静脉血，提取 DNA，通过多重 PCR、基因芯片技术开展了基因分型。经统计学检验筛选发病的风险等位基因，研究相关成果也已发表于 SCI 杂志。并在此基础上应用数学模型将临床资料和基因型以数字定义，通过 Logistic 逐步回归模型初步建立 COPD 发病的预测模型。研究中发现 rs2353397 C、rsl800629 G、rs2241712 A、rsl205 C、rs20541 T、rs2070600 G、rsl0947233 G 是发病的风险等位基因。并进一步建立了一个 COPD 的风险评估模型：COPD=1/［1+exp（−2.4933−1.2197× 性别 +1.1842× 儿童时期呼吸道感染 +2.4350× 低出生体重 +1.8524× 吸烟史 −1.1978rs2070600+2.0270rsl0947233+1.1913 rsl0947233 +0.6468rsl800629 +0.5272rs2241712+0.4024rsl205）］。如果某个体的预测值为 0.5 以上，那么患病的可能性就大大提高，为 COPD 高危人群. 应当引起警惕，采取早期干预措施。经过对此模型拟合度的检验，其特异度和灵敏度都达到了 70% 以上。后续的工作将着重于预警模型的完善以及全国范围内大样本的验证。这项工作不仅十分必要，而且具有十分广泛的社会需求。

在 COPD 的学术研究方面，钟南山院士发表了这样的观点：不应该过度聚焦在中晚期病程而忽略 COPD 的早期干预。因此，不断完善适合中国人的 COPD 预警模型，有助于我们对高危人群进行筛查和早期干预，有非常重要的意义和实用价值。随着循证医学的发展，相信 COPD 的预防和治疗会取得长足的进步。

（万欢英　过　依）

参考文献

1. Rabe KF，Beghé B，Luppi F，et al. Update in chronic obstructive pulmonary disease 2006. Am J Respir Crit Care Med，2007，175（12）：1222-1232.
2. Murray CJL，Lopez AD. Evidence-based health policy：lessons from the global burden of disease study. Science，1996，274（5288）：740-743.
3. Zhong N，Wang C，Yao W，et a1. Prevalence of chronic obstructive pulmonary disease in China：a large population based survey. Am J Respir Crit Care Med，2007，176（8）：753-760.
4. 赵勉之，周新，徐卫国. 慢性阻塞性肺病社区综合防治状况研究. 实用临床医药杂志，2009，133：7-12.
5. 张荣葆，谭星宇，何权瀛. 从流行病学调查结果看我国慢性阻塞性肺疾病诊断不足问题. 中华健康管理学杂志，2013，7（1）：44-47.
6. Mannino DM，Homa DM，Akinbami LJ，et al. Chronic obstructive pulmonary disease surveillance-United States，1971-2000. MMWR Surveill Summ，2002，51（6）：1-16.
7. Miravitlles M，Soriano JB，Garcia-Rio F，et al. Prevalence of COPD in Spain：impact of undiagnosed COPD

on quality of life and daily life activities. Thorax，2009，64（10）：863-868.

8. Kim DS，Kim YS，Jung KS，et a1. Prevalence of chronic obstructive pulmonary disease in Koren：a population-based spirometry survey. Am J Respir Crit Care Med，2005，172（7）：842-847.
9. Talamo C，de Oca MM，Halbert R，et al. Diagnostic labeling of COPD in five Latin American cities. Chest，2007，131（1）：60-67.
10. Calverley PM. COPD：early detection and intervention. Chest，2000，117（5 Suppl 2）：365-371S.
11. 钟南山. 早发现、早诊断和早干预应是我国慢性阻塞性肺疾病防治的主要研究方向. 中华结核和呼吸杂志，2012，35（4）：243-245.
12. Zhang FQ，Zheng JP，Wang JH，et al. Comparison of lung volume response with airflow response to bronchodilator in patients with chronic obstructive pulmonary disease. Zhonghua Jie He He Hu Xi Za Zhi，2010，33：109-113.
13. Grouse L. New studies address urgent need for early COPD diagnosis. J Thorac Dis，2011，4: 19-21.
14. Ley-Zaporozhan J，Kauczor HU. Imaging of airways：chronic obstructive pulmonary disease. Radiol Clin North Am，2009，47：331-342.
15. Fain SB，Panth SR，Evans MD，et al. Early emphysematous changes in asymptomatic smokers：detection with ^{3}He MR imaging. Radiology，2006，239：875-883.
16. Ofir D，Laveneziana P，Webb KA，et al. Mechanisms of dyspnea during cycle exercise in symptomatic patients with GOLD stage I chronic obstructive pulmonary disease. Am J Respir Crit Care Med，2008，177：622-629.
17. Pitta F，Troosters T，Spruit MA，et al. Characteristics of physical activities in daily life in chronic obstructive pulmonary disease. Am J Respir Crit Care Med，2005，171：972-977.
18. Lichtenstein P，Holm NV，Verkasalo PK，et al. Environmental and heritable factors in the causation of cancer：analyses of cohorts of twins from Sweden，Denmark and Finland. N Eng J Med，2000，343（2）：78-85.
19. Wilk JB，Chen TH，Gottlieb DJ，et al. A genome-wide association study of pulmonary function measures in the Framingham Heart Study. PLoS Genet，2009，5（3）：e1000429.
20. Pillai SG，Ge DL，Zhu GH，et al. A genome-wide association study in chronic obstructive pulmonary disease（COPD）：identification of two major susceptibility loci. PLoS Genet，2009，5（3）：e1000421.
21. Hancock DB，Eijgelsheim M，Wilk JB，et al. Meta-analyses of genome-wide association studies identify multiple loci associated with pulmonary function. Nature genetics，2010，42（1）：45-52.
22. Castaldi PJ，DeMeo DL，Kent DM，et al. Development of predictive models for airflow obstruction in Alpha-1-antitrypsin deficiency. Am J Epidemiol，2009，170：1005-1013.
23. Lode H，Allewelt M，Balk S，et al. A prediction model for bacterial etiology in acute exacerbations of COPD. Infection，2007，35：143-149.
24. Schembri S，Anderson W，Morant S，et al. A predictive model of hospitalisation and death from chronic obstructive pulmonary disease. Respiratory Medicine，2009，103：1461-1467.
25. Guo Y，Gong Y，Pan CM，et al. Association of genetic polymorphisms with chronic obstructive pulmonary disease in the Chinese Han population：a case-control study. BMC Medical Genomics，2012，5（1）：64-83.
26. Guo Y，Gong Y，Shi G，et al. Single-nucleotide polymorphisms in the TSPYL-4 and NT5DC1 genes are associated with susceptibility to chronic obstructive pulmonary disease. Mol Med Report，2012，6（3）：631-638.
27. Gong Y，Fan L，Wan H，et al. Lack of association between the TGF-β（1）gene and development of COPD in Asians：a case-control study and meta-analysis. Lung，2011，189（3）：213-223.

第十节　慢性阻塞性肺疾病患者呼吸困难的非药物治疗方法

慢性阻塞性肺疾病（chronic obstructive pulmonary disease，COPD）是人类主要致伤致死原因，目前已成为第四大死亡原因，2020 年慢阻肺将成为人类第三大死亡原因。呼吸困难是慢阻肺的首要症状，严重影响患者的生活质量。在严重的慢阻肺患者，98% 患者不能从事体力活动，87% 不能进行室内行走，57% 甚至不能独立完成刷牙、更衣、上厕所等基本活动。近来美国医师学会（ACP）、美国胸科医师学会（ACCP）、美国胸科学会（ATS）、欧洲呼吸病学会（ERS）联合颁布慢阻肺临床指南，更新了现有区域性多版本慢阻肺指南。该指南明确提出了治疗目标：改善呼吸困难症状，提高活动耐力，延缓肺功能减损速度，提高生活质量，减少和预防急性加重，降低病死率。目前慢阻肺患者呼吸困难的综合治疗包括药物和非药物治疗，并且非药物治疗的研究日益受到关注。

呼吸困难是指患者的某种不同强度、不同性质的空气不足、呼吸不畅、呼吸费力及窒息等呼吸不适感的主观体验，伴或不伴呼吸费力表现，如张口呼吸、鼻翼扇动、辅助呼吸肌参与呼吸运动等，也可伴有呼吸频率、深度与节律的改变，患者的精神状况、生活环境、文化水平、心理因素及疾病性质等对其呼吸困难的描述具有一定的影响。2012 年美国胸科协会指出呼吸困难是某种包括不同强度、不同性质的呼吸不适感的主观体验。

呼吸困难的发病机制包括：①劳力性（work/effort），可能与气流受限、呼吸肌力减退有关；②胸部发紧感（tightness），可能与支气管收缩、气道感受器刺激增加有关；③空气渴求感 / 吸气不足感（air hunger/unsatisfied inspiration），可能与呼吸驱动增加有关。发生的原因涉及气流受阻、气体交换异常、过度通气［静态和（或）动态］、支气管收缩、急性加重 / 系统性炎症反应、痰堵、焦虑 / 恐慌等。

为了评价慢阻肺呼吸困难的严重程度、自然进程或干预的疗效、预测其预后，需要对其进行评估。严重程度的评估是呼吸困难评估中的难点。不同疾病的呼吸困难评估方法也多有不同，目前尚无通用的呼吸困难的评估方法。呼吸困难的评估包括临床感知情况、感受严重程度及症状的影响和负担等三方面。呼吸困难的严重程度与原发疾病的严重程度常不一致，呼吸困难严重程度评估不能代替原发疾病的严重程度的评估。

临床评估呼吸困难时，详细询问病史、患者症状感受并结合诊断性检查是诊断呼吸困难的重要基础，有助于确定大部分心脏疾病、肺部疾病和神经肌肉疾病患者的呼吸困难病因。一般而言，如果病因判断正确和处理得当，呼吸困难会有所减轻，并可提高活动耐力。对不明原因的呼吸困难者，应行呼吸病学、心脏病学等专家多学科会诊，有助于发现潜在的呼吸困难原因。

较常用的呼吸困难严重程度的评估测量工具包括：英国医学研究协会的呼吸困难量表（modified British Medical Research Council，mMRC）、Borg 量表、可视 Analog 问卷（visual analogue scales，VAS）、WHO 呼吸困难问卷、ATS 呼吸困难评分、基线呼吸困难指数（baseline dyspnea index，BDI）、变化期呼吸困难指数（transition dyspnea index，TDI）等。评估呼吸困难症状的影响与负担的常用测量工具有：慢性呼吸系统疾病呼吸困难因素问卷（chronic respiratory questionnaire，CRQ）、圣乔治呼吸问卷（St George's respiratory questionnaire，SGRQ）、肺功能状况评分（PFSS）、计算机自适应 BDI/TDI、计算机自适应 CRQ 等。但上述方法评估结果变异性较大。特定量表对特定疾病的呼吸困难评估具有明确的临床意义，如目前对慢阻肺的呼吸困难评估推荐用 mMRC 评估，mMRC 与慢阻肺预后有明确相关性。

2015 版 COPD 指南则将 mMRC 纳入 COPD 综合评估的重要部分之一，具体内容见表 2-10-1。

表 2-10-1 mMRC 分级

mMRC 分级 0	我仅在费力运动时出现呼吸困难
mMRC 分级 1	我平地快步行走或步行爬小坡是出现气短
mMRC 分级 2	我由于气短，平地行走时比同龄人慢或者需要停下来休息
mMRC 分级 3	我在平地行走 100 米左右或数分钟后需要停下来喘气
mMRC 分级 4	我因严重呼吸困难以至于不能离开家，或在穿衣服、脱衣服时出现呼吸困难

在临床实践中确定特定慢阻肺患者在某一阶段呼吸困难的具体原因有时较为困难，并且药物治疗并非都有效，部分患者依从性差，所以采用非药物治疗非常重要。目前针对 COPD 呼吸困难的非药物治疗方法包括：呼吸锻炼（腹式呼吸、缩唇呼吸、对抗阻力呼吸训练法、吸气末停顿呼吸、定量步行运动）、体态（包括步态）、呼吸康复、气道清理技术和其他一些方法。

2015 年 GOLD 指南推荐稳定期慢阻肺患者的非药物治疗措施如表 2-10-2。

表 2-10-2 2015 年 GOLD 指南推荐稳定期慢阻肺患者的非药物治疗措施

患者	基本措施	推荐	根据当地指南决定
A 组	戒烟（可以包括药物治疗）	体育活动	流感或者肺炎疫苗
B.C.D 组	戒烟（可以包括药物治疗），肺康复	体育活动	流感或者肺炎疫苗

Holland 等在 2012 年采用荟萃分析研究了 16 个 RCT 研究（含 1233 个 COPD 患者，干预措施包括缩唇呼吸、腹式呼吸等方法），结果发现：呼吸锻炼对 COPD 患者呼吸困难和健康相关生活质量的影响并不完全一致，呼吸锻炼对不能进行运动训练的 COPD 患者有助于提高其运动耐量；然而，上述研究并不建议将呼吸锻炼在 COPD 患者的综合治疗中广泛运用。

缩唇呼吸可以改善肺内气体交换，增加潮气量，显著减少呼吸频率，呼吸困难有所减轻，并可提高 SaO_2，降低 $PaCO_2$。也有研究报道，缩唇呼吸能显著减少患者的呼气末肺容积，从而减少肺部过度膨胀，这可能与缩唇呼吸缓解呼吸困难有关。COPD 患者在坐位或站位时向前倾斜或采用被动的肩带固定有助于减轻呼吸困难的感受。也有研究认为 COPD 患者在活动时借助助力车或四轮支架支撑可显著缓解呼吸困难症状，助步器是通过机械帮助行走以达到减轻患者呼吸困难的非药物方法。在 AECOPD 呼吸困难症状加剧、活动受限时可以经常调整处方，也可以根据疾病进展的情况长期使用。在 6 分钟步行距离测试中，COPD 患者独自行走的距离不到 300m，使用助行器可以增加步行距离，减少呼吸困难症状。

Lacasse Y 等在 2009 年发表的一篇 Cochrane 评价中，分析了与慢阻肺患者康复相关的 31 个随机、临床、多中心的研究，结果表明：应对所有 COPD 患者进行呼吸康复以改善呼吸困难和健康状况。Cambach W 等分析了 18 篇关于通过对 COPD 患者采取运动干预措施来改善其运动能力和生存质量研究的文献，表明经过运动干预治疗的 COPD 患者，其呼吸困难明显改善。

对 COPD 患者进行呼吸康复可明显改善呼吸困难症状，究其原因并非改善患者 FEV_1，而在于减轻慢阻肺的肺外症状，主要包括心血管疾病、代谢疾病以及骨骼肌功能障碍。康复治疗对进行性气流受限、严重呼吸困难而很少活动的慢阻肺患者，可以改善其活动能力，提高生命质量，这是慢阻肺患者一项重要的治疗措施。康复治疗包括呼吸生理治疗、肌肉训练、营养支持、精神治疗和教育等多方面措施。呼吸生理治疗包括：①帮助患者咳嗽，用力呼气以促进分泌物清除；②使患者放松，进行缩唇呼吸及避免快速浅表呼吸，以帮助患者克服急性呼吸困难等措施。肌肉训练有全身性运动和呼吸肌锻炼，前者包括步行、登楼梯、踏车等，后者有腹式呼吸锻炼等。营养支持要求达到理想体重，同时避免摄入高碳水化合物和高热量饮食，以免产生过多二氧化碳。

COPD 患者在社区采用定量步行运动和呼吸锻炼进行康复治疗后，患者的呼吸困难感觉减轻。远程康复也是慢阻肺患者一种安全可行的选择。

胸部物理治疗（chest physiotherapy，CPT）的方法在 COPD 中的作用越来越被重视且被肯定。通过胸部物理治疗不仅可以清除气道分泌物，还可以增强胸廓的活动，协调各种呼吸肌的功能，增加肺活量和吸氧量，改善气道闭塞，减轻呼吸困难，并通过影响神经、循环、消化等系统的功能，改善全身状况。

传统的胸部物理治疗包括体位引流法、叩击法、摇振法、呼吸锻炼及咳嗽运动等。现代的胸部物理治疗不仅包括了传统治疗方法更加入了体位运动治疗和心肺康复，这种现代胸部物理治疗更适宜慢阻肺患者使用。临床上胸部物理治疗方法种类多样。但效果不一，对适宜慢阻肺患者进行现代胸部物理治疗主要是气道净化技术、呼吸肌和骨骼肌的功能锻炼三方面。

气道净化技术在主要的慢阻肺诊疗指南中并未推荐使用（GOLD 2015，ATS/ERS 2004，NICE 2010）；部分研究认为其在稳定期 COPD 患者可获益；在 AECOPD 患者，Kodric 的研究认为可获益，而其他的研究则得出相反的结论。在 Weiner P 的试验中，38 名中重度 COPD 患者进行了呼吸肌训练后，运动中呼吸困难的程度也有显著改善。吸气肌锻炼（IMT）不推荐作为呼吸康复的常规辅助措施。Sian 等对 20 例中至重度 COPD 患者进行了骨骼肌锻炼的试验，结果显示患者逐步增加用力对抗，呼吸困难可达到最大的耐力强度。

慢阻肺患者活动时进行无创通气有助于减轻运动时呼吸困难。急性加重期患者应用无创性正压通气减轻呼吸困难，从而降低气管插管和有创机械通气的使用，缩短住院天数，降低患者的病死率。

认知行为疗法（CBT），包括放松策略对焦虑和抑郁有一些有利影响。

针灸在一些小样本的研究中显示有一定的作用，但仍有一些矛盾的结果。

瑜伽可以通过促进锻炼计划和适应生活方式的改变，减轻相关焦虑而缓解呼吸困难，有些研究则认为无明显作用。静观训练（为期 8 周，侧重于减轻压力、放松），对劳力性呼吸困难没有益处。现有证据并不支持冥想运动有效。瑜伽对 COPD 患者呼吸困难的疗效有待于进一步研究。

对静息状态下和（或）轻微活动状态下，有低氧血症的患者，长期持续低流量氧疗可以减轻呼吸困难，降低进展期 COPD 患者的病死率。但是，没有低氧血症的进展期 COPD 患者，氧疗是否可以缓解呼吸困难．尚缺少相关的研究。

总之，在所有的非药物治疗措施中呼吸康复已被证实可显著改善 COPD 患者的呼吸困难症状。

（林　勇　孙思庆）

参考文献

1. Urbano FL，Pascual RM. Contemporary issues in the care of patients with chronic obstructive pulmonary disease. J Manag Care Pharm，2005，11（5 Suppl A）：S2-13；quiz S14-16.
2. Deaths from chronic obstructive pulmonary disease--United States，2000-2005. MMWR Morb Mortal Wkly Rep，2008，57（45）：1229-1232.
3. Mahler DA，Harver A. A factor analysis of dyspnea ratings，respiratory muscle strength，and lung function in patients with chronic obstructive pulmonary disease. Am Rev Respir Dis，1992，145（2 Pt 1）：467-470.
4. Skilbeck J，Mott L，Page H，et al. Palliative care in chronic obstructive airways disease：a needs assessment. Palliat Med，1998，12（4）：245-254.
5. Qaseem A，Wilt TJ，Weinberger SE，et al. Diagnosis and management of stable chronic obstructive pulmonary disease：a clinical practice guideline update from the American College of Physicians，American College of Chest Physicians，American Thoracic Society，and European Respiratory Society. Ann Intern Med，2011，155（3）：179-191.
6. Vestbo J，Hurd SS，Agusti AG，et al. Global strategy for the diagnosis，management，and prevention of chronic obstructive pulmonary disease：GOLD executive summary. Am J Respir Crit Care Med，2013，187（4）：347-365.
7. 呼吸困难诊断、评估与处理的专家共识组. 呼吸困难诊断、评估与处理的专家共识. 中华内科杂志，2014，53（4）：337-341.
8. Parshall MB，Schwartzstein RM，Adams L，et al. An official American Thoracic Society statement：update on the mechanisms，assessment，and management of dyspnea. Am J Respir Crit Care Med，2012，185（4）：435-452.
9. Dyspnea. Mechanisms，assessment，and management：a consensus statement. American Thoracic Society. Am J Respir Crit Care Med，1999，159（1）：321-340.
10. Mahler DA，Harver A，Lentine T，et al. Descriptors of breathlessness in cardiorespiratory diseases. Am J Respir Crit Care Med，1996，154（5）：1357-1363.
11. Han J，Zhu Y，Li S，et al. Respiratory complaints in Chinese：cultural and diagnostic specificities. Chest，2005，127（6）：1942-1951.
12. 沙悦，曾学军，韩江娜. 慢性阻塞性肺疾病的呼吸困难. 国际呼吸杂志，2013，33（1）：48-52.
13. GLOBAL STRATEGY FOR THE DIAGNOSIS，MANAGEMENT，AND PREVENTION OF CHRONIC OBSTRUCTIVE PULMONARY DISEASE UPDATED 2015，http://www.goldcopd.org/ uploads/ users/files/ GOLD_Report_2015_Sept2.pdf
14. Holland AE，Hill CJ，Jones AY，McDonald CF. Breathing exercises for chronic obstructive pulmonary disease. Cochrane Database Syst Rev，2012，10：CD008250.
15. Nici L，Donner C，Wouters E，et al. American Thoracic Society/European Respiratory Society statement on pulmonary rehabilitation. Am J Respir Crit Care Med，2006，173（12）：1390-1413.
16. Spahija J，de Marchie M，Grassino A. Effects of imposed pursed-lips breathing on respiratory mechanics and dyspnea at rest and during exercise in COPD. Chest，2005，128（2）：640-650.
17. Bott J，Blumenthal S，Buxton M，et al. Guidelines for the physiotherapy management of the adult，medical，spontaneously breathing patient. Thorax，2009，64（Suppl 1）：i1-51.

18. Solway S，Brooks D，Lau L，Goldstein R. The short-term effect of a rollator on functional exercise capacity among individuals with severe COPD. Chest，2002，122（1）：56-65.

19. Lacasse Y，Goldstein R，Lasserson TJ，et al. Pulmonary rehabilitation for chronic obstructive pulmonary disease. Cochrane Database Syst Rev，2006，18（4）：CD003793.

20. Cambach W，Wagenaar RC，Koelman TW，et al. The long-term effects of pulmonary rehabilitation in patients with asthma and chronic obstructive pulmonary disease：a research synthesis. Arch Phys Med Rehabil，1999，80（1）：103-111.

21. 慢性阻塞性肺疾病诊治指南（2013 年修订版）. 中华结核和呼吸杂志，2013，36（4）：255-264.

22. Lee AL，Holland AE. Time to adapt exercise training regimens in pulmonary rehabilitationa review of the literature. Int J Chron Obstruct Pulmon Dis，2014，9：1275-1288.

23. Laciuga H，Rosenbek JC，Davenport PW，et al. Functional outcomes associated with expiratory muscle strength training：narrative review. J Rehabil Res Dev，2014，51（4）：535-546.

24. Nici L，ZuWallack RL. Pulmonary rehabilitation：future directions. Clin Chest Med，2014，35（2）：439-444.

25. 何顺平，黄江，刘志锋，等. 定量步行运动和呼吸锻炼在慢性阻塞性肺疾病患者社区康复治疗中的应用. 中华物理医学与康复杂志，2013，35（5）：371-374.

26. aneroni M，Colombo F，Papalia A，et al. Is Telerehabilitation a Safe and Viable Option for Patients with COPD? A Feasibility Study. COPD，2015，12（2）：217-225.

27. Christensen EF，Norregaard O，Dahl R. Nebulized terbutaline and positive expiratory pressure in chronic obstructive pulmonary disease. Pneumologie，1991，45（3）：105-109.

28. Wolkove N，Kamel H，Rotaple M，et al. Use of a mucus clearance device enhances the bronchodilator response in patients with stable COPD. Chest，2002，121（3）：702-707.

29. Kodric M，Garuti G，Colomban M，et al. The effectiveness of a bronchial drainage technique（ELTGOL）in COPD exacerbations. Respirology，2009，14（3）：424-428.

30. Osadnik CR，McDonald CF，Holland AE. Airway clearance techniques in acute exacerbations of COPD：a survey of Australian physiotherapy practice. Physiotherapy，2013，99（2）：101-106.

31. Cross JL，Elender F，Barton G，et al. Evaluation of the effectiveness of manual chest physiotherapy techniques on quality of life at six months post exacerbation of COPD（MATREX）：a randomised controlled equivalence trial. BMC Pulm Med，2012，12：33.

32. Weiner P，Magadle R，Beckerman M，et al. Maintenance of inspiratory muscle training in COPD patients：one year follow-up. Eur Respir J，2004，23（1）：61-65.

33. Lotters F，van Tol B，Kwakkel G，et al. Effects of controlled inspiratory muscle training in patients with COPD：a meta-analysis. Eur Respir J，2002，20（3）：570-576.

34. Turner SE，Eastwood PR，Cecins NM，et al. Physiologic responses to incremental and self-paced exercise in COPD：a comparison of three tests. Chest，2004，126（3）：766-773.

35. Borel JC，Verges S，Pepin JL，et al. Home exercise training with non-invasive ventilation in thoracic restrictive respiratory disorders：a randomised study. Respir Physiol Neurobiol，2009，167（2）：168-173.

36. Keilty SE，Ponte J，Fleming TA，et al. Effect of inspiratory pressure support on exercise tolerance and breathlessness in patients with severe stable chronic obstructive pulmonary disease. Thorax，1994，49（10）：990-994.

37. Kunik ME，Braun U，Stanley MA，et al. One session cognitive behavioural therapy for elderly patients with chronic obstructive pulmonary disease. Psychol Med，2001，31（4）：717-723.

38. Jobst K，Chen JH，McPherson K，et al. Controlled trial of acupuncture for disabling breathlessness. Lancet，1986，2（8521-22）：1416-1419.

39. Suzuki M，Namura K，Ohno Y，et al. The effect of acupuncture in the treatment of chronic obstructive pulmonary disease. J Altern Complement Med，2008，14（9）：1097-1105.

40. Suzuki M，Muro S，Ando Y，et al. A randomized，placebo-controlled trial of acupuncture in patients with chronic obstructive pulmonary disease（COPD）：the COPD-acupuncture trial（CAT）. Arch Intern Med，2012，172（11）：878-886.

41. Lewith GT，Prescott P，Davis CL. Can a standardized acupuncture technique palliate disabling breathlessness：a single-blind，placebo-controlled crossover study. Chest，2004，125（5）：1783-1790.

42. Norweg A，Collins EG. Evidence for cognitive-behavioral strategies improving dyspnea and related distress in COPD. Int J Chron Obstruct Pulmon Dis，2013，8：439-451.

43. Donesky-Cuenco D，Nguyen HQ，Paul S，et al. Yoga therapy decreases dyspnea-related distress and improves functional performance in people with chronic obstructive pulmonary disease：a pilot study. J Altern Complement Med，2009，15（3）：225-234.

44. Mularski RA，Munjas BA，Lorenz KA，et al. Randomized controlled trial of mindfulness-based therapy for dyspnea in chronic obstructive lung disease. J Altern Complement Med，2009，15（10）：1083-1090.

45. Lorenc AB，Wang Y，Madge SL，et al. Meditative movement for respiratory function：a systematic review. Respir Care，2014，59（3）：427-440.

46. Donesky D，Melendez M，Nguyen HQ，Carrieri-Kohlman V. A responder analysis of the effects of yoga for individuals with COPD：who benefits and how. Int J Yoga Therap，2012，（22）：23-36.

47. Mahler DA，Selecky PA，Harrod CG，et al. American College of Chest Physicians consensus statement on the management of dyspnea in patients with advanced lung or heart disease. Chest，2010，137（3）：674-691.

48. Guell RMR，Diaz LS，Rodriguez TG，et al. Pulmonary rehabilitation. Arch Bronconeumol，2014，50（8）：332-344.

第十一节　心肺运动试验指导设计肺康复运动处方

以运动为核心的肺康复不仅是慢性阻塞性肺疾病（COPD）同时也是其他慢性肺部疾病患者的综合治疗的重要组成部分之一。大量研究证明，肺康复能减轻患者呼吸困难的症状，提高运动能力和生活质量。研究还显示，高强度运动锻炼所产生的效果比低强度运动好。但高强度运动也增加了患者运动相关的风险，并且，不同患者在年龄、疾病、脏器功能等方面存在很大差异，因此，每个患者所需的运动强度及运动风险各不相同。运动处方即是在对患者的心肺运动反应评价的基础上，制定个体化的运动强度，目的是在控制运动风险的前提下，提高运动强度，以达到肺康复效益的最大化。

一、心肺运动试验评估运动能力与运动风险

心肺运动试验（cardiopulmonary exercise testing，CPET）是通过监测机体在运动状态下的摄氧量（VO_2）、二氧化碳排出量（VCO_2）、心率（HR）、分钟通气量（VE）等来评价心肺等脏器对运动的反应。运动时，机体的能量需求增加，需要吸入和输送更多的 O_2，排出能量代谢增加产生的 CO_2，要完成这些工作，不仅需要肺和心脏的活动加强，还需要肺、心脏和肌肉

等脏器密切协调的工作才能完成。因此，运动中的气体代谢变化（VO_2 和 VCO_2）反映了心肺在运动中的表现，并且将心与肺偶连，同时对他们的功能进行评价。由于是在运动中评价，所以是对它们的储备功能进行评价，因此具有无创、定量和敏感的特点。此外，运动中同时还监测经皮血氧饱和度、血压、心电图等，以便综合评价机体储备功能和运动风险。

一个人的运动能力及运动中的风险是受很多因素影响的，我们很难准确地进行预测，如 FEV_1 不能准确预测 COPD 患者运动是否发生低氧。CPET 采用递增和症状自限性的运动方式（即每分钟递增功率，至受试者不能保持自行车转数 50 转 / 分），运动到个人的最大运动耐受量，因此，它是实测个体的最大运动能力，并且观测在整个运动过程中的经皮血氧饱和度、血压、心电图等，以判断运动中出现的心肺风险。在极量运动下的 VO_2 为最大摄氧量（peak VO_2），研究表明，peak VO_2 可用来对心功能进行定量分级，能预测慢性心功能不全等患者的预后。

二、根据 CPET 制定运动处方

肺康复和心脏康复虽然名称不同，但内容基本是一样的，临床效果也是肯定的。运动处方包括：运动形式、运动强度、运动时间和运动频次。其中，运动方式（持续耐力运动和间断运动）、运动时间（每次 20～60 分钟）和运动频次（每周 3～5 次）基本可以固定化，只有运动强度是个体化的，也是运动处方最重要的设计内容。研究表明，运动强度与生理效果是成正比的，即强度越大，效果越好。但运动强度越大，风险越高。因此，如何在控制风险的前提下，提高运动强度是运动处方的核心。肺康复指南中强调，肺康复前做患者评估，如肺功能、心电图、血气、胸部 CT、超声心动等，但这些检查只能对患者肺的形态和功能，以及心脏的形态和功能进行评价，其结果都不能对患者的运动能力和运动风险进行准确的评估，因为，一个人的运动能力和运动风险是受多种因素影响的，FEV_1 低的 COPD 患者的运动能力并不一定就比 FEV_1 高的人低，其运动中发生低氧的风险也并不一定就高。我们的研究显示，COPD 患者运动发生低氧与肺弥散功能障碍和肺泡 - 动脉氧分压差增大有关，与气流受限关系不大。不知道每个患者的运动风险可能发生在多大的运动强度，也就不可能科学地制定个体化的运动强度，因为个体化的运动强度是在避免运动风险的基础上，尽可能高的可耐受的运动强度。而 CPET 是通过实际测定个体的最大运动能力，以及观察在整个运动过程中出现的风险，并且可定位于在多大运动强度下出现风险，从而达到评价的目的。因此，CPET 是评估运动风险和制定个体化运动强度的有力工具。

如何确定高强度运动？新近发表的肺康复指南建议采用美国运动医学会（The American College of Sports Medicine）的相关指南，应 >60% 最大运动负荷，该最大运动负荷应是在运动前评估中确定的，每个人的最大运动负荷是不同的，即使是同一个人也会随着运动锻炼而提高。也有学者提出 Borg 呼吸困难评分或疲劳评分 4～6 分为中～强负荷。从运动生理角度，一些学者提出运动中出现的通气阈值的第一个拐点（通气阈、乳酸阈或无氧阈，AT）是区分中和高运动量的分界线，标志着有氧代谢已经不能满足运动的能量需求，无氧酵解开始参与能量合成，此时体内乳酸开始增加，血液中 $HCO3^-$ 等碱性离子与乳酸中和使 CO_2 产生和排出量增加。根据这个特点，我们可以采用无创的方法确定 AT，通常采用 V-slope、VE/VO_2 和 VE/VCO_2 来确定。在慢性心衰患者的康复方案中，有学者将无氧阈作为运动强度的上限，以避免运动风险。但也有学者认为运动强度应制定在无氧阈之上，以便能获得更好的康复效果。我们曾对 62 例稳定期 COPD 患者进行递增和症状自限性心肺运动试验，采用 V-slope 和通气当量的方法确定 AT，结果有 53 例患者（85%）可确定 AT，AT 占 peak

VO_2 的 68%±10%。受试者在 AT 状态下，经皮氧饱和度在安全范围内（94%±2%），呼吸储备较高（平均 48%），心电图未出现心肌缺血改变，偶有房性或室性期前收缩，因此，静息无明显缺氧的 COPD 患者可以安全地耐受无氧阈强度的运动。

三、运动处方转化

在实验室里为患者制定了合理的运动强度后，如何能让其在平时的运动中保持这个强度，即运动处方如何进行转化。在我国，多数患者的锻炼是在社区，如何使有了运动处方的患者按照处方上的运动强度进行锻炼？目前尚无很好的简便方法。心率是衡量运动强度较为客观的指标之一，一般情况下，我们在实验室确定运动强度后，可以用即刻的心率作为运动强度的标准（如功率对应的心率，或 VO_2 对应的心率）。患者锻炼时就可以通过监测心率来控制运动强度，避免过小或过大。虽然现在市场上有监测心率的设备，但运动时佩戴设备多有不便，并且如果是通过脉搏监测心率，则运动时误差很大。如何能使患者在日常的锻炼中，用较方便的手段按照医生制定的运动强度训练，目前，国内外研究报道不多。有学者报道用说话试验（talk test）来评价和指导运动强度。在运动过程中每隔固定时间增加运动强度并询问受试者是否能正常说话（答案选项为“是”，“不确定”，“否”），将最后一次能正常说话的运动强度记为参考值，该值接近无氧阈，可用于指导患者做康复运动。计数法（count scale，CS）是我们前期提出的一种简单易行的评估呼吸困难的方法，具有良好的敏感性和重复性。在此基础上，我们又研究了 CS 与心率的相关性，结果显示，CS 方法可以帮助患者在运动中了解自己的即刻运动强度，达到运动处方中的设定心率，即实现运动处方的转化（图 2-11-1）。而且该方法简单，无需仪器，患者经过培训后即能很快掌握。

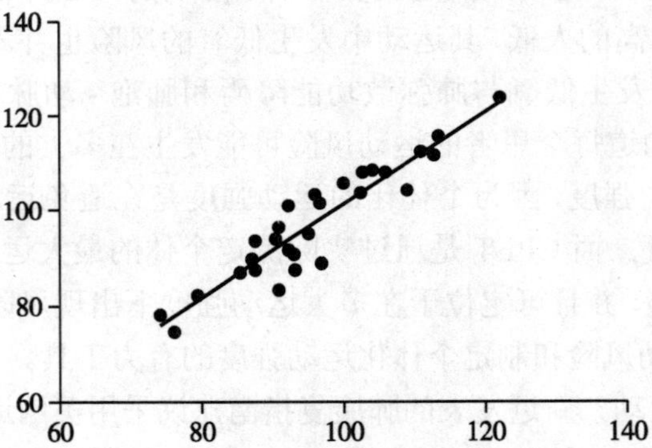

图 2-11-1　CS 方法确定 HR

HR1 是目标心率，HR2 是通过 CS 方法确定的心率（$r = 0.932$；$P < 0.001$）

（王浩彦）

参考文献

1. Global Initiative for Chronic Obstructive Lung Disease. Global strategy for diagnosis, management and prevention of COPD.(Updated 2011). http://www.goldcopd.com.

2. Spruit MA, Singh S, Garvey C, et al. An official American Thoracic Society/European Respiratory Society Statement: key concepts and advances in pulmonary rehabilitation-an Executive Summary. Am J Respir Crit

Care Med，2013，188（8）：e13-64.

3. Datta D，Zuwallack R. High versus low intensity exercise training in pulmonary rehabilitation：is more better? Chron Respir Disease，2004，1：143-149.
4. 吴波，袁玮，徐秋芬，等. 两种运动试验对慢性阻塞性肺疾病患者运动低氧的比较. 心肺血管病杂志，2014，33：688-691.
5. 王浩彦，徐秋芬，丁海菊，等. 慢性阻塞性肺疾病患者在静态和最大运动状态下的肺泡 - 动脉氧分压差的研究. 中华医学杂志，2007，87：3192-3195.
6. Spruit MA，Singh S，Garvey C，et al. An official American Thoracic Society/European Respiratory Society Statement：key concepts and advances in pulmonary rehabilitation. Am J Respir Crit Care Med，2013，188：e13-64.
7. Garber CE，Blissmer B，Deschenes MR，et al. American College of Sports Medicine. American College of Sports Medicine position stand：quantity and quality of exercise for developing and maintaining cardiorespiratory，musculoskeletal，and neuromotor fitness in apparently healthy adults：guidance for prescribing exercise. Med Sci Sports Exerc，2011，43：1334-1359.
8. Jeans EA，Foster C，Porcari JP，et al. Translation of exercise testing to exercise prescription using the talk test. J Strength Cond Res，2011，25（3）：590-596.
9. Zanettini R，Centeleghe P，Franzelli C，et al. Validity of the talk test for exercise prescription after myocardial revascularization. Eur J Prev Cardiol，2013，20（2）：376-382.
10. Wang HY，Xu QF，Yuan W，et al. A new method for rating dyspnea during exercise in patients with COPD. Chin Med J，2013，126（19）：3616-3620.
11. Wang HY，Miao Q，Xu QF. et al. Translation of exercise test response to training intensity using the count scale. Respir Care，2016，61（2）：220-224.

第十二节　慢性阻塞性肺疾病表型研究进展

一、表型的概念及意义

慢性阻塞性肺疾病（简称慢阻肺或COPD）是一种持续存在的气流受限性疾病，其在临床表现、疾病进展、对治疗的反应性等方面均存在明显的异质性。近年来有学者试图通过不同的表型（phenotypes）对COPD的异质性进行描述和研究。

表型是指某一生物体特定的外观或组成部分，主要受生物的基因型和环境影响。慢阻肺表型识别能将慢阻肺患者分类成独立类群，发现具有独特预后或治疗特征的患者组别，可使我们更深入地慢阻肺的异质性，并由此制定出具有针对性的治疗方案，改善疾病预后。

理想的慢阻肺表型应该能够反映慢阻肺患者之间的特征差异，如症状、急性加重、生理、影像、分子生物标志物、治疗反应、疾病进展速度和死亡，具有独特预后或治疗特征（图2-12-1）。

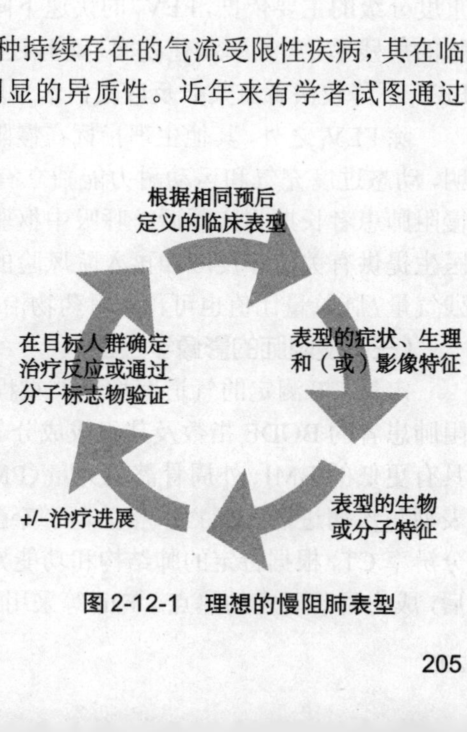
根据相同预后
定义的临床表型
表型的症状、生理
和（或）影像特征
表型的生物
或分子特征
+/–治疗进展
在目标人群确定
治疗反应或通过
分子标志物验证

图2-12-1　理想的慢阻肺表型

二、表型的种类

目前慢阻肺主要分为 7 种表型：临床表型、生理表型、影像学表型、慢阻肺频发急性加重表型、全身性炎症表型、合并症和多维指数分型。此外，也有学者提病理表型和预后相关表型，还有学者把慢阻肺合并哮喘、慢阻肺合并支气管扩张、慢阻肺合并 2 型糖尿病、慢阻肺合并阻塞睡眠呼吸暂停低通气综合征也认为是慢阻肺新的表型。

（一）慢阻肺的临床表型

慢阻肺临床表型可以通过临床症状和特征加以识别，如年龄、吸烟史、性别、种族、抑郁和焦虑、体质指数、运动耐量等都会影响慢阻肺的进展。

1. 年龄表型　与年轻慢阻肺患者相比，老年患者（≥65 岁）胸部 CT 显示其气体滞留和肺气肿百分比较高、6 分钟步行距离和静息血氧饱和度较低；而年轻慢阻肺患者呼吸困难症状较重、生活质量较差、重度急性加重频率较高。老年慢阻肺患者合并症（冠心病、高血压、骨质疏松、外周血管病）风险较高。此外，老年患者对各种治疗药物（吸入糖皮质激素、抗胆碱能药物）的不良反应比较敏感，在急性加重期容易发生耐药细菌感染，而血管紧张素转化酶抑制剂类药物和他汀类药物可以降低老年慢阻肺患者的病死率。

2. 性别表型　女性慢阻肺患者气道病变及肺气肿程度不同于男性患者，在 FEV_1 相近时，女性多表现为气道病变型，而男性则多倾向表现为肺气肿型。慢阻肺基因研究显示，无论 GOLD 分级高低，女性患者症状较重、急性加重及合并症（胃食管反流和阻塞性睡眠呼吸暂停）发生率较高；并且女性患者生活质量较差，较易出现抑郁、焦虑且对烟草毒性作用敏感。

3. 慢性支气管炎表型　慢性咳嗽和咳痰是慢阻肺的主要症状，一项比较了有无慢性支气管炎患者的临床和影像资料的慢阻肺基因研究发现，FEV_1 无显著差异，但慢性支气管炎组吸烟量较大、生活质量（SGRQ 评分）较差、呼吸困难评分和疾病综合评分（BODE 指数）均较高，加重次数较多；肺部 CT 显示，慢性支气管炎组肺气肿程度低于对照组。

（二）慢阻肺的生理表型

肺功能指标，包括 FEV_1、用力肺活量（FVC）以及二者的比值，是目前慢阻肺诊断和严重度分级的主要依据，FEV_1 的快速下降可能代表一个独特的慢阻肺表型，不仅能预测慢阻肺的病残率、病死率和住院率，而且还与不同的血浆生物标记物相关。男性慢阻肺患者中 FEV_1 下降较快者血浆 C 反应蛋白水平增加。

除 FEV_1 之外，其他生理指标在慢阻肺表型研究中也起到一定的作用。Ozgur 等研究表明，动态过度充气和运动耐力能独立有效地预测慢阻肺患者的病情及死亡率，可用于评估慢阻肺患者长期临床预后。呼吸中枢驱动指标也可用于监测慢阻肺急性加重患者，为临床医生提供有关治疗反应和再入院风险的有用信息。UPLIFT 研究发现一氧化碳扩散能力和残气量 / 肺总量比值也可预测对药物治疗的反应。

（三）慢阻肺的影像学表型

定量 CT 测定的气道壁增厚严重程度与慢阻肺急性加重的频率相关；而肺气肿则与慢阻肺患者的 BODE 指数及其组成成分 MMRC、6MWD 和 BMI 相关。肺气肿型慢阻肺患者具有更低的 BMI、外周骨骼肌力量（PMS）和运动能力，具有更差的心肺运动功能；肺气肿表型与疾病进展和死亡率相关，而气道疾病表型则与症状和健康状态相关。因此，采用高分辨率 CT，根据特定的肺结构和功能异常（肺气肿、气管壁增厚和气体陷闭）预测慢阻肺预后，成为目前研究的热点。Fan 等采用高分辨 CT 通过测量肺总容量（TLV）、总肺气肿体积

(TEV)及肺气肿指数(E1)将慢阻肺分为3类，即A、E和M型。发现A型和E型的FEV_1/FVC明显不同，A型中TEV和EI的值均低于E和M型。同时采用磁灌注成像根据信号的强弱来定量其通气血流比值的大小，结果发现A型的高于E型。

(四) 慢阻肺频发急性加重表型

预测急性加重的最好指标是急性加重史，即患者前一年急性加重发生频率，它能够作为预测次年该患者发生急性加重频率的指标。频发急性加重的慢阻肺患者生命质量更低，住院次数更多，死亡的风险更大，加重肺功能损害，加速疾病进展，且气道炎症可能更活跃，对病毒感染的易感性更高。目前频发急性加重的概念很难统一，目前公认为频繁急性加重表型的定义为：慢阻肺急性加重≥2次/年，在没有治疗的情况下，两次急性加重的间隔至少6周，在治疗情况下则至少间隔4周。慢阻肺急性加重频率和严重程度随慢阻肺的严重程度的增加而增加，但并非完全一致。

(五) 全身炎症表型

全身炎症反应的标志物C反应蛋白(CRP)、纤维蛋白原的水平均与患者的住院率和病死率相关。CRP、纤维蛋白原和外周血白细胞计数有助于关于合并症的预测。有持续全身炎症反应的慢阻肺患者全身性炎症更严重，肥胖比例较高，全因死亡率和急性加重频率明显高于无全身炎症反应的患者。因此全身性炎症的存在，可能代表了一种独特的慢阻肺表型。多个标志物联合较单个标志物的预测功能强。但目前尚没有针对慢阻肺系统性炎症的治疗。

(六) 慢阻肺-支气管哮喘重叠表型(ACOS)

既往有哮喘史、特异反应史、无吸烟史或相关有害颗粒暴露史、以喘鸣为主要临床症状，这些都需要高度怀疑ACOS。这类患者通常伴有气道嗜酸性粒细胞炎症反应增强，痰嗜酸性粒细胞水平及呼气一氧化氮水平增高，并且频繁发生急性加重，呼吸道症状更多，生命质量更差，病死率增高。ACOS对吸入糖皮质激素治疗有良好的反应，可能为慢阻肺一种独特的表型。

(七) 合并症表型

合并症的存在作为影响慢阻肺的预后因素，可被作为一种表型。慢阻肺常合并心血管疾病、代谢性疾病、骨质疏松症、糖尿病、焦虑、抑郁、骨骼肌萎缩和功能障碍、肺癌、肺纤维化、慢性肾脏疾病和支气管扩张等。心脏疾病、糖尿病、心衰等合并症会降低慢阻肺患者的生活质量、增加慢阻肺患者急性加重次数、增加死亡率。合并症的数量与慢阻肺急性加重风险及住院率呈正相关，每增加一个合并症，自评健康状况中出现健康状况较差的几率会增加43%；相比FEV_1和呼吸困难症状，3个或3个以上合并症能更好地反映健康相关生活质量评分，因此合并症的数量也是死亡率的独立预测标志物。慢阻肺并发症与慢阻肺的病情进展也相互影响，研究发现，2型糖尿病患者慢阻肺的发生率高，而且一旦患上糖尿病，慢阻肺的进展速度也明显加快。对合并症的治疗是否影响慢阻肺的自然进程或这些并发症是否会改变慢阻肺的治疗反应，还有待进一步研究。

(八) 遗传学表型

α_1-抗胰蛋白酶基因变异导致α_1-抗胰蛋白酶不足引起的慢阻肺，是目前明确的一种慢阻肺表型。近年来全基因组研究结果部分阐明慢阻肺发病的遗传基础，表明TMEM26、FOXAl、ANK3、CHRNA5/3、CHRNA3/5、HHIP和FAMl3A等基因位点与慢阻肺的发病和肺功能下降有关，提示慢阻肺可能存在其相应的遗传学表型。但由于慢阻肺很难用某个基因位点变异解释其发生与发展，因此，上述遗传学表型尚不能用于指导临床。

（九）多维指数分型

近年来，研究者提出了采用多维指数来描述慢阻肺预后的方法。例如 BODE 指数（呼吸困难、体质指数、FEV_1 和 6 分钟步行距离）、BODEx 指数（如果反映运动能力的 6 分钟步行试验不作为常规检查，可由急性加重频率替代之）、ADO（年龄、呼吸困难和气道阻塞）指数、慢阻肺预后指数（生活质量、FEV_1、年龄、性别、体质指数、既往加重史和心血管疾病史）、SAFE 指数（生活质量、FEV_1 和 6 分钟步行距离）、DOSE 指数（呼吸困难、吸烟状态、FEV_1 和既往加重史）、GOLD 指南 ABCD 分组（FEV_1、MMRC、CAT 和急性加重次数）、西班牙指南评价严重程度方法[FEV_1、MMRC、体力活动水平（患者每天步行分钟数的均数）及既往住院病史]和疾病控制状况评价方法（用 CAT 评分和急性加重次数）。使用这些指标都比单独使用 FEV_1 能更好地预测慢阻肺的严重程度及病死率。其中 BODE 是应用最多，可以预测慢阻肺患者的病情及预后，并能评估肺康复、肺减容术、肺移植术等治疗效果，评价慢阻肺患者的生活质量。

三、表型的临床应用

近年来慢阻肺表型在指导治疗中的意义已逐步显现，如磷酸二酯酶 4 抑制剂罗氟司特治疗慢性支气管炎型慢阻肺，肺减容术治疗肺气肿（上叶肺气肿），吸入糖皮质激素治疗频繁慢阻肺急性加重和哮喘 - 慢阻肺重叠综合征。

2013 年西班牙指南率先提出以临床表型为基础治疗慢阻肺稳定期患者，对于指导临床实践具有很好的参考价值。西班牙学者提出了 4 种与预后和治疗相关的慢阻肺表型（图 2-12-2）。

a 型：具有慢性支气管炎或肺气肿的非频繁急性加重患者。治疗以单独或联合支气管舒张剂为基础，重度患者可联合茶碱，即使为重度（FEV_1 占预计值 %<50%）和极重度，也不建议使用 ICS。

b 型：慢阻肺 - 哮喘重叠患者。该表型的特征是在不完全可逆性气流阻塞（FEV_1/FVC < 70%）基础上，伴有阻塞可逆性增加的症状或征象（如发作性喘息、支气管舒张试验阳性和呼气流量峰值变异度增大）。其变应性鼻炎、支气管高反应性、喘息症状及血浆 IgE 水平升高更为常见。该表型的临床意义在于对 ICS 治疗的反应性较好，不论气流阻塞的严重程度如何，基本治疗方法是 ICS 联合长效支气管舒张剂。

c 型：以肺气肿为主的频繁急性加重患者。该表型的患者没有慢性咳嗽和咳痰，但有典型的肺气肿临床和影像学表现，如气体滞留、呼吸困难和低体质指数。药物治疗的基础是长效支气管舒张剂，某些患者可能需要联合 ICS。以肺气肿表现为主的诊断是指患者每天无咳嗽和咳痰，而具有气体滞留的临床和影像学表现。对于有争议的病例，静态肺容积测定和（或）胸部 CT 有助于明确诊断。

d 型：以慢性支气管炎为主的频繁急性加重患者。临床上更为常见，即每年咳嗽伴咳痰 >3 个月，且连续超过 2 年。慢阻肺的支气管高分泌与气道炎症增加、支气管细菌定植和呼吸道感染风险增加相关，这可能是慢支患者急性加重频率高的原因。这种类型的患者可以采用支气管舒张剂和 ICS 治疗；与以肺气肿为主的急性加重患者不同的是，慢性支气管炎型患者对罗氟司特有反应。有的频繁急性加重病例可能对长期大环内酯类药物治疗有反应。当不能使用 ICS 时，黏液溶解剂对减少急性加重可能有效。

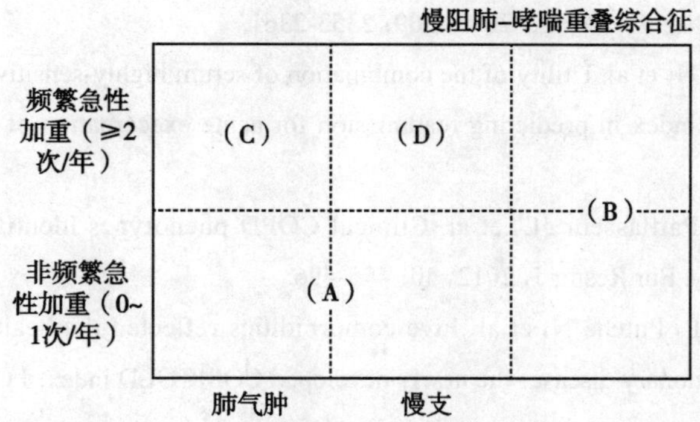

图 2-12-2 4种与预后和治疗相关的慢阻肺表型

四、总结与展望

慢阻肺表型的研究在评价慢阻肺患者预后的同时，为治疗指明了方向，弥补了传统的慢阻肺评价标准在评价治疗和预后方面所存在的弊端。目前慢阻肺表型研究尚处于起步阶段，只有 α_1- 抗胰蛋白缺乏表型、频繁急性加重表型、慢性支气管炎表型、ACOS、肺气肿等少数慢阻肺表型被验证。慢阻肺的表型尚有很多问题需要研究，例如，目前对慢阻肺表型的分型尚无统一标准；其他慢性阻塞性肺疾病表型，如严重的低氧血症表型、持续性全身性炎症表型、慢性气道细菌定植表型、肺气肿与肺过度充气表型、合并肺癌表型、早发慢阻肺表型（<55 岁）、肺动脉高压表型（肺动脉压 <40mmHg）、不吸烟慢阻肺表型、GOLD 指南分组表型（即 A，B，C，D 四组）等，还需要验证确认临床上的意义；各种表型的发展过程，各种表型之间的相互作用；通过基因组学、蛋白质组学和代谢组学等方法阐明各种表型的机制，特殊表型的治疗方法等。

总之，慢阻肺是异质性疾病，在临床表现、生理学改变、影像学表现、气道炎症等方面存在诸多差异。基于这些重要的疾病特点可将患者分为不同的表型，根据临床表型指导治疗方法，向更加个体化治疗和管理转变，是未来慢阻肺研究和临床诊疗的新趋势。

（周玉民）

参考文献

1. Camp PG，Ramirez-Venegas A，Sansores RH，et al. COPD phenotypes in biomass smoke-versus tobacco smoke-exposed Mexican women. Eur Respir J，2014，43：725-734.
2. Zhou Y，Wang C，Yao W，et al. COPD in Chinese nonsmokers. Eur Respir J，2009，33：509-518.
3. Celli BR1，Cote CG，Marin JM，et al. The body-mass index，airflow obstruction，dyspnea，and exercise capacity index in chronic obstructive pulmonary disease. N Engl J Med，2004，350：1005-1012.
4. lmagro P，Soriano JB，Cabrera FJ，et al. Short-and medium-term prognosis in patients hospitalized for COPD exacerbation：the CODEX index. Chest，2014，145：972-980.
5. Motegi T，Jones RC，Ishii T，et al. A comparison of three multidimensional indices of COPD severity as predictors of future exacerbations. Int J Chron Obstruct Pulmon Dis，2013，8：259-271.
6. Liu SF，Wang CC，Chin CH，et al. High value of combined serum C-reactive protein and BODE score for mortality prediction in patients with stable COPD. Arch Bronconeumol，2011，47：427-432.
7. Thomsen M，Ingebrigtsen TS，Marott JL，et al. Inflammatory biomarkers and exacerbations in chronic

obstructive pulmonary disease. JAMA，2013，309：2353-2361.

8. Chang C，Zhu H，Shen N，et al. Utility of the combination of serum highly-sensitive C-reactive protein level at discharge and a risk index in predicting readmission for acute exacerbation of COPD. J Bras Pneumol，2014，40：495-503.

9. Burgel PR，Roche N，Paillasseur JL，et al. Clinical COPD phenotypes identified by cluster analysis：validation with mortality. Eur Respir J，2012，40：495-496.

10. Frei A，Muggensturm P，Putcha N，et al. Five comorbidities reflected the health status in patients with chronic obstructive pulmonary disease：the newly developed COMCOLD index. J Clin Epidemiol，2014，67：904-911.

11. Martínez-García MA，de la Rosa Carrillo D，Soler-Cataluña JJ，et al. Prognostic value of bronchiectasis in patients with moderate-to-severe chronic obstructive pulmonary disease. Am J Respir Crit Care Med，2013，187：823-831.

12. Marin JM，Soriano JB，Carrizo SJ，et al. Outcomes in patients with chronic obstructive pulmonary disease and obstructive sleep apnea：the overlap syndrome. Am J Respir Crit Care Med，2010，182：325-331.

第十三节　微生物组学与慢性阻塞性肺疾病

一、概述

人体微生物群（microbiota）是指在人体共生或致病的全体微生物，微生物组（microbiome）指全部微生物的基因组，即检测到人体各部位微生物群落的宏基因组序列，其中每个序列代表独立的微生物，通过对序列集合的分析得到的微生物种类及其丰度。微生物组学的研究可以加深对人体微生物种群结构、人与微生物交互作用、人体微生物功能差异、微生物和疾病等问题的理解。人体皮肤、口腔、咽喉、阴道和胃肠道等黏膜表面存在大量的微生物，并在疾病发展中起重要作用。美国2007年启动了人类微生物组学项目（The Human Microbiome Project，HMP），旨在研究人体微生物群及其与人类疾病和健康的相互关系。其中研究最充分的是肠道，在人体肠道内，有数千亿计的微生物群，包含多达15 000种以上的细菌，其基因总和约是人类基因量的100倍以上，对人体的生理代谢起着极为重要的作用，被称为是人体内的一个“新系统”或“新器官”。

由于传统观点认为下呼吸道是无菌的，因此未被纳入最初的HMP项目。尽管后来发现微生物群也存在于肺，但是目前对于肺微生物组学的研究远远落后于胃肠道领域。近年来，已经开展了下呼吸道微生物组学和哮喘、慢性阻塞性肺疾病（简称慢阻肺）、囊性纤维化等疾病关系的研究，建立了标本采集技术等方法学，初步了解了健康人以及部分慢性气道疾病患者呼吸道微生物组学的主要特征。

二、健康人呼吸道微生物组学

目前越来越多的证据表明下呼吸道是有菌的，有大约70%以上的细菌不能用传统的培养方法培养，其他20%～30%培养难度也很大，基于识别细菌特有的核糖体RNA技术为进一步研究微生物组学提供了可能。近年来通过高通量测序研究发现呼吸道微生物群在健康人有不同，但总的来说在门水平最常见的是变形菌门（*Proteobacteria*）、厚壁菌门（*Firmicutes*）、和拟杆菌（*Bacteroidetes*）；在属水平，假单胞菌（*Pseudomonas*）、链球菌（*Streptococcus*）、普雷沃菌（*Prevotella*）、梭杆菌（*Fusobacteria*）、和韦荣球菌（*Veillonella*）占主要地位，潜在致病的病原体包括嗜血杆菌（*Haemophilus*）和奈瑟菌（*Neisseria*）相对较少。

测序方法和采样部位对微生物组的结果有影响，目前发表的文献多为单中心小样本的研究，多采用的标本为支气管肺泡灌洗液（bronchoalveolar lavage，BAL）、保护性毛刷标本、肺组织标本、诱导痰标本和下呼吸道抽吸物的标本。采样部位不同得到的微生物组群的结果也不同，同时可能受到经鼻、经口支气管镜时上气道的污染以及镇静时误吸等因素的影响。Morris 等收集了 64 名吸烟及非吸烟的健康志愿者口咽部标本和肺泡灌洗液，采用 16S rRNA 测序技术分析，认为上、下呼吸道微生物组大多数存在同源性，仅仅是数量上有差异，肠杆菌、嗜血杆菌等在下呼吸道的数量比上呼吸道丰富。菌群数量减少的原因可能是下呼吸道纤毛规律性摆动，将大多数细菌排出气道所致。对健康人群微生物组学的研究是进一步研究疾病状态下微生物组学的基础。

三、慢性阻塞性肺疾病患者下呼吸道微生物组学的变化

慢阻肺居全球慢性病死因的第四位，其特征是持续性气流受限，呈进行性发展，与气道和肺组织对烟草烟雾等有害气体或颗粒的慢性炎症反应增强有关。在发达国家，导致慢阻肺的主要原因是吸烟，而在发展中国家，来源于生物燃料的室内空气污染也起重要作用。目前并不清楚为什么有的吸烟者发展为慢阻肺而有的不发展。同时也不清楚为什么有的不吸烟者也会发展为慢阻肺。

细菌感染在慢阻肺的发病和急性加重过程中起着非常重要的作用，但是依靠传统的细菌培养模式，难以获得准确的下呼吸道微生物组信息。迄今为止，大多数研究采用的都是以培养为基础的技术，发现稳定期慢阻肺患者主要的定植细菌是流感嗜血杆菌和肺炎链球菌，下呼吸道细菌定植可能是导致慢阻肺反复急性加重的原因之一，与气道慢性炎症等密切相关，但稳定期常规培养的阳性率不足 30%。Sethi 等采用 BAL 标本比较了 26 例吸烟已戒的稳定期慢阻肺患者、20 例吸烟已戒的非慢阻肺者和 15 名健康的非吸烟者下呼吸道微生物群的情况，发现大约 1/3 的稳定期慢阻肺患者培养到潜在致病细菌，而戒烟的非慢阻肺没有发现潜在的致病细菌，健康非吸烟者中仅一名培养到潜在致病细菌。其他数项支气管镜采样的研究采用的也是以培养为基础的技术，并得到相似结果，即约 30% 的稳定期慢阻肺患者在远端气道存在潜在的致病细菌。最常见的致病细菌是流感嗜血杆菌，部分慢阻肺患者也培养到肺炎链球菌、卡他莫拉菌和铜绿假单胞菌。

应用检测细菌 16S rRNA 测序技术，为慢阻肺下呼吸道微生物群的研究提供了里程碑式的进展，成为近年来慢阻肺疾病机制的研究热点。Hilty 等研究了 5 名慢阻肺患者鼻、口腔和支气管毛刷的微生物组学，发现慢阻肺患者气道微生物群和 8 名对照组相似，和健康对照相比，慢阻肺患者变形菌门更常见，而拟杆菌门少见。Erb-Downward 等收集了 7 名正常吸烟者、4 名慢阻肺患者和 3 名健康对照者的支气管肺泡灌洗液进行分析，发现三组患者在细菌拷贝数方面没有差异，中度慢阻肺患者的细菌菌群多样性下降，但和其他 2 组有重叠。研究者提出可能存在肺“核心”微生物菌群，75% 以上的标本包括假单胞菌、链球菌、普雷沃菌和梭杆菌，嗜血杆菌、韦荣球菌和卟啉单胞菌（*Porphyromonas*）在一半以上的标本中也能发现。Pragman 等采用 22 例慢阻肺患者和 10 例健康对照者的 BAL 进行研究，发现口腔菌群可能是下呼吸道微生物群的来源。慢阻肺患者的微生物多样性增加，且和年龄增加密切

相关。中度和重度慢阻肺患者没有显著差异，但吸入糖皮质激素和支气管扩张剂治疗有显著不同，提示患者年龄和治疗用药对慢阻肺患者可能的影响。Cabrera-Rubio 等通过对慢阻肺患者的痰液、支气管肺泡灌洗液和支气管黏膜活检等区域样本测序，发现链球菌、普雷沃菌、莫拉菌、嗜血杆菌、不动杆菌、梭杆菌和奈瑟菌最常见，痰标本的微生物群的种类不同于远端支气管（BAL、支气管活检）标本的微生物群，而 BAL 和支气管黏膜活检的细菌组成类似。Erb-Downward 等采用移植后切除的肺组织进行研究，主成分分析显示以假单胞菌、嗜血杆菌和窄食单胞菌（*Stenotrophomonas*）为主，在同一肺脏甚至同一肺叶其细菌数量差异也很大。Sze 等对非吸烟者、吸烟非慢阻肺者和重度慢阻肺患者远端肺组织的微生物组学进行了研究，发现细菌数多于对照组，厚壁菌门显著增多，其中以乳酸菌属（*Lactobacillus*）增多为主。

现有应用分子生物学技术进行慢阻肺患者微生物组学的研究得出的结果并不完全一致，可能与检测方法、采样部位和方法等有关。但大部分研究结果显示，慢阻肺患者肺部细菌量和健康人相似，重度慢阻肺患者下呼吸道微生物群的多样性下降，变形菌门数量增多。由于大部分的慢阻肺急性加重是由细菌感染诱发的，因此，这种改变可能是细菌性急性加重的后果。此外，在急性加重期抗生素治疗后，下呼吸道微生物群的多样性下降；随着病情加重和持续时间延长，其多样性进一步下降。然而，尚无研究明确表明慢阻肺患者下呼吸道和肺内微生物组多样性下降是导致特定细菌过度生长或细菌负荷上升的原因。

Molyneaux 等在稳定期轻度慢阻肺患者诱发实验性鼻病毒上呼吸道感染，并探讨了鼻病毒感染对呼吸道微生物群的影响。结果显示部分慢阻肺患者在鼻病毒感染 15 天后诱导痰中的细菌拷贝数增加了 6 倍，原有微生物群中流感嗜血杆菌显著过度生长，这种变化可持续到病毒感染后 42 天；相比之下，非慢阻肺或吸烟者均未出现类似变化。另外，并非所有患者在上呼吸道病毒感染后均出现菌群改变，这种个体差异可能是慢阻肺“频繁急性加重”表型的原因之一。

四、慢阻肺下呼吸道微生物组学的临床意义

下呼吸道微生物组学领域的研究尚处于早期阶段，且下呼吸道菌群负荷低、早年研究标本采集难以避免口腔和（或）鼻咽部菌群污染等因素，目前仍无直接证据证实下呼吸道微生组学的变化和慢阻肺有直接的因果关系，但已有数据显示其能影响慢阻肺的发生发展。

稳定期慢阻肺患者下呼吸道不仅可以定植潜在的致病菌，更为重要的是和非定植慢阻肺患者、戒烟非慢阻肺患者、健康非吸烟者相比，痰和支气管肺泡灌洗液中的细胞因子或趋化因子在有细菌定植的慢阻肺患者显著增高，如肿瘤坏死因子 α（TNF-α）、白细胞介素 -8（IL-8）、白三烯 B4 和中性粒细胞及中性粒细胞降解产物，如髓过氧化物酶（MPO）、中性粒细胞弹性蛋白酶和基质金属蛋白酶 -9 等。同时 MPO 水平还会随定植菌水平增加而增高。不同定植菌对气道炎症影响程度也不相同，流感嗜血杆菌定植的慢阻肺患者痰 MPO 活性低于铜绿假单胞菌而高于卡他莫拉菌定植者。在慢阻肺的发病过程中，TNF-α 的过度表达导致了炎症反应的慢性化及肺组织损伤的加重。因此，细菌定植并非简单的与人共生共存，它至少具有 2 个方面的作用：诱导机体的炎症细胞和结构细胞产生更多的炎症因子和趋化因子，吸引更多炎症细胞到达病变部位，使炎症反应增强和持续；同时破坏原有组织结构，参与慢阻肺的慢性炎症过程。同时，定植菌也可以启动特异性获得性免疫反应，表现为肺组织局部出现 B 细胞淋巴样滤泡及黏膜、血清 IgG 抗体产生。

除了肺微生物组对慢阻肺发病机制的潜在作用之外，肠道微生态可能也会对肺发生影响。例如，吸烟和戒烟均可明确引起肠道微生态变化，而炎症性肠病是慢阻肺的众多合并症之一，因此，吸烟可能通过影响肠道微生态并进而导致系统性炎症和相关疾病。

五、未来研究方向

人类下呼吸道微生物群的发现和技术的进步为认识慢阻肺的发病机制提供了新的思路。新近的研究结果将促使人们重新认识宿主 - 微生物相互作用及其和慢阻肺的相关性，这将有利于发现新的慢阻肺治疗方法。目前关于慢阻肺下呼吸道微生物组的研究仍然存在诸多环节等待完善，如需要多中心、大样本试验，对多种相关因素展开独立分析，提取无污染标本的标准化流程，进行进一步纵向研究，即通过对同一群患者长期随访，描述出慢阻肺发生、进展及急性加重过程中下呼吸道微生物组的动态变化，以及下呼吸道微生物组失调对于慢阻肺本身进展是否存在促进作用等。因此总体上慢阻肺患者微生物组学的研究仍处于起步阶段，下呼吸道微生物群在疾病中的作用还远未阐明。

依据现有的研究成果，下呼吸道微生物组多样性的改变可能和慢阻肺的发生、进展以及急性加重相关，未来对于慢阻肺的治疗中，保持相对稳定的下呼吸道微生物组，甚至移植正常菌群，也许会延缓慢性气道炎症的进展，甚至逆转疾病的进程。

（沈　宁）

参考文献

1. Relman DA. Microbiology: learning about who we are. Nature，2012，486：194-195.
2. Human Microbiome Project Constortium. Structure，function and diversity of the healthy human microbiome. Nature，2012，486：207-214.
3. Human Microbiome Project Constortium. A framework for human microbiome research. Nature，2012，486：215-221.
4. Huang YJ，Charlson ES，Collman RG，et al. The role of the lung microbiome in health and disease. A National Heart，Lung，and Blood Institute workshop report. Am J Respir Crit Care Med，2013，187：1382-1387.
5. Suau A，Bonnet R，Sutren M，et al. Direct analysis of genes encoding 16s rRNA from complex communities reveals many novel molecular species within the human jut. Appl Environ Microbiol，1999，65：4799-4807.
6. Hayashi H，Sakamoto M，Benno Y. Phylogenetic analysis of the human gut microbiota using 16s rDNA clone libraries and strictly anaerobic culture-based methods. Microbiol Immunol，2002，46：535-548.
7. Sibley CD，Grinwis ME，Field TR，et al. Culture enriched molecular profiling of the cystic fibrosis airway microbiome. PLoS ONE，2011，6：e22702.
8. Morris A，Beck JM，Schloss PD，et al. Comparison of the respiratory microbiome in healthy nonsmokers and smokers. Am J Respir Crit Care Med，2013，187：1067-1075.
9. Vestbo J，Hurd SS，Agusti AG，et al. Global strategy for the diagnosis，management，and prevention of chronic obstructive pulmonary disease：GOLD executive summary. Am J Respir Crit Care Med，2013，187：347-365.
10. Sethi S，Maloney J，Grove L，et al. Airway inflammation and bronchial bacterial colonization in chronic obstructive pulmonary disease. Am J Respir Crit Care Med，2006，173：991-998.

11. Hilty M, Burke C, Pedro H, et al. Disordered microbial communities in asthmatic airways. PLoS ONE, 2010, 5: e8578.
12. Erb-Downward JR, Thompson DL, Han MK, et al. Analysis of the lung microbiome in the"healthy"smoker and in COPD. PLoS ONE, 2011, 6: e16348.
13. Pragman AA, Kim HB, Reilly CS, et al. The lung microbiome in moderate and severe chronic obstructive pulmonary disease. PLoS NOE, 2012, 7: e47305.
14. Cabrera-Rubio R, Garcia-Nunez M, Seto L, et al. Microbiome diversity in the bronchial tracts of patients with chronic obstructive pulmonary disease. J Clin Microbiol, 2012, 50: 3562-3568.
15. Sze MA, Dimitriu PA, Hayashi S, et al. The lung tissue microbiome in chronic obstructive pulmonary disease. Am J Respir Crit Care Med, 2012, 185: 1073-1080.
16. Molyneaux PL, Mallia P, Cox MJ, et al. Outgrowth of the bacterial airway microbiome after rhinovirus exacerbation of chronic obstructive pulmonary disease. Am J Respir Crit Care Med, 2013, 188: 1224-1231.
17. Banerjee D, Khair OA, Honeybourne D. Impact of sputum bacteria on airway inflammation and health status in clinical stable COPD. Eur Respir J, 2004, 23: 685-691.
18. 沈宁，贺蓓. 细菌感染与免疫在慢性阻塞性肺疾病发病和疾病进程中的作用. 中华医学杂志，2012，92：941-942.
19. Biedermann L, Zeitz J, Mwinyi J, et al. Smoking cessation induces profound changes in the composition of the intestinal microbiota in humans. PLoS ONE, 2013, 8: e59260.
20. Keely S, Talley NJ, Hansbro PM. Pulmonary-intestinal cross-talk in mucosal inflammatory disease. Mucosal Immunol, 2012, 5: 7-18.
21. Dickson RP, Martinez FJ, Huffnagle GB. The role of the microbiome in exacerbations of chronic lung disease. Lancet, 2014, 2014, 384: 691-702.

第三章 肺 癌

第一节 再谈癌胚抗原在非小细胞肺癌临床应用中的价值

一、概述

肺癌是世界上最常见的肿瘤之一，也是发病率最高、死亡人数最多的肿瘤。肺癌中非小细胞肺癌（NSCLC）约占 85%，随着早期筛查方法的应用、手术技术的提高、新一代化疗药物的出现及个体化治疗的临床运用，非小细胞肺癌患者的治疗效果、生活质量等方面整体上有了较大提高，尽管如此，非小细胞肺癌患者预后仍然很差，5 年生存期不足 15%，因此，疾病的早期诊断、治疗过程中病患管理意义显得尤为重要，而肿瘤分子标志物对肺癌的诊断与鉴别诊断、预后评估、随访监测等方面均有一定参考价值，值得我们深入研究及探讨。

肿瘤分子标志物多是由肿瘤细胞产生的各种细胞成分，狭义上肿瘤分子标志物多指肿瘤细胞来源的蛋白质成分，而广义上的肿瘤标志物，也可为核酸、激素甚至是小分子代谢产物等其他物质。肿瘤标志物因其经济实用、易获得、可重复的优点，已经在临床工作中得到广泛应用，理想的肿瘤分子标志物应当具有特异性及敏感性高、能够反映病情及治疗效果的功能。然而，因过去常用的肿瘤标志物的特异性或敏感性较差等问题，其临床地位得不到充分的重视。但是近年来各种广义上的肿瘤标志物，例如非小细胞肺癌中血 sEGFR（soluble-EGFR）与 EGF、外周血 EGFR 分子突变检测的临床价值不断被发现或被更为深入的探究，肿瘤标志物的临床应用价值需要得到重新审视。对于非小细胞肺癌肿瘤，目前临床上比较常用的标志物有 NSE、Cyfra21-1、CEA、CA-19、CA-125 等，并且有更多新的肿瘤标志物被用于临床。CEA 作为一个最经典的肿瘤标志物，在肺癌中其地位也是不言而喻的。

CEA 由 Gold 及 Freeman 首先于人结肠癌组织中发现。CEA 是一种分布在细胞膜表面的糖蛋白，为免疫球蛋白超家族成员之一。CEA 具有细胞黏附、抗凋亡、细胞识别等功能。通常认为，在生理条件下，CEA 仅在舌上皮细胞、气管黏膜细胞、胃肠道上皮细胞中表达，但由于较少释放入血，因此正常成人的血中 CEA 水平较低，但在肿瘤中，由于肿瘤细胞极性消失，CEA 可释放到周围组织中，所以血浆 CEA 可有较为明显的升高。CEA 作为一个肿瘤分子标志物，最早被用在结直肠癌（约 95% 的结直肠癌组织高表达）诊断中，随后也运用于乳腺癌、胰腺癌、膀胱癌、子宫内膜癌、非小细胞肺癌（约 70% 的肺腺癌组织高表达，30% 的肺鳞癌高表达）等恶性肿瘤中。目前已有较多的研究表明，CEA 对 NSCLC 的辅助诊断、预后评估及治疗效果预测等方面有一定的意义。

CEA是临床中运用最为广泛的肿瘤标志物。1997年ATS/ERS共同推荐CEA作为治疗前评估。然而，最近的美国国立综合癌症网络（NCCN）及欧洲临床肿瘤学会（EMSO）的NSCLC指南却并不常规推荐或未提及检测如CEA等血清肿瘤标志物。可见，目前CEA在NSCLC的价值仍存在较多的争议。现对CEA在NSCLC诊疗过程中相关价值等方面进行综述。

二、CEA诊断价值

（一）CEA检测方法及标本来源

CEA检测方法通常有酶联免疫吸附测定法、放射免疫法、化学发光免疫法。有研究表明，上述各种方法对于CEA的检测敏感性及特异性基本一致。目前临床用于检测CEA的标本主要是血清及浆膜腔积液，还有报道通过检测组织穿刺液中CEA辅助诊断NSCLC。根据不同的检验方法或试剂，CEA正常参考范围一般定在0～5ng/ml或0～3ng/ml。

（二）胸部疾病鉴别诊断

1. 占位性病变　影像学尤其是肺部增强CT在胸部占位性病变的诊断中占有很重要的地位，典型的肺部影像表对于肺癌的诊断具有很大的价值，其敏感性较高，可以达到98%～100%，但特异性较低，为54%～93%不等，而CEA作为一种肿瘤释放的分子标志物，可弥补影像学特异性低的缺点，可与之相互补充。

气道慢性炎症性疾病中如COPD、慢性支气管炎的患者中，CEA可能高于正常值，但很少超过正常值的2倍。吸烟的人群中，CEA水平也可有轻度升高。通常认为，感染性疾病如普通细菌感染、肺结核不会导致CEA升高，但有文献报道，部分真菌感染的患者CEA也可有升高，如日本曾有报道在肺部影像学表现为肺部磨玻璃影、小结节或胸腔积液等的13例变应性支气管肺曲霉病（allergic bronchopulmonary aspergillosis，ABPA）的患者中，有7例患者CEA有不同程度升高，最高可达41.8ng/ml，且随治疗CEA水平可逐渐恢复正常；HIV合并卡氏肺孢子虫肺炎（PCP）的患者CEA轻度升高（13ng/ml±10ng/ml），且与PCP的预后相关。此外，国外有肠道组织胞浆菌患者CEA水平升高的病例报告。因此，肺部良恶性病变的甄别仅靠CEA水平升高是不足以作出准确判断的。根据选择研究的目标人群、检验标本、检验方法、截断值选取的不同，CEA对于肺部占位性病变有不同的诊断表现。血清CEA的对NSCLC诊断的敏感性大约在68%～69%，特异性在68%～93%，联合cyfra21-1、NSE、CA-125等其他的肿瘤标志物，诊断实验的敏感性及特异性则有更好表现。临床上也常检测胸水CEA水平辅助诊断肺部占位性病变（主要对照人群为肺结核合并结核性胸膜炎，敏感性约80%，特异性约40%～90%）。而少数研究结果表明，也可通过检测活检的细胞液（敏感性约76%～90%，特异性约15%～90%）中CEA水平来鉴别良恶性病变。CEA水平升高多见于肺腺癌，约40%的肺腺癌患者有血浆的CEA水平升高。

2. 胸腔积液　甄别良性与恶性胸腔积液来源也是临床工作常见问题。导致胸腔积液的主要原因有肺部原发恶性肿瘤、结核性胸膜炎、炎性胸膜炎、胸膜间皮瘤等，通过检测胸水或血清CEA水平可一定程度上鉴别上述疾病所致胸腔积液。通常认为，结核性胸膜炎、胸膜间皮瘤、炎性胸膜炎不会导致CEA水平升高。如前所述，检测胸水CEA对于鉴别NSCLC及结核性胸膜炎敏感性约80%，特异性约40%～90%。

3. NSCLC与胸膜间皮瘤鉴别　Fukuok K等人发现，CEA结合SMRP（soluble mesothelin-related protein，可溶性内皮相关蛋白，升高提示间皮来源肿瘤）对于鉴别两者有较好的特异性及敏感性，其阳性预测值可达 85%。此外，Harwood 在 1976 年提出一种较为少见的胸膜广泛侵袭的肺腺癌，称之为“假性胸膜间皮瘤”，此种腺癌在影像学上常常难以与胸膜间皮瘤区别。Kobashi Y 等人对比研究了此类肺腺癌及胸膜间皮瘤临床特征（7 例 vs.18 例），他们发现，胸膜间皮瘤病理组织中 CEA 低表达，血清 CEA 均为正常，而在此类肺腺癌中则为高表达，血清 CEA 也常常升高。CEA 联合 SMRP 对于胸膜疾病之间鉴别诊断有重要的意义。

（三）CEA 水平与 NSCLC 的分期

CEA 水平往往与瘤体大小相关，即肿瘤瘤体越大，其产生 CEA 越多。在结肠癌、乳腺癌中已经证实 CEA 水平与肿瘤分期相关。血浆 CEA 浓度也与肿瘤 TMN 分期相关，即 CEA 水平越高，NSCLC 分期就越晚，如Ⅱ期 CEA（17.78±8.71）ng/ml，Ⅲ期（25.84±7.34）ng/ml，Ⅳ期（34.85±6.99）ng/ml，且 CEA 水平越高预示全身各处转移数目越多。

CEA 的水平升高往往还特异性的提示存在脑、骨及纵隔淋巴结转移，尤为脑转移，在晚期 NSCLC 患者中，CEA>10ng/ml 对于脑转移的预测敏感性为 76.6%，特异性为 61.8%，可能 CEA 分子参与 NSCLC 细胞转移机制相关。

（四）CEA 水平与 EGFR 突变相关

大量的临床试验业已表明，相比传统化疗药物，吉非替尼、厄洛替尼等 EGFR-TKI 制剂在 EGFR 敏感突变的 NSCLC 患者中有着更好的疗效、更轻微的不良反应，NCCN 及 ESMO 等 NSCLC 指南中均推荐存在 EGFR 敏感突变的患者首选 EGFR-TKI 治疗。但是在临床上，可能存在着缺乏足够的组织去行 EGFR 基因检测，或是患者一般情况较差，无法获得组织标本的情况，对 EGFR-TKI 的应用带来较大的困难。Zhong MY 等人总结了 315 例 NSCLC 患者的 EGFR 突变状态及其 CEA 水平，发现 CEA 小于 5ng/ml 组 EGFR 突变率为 18.75%，CEA 位于 5～19ng/ml 组及 20～49ng/ml 组突变率分别为 36.4% 及 85.7%，而≥50ng/ml 的患者仅有 20.0% 存在 EGFR 突变（P<0.05），提示 CEA 在 20～49ng/ml 区间内和 EGFR 突变有较好的相关性。Pan JB 等人则发现 CEA>5.00ng/ml 可作为预测 EGFR 的独立因素，其 OR 值为 16.954（95%CI：2.596～110.705，P=0.003），Zhang Y 等人也发现，CEA>5.0ng/ml 作为预测 EGFR 突变的 OR 值为 3.508，（95%CI：1.223～10.059，P=0.020）。Okamoto 等人推测，EGFR 突变所致的 EGFR 过度激活下游抗凋亡的信号通路，从而可引起 CEA 水平的升高。

（五）CEA 诊断实验的局限性

虽然 CEA 在 NSCLC 诊治过程中有以上诸多的价值，但是在我们长期应用中仍发现 CEA 在诊断实验中有着自身局限性：① NSCLC 早期诊断价值有限，早期 NSCLC 患者 CEA 水平往往不高，有报道部分 I 期 NSCLC 患者 CEA 水平为（2.86±4.80）ng/ml，甚至有文献报道，对于 I 期的 NSCLC 患者，虽然其特异性可达 100%，但 CEA 敏感性接近 0，远不如 CA19-9（33.3%），Cyfra 21-1（11.1%）。因此，对于 NSCLC 的早期诊断来说，CEA 可能并非一个敏感的指标；②鉴别诊断方面，CEA 对于鉴别胸部占位性病变及胸腔积液具有一定意义，但如前所述，吸烟、COPD、真菌感染、肺部转移性肿瘤尤其是消化系统恶性肿瘤肺部转移均可见 CEA 水平升高，因此，单个 CEA 水平升高对于 NSCLC 的诊断特异性不高，往往需要联合其他血清标志物及胸部影像学特征再做出综合判断方可提高特异性；③随着个体化精准治疗的要求，人们对于 NSCLC 的分类也逐渐要求细分化。虽然 CEA 与 EGFR 突变可能有一定相关性，但关于 EGFR-TKI 使用指南仍建议通过病理组织活检明确 EGFR 突变状态再后使用靶向药物，目前尚无足够的循证资料支持 CEA 或其他的肿瘤标志物可以替代

EGFR 突变检测并指导 EGFR-TKI 治疗。

三、CEA 与预后预测及疗效监测、随访价值

NSCLC 的 NCCN 指南将 NSCLC 相关分子标志物分为预后性及预测性生物标记，其中预后分子标志物被定义为不依赖接受治疗的不同而影响疾病预后的分子，即预后性分子标志物反映了肿瘤的固有侵袭性；而将预测性分子标志物定义为预示治疗效果的分子标志物，即分子标志物与治疗结果存在交互作用。

临床上 NSCLC 的预后指标有肿瘤的 TMN 分期、PS 状态评分及性别、体重减轻变化等指标。而目前 NCCN 的 NSCLC 指南提及的较为公认的预后性分子标志物仅有 KRAS 基因突变。对于 CEA 来说，多数文献支持 NSCLC 患者中治疗前 CEA 升高是预后不良的因子。然而也有的报道 CEA 升高者与 CEA 正常者无进展生存期 PFS 及总生存期 OS 并无差异，但化疗后 CEA 水平下降出现肿瘤标志物反应（tumor marker response，TMR）却为 PFS 及 OS 的预测因子。至于疗效预测作用来说，目前对于实体瘤的疗效判别主要还是基于依赖影像学的 RECIST 或 WHO 系统，但实际的临床工作中，单纯依靠影像学评价疗效可能存在一些不足之处：①肿瘤边缘模糊，可能为多发病灶、胸腹水等情况难以测量；②影像学评价难以避免评估者的主观性因素；③目前广泛使用的靶向药物，因其特殊作用机制，可能出现判别错误的情况，如第三代 EGFR-TKI 药物 Alectinib 使用过程中出现颅内影像学上的假进展情况。此外，靶向药物治疗过程中，常常能观察到症状很快缓解，而影像学变化相对滞后的现象。分子标志物的水平可能也可以作为治疗效果判别的辅助指标之一，如靶向药物研制过程中往往也将靶向分子作为疗效判别的一个指标。在结直肠癌中，常规监测 CEA 作为治疗效果的反应，同时在慢性髓性白血病中，外周血 BCR/ABL 的检测已经列入伊马替尼治疗效果监测的指标。NCCN 指南所提及的预测性分子标志物有 EGFR 突变及 ALK 重排，分别对应了 EGFR-TKI 及 ALK 抑制剂。对于 NSCLC 来说，目前各临床指南均未常规推荐治疗随访期间监测包括 CEA 在内的各项肿瘤标志物，虽有研究表明治疗过程中 CEA 水平下降可以反映治疗效果，但此类研究多缺乏一个统一的 CEA 下降标准，且各研究的检测时间点不尽相同，为规范化诊疗流程的制定带来一定困难，需要更多设计严格的临床试验进一步验证 CEA 在 NSCLC 治疗过程中的预测作用。

CEA 是否也能在 NSCLC 治疗过程中充当以上两个角色呢？以下，我们将从化疗、EGFR-TKI 治疗、手术等方面对 CEA 的预测及预后价值进行进一步的讨论。

（一）CEA 与化疗

1. CEA 与化疗预后的相关性 晚期 NSCLC 的全身治疗手段目前主要仍是以含铂为基础的双药治疗，以培美曲塞、多西他赛、吉西他滨等第三代化疗药物较第一、二代化疗药物更为有效，且具有不良反应较轻的特点。CEA 基线水平能否作为化疗治疗的预后因素仍存在争议，Jin B 等人发现治疗前血浆 CEA 异常，其预后较差，但 Liu H、Ardizzoni A 及 Yang L 等人则发现 CEA 基线水平并非 OS 的独立预测因素。

2. CEA 与化疗效果预测的相关性 研究发现（表 3-1-1）经过第 2 周期化疗后的 CEA 下降水平对判别化疗的客观缓解率（ORR，objective response rate）有一定的预测作用。其中 Arrieta O 等人还发现 CEA 较基线值上升 18% 对病情进展的预测有较好的敏感性达 85.0%，但特异性较差，仅为 15%，他们还发现经过 2 周期化疗后血浆 CEA 下降≥14% 的患者较其他的患者有更长的 PFS［8.7 个月（95%CI：8.4～9.0）vs. 5.1 个月（95%CI：4.5～5.8），

$P < 0.001$]，并具有统计学意义，相应的 OS 也更长，但无显著差异，可能与治疗后期混杂因素相关。而 Yang L 及 Ardizzoni A 则发现 CEA 下降大于相应截断值的患者有更长的 OS。Ardizzoni A 还通过对鳞癌、腺癌进行亚组分析，结果发现，有 TMR 的肺鳞癌患者中位 OS 与无 TMR 的患者中位 OS 无明显统计学差异（分别为 12 个月及 8 个月），相比之下，肺腺癌患者中位 OS 虽无统计学差异，但明显长于无 TMR 的患者（分别为 14 个月及 8 个月，P=0.06）。

综合上述，化疗过程中监测 CEA 的 TMR 对治疗反应情况的判别可能有重要的临床价值，化疗过程中 CEA 下降 20% 左右对基于影像学的判断有较好的敏感性及特异性。化疗前 CEA 基线水平及化疗过程中 CEA 的 TMR 对总生存期的预测价值可能有限。

表 3-1-1 CEA 化疗过程的 TMR 与化疗 ORR 相关

研究者	来源	患者数	组织学类型	CEA 基线（ng/ml）	CEA 下降	ROC 曲线下面积	敏感性	特异性
Yang L	中国	98	AD: 61 SQ: 28 ADSQ: 9	13.9（1.1～985.1）	≥25%	0.629（95%CI：0.48～0.771）	70.5%	68.7%
Ardizzoni A	意大利	107	AD: 72 SQ: 27 NOS: 18	6.3（0.1～1241）	≥20%	0.65（95%CI：0.54～0.75）	55.0%	75%
Liu H	中国	689	AD: 343 SQ: 234 NOS: 4 ADSQ: 15 NOS: 93	54.18±143.45	≥5.28%	0.615（95% CI：0.535～0.695）	61.3%	62.4%
Arrieta O	墨西哥	180	AD: 152 SQ: 14 NOS: 13 大细胞: 1	242.8（10～7, 440）	≥14%	0.945（95%CI：0.91 ～0.99	90.2%	89.9%
Ishiguro F	日本	24	AD: 16 SQ: 3 大细胞: 5	NA	≥60%	NA	82.8%	69.2%

注：AD：肺腺癌（adenocarcinoma lung cancer），SQ：肺鳞癌（squamous carcinoma lung cancer），NOS：not otherwise specified lung cancer；NA：Not available

（二）CEA 与 EGFR-TKI

1. CEA 与 EGFR-TKI 治疗的预后相关性　如上文所述，CEA 与 EGFR 突变状态可能存在相关性，而 EFGR-TKI 对敏感突变的有效率为 60%～80%，那么，在 NSCLC 靶向治疗过程中，治疗前 CEA 水平高低是否能作为治疗效果的一个预测因子呢？为此，我们总结 2005 年至 2014 年中关于治疗前 CEA 水平与 EGFR-TKI 治疗效果的相关文献（表 3-1-2）。从这些研究结果我们可以发现，在亚裔人群中，治疗前 CEA 较高的水平往往提示 EGFR-TKI 的治疗效果较好，而在非亚裔人群中，治疗前 CEA 较高的水平则提示 EGFR-TKI 治疗的预后不良。Fiala O 等人对此解释是 KRAS 及 BRAF 突变较为常见于高加索人种的 NSCLC 患者，CEA 的过度表达可能由于 EGFR 下游分子 KRAS 或 BRAF 过激活所致，而

表 3-1-2 CEA 基线值与 EGFR-TKI 治疗预后关系

研究者	来源	患者数	EGFR 突变状况	药物使用情况	CEA 截断值（ng/ml）	HR for PFS	*P*	HR for OS	*P*
Fiala O	捷克	144	+8 −70 Un 68	厄洛替尼 144	>3	1.72（95%CI：1.16～2.56）	0.007	1.38（95%CI：0.85～2.24）	0.200
Jung M	韩国	123	+37 −47 Un39	吉非替尼 72 厄洛替尼 51	>5	0.41（95%CI：0.24～0.78）	0.007	0.55（95%CI：0.25～1.21）	0.554
. Okamoto T	日本	105	NA	吉非替尼 105	>5	NA	NA	0.44（95%CI：NA）	0.0027
Kappers I	荷兰	102	NA	吉非替尼 67 厄洛替尼 35	>12.6	NA	NA	1.507（95%CI：1.111～2.043）	0.008
Pan JB	中国	48	NA	NA	>5	0.278（95%CI：0.127～0.609）	0.001	0.247（95%CI：0.114～0.573）	0.000
Jin B	中国	170	NA	吉非替尼 98 厄洛替尼 63 埃克替尼 9	≤20	1.495（95%CI 0.818～2.734）	0.191	NA	NA

注：NA：Not available，Un：Unknown

KRAS 及 BRAF 的突变是 EGFR-TKIs 的原发性耐药机制之一。然而，上述研究均为回顾型研究，纳入人群较少，CEA 截断值选取存在较大异质性，且最为关键的是 EGFR 突变情况多数不明确，因此，仍需要进一步的更多的临床观察及总结，以明确 NSCLC 患者尤其是突变阳性的患者治疗前 CEA 水平及 EGFR-TKI 治疗过程中 CEA 变化模式对靶向药物治疗效果的预测作用，并且需要进一步的基础研究揭示 EGFR 与 CEA 两者之间的机制。

2. CEA 与 EGFR-TKI 治疗效果预测的相关性　从药物的作用机制上来说，不同于常规化疗药物直接通过细胞毒作用来杀伤细胞达到减轻肿瘤负荷的目的，EGFR-TKI 是通过竞争 EGFR 胞内 ATP 结合位点，抑制肿瘤细胞的增殖、侵袭、抗凋亡等作用，从而发挥抗肿瘤作用。因此，单纯凭借肿瘤负荷、依靠影像学评价体系来反映靶向治疗效果可能存在不足。虽然目前对于 EGFR-TKI 治疗 NSCLC 尚无一个能完全反映疗效的分子标志物，但 Chiu CH 等人发现 CEA 在 NSCLC 靶向治疗中疗效监测有一定价值。他们将 EGFR-TKI 治疗过程中 CEA 水平变化分为 3 个模式，即肿瘤标志物反应（TMR）：PR（partial response）：CEA 较基线值下降 50%；PD（progressive disease）：CEA 较基线值升高 25%；SD（stable disease）：CEA 水平介于 PR 及 PD 之间；结果发现在 CEA 治疗后第 4 周 TMR 模式较第 8 周的 TMR 模式与基于影像学 RECIST 疗效评估体系有更好的一致性。Zhang Y 等人也同样报道了类似的结果。同时，Chiu CH 还发现，EGFR 治疗后第 4 周 CEA 的 TMR 模式中 PR 的患者的 PFS 及 OS 均长于 SD 及 PD 的患者，且 CEA 的价值优于 CA-125 及 CA-199。因此，他们认为，在 EGFR-TKI 治疗过程中，CEA 等肿瘤标志物的 TMR 情况可作为影像学疗效评价系统的有效补充。

（三）CEA 与手术治疗

1. CEA 与手术治疗预后的相关性　外科手术是早期 NSCLC 的唯一根治手段，但由于技术限制，术后存在一定的复发率，术后随访显得尤为重要，但临床上常常较难发现早期复发病灶。一般来说，NSCLC 手术治疗后的患者无病生存期及总生存期与术后病理分期密切相关，但由于存在个体差异，手术后 NSCLC 的无病生存期及总生存期是不尽相同的。最近有一项 meta 分析纳入了 1994 年至 2012 年的 16 项研究、共 4296 例 NSCLC 手术患者，结果显示，有 11 项研究表明术前 CEA 高于正常值为总生存期的预后不良独立因素，有 5 项结果为阴性结果，meta 分析结果显示术前 CEA 升高对于亚裔及非亚裔人群均提示预后不良，HR 分别为 2.33（95%CI：2.30～2.37）及 1.79（95%CI：1.68～1.90）。然而，此项 meta 研究并未考虑术前 CEA 在不同组织类型的 NSCLC 术后的预后情况，如有文献报道，在 I 期肺腺癌患者中，CEA 升高是 OS 及术后复发的危险因素，而在肺鳞癌中，未观察到此现象，而肺鳞癌术前 SCC 升高却为 OS 及术后复发的危险因素，由此，术前 CEA 基线高于正常值可能为 NSCLC 尤其是肺腺癌手术治疗的预后不良指标。

2. CEA 与手术治疗效果预测的相关性　术后因瘤体减小，CEA 水平会有一定程度的下降。术前因患者吸烟等混杂因素会导致 CEA 可能出现假阳性，因此有人认为，术后的 CEA 监测意义可能大于术前的 CEA 检测。Sawabata N 研究将术后 CEA 变化分为 3 个模式，术后 CEA 持续升高（H-H）、术后 CEA 恢复正常（H-N）、术前及术后 CEA 均正常（N-N），结果发现各组 5 年生存期分别为 H-H（18%）、H-N（78%）、N-N（79%），术后 CEA 持续高于正常值者 OS 明显较恢复正常者降低。Nonaka M 等人发现术后 CEA 持续高于正常值者复发率也高于 CEA 术后正常的患者（分别为 93% 与 24%），并建议加强对此类人群的随访。

四、总结

尽管肿瘤分子标志物存在一定的局限性，但随着旧的分子标志物被证实有新的功能，且越来越多的新的具有临床意义的肿瘤分子标志物出现并用之于临床，分子标志物在将来可能在临床工作中会扮演更加重要的角色。

CEA 作为应用最为广泛的肿瘤标志物之一，在 NSCLC 的辅助诊断、预后分析、疗效监测有一定价值。在 NSCLC 患者中，术前或化疗前 CEA 水平高于正常值上限往往提示着预后不良，然而对于接受 EGFR-TKI 的亚裔患者，治疗前 CEA 高于正常值上限可能会有更好的预后。因此，按照 NCCN 指南的对于 NSCLC 预后性分子的定义，在不论治疗方法的情况下，CEA 是否与 NSCLC 患者预后相关仍需要更多更好的循证医学资料加以阐明。此外，CEA 可以反映治疗效果，在疗效监测及随访过程中，CEA 的 TMR 具有一定临床意义，需要引起肿瘤医生的关注，并在临床工作中加以灵活的运用。

（钟 文 胡成平）

参考文献

1. Finigan JH, Kern JA. Lung cancer screening: past, present and future. Clin Chest Med, 2013, 34: 365-371.
2. Ettinger DS. Ten years of progress in non-small cell lung cancer. J Natl Compr Canc Netw, 2012, 10: 292-295.
3. Tufman A, Huber RM. Biological markers in lung cancer: A clinician's perspective. Cancer Biomark, 2010, 6: 123-135.
4. Jantus-Lewintre E, Sirera R, Cabrera A, et al. Analysis of the prognostic value of soluble epidermal growth factor receptor plasma concentration in advanced non-small-cell lung cancer patients. Clin Lung Cancer, 2011, 12: 320-327.
5. Nishio M, Goto K, Chikamori K, et al. Analysis of epidermal growth factor receptor mutations in serum among Japanese patients treated with first-line Erlotinib for advanced non-small-cell lung cancer. Clin Lung Cancer 2016, 17(1): 24-29.
6. Maramotti S, Paci M, Micciche F, et al. Soluble epidermal growth factor receptor isoforms in non-small cell lung cancer tissue and in blood. Lung Cancer, 2012, 76: 332-338.
7. Gold P, Freedman SO. Demonstration Of Tumor-Specific Antigens In Human Colonic Carcinomata by Immunological Tolerance And Absorption Techniques. J Exp Med, 1965, 121: 439-462.
8. Benchimol S, Fuks A, Jothy S, et al. Carcinoembryonic antigen, a human tumor marker, functions as an intercellular adhesion molecule. Cell, 1989, 57: 327-334.
9. Ordonez C, Screaton RA, Ilantzis C, et al. Human carcinoembryonic antigen functions as a general inhibitor of anoikis. Cancer Res, 2000, 60: 3419-3424.
10. Kuespert K, Pils S, Hauck CR. CEACAMs: their role in physiology and pathophysiology. Curr Opin Cell Biol, 2006, 18: 565-571.
11. Hammarstrom S. The carcinoembryonic antigen (CEA) family: structures, suggested functions and expression in normal and malignant tissues. Semin Cancer Biol, 1999, 9: 67-81.
12. Nap M, Mollgard K, Burtin P, et al. J. Immunohistochemistry of carcino-embryonic antigen in the embryo, fetus and adult. Tumour Biol, 1988, 9: 145-153.

13. ATS, ERS. Pretreatment evaluation of non-small-cell lung cancer. The American Thoracic Society and The European Respiratory Society. Am J Respir Crit Care Med, 1997, 156: 320-332.

14. Reck M, Popat S, Reinmuth N, et al. Metastatic non-small-cell lung cancer (NSCLC): ESMO Clinical Practice Guidelines for diagnosis, treatment and follow-up. Ann Oncol, 2014, 25 (Suppl 3): iii27-39.

15. NCCN. The NCCN non-small cell lung cancer clinical practice guidelines in oncology (version 3. 2014). 2014.

16. Davidson H, Pledger D, Belfield A. Lack of comparability between CEA analyses using three different methods. Ann Clin Biochem, 1985, 22 (Pt 1): 94-97.

17. Cho A, Hur J, Hong YJ, et al. NSCLC subtype prediction using cytologic fluid specimens from needle aspiration biopsies. Am J Clin Pathol, 2013, 139: 309-316.

18. Liu H, Gu X, Lv T, et al. The role of serum carcinoembryonic antigen in predicting responses to chemotherapy and survival in patients with non-small cell lung cancer. J Cancer Res Ther, 2014, 10: 239-243.

19. Wahidi MM, Govert JA, Goudar RK, et al. Evidence for the treatment of patients with pulmonary nodules: when is it lung cancer? ACCP evidence-based clinical practice guidelines (2nd edition). Chest, 2007, 132: 94S-107S.

20. Okamura K, Takayama K, Izumi M, etal. Diagnostic value of CEA and CYFRA21-1 tumor markers in primary lung cancer. Lung Cancer, 2013, 80: 45-49.

21. Sajid KM, Parveen R, Durr e S, et al. Carcinoembryonic antigen (CEA) levels in hookah smokers, cigarette smokers and non-smokers. J Pak Med Assoc, 2007, 57: 595-599.

22. Noguchi T, Yamamoto K, Moriyama G, et al. Evaluation of serum levels of carcinoembryonic antigen in allergic bronchopulmonary aspergillosis. J Nippon Med Sch, 2013, 80: 404-409.

23. Bedos JP, Hignette C, Lucet JC, et al. Serum carcinoembryonic antigen: a prognostic marker in HIV-related Pneumocystis carinii pneumonia. Scand J Infect Dis, 1992, 24: 309-315.

24. Mahvi A, Nachega J, Piron A, et al. Chronic disseminated histoplasmosis in an apparently immuno-competent Belgian patient. Acta Clin Belg, 2004, 59: 102-105.

25. Lee JH, Chang JH. Diagnostic utility of serum and pleural fluid carcinoembryonic antigen, neuron-specific enolase, and cytokeratin 19 fragments in patients with effusions from primary lung cancer. Chest, 2005, 128: 2298-2303.

26. Li X, Asmitananda T, Gao L, et al. Biomarkers in the lung cancer diagnosis: a clinical perspective. Neoplasma, 2012, 59: 500-507.

27. Galbis Caravajal JM, Benlloch Carrion S, Sanchez Paya J, et al. [Prognostic value of the carcinoembryonic antigen found in pleural lavage fluid from patients with lung carcinoma]. Arch Bronconeumol, 2005, 41: 185-188.

28. Hur J, Lee HJ, Nam JE, et al. Additional diagnostic value of tumor markers in cytological fluid for diagnosis of non-small-cell lung cancer. BMC Cancer, 2012, 12: 392.

29. Arrieta O, Villarreal-Garza C, Martinez-Barrera L, et al. Usefulness of serum carcinoembryonic antigen (CEA) in evaluating response to chemotherapy in patients with advanced non small-cell lung cancer: a prospective cohort study. BMC Cancer, 2013, 13: 254.

30. Cedres S, Nunez I, Longo M, et al. Serum tumor markers CEA, CYFRA21-1, and CA-125 are associated

with worse prognosis in advanced non-small-cell lung cancer (NSCLC). Clin Lung Cancer, 2011, 12: 172-179.

31. Fukuoka K, Kuribayashi K, Yamada S, et al. Combined serum mesothelin and carcinoembryonic antigen measurement in the diagnosis of malignant mesothelioma. Mol Clin Oncol, 2013, 1: 942-948.
32. Harwood TR, Gracey DR, Yokoo H. Pseudomesotheliomatous carcinoma of the lung. A variant of peripheral lung cancer. Am J Clin Pathol, 1976, 65: 159-167.
33. Kobashi Y, Matsushima T, Irei T. Clinicopathological analysis of lung cancer resembling malignant pleural mesothelioma. Respirology, 2005, 10: 660-665.
34. Ballesta AM, Molina R, Filella X, et al. Carcinoembryonic antigen in staging and follow-up of patients with solid tumors. Tumour Biol, 1995, 16: 32-41.
35. Lee DS, Kim SJ, Kang JH, et al. Serum carcinoembryonic antigen levels and the risk of whole-body metastatic potential in advanced non-small cell lung cancer. J Cancer, 2014, 5: 663-669.
36. Lee DS, Kim YS, Jung SL, et al. The relevance of serum carcinoembryonic antigen as an indicator of brain metastasis detection in advanced non-small cell lung cancer. Tumour Biol, 2012, 33: 1065-1073.
37. Hang ZQ, Zheng MF, Huang JH. [Detection and diagnostic value of serum carcinoembryonic antigen and cytokeratin 19 fragment in lung cancer patients]. Zhonghua Zhong Liu Za Zhi, 2011, 33: 847-849.
38. Arrieta O, Saavedra-Perez D, Kuri R, et al. Brain metastasis development and poor survival associated with carcinoembryonic antigen (CEA) level in advanced non-small cell lung cancer: a prospective analysis. BMC Cancer, 2009, 9: 119.
39. Yang ZM, Ding XP, Pen L, et al. Analysis of CEA expression and EGFR mutation status in non-small cell lung cancers. Asian Pac J Cancer Prev, 2014, 15: 3451-3455.
40. Pan JB, Hou YH, Zhang GJ. Correlation between efficacy of the EGFR tyrosine kinase inhibitor and serum tumor markers in lung adenocarcinoma patients. Clin Lab, 2014, 60: 1439-1447.
41. Zhang Y, Jin B, Shao M, et al. Monitoring of carcinoembryonic antigen levels is predictive of EGFR mutations and efficacy of EGFR-TKI in patients with lung adenocarcinoma. Tumour Biol, 2014, 35: 4921-4928.
42. Okamoto T, Nakamura T, Ikeda J, et al. Serum carcinoembryonic antigen as a predictive marker for sensitivity to gefitinib in advanced non-small cell lung cancer. Eur J Cancer, 2005, 41: 1286-1290.
43. Huang TW, Hsieh CM, Chang H, et al. Standard uptake value of positron emission tomography in clinical stage I lung cancer: clinical application and pathological correlation. Eur J Cardiothorac Surg, 2012, 41: 869-873.
44. Tarro G, Perna A, Esposito C. Early diagnosis of lung cancer by detection of tumor liberated protein. J Cell Physiol, 2005, 203: 1-5.
45. Ardizzoni A, Cafferata MA, Tiseo M, et al. Decline in serum carcinoembryonic antigen and cytokeratin 19 fragment during chemotherapy predicts objective response and survival in patients with advanced nonsmall cell lung cancer. Cancer, 2006, 107: 2842-2849.
46. Yang L, Chen X, Li Y, et al. Declines in serum CYFRA21-1 and carcinoembryonic antigen as predictors of chemotherapy response and survival in patients with advanced non-small cell lung cancer. Exp Ther Med, 2012, 4: 243-248.
47. Ou SH, Klempner SJ, Azada MC, et al. Radiation necrosis presenting as pseudoprogression (PsP) during alectinib treatment of previously radiated brain metastases in ALK-positive NSCLC: Implications for disease assessment and management. Lung Cancer, 2015, 88: 355-359.

48. Zhi X，Shi Y，Yu J. [Standards for the diagnosis and treatment of primary lung cancer (2015 version) in China]. Zhonghua Zhong Liu Za Zhi，2015，37：67-78.
49. Jin B，Huang AM，Zhong RB，et al. The value of tumor markers in evaluating chemotherapy response and prognosis in Chinese patients with advanced non-small cell lung cancer. Chemotherapy，2010，56：417-423.
50. Ishiguro F，Fukui T，Mori S，et al. Serum carcinoembryonic antigen level as a surrogate marker for the evaluation of tumor response to chemotherapy in nonsmall cell lung cancer. Ann Thorac Cardiovasc Surg，2010，16：242-247.
51. Fiala O，Pesek M，Finek J，et al. Predictive role of CEA and CYFRA 21-1 in patients with advanced-stage NSCLC treated with erlotinib. Anticancer Res，2014，34：3205-3210.
52. Jung M，Kim SH，Lee YJ，et al. Prognostic and predictive value of CEA and CYFRA 21-1 levels in advanced non-small cell lung cancer patients treated with gefitinib or erlotinib. Exp Ther Med，2011，2：685-693.
53. Kappers I，Vollebergh MA，van Tinteren H，et al. Soluble epidermal growth factor receptor (sEGFR) and carcinoembryonic antigen (CEA) concentration in patients with non-small cell lung cancer：correlation with survival after erlotinib and gefitinib treatment. Ecancermedicalscience，2010，4：178.
54. Jin B，Zhang Y，Zhang X，Li R，et al. [Value of carcinoembryonic antigen levels in predicting the efficacy of EGFR-TKI in advanced non-small cell lung cancer harboring EGFR mutations]. Zhonghua Yi Xue Za Zhi，2014，94：2327-2331.
55. Chiu CH，Shih YN，Tsai CM，et al. Serum tumor markers as predictors for survival in advanced non-small cell lung cancer patients treated with gefitinib. Lung Cancer，2007，57：213-221.
56. Hung JJ，Jeng WJ，Hsu WH，et al. Predictors of death，local recurrence，and distant metastasis in completely resected pathological stage-I non-small-cell lung cancer. J Thorac Oncol，2012，7：1115-1123.
57. Wang XB，Li J，Han Y. Prognostic significance of preoperative serum carcinoembryonic antigen in non-small cell lung cancer：a meta-analysis. Tumour Biol，2014，35：10105-10110.
58. Kinoshita T，Ohtsuka T，Yotsukura M，et al. Prognostic impact of preoperative tumor marker levels and lymphovascular invasion in pathological stage I adenocarcinoma and squamous cell carcinoma of the lung. J Thorac Oncol，2015，10：619-628.
59. Kashiwabara K，Saeki S，Sasaki J，et al. Combined evaluation of postoperative serum levels of carcinoembryonic antigen less than or equal to 2.5 ng/ml and absence of vascular invasion may predict no recurrence of stage I adenocarcinoma lung cancer. J Thorac Oncol，2008，3：1416-1420.
60. Sawabata N，Ohta M，Takeda S，et al. Serum carcinoembryonic antigen level in surgically resected clinical stage I patients with non-small cell lung cancer. Ann Thorac Surg，2002，74：174-179.
61. Nonaka M，Kataoka D，Yamamoto S，et al. Pre-and post-operative serum carcinoembryonic antigen in primary lung adenocarcinoma. Ann Thorac Cardiovasc Surg，2004，10：281-284.

第二节　晚期非小细胞肺癌 ALK/ROS1/MET 靶向治疗进展

一、概述

随着对肺癌驱动基因的深入研究及靶向药物的上市，NSCLC 的诊治已进入个体化靶向诊疗时代。NSCLC 传统的组织分型已无法满足我们对疾病治疗的要求，以分子病理为基础的靶向治疗正在改变以往的临床实践，肺癌的分子病理分型在指导治疗、药物选择和判断预后等方面发挥着日渐重要的作用。

近10年来，NSCLC尤其是肺腺癌驱动基因的研究取得了极大进展，除了EGFR基因突变，ALK基因重排外，ROS1和RET基因重排以及MET、KRAS、BRAF、HER2等基因突变及其靶向药物也在不断地研究和开发中。而肺鳞癌的基因型较腺癌更为复杂，目前主要有FGFR1基因扩增、DDR2基因突变和PIK3CA基因扩增和突变等。

EGFR突变的发现及其靶向药物的上市在肺癌靶向治疗上具有里程碑意义。2007年Soda等首次在NSCLC中发现EML4-ALK融合基因，成为继EGFR突变之后NSCLC个体化治疗的又一重大突破，其抑制剂克唑替尼（crizotinib）在临床研究中显示出明显的疗效。克唑替尼最初是作为MET抑制剂研发，近年来，MET基因扩增成为常见恶性实体肿瘤特别是NSCLC靶向治疗的研究热点，与EGFR-TKI获得性耐药，不良预后相关。ROS1融合基因也是克唑替尼治疗的靶点，I期临床试验表明克唑替尼对ROS1重排NSCLC具有高活性。本节重点对NSCLC ALK、ROS1、MET驱动基因及其靶向治疗进展进行介绍。

二、ALK基因重排

（一）ALK融合基因的生物学特性

ALK是一种受体酪氨酸激酶（receptor tyrosine kinase，RTK），当发生ALK基因重排时，可活化下游信号传导通路：MAPK/MEK/ERK、PI3K/AKT和RAS/STAT3，发挥抗凋亡和促进肿瘤生长作用。最常见ALK基因重排的融合变异为2号染色体短臂内p21带和p23带发生倒位融合，即inv（2）（p21p23）形成的EML4-ALK基因不同融合亚型，另外目前已确定除了EML4之外的多种ALK基因融合变异体，包括KIF5B-ALK、TFG-ALK以及KLC1-ALK等。

（二）ALK融合基因的临床特征

目前研究报道ALK在NSCLC中阳性率在5%~8%左右。ALK在年轻、非吸烟、肺腺癌患者多见，一般不与EGFR突变共同发生，但仍存在极小概率的共阳情况。组织学上，ALK阳性的肺癌以实性或沿腺泡壁生长、筛孔状结构、黏液细胞的存在（印戒细胞或杯状细胞）、丰富的细胞外黏液、缺乏肺泡壁生长及缺乏明显的核异型性最为常见。有研究认为ALK阳性者多表现为分化差，容易发生淋巴道转移，远处转移。Choi H等研究也表明ALK阳性肺腺癌与EGFR阳性以及野生型相比表现出更高的糖代谢以及更易发生淋巴结转移及远处转移。

（三）ALK融合基因的检测方法

目前用于检测ALK基因重排或其融合蛋白的方法主要有以下三种：荧光原位杂交（FISH）技术，逆转录聚合酶链反应（RT-PCR）和免疫组织化学方法（IHC）。FISH是金标准，目前认为新型抗体IHC与FISH有很好的一致性，尤其是ventana IHC，多项研究显示Ventana IHC法和FISH法在灵敏度和特异度上具有高度一致性。Ying等报道与FISH法比较，Ventana检测的灵敏度和特异度分别达100%和98%。目前指南推荐使用新型ALK抗体的IHC可用于ALK重排患者筛选，如果ALK-IHC阴性不必再进行FISH检测，ALK-IHC阳性再进行FISH确证。RT-PCR也有很好的价值，已有商品化试剂盒上市，但现阶段不推荐以RT-PCR作为一线诊断方法来确定ALK融合状态。

（四）ALK靶向治疗

克唑替尼是一个选择性ATP竞争性小分子口服ALK、MET和ROS1受体酪氨酸激酶抑制剂，该药在 ALK 阳性晚期 NSCLC 的适应证于 2011 年 8 月得到 FDA 快速批准。而其后包括 FROFILE1007 等研究在内的多项研究均进一步证实了其良好的疗效。然而，大部分患者在持续用药后会出现获得性耐药。耐药机制主要包括：ALK 酪氨酸激酶结构域的二次突变（最常见的是 L1196M 突变），ALK 拷贝数增加，以及新的驱动基因出现（如 EGFR 和 KRAS 突变）导致相关信号通路的激活等。

针对 ALK 阳性 NSCLC 的新治疗策略也在逐步开展临床试验，包括第二代 ALK 抑制剂，如色瑞替尼（LDK378/ceritinib）、CH5424802（RO5424802/alectinib）和 AP26113（brigatinib）等，以及 HSP90 抑制剂。色瑞替尼对 ALK 的选择性较克唑替尼更高，可用于初治的或克唑替尼治疗失败的 ALK 阳性患者，ORR 分别为 58% 和 56%，已于 2014 年获得 FDA 批准用于 ALK 阳性晚期 NSCLC 的治疗。Alectinib 对于 ALK 和 ALK 酪氨酸激酶区域突变（包括 L1196M 突变、F1174L 和 R1275Q 突变等）均有效，也已经获得 FDA 认证。AP26113 可克服 L1196M 突变和其他突变导致的克唑替尼耐药，对 ROS1 和 EGFR T790M 突变的患者也有效。此外，ALTA 研究亚组分析发现该药对脑转移有改善证据。研究表明，HSP90 抑制剂（如 17-AAG、17-DMAG、AUY922 以及 ganetespib）可降低 ALK 融合蛋白的表达水平，此外，ALK 抑制剂和 HSP90 抑制剂具有一定的协同作用，一些联合治疗的研究正在进行中。

三、ROS1 基因重排

（一）ROS1 融合基因的生物学特性

2007 年 Rikova 等首次在 NSCLC 中发现了 ROS1 基因重排，成为继 ALK 之后 NSCLC 又一重排基因。ROS1 也属于受体酪氨酸激酶家族，位于 6 号染色体长臂 16～22 区，当发生基因重排时，ROS1 高表达，可激活下游信号传导通路包括 STAT3、PI3K/AKT 和 RAS/MAPK/MEK 通路等。ROS1 基因和 ALK 基因在酪氨酸激酶区域的同源性可达 49%，而在 ATP 结合位点 ROS1 与 ALK 有着高达 77% 的同源性。到目前为止在 NSCLC 患者中已发现 9 种不同的 ROS1 融合基因型，包括 FIG-ROS1、CD74-ROS1、SLC34A2-ROS1 等。

（二）ROS1 融合基因的临床特征

两项大型研究共筛查超过 2000 例的 NSCLC 患者，发现 ROS1 重排发生率约为 1%～2%。ROS1 与 ALK 高度同源，ROS1 临床特点也与 ALK 有很多相似，表现为年轻、少吸烟或不吸烟者、腺癌、晚期居多。也有研究认为，女性，腺癌，较早的 T 分期，TTF-1、napsin 的表达，组织学上以腺泡型、沿腺泡壁生长或实性腺癌患者 ROS1 阳性率高。目前研究认为 ROS1 基因重排不与其他驱动基因突变同时出现。

（三）ROS1 融合基因的检测方法

目前 ROS1 检测手段主要有 FISH、RT-PCR、IHC，但尚无公认的伴随诊断方法。FISH 可识别所有类型的 ROS1 重排，灵敏度和特异度均较高，但也存在一些问题，无论是检测费用还是对操作技术及检测结果判读的要求都较高，对 ROS1 基因进行 FISH 筛查不符合我国国情，此外，FISH 不能鉴别融合基因的具体融合变体。RT-PCR 具有可明确融合型、所需组织量极少等优点，但对组织中 RNA 的质量要求高，不能检测新的未知的融合型。IHC 具有操作简单，价格低廉等优点，但其检测的准确性依赖于蛋白表达量及相应抗体的敏感性和特异性。

（四）ROS1 靶向治疗

ROS1 融合基因是克唑替尼的有效作用靶点，临床试验表明克唑替尼对 ROS1 重排的

NSCLC具有高活性，ORR达72%，NCCN指南已推荐对ROS1阳性NSCLC患者采用克唑替尼治疗。尽管克唑替尼对ROS1阳性NSCLC敏感，但仍然无法避免耐药的产生。有研究报道ROS1克唑替尼耐药的机制包括ROS1酪氨酸激酶突变（ROS1 G2032R以及L2155S突变），EGFR激活及上皮间充质转化（epithelial-mesenchymal transition，EMT）。目前ROS1基因融合在NSCLC中的研究还处于初级阶段，其下游的信号通路转导和相关分子机制尚不明确，还有待于更深一步研究。

四、MET扩增

（一）MET的生物学特性

c-MET也是酪氨酸激酶受体家族成员之一，由原癌基因MET编码，位于7号染色体q31区，当c-MET与其配体HGF结合后，酪氨酸残基自身磷酸化，激活细胞内多种信号通路，如PI3K、MAPK及STAT3通路等，与肿瘤的增殖、转移、侵袭、血管形成、EMT等有关。

NSCLC中MET异常包括HGF或HGFR/c-MET过表达，基因扩增在内的基因拷贝数增加以及基因突变，外显子选择性剪切。约25%的NSCLC存在MET蛋白的过表达，约2%～4%的NSCLC存在MET扩增，与不良预后相关。此外，MET扩增是EGFR敏感性突变的NSCLC患者对EGFR-TKI产生获得性耐药的主要原因之一。在EGFR突变的EGFR-TKI获得性耐药NSCLC患者中，约5%～25%的患者存在MET扩增。

（二）MET的临床特征

研究发现HGF、c-MET在NSCLC中呈高表达，且腺癌中表达率高于鳞癌中。另有研究表明c-MET和p-MET的表达阳性率以及MET基因拷贝数在不同的组织学类型中均不同，其中低分化腺癌中c-MET的阳性表达率和c-MET基因拷贝数均较高。

HGFR过表达、高MET基因拷贝数以及MET基因扩增、高HGF水平，均提示NSCLC预后不良。研究报道MET基因拷贝数是I期肺腺癌独立的预后不良因素。

（三）MET的检测方法

目前主要采用FISH、实时荧光定量PCR等方法检测MET基因拷贝数，IHC检测蛋白表达水平。新的检测方法也有相关报道。有研究对189例NSCLC术后标本采用IHC检测c-MET蛋白表达水平，采用银增强原位杂交（silver in-situ hybridization，SISH）检测基因拷贝数，发现MET基因拷贝数与蛋白表达水平显著相关。也有研究采用亮视野原位杂交技术（bright-field in situ hybridization，BISH）检测MET基因拷贝数量。

（四）MET靶向治疗

目前针对HGF/c-MET靶点的靶向药物有多种，主要从单克隆抗体、HGF配体、小分子抑制剂以及与其他通路的交互作用几方面考虑。HGF抑制剂如AMG-102（rilotumumab）和AV-299（ficlatuzumab）都是目前进行NSCLC临床试验的抗HGF单克隆抗体。抗MET单抗MetMb在II期试验中，Onartuzumab+厄洛替尼治疗可以显著改善MET阳性患者的PFS和OS，而III期MARQUEE试验和ATTENTION试验未能满足OS这一主要目标而被停止。克唑替尼最初作为MET抑制剂被开发，临床研究表明克唑替尼在c-MET基因扩增型NSCLC患者中呈现了抗肿瘤活性。卡博替尼（cabozantinib/XL184/BMS-907351）是一种多靶点抑制剂，主要是以c-MET和VEGFR2为靶点，对RET、KIT、AXL及FLT3等也有抑制作用，临床试验显示其对NSCLC具有抗肿瘤作用。Tivantinib（ARQ-197）是非ATP依赖的c-MET抑制剂，对未活化的c-MET具有较强的选择性抑制作用，并且可抑制c-MET的自我磷酸化。

目前，针对 HGF 及 c-MET 受体的多数靶向药物已进入临床试验阶段，相信在不久的将来，基于 HGF 及 c-MET 受体的靶向治疗将成为晚期 NSCLC 个体化治疗的一部分。

五、ALK、ROS1 和 MET 联合检测

ALK、ROS1 和 MET 均为小分子抑制剂克唑替尼的作用靶点。ALK、ROS1 和 MET 的基因状态能够预测克唑替尼的疗效。目前肺癌临床指南仅推荐对 ALK 融合基因进行检测，FISH 是金标准，vantana IHC 可用于筛选，但 ROS1 和 MET 的检测方法仍没有定论。为了评估不同的检测方法和评分系统对突变检测的最佳分层，有研究使用组织微阵列，对 473 例手术切除 NSCLC 标本采用 IHC 法检测 ALK、MET 表达水平，FISH 检测 ALK、ROS1 和 MET 基因状态。我们需要一个更为敏感、综合的方法来同时检测突变、插入 / 缺失、基因拷贝数改变、基因重排等。有文献采用了一个全面的基因组分析（CGP）法同时识别 ALK 重排，ROS1 重排和 MET 扩增，该方法是基于杂交捕获为基础的下一代测序（next generation sequencing，NGS)，又称高通量测序技术。

六、展望

人类基因组计划已完成 10 余年，随着分子检测技术的快速发展和生物医学分析的日渐成熟，个体化的精准医学已不再是梦想。2015 年 1 月，美国宣布了精准医学计划，这是对传统医疗模式的革新，2015 年 3 月，科技部也召开国家首次精准医学战略专家会议。这预示着精准医学时代的到来。美国癌症研究学会在 2014 年的癌症进展里面特别指出针对精准癌医学的创新性临床试验可分成两大类：一类称为“Basket Trial”，即篮子试验；一类称“Umbrella Trial”，即雨伞试验。这两种类型的临床试验，对精准治疗药物的加速开发和临床肿瘤学的发展，是革命性的创新，能够加速新药批准上市，使癌症患者更快地用上有效的治疗药物。

目前，EGFR、ALK 阳性 NSCLC 的诊疗模式已初步建立，而新的分子靶点如 ROS1 融合基因，MET 基因扩增等及其靶向药物也在不断的研究和开发中。肺癌的分子病理分型是肺癌治疗的基石，在指导治疗、药物选择和判断预后等方面发挥着越来越重要的作用。随着分子诊断技术的不断提高，驱动基因的检测将更为准确、快速、经济，而分子靶点的多基因筛查有助于临床实践和临床试验的开展，也必将为更多的患者带来获益。

（周建英）

参考文献

Shaw AT，Ou SH，Bang YJ，et al. Crizotinib in ROS1-Rearranged Non-Small-Cell Lung Cancer. N Engl J Med，2014，371（21）：1963-1971.

第三节　慢性阻塞性肺疾病与肺癌

慢性阻塞性肺疾病（以下简称慢阻肺，chronic obstructive pulmonary disease，COPD）和肺癌是呼吸系统的两大类疾病。在呼吸系统疾病中，慢阻肺最为常见，而肺癌死亡率最高[1]。同时，肺癌也是轻度慢阻肺患者的最常见死亡原因[2]。

多年来，慢阻肺患者发生肺癌被归咎于它们的共同致病因素——吸烟。然而，慢阻肺患者人群中的高肺癌发病率对这一观点提出挑战。

流行病学资料显示，慢阻肺患者人群中肺癌的发病密度为16.7/1000人年[3]，是非慢阻肺吸烟者的4倍。而在肺癌患者人群中，约40%～60%同时存在慢阻肺[4]。Skillrud等[5]研究者于1986年首次对"慢阻肺是肺癌发生的独立危险因素"这一问题进行探索。他们进行了一项前瞻性队列研究，纳入慢阻肺患者和对照人群各113例，其中慢阻肺组FEV_1≤70%pre，对照组FEV_1≥85%pre，各队列人群年龄、性别、吸烟史、职业等混杂因素相匹配，研究共随访10年。结果显示，在校正年龄、吸烟史等混杂因素后，慢阻肺患者的肺癌发病率显著高于非慢阻肺者（8.8% vs 2.0%，P=0.024），存活率显著降低（74.0% vs 91.9%，P<0.001）。该结论在随后的几项大样本研究中得以证实[4, 6, 7]。

现代影像学技术的进步，使得应用无创性方法评价肺气肿成为可能。Wilson等[8]利用CT评价肺气肿程度，在吸烟人群中探索肺气肿与肺癌的相关性。研究共纳入3642例吸烟者（现行和既往吸烟者），均无肺癌病史，平均每人随访3.7年。该结果显示，在入组人群中，有2.7%（99例）最终诊断为肺癌。研究者应用logistic回归分析发现，在校正年龄、性别和吸烟史后，气流受限和肺气肿分别与肺癌诊断相关。当进一步校正气流受限程度后，肺气肿仍是肺癌的独立危险因素（OR 3.14; 95%CI，1.91～5.15）。

为了验证慢阻肺对肺癌发生的风险，本文作者进行了一项病例对照研究（研究报告尚未发表）。病例来自2004年1月至2015年8月期间就诊于山东大学齐鲁医院行肺功能检查的住院患者，共入组5718例。根据肺癌诊断金标准，分为肺癌组（首诊）2663例和非肺癌组3055例，两组性别、年龄和吸烟史匹配；肺癌组和非肺癌组按照慢阻肺（GOLD 2004—2015年）的诊断标准又各自分为慢阻肺组和非慢阻肺组。结果，肺癌组和非肺癌组中慢阻肺患者分别为33.2%和17.2%，单因素分析显示慢阻肺患者的肺癌发生风险显著增高（OR 2.39; 95%CI 2.11～2.70）。在校正年龄、性别和吸烟史等因素后，慢阻肺为肺癌的独立危险因素（OR 2.56; 95%CI 2.25～2.91）。

综上，慢阻肺人群中肺癌的发病率异常增高，慢阻肺是肺癌发生的独立危险因素。吸烟人群中只有15%～25%发展为慢阻肺[9, 10]，慢阻肺患者中仅有小部分吸烟者发生肺癌，而肺癌人群中约有10%来源于从不吸烟者[11]。这说明除了共同暴露因素——香烟以外，慢阻肺与肺癌之间可能还存在其他的关联机制，探索两者的关联有助于发现对两类疾病共同有效的、新的预防和治疗措施。

慢阻肺的主要病理变化包括肺气肿和气道重塑两方面，其特征是上皮细胞凋亡、基质降解、肺泡毛细血管萎缩，以及黏液高分泌、上皮下纤维化、气道壁增厚。肺癌的病理特征是细胞凋亡减少、增殖失控和血管网异常增生。那么，病理改变上大相径庭的慢阻肺与肺癌之间究竟存在怎样的发病机制上的关联（图3-3-1）？

一、慢阻肺和肺癌发病机制的关联

慢阻肺和肺癌发病机制的关联可能包括以下几个方面：遗传易感性，炎症与氧化应激，损伤，胞外基质与蛋白酶。

（一）遗传易感性

慢阻肺和肺癌都是基因 - 环境相互作用而发病的典型代表疾病。慢阻肺具有2个明确的遗传位点，均与肺气肿的形成相关。皮肤松弛症（cutis laxa），[12]是一种罕见的基因异常病，其特点是多器官弹性纤维缺失。累及肺部可导致肺的弹性纤维减少，形成严重肺气肿。另一个为α1 抗胰蛋白酶缺乏症[13]，系由 *SERPINA1* 基因缺陷导致，α1 抗胰蛋白酶（A1AT）是中性粒细胞弹性蛋白酶（NE）的生理性抑制剂，其缺乏可使弹性纤维降解增加，形成严重肺气肿。那么，A1AT 缺乏是否会导致肺癌发生？部分研究者[14]认为 A1AT 缺乏的纯合子患者会产生严重肺气肿，寿命短，香烟暴露少，因此肺癌发病率较低。另有研究者认为 A1AT 缺乏患者可通过 NE 的活性增强或 AIAT 的促凋亡特性丢失而导致罹患肺癌风险增加 70%[15]。

全基因组关联分析（genome-wide association study，GWAS）已广泛应用于肿瘤领域，2009 年开始应用于慢阻肺基因型与肺功能下降相关研究，取得重要进展。研究发现慢阻肺与肺癌存在共同的 SNP 变异，主要位于编码蛋白酶、毒物降解酶和细胞因子的相关基因位点（表 3-3-1）。此外，吸烟可诱导基因表观遗传学改变，通过共同的甲基化标记和基因差异性表达，将慢阻肺与肺癌联系起来。

然而，疾病表现存在复杂的异质性，环境影响具有不确定性，目前有关表型与基因型的关联性研究屈指可数。遗传研究所确定的基因位点变异在慢阻肺和肺癌发病中的作用，及二者之间关联机制的完全阐明尚待时日。

表 3-3-1　慢阻肺与肺癌的共同可疑基因位点[16]

基因位点	慢阻肺	肺癌
SERPINA1	杂合子与慢阻肺相关（P=0.04）	基因突变携带者肺癌发病率高（12.3%，P=0.002）
MMP1	MMP1 与 MMP12 SNPs 与肺功能迅速下降相关	MMP1 启动子 SNPs 增加肺癌风险（OR 1.8；95%CI 1.3～2.4）
CYP1A1	严重慢阻肺患者中纯合子显著增多（P <0.01）	M1 型纯合子在肺癌人群中较多（4.10% vs 1.69%）
EPHX1	外显子 3 突变增加慢阻肺发病风险（杂合子 OR 3.0；95%CI 1.2～7.1；纯合子 OR 2.4；95%CI 1.1～5.1）	肺癌发病风险与 EPHX 活性增强相关（P <0.02）
CHRNA3/CHRNA5	基因变异与肺气肿（P <0.0002）和气流受限显著相关（P = 0.004）	三项流行病学研究显示两位点基因变异与肺癌发病显著相关

（二）炎症与氧化应激

慢性炎症是慢阻肺和肺癌的共同特征。对于慢阻肺，气道炎症及氧化应激反应是发病及病情进展的中心环节，即使在吸烟停止多年后仍持续存在。在肺癌的发生发展过程中，炎症是肿瘤微环境的重要组成部分。有害物质的直接氧化损害，或巨噬细胞和中性粒细胞产生 ROS 引起细胞基因突变，导致细胞的表型转化。一旦肿瘤形成，早期癌细胞可分泌细胞因子和趋化因子等改变局部炎性微环境，使之有利于肿瘤进展。

慢阻肺与肺癌的炎症细胞组成相似，均包含巨噬细胞、中性粒细胞、淋巴细胞，但两者的免疫细胞类型及活化机制不同。慢阻肺是以 Th1 细胞和 M1 细胞为主，此外还包含少量 M2 细胞[17]。Th1 细胞分泌 IFN-γ，影响巨噬细胞功能，分泌弹性蛋白酶增加，破坏肺实质，并向 M1 型分化；诱导 $CD8^+$ 淋巴细胞分泌细胞因子。同时，巨噬细胞及上皮细胞分泌 IL-8 等细胞因子募集中性粒细胞[18]，进一步加重炎症反应及氧化应激。慢阻肺的细胞毒性微环境固然可抑制肿瘤的生长，然而功能亢进的巨噬细胞和中性粒细胞产生的活性氧（ROS）可造成基因损伤，引发基因突变，则有利于肿瘤发生。在肺癌中，局部炎性细胞以 Th2 和

M2 细胞为主，同时包含大量单核细胞和中性粒细胞[19]。这种以 Th2 和 M2 细胞为主的炎症过程，是疾病与局部微环境相抗衡的结果。基因突变的细胞释放细胞因子和趋化因子（TNF-α、IL-1β 和 IL-6 等）改变免疫细胞类型及组成，使炎性细胞向 Th2 转化，巨噬细胞以 M1 为主，而细胞毒性 T 淋巴细胞功能受到抑制，使局部微环境有利于肿瘤生长[20]。

香烟烟雾及活化的炎性细胞可以产生大量有毒物质及氧化剂，机体可通过异生物质代谢，利用宿主酶发挥解毒作用将其清除[21]。慢阻肺患者体内氧化水平超过抗氧化能力发生氧化应激，活性氧（ROS）产生增多，进而对肺组织产生不利影响，包括加剧炎症反应、DNA 损伤、促进凋亡和组织重塑等。在解毒及抗氧化过程中，某些无毒物质会产生致癌性，与 ROS 联合造成 DNA 损伤，导致肿瘤发生。

香烟烟雾或其他毒性物质作用于易感人群，随之而来的慢性炎症与氧化应激互为因果，相互促进，循环往复，这会对肺上皮细胞产生强烈影响。烟雾等的直接作用和巨噬细胞、中性粒细胞等产生的活性氧可引发严重的气道上皮和肺泡上皮细胞损伤、凋亡。健康吸烟者肺部也存在炎症反应与氧化应激现象，但在慢阻肺患者肺部更加显著，这可能是慢阻肺患者易罹患肺癌的机制之一。

（三）损伤

吸烟和有害物质可导致呼吸道上皮和血管内皮损伤。肺的上皮和内皮细胞凋亡是肺气肿的主要细胞病理特征[22]。慢阻肺的细胞凋亡既可原发于吸烟 / 有害物质直接应激反应，又可继发于吸烟 / 有害物质诱导的炎症和基质降解。慢阻肺的呼吸上皮暴露在众多凋亡的刺激下，此时的基因突变或表观遗传学的变化可能增加呼吸道上皮细胞癌变的风险。

1953 年头面外科医生 Danely P. Slaughter 在观察总结 783 例口腔癌患者上皮增生和非典型增生时指出[23]：“在所有切除的口腔肿瘤中，切除边界以远的良性上皮都是异常的”，并由此提出“癌化区域”（field cancerization）的概念。“癌化区域”是指肿瘤和其邻近的组织，后者虽组织学显示正常但分子已发生与肿瘤相同改变。另外一个与此类似但又不完全相同的概念是“损伤区域”（the field of injury），系指分子已发生损伤改变的非癌变区域[24]。对于呼吸系统，损伤区域系指暴露于香烟烟雾、有害吸入颗粒等物质的整个气道和肺泡上皮区域。损伤区域反映了宿主对有害物质（致癌物）的损害反应程度和实际损害，可能出现癌变，也可能不发生癌变。

损伤区域的概念同时适用于慢阻肺和肺癌。对于慢阻肺，来自香烟烟雾和继发于炎症与氧化应激的损伤可导致呼吸道上皮细胞发生表观遗传学改变，损伤细胞增殖扩增，进一步扩大损伤区域的范围。在原发性肺癌中，肿瘤组织往往存在多个突变基因，这说明虽然其起源于同一个部位，例如呼道上皮，但却包含多个发生基因突变的细胞类型[25]。肿瘤细胞可分泌大量细胞因子和趋化因子，致使炎性细胞在肿瘤组织聚集，而来自炎性细胞的 ROS 又会进一步对局部组织造成基因毒性。

（四）蛋白酶与胞外基质

蛋白酶（基质降解酶）在肺气肿和肺癌发病中均具有重要致病作用。主要包括半胱氨酸蛋白酶、丝氨酸蛋白酶和 MMPs 家族。有些蛋白酶还能够降解其他蛋白酶的抑制物（譬如 A1AT 和 TIMPs）。这些蛋白酶既是肺组织降解形成肺气肿所必需，又具有促肿瘤生长、转移侵袭的作用（表 3-3-2）。譬如，慢阻肺患者肺泡灌洗液中 MMP9（金属基质蛋白酶 9）的活性与肺气肿的程度相关[26]。同时，巨噬细胞和中性粒细胞驱动产生的 MMP9 为肺癌血管生成所必需[27]。再如，20 世纪的研究即证实了中性粒细胞弹性蛋白酶（NE）在肺气肿发病机制中的作用(降解弹力纤维)[28]。晚近,研究表明 NE 具有促进 Kras 小鼠腺癌模型的肿瘤生长作用[29]。NE 进入肿瘤细胞的内涵体(endosomes),降解胰岛素受体配体 -1(IRS-1)。IRS-1 的消耗影响 PI3K 的信号传导,与肿瘤进展的各种生长因子相关。

表 3-3-2 肺气肿与肺癌中的蛋白酶[16]

蛋白酶	来源	基质成分	是否促进肺气肿	是否促进肺癌
中性粒细胞弹性蛋白酶	多形核白细胞 PMNs	弹性蛋白,I/III/IV 型胶原蛋白(CI/CIII/CIV),层黏蛋白,纤维蛋白原,TIMPs	是	是
组织蛋白酶 S	巨噬细胞等	弹性蛋白,CI/CIII,层黏蛋白,纤维蛋白原	是	是
MMP1	基质细胞	CI/CIII,A1AT	是	是
MMP9	巨噬细胞,PMNs 等	弹性蛋白,CI/CIV,层黏蛋白,A1AT	是	是
MMP12	巨噬细胞	弹性蛋白,CI/CIV,纤维蛋白原,A1AT	是	否
MMP13	基质细胞	CI/CIII/CIV	否	是

胞外基质是蛋白酶影响发病的间接方式。蛋白酶通过水解细胞外基质产生独特的基质片段而展示新的生物学活性特点。这类基质片段已经被称为“细胞外基质活性素”(matrikines)。对于肺气肿而言,弹力蛋白、层黏蛋白和胶原片段具有炎症细胞的趋化活性,弹力蛋白片段可以募集巨噬细胞[30],层黏蛋白 5 片段[31]和胶原 3 肽 PGP 募集中性粒细胞[32]。抑制细胞外基质活性素(上述多肽片段),在活体研究中可以改变炎性细胞成分组成,提示细胞外基质活性素(matrikines)较细胞因子和化学趋化因子在更高层面上维持炎性疾病的趋化梯度。毫无疑问,细胞外基质活性素也一定影响肿瘤周围的炎性细胞成分组成,其研究尚待深入开展。

二、基于慢阻肺 - 肺癌发病机制关联新的防治视点

如前所述,慢阻肺和肺癌的发病机制在遗传易感性、炎症和氧化应激、损伤、胞外基质与蛋白酶等方面存在关联,尽管有些目前尚不清晰,但却真实存在。基于这些机制上的关联,我们可能发现对于慢阻肺和肺癌共同有效的预防 / 治疗措施和途径,在阻止慢阻肺进展的同时,减少肺癌发病风险。

(一)肺癌筛查人群定位

尽管大样本、多中心临床试验证明进行低剂量胸部 CT(LDCT)肺癌筛查较传统方法可降低肺癌死亡率 20%[33],但仍不宜以 LDCT 作为常规用于临床肺癌筛查。原因在于,包含大量的非癌性结节的诊断工作;吸烟人群十分庞大,仅 1/9 的吸烟者可能罹患肺癌;辐射对人体健康的潜在危害。筛查如果限于慢阻肺这一高危人群,将节省巨大的医疗资源。

慢阻肺和肺癌机制关联的深入研究将有利于科学地确定肺癌筛查高风险人群;合理使用医疗资源,减少经济负担;为慢阻肺患者作为肺癌化学预防观察研究的高危人群提供依据。

(二)抗炎

炎症是慢阻肺发病的核心,同时在肿瘤发生发展中亦发挥举足轻重的作用。目前慢阻

肺的抗炎措施远不能满足治疗需求。因此，充分理解慢阻肺和肺癌的炎性细胞成分和分子机制对于探索有效的抗炎治疗，至关重要。抗炎药物的研究一直颇受关注（见下文）。

（三）抗氧化

Nrf2（nuclear factor erythroid 2-related 2）是抗氧化反应元件 ARE（anti-oxidant response element）的激活因子，Nrf2-ARE 通路是重要的内源性抗氧化应激通路。生理状态下，Nrf2在细胞质中与其抑制蛋白 Keap1 结合，锚定于肌动蛋白上；氧化应激时，Nrf2 脱离 Keap1 进入细胞核，激活 ARE 并启动下游抗氧化酶基因转录，提高细胞的抗氧化能力[34]。研究表明Nrf2 在慢阻肺患者肺组织中活性下调，在健康吸烟者肺组织中表达上调[34]。理论上讲，提高 Nrf2 活性会延缓肺气肿的进展，同时降低肺癌的发生风险。然而，近期研究出现相反结论，Nrf2 可促进肿瘤生长。在非小细胞肺癌中，Nrf2 激活突变可增加对传统化疗方案的抵抗作用，预后不良[35]。因此尚需进一步明确 Nrf2 在慢阻肺与肺癌发病及其联系机制中的具体作用，为针对性应用 Nrf2 激活剂提供依据。

（四）相关药物临床试验

目前，几项与慢阻肺相关的肺癌化学药物预防临床研究正在进行。

1．环氧化酶途径干预类药物　环氧化酶 COX 是花生四烯酸代谢的关键酶，包括两种同工酶，COX-1 和 COX-2。COX-1（结构型）是细胞结构性酶，产生生理性前列腺素 PGs，起到保护细胞和胃黏膜、调节内环境稳定等作用。COX-2（诱导型）在大多细胞中不表达或少量表达。近年研究结果表明 COX-1 也参与炎症反应，COX-2 除引起炎症反应外，还参与维持正常生理功能，例如在心血管系统中，COX-2 通过增加 PGI_2 的生成，舒张血管、防止血栓形成，可见 COX-1、COX-2 具有比原先想象的更广泛的生理和病理生理作用。COX-2 在许多癌症中存在过度表达，但 COX-1 的表达则不受影响[36]。当细胞受到促癌剂、促炎细胞因子等刺激时，COX-2 表达上调，产生大量 PGs（如 PGE_2）。大量证据表明 COX-2 与癌症的发生有关，其产物 PGE_2 可增加凋亡抵抗、促进血管新生和增强侵袭性，参与炎症和肿瘤的形成和发展[37]。药理学数据证明 COX-2 是癌症的一个治疗靶点，肺癌动物模型显示 COX2 抑制剂可减少肿瘤浸润。一些临床前研究表明同时服用 COX-2 选择性抑制剂可增加化疗、放疗、生物疗法和光动力学疗法的抗肿瘤功效。COX-2 在慢阻肺患者肺实质、诱导痰及肺泡灌洗液中表达明显升高[38]，其内源性产物前列腺素类可趋化中性粒细胞从气道上皮迁移至气道内。此外，COX2-PGE_2 通路可促进慢阻肺患者成纤维细胞衰老[39]，提示 COX-2 及其代谢产物可能在慢阻肺发病中发挥作用。

环氧化酶途径干预类药物主要包括 COX2 抑制剂和前列环素（PGI_2）类药物。塞来昔布（celecoxib）是一种 COX2 抑制剂，目前正在进行Ⅱb 期临床药物实验研究。塞来昔布可降低吸烟高危人群支气管上皮 Ki-67 促增殖作用的活性[40]，但其可增加心血管疾病风险，例如心肌梗死、心脏衰竭等[41]。因此，应慎重评估 COX2 抑制剂的抗肿瘤作用和其所带来的心血管疾病风险。伊洛前列素（iloprost）是前列环素（PGI_2）类药物，PGI_2 具有抑制细胞增殖和抗肿瘤转移作用，可与 PGE_2 抗衡，抑制肿瘤生长。目前在Ⅱ期临床药物试验中，对于支气管异型增生患者初见成效[42]，但其是否可降低肺癌发病率尚需进一步证实。然而，PGI_2 对于慢阻肺（尤其是肺动脉高压）的治疗研究尚无满意结果。

2．核因子 -κB（NF-κB）抑制剂　NF-κB 抑制剂可以减轻致癌物诱导的小鼠气道炎症，并阻止肿瘤形成。人体的临床研究尚处于起步阶段。茶碱为 NF-κB 间接抑制剂，通过激活组蛋白去乙酰化酶 -2（HDAC2），后者可以恢复慢阻肺患者对皮质激素的敏感性[43]。

3. 内皮生长因子受体(EGFR)抑制类药物　EGFR 抑制剂已使 EGFR 突变的非小细胞肺癌患者人群获益[44]，近年来试图用于慢阻肺患者的治疗，因为 EGF 及其相应受体可刺激黏液高分泌[45]。但上述临床试验尚未取得预期效果。

三、展望

关于慢阻肺和肺癌两病发病机制的关联在很大程度上受到疾病复杂的异质性限制，迄今二者之间机制的关联已初露端倪。随着科学技术的进步及检测手段的开发及应用，我们将获得更加丰富的信息和证据。明确了慢阻肺和肺癌发病机制的关联，就有了阻止慢阻肺进展，同时减少肺癌发病风险治疗和化学预防的可能。探索慢阻肺和肺癌发病机制的关联方兴未艾，该领域的研究任重而道远。

（肖　伟　窦　双　王　伟）

参考文献

1. Beran D，Zar HJ，Perrin C，et al. Burden of asthma and chronic obstructive pulmonary disease and access to essential medicines in low-income and middle-income countries. Lancet Respir Med，2015，3：159-170.

2. Anthonisen NR，Connett JE，Enright PL，et al. Hospitalizations and mortality in the Lung Health Study. Am J Respir Crit Care Med，2002，166：333-339.

3. de Torres JP，Marin JM，Casanova C，et al. Lung cancer in patients with chronic obstructive pulmonary disease-incidence and predicting factors. Am J Respir Crit Care Med，2011，184：913-919.

4. Young RP，Hopkins RJ，Christmas T，et al. COPD prevalence is increased in lung cancer，independent of age，sex and smoking history. Eur Respir J，2009，34：380-386.

5. Skillrud DM OK，Miller RD. Higher risk of lung cancer in chronic obstructive pulmonary disease.A prospective，matched，controlled study. Ann Intern Med，1986，105：503-507.

6. Sin DD，Anthonisen NR，Soriano JB，et al. Mortality in COPD：Role of comorbidities. Eur Respir J，2006，28：1245-1257.

7. Lange P，Nyboe J，Appleyard M，et al. Ventilatory function and chronic mucus hypersecretion as predictors of death from lung cancer. Am Rev Respir Dis，1990，141：613-617.

8. Wilson DO，Weissfeld JL，Balkan A，et al. Association of radiographic emphysema and airflow obstruction with lung cancer. Am J Respir Crit Care Med，2008，178：738-744.

9. Tan E，Boessen R，Fishwick D，et al. A microsimulation model for the development and progression of chronic obstructive pulmonary disease. Respir Med，2015，109(12)：1521-1531.

10. Fletcher C，Peto R. The natural history of chronic airflow obstruction. Br Med J，1977，1：1645-1648.

11. Sun S，Schiller JH，Gazdar AF. Lung cancer in never smokers-a different disease. Nat Rev Cancer，2007，7：778-790.

12. Berk DR，Bentley DD，Bayliss SJ，et al. Cutis laxa：a review. J Am Acad Dermatol，2012，66：842 e841-817.

13. Heidelberger KP. α-1-antitrypsin deficiency：a review；1963—1975. Ann. Clin. Lab Sci，1976，6：110-117.

14. Larsson C. Natural history and life expectancy in severeα1-antitrypsin deficiency，Pi Z. Acta Med Scand，1978，204：345-351.

15. Petrache I，Fijalkowska I，Zhen L，et al. A novel antiapoptotic role for alpha1-antitrypsin in the prevention of

pulmonary emphysema. Am J Respir Crit Care Med, 2006, 173: 1222-1228.

16. Houghton AM. Mechanistic links between COPD and lung cancer. Nat Rev Cancer, 2013, 13: 233-245.
17. Grumelli S CD, Song LZ, Song L, Green L, Huh J, Hacken J, Espada R, Bag R, Lewis DE, Kheradmand F. An immune basis for lung parenchymal destruction in chronic obstructive pulmonary disease and emphysema. PLoS Med, 2004, 1: e8.
18. Mio T, Romberger DJ, Thompson AB, et al. Cigarette smoke induces interleukin-8 release from human bronchial epithelial cells. Am J Respir Crit Care Med, 1997, 155: 1770-1776.
19. Mantovani A, Sozzani S, Locati M, et al. Macrophage polarization: tumor-associated macrophages as a paradigm for polarized M2 mononuclear phagocytes. Trends Immunol, 2002, 23: 549-555.
20. Dinarello CA. The paradox of pro-inflammatory cytokines in cancer. Cancer Metastasis Rev, 2006, 25: 307-313.
21. Zhang JY, Wang Y, C. P. Xenobiotic-metabolizing enzymes in human lung. Curr Drug Metab, 2006, 7: 939-948.
22. Kasahara Y, Tuder RM, Taraseviciene-Stewart L, et al. Inhibition of VEGF receptors causes lung cell apoptosis and emphysema. J Clin Invest, 2000, 106: 1311-1319.
23. Slaughter DP, Southwick HW, W S. "Field cancerization" in oral stratified squamous epithelium.Clinical implications of multicentric origin. Cancer, 1953, 6: 963-968.
24. Steiling K, Ryan J, Brody JS, et al. The field of tissue injury in the lung and airway. Cancer Prev Res (Phila), 2008, 1: 396-403.
25. Chang YL, Wu CT, Lin SC, et al. Clonality and prognostic implications of p53 and epidermal growth factor receptor somatic aberrations in multiple primary lung cancers. Clin Cancer Res, 2007, 13: 52-58.
26. Vignola AM, Riccobono L, Mirabella A, et al. Sputum metalloproteinase-9/tissue inhibitor of metalloproteinase-1 ratio correlates with airflow obstruction in asthma and chronic bronchitis. Am J Respir Crit Care Med, 1998, 158: 1945-1950.
27. Nozawa H, Chiu C, Hanahan D. Infiltrating neutrophils mediate the initial angiogenic switch in a mouse model of multistage carcinogenesis. Proc Natl Acad Sci USA, 2006, 103: 12493-12498.
28. Kuhn C, Yu SY, Chraplyvy M, et al. The induction of emphysema with elastase. Ⅱ. Changes in connective tissue. Lab Invest, 1976, 34: 372-380.
29. Houghton AM, Rzymkiewicz DM, Ji H, et al. Neutrophil elastase-mediated degradation of IRS-1 accelerates lung tumor growth. Nat Med, 2010, 16: 219-223.
30. Houghton AM, Quintero PA, Perkins DL, et al. Elastin fragments drive disease progression in a murine model of emphysema. J Clin Invest, 2006, 116: 753-759.
31. Mydel P, Shipley JM, Adair-Kirk TL, et al. Neutrophil elastase cleaves laminin-332 (laminin-5) generating peptides that are chemotactic for neutrophils. J Biol Chem, 2008, 283: 9513-9522.
32. Weathington NM, van Houwelingen AH, Noerager BD, et al. A novel peptide CXCR ligand derived from extracellular matrix degradation during airway inflammation. Nature Med, 2006, 12: 317-323.
33. National Lung Screening Trial Research Team, Aberle DR, Adams AM, et al. Reduced lung-cancer mortality with low-dose computed tomographic screening. N Engl J Med, 2011, 365: 395-409.
34. Boutten A, Goven D, Artaud-Macari E, et al. NRF2 targeting: a promising therapeutic strategy in chronic obstructive pulmonary disease. Trends Mol Med, 2011, 17: 363-371.

35. Solis LM, Behrens C, Dong W, et al. Nrf2 and Keap1 abnormalities in non-small cell lung carcinoma and association with clinicopathologic features. Clin Cancer Re, s 2010, 16: 3743-3753.
36. Fadlo R. Khuri, Hong Wu, J. Jack Lee, et al. Cyclooxygenase-2 overexpression is a marker of poor prognosis in stage I non-small cell lung cancer. Clinical Cancer Research, 2001, 7: 861-867.
37. Stolina M, Sharma S, Lin Y, et al. Specific inhibition of cyclooxygenase 2 restores antitumor reactivity by altering the balance of IL-10 and IL-12 synthesis. J Immunol, 2000, 164: 361-370.
38. Taha R, Olivenstein R, Utsumi T, et al. Prostaglandin H synthase 2 expression in airway cells from patients with asthma and chronic obstructive pulmonary disease. Am J Respir Crit Care Med, 2000, 161: 636-640.
39. Dagouassat M, Gagliolo JM, Chrusciel S, et al. The cyclooxygenase-2-prostaglandin E2 pathway maintains senescence of chronic obstructive pulmonary disease fibroblasts. Am J Respir Crit Care Med, 2013, 187: 703-714.
40. Mao JT, Roth MD, Fishbein MC, et al. Lung cancer chemoprevention with celecoxib in former smokers. Cancer Prev Res (Phila), 2011, 4: 984-993.
41. Solomon SD, McMurray JJ, Pfeffer MA, et al. Cardiovascular risk associated with celecoxib in a clinical trial for colorectal adenoma prevention. N Engl J Med, 2005, 352: 1071-1080.
42. Keith RL, Blatchford PJ, Kittelson J, et al. Oral iloprost improves endobronchial dysplasia in former smokers. Cancer Prev Res (Phila), 2011, 4: 793-802.
43. Ito K, Ito M, Elliott WM, et al. Decreased histone deacetylase activity in chronic obstructive pulmonary disease. N Engl J Med, 2005, 352: 1967-1976.
44. Shepherd FA, Rodrigues Pereira J, Ciuleanu T, et al. Erlotinib in previously treated non-small-cell lung cancer. N Engl J Med, 2005, 353: 123-132.
45. Woodruff PG, Wolff M, Hohlfeld JM, et al. Safety and efficacy of an inhaled epidermal growth factor receptor inhibitor (BIBW 2948 BS) in chronic obstructive pulmonary disease. Am J Respir Crit Care Med, 2010, 181: 438-445.

第四节 数据挖掘技术在肺癌早期诊断中的应用

数据挖掘就是通过对大量繁杂的数据进行选择、探索、建模，提取隐含在其中的、人们事先不知道的、潜在有用的信息和知识的过程。其精确度在很大程度上取决于挖掘方法与研究目标的匹配程度。随着诊疗技术的进展，越来越多的检测指标供临床医生参考，但并不是指标越多，诊断效果越好；相反，不好的指标会误导临床医生的诊断，从而降低诊断的准确性。数据挖掘技术在医学领域中的应用能有效地将各种类型和各个时期的医学信息进行深层次地分析研究，不仅能够提炼出高效的诊治信息，而且能够优化医院管理，提高工作效率。因此探索数据挖掘技术在医学信息方面的研究具有重要的实用价值和广阔的发展前景。数据挖掘的常用方法有人工神经网络（ANN）、决策树方法、贝叶斯分类、聚类分析、支持向量机等。人工神经网络在样本的学习过程中强调对样本的错分最小，即经验风险最小化。当存在多个依赖变量时，ANN 是最佳选择；其次 ANN 对时间顺序的数据处理能力好。神经元网络最大的缺点是不透明性，其无法解释结果是如何产生的，及其在推理过程中所用的是何种规则，在这一点上逊色于决策树。决策树的优势：学习速度快，分类耗时短，效率高；能处理缺失值，同时处理数值型、两分类和多分类、有序型变量的数据。分类结果简单、明确、结构直观，能清楚显示对分类或预测有意义的变量，并可生成一些易于理解的规则。贝叶斯网络可以处理不完整和带有噪音的数据集，从而解决了数据间不一致，甚至相互独立的问题；用图形方法描述数据间的相互关系，语义清晰，可理解性强，有助于利用数据间的因果关系进行预测分析。聚类分析是一种无指导的分类方法。它能够在不设定任何一个分类的前提下，利用其距离的远近，将事物区分开来，使其分成多个类别。支持向量机具有直观的几何解释、完美的数学形式及良好的泛化能力，用于数据挖掘可以很好地解决过学习问题、避免局部最优解、只和样本数量有关且人为设定的参数较少、便于使用，因此该模型尤其适用于小样本的学习。下面就其常用方法在医学领域中的应用进展做一综述。

一、人工神经网络（ANN）

ANN 是一种在对人脑神经网络基本认识的基础上，用数理方法从信息处理的角度对人脑神经网络进行抽象，并建立某种简化模型的智能处理系统。ANN 在医学数据挖掘中得到广泛应用。ANN 模型可以含多个输入参数，所有临床上的指标可以同时作为 ANN 模型的输入节点，其可以有效地利用这些看似无关的变量，进行训练预测，从而实现辅助诊断。

运用人工神经网络对数据进行分析处理可解决传统筛查方法存在的费时、费力、花费高、筛查效率低和不易被人们接受等缺点，对初筛结果为阳性的人群中进行诊断试验可得到事半功倍的效果。

近年以来，人工神经网络技术由于其较强的非线性信息处理能力和自适应、自学习功能及容错性和并行计算等优点，已广泛用于医学诊断领域。它不光起到检测可疑病变和分类的作用，还能挖掘出用于检测和分类的潜在特征标志物为肿瘤诊断做出建设性指导。郑州大学公共卫生学院吴逸明教授课题组（王静教授为课题组成员）前期利用多种血清肿瘤生物标志优化组合、血清荧光光谱分析及影像学特征建立基于神经网络及决策树等肺癌的智能诊断模型，对肺癌的判别准确率较高，且可以同时辨别肺癌、肠癌、胃癌及肺良性疾病，模型较传统的统计学模型在诊断准确度方面均有大幅度的提高。另外，本课题组用人工神经网络在不同软件环境下对外周血肺癌样本预测集的预测准确率达到 76% 和 78%，数据挖掘相对传统的统计学方法的优势在这里得到体现。从 2004 年起，北美在放射学、核医学、医学图像处理的 ANN 研究有相当优势，欧盟则在病理学、微生物学等方面研究较多，亚洲国家的研究水平相对较低，研究的内容也较零散。然而，我国研究取得的成果还是值得肯定的，最近几年发表的相关论文量在加大，研究范围也不断扩大。这些都表明 ANN 正为越来越多的中国学者所关注。

二、决策树

数据挖掘决策树模型是自上而下生成的分类预测图模型。决策树以其出色的数据分析效率、直观易懂等特点，广受欢迎。决策树的基本运算原理基于分类规则，即每个决策或事件都可能引出两个或多个事件，导致不同的结果，这种决策分支的图形很像一棵树的枝干，故称决策树。决策树的基本组成部分包括决策节点、分支和叶子。在沿着决策树从上到下遍历的过程中，在每个节点都会遇到一个问题，对每个节点上问题的不同回答导致不同的分支，最后会达到一个叶子节点。这个过程就是利用决策树进行分类的过程。决策树是数据挖掘方法中探寻不良反应发生规律的最有力手段。

张继等利用决策树模型分析方法对食管癌患者手术住院费用进行研究，结果显示，训练集的样本含量为1967例，正确率为77.89%，错误率为22.11%；测试集的样本含量为717例，正确率为73.92%，错误率为26.08%。训练集和测试集的正确率都在75%左右。因此，该资料决策树模型的训练结果是可接受的。

Chen等选择决策树分析方法，根据总淋巴细胞计数、血红蛋白、白细胞计数等多项指标建立决策树模型，可以有效、准确地确诊HIV感染。邱琇等收集了我国4个HIV相对高流行地区的数据，将预防艾滋病母婴传播的干预措施的实施效果指标作为决策树模型参数进行决策分析，对目前我国实施的3种孕产期HIV抗体筛查策略进行了评价。李现文等应用决策树模型预测高血压患者健康素养，结果提示决策树的特异性高于Logistic回归预测模型。吴逸明教授课题组前期的研究结果表明决策树与人工神经网络对疾病预测的准确度差异并无显著性。另外，本课题组谭善娟采用决策树分析方法对外周血肺癌样本预测集的预测正确率达到81%，均提示在该研究中决策树适合用于肺癌的辅助诊断。

三、贝叶斯网络

贝叶斯网络是一种将贝叶斯概率方法和有向无环图的网络拓扑结构有机结合的表示模型，由网络结构和一组概率集合组成。结构模型是个有向无环图，其中的节点表示待考察的指标或变量，有向边表示变量间的概率相关关系；概率集合则给出了每个变量以其父节点为条件时的条件概率。贝叶斯网络是一种基于概率推论的图形化网络，能够建立变量之间的复杂关系网络，基于变量之间的逻辑关系，是目前不确定知识表达和推理领域最有效的理论模型之一。它用概率测量的权重来描述数据间的相关性，可以处理不完整和带有噪音的数据集，从而解决了数据间不一致，甚至相互独立的问题。用图形方法描述数据间的相互关系，语义清晰，可理解性强，有助于利用数据间的因果关系进行预测分析，因此适用于复杂的医疗领域研究。

Tsai等利用数据挖掘技术诊断早期乳腺癌时发现，贝叶斯分类器的敏感度低于BP神经网络（69.6%、96.7%），特异度略高于BP神经网络（93.1%、91.6%）。与国内游佳等利用数据挖掘技术诊断消化道恶性肿瘤结果一致。

四、聚类分析

聚类分析又称群分析，是根据“物以类聚”的道理，对样品或指标进行分类的一种多元统计分析方法，它们讨论的对象是大量的样品或数据，要求能合理按各自的特性来进行合理的分类，没有任何模式可供参考或遵循，即是在没有先验知识的情况下进行的。目前在文献中存在大量的聚类算法，算法的选择取决于数据的类型、聚类的目的和应用。

聚类分析被应用于很多方面。在目前的医学领域中，常用的聚类方式是系统聚类法，其基本思想是：先将若干个样品（或变量）各自看作一类，然后将相似系数最大（距离最小或相关系数最大）的两类合并为新类，计算新类与其余各类的相似系数，再选择相似系数最大的两类归为一类，如此重复，直到所有样本（或变量）都归类完毕为止，形成一个分类系统。唐雪春等在总结支气管扩张患者中医证候分布特征时，使用分析中离差平方和法合用欧式平方距离的分层聚类方法，进行四诊指标频数的描述性分析，利用频数进行二次归一，计算四诊指标权重，得出聚为不同类别证型的主要症状，再由医生根据专业知识和临床经验，明确聚为一类证候群的证候分型，再将原临床辨证分型与聚类分析的证型进行相互验证。最终结果提示该病中医证候可分为痰热蕴肺、肝火犯肺、气虚血瘀、肺阴虚等四个证型。提示聚类分析应用于证候的回顾性研究可能较为准确地综合反映证候的临床信息特征。

五、支持向量机(SVM)

支持向量机是Corinna和Vapnik等在1995年首先提出，它在解决小样本、非线性及高维模式识别中表现出许多特有的优势，特别在模式识别、数据分类和预测中表现出较高的性能，在医学领域应用研究也取得较大进展。医疗诊断问题实际上是医疗数据的分类和预测问题，根据所收集的病例样本，通过机器学习训练得到一个预测模型，以对将来的未知样本做出预测。支持向量机是基于统计学习理论和结构风险最优化原则上发展起来的，其基本思想是把输入空间的样本通过非线性变换映射到高维特征空间，然后在其特征空间中求取把样本线性分开的最优分类面。由于低维空间向量集通常难以划分，解决的方法是将它们映射到高维空间，但这个办法带来的困难就是计算复杂的增加，而使用RBF核函数正好解决这个问题，算法因而得以简化，分类准确性得到提高。这样通过选用RBF核函数就可得到高维空间的分类函数，完成数据分类和预测。支持向量机模型直接处理肿瘤标志物检测结果，将其作为连续数值变量处理，全面提取了诊断信息，考察了不同疾病在多种肿瘤标志物表达上的模式。国内赵力威等应用支持向量机模型，4项肿瘤标志物联合检测对于大肠癌、大肠良性疾病和健康对照组三种临床分类。初步研究结果表明，大肠癌组4项指标组合检测分类准确性均大于或接近于平均值96.6%，临床随访监测价值较高。

You等利用支持向量机的方法，对HIV阳性患者的$CD4^+T$细胞数的变化进行分析，最终建立了通过$CD4^+T$细胞数预测HIV阳性的模型，从而方便临床上的诊断，其准确率可高达83%。宋晓峰等则针对数据挖掘技术中的支持向量机方法，采用粒子群优化法搜索支持向量机的多参数复杂模型空间，以此形成基于最优支持向量机的HIV蛋白酶抑制剂QSAR的优良模型。该模型具有良好的泛化能力，对研究HIV药物有重要的促进作用。

在医学领域，完成一个诊断或治疗的过程，也就是信息的获取、处理和利用的过程。可以说，更广泛地获取信息，更科学地分析信息，更合理地利用信息，决定了医疗质量和医疗水平。在互联网、医院信息系统和实验信息系统基本普及的信息时代，将临床信息、检验信息和患者信息结合起来，对本身具有统计分布属性的医学诊疗结果进行数据挖掘具有重要意义。毫无疑问，数据挖掘技术在疾病的早期诊断、评估患者疾病风险、指导进一步的诊疗等方面具有广阔的应用前景。

（王起龙 王 静）

参考文献

1. Giudici P. Applied Data Mining: Statistical Methods for Business and Industry. Hoboken: Wiley Sons, 2003: 2.
2. 吴秀艳，王天芳，赵燕，等. 数理分析方法在证候研究中的运用探析. 江苏中医药，2007，39(7): 53-55.
3. Jiawei Han, Micheline Kamber. Data Mining Concepts and Techniques.San Francisco: Morgan Kaufmann Publishers, 2000: 94.
4. Kantardzic M. Data Mining Concepts, Models, Methods, and Algorithms. Piscataway: IEEE Press, 2002: 76.
5. 孙贵香，袁肇凯. 人工神经网络在中医证候研究中的应用. 中华中医药学刊，2007，25(7): 1450-1452.
6. 黄粤，高颖，马斌. 中医证候研究常用数据挖掘方法述评. 中医药学报，2010，38(3): 6-10.

7. 吴疆，董婷．支持向量机算法用于癌症数据建模．科学技术与工程，2007，7(20)：5363-5365.
8. Gun GD，Li SZ. Content-based audio classification and retrieval by support vector machine. IEEE Trans Neural Network，2003，14(1)：209-215.
9. Hu Y，Zhang S，Yu J，et al. SELDI-TOF-MS：the proteomics and bioinformatics approaches in the diagnosis of breast cancer. Breast，2005，14(4)：250-255.
10. Yu JK，Chen YD，Zheng S. An integrated approach to the detection of colorectal cancer utilizing proteomics and bioinformatics. World J Gastroenterol，2004，10(21)：3127-3131.
11. Yongjun Wu，Na Wang，Hongsheng Zhang，et al. Application of artificial neural networks in the diagnosis of lung cancer by computed tomography. ICNC，2010，147-153.
12. 冯斐斐，聂广金，吴拥军，等．基于 6 项肿瘤标志联合检测的 3 种分类模型判别肺癌的对比分析．卫生研究．2009，38(4)：429-432.
13. 谭善娟．数据挖掘技术在肺癌预警预报系统中的应用．郑州，郑州大学公共卫生学院，2012.
14. 靳淑敏，张翠肖，孙姗姗．决策树技术及其在药物治疗中的应用．科技情报开发与经济，2008，18(22)：164.
15. 吴嘉瑞，张冰．试论数据挖掘决策树方法在药品不良反应评价领域的应用．中药新药与临床药理，2007，18(6)：485-487.
16. 张继，张晓峰，赵二江，等．基于数据挖掘技术的食管癌手术住院费用研究．中国社会医学杂志，2012，29(3)：209-211.
17. Chen RY，Westfall AO，Hardin JM，et al. Complete blood cell count as a surrogate CD_4 cell marker for HIV monitoring in resource-limited settings. J Acquir Immune Defic Syndr，2007，44(5)：525-530.
18. 邱琇，王临虹，方利文，等．孕产妇 HIV 抗体筛查最佳策略的探索．中国艾滋病性病，2009，15(4)：356-358.
19. 李现文，李春玉，Miyong Kim，等．决策树与 Logistic 回归在高血压患者健康素养预测中的应用．护士进修杂志，2012，27(13)：1157-1159.
20. 冯斐斐，聂广金，吴拥军，等．基于 6 项肿瘤标志联合检测的 3 种分类模型判别肺癌的对比分析．卫生研究，2009，38(4)：429-432.
21. Tsai NC，Chen CW，Hsu SL. Computer-aided diagnosis for early-stage breast cancer by using wavelet transform. Comput Med Imag Graph，2011，35(1)：1-8.
22. 游佳，陈卉，武文芳，等．基于数据挖掘技术的消化道恶性肿瘤诊断．北京生物医学工程，2011，30(2)：132-136.
23. 唐雪春，陈小燕．150 例支气管扩张住院患者中医证候分布规律的回顾性研究．辽宁中医杂志，2008，36(8)：1157-1158.
24. 陈卉，王晓华．数据挖掘技术在计算机辅助肺癌诊断中的作用．中国组织工程研究与临床康复，2007，11：879-881.
25. 赵力威，向光华，刘晓玲，等．支持向量机在大肠癌肿瘤标志物诊断中的应用．放射免疫学杂志，2012，25(5)：519-520.
26. You L，Garwicz D，Rognvaldsson T. Comprehensive bioinformatic analysis of the specificity of human immunode ficiency virus type 1 protease J. Virol，2005，79(19)：12477-12486.
27. 宋晓峰，韩平．最优支持向量机用于 HIV-1 蛋白酶抑制剂的 QSAR 模型．计算机与应用化学，2007，24(17)：1475-1478.

第五节 肺部磨玻璃样结节的临床诊断策略

一、概述

磨玻璃样密度影（ground-glass opacity，GGO）是指（在高分辨 CT 上）呈模糊的致密影而其中仍能见到支气管或肺血管结构。该征象是一种有特征性而非特异性的影像学表现，可见于肺部多种炎症、肺损伤、肺水肿、肺出血、肺间质纤维化及肿瘤等多种病变。临床上越来越多的患者被发现肺部存在 GGO 病变，目前尚无法确认 GGO 增多的原因，有学者认为可能源于以下几点：表现为 GGO 的相关疾病发病率上升，对 GGO 的重视程度增加，CT 技术的发展和广泛应用。

二、病理基础

肺部磨玻璃样密度影的病理基础为（图 3-5-1）：①肺泡腔内有细胞、液体（如水肿、出血）的不完全填充；②肺间质因炎症、水肿、纤维组织增生或因肿瘤等原因而增厚；③在呼气终末时，肺泡腔内空气量减少，肺间质虽正常但单位像素内肺泡壁的数目增加。

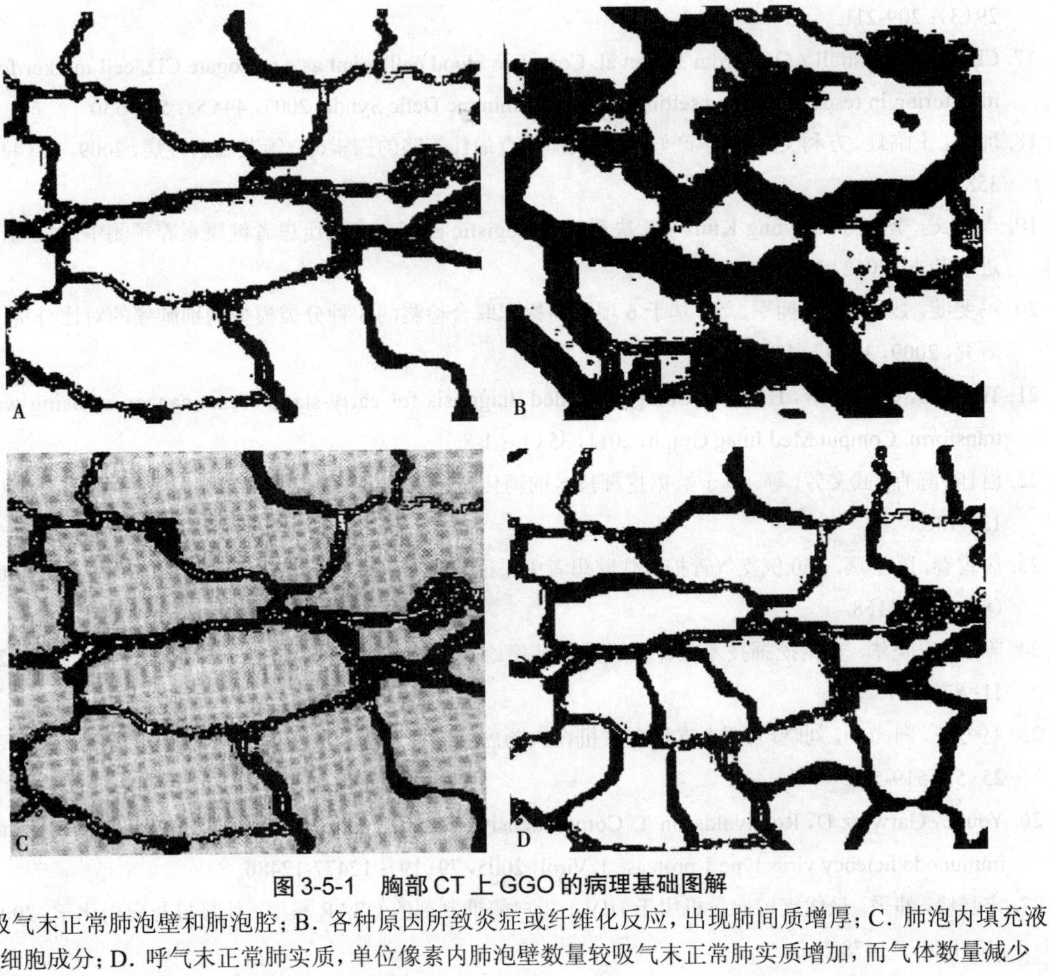

图 3-5-1 胸部 CT 上 GGO 的病理基础图解

A. 吸气末正常肺泡壁和肺泡腔；B. 各种原因所致炎症或纤维化反应，出现肺间质增厚；C. 肺泡内填充液体和细胞成分；D. 呼气末正常肺实质，单位像素内肺泡壁数量较吸气末正常肺实质增加，而气体数量减少

三、分类

GGO 按照影像学分布范围可分为局限型（focal ground-glass opacity，fGGO）和弥漫型（diffuse ground-glass opacity，dGGO）两大类。

（一）弥漫型 GGO

弥漫性 GGO 在 HRCT 表现为肺野内弥漫分布的边界模糊不清的淡薄的略高密度影，病理提示肺泡内渗出液聚集，并有少量淋巴细胞、中性白细胞、巨噬细胞及不定形物质等，伴有肺泡壁增厚或纤维化改变，部分伴有肺血管改变。常见于广泛的炎症性或浸润性的肺部疾病。

（二）局限型 GGO

局限性 GGO 在 HRCT 表现为局限于肺部某一区域的模糊致密影，常见于癌前病变（主要为不典型腺瘤样增生，adenomatoid hyperplasia，AAH）、恶性肿瘤（主要为腺癌，adenocarcinoma）、炎症、局灶性间质纤维化、局灶性机化性肺炎、出血、肉芽肿、肺曲霉菌病、肺隐球菌病等。当局限性 GGO 表现为直径≤30mm 的结节形状时，被称为磨玻璃样结节（ground-glass nodule 或 nodular ground-glass opacity，GGN 或 nGGO）。按磨玻璃影区域中是否含有实性成分，可分为单纯型（不含实性成分，pure GGO 或 pure GGN，也称为非实性结节，nonsolid nodule）和混合型（部分含实性成分，mixed GGO 或 mixed GGN，也称为部分实性结节，part-solid nodule）。20 世纪 90 年代将低剂量螺旋 CT（low-dose computer tomography，LDCT）应用于肺癌筛查后不久，日本和韩国学者率先报道了 GGN 与早期肺癌的相关性。因为 GGN 常为疾病的早期，良恶性鉴别难度大，如果能及早确定为肺癌可通过根治性手术提高治愈率，所以 GGN 的诊疗成为研究的热点。

四、磨玻璃样结节的影像学诊断

目前 GGN 的主要诊断方法为胸部 CT，多个研究报道了 GGN 的 CT 影像特征与病理的相关性。

Detterbeck FC 和 Homer RJ 对 22 研究报道的 1162 例手术切除的 GGN 进行分析发现，大部分切除的 GGN 为原位腺癌（adenocarcinoma in site，AIS）和腺癌（adenocarcinoma，AC），少数为 AAH 和良性病变。对于单纯型 GGN，直径≤10mm 为浸润性腺癌的可能性较小，约 25% 为 AIS；直径 >10mm 的 pGGN 中约 40% 为 AIS，约 20% 为恶性程度更高的腺癌。含实性成分的 GGN 较单纯型 GGN 的肿瘤恶性程度更高，即使是直径≤10mm 的混合型 GGN，约 50% 为 AIS，约 25% 为恶性程度更高的腺癌，绝大部分直径 >10mm 的混合型 GGN 为 AIS 和恶性程度更高的腺癌。

Fan L 等学者对 82 例（61 例恶性，21 例良性）GGN 患者的 CT 特征进行分析发现，恶性 GGN 出现分叶征（83.6% vs 14.3%，*P*=0.000）、毛刺征（34.4% vs 4.8%，*P*=0.008）、棘突征（29.5% vs 0%，*P*=0.004）、病变边缘清楚且粗糙（93.4% vs 33.3%，*P*=0.000）、支气管截断征（32.8% vs 0%，*P*=0.003）、空泡征（59.0% vs 14.3%，*P*=0.000）、胸膜牵拉征（70.5% vs 4.8%，*P*=0.000）、血管集束征（36.1% vs 4.8，*P*=0.006）的频率较良性 GGN 明显升高。Logsitic 回归分析发现分叶征、病变边缘清楚且粗糙、胸膜牵拉征与恶性 GGN 明显相关，OR 值分别为 8.122、3.139 和 9.706，联合三个征象诊断恶性 GGN 的敏感性、特异性和准确度分别为 93.4%、66.7% 和 86.6%。

Lim HJ 等学者对 46 例手术切除的直径≥10mm 的 GGN（AIS 19 例，微浸润性腺癌 9 例，浸润性腺癌18例）进行CT特征分析发现，支气管充气征的出现频率、GGN直径、GGN重量随肿瘤恶性程度增高而明显增加，而logistic回归分析发现仅GGN直径和重量是浸润性腺癌的显著危险因素。

GGN的CT特征可存在于多种良恶性疾病，既往GGN的CT特征与病理的相关性研究多为小样本回顾性分析，连病例对照研究都极少，且对照组的良性GGN并非通过手术确认，而主要通过临床观察或抗感染治疗后病灶缩小或消失来确认，因此CT特征能否用于良恶性GGN的鉴别诊断仍存在争议。

五、磨玻璃样结节的处理策略

目前，GGN的处理策略主要有临床观察、抗感染治疗后复查、PET和PET/CT、微创活检以及直接手术。

（一）临床观察

既往研究发现良性GGN可自行消退，而恶性GGN则会持续存在，且直径和CT值会随时间推移而增加。

Oh JY等学者对186例直径≤3cm的GGN进行随访发现，44.6%（83/186）的GGN在随访中缩小或消失，其中95.2%（79/83）的GGN缩小或消失发生在头3个月的随访中。但是Jennings SG等报道149例影像表现为GGN、手术切除的I期肺癌患者中，14%（21/129）在术前随访发现病灶曾经缩小，部分在缩小后再次变大。因此对于随访中病灶缩小，特别是伴有出现新的实性成分的GGN应引起重视，新出现的实性成分可能是因为肿瘤间质浸润、肺泡壁增厚、纤维化、肺泡腔塌陷所致，建议密切随访、穿刺活检或手术处理。

Detterbeck FC等学者对8个研究632例GGN患者进行分析发现，约10%～20% GGN病灶会增大。Hasegawa M报道体积倍增时间（volume doubling time，VDT）在单纯型GGN为（813±375）天，在含有中央实性成分的GGN为（457±260）天，而纯实性结节为（149±125）天。Hiramatsu M等学者对125例持续存在的GGN随访发现，21%（26/125）的GGN病灶增大，且在老年患者（>60岁）、混合型GGN、基线期直径>10mm的GGN中发生率更高，多变量分析发现基线期直径和既往有肺癌病史是病灶增大的独立预测因子。

Nakata等学者报道，持续存在的GGN中53.3%是支气管肺泡癌（bronchioloalveolar carcinoma，BAC），25.6%为混合BAC成分的腺癌，20.9%为AAH，而含有实性成分的GGN中93%为恶性。Henschke等学者通过对早期肺癌筛查计划（Early Lung Cancer Action Project，ELCAP）数据进行分析获得了与Nakata相似的结果，筛查发现233个阳性病变中的44个为GGN，其中34%（15/44）为恶性，含实性成分与不含实性成分的GGN恶性率分别为63%和18%，远高于纯实性结节。但有研究报道55例直径≤10mm、无肺癌病史的GGN在3.5年的随访期内无增大。而Piyavisetpat N等学者发现440例直径≤4mm、无肿瘤和免疫相关疾病史的GGO在3个月、6个月、12个月病灶增大的发生率（95置信区间）分别为0.89%、1.01%和1.28%，因此作者建议对这类≤4mmGGN的CT随访间隔周期不小于12个月，共随访2年，但也有学者认为≤4mm的孤立性单纯型GGN不需要CT随访。

根据以上研究结果，有学者建议pGGO的CT随访时间定为6个月，mGGO为3个月，如果病灶稳定则将将随访时间分别延长至12个月和6个月。

（二）抗感染治疗后复查

随着肺癌筛查研究的开展和CT的广泛应用，将会有更多的GGN被发现，且大部分为良性，接受适当的抗感染治疗后复查发现病灶会缩小或消失，而恶性GGN接受抗感染治疗后仍会持续存在，直径和CT值同样会随时间推移而增加。Libby DM等学者基于ELCAP数据分析发现，无症状的筛查阳性患者中51%(41/80)接受抗感染治疗后病灶缩小或消失而停止了后续检查，抗感染治疗有效率在斑片状实变影患者为90%(26/29)，在呈结节影患者为29%(15/51)。Khokhar等对143例患者的293个肺结节进行评估，结节缩小或消失在接受抗生素治疗组为33%(24/72)，而在未接受抗生素治疗组仅为27%(60/221)，P=0.46。尽管应用抗感染治疗对鉴别肺结节性质有所帮助，但其价值仍有待更多的研究来进一步探讨，作者认为暂不推荐抗感染治疗应用于肺结节鉴别诊断。

（三）PET和PET/CT

多个研究发现PET在GGN的诊断敏感性低，假阴性率高，无应用价值。而PET/CT在单纯型GGN的诊断价值低，而在部分实性GGN的良恶性鉴别诊断有一定价值，敏感性、特异性、准确率、阳性预测值、阴性预测值分别为62.1%、80.0%、70.4%、78.3%、64.5%。

（四）微创活检

经皮CT引导肺穿刺活检应用GGN的诊断有较高价值，文献报道敏感性、特异性和准确性分别为97%、100%、97%。但该法难以应用于直径较小的GGN，且可能出现气胸和咯血的并发症，有一定局限性。

新近快速发展的介入肺脏病学新技术，包括X线透视引导下的带有引导套管的支气管内超声检查(endobronchial ultrasonography with guide sheath，EBUS-GS)、电磁导航气管镜系统(electromagneticnavigation bronchoscopy，ENB)和仿真支气管镜导航系统(virtual bronchoscopic navigation，VBN)也可应用于GGN的活检。EBUS-GS采用X线透视则辅助GS定位至目标肺组织，通过在支气管腔楔入GS使医师能够在支气管病灶处重复取样，并保护其他部位不受活检出血的影响，气胸的发生率低。Meta分析表明，EBUS-GS诊断外周病变的敏感性、特异性、阳性似然比、阴性似然比分别为73%、100%、26.84和0.28。2项随机对照的研究比较EBUS-GS与经皮CT引导肺穿刺活应用于肺外周病变的价值，结果均表明两者诊断的准确率和敏感性相似，而EBUS-GS发生气胸的风险明显降低。

ENB是电磁导航技术和支气管镜技术应用的整合，计算机将患者的螺旋CT图像进行三维重建并进行标记，将获得的3D模拟支气管镜图像与真实支气管镜图像叠加，用以引导和观察顶端携带有电磁定位传感器的导管的位置走向，控制导管到达远端目标肺组织。已有多个小型临床研究证实ENB系统用于不适合经皮CT引导肺穿刺活检的早期周围型病变诊断，准确性、安全性、耐受性均较好。随机对照的多中心研究将ENB和EBUS-GS联合应用，较单用EBUS-GS或ENB更进一步提高了诊断阳性率，而单用EBUS-GS和单用ENB之间无明显差异，各组间气胸的发生率无明显差异。VBN与EBN类似，同样利用CT图像重建三维图像并规划路径，通过气道路径的动画，为气管镜到达活检区域提供完全视觉化的引导。1项随机对照研究结果表明，VBN联合EBUS-GS较单用EBUS-GS诊断率明显提高(80.4% vs 67.0%，P=0.032)。

（五）直接手术

手术切除GGN的优势在于可同时完成诊断和治疗，但存在过度治疗的风险，可能使部分良性GGN患者接受不必要的手术，尽管目前多采用电视辅助胸腔镜手术(video-assisted thoracoscopic surgery，VATS)以降低手术的风险和创伤。因此对于GGN患者必须严格把握手术的适应证。

六、小结

随着CT技术的发展和广泛应用，临床上将有越来越多的GGN被发现。目前主要的诊断方法为CT影像，但CT影像特征用于鉴别良恶性仍存在争议，临床观察、抗感染治疗后复查、PET和PET/CT、微创活检以及直接手术是主要的处理策略。因为缺乏高质量的研究来比较这些方法的有效性，因此临床在选择具体方法时应仔细和慎重，合理地将多个方法联合应用并形成处置框架流程可能会有助于提高良恶性鉴别的成功率，进而使恶性GGN患者尽早获得治疗，同时避免使良性GGN患者接受过度治疗。

（陈良安 杨 震）

参考文献

1. Austin JH，Müller NL，Friedman PJ，et al. Glossary of terms for CT of the lungs：recommendations of the Nomenclature Committee of the Fleischner Society. Radiology，1996，200（2）：327-331.
2. Kushihashi T，Munechika H，Ri K，et al. Bronchioloalveolar adenoma of the lung：CT-pathologic correlation. Radiology，1994，193：789-793.
3. Jang HJ，Lee KS，Kwon OJ，et al. Bronchioloalveolar carcinoma：focal area of ground-glass attenuation at thin-section CT as an early sign. Radiology，1996，199：485-488.
4. Fan L，Liu SY，Li QC，et al. Multidetector CT features of pulmonary focal ground-glass opacity：differences between benign and malignant. Br J Radiol，2012，85（1015）：897-904.
5. Lim HJ，Ahn S，Lee KS，et al. Persistent Pure Ground-Glass Opacity Lung Nodules≥10 mm in Diameter at CT：Histopathologic Comparisons and Prognostic Implications. Chest，2013 May 30.
6. Hiramatsu M，Inagaki T，Inagaki T，et al. Pulmonary ground-glass opacity（GGO）lesions-large size and a history of lung cancer are risk factors for growth. J Thorac Oncol，2008，3（11）：1245-1250.
7. Piyavisetpat N，Aquino SL，Hahn PF，et al. Small incidental pulmonary nodules：how useful is short-term interval CT follow-up? J Thorac Imaging，2005，20（1）：5-9.
8. Eberhardt R，Anantham D，Ernst A，et al. Multimodality bronchoscopic diagnosis of peripheral lung lesions：a randomized controlled trial. Am J Respir Crit Care Med，2007，176（1）：36-41.

第六节　晚期非小细胞肺癌的精准治疗

在全球范围内，肺癌是发病率和死亡率最高的恶性肿瘤；在我国，肺癌的发病率同样居于癌症榜首，严重危害人类的健康。肺癌包括非小细胞肺癌（non-small cell lung cancer，NSCLC）和小细胞肺癌，非小细胞肺癌占肺癌的85%左右。随着医学科学的不断发展，肺癌的治疗逐渐迈向精准治疗时代。对于肺癌的精细认识和精准分期则是精准治疗的基础和有的放矢治疗的前提。

一、基于组织学类型治疗选择

NSCLC包括腺癌、鳞癌、大细胞癌和其他未分型癌。其中不同亚型占据NSCLC的比例也并非一成不变，20世纪90年代以前鳞癌的发生率高于腺癌，而后腺癌的发生率却呈上升状态，最后超越鳞癌的发生率。同样属NSCLC范畴，但是不同亚型之间预后却存在差异。流行病及统计学研究显示1988—2001年之间腺癌与鳞癌总生存（overall survival，OS）未有差异（HR=0.997，*P*=0.85），而2002—2005年腺癌和鳞癌的OS却呈现明显的差异（HR =1.033，*P*=0.02）。这一结果提示NSCLC不同亚型有可能成为预后的独立因子。那么NSCLC不同的组织学类型是否也可以作为治疗疗效的预测因子？对比培美曲塞在鳞癌与非鳞癌临床疗效研究中，一线、二线和维持治疗研究均显示非鳞癌可以从培美曲塞治疗中明显获益。同样，在以贝伐珠单抗为代表的抗血管治疗研究中，包括E4599、AVAiL、JO19907研究，也证实非鳞癌较鳞癌具有更显著的临床获益。由此也证实了NSCLC不同的组织学亚型可以作为临床治疗的疗效预测因子，进而指导临床用药。

针对未有靶向治疗的晚期NSCLC患者，含铂两药化疗仍是治疗的基础。而针对4～6周期含铂两药化疗之后仍处于未进展状态的患者如何选择维持治疗也是医患关心的问题。根据2017年美国国立综合癌症网络（National Comprehensive Cancer Network，NCCN）指南建议在肺癌的维持治疗阶段一方面可以继续维持原治疗，包括贝伐珠单抗、培美曲塞、贝伐珠单抗联合培美曲塞、吉西他滨等，另一方面可以转换治疗方案，可供选择的药物有培美曲塞、多西他赛等；或者可以开始早期二线治疗。针对含铂两药治疗后进展的晚期NSCLC患者，2017年NCCN指南建议可以根据功能状态评分（performance status，PS）选择治疗方案，针对PS 0～2分患者根据具体病理分型后续可以选择全身免疫检查点抑制剂、多西他赛或吉西他滨等，而针对PS 3～4分患者建议选择最佳支持治疗。

总之，组织病理学是无驱动基因晚期NSCLC治疗的基石，精确的分期是治疗的基础，而维持治疗的选择取决于治疗药物和患者整体状态之间的博弈平衡点。

二、分子靶向治疗

十余年来，靶向治疗无疑给肺癌的治疗带来里程碑式的变革，对比传统的化疗给患者带来显著的生存获益。但靶向治疗作为一种精准治疗，其前提是患者存在相关的癌症驱动基因。目前认为在肺腺癌中存在驱动基因的概率较大，但是在不同人种的腺癌中，突变也是存在异质性，比如亚洲人*EGFR*突变约40%而高加索人群只有15%、亚洲人*KRAS*突变约15%而高加索人群却有30%。在同类型突变中也存在突变异质性，比如*EGFR*突变既包括敏感突变（L858R 40%，Exon19del 50%）也包括固有耐药突变（*T790M*）。即使在同一患者不同时间其突变状态也存在异质性，比如在接受表皮生长因子受体酪氨酸激酶抑制剂（epidermal growth factor receptor tyrosine kinases inhibitor，EGFR-TKI）治疗后机体可以产生*T790M*突变、cMET扩增等一系列改变导致EGFR-TKI耐药。总之，机体的突变状态也是精细分类，并非一成不变。

在肺腺癌的驱动基因中，占据重要比重的是*EGFR*突变。针对有*EGFR*突变的患者，Mok TS等已经通过Ⅲ期临床研究证实对比卡铂/紫杉醇，吉非替尼可以明显提高患者无进展生存期（progression-free survival，PFS）（HR=0.48，95%CI：0.36～0.64；*P*<0.001）。并且在OPTIMAL、LUX-Lung3、LUX-Lung6、Maemondo多项研究均证实EGFR-TKI靶向治疗优于传统的化疗，这也奠定了EGFR-TKI在有*EGFR*突变患者的一线应用。针对EGFR-TKI治疗，除了相关疗效，其不良反应也是医患关心的重点。目前发生率较高且患者主要的主诉即是药物相关性皮疹，而针对皮疹，非严重不良反应者建议予以米诺环素、多西环素局部处理。

目前在肺腺癌中另一个备受关注的驱动基因是间变性淋巴瘤激酶（anaplastic lymphoma kinase，ALK）突变。针对有*ALK*突变的患者给予ALK抑制剂克唑替尼的治疗也取得较好的临床疗效。客观反应率（objective response rate，ORR）高达 60.8%，中位 PFS 达 9.7 个月（95%CI：7.7～12.8 个月）。同样在纳入 344 例 *ALK* 突变阳性晚期 NSCLC 患者的 PROFILE 研究中证实克唑替尼较培美曲塞 / 铂（顺铂或卡铂）有更高的 ORR（74% vs 45%）、更长的 PFS（10.9 个月 vs 7.0 个月）。克唑替尼不仅针对 *ALK* 突变的患者有效，对于 *ROS1* 突变的肺癌患者同样有效，其 ORR 高达 60%，8 周疾病控制率达 80%。

在肺癌中同一突变不同的新药也在不断研发，如在 2017 ASCO ARCHER1050 研究报道针对 EGFR 活化突变的晚期 NSCLC，Dacomitinib 较一代药物（吉非替尼）在 PFS 上有优势，但 PFS 上的获益能否最终转化为 OS，答案未知；关于肺癌中其他的突变类型相关靶向药物研究也正在如火如荼的进行，比如：针对 RET 重排肺癌患者卡博替尼（cabozantinib）治疗的 II 期临床研究正在开展（2015 ASCO），期待其给我们带来的结果。

总之，分子病理检测是靶向治疗的基石。针对分子病理检测突变状态阳性晚期 NSCLC 患者推荐一线靶向治疗，并且在予以靶向治疗过程中合理的处理治疗相关不良反应。在未来的研究中，随着疾病的认识不断加深、新的检测手段不断被应用于临床，必将有更多新的靶点被发现，我们也期待更多新的靶向药物应用于临床，给患者生活、生存带来改观。

三、TKI 获得性耐药及其处理

EGFR-TKI 的应用固然给临床带来可喜成果，但最终不得不面临药物耐药。目前研究认为在 EGFR-TKI 获得性耐药机制中主要是发生 T790M 突变（49%），还有 Met 扩增（5%）、SCLC 转化（14%）、PIK3CA（5%）、HER2 扩增（12%）、BRAF 突变（1%）等，当然还有约 30% 的耐药原因我们现在依旧未知。

关于 EGFR-TKI 的耐药也是存在异质性，主要的耐药模式有：①系统性耐药：治疗缓解后多部位进展；②单病灶进展：治疗缓解后，出现孤立转移新病灶；③中枢进展：完全缓解后出现脑转移。不同的耐药模式也可以影响临床下一步治疗方案的选择。针对系统性耐药，后续可以考虑再活检，或者选择转换治疗方案（化疗或者二线 EGFR-TKI），针对有进展但是进展缓慢的患者可以考虑继续原 EGFR-TKI 治疗，也可以考虑联合其他 EGFR-TKI 治疗；既往也有推荐 EGFR-TKI 治疗中联合化疗，但是目前研究已经证实联合化疗并不能带来生存获益。关于是否可以在原 EGFR-TKI 治疗方案上联合其他靶向药物目前还未可知。针对 EGFR-TKI 耐药机制中 *T790M* 突变的患者，AURA3 研究证实奥希替尼治疗组的中位 PFS 显著高于铂类 + 培美曲塞治疗组（10.1 个月对 4.4 个月；$P<0.001$）。此研究提示 *EGFR T790M* 突变阳性的 NSCLC 患者（包括 CNS 转移者），较联合化疗奥希替尼更有效且安全性较高。2017ESMO FLAURA 研究 FLAURA 研究中，奥希替尼取得了突破性的 PFS 数据，在疗效与安全性上均较现有标准一线方案更胜一筹，表现出更佳的风险获益比，但是奥希替尼是否有必要用于 *EGFR* 突变患者的一线应用需要等多的研究支持。

同样 ALK 抑制剂克唑替尼也面临耐药的问题，且克唑替尼的耐药远较 EGFR-TKI 耐药机制更为复杂。目前关于克唑替尼的耐药可能存在的机制有 ALK 二次突变（37%），ALK 扩增（18%），EGFR/ALK、KRAS/ALK 等驱动基因的转换等。二代 ALK 抑制剂，如 ceritinib、alectinib、brigatinib，对于克唑替尼进展的 ALK 阳性患者都具有活性。J-ALEX 研究结果表明 alectinib 比克唑替尼具有显著延长的 PFS（HR-0.34，$P<0.0001$）。中位随访 12 个月，中位 PFS 分别是未达到对比 10.2 个月。Alectinib 比克唑替尼耐受性良好，严重不良事件（SAE）发生率分别是 14.6% 对比 26%，不良事件（AE）导致停药比例分别是 9% 对比 20%。对比

ceritinib 和化疗的 ASCEND-4 研究结果显示 ceritinib 的 PFS 显著延长（16.6 对比 8.1 个月，HR 0.55，P<0.001）。药物相关 AE 发生率分别是 16% 对比 15.4%。这些结果表明 ceritinib 是 ALK 阳性 NSCLC 患者的另一个治疗选择。众多 ALK 抑制剂，针对最佳使用顺序的问题还未有科学解答，期待正在进行的 NCI ALK MATCH 研究能给我们带来答案。

总之，有效 - 耐药这种猫鼠游戏是靶向治疗永恒的主题，目前靶向治疗耐药后治疗策略的选择主要基于疾病的临床类型，并且新一代的 EGFR-TKI 和 ALK 抑制剂开始登上肺癌治疗的舞台。尽管目前耐药后治疗方法不一，但未来含有驱动突变患者如何选择一线用药、耐药后如何治疗都有待规范以便尽可能延长每一线治疗 PFS 尽可能延长患者 OS，而非现有治疗方法简单排列组合。

四、免疫治疗

近年，肿瘤免疫治疗取得了令人瞩目的临床效果，无论是针对实体肿瘤的免疫检查点阻断治疗还是针对血液癌症 CAR-T 疗法，被认为是目前最有潜力治愈恶性肿瘤的手段。同时细胞毒性 T 细胞淋巴抗原 -4（cytotoxic T lymphocyte-associated antigen-4，CTLA-4）和程序性死亡受体 / 配体（programmed death 1，PD-1）/（programmed death-ligand 1，PD-L1）检查点抑制剂在肺癌领域取得的瞩目成就也使免疫治疗成为继手术治疗、放疗、化疗和靶向治疗后的第五大治疗方式。

Pembrolizumab（派姆单抗）是针对 PD-1 的单克隆抗体。KEYNOTE-001 研究调查了 pembrolizumab 单药用于超过 1000 例不同来源的晚期肿瘤患者（主要为肺癌和黑色素瘤）的治疗，在肺癌亚组的 ORR 中，无论是初治（26%）或是复治（20%）的晚期 NSCLC 患者中，所有剂量和方案都观察到很好的抗肿瘤活性。根据 2017NCCN 指南 PD-L1 表达阳性（≥50%）以及 EGFR、ALK、ROS1、BRAF 阴性或者未知的 NSCLC，派姆单抗已经提升至一线治疗地位。目前 Nivolumab 是在 NSCLC 中研究数据积累最多的免疫检查点阻断药物，早期的一项Ⅰ期临床试验发现 nivolumab 治疗 NSCLC 的 ORR 为 18%，并且在肺鳞癌亚组的 ORR 更是达到 33%。Ⅲ期临床试验显示在晚期肺鳞癌二线治疗中 nivolumab 较多西他赛组 ORR 明显提高（由 9% 增至 20%），中位 OS 9.2 个月 vs 6.0 个月，中位 PFS 3.5 个月 vs 2.8 个月，这种疗效是不依赖于 PD-L1 的表达状态，首次证实在晚期和转移性肺鳞癌中 nivolumab 疗效优于多西他赛。Nivolumab 于 2015 年 3 月 4 日被 FDA 批准用于转移性鳞癌治疗。

现有临床研究中免疫治疗常见的副作用有乏力、恶心、食欲下降、腹泻等，血液毒性相对少见，但需要重视的是其内分泌肝功能损害、肺炎、皮疹等发生率并不低于化疗。总体而言，与化疗相比，免疫治疗耐受性良好。不过，免疫检查点抑制剂可能存在一些目前未被发现的不良反应，我们在应用免疫检查点抑制剂的同时还是不能掉以轻心。

免疫治疗被认为治疗晚期 NSCLC 最有希望的方法之一，但是免疫治疗的研究尚处于起步阶段，目前需要面临与解决的问题还很多比如：如何选择获益人群？如何进行联合治疗？什么时候开始治疗？如何判断临床疗效？但免疫疗法有让肺癌患者获益的巨大潜力，其研发前景可观，值得我们进一步深入探究其抗肿瘤价值。我们期待肿瘤的免疫治疗在未来研究策略、试验技术上的更新可以给肺癌的治疗带来突破性的进展。

精准治疗除在晚期肺癌中发挥重要作用，在早期肺癌领域亦开始崭露头角。伴随 ADJUVANT 研究——一项头对头比较吉非替尼和 VP 在完全切除的病理Ⅱ-ⅢA 期（N1，N2）NSCLC 中的辅助作用，研究结果显示较 VP 组吉非替尼明显延长 DFS。ADJUVANT 研究正式拉开EGFR-TKI靶向治疗进军早期肺癌治疗序幕；与此同时NCT01683175研究——IIIA期EGFR突变阳性的非小细胞肺癌厄洛替尼辅助靶向治疗对比NP方案辅助化疗的有效性和安全性研究亦证实厄洛替尼作为术后辅助较化疗能明显延长DFS。尽管两项研究中DFS的结果均令人非常满意，但OS数据还不成熟EGFR-TKI最终能否替代含铂两药在辅助化疗中的作用、能否改变现有临床实践还存在争议，尚需要更多临床研究进一步探讨。

在提倡肺癌精准治疗的时代，组织病理学是决定NSCLC化疗方案选择的主要因素，而分子病理检测是一线靶向治疗的必要条件，维持治疗应综合评估患者病情选择合适的药物，靶向药物获得性耐药后续治疗需考虑临床耐药类型和耐药机制双方面因素，免疫治疗有可能改变NSCLC的治疗历史。

精准治疗不仅是目的，更多的代表一种手段。关于肿瘤，目前我们的定位是尽可能去治愈；当我们不能治愈的时候，我们希望把它变成慢性疾病；当不能把它变成慢性疾病的时候，我们希望尽可能地延长无疾病进展生存。精确的诊断联合精准的治疗是实现这一目的的基石。

（宋 勇 李 倩）

参考文献

1. Wahbah M, Boroumand N, Castro C, et al. Changing trends in the distribution of the histologic types of lung cancer: a review of 4, 439 cases. Ann Diag Pathol, 2007, 11(2): 89-96.
2. Morgensztern D, Waqar S, Subramanian J, et al. Improving survival for stage Ⅳ non-small cell lung cancer: a surveillance, epidemiology, and end results survey from 1990 to 2005. J Thorac Oncol, 2009, 4(12): 1524-1529.
3. Ciuleanu T, Brodowicz T, Zielinski C, et al. Maintenance pemetrexed plus best supportive care versus placebo plus best supportive care for non-small-cell lung cancer: a randomised, double-blind, phase 3 study. Lancet, 2009, 374(9699): 1432-1440.
4. Scagliotti GV, Parikh P, von Pawel J, et al. Phase Ⅲ study comparing cisplatin plus gemcitabine with cisplatin plus pemetrexed in chemotherapy-naive patients with advanced-stage non-small-cell lung cancer. J Clin Oncol, 2008, 26(21): 3543-3551.
5. Sandler A, Gray R, Perry MC, et al. Paclitaxel-carboplatin alone or with bevacizumab for non-small-cell lung cancer. New Eng J Med, 2006, 355(24): 2542-2550.
6. Reck M, von Pawel J, Zatloukal P, et al. Phase Ⅲ trial of cisplatin plus gemcitabine with either placebo or bevacizumab as first-line therapy for nonsquamous non-small-cell lung cancer: AVAil. J Clin Oncol, 2009, 27(8): 1227-1234.
7. Reck M, von Pawel J, Zatloukal P, et al. Overall survival with cisplatin-gemcitabine and bevacizumab or placebo as first-line therapy for nonsquamous non-small-cell lung cancer: results from a randomised phase Ⅲ trial(AVAiL). Ann Oncol, 2010, 21(9): 1804-1809.
8. Niho S, Kunitoh H, Nokihara H, et al. Randomized phase Ⅱ study of first-line carboplatin-paclitaxel with or without bevacizumab in Japanese patients with advanced non-squamous non-small-cell lung cancer. Lung Cancer, 2012, 76(3): 362-367.
9. Mitsudomi T, Suda K, Yatabe Y. Surgery for NSCLC in the era of personalized medicine. Nature reviews Clin Oncol, 2013, 10(4): 235-244.

10. Mok TS，Wu YL，Thongprasert S，et al. Gefitinib or carboplatin-paclitaxel in pulmonary adenocarcinoma. New Eng J Med，2009，361（10）：947-957.

11. Maemondo M，Inoue A，Kobayashi K，et al. Gefitinib or chemotherapy for non-small-cell lung cancer with mutated EGFR. New Engl J Med，2010，362（25）：2380-2388.

12. Mitsudomi T，Morita S，Yatabe Y，et al. Gefitinib versus cisplatin plus docetaxel in patients with non-small-cell lung cancer harbouring mutations of the epidermal growth factor receptor（WJTOG3405）：an open label，randomised phase 3 trial. Lancet Oncol，2010，11（2）：121-128.

13. Zhou C，Wu YL，Chen G，et al. Erlotinib versus chemotherapy as first-line treatment for patients with advanced EGFR mutation-positive non-small-cell lung cancer（OPTIMAL，CTONG-0802）：a multicentre，open-label，randomised，phase 3 study. Lancet Oncol，2011，12（8）：735-742.

14. Rosell R，Carcereny E，Gervais R，et al. Erlotinib versus standard chemotherapy as first-line treatment for European patients with advanced EGFR mutation-positive non-small-cell lung cancer（EURTAC）：a multicentre，open-label，randomised phase 3 trial. Lancet Oncol，2012，13（3）：239-246.

15. Sequist LV，Yang JC，Yamamoto N，et al. Phase III study of afatinib or cisplatin plus pemetrexed in patients with metastatic lung adenocarcinoma with EGFR mutations. J Clin Oncol，2013，31（27）：3327-3334.

16. Wu YL，Zhou C，Hu CP，et al. Afatinib versus cisplatin plus gemcitabine for first-line treatment of Asian patients with advanced non-small-cell lung cancer harbouring EGFR mutations（LUX-Lung 6）：an open-label，randomised phase 3 trial. Lancet Oncol，2014，15（2）：213-222.

17. Lacouture ME，Anadkat MJ，Bensadoun RJ，et al.Clinical practice guidelines for the prevention and treatment of EGFR inhibitor-associated dermatologic toxicities. Support Care Cancer，2011，19（8）：1079-1095.

18. Camidge DR，Bang YJ，Kwak EL，et al. Activity and safety of crizotinib in patients with ALK-positive non-small-cell lung cancer：updated results from a phase 1 study. Lancet Oncol，2012，13（10）：1011-1019.

19. Oxnard GR，Arcila ME，Sima CS，et al. Acquired resistance to EGFR tyrosine kinase inhibitors in EGFR-mutant lung cancer：distinct natural history of patients with tumors harboring the T790M mutation. Clin Cancer Res，2011，17（6）：1616-1622.

20. Takezawa K，Pirazzoli V，Arcila ME，et al. HER2 amplification：a potential mechanism of acquired resistance to EGFR inhibition in EGFR-mutant lung cancers that lack the second-site EGFRT790M mutation. Canc Discov，2012，2（10）：922-933.

21. Ohashi K，Sequist LV，Arcila ME，et al. Lung cancers with acquired resistance to EGFR inhibitors occasionally harbor BRAF gene mutations but lack mutations in KRAS，NRAS，or MEK1. Proc Nat Acad Sci USA，2012，109（31）：E2127-2133.

22. Sequist LV，Waltman BA，Dias-Santagata D，et al. Genotypic and histological evolution of lung cancers acquiring resistance to EGFR inhibitors. Sci Transl Med，2011，3（75）：75ra26.

23. Gandara DR，Li T，Lara PN，et al. Acquired resistance to targeted therapies against oncogene-driven non-small-cell lung cancer：approach to subtyping progressive disease and clinical implications. Clin Lung 2014，15（1）：1-6.

24. Doebele RC，Pilling AB，Aisner DL，et al. Mechanisms of resistance to crizotinib in patients with ALK gene rearranged non-small cell lung cancer. Clin Cancer Res，2012，18（5）：1472-1482.

25. Ribas A. Tumor immunotherapy directed at PD-1. New Eng J Med，2012，366（26）：2517-2519.

26. Topalian SL，Hodi FS，Brahmer JR，et al. Safety，activity，and immune correlates of anti-PD-1 antibody in

cancer. New Eng J Med, 2012, 366(26): 2443-2454.

27. Brahmer JR, Tykodi SS, Chow LQ, et al. Safety and activity of anti-PD-L1 antibody in patients with advanced cancer. New Eng J Med, 2012, 366(26): 2455-2465.

第七节 肺癌的免疫治疗

在过去的十几年时间里，随着我们对肺癌，特别是非小细胞肺癌（NSCLC）的生物学基础的深入研究，相应的治疗策略也发生了翻天覆地的变化，近年来免疫治疗在肺癌领域作为一种新颖的治疗方式取得了重要进展。其中两种免疫疗法尤为热门：一种是免疫检查点抑制剂（immune checkpoint therapy），旨在解除肿瘤免疫耐受；另一种是肺癌疫苗（vaccine therapy），旨在提高对肿瘤抗原的暴露。免疫检查点疗法包括阻断 T 淋巴细胞抗原 -4（T-lymphocyte antigen-4，CTLA-4）和程度性死亡受体 -1（programmed cell death-1，PD-1）及其配体（programmed cell death-1 ligand，PD-L1）的单克隆抗体。这些单抗已经在 NSCLC 和小细胞肺癌（small cell lung cancer，SCLC）中的临床试验中取得重大进展。疫苗为一种抗原特异性疗法，通过肿瘤相关抗原引起特异性的抗肿瘤免疫。在肺癌中，包括黑色素瘤相关抗原 -A3（melanoma-associated antigen-A3，MAGE-A3），膜相关糖蛋白（membrane-associated glycoprotein，MUC-1）和表皮生长因子受体（epidermal growth factor receptor，EGFR）；全肿瘤疫苗近年也被发现可影响免疫系统，从而将肿瘤模拟外来抗原加以识别。本节将介绍肺癌免疫治疗的机制、临床研究现状与面临的问题，以及前景展望。

一、背景介绍

对于转移性晚期肺癌根据不同类型和基因分型，目前的治疗方式主要是化疗和分子靶向治疗。世界范围内，晚期肺癌目前仍居癌症死亡的首位，5 年生存率不超过 5%。很多研究表明移植后患者接受免疫抑制治疗会增加肿瘤的风险，包括淋巴组织增生、头颈部癌和肺癌，表明免疫抑制与肿瘤具有显著的关联[1,2]。各种不同的免疫抑制机制，其中就包括免疫检查点机制，它们帮助肺癌逃避免疫监视。这些免疫检查点主要为表达于 T 细胞上的受体，其可有效地调节机体免疫反应，目前研究的热门包括细胞毒性 T 淋巴细胞相关蛋白 4（cytotoxic T-lymphocyte-associated protein 4，CTLA-4）和程序性细胞死亡受体 1（programmed cell death protein 1，PD-1）及其配体（PD-L1）[3]。

CTLA-4 表达于 T 细胞表面，调节 T 细胞的激活、下调辅助性 T 细胞的活性并上调调节性 T 细胞（Tregs）的免疫抑制活性[4]。PD-1 受体是一种抑制性分子，表达于活性 T 细胞、B 细胞、巨噬细胞和自然杀伤细胞（natural killer cells，NK），此受体与表达于肿瘤细胞和抗原递呈细胞上的配体 PD-L1（B7-H1 或 CD274）和 PD-L2（B7DC 或 CD273）相互作用。高达 57% 的非小细胞肺癌（NSCLC）组成型表达 PD-L1 或基于获得性适应性免疫耐受机制。NSCLC 肿瘤细胞 PD-L1 的表达与局部淋巴细胞浸润增加和总生存期的延长呈正相关[5]。PD-1 在肿瘤微环境中扮演着重要的角色，包括抑制 T 细胞信号通路转导、细胞毒性的活化、增殖分化、效应发挥，同时促进 $CD4^+$T 细胞转化为调节性 T 细胞（Tregs），促进细胞凋亡[6]。在免疫抑制的基础理论逐渐阐明之后，一些关于免疫检查点抑制剂的临床研究近年来也逐渐开展，比如抗 CTLA-4、抗 PD-1、抗 PD-L1 单克隆抗体的临床试验。这些单抗的研究都是始于黑色素瘤，一些研究在肺癌中也取得了可喜的成果并且被 FDA 批准用于临床。

抗原递呈细胞通过主要组织相容性复合物Ⅰ(major histocompatibility complex class Ⅰ, MHC-Ⅰ)的方式将多肽递呈给肿瘤激活型T淋巴细胞[7,8]。肿瘤细胞在$CD4^+$辅助性T细胞的作用下同样增加对INF-γ和TNF-α的分泌[8]。肿瘤内T细胞的增多可帮助清除肿瘤细胞，预后通常与浸润性T细胞的数量、部位和表型有关[9]；浸润性细胞毒性T细胞多，则提示好的预后[10]。另外还有一些很重要的抑制性肿瘤浸润性细胞，比如$CD4^+$Tregs、肿瘤相关成纤维细胞、髓源性抑制细胞和肿瘤相关巨噬细胞[11,12]。这些细胞通过多种机制建立起免疫抑制微环境，比如分泌TGF-β、IL-10、血小板源性生长因子(platelet derived growth factor, PDGF)和血管内皮生长因子(vascular endothelial growth factor, VEGF)。另一方面，肿瘤细胞MHC-1和抗原表达下调、PD-L1表达增加，造成抗肿瘤免疫反应不足，难以消除肿瘤细胞，这也是提高CTL的数量和功能可提高临床获益的原因[12]。

继发于长期抗原刺激后，T细胞通常共表达一些抑制性受体包括CTLA-4、PD-1、TIM3、LAG3、杀细胞免疫球蛋白受体(killer cell immunoglobulin-like receptor, KIR)和VISTA[13-17]。这些作用使肿瘤伪装成类似自身蛋白，T细胞转化为"无能表型"而引起免疫耐受[18-20]。

激活型T细胞、NK细胞、巨噬细胞和B细胞表达PD-1受体，与其配体PD-L1(B7-H1或CD274)和PD-L2(B7-DC或CD273)结合。PD-L1表达于肿瘤细胞、抗原递呈细胞、髓细胞、上皮和淋巴细胞，构成了一种固有或获得性的免疫耐受机制[21]。PD-1/PD-L1抑制细胞毒性T淋巴细胞的增殖、生存和效应发挥，促进肿瘤微环境中浸润性T细胞的凋亡和调节性T细胞的增多[22]。

二、免疫系统对于非小细胞肺癌

肺癌相关性死亡中，年龄是一个重要的因素。肺癌患者中，50岁以下的只占不到6%，60～69岁的占29%，44%为70岁以上患者[23]。机体的免疫年龄(immune-aging or inflamm-aging)与以下因素有关：调聚物的缩短、组蛋白乙酰化和抗衰老分子(比如组蛋白去)的缺失，肺癌中，这些功能失调将使抗肿瘤免疫无法正常发挥，免疫衰竭将加速抗肿瘤免疫的失败。

吸烟是肺癌的最主要的危险因素[23,24]。吸烟对肺部环境稳态的影响是复杂的，其中最显著的特征就是对免疫系统的抑制[25,26]。有学者曾经对吸烟引起的肺部免疫平衡的破坏进行过报道[27,28]。除了吸烟，环境中还有很多物质对肺部环境持续施加影响：比如粉尘、变应原和微生物，这些可造成氧化应激和缺氧。上述的这些因素可使肺部免疫环境发生严重的改变，免疫细胞功能的变化将有助于我们更好地了解免疫环境的改变过程与机制。

肺部免疫系统由多个部分组成：不仅包括由大量免疫细胞构建的复杂的细胞因子网络，还大量各种组成要素的功能，比如上皮、内皮和间质细胞，在正常情况下，这些要素处于相对稳定的状态。笔者看来，支气管肺泡灌洗(bronchoalveolar lavage, BAL)是一种有价值的用于评估肺部免疫状态的方法。BAL分析是一种低侵入性的方法，灌洗液可反映肺部整体免疫环境下局部免疫反应情况。在临床实践中，BAL分析主要用于鉴别肺实质、间质或感染性疾病，并且可用于肺部外周肿瘤的诊断[29]。BAL是一种有标准规范的定量检测方法，灌洗中需要200ml的生理盐水，回收液用于计数细胞总数和各种分化的细胞数量。根据标准参考值，非吸烟者的灌洗液细胞总数大约1000万，细胞活性在90%以上，巨噬细胞>80%，淋巴细胞<15%，中性粒细胞<5%，嗜酸性粒细胞<1%[30-32]。有研究者曾在对肺癌患者的BAL功能进行检测以评估肺部免疫状态[28,33-35]，此种方法有可能成为临床上肺癌患者

免疫治疗的一种生物标志物或预测因子。BAL 通常借助于支气管镜进行，需要注意的是，外周血可反映免疫系统情况，但对肺癌防御机制的研究并不应该仅仅依靠外周血。通常切除的肿瘤可用于评估局部免疫反应情况，而实际情况是小细胞肺癌通常不可通过手术切除，可切除的 NSCLC 也不超过 30%，因此大多数肺癌肿瘤局部免疫环境是无法评估的。由此可见 BAL 分析是一种对于不同分期的肿瘤都很重要的评估局部免疫环境的手段，包括晚期肺癌。

有些问题值得我们思考，组织分型对于 NSCLC 是否那么重要？目前的 NSCLC 的分型已经可以清楚地划分鳞癌和腺癌，这对于靶向治疗具有重要的指导意义。在形态学上无法区分肺癌分型时，甲状腺转录因子（thyroid transcription factor，TTF-1）就显得很重要。TTF-1 是可视为一种有效的腺癌标志，在一些研究中，TTF-1 在肿瘤细胞中的表达预示着更长的生存期[36, 37]。然而，肺癌经常会混合不同的组织类型，而且有时会混合有无法判断的病理类型。在这些病倒中，TTF-1 阳性细胞就是一种提示腺癌分化的良好指标。如今我们观察到 EGFR 驱动基因突变不仅仅是我们原本认为的只存在于腺癌中，还存在于鳞癌中。也许在将来 NSCLC 中，分子诊断的价值将超越病理诊断。

更重要的是，肿瘤干细胞（cancer stem cell，CSC）可能成为一种针对实体肿瘤包括肺癌的潜在靶标。目前对于 CSC 表型的研究正在广泛进展中，比如关于 CD133/EPCAM 的研究[38, 39]。

三、细胞毒性攻击

淋巴细胞、巨噬细胞及粒细胞都会参与到抗肿瘤的战役中，其中包括肿瘤浸润细胞（tumor infiltrating lymphocyte，TIL）[40-42]，肿瘤相关巨噬细胞（tumor associated macrophage，TAM）[42, 43]，肿瘤相关中性粒细胞（tumor accociated neutrophil，TAN）[44]和肿瘤相关组织嗜酸性粒细胞（tumor accociated tissue eosinophilia，TATE）[45]。抗肿瘤免疫的最主要细胞群为细胞毒性 T 细胞（cytotoxic T lymphocyte，CTL）[46]，CTL 由 $CD8^+$ 淋巴细胞、$CD4^+$ 淋巴细胞、自然杀伤细胞（natural killer cell，NK）、自然杀伤 T 细胞（natural killer T cell，NKT）和 B 淋巴细胞递呈[47]。溶细胞作用和膜受体介导程序性细胞死亡造成肿瘤细胞的凋亡。成功的细胞毒作用需要抗原递呈细胞（antigen presenting cell，APC）（主要为巨噬细胞和树突状细胞（dendritic cell，DC）[48]）及有效的肿瘤抗原递呈，接触到肿瘤抗原并激活效应细胞，随后迁移至淋巴节。APC- 淋巴细胞信号转导主要通过 APC 上的共刺激分子与淋巴细胞上相关受体来完成[46]。细胞毒性 $CD8^+$ 和 $CD4^+$ 淋巴细胞为 CTL 大军的“士兵”，因此关于 B7-CD28 信号通路的研究受到广泛重视[46]。恶性肿瘤中 APC-CTL 反应受到抑制，导致 CTL 的失活。

四、免疫系统功能受损——免疫耐受的机制

临床上肿瘤患者的防御作用将减弱，而且肿瘤体积越大，抗肿瘤免疫越弱[49]。肺癌通过低抗原递呈和低共刺激分子表达而逃避细胞毒攻击。而且，在肿瘤发生发展过程中，由于多种基因和表观遗传物质的改变，导致肿瘤抗原的不稳定表达[50]，这些最终会导致肿瘤对免疫监视的被动逃逸；此外，抗肿瘤免疫的激活和抵制还受到其他很多因素的调控。

CTL 的阻断机制有很多。淋巴细胞上的程序性死亡受体与肿瘤细胞上其相应配体的相互作用引起淋巴细胞的凋亡。最近的研究发现 T 细胞上程序性死亡受体 -1（programmed death-1，PD-1）分子的表达在抑制细胞毒效应中发挥重要作用[51]。PD-1 表达于辅助性 T 细胞（T helper）、细胞毒性 T 细胞（T cytotoxic）、调节性 T 细胞（T regulatory cells）、B 淋巴细胞

和 NK 细胞。肿瘤细胞上表达 PD-1 的配体：B7-H1（PD-L1）（CD274）和 PD-L2（CD273，B7-DC）。PD-1/PD-L 信号通路具有很强的免疫抑制作用。目前用于阻断 PD-1/PD-L1 通路的完全人源性的抗 PD-1 和 PD-L1 单克隆抗体已经在临床试验中显示出良好的疗效，其可增加肿瘤特异性 T 细胞的数量和功能[46, 52, 53]。

五、免疫检查点通路和肿瘤

肿瘤作为一个慢性、多基因并且通常伴随炎症促发性的疾病，其发生发展的机制非常复杂。有很多因素可以影响疾病发展过程，比如：环境因素、生活习惯、基因突变、免疫系统功能紊乱等等。目前，越来越多的证据表明肿瘤的发生发展伴随着特殊的肿瘤免疫微环境的形成。肿瘤细胞可通过多种途径逃逸免疫监视并扰乱人体免疫检查点发挥正常功能，从而躲避人体免疫系统的清除。人类肿瘤包含众多基因和表观遗传学变化，可产生被免疫系统潜在识别的肿瘤抗原[54]，从而激发机体 T 细胞免疫反应。免疫系统的 T 细胞首先通过识别异常肿瘤细胞，分化出一类细胞毒性 T 淋巴细胞亚群（cytotoxic T lymphocyte，CTL），迁移并浸润至肿瘤所在部位，特异性地结合并杀伤肿瘤细胞。针对肿瘤的免疫保护机制需要 CTL 的有效协调。在正常的生理状态下，机体的免疫系统将保持一定的稳态，能够激发 T 细胞免疫反应的免疫检查点分子保持在一个相对合适的反应强度和水平以尽可能最大化地减少对周围正常组织的损伤并且避免自身免疫反应的发生。然而，肿瘤依然可通过很多通路上调负性信号，从而抑制 T 细胞免疫应答或促凋亡作用，进而促进肿瘤的进展和转移[55]。近来，越来越多的基础及临床研究表明免疫治疗可通过对抗性抗体阻断免疫检查点通路，有效释放机体对肿瘤的抑制并激发抗肿瘤免疫，从而达到治疗肿瘤的目的。

目前针对免疫检查点分子的研究主要集中在 CTLA-4，PD-1、PD-L1（B7H1）和 PD-L2（B7-DC）。在肿瘤微环境中，CTLA-4 在 T 细胞应答早期发挥作用，而 PD-1 主要在肿瘤的晚期阶段发挥限制 T 细胞免疫活性的功能[56]。利用免疫检查点抑制剂对 PD-1 及其配体进行阻断的治疗方式已经在临床试验中看到获益，包括针对非小细胞肺癌人群。PD-1 及其配体迅速成为目前免疫治疗领域最重要的治疗靶点。

（一）PD-1/PD-L1 通路的生物学特性及在肿瘤中的作用

1．PD-1/PD-L1 通路的表达与调节　PD-1 是一种编码 PDCD1 基因的 I 型穿膜蛋白[57]，属于 CD28/CTLA4 免疫球蛋白家族成员，并且是 T 细胞最重要的抑制性共受体之一。PD-1 的结构包括胞外 IgV 区，疏水性跨膜区和胞内区。胞内区尾部包括分离的潜在性磷酸化位点，分别位于免疫受体酪氨酸抑制基序（immune receptor tyrosine-based inhibitory motif，ITIM）和免疫受体酪氨酸转换基序（immunoreceptor tyrosine-based switch motif，ITSM）。基因诱变研究表明激活的 ITSM 对于 PD-1 在 T 细胞中发挥抑制作用至关重要[58]。PD-1 表达于 T 细胞、B 细胞、单核细胞、自然杀伤细胞、树突状细胞和其他众多肿瘤浸润淋巴细胞（tumor-infiltrating lymphocyte，TIL）[59]。此外，Francisoet 等人的研究表明 PD-1 同样表达于调节性 T 细胞（regulatory T cell，Treg），从而控制 Treg 的增殖以约束免疫反应[60]。

PD-1 有两个配体：PD-L1（B7-H1；CD274）和 PD-L1（B7-DC；CD273），两者为共抑制体。PD-L1 表达于静止性 T 细胞、B 细胞、树突状细胞、巨噬细胞、血管内皮细胞和胰岛细胞。PD-L2 的表达仅限于目前观察到的巨噬细胞和树突状细胞，其在不同肿瘤类型中的分布远低于 PD-L1，同时 PD-L2 的表达也具有组织选择性，因此其分布受到限制。不同的表达模式表明两者在不肿瘤类型中所发挥不同的作用。PD-L2 的表达受限，尤其对于抗原递呈细胞，这与调节T细胞激活或极化的作用相一致；反观PD-L1的广泛分布表明其在保护外周组织免受过度炎症损害中发挥着更加广泛的作用。

PD-L1表达于各种不同的肿瘤类型，尤其是NSCLC[5, 61]、黑色素瘤、肾细胞癌、胃癌、肝细胞癌、白血病和多发性骨髓瘤等[61-63]，其表达于肿瘤细胞的胞质和胞膜，但并不是所有的肿瘤或细胞都表达PD-L1[4, 64]。PD-L1的表达需要众多促炎症因子的诱发，包括Ⅰ型和Ⅱ型IFN-γ、TNF-α、LPS、GM-CSF和VEGF，以及细胞因子IL-10、IL-4，其中IFN-γ是最强效的促进剂[65, 66]。Ⅰ型T细胞产生IFN-γ和TNF-α，肿瘤基质细胞产生GM-CSF和VEGF，肿瘤微环境上调PD-L1的表达，进而促进免疫抑制。后者的作用称之为“适应性免疫耐受”，因为肿瘤需要通过促进PD-L1的表达以应对激活的T细胞所产生的IFN-γ，从而保护自身存活。PD-L1受致癌基因的调控，或者称之为固有免疫耐受。肿瘤抑制基因——同源磷酸酶-张力蛋白基因（phosphatase and tension homolog deleted on chromosome ten，PTEN）可抑制PD-L1的表达。肿瘤细胞通常包含突变的PTEN基因（可激活S6K1基因），使得核糖体上PD-L1的mRNA显著增加[67]，从而增加PD-L1 mRNA的翻译和质膜上PD-L1的表达。Parsa等人的研究同样证明在神经胶质瘤中，PTEN基因缺失突变可通过激活PI3K/AKT下游mTOR-S6K1信号通路在翻译水平上调PD-L1的表达[68]。Micro-RNAs同样在翻译水平调控PD-L1的表达，MiRNA-513可与PD-L1的3′未翻译端互补结合，从而阻止PD-L1的表达[69]。此外，最近有文献报道，在黑色素瘤模型中，PD-L1的上调与CD8 T细胞紧密相关，而与致癌基因的调控无关[70]。值得注意的是，PD-L1可结合表达CD80的T细胞，而CD80在此处作为受体而不是一个配体传递负向调节信号[6]。

2. PD-1/PD-L1通过多种机制调节免疫抑制　与CTLA-4一样，在免疫检查点通路中，PD-1/PD-L1通路通过调节交叉信号蛋白下调T细胞免疫应答，然而功能有稍许不同[71]。机体存在感染或肿瘤时，CTLA-4集中于调控T细胞的激活，而PD-1则调控外周组织中效应T细胞的活性[21]。Tregs高表达PD-1表明其拥有免疫抑制活性，因此，Tregs对于维持自身耐受很重要，通常这是感染激活免疫系统时保护组织免受损伤的关键步骤[72]。然而，当应对免疫系统的攻击时，肿瘤细胞会过表达PD-L1和PD-L2，结合于T细胞上的PD-1受体，阻止T细胞的激活，从而阻断T细胞的攻击，引起肿瘤免疫逃逸。因此，肿瘤细胞有效地建立一个适宜的肿瘤微环境并继续增殖[73]。PD-1/PD-L1通路通过多种机制调节免疫抑制，主要有以下几种：①促进激活型T细胞的凋亡：PD-1通过作用于凋亡基因降低T细胞的生存，在T细胞的活化过程中，受（配）体与CD28的结合通过驱动抗凋亡基因Bcl-xl的表达以维持T细胞的生存。PD-1通过抑制Bcl-xL上调的关键步骤PI3K的激活而阻止Bcl-xL的表达。早期的研究表明PD-L1+的鼠和人肿瘤细胞促进激活型T细胞的凋亡，而抗PD-1抗体可减少T细胞凋亡并有助于提高抗肿瘤免疫[4, 74]。②恢复T细胞无能：有研究表明肿瘤的发生与感染相关[75]。在有关慢性感染的研究中，PD-1在无能T细胞上过表达，通过阻断PD-1/PD-L1通路可恢复T细胞的增殖、分泌与细胞毒性功能[76]。此外，随后的研究表明肿瘤微环境中TIL的无能与肿瘤细胞和肿瘤源性髓细胞上PD-L1的表达密切相关[77]。③增强调节性T细胞（Tregs）的功能：通过下调mTOR、AKT、S6和ERK2的磷酸化水平，同时增加PTEN表达，PD-L1可促进诱导性Tregs的产生，从而限制效应性T细胞的活性[60]。阻断PD-1/PD-L1通路可增强效应性$CD8^+$T细胞的功能并抑制Tregs、髓源性抑制细胞功能，从而增强抗肿瘤免疫。④抑制T细胞增殖：PD-L1同样可抑制PKC-theta磷酸化，而PKC-theta磷酸化对于IL-2的产生至关重要[78]，并且使T细胞停止于G1期，阻断其增殖[79]。

⑤抑制受损 T 细胞活化和 IL-2 的产生：PD-1/PD-L1 阻断 Ag/MHC 参与的 TCR 及 CD28 参与的共刺激信号引起的下游通路的激活，从而抑制受损 T 细胞活化和 IL-2 的产生。TCR 信号通路需要酪氨酸激酶 ZAP70 的磷酸化。PD-1 的参与使 ZAP70 磷酸化减少，因此进一步抑制了其下游通路的激活。此外，PD-1 通路同时也阻断了功能性 $CD8^+T$ 效应性记忆细胞向 $CD8^+$ 中央记忆细胞的转化[80]，从而减少了有可能预防转移的长效免疫记忆。PD-L1 通过从 CD80 到 T 细胞的相互作用促进肿瘤的生长，CD80-PD-L1 的相互作用抑制了自身免疫设置中的 T 细胞自我激活，因此，对其的阻断可帮助恢复抗肿瘤免疫的建立。

关于 PD-1/PD-L1 通路介导免疫逃逸机制的研究目前仍在继续，尤其是 PD-L2 的机制尚不清楚。所有这些研究为我们奠定了良好的理论基础并为我们指明了未来免疫靶向治疗的研究方向。

3. PD-1/PD-L1 通路在 NSCLC 中具有重要临床意义　根据以往的历史经验，免疫治疗在肺癌中疗效甚微，因此肺癌被认为是一种非免疫原性的肿瘤；尽管如此，正如我们上文所阐述的，NSCLC 可通过多种方式或途径逃避免疫系统的攻击。研究者已经发现，存在于晚期非小细胞肺癌患者外周和浸润于肿瘤中的那些具有抑制肿瘤免疫逃逸的淋巴细胞数量是有所下降的[81]。

一些回顾性研究指出，PD-L1 的过表达与 NSCLC 患者的不良预后和高侵袭性有关[82]。在其他肿瘤如肝细胞癌和结直肠癌中也有相同的结论[83]。然而，Yang 等人的研究表明，PD-L1 在肺腺癌、病理高分期和有血管侵入的患者中表达较高，并且 PD-L1 的高表达将提示较少的肿瘤复发。PD-L1 的表达提示更好的无进展生存期（relapse-free survival，RFS），但与总生存期（overall survival，OS）无关[84]。不同的研究得出的结论是不同的，这可归纠于很多原因，比如肿瘤标本的选择不同、肿瘤的病理分期不同、标本的质量不同、获得标本的途径不同、所用的检测方法不同、抗体选择不同、界定阳性的标准不同、病理切片评估的标准不同等等。以上所提到的所有因素都可能影响 PD-L1 的表达，因此，PD-L1 的表达是否可以作为预后的一个良好的生物标志物目前尚无定论，仍需要未来不断探索。

此外，前期有研究对入组的 583 例手术切除 NSCLC 患者的单核苷酸多态性（single-nucleotide polymorphism，SNP）进行分析，结果表明，不同 PD-1 SNP（AA，GA，GG）并无差别，比例也与健康对照组极为相似。但 PD-1 GG 表型患者的生存期明显短于 GA 和 AA 表型，而且 GG 表型的肺鳞癌（SCC）患者预后明显更差[85]。

肿瘤的发生、发展和转移是一个复杂、连续的过程，癌基因的激活和基因突变和免疫系统的失衡导致的肿瘤抑制基因的失活均是这一过程不可缺少的要素。免疫系统的失衡改变了肿瘤特异性 T 细胞在肿瘤微环境中的作用，促进了肿瘤的进展和转移。有研究报道肿瘤相关基因的突变与免疫系统的失衡有关，在肺癌的发生发展过程中有很多基因突变的产生，比如 EGFR、ALK 等等。已经有研究指出在 EGFR 突变的肺癌患者中 PD-L1 的表达也增多，明显高于 EGFR 野生型患者，并且 EGFR 突变促进了 PD-L1 的表达[86]，这为抗 EGFR 和抗 PD-L1 抑制剂联合治疗提供了理论依据。然而其他类似研究的结果表明，在亚裔人群中 PD-L1 的表达与目前主要的驱动基因突变类型（EGFR、ALK、KRAS、BRAF）无明显相关性[85]。因此，今后仍然需要更多的相关基础和大样本的临床研究对此进行探索。

有研究已经表明肿瘤细胞上 PD-L1 的表达可能与 NSCLC 患者免疫治疗的疗效相关。近期，*New England Journal of Medicine* 发表了一项抗 PD-1 单抗 Pembroliaumab 用于治疗晚期非小细胞肺癌患者的多中心 I 期临床研究，结果表明 PD-L1 阳性患者（评分≥50%）的有效率超过 PD-L1 阴性患者（评分 1%～50% 和≤1%），在之前接受过治疗的患者中 $P<0.001$，在之前未接受治疗的患者中 $P=0.01$。评分≥50% 患者的 PFS 和 OS 均长于评分低于 50% 的患者[87]。

在一项抗 PD-1 单抗 nivolumab 的多中心的临床试验中，nivolumab 的累积有效率（所有剂量）在 NSCLC 患者中达到 18%（14/76）。对预处理的 42 例患者肿瘤标本进行免疫组化分析结果显示，PD-L1 阳性和阴性患者的有效率分别为 36%（9/25）和 0（0/17）（$P=0.006$）[88]。然而，有一些临床研究报道，PD-L1 阴性患者依然可以从抗 PD-1/PD-L1 治疗中获益[89]。因此，如果把 PD-L1 阳性作为抗 PD-1/PD-L1 治疗的筛选标准的话，一些可能从免疫治疗中获益的人群将有可能被剔除。

目前，很多研究在探讨 NSCLC 患者抗 PD-1/PD-L1 治疗无效的原因，然而基于对当前相关基础和临床研究的分析我们得出抗 PD-1/PD-L1 治疗在不同患者中反应性不同的原因是多样性的，不仅仅由单因素决定，这些因素可能包括：不同的 PD-1 SNP 状态、不同的基因突变类型、不同的 PD-L1 的表达和不同的 NSCLC 组织类型等等。另外，一些研究发现肿瘤细胞上也表达 PD-1 的表达[90]。这些需要将来更多的基础和临床研究加以证实。

因此，PD-1/PD-L1 和免疫治疗疗效的关系与机制以及病人的选择目前仍然尚未阐明，需要今后更多的基础与大样本的 II 期、III 期临床研究加以证实。

（二）免疫检查点抑制剂

1．抗 PD-1 抗体

（1）Nivolumab：Nivolumab（BMS-936558，Brand name：Opdivo）是一种人单克隆 IgG4 抗体，缺乏可检测的抗体依赖的细胞介导的细胞毒性作用（antibody-dependent cellular cytotoxicity，ADCC）。通过单克隆抗体阻断肺癌 $CD8^{+}$TIL 上的 PD-1 可恢复其分泌细胞因子和 T 细胞增殖的功能[91]。一项 296 例患者（236 例接受评估）的 I 期临床试验结果提示，在 NSCLC 患者中客观缓解率（包括完全或部分缓解）达到 18%，其中 65% 的患者持续 1 年有效，NSCLC 患者疾病稳定持续 24 周。42 例患者检测了 PD-L1 表达，PD-L1 表达阳性患者中 36%（9/25）对抗 PD-1 治疗有效，剩下的 17 例无效的患者 PD-L1 表达阴性[88]。

在另外一项关于 Nivolumab 的 I 期临床试验中，在 129 例先前经过治疗的 NSCLC 患者中 22 例患者有效（17%；95%CI 11%-25%），排除 6 例非特异性免疫相关反应的患者，反应持续时间的中位数达到 17 个月。尽管中位 PFS 和 OS 分别只有 2.3 个月和 9.9 个月，但很明显可以看出那些对治疗有效的患者得到了较长的持续获益时间。值得注意的是，2 年生存率达到了 24%，而且很多在持续 96 周治疗后病情仍有缓解。

在 NSCLC 中关于 nivolumab 的单药临床试验（NCT01721759，NCT02066636）目前正在进行。此外，关于单药 nivolumab 相比较研究者选择的铂双峰在一线治疗晚期 NSCLC 的随机临床研究（NCT02041533，NCT01673867）也仍在进行中。2015 年 4 月，nivolumab 被美国食品与药品管理局（Food and Drug Administration，FDA）批准用于含铂方案化疗进展的转移性 NSCLC（鳞状细胞癌）。

（2）Pembrolizumab：Pembrolizumab（MK-3475）是一种高选择性的人类抗 PD-1 单克隆抗体。目前其针对晚期实体肿瘤患者的临床试验正在进行中。在 I 期临床研究 KEYNOTE-001 中已证明了其拥有良好的安全性和有效性。根据 38 例初始接受 Pembrolizumab 治疗（10mg/kg q3w）的患者数据，最高有效率达到 21%（根据 RECIST1.1 标准），有效患者的中位 PFS 目前尚未达到（截至 62 周）；文献提示 pembrolizumab 抗肿瘤治疗的有效性与 PD-L1 的表达有关[87, 92]，因此将有 300 例患者入组对其 PD-L1 表达情况进行检测。

目前关于 pembrolizumab 单药治疗 NSCLC 的临床试验（NCT01840579）正在进行，比较 pembrolizumab 单药与联合化疗或单药多西他赛治疗 PD-L1 阳性 NSCLC 的研究（NCT02142738，NCT01905657）目前也在进行中。

（3）Pidilizumab（CT-011）：Pidilizumab 是一种人类 IgG-1K 重组型抗 PD-1 单克隆抗体，已证明在小鼠肿瘤模型中有效。其第一项 I 期剂量爬坡试验是针对晚期白血病，目前在肺癌中仍无相关临床研究[93]。

2. 抗 PD-L1 抗体　另外一种针对 PD-1/PD-L1 通路的方法为用特异性抗体与 PD-L1 结合，阻断其活性。抗 PD-L1 治疗选择性地在肿瘤微环境中调节免疫反应，因此理论上它带来的毒副作用可能较小，然而，表达于肿瘤细胞上的 PD-L2 或其他的一些肿瘤相关分子在调节淋巴细胞 PD-1 表达上可能发挥作用，因而我们推测其抗肿瘤的作用可能会因此减弱。

（1）BMS-936559：BMS-936559/MDX1105 是一种人源性高亲和力的 IgG4 单克隆抗体，特异性针对 PD-L1 发挥作用，阻断 PD-L1 与 PD-1、CD80（不仅仅结合 PD-L1，还结合 CTLA4 和 CD28）的结合。一项入组了 207 例患者（包括 75 例 NSCLC 患者）的 I 期多中心临床试验表明其在晚期肿瘤，包括肺癌、黑色素瘤和肾癌中显示出良好的疗效，客观缓解率 ORR 为 6%～17%，治疗 24 周疾病稳定人数达到 12%～41%。在 NSCLC 患者中，5 例达到客观缓解（4 例为非鳞癌，1 例为鳞癌），3mg/kg 和 10mg/kg 的剂量下缓解率分别为为 8% 和 16%。另外有 6 例 NSCLC 患者疾病稳定超过 24 周[94]。

（2）MPDL3280A：MPDL3280A 是一种针对 PD-L1 的人类 IgG1 抗体，其 Fc 段经修饰而不能激活 ADCC。最近的一项 I 期临床研究显示，在转移性的黑色素瘤、肾细胞癌和 NSCLC 中缓解率达到 21%[95]，其中包括一些肿瘤缩小的初治患者。

I 期扩大临床试验 MPDL3280A 入组了 52 例患者，62% 的患者经过 3 线或超过 3 线治疗的 NSCLC，其 ORR 为 22%[96]。对现有的标本进行生物标志物分析得出 PD-L1 在肿瘤中的表达和 T 细胞基因标记均与 MPDL3280A 的反应有关，MPDL3280A 治疗能使 T 细胞重新激活，使抗肿瘤免疫系统重新恢复[97]。

（3）MEDI4736：MEDI4736 是一种特异性针对 PD-L1 的人源 IgG1 抗体，阻断 PD-L1 与 PD-1 和 CD80 的结合。目前的一项 I 期临床试验的中期数据表明 MEDI4736 显示出了良好的安全性和有效性，包括 NSCLC 患者显示无任何程度的大肠炎和肺炎发生，部分病例显示持续的缓解[98]。一项正在进行关于 MEDI4736 的 I 期剂量爬坡试验（NCT01693562）显示，在入组的 26 例患者中，4 例（3 例为 NSCLC，1 例黑色素瘤）部分缓解，另外 5 例有不同程度的肿瘤缩小。12 周的疾病控制率（disease control rate，DCR）达到 46%[99]。扩大样本研究从 2013 年 9 月起入组了 151 例患者，剂量为 10mg/kg q2w，早在用药 6 周就有肿瘤缩小的报道，其中 13 例 NSCLC 患者持续有效时间达 10～14.9 个月，甚至更长[100]。在 NSCLC 的扩大试验中，58 例经评估患者的缓解率为 16%，12 周疾病控制率为 35%，PD-L1 阴性患者与总体人群并无差异。

目前，在多线治疗后 NSCLC 患者的安全性和有效性数据基础上，有研究者发起了一项全球 III 期临床试验（NCT02125461），入组经放化疗后未进展的Ⅲ期患者，剂量为 10mg/kg q2w，主要终点为总生存期（OS）和无进展生存期（PFS）。

（4）AMP-224：AMP-224 是一种 B7-DC-Fc 融合蛋白，强力阻断 PD-1 受体[101]。部分 NSCLC 患者已入组了第一项关于此药物的 I 期临床试验。用药 4 小时和 2 周在中可观察到剂量依赖性的 PD-1+TIL 的减少[102]。

3. 抗 CTLA-4 抗体 Ipilimumab（抗 CTLA-4 抗体）是一种完全人源性 IgG1 单克隆抗体，在黑色素瘤中已批准用于临床。一项随机双盲多中心 II 期临床试验入组了 204 例ⅢB/Ⅳ期非小细胞肺癌患者，双臂 ipilimumab 联合化疗（紫杉醇 + 卡铂），一组为分段给药、一组同步给药、一组化疗单药。分段给药组中位 PFS 较长（5.1 个月 vs 4.2 个月；HR=0.69；95%CI：0.48～1.00；P=0.02）。亚组分析显示 ipilimumab 在鳞癌中活性较强。药物安全性良好，仅 15% 的患者出现 3～4 级毒性反应[103]。一项Ⅲ期临床试验关于 ipilimumab 联合化疗在肺鳞癌患者中分阶段给药，研究已经完成，结果数据分析尚在进行（NCT01285609）。同样有关于应用 ipilimuma（NCT01331525，NCT01450761 和 NCT02046733）联合应用 ALK 和 EGFR 抑制剂（NCT01998126）治疗 SCLC 的研究。

Tremelimumab 是一种类似 ipilimumab 的单克隆抗体，但尽管如此，其在晚期黑色素瘤中的临床试验结果却是阴性的。Tremelimumab 同样的在肺癌中也进行了Ⅱ期临床研究，四周期含铂方案化疗后的患者随机分入 tremelimumab 组或最佳支持治疗组，结果依然是阴性的，两组 PFS 无差别，缓解率仅 5%[104]。

目前多项关于抗 CTLA-4 联合 gefitinib（NCT02040064）、联合抗 PD-L1（NCT02000947，NCT02179671）治疗的临床研究都正在进行中，进一步的结果数据值得关注。

（三）免疫检查点抑制剂与其他治疗方式的联合治疗

1. 为什么要联合？ 晚期肿瘤患者中有一部分对单药免疫检查点抑制剂治疗是有效的，但并不是所有的患者都能收到最大获益。预测性的生物标志物可以为帮助我们选择单一免疫治疗的优势人群，免疫治疗药物联合使用可提高缓解率，同时增加抗肿瘤免疫记忆的时间。免疫治疗的联合需要设计严谨的Ⅰ期临床试验以验证安全性，以免出现过度激活免疫系统的危险。针对 T 细胞共刺激受体 CD28 的临床研究中对上述的危险进行过描述，此研究中 6 例患者在使用 CD28 超兴奋性抗体后出现了严重威胁生命的毒副作用[105]。

多项Ⅰ期临床试验报道了抗 PD-1 和抗 PD-L1 联合其他治疗的值得肯定的结果，包括联合抗 CTLA4 治疗、联合化疗、联合放疗、联合小分子抑制剂治疗，比如血管内皮生长因子受体酪氨酸激酶抑制剂（vascular endothelial growth factor receptor tyrosine kinase inhibitor，VEGFR-TKI）sunitinib（Sutent；Pfizer）或 pazopanib（Votrient；Novartis）[106-113]。尽管这些联合治疗会经常出现一些毒副作用，但最主要的是免疫相关的副作用，虽然有时比较严重，但大部分都可以通过免疫抑制剂得以控制。目前多项临床研究正在进展中，以评估上述这些新型的联合治疗的安全性和有效性。另外，今后尚需合理全面的Ⅰ/Ⅱ期临床研究对联合治疗的配伍及样本筛选等进行细致的研究。

2. 免疫检查点抑制剂联合使用 有强烈的证据表明抗 CTLA4 和抗 PD-1 联合治疗的合理性，因为尽管 CTLA4 和 PD-1 都表达于 T 淋巴细胞上，但两者发挥抑制功能的机制是不同的[114-116]。CTLA-4 与 CD28 竞争性结合 CD80/CD86 配体，阻断对 T 细胞激活和效应发挥起关键作用的 CD28 共刺激信号；而 PD-1 表达于活性淋巴细胞并且在无能淋巴细胞上过表达[117]，PD-1 与其配体的相互作用降低了 T 细胞的活性和细胞毒作用。黑色素瘤的临床研究显示了良好的前景，随后在肺癌中的研究也显示抗 PD-1 和抗 CTLA-4 抗体联合应用是有效的，ORR 为 13%～20%[107]。一些正在进行的临床试验包括一些Ⅲ期临床，正在肺癌中验证免疫检查点抑制剂各种不同联合方式的疗效。

在一项Ⅰ/Ⅱ期临床试验（CheckMate 032）中，nivolumab 加或不加 ipilimumab 治疗复发性 SCLC，这项研究将患者随机分入 nivolumab（3mg/kg，i.v.，每 2 周一疗程）或

nivolumab+ipilimumab［（1+1）mg/kg、（1+3）mg/kg 或（3+1）mg/kg，i.v.，每 3 周一疗程］4 疗程，接着每 2 周一次 nivolumab（3mg/kg）维持。Nivolumab 单药组和联合应用组的 ORR 分别为 18% 和 17%，中位 OS 分别为 4.4 个月和 8.2 个月[118]。

一项评估 pembrolizumab+ipilimumab 治疗复发性 NSCLC 的 I 期临床研究的中期数据显示 ORR 为 71%[119]。

3. 免疫检查点抑制剂联合化疗　人们曾经认为，免疫治疗对于肿瘤负荷较小的的患者是最有效的治疗方式，随着新的免疫药物的不断问世，这种观点看起来是正确的[120]。然而，越来越多的证据表明，免疫治疗在各种不同类型和分期的肿瘤中都是有效的，而且，免疫检查点抑制剂联合化疗的疗效可能远远超越单用化疗。首先，可以减轻肿瘤负荷；其次，通过坏死引起的肿瘤抗原的暴露而增强抗肿瘤免疫；第三，直接作用于肿瘤间质细胞。联合治疗中化疗药物的选择与用药时机都很重要，因为很多细胞毒性化疗药物会迅速分解细胞，化疗药物对淋巴细胞增殖的迅速抑制可能会影响免疫治疗的疗效，比如影响 ipilimumab 和 nivolumab 对肿瘤浸润淋巴细胞的激活作用。事实上，淋巴细胞数目的绝对值增多很可能就是 ipilimumab 有效的一个指征[121]。

一些研究证据指出具有细胞毒性的化疗可以改变肿瘤的免疫抑制性微环境。曾经有学者在临床前过继性 T 细胞和疫苗模型中用环磷酰胺去除 Treg 细胞，这种方法可增强患者的免疫治疗效果[122]。另外，一些化疗方案，比如 5- 氟尿嘧啶、吉西他滨和紫杉烷类化合物会引起髓源性抑制细胞（myeloid-derived suppressor cell，MDSC）的减少[123, 124]。一些化疗方案可能会帮助免疫检查点抑制剂更好地发挥作用。有充足的证据表明，一些化疗药物可起到类似疫苗的作用，杀死肿瘤细胞并促进肿瘤抗原加工、递呈给 T 细胞（reviewed in REF.37）。在高度肿瘤负荷的小鼠模型中，肿瘤免疫原性很难发挥的情况下，化疗药物作用于外生性修饰物（例如组蛋白去乙酰酶）可有助于 CTLA4 或 PD-1 阻断剂摧毁原发和转移瘤[125]。

一项 ipilimumab 联合 dacarbazine 化疗治疗晚期黑色素瘤的Ⅲ期临床试验显示，联合化疗组的 OS 较长（11.2 个月 vs 9.1 个月；HR=0.72；P<0.001）[126]。目前 ipilimumab 联合 lenalidomide 治疗晚期或转移性无标准治疗方案的恶性肿瘤的研究也正在进行中（NCT01750983）。在一项 ipilimumab 治疗初治化疗 NSCLC 患者的Ⅱ期临床试验中，入组患者被随机分入（紫杉醇 + 卡铂 + 安慰剂）组、同步 ipilimumab 组和阶段性 ipilimumab 组。此项研究达到了主要终点，阶段性 ipilimumab 组的免疫相关无进展生存期（immune-related progression-free survival，irPFS）较对照组有所提高（HR=0.72；P=0.05），但相对同步 ipilimumab 组并无差别（HR=0.81；P=0.13）[103]。已完成的类似临床研究还包括，nivolumab 联合白蛋白紫杉醇 + 卡铂治疗ⅢB 和Ⅳ期 NSCLC 的 I 期临床试验（NCT02309177）。另外还有一项 I 期多臂临床试验评估了 nivolumab 联合 GP（gemcitabine/cisplatin）方案、AP（pemetrexed/cisplatin）方案、TC（carboplatin/paclitaxel）方案、贝伐单抗维持、erlotinib、ipilimumab 或单药治疗ⅢB/Ⅳ期 NSCLC 患者的疗效（NCT02309177）。

需要注意的是正在进行的联合治疗的临床试验可能会受到标准疗法的负向影响。幸运的是，前期的 I 期临床试验显示 nivolumab 与含铂双药联合治疗 NSCLC 的总缓解率与历史对照相似[109]。有 20% 的患者因为治疗相关的副作用而中止治疗。我们需要更长时间的随访以观察这些联合治疗的缓解时间是否比标准化疗方案更长。值得注意的是，含铂方案化疗会引起严重的呕吐，紫杉类药物有严重的副反应，因此标准处理是治疗前运用激素。但我们并不清楚皮质类固醇会否影响免疫检查点抑制剂的疗效。在小鼠实验中，皮质类固醇可降低淋巴因子激活杀伤细胞（lymphokine-activated killer cells，IAK）和 IL-2 的抗肿瘤活性（REF.39）。在晚期恶性肿瘤中，地塞米松显著降低了高剂量 IL-2 的毒性，但同时也降低了其潜在的治疗效果[127]。尽管激素可显著减少免疫检查点抑制剂所带来的免疫相关副反应，但事实上由 IL-2 和激素的例子我们看到，联合治疗可能降低免疫治疗的疗效。然而研究者观察到使用激素处理免疫检查点抑制剂带来的免疫相关副反应后，免疫治疗的疗效并未受到影响[128, 129]。事实上，在 ipilimumab 和 nivolumab 联合治疗的一项临床研究中，大量的患者（84%）需要免疫抑制剂处理治疗相关的毒性；然而，那些因治疗毒性而出组的患者中很多都观察到病情缓解（67.5%；120 例出组患者中的 81 例）[129, 130]。今后仍需要更多的随机临床研究来探讨在与标准化疗联合或序贯治疗中，免疫检查点抑制剂所发挥的作用。

4．免疫检查点抑制剂联合其他药物　随着免疫治疗的重新热门，一些小分子靶点药物的作用与耐药机制又重新得以审视，并且开始认为到它们对于免疫系统所发挥的作用。一个可能的联合方式为联合 MAPK 通路抑制剂。在过去的 20 年间，NSCLC 的靶向治疗，主要为针对 EGFR 的抑制剂 erlotinib、gefitinib、afatinib 和针对 ALK 和 ROS1 的抑制剂 crizotinib，这些靶向治疗发展地很快，也取得了显著的疗效[131]。这些可能的联合包括免疫治疗长时间地增加树突状细胞对肿瘤抗原的递呈，免疫检查点抑制剂增加浸润性细胞毒性 T 细胞对肿瘤细胞的攻击[132]。

Akbay 等人[133]的研究表明，在小鼠肺癌模型中，EGFR 突变可上调肿瘤细胞上 PD-L1 的表达，而在临床模型中，阻断 PD-L1 通路可增加生存获益。

一项收入 123 例 NSCLC 患者的临床试验中 56 例 EGFR 突变，29 例 KRAS 突变，对其活检标本进行分析得出，EGFR 或 KRAS 突变均与 PD-L1 的表达密切相关。而且，EGFR 阳性患者中 PD-L1 高表达的病例对 EGFR 抑制剂的疗效较好。在一项 I 期临床试验中，erlotinib 联合 nivolumab 的中位 PFS 为 29 个月，18 个月的 OS 率为 64%，ORR 为 15%[90]。

目前 erlotinib、gefitinib、afatinib 或新的抗 EGFR 药物联合 ipilimumab、nivolumab、MPDL3280A 和 tremelimumab 的临床也正在进行中。同样，certinib 联合 nivolumab 治疗 ALK 阳性患者的 I 期临床试验（NCT02393635）也已开展。

此外，还有一些研究设计抗血管生成药物与免疫治疗联合，包括 bevacizumab 联合 nivolumab 做维持治疗 NSCLC 观察安全性和耐受性的 I 期临床试验（NCT01454102）。

有研究表明 BRAF 抑制剂 vemurafenib（Zelboraf；Roche）显示出对黑色素瘤的抗瘤疗效，可能机制为增加了死亡肿瘤细胞的交叉抗原递呈功能[132, 134]。BRAF 抑制剂的耐药可能与黑色素瘤细胞上 PD-L1 的表达有关。研究者在 BRAFV600E 突变的小鼠黑色素瘤模型中，抗 PD-1 或 PD-L1 抑制剂与 BRAF 联合使用增加了肿瘤浸润细胞的活性并延长了生存[135]。根据这些结果，PD-1 抑制剂和 BRAF 抑制剂 vemurafenib（NCT01656642）或 dabrafenib（Tafinlar；GlaxoSmithKline）联合，以及 PD-1 抑制剂与 MEK 抑制剂 trametinib（Mekinist；GlaxoSmithKline）（NCT02224781）联合治疗黑色素瘤的临床试验正在进行中。肺癌相关的研究目前尚未开展，若黑色素瘤研究取得良好进展，相信今后肺癌方面也会有临床试验跟进。

（四）毒副反应

当 ipilimumab 和 PD-1 抑制剂比如 nivolumab 联合治疗黑色素瘤时，53% 的患者观察到药物相关的 3～4 级不良反应，相比之下 ipilimumab 单药治疗时只有 18%。72% 的患者存在 3～4 级总不良反应，52% 与药物相关，其中最主要的是脂肪酶的增高（13%），天门冬氨酸转移酶增高（13%），谷丙转氨酶增高（11%）。而 21%（6/28 例患者）的患者出现 3～4 级不良反应是剂量依赖性的。

尽管 ipilimumab 的耐受性良好，但仍观察到免疫相关的副反应，包括小肠炎、肝炎、皮炎、神经病变及内分泌异常。这些副反应可在治疗时发生或停止治疗后数月后发生。在 ipilimumab 的Ⅲ期临床试验中，小肠结肠炎是最常见的毒副反应，511 例患者中发生 34 例，1/10 的患者长穿孔死亡[136, 137]。对于严重副反应的处理通常包括停用 ipilimumab 和系统性应用激素[138]。

Nivolumab 是一个耐受良好的药物，关于其的Ⅲ期临床试验报道的结果是常见的副反应（≥20%）包括乏力（50%）、呼吸困难（38%）、肌痛（36%）、食欲减退（35%）、咳嗽（32%）、恶心呕吐（29%）和便秘（24%）。仅有 6% 的患者出现 3～4 级毒副反应，皮肤毒性最常见包括皮疹、瘙痒和白癜风，占 31%，另外还有腹泻（11%）和肺炎（3%）。对于这些严重副反应的处理包括停药或泼尼松每天 1～2mg/kg，直至患者指标恢复正常然后再逐渐减量[139]。

应用 pembroliaumab 的患者有 13% 出现 3～4 级药物相关的副反应。一些较轻的副反应包括乏力、体力下降、发热、寒颤、肌痛和头痛。另外有 4% 的患者出现肺炎。在停药或应用皮质激素后副反应会有所减轻。

六、肿瘤疫苗

有两种类型的肿瘤疫苗：抗原特异性和细胞依赖性的。目前疫苗治疗肺癌的研究正在进行中。

（一）抗原特异性疫苗

抗原特异性的疫苗包括黑色素瘤相关抗原 A3（melanoma-associated antigen-A3，MAGE-3）、MUC1、EGFR、人类端粒酶逆转录酶（human telomerase reverse transcriptase，hTERT）和 NY-ESO-1。

1. MAGE-A3　35%～42% 的 NSCLC 是表达 MAGE-A3 的，递呈至 T 细胞。一项 MAGE-A3 治疗 NSCLC 的Ⅱ期临床试验显示基因标记和免疫相关转录与良好的预后间存在很好的相关性[140]。

2. L-BLP25（stimuvax）　主要靶点为 MUC1，MUC1 在肺癌中过表达并且提示不良预后[141]。前期临床研究显示 L-BLP25 具有不错的前景，但Ⅲ期临床并未达到主要终点 OS[142]。目前有两项评估 L-BLP25 的研究正在进行，一项为联合 bevacizumab 治疗放化疗后不可手术的Ⅲ～Ⅳ期的 NSCLC（NCT00828009），一项研究人群为亚裔，结果尚未公布（NCT01015443）。

3. rEGF　40%～80% 的 NSCLC 表达 EGFR，因此研究者也一直致力于人源性 EGF 重组体的研究。目前的临床研究显示对抗 EGF 抗体有效患者的中位 OS 为 11.7 个月，无效者为 3.6 个月[143]。相关的Ⅲ期临床试验已经开始（NCT01444118）。

4. 抗端粒酶抗体 GV1001　在Ⅰ期和Ⅱ期临床试验中，抗端粒酶抗体 GV1001 显示出良好的疗效，使放化疗后的不可手术的 NSCLC 患者获得了 PFS 的提高（有效患者 19 个月 vs 无效患者 3.5 个月，P=0.001）。有效患者为产生 GV1001 特异性的记忆 T 细胞和 IFN-r（high）/IL-10（low）/IL-4（low）细胞因子[144]。

5. NY-ESO-1 疫苗　研究显示 NY-ESO-1 疫苗治疗 10 例患者，9 例达到抗体反应。在这 10 例患者中，2 例肺癌和 1 例食管癌达到疾病稳定（stable disease，SD）[145]。目前正在开展的一项临床试验在表达 NY-ESO-1 的肿瘤中评估此疫苗联合或不联合西罗莫司的效果

(NCT01522820)。

(二)细胞疫苗

Belagenpumatucel-L(Lucanix)由5种转化生长因子B2(transforming growth factor B2, TGF-B2)反义基因修饰的同种异体NSCLC细胞株构成。在一项Ⅲ期临床试验中,入组人群为12周化疗后的患者,生存分析显示总生存期有提高(20.7个月 vs 13.4个月,P=0.8),对于放疗后的患者,中位生存期为40个月 vs 10个月(P=0.036)[146]。

Tergenpumatucel-L由基因修饰的同种异体NSCLC肿瘤细胞株构成,其表面表达alpha-(1,3)-galactosyltransferase(αGal),从而形成固有免疫反应,杀伤外来NSCLC细胞。在一项Ⅱ期临床试验中,28例转移性或复发性NSCLC接受疫苗治疗,中位OS达到11.3个月,28例患者中有8例达到长期疾病稳定,其中1例患者在随访50个月后仍然存活。Tergenpumatucel-L治疗后进展的继续接受化疗的患者比未接受疫苗而连续化疗的可获得更好的客观缓解[146]。

多肽疫苗已经在实体肿瘤中得以验证,比如多肽疫苗针对吲哚胺2,3-加氧酶。在一项入组15例HLA-A2阳性晚期NSCLC的Ⅰ临床试验中,1例患者在接受疫苗治疗后部分缓解,6例患者疾病稳定。并且,IHC显示10例患者中有9例表达IDO。对两例临床有效患者的长期观察显示其犬尿氨酸/色氨酸(kynurenine/tryptophan)的比例保持稳定[147]。

七、免疫治疗面临的问题及展望

这些试验结果表明特异阻断CTLA-4及PD-1-PD-L1通路可以使肺癌患者获益。免疫检测点抗体治疗肺癌是肺癌免疫治疗新的突破,为晚期肺癌的治疗带来新的希望。但我们仍有很多问题要解决。就目前而言,免疫治疗带来以下思索。

1. 包括免疫检测点抗体治疗在内的肺癌免疫治疗仅仅使一部分患者受益。因此,一个很关键,悬而未决的问题,是怎样找到一个可靠的标记物,制定一个客观的指标,如阳性细胞率、阳性细胞分布等,来筛选最适合接受免疫治疗的患者。

2. 免疫治疗虽然避免了一些传统肿瘤药物的毒性,但又带来了一些新的安全性挑战。免疫检测点在机体免疫系统负调节发挥重要作用,对机体器官保持对自身免疫系统的耐受有关键作用。因此阻断免疫检测点通路治疗肺癌,不可避免会带来免疫系统相关的严重不良反应,甚至死亡。

3. 传统的临床试验终点依赖在不同剂量下对肿瘤大小的评估,假设肿瘤体积的变化趋势是单一的。在免疫检测点抗体的临床试验中,有一部分患者的肿瘤体积在前几个月会变大,药物的疗效要几个月后才逐渐显现,然后肿瘤体积变小。因此,我们需要制定新的评价方案,最优化的疗程,最佳的药物剂量,最恰当的治疗时机。

免疫检测点抗体分子结构各异,不同结构的抗体是否会为患者带来不同的疗效,哪种结构的抗体可以带来最好的疗效。这也是未来要做的工作。

免疫治疗应该贯穿在肿瘤治疗的整个过程中,作为辅助,新辅助,维持治疗。现阶段对于晚期肺癌不可手术的患者,任何单一的治疗手段都不能彻底的消灭肿瘤。多种疗法的结合或许是肺癌治疗的一个新方向。不同免疫疗法的结合,免疫治疗与传统化疗或放疗结合,免疫治疗与靶向治疗结合等多种治疗方法的组合,也许可以给肺癌患者带来更好的预后。这些也需要更多的临床研究数据支持。

(韩宝惠 周 严)

参考文献

1. Finn OJ. Cancer immunology. New England Journal of Medicine. 2008，358（25）：2704-2715.
2. Roithmaier S，Haydon AM，Loi S，et al. Incidence of malignancies in heart and/or lung transplant recipients：a single-institution experience. The Journal of heart and lung transplantation，2007，26（8）：845-849.
3. Anagnostou VK，Brahmer JR. Cancer immunotherapy：a future paradigm shift in the treatment of non-small cell lung cancer. Clinical Cancer Research，2015，21（5）：976-984.
4. Dong H，Strome SE，Salomao DR，et al. Tumor-associated B7-H1 promotes T-cell apoptosis：a potential mechanism of immune evasion. Nature medicine. 2002，8（8）：793-800.
5. Velcheti V，Schalper KA，Carvajal DE，et al. Programmed death ligand-1 expression in non-small cell lung cancer. Laboratory investigation，2014，94（1）：107-116.
6. Butte MJ，Keir ME，Phamduy TB，et al. Programmed death-1 ligand 1 interacts specifically with the B7-1 costimulatory molecule to inhibit T cell responses. Immunity，2007，27（1）：111-122.
7. Lenschow DJ，Walunas TL，Bluestone JA. CD28/B7 system of T cell costimulation. Annual review of immunology. 1996，14（1）：233-258.
8. Chen L，Ashe S，Brady WA，et al. Costimulation of antitumor immunity by the B7 counterreceptor for the T lymphocyte molecules CD28 and CTLA-4. Cell，1992，71（7）：1093-1102.
9. Denkert C，Loibl S，Noske A，et al. Tumor-associated lymphocytes as an independent predictor of response to neoadjuvant chemotherapy in breast cancer. Journal of clinical oncology，2010，28（1）：105-113.
10. Loi S，Sirtaine N，Piette F，et al. Prognostic and predictive value of tumor-infiltrating lymphocytes in a phase III randomized adjuvant breast cancer trial in node-positive breast cancer comparing the addition of docetaxel to doxorubicin with doxorubicin-based chemotherapy：BIG 02-98. Journal of clinical oncology，2013：JCO. 2011.41. 0902.
11. Fridman WH，Pagès F，Sautès-Fridman C，et al. The immune contexture in human tumours：impact on clinical outcome. Nature Reviews Cancer，2012，12（4）：298-306.
12. Zhang L，Conejo-Garcia JR，Katsaros D，et al. Intratumoral T cells，recurrence，and survival in epithelial ovarian cancer. New England Journal of Medicine，2003，348（3）：203-213.
13. Le Mercier I，Chen W，Lines JL，et al. VISTA regulates the development of protective antitumor immunity. Cancer research，2014，74（7）：1933-1944.
14. Zhou P，Shaffer DR，Arias DAA，et al. In vivo discovery of immunotherapy targets in the tumour microenvironment. Nature，2014，506（7486）：52-57.
15. Zhuang X，Zhang X，Xia X，et al. Ectopic Expression of TIM-3 in Lung Cancers A Potential Independent Prognostic Factor for Patients With NSCLC. American journal of clinical pathology，2012，137（6）：978-985.
16. Kearney ER，Walunas TL，Karr RW，et al. Antigen-dependent clonal expansion of a trace population of antigen-specific CD4+ T cells in vivo is dependent on CD28 costimulation and inhibited by CTLA-4. The Journal of Immunology，1995，155（3）：1032-1036.
17. Gandhi MK，Lambley E，Duraiswamy J，et al. Expression of LAG-3 by tumor-infiltrating lymphocytes is coincident with the suppression of latent membrane antigen-specific CD8+ T-cell function in Hodgkin lymphoma patients. Blood，2006，108（7）：2280-2289.
18. Waterhouse P，Penninger JM，Timms E，et al. Lymphoproliferative disorders with early lethality in mice

deficient in Ctla-4. Science, 1995, 270(5238): 985-988.

19. Chambers CA, Sullivan TJ, Allison JP. Lymphoproliferation in CTLA-4-deficient mice is mediated by costimulation-dependent activation of CD4+ T cells. Immunity, 1997, 7(6): 885-895.
20. Sakuishi K, Apetoh L, Sullivan JM, et al. Targeting Tim-3 and PD-1 pathways to reverse T cell exhaustion and restore anti-tumor immunity. The Journal of experimental medicine, 2010, 207(10): 2187-2194.
21. Pardoll DM. The blockade of immune checkpoints in cancer immunotherapy. Nature Reviews Cancer, 2012, 12(4): 252-264.
22. Karwacz K, Bricogne C, MacDonald D, et al. PD-L1 co-stimulation contributes to ligand-induced T cell receptor down-modulation on CD8+ T cells. EMBO molecular medicine, 2011, 3(10): 581-592.
23. Schraufnagel DE, Blasi F, Kraft M, et al. An official American Thoracic Society/European Respiratory Society policy statement: disparities in respiratory health. American journal of respiratory and critical care medicine, 2013, 188(7): 865-871.
24. Alberg AJ, Brock MV, Ford JG, et al. Epidemiology of lung cancer: diagnosis and management of lung cancer: American College of Chest Physicians evidence-based clinical practice guidelines. CHEST Journal, 2013, 143(5_suppl): e1S-e29S.
25. Gonçalves R, Coletta R, Silvério K, et al. Impact of smoking on inflammation: overview of molecular mechanisms. Inflammation Research, 2011, 60(5): 409-424.
26. Domagala-Kulawik J. Effects of cigarette smoke on the lung and systemic immunity. J Physiol Pharmacol, 2008, 59(Suppl 6): 19-34.
27. Chazan R. Elevated TGF-beta1 concentration in bronchoalveolar lavage fluid from patients with primary lung cancer. Arch Immunol Ther Exp(Warsz), 2006, 54(2): 143147.
28. Hoser G, Domagała-Kulawik J, Droszcz P, et al. Lymphocyte subsets differences in smokers and nonsmokers with primary lung cancer: a flow cytometry analysis of bronchoalveolar lavage fluid cells. Medical Science Monitor, 2003, 9(8): BR310-BR5.
29. Saragoni L, Chilosi M. Bronchoalveolar lavage in malignancy. Semin Respir Crit Care Med, 2007, 28: 534-545.
30. Klech H, Pohl W. Technical recommendations and guidelines for bronchoalveolar lavage(BAL). European Respiratory Journal, 1989, 2(6): 561-585.
31. PiAP R. Recommendation of the Polish Respiratory Society for bronchoalveolar lavage(BAL) sampling, processing and analysis methods. Polish Pneumonology and Allergology, 2011, 79(2): 75-89.
32. Committee BCGS. Bronchoalveolar lavage constituents in healthy individuals, idiopathic pulmonary fibrosis, and selected comparison groups. Am Rev Respir Dis, 1990, 141: s169-s202.
33. Domagała-Kulawik J, Hoser G, Droszcz P, Kawiak J, Droszcz W, Chazan R. T-cell subtypes in bronchoalveolar lavage fluid and in peripheral blood from patients with primary lung cancer. Diagnostic cytopathology, 2001, 25(4): 208-213.
34. Domagała-Kulawik J, Guzman J, Costabel U. Immune cells in bronchoalveolar lavage in peripheral lung cancer-analysis of 140 cases. Respiration, 2003, 70(1): 43-48.
35. Domagała-Kulawik J, Hoser G, Safianowska A, et al. Elevated TGF-β1 concentration in bronchoalveolar lavage fluid from patients with primary lung cancer. Archivum immunologiae et therapiae experimentalis, 2006, 54(2): 143-147.

36. Bingle CD. Thyroid transcription factor-1. The international journal of biochemistry & cell biology, 1997, 29(12): 1471-1473.

37. Solis LM, Behrens C, Raso MG, et al. Histologic patterns and molecular characteristics of lung adenocarcinoma associated with clinical outcome. Cancer, 2012, 118(11): 2889-2899.

38. Szypowska A, Stelmaszczyk-Emmel A, Demkow U, et al. Low frequency of regulatory T cells in the peripheral blood of children with type 1 diabetes diagnosed under the age of five. Archivum immunologiae et therapiae experimentalis, 2012, 60(4): 307-313.

39. Wang P, Gao Q, Suo Z, et al. Identification and characterization of cells with cancer stem cell properties in human primary lung cancer cell lines. PLoS one, 2013, 8(3): e57020.

40. Yoshino I, Yano T, Murata M, et al. Phenotypes of lymphocytes infiltrating non-small cell lung cancer tissues and its variation with histological types of cancer. Lung cancer, 1993, 10(1): 13-19.

41. Al-Shibli KI, Donnem T, Al-Saad S, et al. Prognostic Effect of Epithelial and Stromal Lymphocyte Infiltration in Non-Small Cell Lung Cancer. Clinical Cancer Research, 2008, 14(16): 5220-5227.

42. Allavena P, Mantovani A. Immunology in the clinic review series; focus on cancer: tumour-associated macrophages: undisputed stars of the inflammatory tumour microenvironment. Clinical & Experimental Immunology, 2012, 167(2): 195-205.

43. Través PG, Luque A, Hortelano S. Macrophages, inflammation, and tumor suppressors: ARF, a new player in the game. Mediators of inflammation, 2012.

44. Fridlender ZG, Albelda SM. Tumor-associated neutrophils: friend or foe? Carcinogenesis, 2012, 33(5): 949-955.

45. Gatault S, Legrand F, Delbeke M, et al. Involvement of eosinophils in the anti-tumor response. Cancer Immunology, Immunotherapy, 2012, 61(9): 1527-1534.

46. Aerts JG, Hegmans JP. Tumor-specific cytotoxic T cells are crucial for efficacy of immunomodulatory antibodies in patients with lung cancer. Cancer research, 2013, 73(8): 2381-2388.

47. Salagianni M, Baxevanis CN, Papamichail M, et al. New insights into the role of NK cells in cancer immunotherapy. Oncoimmunology, 2012, 1(2): 205-207.

48. Vermaelen K, Pauwels R. Pulmonary dendritic cells. American journal of respiratory and critical care medicine, 2005, 172(5): 530-551.

49. Tartour E, Zitvogel L. Lung cancer: potential targets for immunotherapy. The Lancet Respiratory Medicine, 2013, 1(7): 551-563.

50. Kris MG, Natale RB, Herbst RS, et al. Efficacy of gefitinib, an inhibitor of the epidermal growth factor receptor tyrosine kinase, in symptomatic patients with non-small cell lung cancer: a randomized trial. Jama, 2003, 290(16): 2149-2158.

51. Brahmer J. PD-1-targeted immunotherapy: recent clinical findings. Clinical advances in hematology & oncology: H&O, 2012, 10(10): 674.

52. Dasanu CA, Sethi N, Ahmed N. Immune alterations and emerging immunotherapeutic approaches in lung cancer. Expert opinion on biological therapy, 2012, 12(7): 923-937.

53. Declerck S, Vansteenkiste J. Immunotherapy for lung cancer: ongoing clinical trials. Future Oncology, 2014, 10(1): 91-105.

54. Sjöblom T, Jones S, Wood LD, et al. The consensus coding sequences of human breast and colorectal

cancers. science, 2006, 314(5797): 268-274.

55. Zou W. Immunosuppressive networks in the tumour environment and their therapeutic relevance. Nature Reviews Cancer, 2005, 5(4): 263-274.
56. Fife BT, Bluestone JA. Control of peripheral T-cell tolerance and autoimmunity via the CTLA-4 and PD-1 pathways. Immunological reviews, 2008, 224(1): 166-182.
57. Ceeraz S, Nowak EC, Noelle RJ. B7 family checkpoint regulators in immune regulation and disease. Trends in immunology, 2013, 34(11): 556-563.
58. Riley JL. PD-1 signaling in primary T cells. Immunological reviews, 2009, 229(1): 114-125.
59. Keir ME, Butte MJ, Freeman GJ, Sharpe AH. PD-1 and its ligands in tolerance and immunity. Annu Rev Immunol, 2008, 26: 677-704.
60. Francisco LM, Salinas VH, Brown KE, et al. PD-L1 regulates the development, maintenance, and function of induced regulatory T cells. The Journal of experimental medicine, 2009, 206(13): 3015-3029.
61. Boland JM, Kwon ED, Harrington SM, et al. Tumor B7-H1 and B7-H3 expression in squamous cell carcinoma of the lung. Clinical lung cancer, 2013, 14(2): 157-163.
62. Thompson RH, Gillett MD, Cheville JC, et al. Costimulatory molecule B7-H1 in primary and metastatic clear cell renal cell carcinoma. Cancer, 2005, 104(10): 2084-2091.
63. Bernstein MB, Garnett CT, Zhang H, et al. Radiation-induced modulation of costimulatory and coinhibitory T-cell signaling molecules on human prostate carcinoma cells promotes productive antitumor immune interactions. Cancer Biotherapy and Radiopharmaceuticals, 2014, 29(4): 153-161.
64. Taube JM, Anders RA, Young GD, et al. Colocalization of inflammatory response with B7-h1 expression in human melanocytic lesions supports an adaptive resistance mechanism of immune escape. Science translational medicine, 2012, 4(127): 127ra37-ra37.
65. Sznol M, Chen L. Antagonist antibodies to PD-1 and B7-H1(PD-L1) in the treatment of advanced human cancer. Clinical Cancer Research, 2013, 19(5): 1021-1034.
66. Kondo A, Yamashita T, Tamura H, et al. Interferon-γ and tumor necrosis factor-α induce an immunoinhibitory molecule, B7-H1, via nuclear factor-κB activation in blasts in myelodysplastic syndromes. Blood, 2010, 116(7): 1124-1131.
67. Crane C, Panner A, Murray J, et al. PI(3) kinase is associated with a mechanism of immunoresistance in breast and prostate cancer. Oncogene, 2009, 28(2): 306-312.
68. Parsa AT, Waldron JS, Panner A, et al. Loss of tumor suppressor PTEN function increases B7-H1 expression and immunoresistance in glioma. Nature medicine, 2007, 13(1): 84-88.
69. Gong A-Y, Zhou R, Hu G, et al. MicroRNA-513 regulates B7-H1 translation and is involved in IFN-γ-induced B7-H1 expression in cholangiocytes. The Journal of Immunology, 2009, 182(3): 1325-1333.
70. Spranger S, Spaapen RM, Zha Y, et al. Up-regulation of PD-L1, IDO, and Tregs in the melanoma tumor microenvironment is driven by CD8+ T cells. Science translational medicine, 2013, 5(200): 200ra116-200ra116.
71. Shirabe K, Motomura T, Muto J, et al. Tumor-infiltrating lymphocytes and hepatocellular carcinoma: pathology and clinical management. International journal of clinical oncology, 2010, 15(6): 552-558.
72. Ramsay AG. Immune checkpoint blockade immunotherapy to activate anti-tumour T-cell immunity. British journal of haematology, 2013, 162(3): 313-325.

73. Li J, Jie HB, Lei Y, Gildener-Leapman N, Trivedi S, Green T, et al. PD-1/SHP-2 Inhibits Tc1/Th1 Phenotypic Responses and the Activation of T Cells in the Tumor Microenvironment. Cancer research, 2015, 75(3): 508-518.
74. Curiel TJ, Wei S, Dong H, et al. Blockade of B7-H1 improves myeloid dendritic cell-mediated antitumor immunity. Nature medicine, 2003, 9(5): 562-567.
75. Parkin DM. The global health burden of infection-associated cancers in the year 2002. International journal of cancer, 2006, 118(12): 3030-3044.
76. Barber DL, Wherry EJ, Masopust D, et al. Sharpe AH, et al. Restoring function in exhausted CD8 T cells during chronic viral infection. nature, 2006, 439(7077): 682-687.
77. Duraiswamy J, Freeman GJ, Coukos G. Therapeutic PD-1 pathway blockade augments with other modalities of immunotherapy T-cell function to prevent immune decline in ovarian cancer. Cancer research, 2013, 73(23): 6900-6912.
78. Sheppard KA, Fitz LJ, Lee JM, et al. PD-1 inhibits T-cell receptor induced phosphorylation of the ZAP70/CD3ζsignalosome and downstream signaling to PKCθ. FEBS letters, 2004, 574(1): 37-41.
79. Patsoukis N, Sari D, Boussiotis VA. PD-1 inhibits T cell proliferation by upregulating p27 and p15 and suppressing Cdc25A. Cell Cycle, 2012, 11(23): 4305-4309.
80. Charlton JJ, Chatzidakis I, Tsoukatou D, et al. Programmed death-1 shapes memory phenotype CD8 T cell subsets in a cell-intrinsic manner. The Journal of Immunology, 2013, 190(12): 6104-6114.
81. Brahmer JR. Harnessing the immune system for the treatment of non-small-cell lung cancer. Journal of Clinical Oncology, 2013, 31(8): 1021-1028.
82. Mu CY, Huang JA, Chen Y, et al. High expression of PD-L1 in lung cancer may contribute to poor prognosis and tumor cells immune escape through suppressing tumor infiltrating dendritic cells maturation. Medical oncology, 2011, 28(3): 682-688.
83. Gao Q, Wang XY, Qiu SJ, et al. Overexpression of PD-L1 significantly associates with tumor aggressiveness and postoperative recurrence in human hepatocellular carcinoma. Clinical Cancer Research, 2009, 15(3): 971-979.
84. Yang CY, Lin MW, Chang YL, et al. Programmed cell death-ligand 1 expression in surgically resected stage I pulmonary adenocarcinoma and its correlation with driver mutations and clinical outcomes. European Journal of Cancer, 2014, 50(7): 1361-1369.
85. Sasaki H, Tatemaysu T, Okuda K, et al. PD-1 gene promoter polymorphisms correlate with a poor prognosis in non-small cell lung cancer. Molecular and clinical oncology, 2014, 2(6): 1035-1042.
86. Azuma K, Ota K, Kawahara A, et al. Association of PD-L1 overexpression with activating EGFR mutations in surgically resected non-small cell lung cancer. Annals of Oncology, 2014, mdu242.
87. Garon EB, Rizvi NA, Hui R, et al, Balmanoukian AS, Eder JP, et al. Pembrolizumab for the Treatment of Non-Small-Cell Lung Cancer. New England Journal of Medicine, 2015.
88. Topalian SL, Hodi FS, Brahmer JR, et al. Safety, activity, and immune correlates of anti-PD-1 antibody in cancer. New England Journal of Medicine, 2012, 366(26): 2443-2454.
89. Antonia SJ, Grosso JF, Horak CE, et al. Association of tumor PD-L1 expression and immune biomarkers with clinical activity in patients with non-small cell lung cancer (NSCLC) treated with nivolumab (anti-PD-1; BMS-936558; ONO-4538). JOURNAL OF THORACIC ONCOLOGY, 2013, LIPPINCOTT WILLIAMS

& WILKINS 530 WALNUT ST, PHILADELPHIA, PA 19106-3621 USA.

90. D'Incecco A, Andreozzi M, Ludovini V, et al. PD-1 and PD-L1 expression in molecularly selected non-small-cell lung cancer patients. British journal of cancer, 2014.

91. Zhang Y, Huang S, Gong D, et al. Programmed death-1 upregulation is correlated with dysfunction of tumor-infiltrating CD8+ T lymphocytes in human non-small cell lung cancer. Cellular & molecular immunology, 2010, 7(5): 389-395.

92. Garon EB, Balmanoukian A, Hamid O, et al. Preliminary clinical safety and activity of MK-3475 monotherapy for the treatment of previously treated patients with non-small cell lung cancer (NSCLC). Journal of Thoracic Oncology, 2013, LIPPINCOTT WILLIAMS & WILKINS 530 WALNUT ST, PHILADELPHIA, PA 19106-3621 USA.

93. Philips GK, Atkins M. Therapeutic uses of anti-PD-1 and anti-PD-L1 antibodies. International immunology, 2015, 27(1): 39-46.

94. Brahmer JR, Tykodi SS, Chow LQ, et al. Safety and activity of anti-PD-L1 antibody in patients with advanced cancer. New England Journal of Medicine, 2012, 366(26): 2455-2465.

95. Herbst RS, Gordon MS, Fine GD, et al. A study of MPDL3280A, an engineered PD-L1 antibody in patients with locally advanced or metastatic tumors. ASCO Annual Meeting Proceedings, 2013.

96. Spigel DR, Gettinger SN, Horn L, et al. Clinical activity, safety, and biomarkers of MPDL3280A, an engineered PD-L1 antibody in patients with locally advanced or metastatic non-small cell lung cancer (NSCLC). Journal of Clinical Oncology, 2013, AMER SOC CLINICAL ONCOLOGY 2318 MILL ROAD, STE 800, ALEXANDRIA, VA 22314 USA.

97. Powderly JD, Koeppen H, Hodi FS, et al. Biomarkers and associations with the clinical activity of PD-L1 blockade in a MPDL3280A study. Journal of Clinical Oncology, 2013, AMER SOC CLINICAL ONCOLOGY 2318 MILL ROAD, STE 800, ALEXANDRIA, VA 22314 USA.

98. Khleif S, Lutzky J, Segal N, et al. MEDI4736, an anti-PD-L1 antibody with modified Fc domain: preclinical evaluation and early clinical results from a phase 1 study in patients with advanced solid tumors. European Journal of Cancer, 2013, ELSEVIER SCI LTD THE BOULEVARD, LANGFORD LANE, KIDLINGTON, OXFORD OX5 1GB, OXON, ENGLAND.

99. Lutzky J, Antonia SJ, Blake-Haskins A, et al. A phase 1 study of MEDI4736, an anti-PD-L1 antibody, in patients with advanced solid tumors. ASCO Annual Meeting Proceedings, 2014.

100. Brahmer JR, Rizvi NA, Lutzky J, et al. Clinical activity and biomarkers of MEDI4736, an anti-PD-L1 antibody, in patients with NSCLC. ASCO Annual Meeting Proceedings, 2014.

101. Mkrtichyan M, Najjar YG, Raulfs EC, et al. B7-DC-Ig enhances vaccine effect by a novel mechanism dependent on PD-1 expression level on T cell subsets. The Journal of Immunology, 2012, 189(5): 2338-2347.

102. Smothers JF, Hoos A, Langermann S, et al. AMP-224, a fusion protein that targets PD-1. Ann Oncol, 2013, 24(1 suppl).

103. Lynch TJ, Bondarenko I, Luft A, et al. Ipilimumab in combination with paclitaxel and carboplatin as first-line treatment in stage IIIB/IV non-small-cell lung cancer: Results from a randomized, double-blind, multicenter phase II study. Journal of Clinical Oncology, 2012, 30(17): 2046-2054.

104. Zatloukal P, Heo D, Park K, et al. Randomized phase II clinical trial comparing tremelimumab (CP-675,

206) with best supportive care (BSC) following first-line platinum-based therapy in patients (pts) with advanced non-small cell lung cancer (NSCLC). ASCO Annual Meeting Proceedings, 2009.

105. Suntharalingam G, Perry MR, Ward S, et al. Cytokine storm in a phase 1 trial of the anti-CD28 monoclonal antibody TGN1412. New England Journal of Medicine, 2006, 355 (10): 1018-1028.

106. Wolchok JD, Kluger H, Callahan MK, et al. Nivolumab plus ipilimumab in advanced melanoma. New England Journal of Medicine, 2013, 369 (2): 122-133.

107. Antonia S, Gettinger S, Chow LM, et al. Nivolumab (anti-PD-1; BMS-936558, ONO-4538) and ipilimumab in first-line NSCLC: interim phase I results. J Clin Oncol, 2014, 32 (15 suppl): 125736-144.

108. Antonia S, Brahmer J, Gettinger S, et al. Nivolumab (anti-PD-1; BMS-936558, ONO-4538) in combination with platinum-based doublet chemotherapy (PT-DC) in advanced non-small cell lung cancer (NSCLC). International Journal of Radiation Oncology, Biology, Physics, 2014, 5 (90): S2.

109. Amin A, Plimack ER, Infante JR, et al. Nivolumab (anti-PD-1; BMS-936558, ONO-4538) in combination with sunitinib or pazopanib in patients (pts) with metastatic renal cell carcinoma (mRCC). ASCO Annual Meeting Proceedings, 2014.

110. Hammers H, Plimack E, Infante J, et al., editors. Phase I study of nivolumab in combination with ipilimumab (IPI) in metastatic renal cell carcinoma (mRCC). BJU INTERNATIONAL, 2014, WILEY-BLACKWELL 111 RIVER ST, HOBOKEN 07030-5774, NJ USA.

111. Hamid O, Sosman JA, Lawrence DP, et al. Clinical activity, safety, and biomarkers of MPDL3280A, an engineered PD-L1 antibody in patients with locally advanced or metastatic melanoma (mM). ASCO Annual Meeting Proceedings, 2013.

112. Postow MA, Callahan MK, Barker CA, et al. Immunologic correlates of the abscopal effect in a patient with melanoma. New England Journal of Medicine, 2012, 366 (10): 925-931.

113. Antonia SJ, Goldberg SB, Balmanoukian AS, et al. Phase Ib study of MEDI4736, a programmed cell death ligand-1 (PD-L1) antibody, in combination with tremelimumab, a cytotoxic T-lymphocyte-associated protein-4 (CTLA-4) antibody, in patients (pts) with advanced NSCLC. ASCO Annual Meeting Proceedings, 2015.

114. Gubin MM, Zhang X, Schuster H, et al. Checkpoint blockade cancer immunotherapy targets tumour-specific mutant antigens. Nature, 2014, 515 (7528): 577-581.

115. Parry RV, Chemnitz JM, Frauwirth KA, et al. CTLA-4 and PD-1 receptors inhibit T-cell activation by distinct mechanisms. Molecular and cellular biology, 2005, 25 (21): 9543-9553.

116. Korman A, Chen B, Wang C, et al. Activity of anti-PD-1 in murine tumor models: role of "host" PD-L1 and synergistic effect of anti-PD-1 and anti-CTLA-4. The Journal of Immunology, 2007, 178 (Meeting Abstracts): S82.

117. Freeman GJ, Sharpe AH. A new therapeutic strategy for malaria: targeting T cell exhaustion. Nature immunology, 2012, 13 (2): 113-115.

118. Antonia SJ, Bendell JC, Taylor MH, et al. Phase I/II study of nivolumab with or without ipilimumab for treatment of recurrent small cell lung cancer (SCLC): CA209-032. ASCO Annual Meeting Proceedings, 2015.

119. Patnaik A, Socinski MA, Gubens MA, et al. Phase 1 study of pembrolizumab (pembro; MK-3475) plus ipilimumab (IPI) as second-line therapy for advanced non-small cell lung cancer (NSCLC): KEYNOTE-021

cohort D. ASCO Annual Meeting Proceedings, 2015.

120. Powles T, Eder JP, Fine GD, et al. MPDL3280A (anti-PD-L1) treatment leads to clinical activity in metastatic bladder cancer. Nature, 2014, 515 (7528): 558-562.

121. Postow MA, Chasalow SD, Yuan J, et al., editors. Pharmacodynamic effect of ipilimumab on absolute lymphocyte count (ALC) and association with overall survival in patients with advanced melanoma. JOURNAL OF CLINICAL ONCOLOGY, 2013, AMER SOC CLINICAL ONCOLOGY 2318 MILL ROAD, STE 800, ALEXANDRIA, VA 22314 USA.

122. Le DT, Jaffee EM. Regulatory T-cell modulation using cyclophosphamide in vaccine approaches: a current perspective. Cancer research, 2012, 72 (14): 3439-3444.

123. Vincent J, Mignot G, Chalmin F, et al. 5-Fluorouracil selectively kills tumor-associated myeloid-derived suppressor cells resulting in enhanced T cell-dependent antitumor immunity. Cancer research, 2010, 70 (8): 3052-3061.

124. Sevko A, Michels T, Vrohlings M, et al. Antitumor effect of paclitaxel is mediated by inhibition of myeloid-derived suppressor cells and chronic inflammation in the spontaneous melanoma model. The Journal of Immunology, 2013, 190 (5): 2464-2471.

125. Kim K, Skora AD, Li Z, et al. Eradication of metastatic mouse cancers resistant to immune checkpoint blockade by suppression of myeloid-derived cells. Proceedings of the National Academy of Sciences, 2014, 111 (32): 11774-11779.

126. Robert C, Thomas L, Bondarenko I, et al. Ipilimumab plus dacarbazine for previously untreated metastatic melanoma. New England Journal of Medicine, 2011, 364 (26): 2517-2526.

127. Mier JW, Vachino G, Klempner M, et al. Inhibition of interleukin-2-induced tumor necrosis factor release by dexamethasone: prevention of an acquired neutrophil chemotaxis defect and differential suppression of interleukin-2-associated side effects [see comments]. Blood, 1990, 76 (10): 1933-1940.

128. Larkin J, Chiarion-Sileni V, Gonzalez R, et al. Combined nivolumab and ipilimumab or monotherapy in untreated melanoma. New England Journal of Medicine, 2015, 373 (1): 23-34.

129. Postow MA, Chesney J, Pavlick AC, et al. Nivolumab and ipilimumab versus ipilimumab in untreated melanoma. New England Journal of Medicine, 2015.

130. Wolchok JD, Chiarion-Sileni V, Gonzalez R, et al. Efficacy and safety results from a phase III trial of nivolumab (NIVO) alone or combined with ipilimumab (IPI) versus IPI alone in treatment-naive patients (pts) with advanced melanoma (MEL) (CheckMate 067). ASCO Annual Meeting Proceedings; 2015.

131. Chen Z, Fillmore CM, Hammerman PS, et al. Non-small-cell lung cancers: a heterogeneous set of diseases. Nature Reviews Cancer, 2014, 14 (8): 535-546.

132. Frederick DT, Piris A, Cogdill AP, et al. BRAF inhibition is associated with enhanced melanoma antigen expression and a more favorable tumor microenvironment in patients with metastatic melanoma. Clinical cancer research, 2013, 19 (5): 1225-1231.

133. Akbay EA, Koyama S, Carretero J, et al. Activation of the PD-1 pathway contributes to immune escape in EGFR-driven lung tumors. Cancer discovery, 2013, 3 (12): 1355-1363.

134. Donia M, Fagone P, Nicoletti F, et al. BRAF inhibition improves tumor recognition by the immune system: Potential implications for combinatorial therapies against melanoma involving adoptive T-cell transfer. Oncoimmunology, 2012, 1 (9): 1476-1483.

135. Cooper ZA, Juneja VR, Sage PT, et al. Response to BRAF inhibition in melanoma is enhanced when combined with immune checkpoint blockade. Cancer immunology research, 2014, 2(7): 643-654.

136. McDermott D, Haanen J, Chen TT, et al. Efficacy and safety of ipilimumab in metastatic melanoma patients surviving more than 2 years following treatment in a phase III trial(MDX010-20). Annals of oncology, 2013, 24(10): 2694-2698.

137. Danielli R, Ridolfi R, Chiarion-Sileni V, et al. Ipilimumab in pretreated patients with metastatic uveal melanoma: safety and clinical efficacy. Cancer Immunology, Immunotherapy, 2012, 61(1): 41-48.

138. Yousaf N, Davidson M, Goode E, et al. The cost of ipilimumab toxicity: a single-centre analysis. Melanoma research, 2015, 25(3): 259-264.

139. McDermott DF, Drake CG, Sznol M, et al. Survival, durable response, and long-term safety in patients with previously treated advanced renal cell carcinoma receiving nivolumab. Journal of Clinical Oncology, 2015: JCO. 2014.58. 1041.

140. Batchu RB, Gruzdyn O, Potti RB, et al. MAGE-A3 with cell-penetrating domain as an efficient therapeutic cancer vaccine. JAMA surgery, 2014, 149(5): 451-457.

141. Ohgami A, Tsuda T, Osaki T, et al. MUC1 mucin mRNA expression in stage I lung adenocarcinoma and its association with early recurrence. The Annals of thoracic surgery, 1999, 67(3): 810-814.

142. Mitchell P, Thatcher N, Socinski M, et al. Tecemotide in unresectable stage III non-small-cell lung cancer in the phase III START study: updated overall survival and biomarker analyses. Annals of Oncology, 2015, mdv104.

143. Rodriguez PC, Neninger E, García B, et al. Safety, immunogenicity and preliminary efficacy of multiple-site vaccination with an Epidermal Growth Factor(EGF) based cancer vaccine in advanced non small cell lung cancer(NSCLC) patients. Journal of immune based therapies and vaccines, 2011, 9(1): 7.

144. Brunsvig PF, Kyte JA, Kersten C, et al. Telomerase peptide vaccination in NSCLC: a phase II trial in stage III patients vaccinated after chemoradiotherapy and an 8-year update on a phase I/II trial. Clinical Cancer Research, 2011, 17(21): 6847-6857.

145. Kakimi K, Isobe M, Uenaka A, et al. A phase I study of vaccination with NY-ESO-1f peptide mixed with Picibanil OK-432 and Montanide ISA-51 in patients with cancers expressing the NY-ESO-1 antigen. International Journal of Cancer, 2011, 129(12): 2836-2846.

146. Giaccone G, Bazhenova L, Nemunaitis J, et al., editors. A phase III study of belagenpumatucel-L therapeutic tumor cell vaccine for non-small cell lung cancer(NSCLC). European Cancer Congress, 2013.

147. Iversen TZ, Engell-Noerregaard L, Ellebaek E, et al. Long-lasting disease stabilization in the absence of toxicity in metastatic lung cancer patients vaccinated with an epitope derived from indoleamine 2, 3 dioxygenase. Clinical Cancer Research, 2014, 20(1): 221-232.

第八节 可曲式支气管镜在儿童难治性肺部疾病中的应用

随着纤维支气管镜技术的不断提高，目前电子支气管镜、复合式电子支气管镜也已经在儿科临床应用。这些可曲式支气管镜在临床的使用大大提高了儿科疾病的诊断、治疗水平，尤其是在儿童难治性肺部疾病如肺不张、难治性肺炎、反复喘息、咯血等的诊断和治疗上，可曲式支气管镜以其直接、简单、安全等特点，充分发挥了不可或缺的作用。本节就可曲式支气管镜在儿童难治性肺部疾病中的应用做如下综述。

一、可曲式支气管镜在儿童难治性肺不张中的应用

（一）在儿童难治性肺不张中的诊断作用

肺不张是指各种原因导致支气管狭窄或阻塞，肺内气体减少和体积缩小。肺不张是比较常见的一种临床X线综合征，影像学诊断可以明确其部位，但难以区分其确切病因。肺不张长期持续存在可严重影响患儿肺功能，并且不张肺易致反复感染，故应尽早明确肺不张的原因，进行积极治疗，促进肺复张，改善肺功能。可曲式支气管镜检查可直接观察支气管腔内组织形态学表现及病变的部位，通过活检、刷检行病理组织学和细菌学检查，有效地鉴别肺不张的病因。

引起肺不张的原因较复杂，在成人，肺癌、炎症、结核是肺不张的三大主因。在儿童，焦安夏等对367例经一般抗炎治疗无效的肺不张患儿应用纤维支气管镜检查、分析病因，结果表明，引起儿童肺不张的病因多样，多达10余种，其中最常见的前三位原因依次为炎症(56.4%)、异物(16.9%)、结核(12.0%)。与成人不同的是肿瘤较为少见而异物成为儿童肺不张较为多见的原因，有着鲜明的儿科特点。不同年龄段肺不张病因均以炎症为主，肺不张病变的部位在<1岁组以右上叶病变最多，这可能与婴儿平卧时间多有关，随年龄增长，中、下叶的病变明显多于上叶。

另有研究表明支气管黏膜可以因炎症肿胀或脓性分泌物阻塞，造成支气管管腔完全梗阻，使气体不能进入而远端肺内气体被完全吸收，从而造成肺不张，其部位以右肺中叶、下叶常见。其中儿童异物所致的肺不张以右肺多见，这与右侧主支气管粗、短、直的解剖特点一致。而结核引起的肺不张以右肺中叶多见，这主要由于右肺中叶支气管细长，当结核感染时，围绕右肺中叶支气管的淋巴结肿大压迫该支气管，从而引起右肺中叶不张和反复感染。

可曲式支气管镜不但能从通过直接观察来判断肺不张的原因，而且可以通过对气管黏膜、阻塞物的活检病理学检查或支气管黏膜活检纤毛电镜检查、支气管肺泡灌洗液的病理学检查以及灌洗液的培养、FQ-DNA的检测等协助明确肺不张的原因。

因此，纤支镜术不仅可以作为小儿肺不张的常规治疗手段，而且可作为小儿难治性肺不张的重要诊断手段，特别是对于支气管内膜结核、气道结构异常等原因引起而常规诊断方法不能明确诊断者，纤支镜术可能足临床上唯一明确诊断的途径。

（二）在肺不张治疗中的应用

难治性肺不张在儿科并不少见，常规治疗效果欠佳时，可曲式支气管镜能发挥其独到的优势，特别是支气管肺泡灌洗术的开展为治疗提供了有效手段。

针对炎症所致肺不张，可曲式支气管镜能直接插入患儿气管、支气管及部分亚段支气管，可直接吸出或取出支气管内的黏稠分泌物、血块或痰栓，从而恢复支气管的通畅，促使肺复张，恢复肺通气功能；同时局部生理盐水灌洗肺泡则能通过稀释肺泡内的分泌物，使其容易被吸出；部分黏稠的痰液还可以直接应用糜蛋白酶盥洗、溶解，最终吸出气道。肺泡灌洗液的细菌培养和药物敏感试验则有利于临床抗生素的选择，有报道通过局部支气管内给药抗生素可以增强治疗效果。纤支镜对于各类疾病引起的痰液（栓子）阻塞，经一次或多次冲洗、灌洗后，能迅速减轻临床症状并促使肺不张复张。纤支镜对肺不张的疗效与病因、病程有关，病程<3个月的炎性肺不张，经支气管肺泡灌洗治疗复张率高；>6个月者复张率低。

针对异物所致肺不张，关键在于取出异物，对部分患儿还需解除长期异物刺激所致的

炎性肉芽阻塞。气管异物是硬气管镜诊治的首选适应证，早已是不争的事实；纤支镜的作用是定性和定位；可通过纤支镜将危及生命的气管异物置放到硬气管镜可以达到、又能缓解危急症状的支气管，随着纤支镜配件的不断升级，技术的日臻完善，部分异物完全可以通过纤支镜直接取出，减轻了患者的痛苦也减少了患者的医疗费用。同时纤支镜还可以直接到达炎性肉芽阻塞部位，清理脓苔、肉芽，局部注药增加病变部位抗生素的浓度，提高疗效。

针对结核、肿瘤所致肺不张，不但可以通过支气管镜局部清除肿物，通畅呼吸道，改善肺部通气功能，还可以通过局部活检病理确定其病变的病理类型以利于全身化疗药物的选择。随着经支气管镜介入技术的发展，对于气道内大的肉芽肿及气管内的肿瘤可以通过冷冻、氩气刀及圈套器等进行气管内肿块切除，减少了患者开胸活检的风险和痛苦。

二、可曲式支气管镜在儿童难治性肺炎中的应用

（一）明确病原

肺炎是儿科最常见的呼吸道疾病之一，多数患儿经正规抗感染治疗后病情好转，但仍有部分患儿疗效不佳，甚至病情进展加重。部分肺炎患儿虽经一些常规病原学检查如痰培养、咽拭子培养，但由于口咽部正常寄生菌可多达 200 余种，咳痰或经鼻咽、口咽抽吸痰液标本易被污染，且小儿不能配合吐痰，获取标本困难等原因，病原难以明确。随着纤维支气管镜在儿科的开展和普及，支气管肺泡灌洗术可在相对无菌的条件下直接取下呼吸道分泌物进行培养及病原体检查，以明确病因、指导治疗，越来越成为肺炎病原学敏感而可靠的诊断方法。

尽管用细胞学方法筛选痰标本，或行痰液洗涤及定量培养等方法可以在一定程度上减少污染，但结果仍不尽如人意。经支气管镜取气管内分泌物或支气管灌洗液培养致病菌，可以获得相对准确的培养结果，为临床选用有效的抗感染药物治疗提供依据，避免抗菌药物的盲目使用。正常肺泡盥洗液（BALF）含中性粒细胞 $<5\%$（通常 1%～2%），肺泡巨噬细胞达 95%。急性细菌感染患儿 BALF 的中性粒细胞可高达 95%，很少低于 25%，部分中性粒细胞的胞质中可见细菌。有学者提出，BALF 的细菌定量培养及吞噬细菌细胞、中性粒细胞比例，其中任何 1 项增高即为细菌感染指标。

同时 BALF 的肺炎支原体、结核、巨细胞病毒等的 FQ-DNA 的检测可以协助肺炎的病原学诊断，提高肺炎病原学诊断的准确度。

（二）支气管肺泡灌洗治疗

可曲式支气管镜检查和支气管肺泡灌洗是对于小儿难治性肺炎非常有效的病因诊断措施，同时局部灌洗吸引分泌物和阻塞物钳取也是很有效的治疗措。对难治性感染患者，可用保护性毛刷取材，进行致病菌培养及药敏试验，能为抗生素的选用提供较准确的依据。纤维支气管镜吸痰是快速缓解重症肺部感染，痰阻患者气道阻塞和改善呼吸行之有效的方法。

戴华等的临床资料证实，难治性肺炎患者行支气管肺泡灌洗术治疗与传统治疗组间相比，在平均发热时间、症状持续时间、肺部啰音消退时间、抗生素使用时间及住院日等方面有显著性差异（$P<0.05$）。治疗组患者治疗后病情均能明显缓解，无 1 例死于肺部感染；而使用传统方法治疗，有 10 例死于肺部感染，死亡率显著高于治疗组。这些结果表明支气管肺泡灌洗术联合传统治疗较单纯传统治疗有明显的优势。

支气管肺泡灌洗术用于肺部感染性疾病，特别是难治性肺部感染性疾病，有良好的治疗效果，已得到广泛公认。故对于临床诊断为肺炎，而抗感染治疗后吸收缓慢或无效的患者，应尽早进行可曲式支气管镜检查，既可达到病原学诊断，又可早期明确病因。

三、可曲式支气管镜在儿童咯血诊断与治疗中的应用

咯血是儿童时期较为少见的临床表现，大咯血是临床常见危重症，如果抢救不及时可危及生命。咯血原因复杂，大多数为呼吸和循环系统疾病所致，也可由其他系统疾病引起。感染是成人咯血最常见的病因，大约占 60%～70% 左右。同样感染也是小儿咯血第一位的原因，以小年龄儿为主，常见病原体有肺炎支原体、金黄色葡萄球菌以及肺炎克雷伯菌等。小婴儿的肺部感染可以仅以咯血为表现，而无发热，胸部影像学亦无阳性发现。大年龄儿的咯血量相对较多，多伴有发热、咳嗽、咳痰，肺部体征可以不明显，常见于支气管内膜结核、支气管扩张症。另外，异物也是儿童咯血常见原因，居第二位，且多见于 <4 岁的小儿。

咯血的诊断、鉴别诊断以及治疗都需要丰富的临床经验及缜密的临床思维。病史对咯血量的评估及鉴别咯血、假性咯血及呕血方面起着重要作用。胸片也有助于咯血的诊断，可曲式支气管镜及高分辨率 CT 对疑难病例及有恶性病变可能的患者有重要诊断价值。因为目前纤维支气管镜仍是了解气道内情况的最快和最准确的方法。支气管镜下可以直视检查呼吸道黏膜是否正常、有无出血点。经支气管镜可用毛刷和针吸取病理标本，用于细胞学检查，同时可用于支气管黏膜和肺组织活检，从而协助诊断由呼吸道肿瘤、肺部感染所致的咯血。还可以明确出血的部位、病因并可以通过肺泡灌洗术诊断肺含铁血黄素沉着症。

可曲式支气管镜对咯血患者的出血定位和病因诊断的可靠性及准确性是其他一些检查方法所不能比拟的。支气管镜检查可明确出血部位及原因并可进行局部治疗，且安全有效。近年来国内外不断有在大咯血期间行可曲式支气管镜检查及局部止血的报道，但对大咯血期是否应用该检查，目前仍存在一定的争议，一般采用慎重的态度。

四、可曲式支气管镜在儿童难治性喘息诊断中的应用

儿童反复或持续喘息原因很多，常需考虑儿童哮喘，但应注意除外其他疾病。常用的影像学检查如胸部 CT 加气道重建对此类疾病不能完全诊断，临床上可曲式支气管镜的检查就显得尤为重要。在 246 例小儿难治性喘息患者中，王财富等应用纤支镜检查后发现，气道软化和狭窄占 35.8%，特别是在婴儿期中占 67.3%。而气道异物（8.9%）也是大多数喘息患儿常见的病因，由于部分患儿缺乏相应的异物吸入史，或医生重视不够长期误诊为哮喘。而炎症（42.7%）引起的反复喘息也很常见，这是由于小儿气道管径小，在炎症性和哮喘性疾病时，气道黏膜充血水肿，加上小儿咳嗽力量小，易在小气道形成黏液栓子，造成气道不全阻塞，从而导致喘息难愈。

朱春梅等对 49 例临床确诊为“儿童哮喘”患儿进行了纤支镜检查，分析结果发现支气管内膜炎症占 85.7%。但同时发现 5 例气道畸形，1 例气道压迫，1 例气道开口痰液阻塞引起反复喘息，因此临床诊断哮喘应慎重，必须除外其他引起喘息疾病才能诊断哮喘，如常规平喘治疗效果不好，应考虑行纤支镜检查积极寻找其他喘息原因。

综上所述，可曲式支气管镜术是一个安全、有效的疾病诊疗手段，它在小儿难治性肺部疾病如难治性肺不张、肺炎及咯血、喘息的诊治中起着重要的作用。随着可曲式支气管镜技术的不断发展，将越来越成为小儿呼吸道疾病诊断与治疗不可或缺的工具。

（赵德育　芮　隽）

参考文献

1. 陈志敏. 支气管镜技术在儿科呼吸系统疾病诊治的应用，中国实用儿科杂志，2009，24（8）：592-596.
2. 赵德育，叶新民，田曼. 应用纤维支气管镜诊治儿童难治性肺部疾病. 江苏医药，2008，34（2）：201.
3. 靳蓉，卢根，苏守硕，等，纤维支气管镜术在反复喘息性疾病诊断及治疗中的应用. 实用儿科临床杂志，2012，27（4）：271-272.
4. 唐珩，包玉玲，田曼，等，纤维支气管镜在诊断儿童先天性呼吸道发育异常中的意义. 中华实用儿科临床杂志，2013，28（16）：1240-1241.
5. Kim CK，Choi J，Kim HB，et al. A randomized intervention of monte-lukast for post-bronchiolitis：Effect on eosinophil degranulation. J Pediatr，2010，156（5）：749-754.
6. Kwon JW，Kim BJ，Song Y，et al. Changes in the prevalence of childhood asthma in seoul from 1995 to 2008 and its risk factors. Allergy Asthma Immunol Res，2011，3（1）：27-33.
7. 赵茜叶，周旭华，侍苏杰，等，纤维支气管镜在婴儿难治性持续性喘息病因诊断及治疗中的应用. 临床儿科杂志，2014，32（8）：713-715.
8. LUO Qing，WANG Wei-feng，GAO Kun-xiang，et al，Clinical study of lavage by broncho-fibroscope in treatment of children Refractory Pneumonia. Prog Modern Biomed，2011，11（8）：1539-1541.
9. 王财富，陈志敏，罗社声，等. 纤维支气管镜在 246 例小儿难治性喘息诊断中的应用. 中华医学会第五次全国儿科中青年学术交流大会，2008：916-918.
10. Loens K，Van Herirstraeten L，Malhotra—Kumars. et al. 0ptimal sampling sites and methods for detection of pathogens possibly causing community—acquired lower respiratory tract infeetions. J Clin Microbiol，2009，47（1）：21-31.
11. 朱春梅，曹玲，袁艺，等. 支气管镜检查术用于反复咳喘疾病的诊治作用分析. 中国实用儿科杂志. 2009，6：922-925.
12. 周浩泉，何金根，吕勇，等. 纤维支气管镜在婴幼儿肺不张中的诊治价值. 临床儿科杂志，2012，30（9）：866-868.
13. 武文娟. 肺泡灌洗术与纤维支气管镜在肺不张诊治中应用价值. 临床研究，2015，21（3）：62-63.
14. cordova J，shiloh R，Gilman RH，et al. Evaluation of molecular tools for detection and drug susceptibility testing of mycobacterium tuberculosis in stool 8pecimens from patients with pulmonary tuberculosis. J Clin Microbiol，2010，48（5）：1820-1826.
15. Ohshimo S，Bonella F，Cui A，et al，significance of bronchoalveolar lavage for the diagnosis of idiopathic pulmonary fibrosis. AM J Respir Crit Care Med，2009，179（11）：1043-1047.
16. 戴华，陈亚利. 纤维支气管镜支气管肺泡灌洗术治疗重症肺部感染临床研究. 华西医学，2009，24（4）934-936.
17. 郦琳琳，梁辉、王全，等，纤维支气管镜在儿童咯血病因诊断和治疗中的价值. 临床儿科杂志，2014，32（3）：238-241.
18. 钟礼立，黄寒，李云，等，纤维支气管镜在儿童咯血诊断与治疗中的应用. 中国内镜杂志，2009，15（7）：759-761.
19. 焦安夏，刘玺诚. 儿童肺不张纤维支气管镜下的病因诊断研究. 中国实用儿科学杂志，2002，17（11）：656-658.
20. 戴华，陈亚利. 纤维支气管镜支气管肺泡灌洗术治疗重症肺部感染临床研究. 华西医学，2009，24（4）934-936.

第九节 非小细胞肺癌 EGFR-TKI 靶向药物耐药后处理策略

肺癌在全世界中是癌相关死亡的主要原因。在美国，2014 年肺癌新发病例 224 210 例，死亡病例约 159 260 万，其中非小细胞肺癌占约 80% 左右[1]。晚期肺癌的治疗有几十年的历史了，从 20 世纪 70 年代最初的最佳营养支持治疗、到 80 年代以铂类为基础的化疗，再到 90 年代以铂类为基础联合第三代化疗药物的双药化疗，中位生存期从最初的 2～4 个月延长至 4～6 个月，再到 8～10 个月，但到了含铂双药时代，似乎达到了一个瓶颈，因为几乎所有常用的含铂双药化疗方案疗效几乎相当[2]。但自从 EGFR-TKI 靶向药物应用以来，EGFR 突变的这一部分患者的中位生存期出现了革命性的变化，它的中位 PFS 从化疗的 4～6 个月提升到 9～13 个月，中位生存期达到 3 年左右[3,4]。由于 EGFR-TKI 靶向药物疗效的显著性及副作用少，毒性低，不受患者 PS 评分的影响，因此，包括国内外所有临床实践指南，都推荐晚期肺腺癌患者在治疗前进行 EGFR 基因检测，以了解 EGFR 的突变状态，阳性者一线予 EGFR-TKI 靶向治疗。因亚裔人种存在 EGFR 高突变率，在鳞癌患者中 EGFR 突变率也达到 10% 左右，因此在中国的肺癌指南中，也推荐晚期肺鳞癌患者在治疗前进行 EGFR 基因检测。

虽然 EGFR-TKI 给 EGFR 突变的这一部分肺癌患者带来福音，但事实告诉我们，EGFR-TKI 靶向药物的中位生存期约 9～13 个月左右[3,4]，即靶向药物也有它的局限性，也会出现耐药。本节针对这一问题就将目前的主要策略及相关研究进展做一个概括。

一、肺癌 EGFR-TKI 靶向药物耐药分子机制

（一）耐药的类型、定义

1. 原发性耐药　肿瘤细胞在治疗初期就对 TKI 治疗无明显反应，应用靶向药物治疗后病情未得到缓解，临床未明显获益。

2. 获得性耐药　需满足以下条件。

（1）EGFR-TKI 单药治疗。

（2）存在 EGFR 敏感突变或客观临床获益（肿瘤评价 CR 或 PR，如 SD 则大于 6 个月）（RECIST 标准）。

（3）靶向药物治疗 1 个月后出现疾病进展。

（4）停用靶向药物以来与开始新方法治疗之间未采用其他综合治疗。

（二）耐药的机制（图 3-9-1）

1. 原发性耐药机制　临床研究证实，EGFR 突变阳性的 NSCLC 对吉非替尼或厄洛替尼的治疗有效率为 70%～80%，因而不少患者对 EGFR-TKI 治疗存在着原发性耐药。目前对原发性耐药认为主要有以下几点原因：① KRAS 突变；② EGFR 20 外显子 T790M 突变，较少见；③ BRAF 基因突变，突变率约 3%；④ EML4-ALK 融合基因，约 3%～5%；⑤干细胞生长因子（HGF）激活 MET 通过 GRB2 相关结合蛋白 1（GAB1）的作用激活下游信号通路。

2. 获得性耐药机制　伴随着靶向药物的使用，它的耐药性也同时被人关注，至今许许多多的研究结果正不断缩小未知耐药机制的领地。根据至今的研究结果，靶向药物获得性耐药的机制大体可概括为以下 3 方面内容[5]。

（1）EGFR 靶点修饰，EGFR 酪氨酸激酶结构域出现二次突变：在 EGFR 突变的非小细

胞肺癌中，TKI 耐药的最早报告证实在 EGFR 20 外显子上存在一个类似的突变，即在 790 位点存在原先是苏氨酸的氨基酸被蛋氨酸所替代（T790M）。在 EGFR 突变 TKI 耐药患者中，发现约 50% 的患者存在 T790M 突变，奠定了 T790M 突变是 EGFR-TKI 耐药的主要机制。T790M 导致的耐药主要是改变了 ATP 的亲和力。除了常见 T790M 突变外，还有少数突变包括 D761Y、T854A、L747S。

（2）旁路信号途径的激活：旁路信号途径的激活，最重要的是 MET 扩增或过表达，约占 5%～22%，是导致 EGFR-TKI 获得性耐药另一重要机制，还包括 HER2 扩增、PIK3CA 突变、BRAF 突变、肝细胞生长因子过表达。

（3）组织学类型表型转换：非小细胞组织学类型转换为小细胞组织学类型，比例约 3%～14%

二、肺癌 EGFR-TKI 靶向药物耐药后处理策略

（一）下一代靶向药物的应用

1．第二代靶向药物的应用　第二代靶向药物阿法替尼是一个不可逆的 EGFR 酪氨酸激酶抑制剂，它的靶点不仅针对 ERBB 家族中 EGFR，而且也针对 ERBB2（HER2）。在临床前模型研究中，不可逆的阿法替尼被证实对 T790M 是有明确活性的，但不幸的是针对靶向药物获得性耐药患者的一系列临床试验确让人失望。由勃林格殷格翰公司发起的 LUX-lung1 临床试验结果发表在 2012 的 *The Lancet Oncology* 上，结果显示阿法替尼在靶向药物耐药患者中对比安慰剂组虽显著延长 PFS，安慰剂组中位 PFS=1.1 个月，可信度 95%，阿法替尼组 PFS=3.3 个月，可信度 95%，但这种延长并没有使患者最终在 OS 上获益[6]。但是在 2014 年发表在 *Cancer Discover* 上的一篇文章却指出阿法替尼联合 EGFR 受体拮抗剂西妥昔单抗显示出对一代 EGFR-TKI 耐药后患者良好疗效，该临床试验中，共入组晚期 EGFR 突变使用厄洛替尼或吉非替尼出现耐药的肺癌患者 126 例，包括 $T790M^+$，$T790M^-$ 患者，结果显示这种联合用药使耐药后 PFS 提高到 4.7 个月，$T790M^+$ 患者客观缓解率约 32%，$T790M^-$ 患者客观缓解率约 25%[7]。这些结果提示，在靶向药物耐药患者中，单用阿法替尼结果是令人失望的，但阿法替尼联合西妥昔单抗可能为耐药后可选择的一种处理方式。

2．第三代靶向药物的应用　前面提到 EGFR-TKI 靶向药物耐药机制中约 50% 是与 EGFR 二次突变 T790M 相关，因此 T790M 将是新一代靶向药物的一个有价值的靶点。也因此针对 T790M 突变的第三代靶向试验药物应运而生了，其中最主要的包括 AZD9291、CO1686 和 HM61713 等。

（1）AZD9291：AZD9291 是阿斯利康公司研究开发的一种口服的小分子第三代表皮生长因子酪氨酸激酶抑制剂（EGFR-TKI），它是第三代靶向药物临床研究走在最前面的，目前它的Ⅰ/Ⅱ期临床试验研究结果已发表在 2015 年 4 月国际顶尖杂志 *The New England Journal of Medicine* 上。该结果表明在剂量爬坡的各个剂量组中（20～240mg）都显示出对 $T790M^+$ 的患者有显著的疗效，它的中位 PFS 为 9.6 个月，它的更新数据更显示中位 PFS 为 10.9 个月（95%CI 8.3，40% 成熟度，25/63 例），而对 $T790M^-$ 患者其 PFS 为 2.8 个月。AZD9291 针对 T790M 突变患者显示良好疗效同时也显示出它具有较高的安全性，它主要不良反应为腹泻、皮疹、恶心、食欲减退，且大多在 1、2 级毒性水平[8]。目前 AZD9291 已进入Ⅱ期（AURA2，NCT02094261，评估 AZD9291 80mg qd 治疗 $T790M^+$NSCLC 的疗效与耐受）及Ⅲ期（AURA3，NCT02151981，评估 AZD9291 与含铂两药二线治疗既往 EGFR-TKI 治疗进展

的 T790M+ 晚期转移性 NSCLC 的疗效与安全性）临床研究。

（2）CO1686：CO1686 是克洛维斯肿瘤公司（Clovis Oncology）研发的，是一种新颖的口服、靶向共价（不可逆）抑制剂，该药开发用于携带初始激活 EGFR 突变及主要抗性突变 T790M 的 NSCLC。它的 I/II 期临床研究结果显示出它对一代 EGFR 靶向药物 T790M 耐药良好的疗效，其结果发表在 2015 年的新英格兰杂志上，该临床试验共入组 132 个病人，满足 EGFR 突变阳性，之前接受靶向药物治疗后进展，最后亚组分析 T790M 突变组 46 人，ORR =59%（95%，CL，45-73），T790M 无突变组 17 人，ORR=29%（95%，CL，8-51），而且它也显示出良好的安全性，主要不良反应为恶心、疲劳、腹泻、食欲减退、QT 间期延长等，且基本毒性水平在 3 度以下，但它最值得关注的的不良反应为高血糖，3 度毒性水平约 22%，这或许会让该药失去一部分病人。目前该药已进入Ⅱ期研究[9]。

（3）HM61713：还在Ⅰ期临床研究阶段，资料相对较少。

这三个试验药物都是口服药，其中 AZD9291、CO1686 已被美国 FDA 授予“突破性治疗药物”资格（突破性治疗药物被定义为一种治疗某种严重疾病的新产品）。第三代 EGFR-TKI 针对 T790M 获得性耐药患者显示出了卓越的疗效，同时具备出色的安全性和耐受性，上市后有望成为 T790M 获得性耐药患者的首选治疗方案，且 AZD9291 在疗效及安全性方面较 CO1686 更具优势。

（二）联合不同通路阻断药物策略

如图 3-9-1 所示，我们知道 EGFR 下游通路主要包括 PI3K-AKT-mTOR 和 Ras-Raf-MEK-ERK 这两条通路，这两条通路影响着细胞的增殖与生存，除受 EGFR 影响外，它还受 ERBB 家族其他成员如 ERBB2、ERBB3 及 MET 基因的影响，形成了靶向药物耐药的另一个重要机制即旁路信号途径，包括：MET amplification、HGF-mediated MET activation、HER2 amplification、PIK3CA mutations、BRAF mutation 等，其中 MET 通路的异常最重要，约占靶向耐药机制比例 5%～22%[9]。针对 MET 通路异常，主要是 HGF 调节的 MET 的激活和 MET 基因的扩增或过表达，采用联合阻断策略的多个临床试验已完成或仍在进行。令人遗憾的是针对 HGF 的单克隆抗体及部分抑制剂却不尽人意，但针对 MET 的小分子抑制剂如 INC280、克唑替尼等却显露曙光。在这方面，我国著名肺癌专家吴一龙教授做出了突出贡献。在 2014 年 ASCO 年会上，他发表了 INC280 联合吉非替尼治疗 EGFR 突变耐药、MET 阳性 NSCLC 患者疗效与安全性的 Ib/II 期单臂研究的结果，显示出部分缓解率可达 17%。更在 2015 年 ASCO 年会上发表克唑替尼联合吉非替尼治疗一线靶向药物耐药患者 C-MET 检测呈阳性（免疫组织化学示超过 50% 的肿瘤细胞呈现中、高度着色，即为 met 阳性）患者，结果显示出良好疗效，ORR：45.5%，DCR：54.5%。针对其他突变采用联合阻断策略的临床试验如表所示。

（三）继续使用靶向药物

根据 RECIST 评价标准，靶向药物治疗出现疾病进展后，我们是否应该像细胞毒药物一样立即更改方案进一步治疗？在 2 篇回顾性研究文章中，61 个初始使用靶向药物评价出现进展的患者中有 14 个出现疾病爆发，中位爆发时间在停止 TKI 后 8 天，提示使用 TKI 药物疾病进展后，如立即停用 TKI 药物有疾病爆发进展的风险[10]。分析近 3 年针对这个问题所发表的文章，我们发现，靶向药物治疗评价进展后继续使用靶向药物，患者或多或少均会在 ORR 或 PFS 上获益。在 2014 年 ESMO 年会上，韩国研究者发表的 ASPIRATION 试验表明在 93 例 EGFR 敏感突变的肺癌患者使用厄洛替尼出现 PD 后继续厄洛替尼，PFS 有 3.1

个月获益。但是同在2014年ESMO年会上发表的Tony Mok等研究的IMPRESS结果却认为继续使用靶向药物可能无益，EGFR突变的晚期NSCLC患者接受EGFR-TKI靶向药物出现耐药后，一组继续靶向药物+培美曲塞/铂类联合治疗，另一组安慰剂+培美曲塞/铂类，结果示两组ORR为31% vs 34%，PFS为5.4个月vs 5.4个月，两组无统计学意义。但在2015年世界肺癌大会上Tony Mok发表了IMPRESS的亚组分析，揭示了IMPRESS阴性结果的原因，指出了耐药后T790M突变阳性患者继续使用TKI治疗无效，T790M阴性患者可从继续使用TKI中获益。

（四）调整靶向药物剂量

提出这一理论的人们认为当初FDA最终审批采用的靶向药物临床剂量是在非选择患者当中决定的，因为当时使用EGFR-TKI并不只是针对EGFR突变患者的，而是靶向野生型EGFR的，即没有采用个体化治疗的剂量及给药方案。研究表明，EGFR突变患者与非突变患者之间他的药代动力学是有差异的。最近进展的数学模型研究认为改变EGFR-TKI给药剂量及给药方案在延长耐药进展时间方面可以获得可比较的结果[11,12]。

（五）小细胞肺癌转化的按小细胞肺癌标准治疗方案治疗

分子机制提示出现小细胞肺癌转化的参照NCCN指南或中国肺癌指南处理。

在以上的策略中，我们主要是根据分子机制来决定的，即先决条件是要知道耐药后的分子状态，而这就需要我们获得组织病理标本，但目前全国肺癌EGFR基因检测率仅为27%，远低于日、韩等国的80%，在耐药后二次活检中，这个比例还要低很多，这就极大限制根据分子机制来决定的策略。令人鼓舞的是，现在有报道通过血液、尿液等一些非创伤性检查进行EGFR检测，相信不久将来，可能带来实质性的好处。

在目前极有前景且疗效良好的第三代靶向药物还处于临床试验阶段之际，面对EGFR-TKI靶向药物耐药后我们该如何应对呢？其实我们更多的还是参照每年更新的NCCN指南，它具有可操作性强的特点。

针对EGFR-TKI靶向药物耐药问题，我国肺癌专家也做了大量工作，在2013年肺癌高峰论坛中产生了6个共识：

1. EGFR突变型肺癌，建议检测BIM和L747S，以发现原发性耐药患。共识级别：3。

2. 对EGFR-TKI耐药的突变型肺癌，建议重新活检以明确耐药的分子机制，鼓励患者参加相应的临床试验。共识级别：2A。

3. 对EGFR-TKI继发耐药的无症状缓慢进展突变型肺癌，建议继续使用EGFR-TKI。共识级别：2B。

4. 表现为孤立进展的EGFR-TKI继发耐药，建议在继续使用EGFR-TKI的基础上联合应用局部治疗。局部治疗手段的选择以最小创伤为基本原则。共识级别：2B。

5. 对EGFR-TKI获益、继发耐药后接受细胞毒药物治疗再次耐药的EGFR突变型患者，可再考虑使用EGFR-TKIs。共识级别：2B。

6. 对一种EGFR-TKI耐药的突变型肺癌，不推荐立即转换第二种EGFR-TKI。共识级别：2B。

针对肺癌EGFR-TKI耐药后处理问题，广东省人民医院吴一龙教授团队2013在*Lung Cancer*上发表晚期非小细胞肺癌EGFR-TKI临床失败模式与后续管理的文章，回顾性分析了227例III/IV期使用EGFR-TKI耐药的NSCLC患者，根据疾病控制时间、肿瘤负荷演变、临床症状6项，分为爆发进展（疾病控制≥3个月、与以往评估相比，肿瘤负荷快速增加，症状评分达到2)、缓慢进展(疾病控制≥6个月,与以往评估相比,肿瘤负荷轻微增加,症状评分达到≤1)、局部进展(疾病控制≥3个月,孤立性颅外进展或颅内进展,症状评分达到≤1)3种模式,并根据这3种模式提出耐药后处理方案[13],如图3-9-2所示。

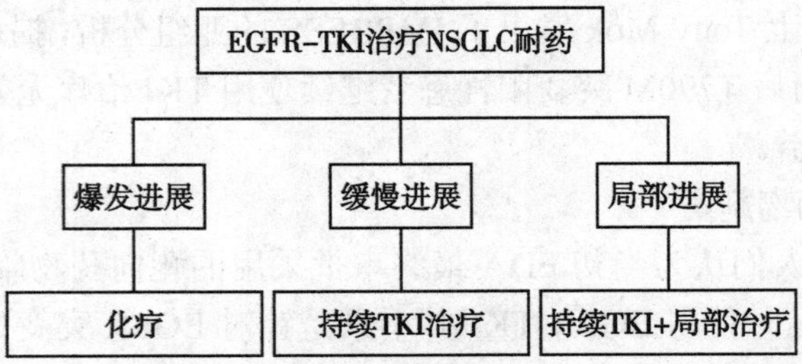

图3-9-2 EGFR-TKI靶向药物治疗耐药后不同模式的处理方式

非小细胞肺癌治疗中EGFR突变患者使用EGFR-TKI后出现耐药是一种普遍且必然现象,在当今力推精准治疗的背景下,努力探寻它耐药的分子机制,从它的耐药机制出发,克服耐药是必然的趋势。但在目前我国二次活检率低,且无创活检技术尚在探索中之时,根据NCCN指南、中国专家共识等,从宏观策略出发,对目前来说,更具有临床可操作性及实用性。

参考文献

1. Siegel R, Ma J, Zou Z, Jemal A. Cancer Statistics, 2014. CA Cancer J Clin, 2014, 64(1): 9-29.
2. Klastersky J, Awada A. Milestones in the use of chemotherapy for the management of non-small cell lung cancer(NSCLC). Crit Rev Oncol Hematol, 2012, 81(1): 49-57.
3. Fukuoka M, Wu YL, Thongprasert S, et al. Biomarker analyses and final overall survival results from a phase III, randomized, open-label, first-line study of gefitinib versus carboplatin/paclitaxel in clinically selected patients with advanced non-small-cell lung cancer in Asia(IPASS). J Clin Oncol, 2011, 29(21): 2866-2874.
4. Wu YL, Fukuoka M, Mok TS, et al. Tumor response and health-related quality of life in clinically selected patients from Asia with advanced non-small-cell lung cancer treated with first-line gefitinib: post hoc analyses from the IPASS study. Lung Cancer, 2013, 81(2): 280-287.
5. Gainor JF, Shaw AT. Emerging paradigms in the development of resistance to tyrosine kinase inhibitors in lung cancer. J Clin Oncol. 2013, 31(31): 3987-3996.
6. Miller VA, Hirsh V, Cadranel J, et al. Afatinib versus placebo for patients with advanced, metastatic non-small-cell lung cancer after failure of erlotinib, gefitinib, or both, and one or two lines of chemotherapy(LUX-Lung 1): a phase 2b/3 randomised trial. Lancet Oncol. 2012, 13(5): 528-538.
7. Janjigian YY, Smit EF, Groen HJ, et al. Dual inhibition of EGFR with afatinib and cetuximab in kinase inhibitor-resistant EGFR-mutant lung cancer with and without T790M mutations. Cancer Discov, 2014, 4(9): 1036-1045.
8. Janne PA, Yang JC, Kim DW, et al. AZD9291 in EGFR inhibitor-resistant non-small-cell lung cancer. N Engl J Med, 2015, 372(18): 1689-1699.
9. Sequist LV, Rolfe L, Allen AR. Rociletinib in EGFR-Mutated Non-Small-Cell Lung Cancer. N Engl J Med, 2015, 373(6): 578-579.
10. Chaft JE, Oxnard GR, Sima CS, et al. Disease flare after tyrosine kinase inhibitor discontinuation in patients

with EGFR-mutant lung cancer and acquired resistance to erlotinib or gefitinib: implications for clinical trial design. Clin Cancer Res, 2011, 17(19): 6298-6303.

11. Chmielecki J, Foo J, Oxnard GR, et al. Optimization of dosing for EGFR-mutant non-small cell lung cancer with evolutionary cancer modeling. Sci Transl Med, 2011, 3(90): 90ra59.
12. Foo J, Chmielecki J, Pao W, Michor F. Effects of pharmacokinetic processes and varied dosing schedules on the dynamics of acquired resistance to erlotinib in EGFR-mutant lung cancer. J Thorac Oncol, 2012, 7(10): 1583-1593.
13. Yang JJ, Chen HJ, Yan HH, et al. Clinical modes of EGFR tyrosine kinase inhibitor failure and subsequent management in advanced non-small cell lung cancer. Lung Cancer, 2013, 79(1): 33-39.

第十节　非小细胞肺癌 EGFR-TKI 获得性耐药机制及临床对策

表皮生长因子受体(epidermal growth factor receptor, EGFR)酪氨酸激酶抑制剂(tyrosine kinase inhibitor, TKI)成为近年来肺癌治疗领域里程碑式的改变。EGFR 敏感突变的晚期非小细胞肺癌(non-small cell lung cancer, NSCLC)患者接受 EGFR-TKI 治疗，无疾病进展期(progression-free survival, PFS)和客观反应率(objective response rate, ORR)明显改善。然而，耐药成为限制 EGFR-TKI 临床应用的瓶颈。即使是 EGFR-TKI 初始治疗有效的患者，大部分在用药 10 个月左右都会不可避免地出现耐药。

TKI 耐药包括原发性耐药和继发性耐药。原发性耐药又叫基线耐药(baseline resistance)或耐药难治(refractory to a durg)，是指尽管存在治疗获益相关突变，但使用 TKI 后未曾出现过临床获益，仍发生疾病进展的耐药类型，有 7%～13% 的 EGFR 敏感突变 NSCLC 患者对一线 TKI 治疗无获益。KRAS 等驱动基因异常激活的患者，预期疾病对 TKI 药物治疗无反应，这种情况为药物不敏感，不归类于原发性耐药。继发性耐药又叫获得性耐药，是指接受 EGFR-TKI 治疗后曾经出现获益(肿瘤缓解、进展延迟、症状改善等)，而后疾病又进展的耐药类型，将发生于所有 EGFR 基因敏感突变且 TKI 初始治疗有效的 NSCLC 患者。

获得性耐药的机制包括两大类：癌基因依赖性的和非癌基因依赖性的。非癌基因依赖性的因素主要指肿瘤细胞上皮间叶转化(epithelial mesenchymaltransitios, EMT)和 NSCLC 向小细胞肺癌(small cell lung cancer, SCLC)的转变；癌基因依赖性的因素包括 EGFR、HER、BRAF 等基因的再次突变，C-MET、PIK3CA、IGF1R 等基因的异常激活和扩增有关。针对不同的耐药原因需要采用不同的方法进行耐药后治疗。比如发生 SCLC 转变的可以采用 EP 方案进行化疗；发生了基因异常激活和扩增的可以采用相关的通路抑制剂联合 TKI 进行治疗，目前 MET、HGF、HER、IGF1R、AXL、MEK、AKT、PI3K、HSP90 抑制剂都在开展临床研究，结果值得期待。

T790M 是 EGFR 基因的二次突变，被认为不仅是 TKI 原发性耐药，亦是导致 EGFR-TKI 继发性耐药的主要原因。研究表明，T790M 改变了 EGFR 酪氨酸激酶结构域的空间构型，阻碍了 TKI 与 EGFR 受体的结合，减弱了 TKI 与 ATP 的有效竞争能力，从而导致耐药。临床上，该突变通常与敏感突变共存。近年来，来自中国、日本及美国关于 T790M 突变的报道，分别采用 ARMS、直接测序、PCR-RFLP、qPCR 等不同的检测方法，发现 T790M 突变的存在可能比我们想象的要更为广泛，甚至高达 60%～80%，可见 T790M 突变是 TKI 最常见耐药原因。对于 T790M 突变研究的最终目的是找到能够克服该突变耐药的 TKI 药物。

AZD9291是第三代口服、不可逆的选择性EGFR突变抑制剂，针对EGFR-TKI敏感的突变(EGFR+)和耐药突变(T790M)均具有良好的抗瘤效能和高度选择性。针对T790M阳性的患者其总反应率和临床获益率分别是64%和90%，都大大超过了T790M阴性的患者(23%和64%)，PFS也达到13.5个月。另一个三代TKI，Rociletinib(CO-1686)也取得了良好的疗效，对T790M阳性的患者其总反应率和临床获益率分别是59%和93%，PFS达到8～10个月。由此看来，三代TKI将成为克服T790M所致耐药的关键药物。目前正在进行研究的三代TKI还包括HM61713、EGF816、ASP8273，国内也有Avitinib和BPI-15086两个三代TKI在开发。目前认为，对EGFR敏感突变的NSCLC患者，在一代、二代TKI耐药后，根据T790M突变状态可以将患者分为两大类：有T790M二次突变的患者，采用三代TKI治疗将取得良好疗效；对T790M阴性的耐药患者，针对耐药机制的临床研究或许是最好的选择。

那么在三代TKI上市前，针对一代TKI耐药的患者，目前临床上推荐如何处理？

Faehling M等的临床回顾性研究发现，既往厄洛替尼治疗有效的患者疾病进展后持续TKI治疗还可获得平均14.5个月以上的生存时间，自肺癌诊断后这类患者可以获得近50个月的总生存；而停用TKI的患者在TKI进展后平均只有2个月左右的生存时间，自肺癌诊断后只有28个月的总生存期，明显劣于疾病进展后继续使用TKI的患者。2014年ASCO大会上日本学者Hosomi Y报道了多中心、前瞻性的观察性研究，评估EGFR突变阳性的NSCLC患者接受一线TKI治疗，根据RECIST标准判断PD后，临床上实际治疗模式及其疗效。观察结果表明，RECIST标准判断PFS(R-PDFS)大约264天，而临床判断疾病进展(C-PDFS)约为461天。RECIST标准判断疾病进展但无明显临床进展的患者如继续使用TKI治疗可以获得6个月的临床稳定，初始TKI治疗直至临床进展的患者其预后明显优于停用TKI的患者。2014年ESMO大会上Park K的前瞻、随机对照研究ASPIRATION结果提示，RECIST PD后持续厄洛替尼治疗可将PFS延长3.1个月(从11.0至14.1个月)，没有出现新的不良事件。2015 NCCN指南推荐对影像学判断进展但无临床症状的患者应继续采用厄洛替尼治疗。Nishie K的日本回顾性研究显示，EGFR敏感突变的NSCLC患者在使用EGFR-TKI发生疾病进展后持续使用吉非替尼中位生存时间达到32个月，而更换为化疗的患者其生存时间只有23个月。由此看来，对TKI初始治疗有效，影像学判断疾病进展但为无明显症状缓慢进展的患者，停用TKI及更换为化疗是不如继续使用TKI更能让患者获益的。

当然，疾病快速进展，临床症状明显的耐药患者如果不能从TKI继续治疗中获益，是需要采用化疗的，那么是单纯的化疗还是在化疗基础上联合TKI治疗更好呢？麻省总院的Goldberg SB回顾性分析了获得性耐药患者单纯化疗和厄洛替尼联合化疗的效果，结果发现不管是单药化疗方案还是含铂联合化疗方案，厄洛替尼联合化疗的PFS都不优于单纯的化疗。Tony Mok于2014年ESMO大会报告了IMPRESS研究的结果。这是一项随机、双盲、安慰剂对照的Ⅲ期全球多中心临床试验，旨在比较吉非替尼获得性耐药后的晚期NSCLC患者继续应用吉非替尼并联合化疗与单用化疗的疗效和安全性。研究结果显示，两组主要终点PFS均为5.4个月，ORR、DCR无显著差异，因此结果不支持在疾病进展(RECIST标准)后，二线含铂两药化疗的基础上联合吉非替尼治疗。

在二线化疗结束后，治疗方案又该如何选择呢？Namba Y回顾性研究发现，接受了TKI再挑战(recharenge)的患者，中位生存时间可以达到955天，而未结受TKI再挑战的患者，中位生存时间只有615天，接受TKI再挑战的患者其生存期明显长于未接受TKI再挑战的患者（P=0.0194）。研究表明，T790M 二次突变的患者在接受化疗后，部分患者会发生 T790M 的消失，这可能是患者对 TKI 重新敏感，TKI 再挑战有效的机制。研究表明，TKI 治疗后接受了多线治疗的患者其生存时间明显长于只接受了一线或较少线治疗方案的患者。

综上所述，EGFR-TKI 获得性耐药后的 NSCLC 患者不是单一的群体，而是不同类型患者的集合，不能采用完全相同的治疗方法进行处理。在临床实践中获得性耐药患者还需区别对待：在条件许可情况下行二次活检，明确耐药的具体机制，第三代 EGFR-TKI 药物针对出现 T790M 的获得性耐药患者将是最佳的选择；其次，区分患者不同的进展方式，如出现缓慢的、无症状的、或者局部进展，可以继续使用 EGFR-TKI（或者联合局部治疗）直至患者不能再从 TKI 治疗中获益；如出现了有症状的、快速的、广泛的进展，应采用有效的二线治疗比如顺铂和培美曲塞联合化疗，那么在联合化疗基础上则不应继续应用 EGFR-TKI。当然未来关于 EGFR-TKI 治疗进展后采取何种策略，仍需进一步精细区分进展模式及各种耐药分子机制，从而采取个体化的治疗策略。

（何　勇）

参考文献

1. Rosell R，Bivona TG，Karachaliou N.Genetics and biomarkers in personalisation of lung cancer treatment. Lancet，2013，382（9893）：720-731.
2. Sharma SV，Bell DW，Settleman J，et al. Epidermal growth factor receptormutations in lung cancer. Nat Rev Cancer，2007，7（3）：169-181.
3. Su KY，Chen HY，Li KC，et al. Pretreatment epidermal growth factor receptor（EGFR）T790M mutation predicts shorter EGFR tyrosine kinase inhibitor response duration in patients with non-small-cell lung cancer. J Clin Oncol，2012，30（4）：433-440.
4. Yu HA，Arcila ME，Rekhtman N，et al. Analysis of tumor specimens at the time of acquired resistance to EGFR-TKI therapy in 155 patients with EGFR-mutant lung cancers.Clin Cancer Res，2013，19（8）：2240-2247.
5. Costa C，Molina MA，Drozdowskyj A，et al. The impact of EGFR T790M mutations and BIM mRNA expression on outcome in patients with EGFR-mutant NSCLC treated with erlotinib or chemotherapy in the randomized phase III EURTAC trial.Clin Cancer Res，2014，20（7）：2001-2010.
6. Yu HA，Arcila ME，Hellmann MD，et al.Poor response to erlotinib in patients with tumors containing baseline EGFR T790M mutations found by routine clinical molecular testing. Ann Oncol，2014，25（2）：423-428.
7. Oxnard GR，Arcila ME，Sima CS，Acquired resistance to EGFR tyrosine kinase inhibitors in EGFR-mutant lung cancer：distinct natural history of patients with tumors harboring the T790M mutation. Clin Cancer Res，2011，17（6）：1616-1622.
8. Uramoto H，Yamada T，Yano S，et al. Prognostic Value ofAquiredresistance-related Molecules in Japanese Patients with NSCLC Treated with an EGFR-TKI. Anticancer Res，2012，32（9）：3785-3790.
9. Hata A，Katakami N，Yoshioka H，et al. Rebiopsy of non-small cell lung cancer patients with acquired resistance to epidermal growth factor receptor-tyrosine kinase inhibitor：Comparison between T790M mutation-positive and mutation-negative populations.Cancer，2013，119（24）：4325-32.
10. Steuer CE，Khuri FR，Ramalingam SS，et al. The next generation of epidermal growth factor receptor tyrosine kinase inhibitors in the treatment of lung cancer. Cancer，2015，121（8）：E1-6.

第十一节 现场细胞学评价在疑诊肺癌患者中的应用体会

一、经支气管针吸活检及现场细胞学评价简介

经支气管针吸活检术（transbronchial needle aspiration，TBNA）是指通过带有可弯曲导管的穿刺针，通过支气管镜的活检孔道进入气道内，然后穿透气道壁对气管、支气管腔外病变，如结节、肿块、肿大的淋巴结行针刺吸引，从而获取组织学、细胞学或微生物学标本的一项技术。

由于在TBNA操作时不能直接看到气管或支气管壁外的结构，不能确定是否穿刺到目标淋巴结，因此有专家称之为“盲穿”。很多临床医生由于阳性率低或害怕由此引起的风险而放弃该项检查。文献报道TBNA阳性率低的最主要原因是穿刺不成功，不能获得“充足”的标本，“不充足”的标本往往仅仅含有黏液、呼吸道上皮细胞或血。为了判断在行TBNA时穿刺是否成功，快速现场细胞学评价（rapid on-site evaluation，ROSE）开始应用于临床。

ROSE是在支气管镜检查过程中，由细胞病理学家现场对穿刺标本进行制片和染色，然后进行快速评价，向操作者反馈穿刺是否成功，并提供初步诊断的一种方法。将Rose应用于TBNA最早开始于1990年。

二、常用于ROSE的快速染色方法

目前最常用于ROSE的染色方法有5种：甲苯胺蓝染色、Diff-Quik染色（改良的瑞姬染色）、改良的快速巴氏染色、Hemacolor®染色以及刘氏染色。

（一）甲苯胺蓝染色（toluidine blue stain）

是目前最快的染色方法。Davenport于1990年在*Chest*杂志上首先报道将甲苯胺蓝应用于TBNA-ROSE，此后Sindhwani等的研究中也应用该染色方法。甲苯胺蓝染液的配制方法是：首先将甲苯胺蓝结晶0.5g溶解于20ml 95%的乙醇中，然后加入80ml蒸馏水。染液配好后保存于冰箱中备用。TBNA穿刺完毕后由助手用注射器将抽得穿刺液快速推到载玻片上，由一名细胞病理学医生在载玻片上滴入相同量的甲苯胺蓝染液，然后覆一盖玻片制成一张湿片，并立刻在显微镜下镜检，镜检结果直接报告给内镜医师。穿刺成功或标本“充足”的标准为：涂片中存在恶性肿瘤细胞或大量淋巴细胞，后者提示成功穿刺到淋巴结。ROSE结果一般分为阳性（发现肿瘤细胞或可以确诊某种非恶性疾病）、可疑阳性（发现可疑肿瘤细胞）以及未发现肿瘤细胞。如果发现肿瘤细胞，需要继续细分属于哪种病理类型；如果为阴性，应准确报告穿刺液中包含的成分（如呼吸道上皮细胞、黏液、血液、淋巴细胞等），内镜医师根据穿刺结果决定是否需要继续穿刺。甲苯胺蓝染色之后的涂片还可制成永久的涂片，方法是将甲苯胺蓝染色过的湿片置入95%的乙醇中直到盖玻片从载玻片上滑落，然后行巴氏染色（Papanicolaou stain）。这样行TBNA后的标本就被镜检了2次，一次是应用甲苯胺蓝染色，另一次是应用巴氏染色。此外还可以用生理盐水冲洗穿刺针管腔制成“细胞块”，然后像处理组织一样进行HE染色。最终的病理诊断需要病理科医师结合ROSE结果、巴氏染色结果、“细胞块”结果及患者的临床资料做出。

（二）Diff-Quik染色

20世纪70年代后期开始应用于临床，它改良于罗氏（Romanowsky）染色。最初该染

色作为一种快速、简便的染色方法用于血涂片，有的专家称其为改良的瑞吉染色（modified Wright-Giemsa stain）。Diff-Quik 试剂由一种固定剂和 2 种染液组成。固定剂是甲醇，染液 I 为伊红，染液 II 为亚甲蓝。该染色过程分为 4 步：①将制作好的涂片干燥后置入固定剂内固定 10 秒。②取出涂片置入 Diff-Quick 染液 I 中，同时上下提动玻片，使得染液均匀分布着染。③取出涂片置入 Diff-Quick 染液 II 中，同时上下提动玻片，使得染液均匀分布着染。④清水冲洗残留液，自然晾干后镜检。该染色耗时约 45 秒。该染色的染色效果与瑞吉染色相同，行 Diff-Quik 染色之后的玻片还可以行巴氏染色，不需要脱色。Diff-Quick 染色后的涂片也可以常年保存，方法是涂片完全干燥之后，以二甲苯浸润，用盖玻片及封盖胶封片。该染色方法的优点是简单、迅速，细胞丢失少，且不用立刻固定，染色后细胞体积大，细胞质结构容易识别。缺点是：①角化的鳞癌和小细胞恶性肿瘤不如巴氏染色那样容易鉴别。②尽管血液学家对该染色非常熟悉，但大部分病理科医师和细胞学技师需要花时间去熟悉。

（三）改良的快速巴氏染色（modified rapid Papanicolaou stain）

常规巴氏染色耗时约 20～40 分钟，难以应用于 ROSE。Diacon、Louw 等报道在行 TBNA 及 ROSE 时应用一种改良的快速巴氏染色。穿刺完毕制成的涂片先进行喷雾固定，然后进行染色，染色时间 3 分钟左右。该快速染色方法的优点是细胞核透明，即使细胞核有轻微改变也能清楚显示，缺点是染色时间较其他快速染色方法（如甲苯胺蓝染色、Diff-Quik 染色）略长，且需要一名技师作为助手。

（四）Hemacolor® 染色

与 Diff-Quik 染色类似。Bonifazi 等的研究中在行 ROSE 时应用该染色方法。Hemacolor® 试剂由德国默克公司生产，包括固定剂甲醇、伊红、天青染液、pH7.2 的磷酸盐缓冲液。染色程序如下：TBNA 穿刺涂片风干后，浸入染液甲醇中搅动 5 次，每次 1 秒，允许甲醇流失，然后取出浸入伊红中搅动 3 次，每次 1 秒，随后取出在天青中搅动 6 次，每次 1 秒，允许染液流失，然后用磷酸盐缓冲液漂洗 2 次，每次 10 秒左右，涂片干燥后镜检，染色时间共约 30 秒。该染色方法的优点是操作简便，染色明亮，染液高度稳定，可重复性好，诊断准确率高。

（五）刘氏染色（Liu's stain）

1953 年由台湾大学刘祯辉教授所研发，该染色法亦改良自罗氏染色。国内学者张红等的研究中应用刘氏染色法行 ROSE，刘氏染色法所用的染液分成 LiuA 和 LiuB 两部分。LiuA 含有伊红和甲醇，可以将细胞质染成红色；LiuB 则含有亚甲蓝，可以和细胞核的嗜碱性颗粒作用，染成蓝紫色。染色方法为：①在风干的玻片上加 LiuA（约 0.5～0.8 ml）。②将 LiuB 滴加于 A 液上面（滴加量约为 A 液的 2 倍），以嘴吹出微风使液面产生涟漪状，使两液充分混合，染色 10～20 秒。③水洗、干燥、镜检。

三、病例分享

（一）病例 1

患者郭 ××，男，60 岁，因“咳嗽、胸闷 3 个月，加重 3 天”于 2013-11-21 入院。患者入院前 3 月无明显诱因出现咳嗽，咳少量白色黏痰，伴胸闷，活动及咳嗽后为著，无发热，无胸痛，无咯血，无心悸及心前区不适，无夜间阵发性呼吸困难，无全身皮疹及疱疹，院外输液治疗（具体用药不详），效果不佳。入院前 3 天患者胸闷症状加重，咳嗽较前剧烈，痰不易咳出，为进一步诊治来我院就诊，以“胸闷原因待查”收住我科。患者自发病以来，饮食、睡眠欠佳，大小便正常，体重较前无明显变化。患者吸烟史 30 年，平均每日 20 支。既往史、家族史无特殊。患者入院后完善辅助检查，肺肿瘤标记物示：癌胚抗原 5.33ng/ml，神经元特异性烯醇酶 39.48ng/ml，非小细胞肺癌相关抗原 5.71ng/ml。在我院行胸部 CT 示：右肺门区见一不规则软组织密度肿块，边界不清。右肺中、下叶支气管变窄，气管前腔静脉后及隆突下、主 - 肺动脉窗见肿大淋巴结，2013 年 11 月 22 日行电子支气管镜检查示（图 3-11-1、图 3-11-2）：右肺中间段支气管黏膜充血、水肿、管腔狭窄，在此处行刷检，并在 L1、L3 行 TBNA，以甲苯胺蓝行现场细胞学染色（图 3-11-3）示：肿瘤细胞呈裸核状，核深染，不规则，考虑小细胞癌，被 HE 染色所证实（图 3-11-4）。给予“依托泊苷联合卡铂”治疗 2 周期后复查胸部 CT 示右肺门病变范围缩小，纵隔淋巴结缩小。

（二）病例 2

患者宿 ××，男，64 岁，因“咳嗽、咳痰伴痰中带血 15 天”于 2014-08-23 入院。吸烟史 40 年，平均每日 10 支。入院查体：听诊右肺呼吸音略低，未闻及干湿性啰音。入院后完善辅助检查，肺肿瘤标记物示：癌胚抗原 5.50ng/ml，神经元特异性烯醇酶 8.57ng/ml，非小细胞肺癌相关抗原 3.55ng/ml。2014 年 8 月 24 日胸部强化 CT 示：右肺门区见不规则软组织密度肿块，右肺上叶支气管截断，远端肺组织不张。增强后呈不均匀强化。2014 年 8 月 28 日行支气管镜检查示：在 L3 行 TBNA（图 3-11-5），并以甲苯胺蓝行快速染色示：细胞核大小不一，胞质较丰富，形状不规整，排列较杂乱，考虑鳞癌可能性大（图 3-11-6），组织学病理也证实为鳞癌（图 3-11-7）。

四、ROSE 的局限性及应用展望

（一）甲苯胺蓝染色

对小细胞肺癌诊断准确率较高，但由于对胞质显示欠佳，因此对于非小细胞肺癌很难确定具体是哪一种类型。

（二）Diff-Quik 染色

1. 角化的鳞癌和小细胞肺癌不如巴氏染色那样容易鉴别。
2. 大部分病理科医师和细胞学技术需要花时间去熟悉。

（三）改良的快速巴氏染色

染色时间较其他快速染色方法略长。

（四）Hemacolor® 染色和刘氏染色

与 Diff-Quik 染色相似，对角化的鳞癌和小细胞肺癌不如巴氏染色那样容易鉴别。

ROSE 需要细胞病理学家的参与，但国内的现状是在大多数医院病理科医生日常工作非常繁忙，很难抽出专门的人员参与 ROSE，这也是国内很少有医院开展这项工作的原因。但最近 *Chest* 上发表的一项研究有望改变这种局面，在这项研究中肺科医师经过 3 个月的细胞病理学知识培训后行 ROSE，准确率可达 80%，与细胞病理学家相比（准确率 92%）无统计学差异。这是第一个证明肺科医师经过短时间的培训在行 ROSE 时或许可以取代细胞病理学医师的研究。该研究所得出的结论非常令人鼓舞，对于 EBUS-TBNA 尚未普及而需要依靠常规 TBNA 的发展中国家的非大型医院尤其重要。当然该研究也提出肺科医师在这其中的主要任务不是提供诊断，而是对穿刺标本进行初步评价。ROSE 结果必须经常规染色方法（如巴氏染色、HE 染色等）确认，最终的细胞学诊断结果和官方报告应该由具有熟练技能和长期经验的病理科医师提供。众所周知，呼吸科医师对胸部 CT 的阅片水平，并不低于放射科医师。该研究中作者也提出，很难理解在临床上肺科医师可以经过培训拥有熟练的阅片技能而为什么不能进行基本的细胞病理学知识培训，从而参与 ROSE。当然这种观念的普及需要有个过程，可能也涉及资格认证问题，但不可否认这是一种很好的尝试。

综上所述，目前最常用于 ROSE 的染色方法有 5 种：甲苯胺蓝染色、Diff-Quik 染色（改良的瑞吉染色）、改良的快速巴氏染色、Hemacolor® 染色以及刘氏染色。这 5 种染色方法哪种更适合于 ROSE 尚未有定论，临床上可以根据自己医院病理科的条件及病理科医生的喜好选择性应用。希望将来有越来越多的呼吸科医师参与 ROSE，从而推进 ROSE 及 TBNA 的普及，更好地为患者服务。

参 考 文 献

1. Yarmus L，Van der Kloot T，Lechtzin N，et al. A randomized prospective trial of the utility of rapid on-site evaluation of transbronchial needle aspirate specimens. J Bronchology Interv Pulmonol，2011，18（2）：121-127.
2. Davenport RD. Rapid on-site evaluation of transbronchial aspirates. Chest，1990，98（1）：59-61.
3. Wohlschläger J，Darwiche K，Ting S，et al. Rapid on-site evaluation（ROSE）in cytological diagnostics of pulmonary and mediastinal diseases. Pathologe，2012，33（4）：308-315.
4. 李凯述，李新军，姜淑娟，等. 快速现场细胞学评价的染色方法. 中华结核和呼吸杂志，2015，38（6）：472-474.
5. Sindhwani G，Rawat J，Chandra S，et al. Transbronchial needle aspiration with rapid on-site evaluation：a prospective study on efficacy，feasibility and cost effectiveness. Indian J Chest Dis Allied Sci，2013，55（3）：141-144.
6. Silverman JF，Frable WJ. The use of the diff-quik stain in the immediate interpretation of fine-needle aspiration biopsies. Diagn Cytopathol，1990，6（5）：366-369.
7. Diacon AH，Koegelenberg CF，Schubert P，et al. Rapid on-site evaluation of transbronchial aspirates：randomised comparison of two methods. Eur Respir J，2010，35（6）：1216-1220.
8. Louw M，Brundyn K，Schubert PT，et al. Comparison of the quality of smears in transbronchial fine-needle aspirates using two staining methods for rapid on-site evaluation. Diagn Cytopathol，2012，40（9）：777-781.
9. Diacon AH，Schuurmans MM，Theron J，et al. Utility of rapid on-site evaluation of transbronchial needle aspirates. Respiration，2005，72（2）：182-188.
10. Bonifazi M，Sediari M，Ferretti M，et al. The role of the pulmonologist in rapid on-site cytological evaluation of transbronchial needle aspiration：a prospective study. Chest，2014，145（1）：60-65.
11. 张红，王广发，章巍，等. 超声引导下经支气管镜针吸活检对结节病的诊断价值. 中华结核和呼吸杂志，2014，37（10）：774-777.
12. 李凯述，刘明涛，姜淑娟，等. 经支气管镜针吸活检联合现场细胞学对肺癌诊断的临床价值. 中国肺癌杂志，2014，17（3）：215-220.
13. Mehta AC，Cicenia J. ROSEs are read. Chest，2014，145（1）：7-9.

第四章 肺部感染

第一节 基于空间微生物变异规律探索重要感染疾病防控

感染性疾病目前在世界各国家仍然是公共卫生所面临的主要威胁和挑战。迄今，各种病原微生物引起的感染性疾病是人类最为常见和多发的疾病，对人类健康和生命安全构成了严重威胁。据柳叶刀杂志报道，2013 年全球人类前十大死亡原因中，有 4 种为感染相关性疾病，分别为：下呼吸道感染、艾滋病、结核病和慢性阻塞性肺疾病急性发作。随着抗生素，尤其是广谱抗菌药物的大量使用，细菌的耐药问题以及因耐药导致的继发感染给临床治疗带来了极大的困难，也给社会和家庭经济带来严重负担。据 2014 年世界卫生组织报道，细菌多药耐药目前正在世界上所有地区发生，有潜力影响到每个人，无论其年龄或国籍，其结果比预想的要严重很多，现已对公共卫生构成重大威胁。

尽管目前对细菌耐药的研究较为深入和广泛，但解决其耐药问题的成效仍不容乐观，细菌耐药现象的地面研究进展已滞后于有效抗感染的迫切需求，因而有必要将研究延伸到太空环境。太空环境具有微重力、强辐射、极端温差等特点，这些因素对细菌的生物学性状会产生多方面的影响。通常，太空环境下微生物的变异速率会加大，变异类型也会更加多样，一些在地面条件下难以发生的现象，在空间特殊理化环境因素的诱导下可以出现放大效应，从而为细菌变异与进化的研究提供丰富的资源。因此，研究太空环境对细菌耐药性的影响及其机制对于地面难治性耐药菌感染的防控是一个重要的手段。

目前利用太空环境进行微生物变异研究主要是通过航天器进行微生物搭载，待样本返回地面后综合运用生命科学、航天技术和系统生物学的交叉研究手段，全面检测病原菌空间环境改变的现象并明确其变化规律，特别是对其生物学性状、生化代谢、耐药性和侵袭力等方面的影响；进一步采用基因组学方法，明确空间环境对细菌遗传学方面的效应，通过地基模拟和空间实验相结合，采取基于组学的系统生物学研究策略，利用高通量测序技术和生物信息学建模等手段，针对空间环境因素对微生物基因组遗传和表观遗传学可能产生的影响，系统全面研究空间环境对细菌编码 mRNA、非编码 RNA、染色体相互作用和基因表达组高级构象的影响，揭示空间环境诱导微生物遗传改变的生物学意义，同时结合地面模拟微重力和温度变化等条件对比分析导致细菌太空变化的确切环境因素；综合运用生物信息学和数学建模等手段全面分析探讨空间环境对病原菌作用的机制，结合现有的细菌防治措施，提出对太空环境因素产生的性状改变菌株可能采取的应对策略，同时基于空间微生物学研究平台探索抗感染新靶标及临床诊治新策略。解放军总医院刘长庭教授研究团队在国内率先开展了空间医学微生物研究，取得了一系列重要成果，这些成果也展示了如何利用空间环境进行微生物毒力、耐药等变异研究的一整套流程。

一、搭建了空间微生物学关键技术平台

（一）在国内率先研制了适应空间复杂环境的微生物样本搭载装置

本团队在前期成功研制了搭载装置，保障了神舟系列飞船微生物搭载研究的顺利实施，为空间微生物的后续研究提供样本保障。同时该装置可用于后续微生物搭载研究。

为保障空间微生物研究顺利进行，首先必须研制出一套搭载装载，使微生物在搭载过程中必须确保生物安全性。为了达到安全性要求，我们进行了数十次的模拟实验，不断改换搭载装置的材料，调整装置及微生物装载管的管壁厚度、长度，螺纹的深度和数量，最终确保了在最轻重量下获得最大容积，并经冲击试验、快速减压试验和震动试验检测完全合格。装置如图 4-1-1 所示。

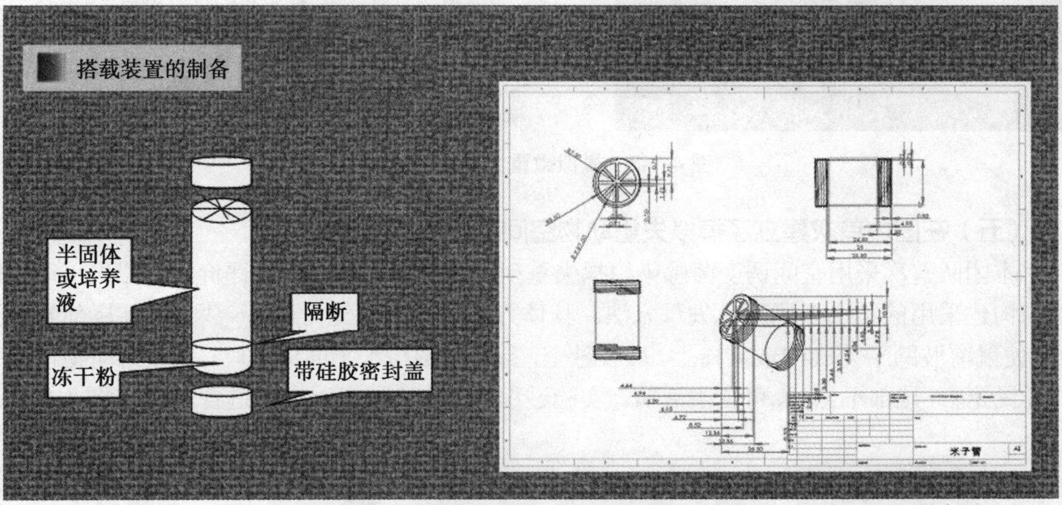

图 4-1-1　搭载装置设计图

（二）确立了空间复杂环境下特定微生物的适宜培养条件

为了使细菌微生物在搭载研究总体时间内可存活，在不传代培养的情况下微生物可直接从培养基中提取基因组、转录组和蛋白组，微生物在搭载后生长量达最大化，提取的核酸能满足后续研究的需要，我们进行了上百次的模拟微重力实验，采用了固体培养基、半固体培养基和液体培养基，不断调整培养基的装载容积，微生物的装载量等条件，最终摸索出了微生物的搭载条件，即微生物需采用半固体培养基培养（低熔点琼脂糖的浓度为 0.6%），培养基与装载小管的体积比为 3∶5，微生物装载量为 10^4 CFU/ml（图 4-1-2）。本项目在神舟系列飞船搭载的生物样品得到中华人民共和国北京市方圆公证处公证。

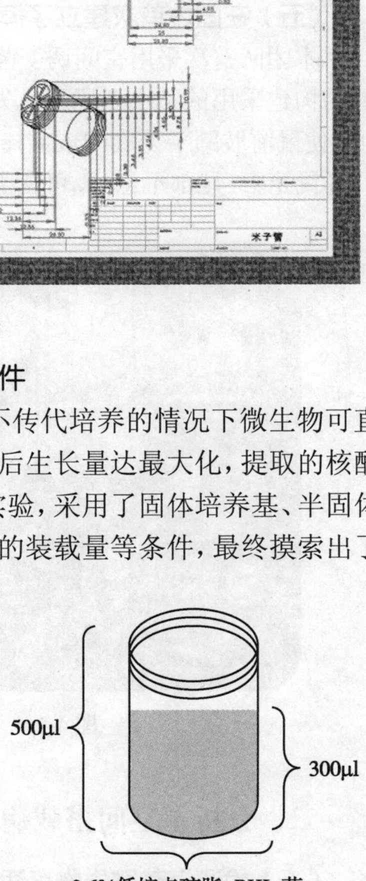

图 4-1-2　搭载管微生物装载示意图

（三）搭建了空间微生物表型筛选技术平台

通过采用 Bioscreen 全自动生长曲线分析仪检测各菌株的生长速度，通过 vitek-2 药敏检测系统检测微生物对抗生素的敏感性，通过 Biolog 生化代谢检测仪检测

微生物对单一碳源的利用，检测氧化、酸碱等应激条件下被试菌株的存活以及微生物对细胞、动物模型的毒力等，建立了系统的表型筛选技术平台。

（四）构建了微生物模拟微重力技术平台

由于空间搭载机会难得，对搭载菌株和载荷的要求较高，所以我们在地面采用旋转生物反应器搭建了低剪切力模拟微重力技术平台。在此平台内，重力可被相等且相反的液体作用力抵消，使微生物及细胞能够保持悬浮，达到 $10^{-3\sim-4}$g 的微重力环境，在这种环境中培养基内部细胞表面所受流体剪切力也处于较低水平（图 4-1-3）。

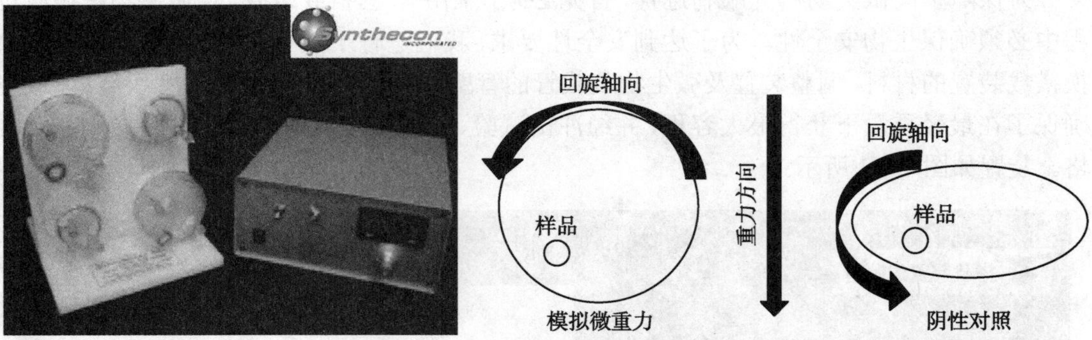

图 4-1-3 模拟微重力装置及示意图

（五）在国内首次建立了模拟失重动物空间诱变菌感染模型

本团队首次采用空间诱变菌感染模拟失重动物及对其致病性进行评价。模拟失重动物模型的构建采用的是小鼠尾悬吊失重方法。具体方法为每只吊笼内悬吊一只小鼠，尾部悬于笼顶，使鼠前肢踏于笼底的玻璃棒上，后肢悬空，身体纵轴与水平面成 30°。对照组动物也置于同样鼠笼中，尾部不悬吊，可自由活动。实验过程中所有小鼠可以自由进食、饮水（图 4-1-4）。

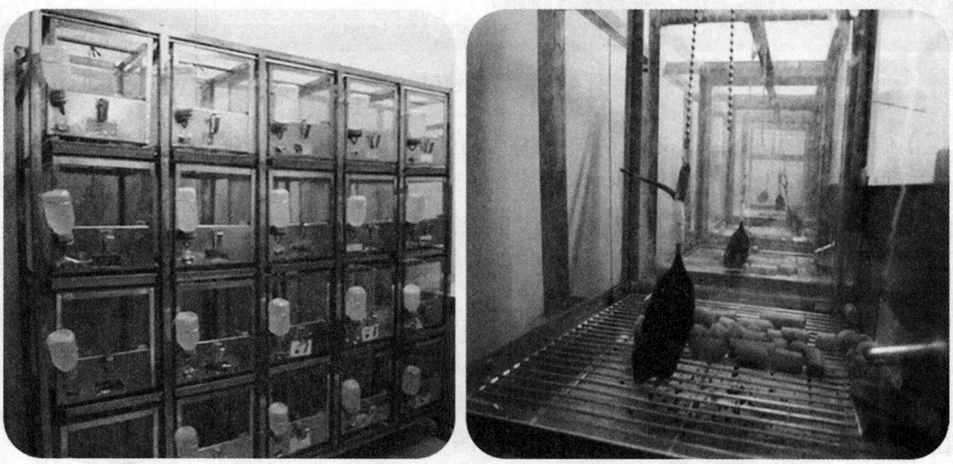

图 4-1-4 空间诱变菌感染模拟失重动物致病性评价

二、分析了空间搭载病原菌的表型变异

（一）检测搭载微生物存活率及挑取克隆

通过神舟系列飞船搭载了 6 株病原微生物，飞船返回后后我们在地面立即对搭载菌进

行了存活率检测，结果发现在搭载过程中各株菌均存活且有不同程度的生长，表明我们研制的搭载系统能够满足神舟系列飞船的微生物搭载。完成存活率检测后，我们总共挑取约20 000个单克隆菌株，用于后续的表型筛选实验。

（二）观察微生物的形态变异

我们在搭载和地面微重力模拟后的细菌表型筛选过程中发现了多个肺炎克雷伯菌株发生了明显形态变异。

首先，我们通过电镜发现神舟飞船搭载的肺炎克雷伯 ATCC-BAA 1705 在经过空间飞行后，其菌株形态变长，粘附性增加。在进行地面微重力低剪切力模拟后，我们通过电镜观察发现正常重力培养组细菌多为散在的短杆状，而在低剪切力条件下，肺炎克雷伯氏菌形态出现多样性，呈串联、长链状排列或短杆状与短链状混合存在（图 4-1-5）。

其次，我们采用磷钨酸负染 - 透射电镜方法观察模拟微重力低剪切力培养前后菌体特殊结构，包括荚膜、菌毛和其他胞外多糖成分。结果显示原始菌株能形成较厚的荚膜，模拟微重力低剪切力培养后一株菌串联重复菌体表面能看到明显的菌毛；另外一株表面大量黏液状物质，推测可能是胞外多糖；还有一株表面未形成明显的荚膜和菌毛（图 4-1-6）。

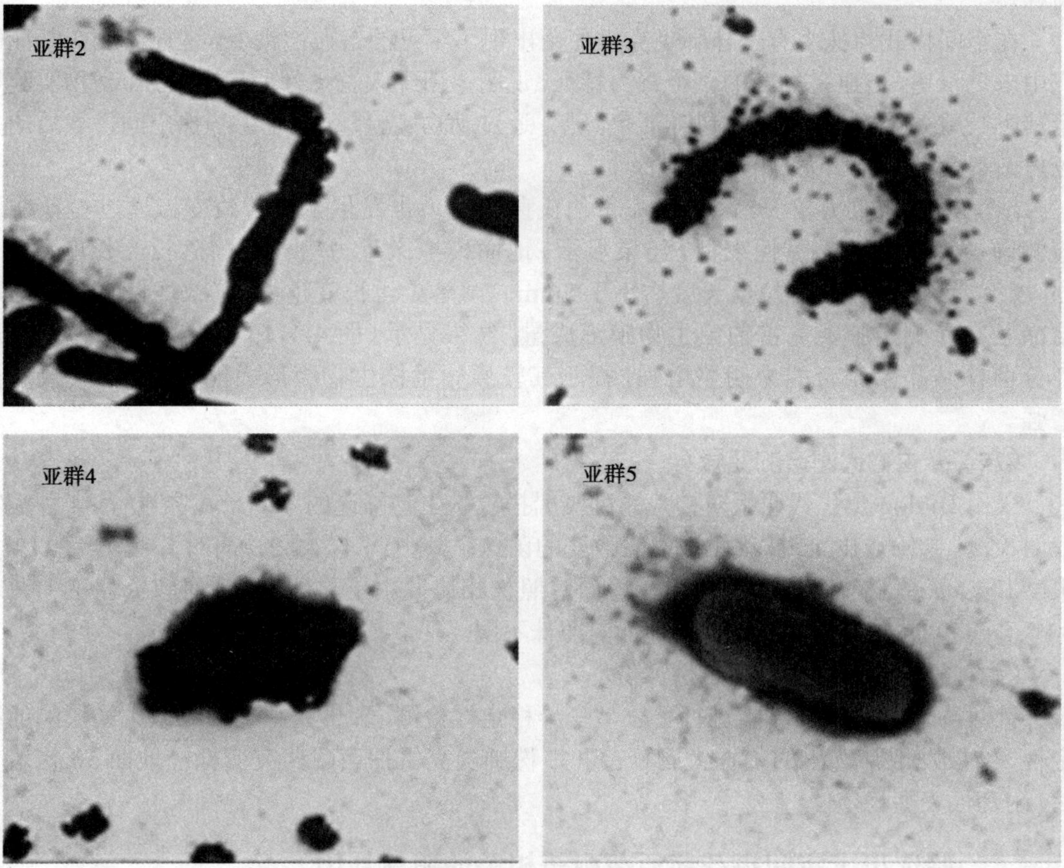

图 4-1-6　菌毛和荚膜变异菌株

最后，在菌体染色形态方面，我们发现模拟微重力低剪切力培养前原始单克隆菌株菌落形态和染色特性单一，而在低剪切力条件下培养的原始单克隆菌株中菌落形态、大小和染色特性出现明显的不同。

（三）生长与应激特异性变异

通过检测细菌的生长速率和在各种应激环境中的生长情况发现空间环境对细菌的生长速度和对极端环境的耐受性均有不同程度的改变。

发现空间搭载的一株蜡样芽孢杆菌生长速度较地面对照组显著减慢（图 4-1-7）。

通过改变细菌生长环境的过氧化氢含量和 pH 值来筛选应激特异性的变异，发现空间飞行后的肺炎克雷伯菌对过氧化氢的耐受能力降低（图 4-1-8）。

（四）微生物耐药性变异

采用 K-B 法和试卡法对 6 种病原菌的 6000 余克隆进行 12～16 种药物敏感性检测，共筛选出 105 株抗生素耐药变异株（图 4-1-9）。

其中，筛选出的 1 株大肠杆菌克隆和 1 株肺炎克雷伯菌克隆的耐药性变化如下：大肠杆菌对妥布霉素由耐药变敏感（图 4-1-10）。肺炎克雷伯菌克隆对亚胺培南、美罗培南、头孢吡肟、头孢他啶、及头孢曲松由耐药变敏感（图 4-1-11）。

（五）微生物致病性变异

在空间搭载微生物和模拟微重力培养的微生物筛选过程中均发现有致病性变异的菌株。

在空间搭载菌株中有一株肺炎克雷伯菌出现了罕见的溶血性突变，这种突变在既往研究中未见报道，溶血是细菌的一个毒力特征，说明该菌经太空飞行后毒力增强，动物实验显示其半数致死量明显减小，小鼠存活率降低，通过动物实验，还发现了一株空间搭载后的大肠杆菌毒力也明显增强（图 4-1-12）。

地面模拟微重力培养后，肺炎克雷伯氏菌致病力也发生了显著改变。通过拉丝实验检测肺炎克雷伯菌超黏性表型，结果显示：地面模拟微重力培养后菌落拉丝长度可达 5 cm 以上，而培养前菌落拉丝长度均小于 5mm。菌落拉丝长度越长，其致病性越强。利用结晶紫实验测定肺炎克雷伯菌生物膜形成量，结果显示（图 4-1-13）：模拟微重力培养后部分菌株结晶紫结合能力明显增强，提示其较原始菌株生物膜形成能力强，即其致病性增强。

（六）微生物代谢谱的变异

采用 Biolog 生化代谢板对神舟系列飞船搭载微生物筛选的 400 余克隆进行 94 种底物代谢检测，共筛选出 12 株代谢性发生改变的菌株。其中，1 株大肠杆菌对 L- 鼠李糖，L- 苹果酸和 γ- 氨基丁酸等碳源的利用较地面对照株相比发生了显著变化，而肺炎克雷伯菌对 a-D- 乳酸和 D- 甘露糖的利用也较地面对照株不同。

（七）微生物突变表型稳定性评价

针对筛选出的变异克隆进行了表型变异稳定性检测，评价太空环境对微生物影响的稳定性，结果发现筛选出的 1 株大肠杆菌和 2 株肺炎克雷伯菌耐药突变株经地面 50 代培养后，耐药性表型稳定。

三、筛选出了空间搭载病原菌耐药相关的靶标基因

对表型筛选出抗生素敏感性变异的微生物进行了基因组、转录组和蛋白组的测序分析，以期找到其变异的内在机制。对一株空间飞行后磺胺甲嘧唑发生耐药性突变的肺炎克雷伯菌测序分析发现，编码另外一类二氢叶酸合成酶的基因 sulI 的拷贝数增加了两倍，导致磺胺甲嘧唑不能对该菌二氢叶酸合成酶产生抑制，进而出现耐药性增加的变异（图 4-1-14）。SulI

基因还与该菌的Ⅰ类整合子有关，而Sull基因位于的耐药性整合子包含了emrE、ant等基因，这也是这株菌对妥布霉素、链霉素、庆大霉素等抗生素耐药性增加的原因。

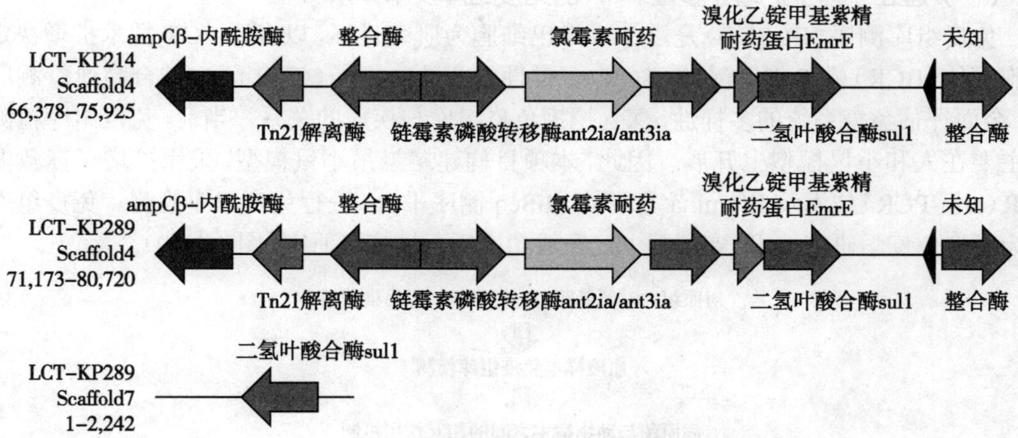

图4-1-14 肺炎克雷伯氏菌整合子Ⅰ结构图

四、获得了空间搭载病原菌致病相关的靶标基因

通过基因组学研究及生物信息学分析，初步阐明了空间搭载肺炎克雷伯菌溶血的突变机制：肺炎克雷伯菌转录抑制因子（AbrB）上游的磷脂酶合成基因发生突变，导致肺炎克雷伯菌毒力基因（TisB）和溶血素激活因子（HlyB）高表达（图4-1-15）。为该菌的抗菌药物设计提供了研究靶点。

五、揭示了空间搭载病原菌代谢的相关基因

（一）揭示了空间搭载后肺炎克雷伯菌代谢通路的改变

NDM-1肺炎克雷伯菌在空间搭载及模拟失重条件下的代谢发生改变：空间搭载后利用a-D-乳糖能力缺陷，脂肪酸降解、苯丙氨酸代谢的相关基因表达下调；模拟失重后该菌D-甘露糖代谢能力增强，酪氨酸代谢、芳香族物质降解能力上调；转录调节因子LysR、RutR、Atf1在病原菌的压力响应代谢调节通路中起重要作用（图4-1-16）。以上代谢改变为研究该菌适应空间环境的自身调节机制奠定了研究基础。

（二）揭示了空间搭载后屎肠球菌代谢通路的改变

对搭载的屎肠球菌进行表型、基因组、转录组、蛋白组和贯穿组分析，发现该菌与代谢通路相关的两个关键基因（ArpU和DprA）发生突变（图4-1-17），初步揭示了该菌对太空复杂环境的适应性改变触发机制。

（三）揭示了空间搭载后蜡状芽孢杆菌代谢通路的改变

对搭载的蜡状芽孢杆菌与地面对照组进行表型、基因组、转录组、蛋白组对比分析，发现小分子、有机酸、羧酸分解代谢，脂肪酸合成代谢均发生改变。7个与代谢通路相关的基因均发生突变，如与糖代谢有关的基因glpX，与氨基酸代谢有关的基因fabG以及与脂肪酸代谢有关的基因enoyl-CoA。多条代谢通路关键蛋白的上调和下调改变，如Metalloprotease等蛋白表达下调（图4-1-18）。上述发现揭示了蜡状芽孢杆菌在复杂的空间环境下适应性机制，为地面环境下该菌的防控提供了新的研究思路。

六、在国内首次研究了空间环境诱变菌对模拟失重动物致病性的机制

（一）建立了基于扩增子多重PCR的免疫组库技术体系

免疫组库测序（IR-SEQ）是以T/B淋巴细胞为研究目标，以多重PCR技术扩增决定B细胞受体（BCR）或T细胞受体（TCR）多样性的互补决定区（CDR区），结合高通量测序技术，全面评估免疫系统的多样性，深入挖掘免疫组库与疾病的关系。当前，免疫组库检测技术主要在人和小鼠模型上开展。因此，本项目构建尾悬吊小鼠模型，采用扩增子拯救多重PCR（arm-PCR）技术及Illumina公司的MiSeq测序平台，进行免疫组库检测。免疫组库检测为新型免疫学研究技术，在国际上已经成功应用于癌症等研究（图4-1-19）。

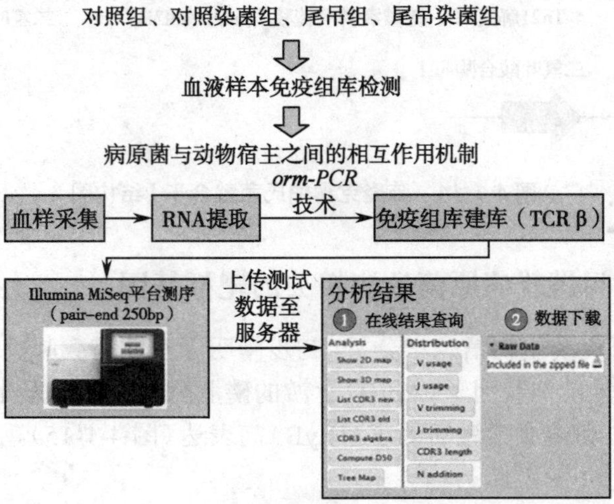

图4-1-19 免疫组库检测流程建立

进行预实验研究，构建样本保存、RNA提取及多重PCR建库技术流程。构建文库DNA标准可达到500～1000ng/样本，满足后续测序环节技术要求。利用Trizol法和RNeasy试剂盒法进行RNA的提取，随后进行两轮PCR，最后通过凝胶实验，检验PCR反应是否扩增出所需要的RNA。首批10例小鼠血样建库后PCR结果如下（图4-1-20）。

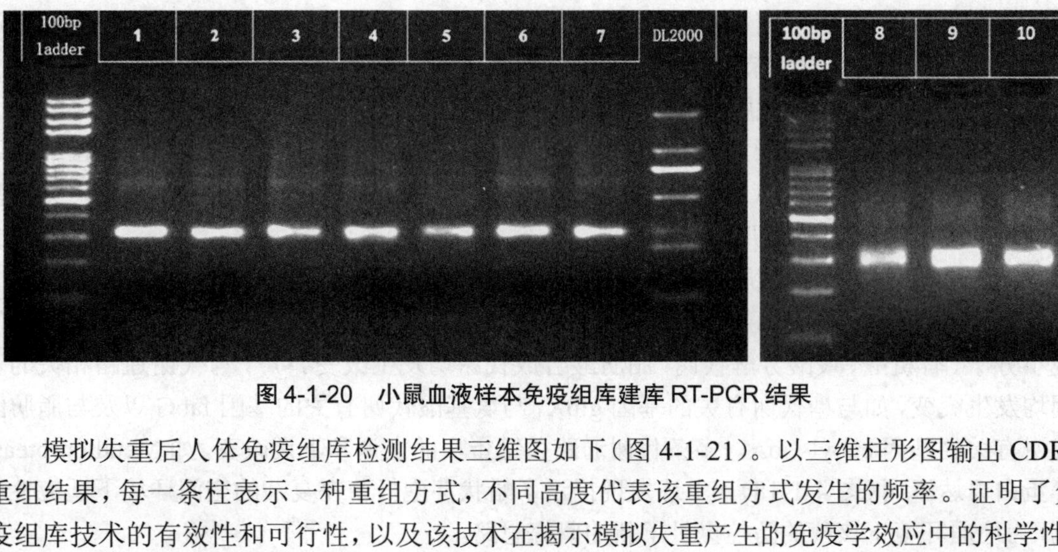

图4-1-20 小鼠血液样本免疫组库建库RT-PCR结果

模拟失重后人体免疫组库检测结果三维图如下（图4-1-21）。以三维柱形图输出CDR3重组结果，每一条柱表示一种重组方式，不同高度代表该重组方式发生的频率。证明了免疫组库技术的有效性和可行性，以及该技术在揭示模拟失重产生的免疫学效应中的科学性。

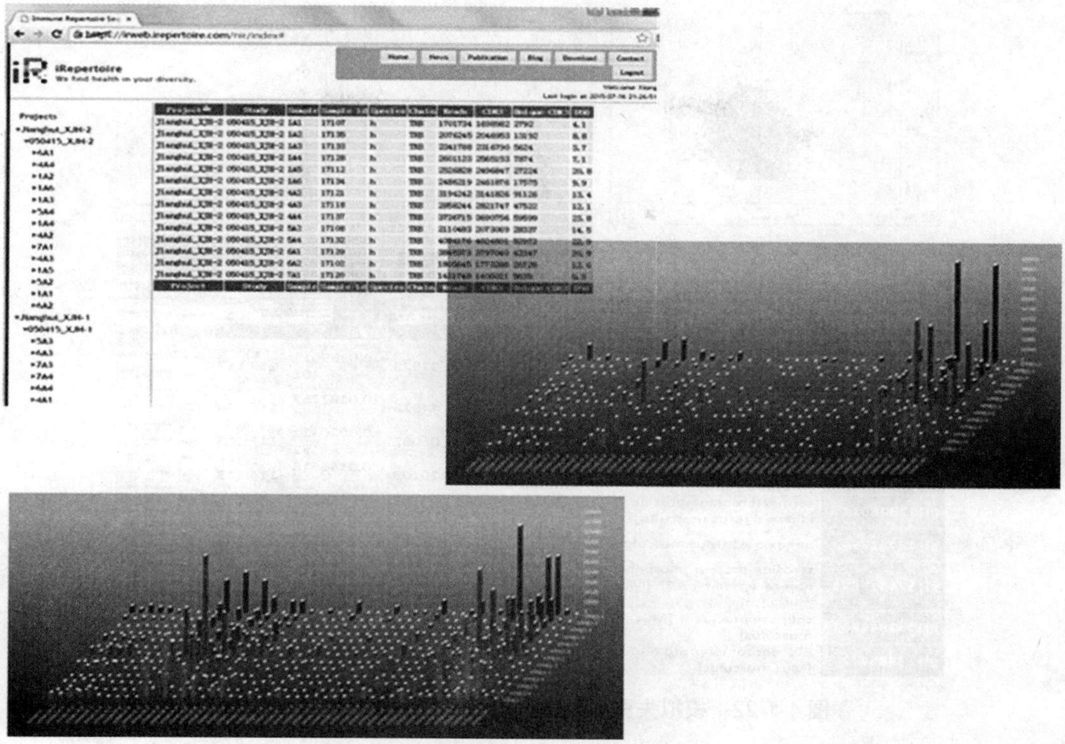

图 4-1-21 CDR3 重组结果

（二）揭示了模拟失重小鼠感染空间诱变菌后脾脏蛋白表达存在显著差异

成功构建模拟失重小鼠染菌模型后，提取脾脏蛋白质进行蛋白质组学分析。通过肽段的质量准确度、肽段的质量数及电荷数信息统计，差异蛋白表达、GO 分析、KEGG 分析、Pathway 分析，揭示了模拟失重感染空间诱变菌后脾脏蛋白表达存在显著差异，如 type23 和 Nek7 蛋白表达上调（图 4-1-22、图 4-1-23）。

（三）揭示了空间诱变菌感染模拟失重后巨噬细胞炎症反应的 RNA 调控机制

首次就模拟失重后巨噬细胞感染空间诱变病原菌的 miRNA 及 mRNA 开展二代深度测序，发现了模拟失重巨噬细胞感染空间诱变病原菌后新的及已知 miRNA 的差异表达，系统揭示诱变病原菌与宿主相互作用的 mRNA 及非编码 RNA 调控机制。

1. 揭示了回转模拟失重巨噬细胞 RAW264.7 染菌后 miRNA 差异表达　用空间诱变后大肠杆菌 T1-13 感染回转模拟失重的巨噬细胞 RAW264.7，提取细胞总 RNA 后测序。发现 miRNA 表达量存在差异。同时对这些 miRNA 进行了 GO 功能注释、差异基因表达统计、差异基因 GO 注释、GO 功能显著性富集分析和差异基因表达模式聚类分析（图 4-1-24、图 4-1-25）。

2. 揭示了巨噬细胞 RAW264.7 回转模拟失重后环状 RNA 的差异表达　环状 RNA（circRNA）为闭合环状结构，大量存在于真核转录组。大部分环状 RNA 由外显子序列构成，在不同物种具有保守性，同时存在组织及不同发育阶段的表达特异性。由于 circRNA 对核酸酶不敏感，所以比线性 RNA 更稳定，使 circRNA 作为新型诊断标记物更具优势。为解释模拟失重巨噬细胞染菌后炎症反应的机制，本项目应用 circRNA 芯片进行模拟失重后巨噬细胞内 circRNA 差异表达分析，结果发现 34 个表达上调及 26 个表达下调的 circRNA（图 4-1-26）。

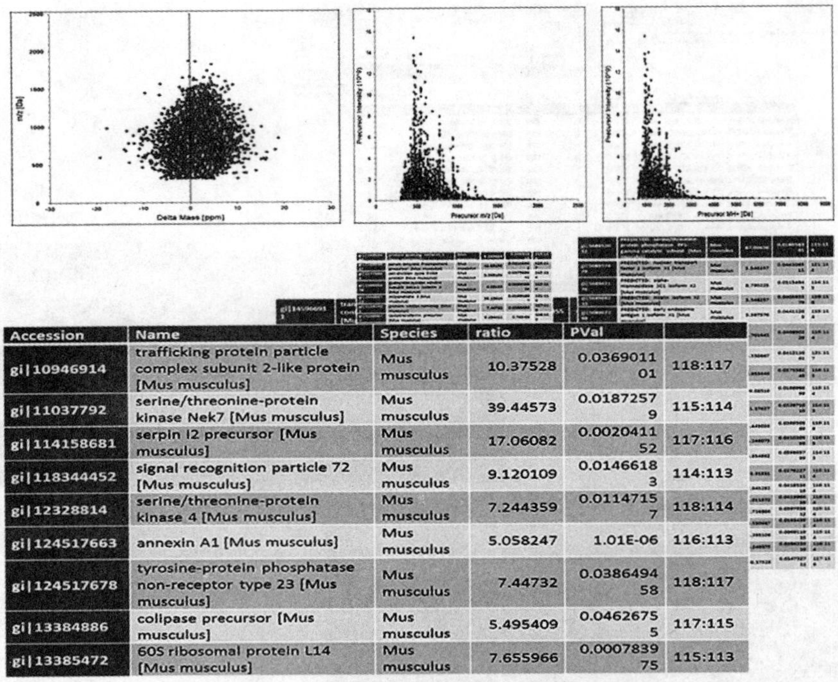

Accession	Name	Species	ratio	PVal	
gi|10946914	trafficking protein particle complex subunit 2-like protein [Mus musculus]	Mus musculus	10.37528	0.036901101	118:117
gi|11037792	serine/threonine-protein kinase Nek7 [Mus musculus]	Mus musculus	39.44573	0.01872579	115:114
gi|114158681	serpin I2 precursor [Mus musculus]	Mus musculus	17.06082	0.002041152	117:116
gi|118344452	signal recognition particle 72 [Mus musculus]	Mus musculus	9.120109	0.01466183	114:113
gi|12328814	serine/threonine-protein kinase 4 [Mus musculus]	Mus musculus	7.244359	0.01147157	118:114
gi|124517663	annexin A1 [Mus musculus]	Mus musculus	5.058247	1.01E-06	116:113
gi|124517678	tyrosine-protein phosphatase non-receptor type 23 [Mus musculus]	Mus musculus	7.44732	0.038649458	118:117
gi|13384886	colipase precursor [Mus musculus]	Mus musculus	5.495409	0.04626755	117:115
gi|13385472	60S ribosomal protein L14 [Mus musculus]	Mus musculus	7.655966	0.000783975	115:113

图 4-1-22 模拟失重感染空间诱变菌后脾脏差异表达蛋白

七、收集、鉴定分析了 703 株临床菌株，用于临床转化应用研究

（一）肺炎克雷伯菌的收集与相关分析

收集国内临床分离的代表性肺炎克雷伯菌 327 株，利用基因测序，多位点序列分型（MLST）技术等方法对所有菌株进行了鉴定及基因分型，获得了其遗传多态性和群体遗传学结构数据，为本项目诊断靶标在临床菌株中的大规模筛选提供了很好的基础数据。

1. 分析了临床分离肺炎克雷伯菌谱系及其内部的基因重组　利用基于 7 个基因座位（gapA、infB、mdh、pgi、phoE、recA 和 tonB）的 MLST 方法分析等位基因位点，结果显示：327 株菌属于 128 个序列型（ST），并结合现有数据库中 1474 个序列型绘制无根 NJ 树，明确这些菌株具有临床代表性。对实验菌株的群体结构显示：所有 128 个序列型分属于 3 个独特的谱系，谱系内部存在高频的基因重组现象。为后期诊断靶标在临床菌株中的大规模筛选提供了基础数据。

2. 建立了一种等位基因谱分型方法　使用 geoBurst 方法绘制 327 株菌等位基因图谱的最小发生树（图 4-1-27），反映了序列型 ST、单 / 双等位基因、基因型 CC 与 3 个谱系之间的关系，其结果提示现有的等位基因谱分型方法可靠性高于以前基于 PCR 的分型方法。

（二）建立了一种耐多药分枝杆菌的新型鉴定方法

首次采用 spoligotyping、MIRU-VNTR 及基因测序等研究方法对我国具有代表性的 376 株耐多药分枝杆菌进行鉴定（图 4-1-28），结果表明我国目前流行的耐多药菌株以北京基因型为主，同时现代北京基因型主要与人际传播相关，而古代北京基因型主要与耐药密切相关，此外，我们还发现不同基因型的耐多药分枝杆菌具有不同的基因突变类型，上述研究对我国筛选具有代表性的毒力菌株具有重要意义，同时为搭载后分枝杆菌变异的鉴定提供了技术基础。

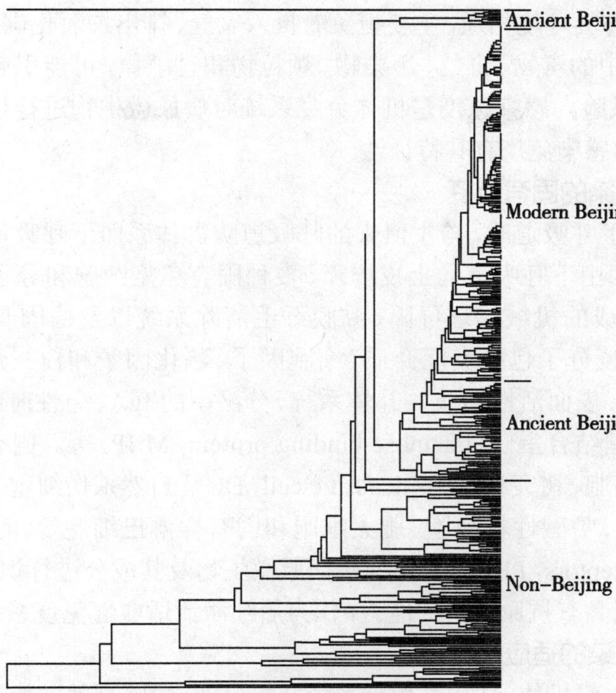

Figure 1 Dendrogram of 376 MDR *M. tuberculosis* isolates from China.
The phylogenetic tree was genetated from the MIRU-VNTR profiles.

图 4-1-28 spoligotyping、MIRU-VNTR 以及基因测序等分子流行病研究

本项目由国家重大基础研究计划（“973”计划）资助，首席科学家刘长庭

（刘长庭 张学林）

第二节 肺部感染免疫治疗思路

“肺部感染”是一个广泛运用于临床的医学术语，目前没有统一的定义，笔者认为“肺部感染”主要指“下呼吸道感染”，泛指病原微生物所致的下呼吸道感染性疾病，包括：急性支气管炎、肺炎、慢性支气管炎急性发作、支气管扩张感染和肺脓肿等。肺部感染是临床常见病和多发病，也是全球性的公共卫生问题，其造成的医疗负担甚至超过了恶性肿瘤、心血管疾病、艾滋病、结核和疟疾等[1]，因此各国对于肺部感染的诊治都非常重视，制定了一系列的诊治指南。刘又宁教授等也总结了我国不同于欧美国家的微生物学和临床特点[2]，为我国的肺部感染的抗菌药物治疗提供了很好的依据。但是，肺部感染的控制，不仅仅依赖抗菌药物的合理使用，机体免疫系统的防御功能在抗感染治疗中发挥关键性的作用。恰当适度的免疫应答是最重要的抗感染治疗环节，因此免疫治疗成为极具前景的生物治疗方法[3]。

一、感染的免疫应答

免疫系统主要分为固有免疫和适应性免疫：固有免疫是机体抵御病原微生物入侵的第一道防线，启动和参与适应性免疫应答；固有免疫系统由物理和生物化学屏障、固有免疫细胞和分子组成。适应性免疫是机体对特定的病原微生物（抗原）产生识别与后续效应，最终将其清除的防御过程。适应性免疫系统主要由淋巴细胞和其产物组成，分为细胞免疫和体液免疫[4]。

人体的呼吸道与外界环境相通，主要担负着摄入氧气、排出二氧化碳的功能；每一次的呼吸运动都吸入环境中的毒物、毒气、污染物、颗粒物和过敏原，可能引起下呼吸道的炎症和病变，增加感染的风险。感染免疫是机体免疫系统对病原微生物进行识别和清除的生理防御机制，下呼吸道的感染免疫有其特征性。

（一）下呼吸道感染的固有免疫

病原微生物侵入下呼吸道时，与生俱来的呼吸道防御体系即下呼吸道固有免疫系统承担着早期防御工作[5]，由下呼吸道的上皮屏障、多种固有免疫细胞和分子组成。上皮屏障包括多种上皮细胞组成的机械物理屏障、黏膜纤毛清除系统以及由固有免疫分子组成的化学屏障[6]。固有免疫分子包括炎症介质（细胞因子、趋化因子和白三烯）、抗菌肽（防御素、溶菌酶、乳铁蛋白、表面活性物质）、补体系统、分泌型的 IgA、急性时相蛋白（C reactive protein，CRP）和甘露糖结合蛋白（mannose-binding protein，MBP）等。固有免疫细胞包括肺泡巨噬细胞、中性粒细胞、树突状细胞（dendritic cell，DC）、自然杀伤细胞（natural killer cell，NKC）、嗜酸性粒细胞、嗜碱性粒细胞、肥大细胞和固有样淋巴细胞等，通过模式识别受体（pattern recognition receptors，PRRs）快速地对病原微生物及其成分进行识别，完成吞噬和清除的过程；部分细胞还具有抗原递呈的能力，作为后续激活适应性免疫系统的桥梁。

（二）下呼吸道感染的适应性免疫

随着病原微生物入侵机体，适应性免疫系统开始启动，最终高效并特异性清除病原微生物。抗原递呈细胞（antigen presenting cell，APC）将抗原以 MHC- 肽复合物的方式递呈给 T 细胞，T 细胞通过特异性受体（T cell receptor，TCR）特异性识别抗原，随后 T 细胞活化、增殖和分化。根据病原微生物的不同，T 细胞可以分化为不同种类的效应细胞，例如：病毒、胞内感染细菌（李斯特菌和分枝杆菌等）和某些寄生虫（利士曼原虫等）导致初始 T 细胞（naive T cell）分化为 Th1 细胞；寄生虫导致 Th2 细胞的分化；胞外细菌和真菌导致 Th17 细胞的分化。B 细胞通过特异性受体（B cell receptor，iBCR）直接识别抗原后诱导特异性体液免疫[4]。

（三）不同病原体的感染免疫

对于胞外细菌来说，体液免疫是最重要的免疫应答，抗体能够直接结合菌体和毒素，达到中和和清除致病原的目的。激活的 $CD4^+$T 细胞分泌细胞因子诱导病变部位的炎症，加强巨噬细胞和中性粒细胞的吞噬和杀菌作用。对于胞内细菌而言，虽然固有免疫系统的吞噬细胞和 NK 细胞能在早期发挥一定作用，但是很难达到清除病原体的作用。T 细胞介导的适应性免疫对清除胞内细菌至关重要：Th1 和 Th17 细胞特异性激活后分泌细胞因子激活吞噬细胞，杀死胞内溶酶体内的细菌；$CD8^+$ 细胞特异性激活后，导致感染的细胞凋亡并杀死胞质内的病原体。针对真菌感染，细胞免疫是最主要的免疫应答：组织胞浆菌、酵母型的新型隐球菌和肺孢子菌的清除过程与胞内细菌相似；白色念珠菌能够诱导 Th17 细胞强烈的免疫应答。病毒感染时，被感染的细胞分泌大量Ⅰ型干扰素抑制病毒复制，NK 细胞可早期杀伤这些被感染的细胞；适应性免疫产生后，特异性抗体可阻止病毒进入细胞内。$CD8^+$ 杀伤性 T 细胞（cytotoxic T lymphocyte，CTL）也通过杀伤被感染的细胞来清除病毒[7]。

二、感染免疫的自稳调节

我们知道，感染症状很多时候是由于过度的免疫应答和炎症反应而非病原体的毒力所致。因此，感染免疫需要一个动态的平衡，既能够清除病原体，又能够限制过度的免疫应答对组织的病理损害。免疫系统本身具有调节功能，贯穿于免疫应答的各个阶段，维持机体内环境的稳定。如果这个内环境失去了平衡，过度的免疫应答将给机体的组织器官带来损伤（例如脓毒症），甚至导致自身免疫性疾病的发生（例如风湿热、吉兰-巴雷综合征）。严重肺部感染常常导致脓毒症，而脓毒症的发生和发展与免疫功能紊乱密切相关[8]。我国学者在脓毒症致免疫紊乱机制、如何进行监测以及治疗等领域有较深入的探索性研究。尽管目前脓毒症的免疫紊乱机制并未完全阐明，研究结果业已证明免疫功能障碍主要表现为细胞免疫反应低下[9]：淋巴细胞增殖能力下降，调节性T（Treg）细胞通过影响Thl/Th2分化，呈现以Th2细胞为主的免疫反应及Treg介导免疫无反应性及免疫细胞凋亡[10, 11]。除此之外，抑制性细胞因子和抑制性信号转导通路也参与脓毒症的免疫功能紊乱过程[11]。

三、感染免疫的监测

发生感染时如何监测免疫功能成为临床的一个亟待解决的问题[12]。国内外研究发现动态监测单核细胞HLA-DR的定量表达有助于了解危重患者的免疫功能状态并判断其预后[13, 14]。运用流式细胞术动态监测外周血$CD4^{+}T$细胞、$CD8^{+}T$细胞及$CD4^{+}/CD8^{+}$比例有助于对机体细胞免疫状态的监测[15, 16]。

四、免疫治疗

（一）定义

免疫治疗是指，针对机体低下或亢进的免疫功能，根据免疫学原理，利用物理、化学和生物学的手段人为地增强或抑制机体的免疫功能，达到控制和治疗疾病目的的措施。作为生物治疗的重要方法，已逐渐为临床医生重视和应用。

（二）免疫治疗原则

根据免疫反应异常的性质选择相应的免疫治疗方法、药物干预措施和方案。药物治疗时需要充分考虑到免疫异常的复杂性、多样性。例如：免疫异常是否原发性或继发性，一过性或者永久性，免疫亢进或者免疫低下，器官水平或细胞、分子水平，细胞免疫性或体液免疫性，以及免疫系统与神经系统、内分泌系统等相互调节等。

鉴于许多免疫治疗的不成熟性、毒副作用的严重性及并发症的不可预期性，须通过广泛临床观察研究制定出有效的、成熟的防治措施，慎重实施新的免疫治疗方案。

免疫反应有记忆性，因患病、疫苗接种及某些治疗均可产生记忆，应注意免疫治疗和其他治疗的相互影响，如抑制和拮抗，协同和加合关系。临床选择特异性治疗，将毒副作用及并发症降至最低。尽量选择同种异体来源的制剂，可防止清除过快、诱发过敏反应和产生中和抗体等弊端。根据生物学特性、治疗途径（如静脉、肌内、皮下或口服等）、毒副作用等调节剂量，做好应对和预防毒副作用的准备，同时进行有效监测和评估免疫功能状态。

（三）免疫治疗的种类

根据不同的分类方法，免疫治疗可分为免疫增强疗法和免疫抑制疗法；特异性免疫治疗和非特异性免疫治疗；主动免疫治疗和被动免疫治疗等。感染免疫治疗侧重点如下：

以抗体为基础的抗感染免疫治疗，主要采用输注免疫血清方法（用抗原免疫动物后获得的血清或从患病人体血清和组织中提取的免疫球蛋白），如抗毒素（白喉抗毒素、破伤风抗毒素）、丙种球蛋白（用于麻疹、脊髓灰质炎和甲型肝炎等疾病潜伏期或紧急治疗）、人特异性免疫球蛋白等。

以抗原为基础的抗感染免疫治疗主要是接种疫苗：包括预防性疫苗（例如在易感人群

接种季节性流感疫苗、肺炎链球菌疫苗和重组乙肝表面抗原疫苗）和治疗性疫苗（例如给乙肝患者接种 pre-S2 重组疫苗）

免疫调节剂主要分为免疫增强剂和免疫抑制剂，可非特异增强或抑制免疫功能，广泛用于肿瘤、感染和自身免疫性疾病治疗中。其中，用于抗感染的免疫增强剂种类有免疫因子、化学合成药物、微生物制剂和中药制剂等。免疫抑制剂主要抑制机体的免疫应答，在感染免疫治疗中应用少，较常用的是糖皮质激素，主要是抑制失控的瀑布样全身炎症反应。常用于临床的免疫增强剂如下：

1. 免疫因子：

（1）胸腺肽 α1：1972 年由 Allan Goldstein 首次发现的天然存在于机体的具有免疫调节功能的胸腺肽段，可通过人工合成的方法获得，应用于肿瘤、免疫缺陷及感染等疾病的治疗。研究表明它能够通过激活树突状细胞表面的 Toll 样受体（toll-like receptor，TLR）调节相关的信号通路进而激活抗曲霉菌的 Th1 免疫应答；通过激活 TLR9 加强 DC 依赖 α 干扰素 /γ 干扰素（IFN-α/IFN-γ）效应通路的抗病毒作用，同时也能加强 NK1.1$^+$T 细胞增殖、促进 T 细胞分泌 IFN-γ 并加强白介素 12（IL-12p70）、IFN-α、IFN-γ 和白介素 10（IL-10）的表达；通过激活 DC 的色氨酸代谢通路维持免疫自稳[17, 18]。我国学者通过临床研究，提出胸腺肽 α1 在脓毒症治疗中的免疫调节作用可能改善预后[19]，获得同行专家的肯定[3]，并提出免疫治疗是脓毒症新的治疗方向[3, 20, 21]。

（2）转移因子：是反复冻融或超滤致敏的淋巴细胞所获得的低分子量混合物，包括核酸、多肽和氨基酸。期无抗原性，无种属特异性，可以将抗原特异性的细胞免疫从供体传递给受体的 T 细胞[22]，主要用于治疗细胞免疫功能低下的疾病，临床常用于感染性疾病，特别是呼吸道感染性疾病[23, 24]。

2. 微生物制剂

（1）卡介菌及卡介菌多糖核酸：卡介菌是牛型结核分枝杆菌的减毒疫苗，后者是用卡介菌经热酚法提取多糖、核酸。能够活化巨噬细胞，增强 NK 细胞活性，促进细胞因子产生，提高 APC 的抗原递呈功能，增强 T 细胞的细胞毒作用和抗体的生成，临床上用于防治多种常见感染性疾病[23, 25-27]。

（2）细菌溶解产物：由多种细菌（如流感嗜血杆菌、肺炎双球菌、肺炎克雷伯菌等）的溶解物冻干所组成。肠道是全身最大的免疫器官，细菌溶解产物能够激活肠道黏膜免疫系统，促进补体及细胞因子生成，提高唾液和支气管肺泡中分泌性免疫球蛋白 A（sIgA）水平。还能够激活外周血单核细胞和肺泡中巨噬细胞，促进 T 淋巴细胞分化成熟，纠正失衡的 T 抑制 /T 辅助细胞的比例，提高 T 淋巴细胞活性及抗病毒干扰素活性[28]。目前较常用于防治呼吸道感染性疾病[29]，如 AECOPD[30]、呼吸道病毒感染[31]等。

3. 化学药物　如左旋咪唑：促进细胞免疫低下的机体的 T 细胞增生，增强 NK 细胞活性。如异丙肌苷，促进 T 细胞增生、激活巨噬细胞，抑制多种病毒复制。

4. 植物药　业已证明人参、党参、枸杞、黄芪、刺五加、淫羊藿、女贞子、地黄、灵芝和香菇等植物类中药及其提取物有免疫增强或调节功能。

（刘　玮　赖国祥）

参考文献

1. Mizgerd JP. Lung infection--a public health priority. PLoS Med，2006，3（2）：e76.

2. 刘又宁. 我国下呼吸道感染不同于欧美国家的微生物学与临床特点 // 王辰. 呼吸与危重症医学（2014—

2015）. 北京：人民卫生出版社，2015：182-187.

3. Payen D，Monneret G，Hotchkiss R. Immunotherapy-a potential new way forward in the treatment of sepsis. Crit Care，2013，17（1）：118.
4. Medzhitov R. Recognition of microorganisms and activation of the immune response. Nature，2007，449（7164）：819-826.
5. Suzuki T，Chow CW，Downey GP. Role of innate immune cells and their products in lung immunopathology. Int J Biochem Cell Biol，2008，40（6-7）：1348-1361.
6. Sethi S，Murphy TF. Infection in the pathogenesis and course of chronic obstructive pulmonary disease. N Engl J Med，2008，359（22）：2355-2365.
7. Robertis D. Cellular and Molecular Immunology. 8th ed. Philadephia：Elsevier，2014.
8. Hotchkiss RS，Karl IE. The pathophysiology and treatment of sepsis. N Engl J Med，2003，348（2）：138-150.
9. Pinsky MR. Dysregulation of the immune response in severe sepsis. Am J Med Sci，2004，328（4）：220-229.
10. 杨丽萍，姚咏明，盛志勇．脓毒症发病的炎症反应与免疫紊乱机制．感染、炎症、修复，2008，9（1）：48-51.
11. 栾樱译，姚咏明．脓毒症中免疫负调控途径的研究进展．中国病理生理杂志，2011，27（3）：616-620，624.
12. 盛志勇，姚咏明．加强对脓毒症免疫功能障碍及其监测的研究．解放军医学杂志，2011，36（1）：8-10.
13. Volk HD，Reinke P，Docke WD. Clinical aspects：from systemic inflammation to immunoparalysis. Chem Immunol，2000，74：162-177.
14. 董宁，姚咏明，曹玉珏，等．严重烧伤患者人白细胞抗原 DR 定量表达的临床意义．中华外科杂志，2007，45（11）：766-769.
15. 莫扬，许小东．流式细胞术检测体液 T 淋巴细胞亚群的临床应用．国际检验医学杂志，2010，（1）：50-51.
16. Jani V，Janossy G，Iqbal A，et al. Affordable CD4+ T cell counts by flow cytometry. II. The use of fixed whole blood in resource-poor settings. J Immunol Methods，2001，257（1-2）：145-154.
17. Romani L，Bistoni F，Montagnoli C，et al. Thymosin alpha1：an endogenous regulator of inflammation，immunity，and tolerance. Ann N Y Acad Sci，2007，1112：326-338.
18. Pierluigi B，D'Angelo C，Fallarino F，et al. Thymosin alpha1：the regulator of regulators? Ann N Y Acad Sci，2010，1194：1-5.
19. Wu J，Zhou L，Liu J，et al. The efficacy of thymosin alpha 1 for severe sepsis（ETASS）：a multicenter，single-blind，randomized and controlled trial. Crit Care，2013，17（1）：R8.
20. Hotchkiss RS，Monneret G，Payen D. Sepsis-induced immunosuppression：from cellular dysfunctions to immunotherapy. Nat Rev Immunol，2013，13（12）：862-874.
21. Leentjens J，Kox M，van der Hoeven JG，et al. Immunotherapy for the adjunctive treatment of sepsis：from immunosuppression to immunostimulation. Time for a paradigm change? Am J Respir Crit Care Med，2013，187（12）：1287-1293.
22. Viza D，Fudenberg HH，Palareti A，et al. Transfer factor：an overlooked potential for the prevention and treatment of infectious diseases. Folia Biol（Praha），2013，59（2）：53-67.
23. 蒋煜．转移因子和卡介菌多糖核酸佐治小儿反复呼吸道感染疗效观察．儿科药学杂志，2011，17（2）：24-25.
24. 郑君英．转移因子治疗小儿反复呼吸道感染疗效分析．中华医院感染学杂志，2013，23（4）：862-863.
25. Lu Y，Xu Y，Yang E，et al. Novel recombinant BCG coexpressing Ag85B，ESAT-6 and Rv2608 elicits significantly enhanced cellular immune and antibody responses in C57BL/6 mice. Scand J Immunol，2012，76（3）：271-277.
26. Luo Y，Wang B，Hu L，et al. Fusion protein Ag85B-MPT64 190-198-Mtb8. 4 has higher immunogenicity

than Ag85B with capacity to boost BCG-primed immunity against Mycobacterium tuberculosis in mice. Vaccine，2009，27(44)：6179-6185.

27. Ruyi Z，Qubei L，Lijia W. The effect and significance of BCG polysaccharide nucleic acid to SIL-2R and subsets of T cells of children with recurrent respiratory tract infections. J Pediatr Pharm，2002，3：010.

28. Zielnik-Jurkiewicz B，Jurkiewicz D，Stankiewicz W. [Effectiveness of Broncho-Vaxom in prevention of recurrent upper respiratory tract infection in children]. Pol Merkur Lekarski，2005，19(113)：625-629.

29. Kearney SC，Dziekiewicz M，Feleszko W. Immunoregulatory and immunostimulatory responses of bacterial lysates in respiratory infections and asthma. Ann Allergy Asth Immunol，2015，114(5)：364-369.

30. Cazzola M，Capuano A，Rogliani P，et al. Bacterial lysates as a potentially effective approach in preventing acute exacerbation of COPD. Curr Opin Pharmacol，2012，12(3)：300-308.

31. Coviello S，Wimmenauer V，Polack FP，et al. Bacterial lysates improve the protective antibody response against respiratory viruses through Toll-like receptor 4. Hum Vaccin Immunother，2014，10(10)：2896-2902.

第三节 慢性肺曲霉病的诊治进展

肺曲霉菌病（pulmonary aspergillosis）是一种由曲霉菌引起的肺部疾病，以烟曲霉最为常见。目前根据发病部位、曲霉菌侵袭情况及宿主免疫状态主要分为三种不同类型：变态反应性支气管肺曲霉病（allergic bronchopulmonary aspergillosis，ABPA）、慢性肺曲霉病（chronic pulmonary aspergillosis，CPA）和侵袭性肺曲霉病（invasive pulmonary aspergillosis，IPA）。值得一提的是：不同类型肺曲霉病可以合并存在，且在免疫状态变化时又可从某种类型发展为另一类型。为此，有些学者将合并存在不同类型的肺曲霉病称之为重叠综合征（aspergillus overlap syndrome）。

慢性肺曲霉病常发生于已有基础肺部疾病的患者中，尤其在慢性阻塞性肺疾病（COPD）和结构性肺疾病更为多见，且患者多半无免疫抑制、或轻微免疫抑制、或因肺部疾病引起肺部局限性免疫抑制。临床症状常隐匿，包括慢性咳嗽、咳痰、发热及非特异性症状，约15%的患者可有咯血，若病变侵犯支气管动脉可并发危及生命的大咯血，常需要长期的抗真菌治疗，合并大咯血者需要手术切除。

一、分类

根据病情进展及影像学特征的不同，慢性肺曲霉病可分为以下几种类别：单发曲霉球（SA）、曲霉肉芽肿病（aspergillus nodule）、慢性空腔曲霉菌病（CCPA）/复杂曲霉球病、慢性纤维化肺曲霉菌病（CFPA）、亚急性侵袭性（SIA）/半侵袭性/慢性坏死性肺曲霉菌病（CNPA）。亦有学者提出简化的分类系统将所有的慢性肺曲霉菌病分为3种疾病：①单纯性曲霉肿；②复杂性曲霉肿（时长>3个月，见于既往有支气管肺疾病的患者，伴肺部空洞，空洞内伴或不伴曲菌球；③亚急性IPA（复杂性曲霉肿快速进展，时长<3个月）。

二、危险因素

近年来研究表明：CPA的联系最为密切的基础疾病主要为结核、非典型分支杆菌感染和慢性阻塞性肺疾病，且后者较前者更为常见，可能与结核的流行减少相关。其他的基础疾患还包括肺癌，Ⅲ期、Ⅳ期纤维化型肺结节病和硅肺。已有的空洞常是促使CPA发生、发展的重要因素。嗜烟、嗜酒、糖尿病、长期糖皮质激素治疗、TNF-α 抑制剂治疗、放疗等亦可促使 CPA 的发生与发展。

三、临床表现

CPA 常发生于中年、无免疫抑制的患者。病程多缓慢，隐匿，并且可持续数年。一般情况多表现为发热、不适、疲倦和体重减轻。呼吸道症状无特异性，表现为慢性咳嗽、咳痰，少数伴有咯血，若病灶侵犯支气管动脉可并发危及生命的大咯血；病灶波及胸腔，则出现胸痛、高热，患侧呼吸音降低等曲菌性脓胸相应的症状与体征。

四、诊断

（一）真菌学和免疫学方法诊断

1. 痰标本　痰标本检查可提示曲霉菌的存在，但 50% 的病例会出现阴性结果，并且支气管肺泡灌洗液（BALF）检测在大多数病例中的敏感性仅为 50%，加上感染和定植常常很难区分，故病原学检查对于确诊意义有限。若直接在支气管标本内检测到真菌菌丝，则提示 CPA 而非真菌定植。Ohba 等的研究发现，67.4% 的患者存在曲霉菌定植，但仅有 32.6% 的患者被确诊为 CPA。

2. 半乳甘露聚糖（GM）试验　血清学 GM 试验阳性结果少见。曲霉肉芽肿病患者中，血清和 BALF 检测 GM 抗原的敏感性分别为 38% 和 92%。Kono 等的研究表明，CPA 患者的支气管刷检标本检测 GM 抗原的敏感性为 85.7%，较血清检测（敏感性为 14.3%）更为敏感，但二者特异性相近（76.3% 与 78.9%）。

3. 血清沉降素试验　检测曲霉菌抗体（IgG）是诊断 CPA 的最有效的方法，只要阳性（与疑似的临床和影像学表现相联系）就足以诊断 CPA。当血清曲霉菌沉降素检测阳性，则不再需要直接分离或培养出曲霉菌来辅助诊断了。因此，新的抗 A IgG 酶免疫检测（EIA）是检测 CPA 患者曲霉菌抗体的有效手段。Kitasato 等报道，A. EIA 检测 CPA 的敏感性高于 Platelia 曲霉菌 EIA。然而，Platelia 曲霉菌 EIA 检测时，若患者为肺放线菌病，则会出现假阳性反应。此外，接受糖皮质激素治疗的患者亦可出现假阴性结果。

（二）CT 影像学诊断

影像学特征为肺部因接触曲霉属真菌而产生的肺部免疫 / 炎症反应，引起已有的结构性肺实质病变而出现的多种影像学改变，而非真菌直接侵犯所致。Yousem 等报道了 3 种病理学改变类型：坏死性肉芽肿性肺炎、肉芽肿性支气管扩张性空洞伴肺实质侵犯和支气管中心性肉芽肿病。这些组织病理学描述表明其影像学表现的多样性，常见的影像学表现为近 50% 的病例的肺部空洞中出现典型的曲菌球；单侧或双侧肺实变，常伴有 1 个或多个含气空腔；胸膜增厚或空腔，以及基础肺部疾病的其它影像学表现，如 TB、结节病或 COPD 等。

（三）诊断方法与标准

CPA 的诊断方法包括患者的临床特征、胸部 CT 扫描和真菌学检测，如血清曲霉菌沉降素（IgG）检测或从呼吸道标本分离出曲霉属真菌。但是，这些方法均非 CPA 的特异性诊断标准。每条标准的表现既可见于肺癌或其他慢性呼吸道感染的患者，如肺结核（TB）或非结核分支杆菌感染，也可见于典型的的 CPA 患者。故临床考虑为 CPA 的可能应重点关注以下几个方面：①危险因素的临床评估：酗酒、大量吸烟、糖尿病、糖皮质激素治疗、COPD 或营养不良、ICU 患者、肝硬化患者；②胸部 CT 检查；③痰、活检标本（经支气管镜或经皮经胸针吸活检）或 BALF 直接检测和真菌培养；④活检标本组织学检查；⑤ GM 试验（血清、BALF、支气管刷检标本）；⑥血清沉降素试验；⑦合并胸腔内空腔者可行胸腔镜检查。

2014 年欧洲临床微生物与感染性疾病学会制定的诊断标准具体如下：需要满足以下条件：① CT 影像学表现为肺部真菌球或胸腔内空腔，或支气管扩张；②任何与曲霉菌感染相关的直接或间接的微生物证据。或者满足以下条件：①影像学特征持续表现为慢性肺曲霉菌病（包括空腔，胸膜增厚，严重的纤维化或肉芽肿）；②患者的临床表现和影像学证据至少存在 3 个月以上时间（注意半侵袭性 / 慢性坏死性肺曲霉病的病程相对 CPA 较短，可逐渐演化成慢性肺曲霉病）；③获得与曲霉菌感染相关的组织病理或微生物证据或免疫学证据（如：肺活检中组织病理发现曲霉样菌丝或经皮肺穿刺培养阳性；肺泡灌洗液抗原强阳性；IgG 抗体阳性 / 曲霉沉淀素阳性）或呼吸道分泌物培养或 PCR 方法检测曲霉阳性。对于特定地区或游历该地区患者需要排除组织胞浆菌、球孢子菌和副球孢子菌感染；以及排除肺放线菌病。排除活动性细菌感染，包括分枝杆菌感染伴或不伴恶性肿瘤。

值得一提的是，由于缺乏绝对的诊断标准，在考虑 CPA 治疗前，有必要在观察期进行多次痰细菌学和血清学检查、纤维支气管镜检查和重复行胸部 CT 扫描来排除肺癌或其他相关的感染性疾病。

（四）治疗及进展

1．治疗原则　目前的治疗目标为根除曲霉菌病，但临床更多的是缓解病情。单纯性曲霉肿不一定需要治疗，10% 的患者的病情可自然缓解，25% 的患者的临床症状和影像学表现稳定。病程过长或频繁咯血的患者在抗真菌治疗的同时还需要手术治疗或支气管动脉栓塞术（BAE）。目前推荐对慢性空洞型肺曲霉病和慢性坏死性肺曲霉菌病患者采用长期或终身的全身性抗真菌治疗。

2．抗真菌药物治疗的进展　目前，全身应用抗真菌治疗是 CPA 治疗的基石，对未接受手术治疗的患者而言更应如此。近期一项随机对照研究表明伊曲康唑治疗的疗效优于常规的辅助疗法。另两项研究表明，采用伊曲康唑治疗后，CPA 患者的生活质量得到改善。多种抗真菌药物中，三唑类抗真菌药物几乎对所有类型的 CPA 均有较好的疗效，患者较能够耐受三唑类抗真菌药物的副作用。若需长期使用（如康复期间用药），则首选口服用药。因 CPA 常为一慢性或亚急性过程，大多数患者并不需要静脉用药。静脉用药常需要患者住院治疗，从而带来较高的治疗费用。近期一项前瞻性随机研究表明，静脉应用米卡芬净的疗效并不优于伏立康唑。伏立康唑既可口服也可静脉应用，其中口服更利于吸收。为此：最新的指南指出，CPA 的治疗基础就是使用一种三唑类药物进行长期治疗，选择伊曲康唑、伏立康唑或泊沙康唑进行抗真菌治疗疗效较好，且风险相对较小。

3．呼吸内镜的介入治疗　局部的抗真菌疗效已经得到证实，支气管内注射或空洞内注射两性霉素 B 能够有效治疗曲霉肿。多项研究表明，87.5% 的患者在治疗后能够达到完全缓解或临床缓解。Giron 等的研究表明，注射两性霉素的糊状物能够控制咯血（无论患者是否曾行栓塞治疗）。CT 引导的糊状物注射能够延长病变区域抗真菌药物的作用时长，从而使曲霉肿消失，曲霉菌检测结果转阴。然而，该方法在肺功能不佳的患者中的应用仍存在很多问题，可能会引起患者肺脓肿、过敏性休克、气胸、咯血和胸膜定植。此外，尽管曲霉肿消失，但部分患者肺部的肺部空洞依然存在，未闭合的空洞为日后曲霉肿复发埋下了隐患。因此，应在常规治疗无效的前提下才考虑使用该疗法。

4．咯血介入治疗　咯血是 CPA 患者的死因之一，26% 的患者死于咯血。曲霉菌感染引起的咯血可能的原因之一为真菌球和空洞壁血管间的机械性摩擦以及 CPA 患者出现支气管动脉血管增生所致。支气管动脉栓塞术(BAE)能够阻断向出血部位供血的血管。有证据表明，BAE 能够在 24 小时内，中度控制 91.6% 的曲霉肿患者的咯血。这一结论得到了 Uflacker 等的证实，表明 BAE 为 CPA 的有效治疗手段，但是，咯血常会复发，这可能与仅对部分血管进行栓塞、CPA 进展和弥漫性的肺部病变相关。任何患者，即使少量咯血的患者，均应接受 CT 血管造影，以明确出血部位、基础疾病和出血的血管。

5. 手术治疗　依照近期颁布的 IDSA 指南，低手术风险的患者在接受手术治疗后能够永久治愈，且能避免咯血和局部空洞增大，从而提高生存率。可能的手术方法包括肺叶切除、肺切除、非常规切除、空洞切开术、胸廓造口术。手术治疗对肺功能较好的和存在局部肺疾病患者的治疗效果好。而有基础疾病的、呼吸功能受损的、整体健康状况较差和老年的患者术后并发症和死亡风险均高，但尚无随机临床试验来证实这一说法。Chen 等的研究表明，当患者从手术治疗中的获益大于所承担的风险，且能承受手术费用时，应考虑手术治疗。Farid 等的一项纳入了 30 例接受手术治疗的 CPA 患者(12 例为单纯性曲霉肿，18 例为慢性空洞型肺曲霉病)的研究表明，手术治疗能够带来较好的疗效，且发病率尚可接受。术中和术后 30 天内的死亡率为零。主要的术后并发症为长时间的空气渗漏(23%)、肺脓肿(20%)、需要气管切开 / 再插管的呼吸衰竭(13%)。8 例患者(29%)出现慢性空洞型肺曲霉病复发。

总之，支气管肺曲霉菌感染包含多种临床类型，相关的合并症、已有的基础疾病，和全身使用激素均可使患者的病情变得复杂。因死亡和术后并发症风险高，所以对 CPA 的治疗应多学科联手，包括外科医师、影像科医生、功能治疗师和呼吸内科医生，这样更有利于确定个体化的治疗策略，不会忽略抗感染治疗的相关并发症和患者的基础疾病。

附：全球治疗策略中推荐的 CPA 治疗流程图(图 4-3-1)

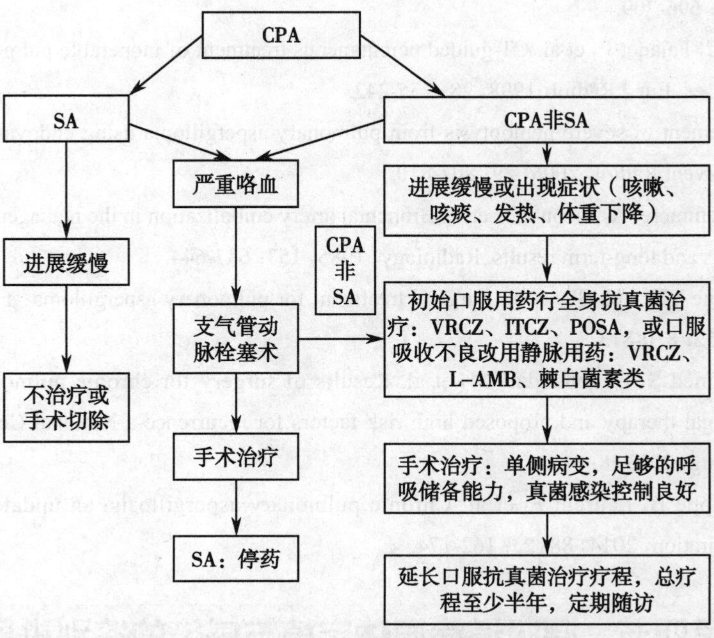

图 4-3-1　全球治疗策略中推荐的 CPA 治疗流程图

注：ITCZ：伊曲康唑；L-AMB：两性霉素 B 脂质体；POSA：泊沙康唑；SA：单纯性曲霉肿；VRCZ：伏立康唑

(黄奕江　董　文)

参考文献

1. Philippe B，Germaud P. Aspergillus in the immunocompetent patient. Towards a new classification? Rev Mal Respir，2005，22（5 Pt 1）：711-714.
2. Ohba H，Miwa S，Shirai M，et al. Clinical characteristics and prognosis of chronic pulmonary aspergillosis. Respir Med，2012，106：724-729.
3. Park SY，Lee SO，Choi SH，et al. Serum and bronchoalveolar lavage fluid galactomannan assays in patients with pulmonary aspergilloma. Clin Infect Dis，2011，52：e149-152.
4. Kono Y，Tsushima K，Yamaguchi K，et al. The utility of galactomannan antigen in the bronchial washing and serum for diagnosing pulmonary aspergillosis. Respir Med，2013，107：1094-1100.
5. Guitard J，Sendid B，Thorez S，et al. Evaluation of a recombinant antigen-based enzyme immunoassay for the diagnosis of noninvasive aspergillosis. J Clin Microbiol，2012，50：762-765.
6. Kitasato Y，Tao Y，Hoshino T，et al. Comparison of Aspergillus galactomannan antigen testing with a new cut-off index and Aspergillus precipitating antibody testing for the diagnosis of chronic pulmonary aspergillosis. Respirology，2009，14：701-718.
7. Al-Shair K，Atherton GT，Harris C et al. Long-term antifungal treatment improves health status in patients with chronic pulmonary aspergillosis：a longitudinal analysis. Clin Infect Dis，2013，57：828-835.
8. Cadranel J，Philippe B，Hennequin C，et al. Voriconazole for chronic pulmonary aspergillosis：a prospective multicentre trial. Eur J Clin Microbiol Infect Dis，2012，31：3232-3239.
9. Walsh TJ，Anaissie EJ，Denning DW，et al. Treatment of aspergillosis：clinical practice guidelines of the Infectious Diseases Society of America. Clin Infect Dis，2008，46：327-360.
10. Stevens DA，Kan VL，Judson MA，et al. Practice guidelines for diseases caused by Aspergillus. Clin Infect Dis，2000，；30：696-709.
11. Giron J，Poey C，Fajadet P，et al. CT-guided percutaneous treatment of inoperable pulmonary aspergilloma：a study of 40 cases. Eur J Radiol，1998，28：235-242.
12. Corr P. Management of severe hemoptysis from pulmonary aspergilloma using endovascular embolization. Cardiovasc Intervent Radiol，2006，29：807-810.
13. Uflacker R，Kaemmerer A，Picon PD，et al. Bronchial artery embolization in the management of hemoptysis：technical aspects and long-term results. Radiology，1985，157：637-644.
14. Chen JC，Change YL，Luh SP，et al. Surgical treatment for pulmonary aspergilloma：a 28-year experience. Thorax，1997，52：810-813.
15. Farid S，Mohamed S，Devbhandari M，et al. Results of surgery for chronic pulmonary aspergillosis，optimal antifungal therapy and proposed high risk factors for recurrence-a National Centre's experience. J Cardiothorac Surg，2013，8：180.
16. Godet C，Philippe B，Laurent F，et al. Chronic pulmonary aspergillosis：an update on diagnosis and treatment. Respiration，2014，88（2）：162-174.

第四节 呼吸道病原体定植与感染的鉴别进展

呼吸系统与外界的频繁接触使其成为最容易发生细菌定植的器官。生理条件下，呼吸道定植菌有益于人体的防御机制，但随着患者住院时间延长、抗生素治疗、有创诊疗等情况下，使细菌更易侵犯气道，转移定植以及菌群变化。当定植菌致病力增强，数量增多及机体抵抗力下降时，则会发生定植菌的感染。近年来相关数据显示，细菌定植是发生院内感染的高危因素和重要来源，20% 的住院患者中存在金黄色葡萄球菌持续定植，30% 的住院患者出现金黄色葡萄球菌间歇定植，30%～40% 的住院患者入院 48 小时内发生鲍曼不动杆菌定植，重症患者则高达 70%～75%。

由于定植菌的致病性是相对性的，无法通过患者症状体征判断种属，也无法单纯依赖实验室技术判定呼吸道标本分离株是感染致病菌还是定植菌，同时呼吸道标本在留取过程中会不同程度地受到上呼吸道定植菌的污染，这使得鉴别难度极大。临床医生多凭经验判断患者下呼吸道标本培养阳性结果属于定植或感染，准确性较低。如果将定植误诊为感染，易导致过度使用广谱抗菌药物，发生相关的耐药及不良反应，延长患者住院时间。目前，对于肺炎患者痰等标本培养阳性结果，是定植菌还是感染菌，目前尚无统一判定的“金标准”，所以鉴别标准已成为近年来研究的难点和热点。故本节综述了近年来呼吸道病原体定植与感染鉴别方法的研究进展。

一、细菌鉴别方法

（一）痰涂片获得合格的下呼吸道标本进行涂片镜检

国外学者曾报道，经气道吸痰（endotracheal aspirate，EA）革兰染色鉴别致病菌的敏感性为 91%，特异性为 64%。EA 革兰染色阴性具有较高的阴性预测值，即阴性则提示院内感染的可能性不大，不需要经验性使用抗生素；而涂片阳性与最终培养结果的符合率较低，并不足以指导临床治疗。保护性毛刷（protected specimen brush，PSB）涂片革兰染色的敏感性为 70%，特异性为 96%，如果 PSB 革兰染色阳性，则院内感染的可能性很大。近年来有研究指出，标本直接涂片镜检观察白细胞吞噬相应细菌或者与之并存的现象，可以作为判断感染病原菌的直接证据。因为当致病菌与宿主相互作用时，宿主的吞噬细胞大量趋化浸润至炎症部位，吞噬杀灭致病菌。所以不论是由典型的致病菌还是条件致病菌引起的下呼吸道感染的患者，其来自炎症部位的痰标本中必定会含有大量白细胞，因此直接涂片镜检有助于定植菌和病原菌的判断。然而，由于重症患者往往免疫力低下，白细胞吞噬能力可能较病原菌抗吞噬能力偏弱，因此仅凭白细胞浸润吞噬病原菌的现象，无法正确判断感染菌或定植菌。有研究结果证实，痰标本直接涂片检测诊断多重耐药鲍曼不动杆菌感染的灵敏度为 81.6%，特异度为 79.2%，假阳性率 13.9%，假阴性率 26.9%，约登指数为 0.61，感染组患者痰直接涂片检测的阳性率高于定植组患者。因此，痰标本直接涂片观察是否存在上述免疫病理现象可作为判断下呼吸道定植菌或感染菌的直接证据之一。

（二）细菌定量培养

该技术是目前临床上应用最广的病原学诊断方法。通过各种方法取得合格的痰标本进行接种培养，根据菌落形态特征对细菌菌种做出初步判断以及菌落计数，再按照常规做细菌鉴定。一般根据细菌菌落计数（10^5～10^6 CFU/ml）作为阈值来确定定植菌与致病菌。但吴本权等研究发现，经支气管镜取下呼吸道分泌物做细菌培养，将细菌菌落计数≤10^3 CFU/ml 定为下呼吸道定植菌阈值，>10^6 CFU/ml 定为下呼吸道致病菌阈值，发现 77.8% 的多重耐药非发酵菌株符合下呼吸道细菌感染标准，但其中仅 48.1%～59% 的患者出现发热、咳痰、胸片出现新病灶等感染征象。依据王朔等研究设定的阳性临界值（>10^7 CFU/ml），痰标本定量培养诊断多重耐药鲍曼不动杆菌感染的灵敏度为 65.8%，特异度为 70.8%，假阳性率为

31.8%，假阴性率为43.3%，约登指数为0.37，而且感染组患者检测阳性率高于定植组患者。综上，虽然细菌分离培养菌落计数的临床价值存在争议。但将其检测结果结合患者的临床表现，可用于鉴别下呼吸道定植菌或感染菌。

（三）涂片联合培养

临床上不能单一只根据一种技术手段来鉴别细菌为定植或感染，可将几种技术手段相结合，并联系患者所处环境、下呼吸道感染的临床症状、体征等综合评估。白国强等研究发现，将白细胞吞噬现象联合细菌定量培养两者均阳性定为诊断鲍曼不动杆菌为感染菌的标准，其阳性诊断率为53.8%，若其中任何一项阳性便记录为阳性，则阳性诊断率为76.92%，显著高于单独应用一种方法判断的结果（61.5%、69.23%）。两种检验方法对于下呼吸道分离的鲍曼不动杆菌是定植还是感染菌的判断具有中度一致性，两者联合对于判断鲍曼不动杆菌感染的敏感性显著提高。王朔等研究发现，对于下呼吸道多药耐药鲍曼不动杆菌定植与感染的诊断，直接涂片联合定量培养（约登指数为0.77）优于直接涂片（约登指数为0.61），优于定量培养（约登指数为0.37）。尤其是直接涂片联合定量培养的灵敏度最高和特异性最好，假阳性率和假阴性率最低。

（四）免疫学方法

1. C反应蛋白（C-reaction protein，CRP） 能帮助分析细菌培养阳性的结果是否为真正的病原菌。CRP是非特异性免疫机制的一部分，健康人血清CRP浓度很低，当细菌感染引发炎症或组织损伤和术后，其浓度显著增高，如革兰阴性菌感染时，CRP可高达500mg/L；革兰阳性菌感染和寄生虫感染在100mg/左右；病毒感染时不超过50mg/L，而且出现时间较早（在炎症后6～9小时血清中即迅速增加），CRP值随病情加重而显著升高，随病情的恢复显著下降。因而用于细菌感染早期的检测指标。当临床疑诊感染，细菌培养阳性，同时测得CRP升高，则可帮助诊断所培养出的细菌为致病菌。若CRP不升高，应考虑为定植菌或污染菌。

2. 降钙素原（Procalcitonin，PCT） 是由116个氨基酸组成的分子量约为13kD的蛋白质，为降钙素的前体，当严重细菌、真菌、寄生虫感染以及脓毒症和多脏器功能衰竭时它在血浆中的水平升高。自身免疫、过敏和病毒感染时PCT不会升高，局部有限的细菌感染、轻微的感染和慢性炎症亦不会导致其显著升高。PCT可作为诊断和监测细菌炎性疾病感染的一个指标，来鉴别诊断细菌性和非细菌性感染和炎症。在非细菌性疾病中，相对于临床的严重程度，PCT浓度是低的。在疾病的进一步发展中PCT浓度的升高可能是细菌重复感染或脓毒症。因此，降钙素原定量检测在鉴别细菌和病毒感染中具有重要的诊断价值，可在感染性疾病中的诊断提供实验依据。

3. TREM-1（Triggering receptor expressed on myeloid cells 1） 属于免疫球蛋白超家族受体，在许多髓样细胞表面都有表达。在对其天然配体的研究中发现，铜绿假单胞菌的细胞壁多糖可能是TREM-1的天然配体。TREM-1能够在铜绿假单胞菌的诱导下迅速启动其基因转录并翻译为具有生理功能的蛋白分子，从而在早期就参与炎症反应的启动且此后也一直发挥着相应的功能。在炎症反应中高表达的TREM-1可从髓系细胞表面被蛋白酶切割、脱落成为游离状态的sTREM-1，sTREM-1是TREM-1的可溶性形式。高晓岚等研究发现，感染组各时间点血清sTREM-1浓度明显高于定植组和对照组，在细菌感染后的3小时即可检测到血清sTREM-1的升高，9小时其浓度达到最高。TREM-1与感染性炎症反应有着紧密的联系，TREM-1的表达高低能够反映炎症反应的强弱，其变化有助于临床医师对呼吸道铜绿假单胞菌感染与定植的鉴别。

4. 铜绿假单胞菌外毒素 A（PEA） PEA 是具有高度保守性、特异性及致病作用强的特点。傅玉琼等通过研究发现感染组大鼠血 PEA DNA 表达均高于定植组及对照组，其差异有统计学意义。亦与同期肺组织铜绿假单胞菌培养菌落计数及炎症反应程度表现一致。而定植组大鼠血 PEA DNA 表达与对照组差异无统计学。血 PEA DNA 鉴别铜绿假单胞菌定植与感染需进一步在深入研究。

二、真菌鉴别方法

（一）涂片镜检及培养

目前用于真菌性疾病检测的方法有传统的直接涂片镜检、真菌培养和一些新的非培养快速诊断技术。显微镜检查真菌可根据形态学改变作出判断，如念珠菌属于酵母样真菌，定植状态时为孢子形态，当一定的状态下转换为真菌丝时，则提示为侵袭性感染，但总体来说，显微镜检测真菌的阳性率较低，无法确定菌种；真菌培养所需的时间长，敏感度也不高。因此，这种方法的应用受到限制。

（二）非培养快速诊断技术

1. 半乳甘露聚糖（GM）浓度测定对曲霉感染诊断具有较高的特异性。GM 试验结果可受到真菌感染部位、真菌释出 GM 的量、使用抗真菌药和某些抗菌药以及某些食物等因素的影响，使用哌拉西林 / 他唑巴坦、阿莫西林 / 克拉维酸的患者也可能出现假阳性。

2. 葡聚糖（G）试验能对侵袭性真菌感染作出早期诊断。但其不能鉴定具体菌种。国外研究显示正常人群血液中，G 浓度一般 <10pg/ml，而真菌感染患者浓度一般 >20pg/ml。

3. 抗原抗体检测，如胶乳凝集试验可直接检测血清、脑脊液中隐球菌抗原，用于隐球菌病的诊断。检测体液中的副球孢子菌抗原，用于副球孢子菌病的诊断和随访。特异性抗体检测用于诊断地方性真菌病，例如芽生菌病、球孢子菌病、组织胞浆菌病、副球孢子菌病和青霉菌。

4. 聚合酶链反应（PCR）方法是近期研究的热点。可通过扩增和检测特异性的 DNA 序列，用于诊断生长缓慢或难以培养的真菌感染，具有高度敏感度及特异度，但目前尚未用于直接诊断真菌感染性疾病。

（三）系统性评价指标

系统性评价指标可以评估临床实际应用中病原体定植还是感染的风险，其中就包括念珠菌定植指数（CI）和念珠菌校正定植指数（CCI）。定植指数是指阳性定植标本数与监测标本总数比值；校正定植指数 = 定植指数 × 植生长活跃念珠菌定植标本数 / 全身念珠菌定植标本数。Piarroux 等发现，CI 达到阈值比念珠菌感染发生平均提早 6 天，具有较高临床预测价值，而且根据 CI 在临床进行念珠菌抢先治疗使侵袭性念珠菌感染发生率由原来的 2.2% 降到 0，且不增加耐药率。王东浩等，近期一项多中心随机对照研究也提示，CCI>0.4 的患者在 ICU 停留时间以及不能建立肠内营养的病例数显著高于 CCI<0.4 的患者，为经验性选择抗念珠菌药物提高治疗成功率提供一定依据。

目前，如何鉴别定植菌与致病菌仍然是研究的热点与难点。细菌培养仍是诊断细菌感染的金标准，但由于取材、防污染、培养时间上仍存在着许多限制，难以满足临床早期快速诊断的需要。值得一提的是，分子生物学技术是现在发展最快、最具潜力的鉴别方式之一。如 QR-PCR、FQ2-PCR，其具有高灵敏度及特异性，能从本质上提高病原体鉴别的准确性。但如要将其用于临床中鉴别定植菌与致病菌，还需要更多的研究。

（潘频华　黎皓思）

参考文献

1. 王丽春，李大江，熊中华，等. 金黄色葡萄球菌医院感染的临床及耐药性分析. 中华医院感染学杂志，2008，10：1485-1488.
2. Apisarnthanarak A，Pinitchai U，Thongphubeth K，et al. A multifaceted intervention to reduce pandrug-resistant Acinetobacter baumannii colonization and infection in 3 intensive care units in a Thai tertiary care center：a 3-year study. Clin Infect Dis，2008，47（6）：760-767.
3. O'Horo JC，Thompson D，Safdar N. Is the gram stain useful in the microbiologic diagnosis of VAP? A meta-analysis. Clin Infect Dis，2012，55（4）：551-561.
4. Torres A E-EM. Bronchoscopic BAL in the diagnosis of ventilator-associated pneumonia. Chest，2000，117（4 Suppl 2）：198S-202S.
5. 吴文娟. 真菌定植与感染的认识. 诊断学理论与实践，2009：8481-8483.
6. Shin YM，Oh Y-M，Kim MN，et al. Usefulness of quantitative endotracheal aspirate cultures in intensive care unit patients with suspected eneumonia. J Kor Med Sci，2011，26（7）：865.
7. 吴本权. 下呼吸道分离的多药耐药非发酵菌临床分析. 中华医院感染学杂志，2009，19：2794-2796.
8. 王朔，曹兴建，曹照明. 下呼吸道多药耐药鲍曼不动杆菌定植与感染诊断方法评价. 检验医学与临床，2014，11：504-506.
9. 白国强，董磊，李昂. 鲍曼不动杆菌定植与感染鉴定方法的对照研究. 临床和实验医学杂志，2013，12：1705-1708.
10. 张海鹰. 血清C反应蛋白在疾病诊断中的研究. 齐齐哈尔医学院学报，2010，31：1722.
11. Schuetz P，Albrich W，Mueller B. Procalcitonin for diagnosis of infection and guide to antibiotic decisions：past，present and future. BMC Med，2011，9：107.
12. Gibot S K-SM，BénéMC. Plasma level of a triggering receptor expressed on myeloid cells-1：its diagnostic accuracy in patients with suspected sepsis. Ann Intern Med，2004，141（1）：9-15.
13. 高晓岚，艾中平，湛晓勤. sTREM-1在铜绿假单胞菌感染和定植的表达及意义. 重庆医学，2013，42：2246-2251
14. 傅玉琼，周伟，熊彬. 血液PEA检测在鉴别PA感染与定植中的作用. 泸州医学院学报，2014，37：70-74
15. 葛敏. 侵袭性肺部真菌感染诊治进展. 医学理论与实践，2013，26（7）：866-870.
16. De Pauw B，Walsh TJ，Donnelly JP，et al. Revised definitions of invasive fungal disease from the European Organization for Research and Treatment of Cancer/Invasive Fungal Infections Cooperative Group and the National Institute of Allergy and Infectious Diseases Mycoses Study Group（EORTC/MSG）Consensus Group. Clin Infect Dis，2008，46（12）：1813-1821.
17. Kedzierska A KP，Pietrzyk A，Kedzierska J. Current status of fungal cell wall components in the immunodiagnostics of invasive fungal infections in humans：galactomannan，mannan and（1-->3）-beta-D-glucan antigens. Eur J Clin Microbiol Infect Dis，2007，11：755-766.
18. Piarroux R GF，Balvay P. Assessment of preemptive treatment to prevent severe candidiasis in critically ill surgical patients. Crit Care Med，2004，12：2443-2449.
19. 王东浩. 校正念珠菌定植指数在重症侵袭性念珠菌感染抢先治疗的临床应用——多中心前瞻性随机对照临床研究. 中国危重病急救医学，2009，21：525-528.
20. Firouzeh Safaeyan MRN. Quantitative detection of Staphylococcus aureus，Streptococcus pneumoniae and

Haemophilus influenzae in patients with new influenza A (H1N1)/2009 and influenza A/2010 virus infection. GMS Hygiene and Infection Control, 2015, 10: 1-11.

第五节 社区获得性肺炎诊治进展

社区获得性肺炎（community-acquired pneumonia，CAP）是最常见的下呼吸道感染，总体病死率可达 1%～5%。CAP 的诊断和治疗方法近年来在不断进步，但是社区获得性肺炎的正确诊断及合理化治疗仍然是临床医师需要面临的问题。本节回顾近年 CAP 诊治相关文献进展作一概述。

一、病毒是社区获得性肺炎的重要病原体

近年来越来越多国内外流行病学研究显示病毒是 CAP 重要的病原体。尤其禽流感病毒 A（H5N1）、2009 年甲型 H1N1 流感病毒、H7N9 等的出现更加引起了临床医生的重视。病毒病原学诊断依赖于病毒培养、抗原检测、血清学 IgM 和 IgG 检测、核酸检测等方法。2008 年 Jennings LC 系统综述了 10 项成人 CAP 研究（共 2910 例），发现病毒性肺炎占 22%，其中包括 8% 的流感病毒、3% 的呼吸道合胞病毒、2% 的副流感、2% 的腺病毒。Jain 等发表了一篇研究，该研究可能是美国关于 CAP 最全面的微生物病原学研究。研究共纳入 2259 例影像学确诊的成人肺炎住院患者，进行呼吸道分泌物培养，多聚合酶链反应（PCR），血清学检测以及尿抗原检测等。530 名（23%）患者检测到一种或多种病毒，研究显示 CAP 最常见病原体为鼻病毒（9%）、流感病毒（6%）和肺炎链球菌（5%）。这一结果与既往文献资料显示 CAP 常见病原体有较大差异。但值得注意的是本研究存在几个缺陷：培养的呼吸道分泌物很少在使用抗菌药物之前获得；用于多个常见病原体 PCR 检测可能仅反映了病原体的定植；至少 60% 的病例仍未检测到病原体。Templeton 等研究都显示鼻病毒是成人 CAP 最常见的病毒病原体（17%）。但对于鼻病毒在 CAP 发生中的作用以及 PCR 检测到鼻病毒阳性的意义仍有争议。我国北京成人社区获得性肺炎研究网显示呼吸道病毒占 29.5%，包括流感病毒 A、鼻病毒、腺病毒、人偏肺病毒。腺病毒肺炎在儿科报道比较多，但是成人腺病毒肺炎研究比较少。Gu 等研究发现腺病毒 11 是导致重症腺病毒肺炎最常见的类型，腺病毒 HAdV-55 是近年来确定的一种新型腺病毒，是 HAdV-11 和 HAdV-14 的重组病毒。最近几年，国内不断有 HAdV-55 型引起的成人散发重症肺炎发生，为了解 HAdV-55 型与其他型别腺病毒肺炎的差别，曹彬等我国第一次对我国成人腺病毒肺炎进行前瞻、多中心临床流行病学研究，并确定腺病毒 55 型是成人 CAP 的重要病原体。HAdV-55 型患者较其他型别 HAdV 肺炎患者约大 10 岁，并且其 PSI 评分较高，并且多见于男性。从临床症状、体征和影像学鉴别 HAdV-55 型腺病毒肺炎困难，需要分子诊断方法明确诊断。腺病毒的高发期为 2～4 月份，能否适用我国南方地区尚待进一步研究。病毒性肺炎以肺炎链球菌与其他病原体的混合感染最常见。混合感染比病毒或细菌单独感染能够引起更严重的疾病，病死率明显增加。流感病毒感染通常继发肺炎链球菌和金黄色葡萄球菌肺炎。由于世界各国和不同地区的自然环境和社会经济发展存在较大的差异，医疗背景差异较大，其 CAP 病原体流行病学可能存在较大差异。我们需要获得更多成人 CAP 病毒学研究数据，可以通过建立区域甚至 CAP 国家数据信息库，为我国成人 CAP 诊疗方案的调整提供依据，避免不必要的抗菌，节约医疗资源。

二、CAP病原学诊断进展

CAP病原体实验室检测方法主要包括检测微生物抗原或抗体的血清学试验、凝集试验、补体结合试验、荧光抗体试验、放射免疫法和酶联免疫试验（ELISA）。临床标本的送检、鉴定和培养相对临床诊治通常都会延迟，为了避免这种滞后性，欧美目前已启动呼吸道感染快速鉴定（RiD-RTI）和感染性疾病快速床旁诊断平台开发项目（RAPP-ID）计划。Drancourt等通过引进紧邻急诊的POC（point-of-care）微生物实验室，能够在第一时间发现CAP病原体。POC实验室可以在短时间内（<1.5小时）出具结果，并可以直接将结果以短信形式发送到医生的工作手机上。POC检验可以在因标本输送延迟诊断的大城市医疗中心开展，也可以在没有完善微生物检验设施的偏远地区实施。但是，并不是所有可能引起CAP的病原体都能被POC检验，比如金黄色葡萄球菌的分子检验就没有通过美国食品药监局和欧盟的批准。我们不但追求CAP病原学的早期诊断还追求其全面诊断（责任病原体而非简单的分离菌）。采用ELISA检测出现菌血症的肺炎球菌肺炎患者尿标本中的肺炎球菌细胞壁多糖，其检出率为77%～80%，该检出率在无菌血症的肺炎球菌肺炎患者中为64%。ELISA检测1型军团菌引起的肺炎患者的尿军团菌抗原的阳性率74%，该方法检测病情更重病例的敏感性更高。近年来最有意义的进展是将核酸扩增技术（nucleic acid amplification technique，NAAT）用于呼吸道感染的诊断。目前已经能够利用呼吸道样本（痰、鼻咽拭子、气道吸出物和支气管肺泡灌洗液）中的微生物核酸，对特异性遗传靶标进行扩增。目前NAAT技术已经发展到实时PCR（rtPCR）、环介导扩增（LAMP）、核酸序列依赖性扩增和链替代扩增，后3种方法避免了热循环。传统的全基因组测序（WGS）需要有病原体的知识，而新一代测序（NGS）方法可以测定一份样本中所有的基因物质。NGS能够测定许多微生物的基因组，并且几乎实时地输出和解读测序结果。由此可见，NGS提供了一种无偏倚的方法，用于检测临床样本中任何病原体、抗生素耐药基因以及发现新的病原体。呼吸道标本不可避免地会受到鼻咽部定植微生物的污染，而敏感性提高的分子方法可以检测出这些定植微生物。而且，一份标本中可以存在多种病原体。这些病原体是代表了真正的合并感染还是感染与定植混合需要进一步确定。感染和定植的鉴别困难使临床医生处于两难的境地，究竟是否要用这些结果来指导治疗。在诊断试验中纳入定量方法如使用定量PCR可能可以改善数据的解读。基质辅助激光解析电离飞行时间质谱（matrix assisted laser desorption ionization time of flight mass spectrometry，MALDI-TOF-MS）是近年来发展起来的一种新型软电离质谱技术，基于蛋白质指纹图谱鉴定微生物的硬件基础。每种微生物都有自身独特的蛋白质组成。相对于微生物实验室现有的传统鉴定方法和分子生物学方法，具有快速、准确、灵敏、分辨率好和高质量检测范围等优点，虽不能完全替代传统方法，但丰富了微生物检验方法的选择，克服传统方法操作繁琐、耗时的缺点，大大提高了微生物鉴定在临床中的参考价值，目前较多应用于血培养、真菌的鉴定。Xiao等收集了70名CAP患者的痰，采用MALDI-TOF-MS检测病原体检出率在90%以上。对于MALDI-TOF-MS检测能否指导CAP的抗感染治疗尚需更多临床研究来验证。我们应综合利用现有的病原学诊断方法尽可能早期全面诊断CAP病原学以减少不合理的治疗引起CAP治疗失败和死亡风险，减少不必要和不合理的抗菌药物的使用。

三、糖皮质激素在CAP中的应用价值

炎症细胞因子的过度表达造成过度/失控性炎症免疫反应是重症CAP病情恶化和

死亡的重要原因；部分 CAP 患者存在危重症相关糖皮质激素不足（critical illness-related corticosteroid insufficiency，CIRCI），因此糖皮质激素作为重要的非抗菌手段被常常用于 CAP 的治疗。Meijvis 等对 2007 年至 2010 年 304 例 CAP 住院患者进行了随机双盲安慰剂对照试验，随机分为地塞米松辅助治疗组（151 例）和安慰剂组（153 例）。结果发现地塞米松组中位住院时间为 6.5 天，比安慰剂组缩短 1 天。但该研究受到诟病的是研究并未显示地塞米松作为 CAP 辅助治疗对临床及影像学治愈率的改善情况，仅评估了中位住院时间，而该因素很容易受到临床医生及患者家属的影响。Remmelts 等对 Meijvis 研究中的 CAP 患者根据是否存在过度炎症反应和 CRICI 进行亚组分析，发现具有高水平促炎因子但低水平激素的患者接受地塞米松治疗后病死率及 ICU 转入率明显降低，而在高水平促炎因子且高水平激素的患者中地塞米松治疗未发现有利影响，提示糖皮质激素辅助治疗可能使具有过度炎症反应和 CRICI 的 CAP 患者获益。但由于亚组样本量过小，仅能得出假设性结论，需大规模临床试验进一步验证。根据 SCAP 的病理生理机制存在机体细胞因子的激活，此类患者易发生严重 ARDS，甚至多脏器功能不全。Torres 等开展了一项多中心、随机、双盲、安慰剂对照研究研究。以伴过强炎症反应的重症社区获得性肺炎患者（入院时 C 反应蛋白水平超过 150mg/L）为研究对象。所有受试者被随机分入糖皮质激素治疗组（n=61）和安慰剂组（n=59），分别接受甲泼尼龙静脉用药（0.5mg/kg，每 12 小时 1 次）或安慰剂治疗 5 天。主要观察结果为治疗失败（包括提示早期和治疗失败的复合指标）。研究结果表明，与安慰剂组相比，激素治疗组患者的治疗失败率更低（13% vs 31%，P=0.02）。糖皮质激素治疗能够减低治疗失败风险（OR=0.34）。两组在院内死亡率和高血糖症并无差别。Tagami 等开展了一项研究共纳入了来自 983 个医院，6925 例接受机械通气，伴或不伴休克（定义为采用儿茶酚胺治疗的休克）的重症 CAP 患者。研究结果表明，共 2524 例接受儿茶酚胺升压治疗的重症 CAP 患者被分入激素治疗组（n=631）和安慰剂对照组（n=1893），激素治疗组 28 天死亡率显著低于安慰剂对照组。4401 例未接受儿茶酚胺升压治疗的 CAP 患者也被分入激素治疗组（n=1112）和安慰剂对照组（n=3289），激素治疗组 28 天死亡率并未显著低于安慰剂治疗组。研究发现，低剂量激素可降低合并感染性休克的 CAP 患者的 28 天死亡率，但却并不能改善合并休克的患者 28 天的预后情况。Blum 等开展了一项随机、双盲、多中心、安慰剂对照研究，以 1∶1 的比例将受试者随机分入泼尼松 50mg/d 或安慰剂组治疗，疗程共 7 天。主要研究终点为达到病情稳定所需时间，即达到生命征稳定至少 24 小时所需的治疗时间。该研究采用了意向性治疗原则，共 2911 例受试者符合纳入标准，785 例受试者被分入泼尼松治疗组（50mg/d，n=392）或安慰剂组（n=393）。泼尼松治疗组达到临床稳定的所需的时间短于安慰剂组（3 天 vs 4.4 天）。泼尼松治疗组和安慰剂组 30 天内的肺炎相关并发症发生率无差别（3% vs 6%）。泼尼松组住院期间需要胰岛素治疗的高糖血症发生率要高于安慰剂组（19% vs 11%）。其他的不良事件发生率两组无差别。目前糖皮质激素在 CAP 的应用存在 RCT 研究较少、入组人数较少、观察终点不同、研究类型、质量不同、激素剂型、剂量、疗程不同。Siemieniuk 等人最新的 meta 分析显示糖皮质激素有减少 CAP 全因死亡率的趋势（RR 0.67，95%CI 0.45～1.01），对于 SCAP 其可降低全因死亡率（RR 0.39，95%CI 0.20～0.77）。

虽然糖皮质激素可通过遏制细胞因子风暴减少某些病毒引起的弥漫性肺泡损伤发生，为抢救赢得时间和机会。随着糖皮质激素治疗病毒性肺炎临床研究的深入，不少研究对之提出质疑。糖皮质激素可抑制机体免疫可使病毒持续复制、继发细菌感染，导致病情恶化、感染扩散。Brun-Buisson C 等人研究纳入 208 名甲型 H1N1 流感导致 ARDS 患者，结果发现接受糖皮质激素治疗的患者死亡风险更高（34% vs 17%，OR 2.82，95%CI 1.5～5.4，*P*=0.002），机械通气时间更长，院内严重细菌感染更常见。值得注意的是，在疾病早期阶段（即机械通气治疗 3 天内）接受糖皮质激素治疗，预后更差。由于该研究激素使用时间过长，并且激素组本身入组时患者病情就偏重，一定程度上影响了研究结论的可靠性。Lee 等研究纳入香港、新加坡及北京 2008 年至 2011 年流感病毒确诊患者，糖皮质激素可增加二重感染（9.7% vs 2.7%）和死亡风险（校正 HR 1.73，95%CI 1.14～2.62）。已有研究显示糖皮质激素可以减少 HIV 感染患者肺孢子菌肺炎死亡率。但是在非 HIV 患者合并 PCP 中仍存在争议。Lemiale V 等人纳入法国 1988—2011 年 139 名非 HIV-PCP 患者，按照使用糖皮质激素的量分层为高剂量组（泼尼松大于每天 1mg/kg）、低剂量组（泼尼松小于每天 1mg/kg）和未使用组。高剂量组是 ICU 死亡率的独立预测指标（OR=9.33，*P*=0.02），增加 ICU 非感染性病死率多变量分析显示 ICU 获得性感染与激素使用无关。糖皮质激素的使用应该在合理充分的抗生素使用的基础上进行，并应权衡利弊，有所选择应用于 CAP 特定人群。结合目前糖皮质激素在脓毒性休克、急性呼吸窘迫综合征的应用认识和相关文献，重症肺炎患者合并严重 ARDS、脓毒性休克、肾上腺皮质功能不全、PCP 伴严重呼吸衰竭可能是糖皮质激素的适应证。毫无选择地使用糖皮质激素，可能会掩盖疾病进程，使 CAP 诊断和治疗复杂化，并带来诸多副作用。而且，我国肺结核或潜伏性结核的发生率比较高，不必要地使用糖皮质激素可能会导致结核感染扩散。

四、β- 内酰胺类单药或者联合使用：孰优孰劣

目前 CAP 的最佳经验性疗法仍不明确。特别是以下两个问题在过去 10 年内引起了许多争议：β- 内酰胺类联合大环内酯类或氟喹诺酮类是否优于单用？大环内酯类和氟喹诺酮类哪类成为联合用药的优选？大量文献（几乎所有的回顾性文献）提示，抗生素联合疗法与较好的转归相关，特别是与较低的死亡率相关，对于重症患者尤甚。Asadi 等 meta 分析发现含大环内酯类药物的联合治疗方案可以使需要住院的 CAP 患者的死亡率降低 22%（RR 0.78；95%CI 0.64～0.95），然而亚组分析仅纳入高质量 RCT 研究，大环内酯类未能表现出降低死亡率的作用。Nie 等荟萃分析中共包括了 16 个研究（4 个前瞻性研究，12 个回顾性研究），包含 42 942 名 CAP 患者。研究发现，相比 β- 内酰胺酶单药治疗，β- 内酰胺酶联合大环内酯类治疗可显著降低 CAP 患者死亡率（OR 0.67，95% CI 0.61～0.73，*P*<0.001），尤其是住院和 ICU 患者。该研究缺陷包括纳入研究缺乏 RCT，易造成选择偏倚和混杂因素不易消除，并且多数研究缺乏详细的微生物学资料。包含大环内酯类药物的联合抗生素治疗可显著降低患者死亡率的可能机制是大环内酯类药物可覆盖非典型病原体（唯一或共病原体），增强 / 协同抗菌作用，免疫调节。但是也有研究指出，覆盖非典型病原体并不是 CAP 患者转归改善的根本原因。Garin 等研究一篇多中心 RCT 共纳入 580 名住院治疗的中重度 CAP 患者。该研究分为单用 β- 内酰胺酶组（头孢呋辛，1.5g，静脉使用，一天 3 次）或单用阿莫西林克拉维酸组（1.2g，静脉使用，一天 4 次）和 β- 内酰胺酶类联合大环内酯类药物组（克拉霉素，500mg，一天 2 次，静脉使用或口服）。研究发现两组在 7 天临床稳定率、病死率、ICU 入住率、并发症、住院时间及肺炎复发方面无显著性差异，提示联合用药组的疗效非劣效于单药组；但联合用药组可降低 CAP 患者再入院率。肺炎严重度指标值（PSI）为 Ⅳ 级或 CURB-65 评分 2 分或以上的 CAP 患者中大环内酯类药物联合 β- 内酰胺酶治疗在优于单用 β- 内酰胺酶组。这一结论与既往回顾性研究的结论相一致。该研究的主要局限性包括：未

使用盲法、只招募PSI分级为Ⅲ级或以上的住院患者；需有足够的样本量来评估全因死亡率（住院患者死亡率只有2.6%）、短期死亡率（15天）和药物的不良反应。对于入住ICU的CAP患者，β-内酰胺类联合氟喹诺酮类还是联合大环内酯类更好了？Skalsky等的荟萃分析显示联合氟喹诺酮类组较大环内酯联合治疗组的临床失败率更低（RR 0.78；95% CI 0.67～0.91），同样在微生物清除失败率也较低（RR 0.63；95%CI 0.49～0.81），但在30天全因死亡率方面两组无差异。但Wilson等的一项大样本队列研究显示老年重症CAP患者，β-内酰胺类联合氟喹诺酮类较联合大环内酯住院时间延长，但在30天病死率方面无差别。可能对于该研究，有学者质疑β-内酰胺类联合氟喹诺酮类组接受机械通气和血管活性药物更多可能导致该组住院时间延长。

目前CAP单药抗感染的支持者认为，由于多数CAP的研究是回顾性的，因而尚无明确的确定机制来解释联合疗法的益处，以及可能增加院内肺炎和多重耐药的发生。Postma等比较β-内酰胺类单药治疗、β-内酰胺类+大环内酯类联合治疗、氟喹诺酮类单药治疗，患者平均年龄为70岁。β-内酰胺类药物单药治疗组共纳入656例患者，β-内酰胺类+大环内酯类药物治疗组共纳入739例患者，氟喹诺酮单药治疗组共纳入888例患者。以β-内酰胺类+大环内酯类药物和氟喹诺酮类药物为对照，研究发现患者β内酰胺类单药、β-内酰胺类+大环内酯类、氟喹诺酮类单药90天内粗死亡率分别为9%（59例），11.1%（82例）和8.8%（78例）。意向性治疗分析结果表明，对入住普通病房的疑诊CAP患者采用β-内酰胺类单药治疗，其在90天死亡率方面与β-内酰胺类+大环内酯类联合治疗或氟喹诺酮类单药治疗相近，且不增加住院时间和并发症。荷兰CAP患者对青霉素耐药的肺炎链球菌罕见，军团菌感染率低于1%；我国已经完成的两项全国多中心成人CAP调查中，肺炎支原体感染的比例却分别达到了20.7%和38.9%，已经超过了肺炎链球菌（分离率分别为10.3%和14.8%），成为成人CAP最常见的致病原，并且我国CAP军团菌感染比例为5%。对于该项研究结论是否适用于我国值得商榷。对于近年来CAP经验性初始治疗的相关文献的解读一定要参照所在国家或地区微生物学资料及医疗背景，不能盲目地套用国外研究结论已指导我们临床实际工作。期待更多的多中心、研究方案严谨、临床研究终点更全面的前瞻性、随机对照研究来回答这些问题。

五、新型抗生素头孢洛林在CAP中的应用价值

引起CAP的重要致病菌中，对抗菌药耐药性的致病菌导致CAP高死亡率。在此背景下钟南山等牵头的一项研究共有中国大陆、印度、韩国、中国台湾和越南的64个中心CAP住院患者，随机分为2个治疗组，分别为头孢洛林组（381名患者，头孢洛林600mg，bid，治疗5～7天）和头孢曲松组（382名患者，头孢曲松2g，qd，治疗5～7天）。两组在年龄、性别、肺炎严重程度指数（PORT）风险等级以及先前抗生素治疗记录等不同亚组中均表现出较好一致性的。最后对498名患者进行临床疗效评估。治疗结束后8～15天后，头孢洛林组比头孢曲松组（84.1% vs 74.2%）有更多患者对治疗有反应。基于药物疗效评估“非劣效性”和“优效性”的定义来看，该研究结果表明头孢洛林在治疗这类患者方面明显是优效性的。头孢洛林较头孢曲松治疗金黄色葡萄球菌和革兰阴性杆菌感染更加有效，头孢洛林的对这些病原体的最低抑菌浓度显著低于头孢曲松。其他两种因素对此两种药物的组织浓度也相当重要。约20%的头孢洛林与血浆蛋白结合，而头孢曲松是95%。血浆蛋白结合率是影响药物组织穿透性的重要因素。此外，此研究中接受头孢洛林治疗组患者输液时间1小

时，头孢曲松组患者输液时间30分钟。延长输液时间可能有助于头孢洛林随时间达到较高的组织浓度。头孢洛林优效性高于头孢曲松的另一种解释可能是其更高的抗菌活性和更快的治疗反应。头孢洛林对CAP常见的病原体有比较可靠的抗菌活性，如流感嗜血杆菌和卡他莫拉菌。流感嗜血菌是否产生β-内酰胺酶并不影响对头孢洛林的敏感性，它们的MIC值为0.03g/ml或更小。头孢洛林对大肠埃希菌和肺炎克雷伯菌有抗菌活性，但对能够产生超广谱β-内酰胺酶（ESBL）、头孢菌素酶（AmpC酶）或者碳青霉烯酶的病原菌没有抗菌活性。虽然美国胸科协会指南指出，由多重耐药致病菌引起的卫生保健相关性肺炎被视为CAP的一种特殊形式，但多重耐药致病菌对CAP的结果尚未确定。因此对于头孢洛林在CAP中的应用价值需更多的多中心随机双盲对照研究来证实。

（林其昌 刘凯雄）

参考文献

1. Jennings LC，Anderson TP，Beynon KA，et al. Incidence and characteristics of viral community-acquired pneumonia in adults. Thorax，2008，63（1）：42-48.
2. Jain S，Self WH，Wunderink RG，et al. Community-Acquired Pneumonia Requiring Hospitalization among U.S. Adults. N Engl J Med，2015，373：415-427.
3. Templeton KE，Scheltinga SA，van den Eeden WC，et al. Improved diagnosis of the etiology of community-acquired pneumonia with real-time polymerase chain reaction. Clin Infect Dis，2005，41（3）：345-351.
4. Qu JX，Gu L，Pu ZH，et al. Viral etiology of community-acquired pneumonia among adolescents and adults with mild or moderate severity and its relation to age and severity. BMC Infect Dis，2015，15：89.
5. Gu L，Liu Z，Li X，et al. Severe community-acquired pneumonia caused by adenovirus type 11 in immunocompetent adults in Beijing. J Clin Virol，2012，54（4）：295-301.
6. Cao B，Huang GH，Pu ZH，et al. Emergence of community-acquired Adenovirus Type 55 as a cause of community-onset pneumonia. Chest，2014，145（1）：79-86.
7. Karhu J，Ala-Kokko TI，Vuorinen T，et al. Lower respiratory tract virus findings in mechanically ventilated patients with severe community-acquired pneumonia. Clin Infect Dis，2014，59：62-70.
8. Drancourt M，Gaydos CA，Summersgill JT，et al. Point-of-care testing for community-acquired pneumonia. Lancet Infect Dis，2013，13（8）：647-9.
9. Zumla A，Al-Tawfiq JA，Enne VI，et al. Rapid point of care diagnostic tests for viral and bacterial respiratory tract infections--needs，advances，and future prospects. Lancet Infect Dis，2014，14（11）：1123-35.
10. Caliendo AM.Multiplex PCR and emerging technologies for the detection of respiratory pathogens. Clin Infect Dis，2011，52 Suppl 4：S326-30.
11. Xiao D，ZhaoF，Lv M，et al. Rapid identification of microorganisms isolated from throat swab specimens of community-acquired pneumonia patients by two MALDI-TOF MS systems. Diagn Microbiol Infect Dis，2012，73（4）：301-7.
12. Meijvis SC，Hardeman H，Remmelts HH，et al. Dexamethasone and length of hospital stay in patients with community-acquired pneumonia：a randomised，double-blind，placebo-controlled trial. Lancet，2011，377（9782）：2023-2030.
13. Torres A，Sibila O，Ferrer M，et al. Effect of corticosteroids on treatment failure among hospitalized patients with severe community-acquired pneumonia and high inflammatory response：a randomized clinical trial.

JAMA，2015，313（7）：677-86.

14. Tagami T，Matsui H，Horiguchi H，et al. Low-dose corticosteroid use and mortality in severe community-acquired pneumonia patients. Eur Respir J，2015，45（2）：463-472.
15. Blum CA，Nigro N，Briel M，et al. Adjunct prednisone therapy for patients with community-acquired pneumonia：a multicentre，double-blind，randomised，placebo-controlled trial. Lancet，2015，385（9977）：1511-1518.
16. Siemieniuk RA，Meade MO，Alonso-Coello P，et al. Corticosteroid therapy for patients hospitalized with community-acquired pneumonia：a systematic review and meta-analysis. Ann Intern Med，2015，163（7）：519-528.
17. Brun-Buisson C，Richard JC，Mercat A，et al. Early corticosteroids in severe influenza A/H1N1 pneumonia and acute respiratory distress syndrome. Am J Respir Crit Care Med，2011，183（9）：1200-1206.
18. Lee N，Leo YS，Cao B，et al. Neuraminidase inhibitors，superinfection and corticosteroids affect survival of influenza patients. Eur Respir J，2015，45（6），1642-1652.
19. Lemiale V，et al. Adjunctive steroid in HIV-negative patients with severe Pneumocystis pneumonia. Respir Res，2013，14（1）：87.
20. Asadi L，Sligl WI，Eurich DT，et al. Macrolide-based regimens and mortality in hospitalized patients with community-acquired pneumonia：a systematic review and meta-analysis. Clin Infect Dis，2012，55：371-380.
21. Nie W，Li B，Xiu Q. β-Lactam/macrolide dual therapy versusβ-lactam monotherapy for the treatment of community-acquired pneumonia in adults：a systematic review and meta-analysis. J Antimicrob Chemother，2014，69（6）：1441-1446.
22. Garin N，GennéD，Carballo S，et al.β-Lactam monotherapy vsβ-lactam-macrolide combination treatment in moderately severe community-acquired pneumonia：a randomized noninferiority trial. JAMA Intern Med，2014，174（12）：1894-1901.
23. Skalsky K，Yahav D，Lador A，et al. Macrolides vs. quinolones for community-acquired pneumonia：meta-analysis of randomized controlled trials. Clin Microbiol Infect，2013，19（4）：370-378.
24. Wilson BZ，Anzueto A，Restrepo MI，et al. Comparison of two guideline-concordant antimicrobial combinations in elderly patients hospitalized with severe community-acquired pneumonia. Crit Care Med，2012，41：2310-2314.
25. Georges H，Meybeck A，Alfandari S.Severe community-acquired pneumonia：don't get rid of fluoroquinolone.Crit Care Med，2013，41（2）：e15-16.
26. Postma DF，van Werkhoven CH，van Elden LJ，et al. Antibiotic treatment strategies for community-acquired pneumonia in adults. N Engl J Med，2015，372（14）：1312-1323.
27. Zhong NS，Sun T，Zhuo C. Ceftaroline fosamil versus ceftriaxone for the treatment of Asian patients with community-acquired pneumonia：a randomised，controlled，double-blind，phase 3，non-inferiority with nested superiority trial. Lancet Infect Dis，2015，15（2）：161-171.

第六节　社区获得性肺炎相关生物标志物的临床应用

社区获得性肺炎（community acquired pneumonia，CAP）是呼吸疾病中最为常见的感染性疾病，也是感染性疾病中导致死亡的重要病因之一。单纯的临床症状和影像学不足以精准确定CAP的诊断、病原学鉴别、严重程度和预后评价及抗生素合理应用。生物标志物测定对CAP的诊断、严重度分级及预后评估的重要性在临床的作用日益显著。随着临床实验室的发展，越来越多的生物标志物被提出用于辅助CAP的诊断和治疗，对提高CAP诊治水平起到重要作用。

一、血常规对CAP诊治评价的临床应用

血常规是临床应用最普遍、价钱最低、应用最为广泛的生物标志物，几乎任何一级医疗单位都有可能完成血常规加分类的实验室检查。然而就是这样一个平常而简单的标志物，会给CAP的诊断及严重度的分级提供有益的帮助。在基层单位和普通门诊白细胞总数和中性粒细胞比例是否增高常被视为有无感染，是病毒还是细菌感染的初步鉴别，尽管白细胞减低并不能绝对排除细菌感染。然而，多数细菌性肺炎白细胞总数和中性粒细胞比例是增高的，而病毒和支原体则多不增高或偏低。白细胞总数和中性粒细胞比例过度增高常指示重度细菌性CAP或真菌感染，如同时伴有嗜酸细胞的降低或嗜酸细胞为0，对重度感染判断的可能性在增加。随着有效的治疗，重度CAP患者的临床症状好转，白细胞总数和中性粒细胞比例会下降，嗜酸细胞数量会上升。有研究报道，嗜酸细胞降低的程度与重度CAP死亡率相关。近年研究发现，中性粒细胞与淋巴细胞比值（neutrophil-lymphocyte count ratio，NLCR）是一种指示炎症状态强弱的指标，其作用与C反应蛋白近似，其比值越高提示炎症反应越重。CAP患者NLCR增高，高于7时对诊断CAP和与肺结核鉴别具有一定临床意义。有效的治疗CAP使NLCR下降，反之可提示治疗失败。CAP死亡者NLCR高于生存者，以NLCR预测CAP死亡风险发生的ROC曲线面积为0.701，同时NLCR增高对菌血症发生和患者死亡风险有较好的预测作用。研究认为NLCR>7伴持续的嗜酸细胞减低是CAP伴有菌血症患者预测死亡风险的独立指标。平均血小板容积是另一个可以从血常规获得的指标，研究发现这个指标对CAP严重程度和预后有一定的评估和预测作用，甚至可与推断CAP患者28天死亡率。

二、C-反应蛋白（CRP）

CRP是另一个易于获得的标志物用于CAP的辅助诊断，它是一个早期出现的非特异性与急性期炎性生物标志物，而非感染特异性标志物，只反映炎症的水平，不能确定是否炎症有感染所致。CRP是指示炎症反应最快的标志物，相应刺激后6小时血清中CRP浓度开始增高，48小时达到峰值，半衰期为19小时。由于CRP影响因素较多，在肥胖、吸烟、糖尿病、高血压和睡眠呼吸暂停等情况可轻度增高，数值可以在3～10mg/L间波动，临床通常将血清CRP低于8～10mg/L作为排除CAP的诊断标准。增高的CRP对CAP诊断的敏感性较高，而特异性相对较低，低于50%。CRP水平决定于病理刺激的强度，对病理刺激的治疗如抗生素，特别是激素治疗后CAP水平可以降低。国内院前抗生素应用的现象较为普遍，甚至为了退热应用糖皮质激素，致使是CAP患者也可能出现低CRP水平，与临床症状和体征不匹配。CRP是CAP诊断、严重度和治疗效果评价的重要指标，在CAP病情严重程度评价中普遍应用。常用CAP临床严重程度评分与CRP水平的相关性不是很好，而研究证实PSI与CURB65或CRB65评分加上CRP监测可以提高对重症CAP30天死亡率的预测，每天监测CRP对确定患者预后不良有较好临床价值，其作用优于体温、白细胞计数。临床观察发现合理的抗生素治疗，72小时后CRP应下降60%，7天下降90%，否则需要考虑抗生

素没有覆盖病原体或有可能不是CAP。确诊的CAP患者CRP水平迅速下降是CAP病情好转的重要指标，可以作为观察病情演变的标志。同时过度增高的CRP或CRP下降的延迟，与CAP的合并症发生和预后不良并存。初始抗生素治疗4天后，CRP水平降低少于50%是CAP患者发生30天死亡、需要机械通气和肺炎合并症增加的危险因素。确诊CAP患者抗生素治疗后，CRP迅速下降及降至正常水平可以考虑终止抗菌素治疗，但是不能仅依靠CRP来决定抗生素使用和停止。

三、D-二聚体（D-dimer）

D-dimer是纤维蛋白分解产物，代表着内源性血栓溶解过程的发生，通常用于检测静脉血栓栓塞疾病。研究发现CAP造成的肺部损伤可使D-dimer水平升高，高水平D-dimer与重症CAP和高死亡率密切相关。即使是轻中度没有合并症的CAP血D-dimer水平同样升高，重症和入住ICU的患者水平更高。一项28家医院，939例住院CAP患者研究显示，入院首日D-dimer增高者达80.6%，其增高与疾病严重程度和不良预后相关。而轻症，没有器官功能障碍的CAP患者同样有D-dimer水平增高，与重症患者比较增高程度较轻，住院7天后多数患者D-二聚体水平依然没有降至正常。国内近期研究显示，合并呼吸衰竭CAP患者D-二聚体水平高于无呼吸衰竭者，死亡CAP患者高于生存患者。以ROC曲线分析D-二聚体对CAP患者病死率的独立预测能力，曲线下面积为0.962。D-二聚体与PSI评分存在等级相关性，预测死亡的准确性高。提示CAP患者的D-二聚体增高普遍存在，可以作为CAP病情严重程度和评价预后的指标之一。评价该指标需要注意与静脉性栓塞疾病鉴别，特别是重症患者。

四、降钙素原（procalcitonin，PCT）

PCT为降钙素前体，是一种能准确反映细菌性感染的特殊生物标记物。最初PCT应用于诊断重症感染和浓度血症，目前已广泛应用于各种感染性疾病如CAP的诊断和病情演变的监测。接触细菌感染2小时内组织便释放PCT，8小时达到高峰，血浆清除半衰期约为24小时。PCT体外稳定性好，不受激素治疗的影响，其浓度与炎症反应的严重程度有较好的相关性，动态监测PCT值的变化可以较为准确地鉴别患者是否存在细菌性感染、评估感染严重程度及病情变化，指导抗生素的使用。细菌引发的炎症反应血清PCT浓度会出现明显升高，而其他如病毒感染、自身免疫性疾病、器官移植排斥反应等血清PCT浓度仅维持低水平。通过监测血清PCT浓度可以鉴别细菌性或非细菌性炎症，对病原学诊断有一定参考价值。研究证实细菌性CAP的PCT水平显著高于病毒和支原体感染，同等严重程度CAP，革兰阴性菌感染的PCT水平高于阳性菌。PCT在肺炎链球菌感染的CAP高于其他社区获得性病原体。结核杆菌感染PCT仅轻度增高或不确定，虽然PCT不能作为诊断肺结核的指标，与细菌性CAP患者相比肺结核患者血清PCT明显为低。关于PCT对侵袭性肺部真菌感染的诊断价值存在分歧，研究倾向于低的PCT值有利于诊断真菌感染而不是细菌。PCT可以作为评估CAP病情严重程度和预测死亡风险的生物学标记物。研究证实PCT水平与PSI评分和CURB-65评分有很好的相关关系，PCT随PSI评分的增高而增高，高PCT患者30天死亡率显著高于低PCT的CAP患者。评价PCT以CAP患者抗生素治疗之前的水平为佳，因为抗生素的使用会降低PCT水平，而国内住院CAP患者多用过抗生素，这一点要有所考虑。PCT的半衰期较短，需要进行动态观察，其水平的变化可以初步判断感染相关病情的演变和状态。

PCT 对抗生素应用的指导作用已被多项临床研究所证实，目前较为一致的建议是：PCT 水平<0.1μg/L，细菌感染非常不可能，强烈不建议使用抗生素；PCT 水平为 0.1～0.25μg/L，细菌感染不可能，不建议使用抗生素；PCT 水平>0.25～0.5μg/L，细菌感染可能，建议使用抗生素；PCT 水平>0.5μg/L，细菌感染非常可能，强烈建议使用抗生素。临床怀疑细菌性 CAP 而 PCT 没有高出需要抗生素水平患者，需要在 6～24 小时内复查 PCT，根据复查结果重新决定是否用于抗生素。伴有以下情况之一者应考虑给予抗菌治疗，如呼吸衰竭或血流动力学不稳定，严重合并症需要入住 ICU 者，PCT<0.1μg/L 而 CAP 的 PSI 评分为Ⅴ或 CURB>3，CAP PSI 评分为Ⅳ或 CURB>2，及免疫缺陷等患者。需要强调的是 CAP 患者的血浆 PCT 水平远低于脓毒血症者，PCT 水平>0.25～0.5μg/L，就应该考虑细菌感染的可能，并需要给予抗生素治疗。应用抗生素时需要动态观察 PCT 水平的变化，当 PCT<0.5ng/ml 或者下降超过峰值的 80% 时可以停用抗菌药物。不推荐以 PCT 浓度升高作为抗生素升级的依据，近期以 ICU 患者为对象临床研究显示，根据 PCT 升高指导抗生素升级使用不能提高患者存活率，反而可加剧相关器官的损害，延长在 ICU 住院时间。评价 PCT 时需要注意影响 PCT 结果的因素，如心跳骤停、严重创伤、外科手术、进展性肾功能衰竭、甲状腺肿瘤等 PCT 可以升高，这些升高与感染无关，在这些因素解除后 PCT 会迅速下降。

五、其他与 CAP 相关的生物标志物及临床价值

循环血的肾上腺髓质素前体素（pro-Adrenomedullin，proADM）与 PCT 同属一个基因家族，与 CRUB-65 评分相关性好，对 CAP 病情严重程度区分的敏感和特异性均优于常用临床肺炎严重度评分。对 CAP 死亡风险的预测敏感性和特异性优于 PCT、CRP 和 PSI 评分。和肽素（copeptin）是一种应激性激素，是体内炎症反应与下呼吸道严重程度的客观指标。CAP 患者和肽素水平增高，与临床严重程度评分有较好相关性。CAP 死亡患者初始和肽素水平高于生存者，血培养阳性患者的和肽素水平高于阴性患者。研究发现中性粒细胞 CD64 表达可以作为判断诊断细菌性 CAP 的指标。新的生物标志物指标还在不断地被认识和发现，有助于 CAP 准确的判断和科学评价。

生物标志物辅助 CAP 的诊断、病原学推断、严重程度分级和预后评价的临床价值优于单纯的临床症状、体征与胸部 X 线结果。动态观察生物标志物可以系统的评价疗效和评估预后，如抗生素治疗 72 小时 CRP 和 PCT 不下降 CAP 治疗失败的可能性在增加，反之为治疗有效的可靠指标。而过度增高的指标预示着 CAP 预后不良、合并症发生和高的死亡风险。不同指标组合评价比任何单一指标对 CAP 病情、预后及病原学判断的敏感性和特异性会有不同程度提高。临床工作中并非所有与 CAP 相关的生物标志物都要测定，有选择性地，对诊断有较大帮助而卫生经济学价值高的项目应首先考虑。规范地应用生物标志物有助于提高 CAP 临床诊治水平并推进抗生素合理应用。

（陈宝元）

参考文献

1. Yoon NB，Son C，Um SJ. Role of the neutrophil-lymphocyte count ratio in the differential diagnosis between pulmonary tuberculosis and bacterial community-acquired pneumonia. Ann Lab Med，2013，33（2）：105-110.
2. de Jager CP，Wever PC，Gemen EF. The neutrophil-lymphocyte count ratio in patients with community-acquired pneumonia.PLoS One，2012，7（10）：e46561.

3. Golcuk Y，Golcuk B，Bilge A，et al. Combination of mean platelet volume and the CURB-65 score better predicts 28-day mortality in patients with community-acquired pneumonia.Am J Emerg Med，2015，33(5)：648-652.
4. Aguiar FJ1，Ferreira-Júnior M，Sales MM，C-reactive protein：clinical applications and proposals for a rational use. Rev Assoc Med Bras，2013，59(1)：85-92.
5. Bruns AH1，Oosterheert JJ，Hak E，et al. Usefulness of consecutive C-reactive protein measurements in follow-up of severe community-acquired pneumonia. Eur Respir J，2008，32(3)：7267-7232.
6. Nseir W1，Farah R，Mograbi J，et al. Impact of serum C-reactive protein measurements in the first 2 days on the 30-day mortality in hospitalized patients with severe community-acquired pneumonia：a cohort study. J Crit Care，2013，28(3)：291-295.
7. Milbrandt EB，Reade MC，Lee M，et al. prevalence and significance of coagulation abnormalities in community-acquired pneumonia. Mol Med，2009，15(11-12)：438-445.
8. 庄其宏，曾奕明，史永红. 社区获得性肺炎凝血功能异常对预后的影响. 中华结核和呼吸杂志，2014，37: 406-410.
9. Johansson N，Kalin M，Backman-Johansson C，et al. Procalcitonin levels in community-acquired pneumonia-correlation with aetiology and severity. Scand J Infect Dis，2014，46(11)：787-791.
10. Stijnis C，van Nieuwkoop C，van Dissel JT. Procalcitonin-based guidelines and lower respiratory tract infections.JAMA，2010，303(5)：418-419.
11. Johansson N，Kalin M，Backman-Johansson C，et al. Procalcitonin levels in community-acquired pneumonia-correlation with aetiology and severity. Scand J Infect Dis，2014，46(11)：787-791.
12. Huang SL，Lee HC，Yu CW，et al. Value of procalcitonin in differentiating pulmonary tuberculosis from other pulmonary infections：a meta-analysis. Int J Tuberc Lung Dis，2014，18(4)：470-477.
13. Dou YH1，Du JK，Liu HL，et al. The role of procalcitonin in the identification of invasive fungal infection-a systemic review and meta-analysis. Diagn Microbiol Infect Dis，2013，76(4)：464-469.
14. Schuetz P，Suter-Widmer I，Chaudri A，et al. Prognostic value of procalcitonin in community-acquired pneumonia. Eur Respir J，2011，37(2)：384-392.
15. Schuetz P，Batschwaroff M，Dusemund F，et al. Effectiveness of a procalcitonin algorithm to guide antibiotic therapy in respiratory tract infections outside of study conditions：a post-study survey. Eur J Clin Microbiol Infect Dis，2010，29(3)：269-277.
16. Huang DT1，Angus DC，Kellum JA，et al. Midregional proadrenomedullin as a prognostic tool in community-acquired pneumonia. Chest，2009，136(3)：823-831.
17. Du JM，Sang G，Jiang CM，et al. Relationship between plasma copeptin levels and complications of community-acquiredpneumonia in preschool children. Peptides，2013，45：61-65.
18. Cid J，Aguinaco R，Sánchez R，et al. Neutrophil CD64 expression as marker of bacterial infection：a systematic review and meta-analysis. J Infect，2010，60(5)：313-319.

第七节 解读2013版《儿童社区获得性肺炎管理指南》

社区获得性肺炎(community acquired pneumonia，CAP)是小儿临床肺炎的主体，中华医学会儿科学分会呼吸学组和《中华儿科杂志》编辑委员会曾于2006年10月制定了我国首部《儿童社区获得性肺炎管理指南》,2013年则对其进行了修订。同期,2011年美国儿科感染病学会联合美国感染病学会推出美国国家层面首部《3个月以上婴儿和儿童CAP管理的临床实践指南》。英国胸腔学会在同年也更新了《儿童CAP管理指南》,日本同样更新了《儿童呼吸道感染聚焦肺炎的管理指南》。从儿科实践出发,结合各国自身特点,循证推荐诊治意见去指导临床,以期降低CAP的患病率和病死率,这是不同国家指南的共同目的。

本节就我国2013版《儿童社区获得性肺炎管理指南》(以下简称2013指南)做系统解读,重点聚焦在儿童CAP的概念和病原学、CAP的诊断与评估、CAP抗微生物治疗和特异性疫苗预防。

一、CAP的概念

儿童CAP是指原本健康的儿童在医院外获得的感染性肺炎,包括感染了具有明确潜伏期的病原体而在入院后潜伏期内发病的肺炎,其大量病例分布在基层医疗卫生机构中。CAP是相对于医院内肺炎(nosocomial pneumonia,NP或称hospital acquired pneumonia,HAP)而言的。该定义强调:①肺炎,而不是通常泛指的儿童"下呼吸道感染"。肺炎是一种急性感染,有发热、咳嗽、呼吸增快、呼吸困难和胸壁吸气性凹陷等征象,并有胸部X线的异常改变。本指南不涉及吸入性、过敏性、风湿性、尿毒症性等非感染性肺炎。②CAP是在院外发生的、又有与住院关联的时间概念:其包括部分患儿肺炎发生在社区,但发病在医院,也即入院时处于肺炎潜伏期内的肺炎。③原本健康的儿童,这是出于CAP病原学评估的考虑,研究CAP病原学应该注意患儿是否使用过抗菌药物,如果已使用过抗菌药物,CAP常见病原菌可能被抑制或杀灭,并因此会造成病原学的假象。④任何指南都有适用的特定对象,2013指南不涉及新生儿肺炎,不涉及免疫缺陷或免疫功能低下患儿、HIV感染患儿的肺炎,不涉及真菌、结核分枝杆菌、原虫等病原所致的CAP,也未包涵重症CAP的呼吸机支持等疗法。

二、关于临床肺炎与CAP

世界卫生组织(WHO)和联合国儿童基金会(UNICEF)发布文件中泛指的小儿肺炎是"临床肺炎"(clinical pneumonia,CP)。文献上经常使用的名词"小儿肺炎"也是指CP而不是CAP。CP涵盖了HAP和CAP,CAP则是CP的主体,但两者不可等同与混淆。多种原因造成中国儿童在门急诊和观察室场所广泛使用抗菌药物,由此产生的门急诊相关肺炎(outpatient associated pneumonia,OPAP)有别于CAP。理清这些概念对了解CAP的主要病原及其耐药现状、对CAP初始经验选用抗菌药物的原则乃至CAP特异性疫苗预防的推荐都很有益。目前,临床上在总结小儿肺炎资料时经常喜欢冠以CAP名称,似乎从门急诊收住院、外医院转入院的肺炎都是CAP,这实在是过于简单化了。殊不知时间概念需要延伸到外院治疗阶段、延伸到本院门急诊和观察室阶段。鼻咽部吸出物培养技术在众多医疗机构开展,其培养出的细菌难以区分是肺炎致病菌抑或鼻咽部定植寄生菌,而后者往往又是在外院或本院门急诊抗菌药物频繁使用下被选择出来的高度耐药菌株,将其作为CAP病原菌就有可能造成病原菌耐药的假象,得出CAP病原菌错误的构成比,有可能导致抗菌药物的过度使用,终使抗菌药物选择性压力增加。

三、CAP的病原学

有条件的医疗单位对住院CAP患儿可进行多病原联合检测,明确病原是合理使用抗菌药物的基础。但事实上，无论发达国家或发展中国家，CAP 的初始治疗均是经验治疗，使用抗菌药物与否以及具体选择何药，应该综合考虑可能的病原、患儿年龄、有无基础疾病、CAP 严重度、实验室检查、胸 X 线片特征、当地流行病学资料以及本次发病过程中抗菌药物的使用情况等，实际上这也是医学循证的具体过程。

2013 指南强调患儿年龄能很好地预示其 CAP 的可能病原，并列表说明 >28 天～3 月龄、>3 月龄～5 岁和>5 岁～15 岁这 3 个年龄组患儿 CAP 的常见细菌、病毒和非典型微生物病原，这一点对基层医疗单位、对门急诊乃至对住院 CAP 患儿初始经验选用抗菌药物都很有帮助。病毒病原的重要性是小儿 CAP 有别于成人的一个特点，病毒是婴幼儿 CAP 最常见的病原，尤其在肺炎起始阶段。>28 天～3 月龄患儿主要为呼吸道合胞病毒、副流感病毒，>3 月龄～5 岁组尚有腺病毒和流感病毒，而>5 岁～15 岁组流感病毒成为最主要病毒。我们还必须警惕新发病毒（如 SARS 冠状病毒、人禽流感病毒 H5N1、H7N9、人类偏肺病毒、MERS 冠状病毒）和变异病毒（如 2009 年新型 H1N1 人流感病毒）。细菌病原在发展中国家尤为重要，以肺炎链球菌（SP）、流感嗜血杆菌（HI）、金黄色葡萄球菌（SA）和卡他莫拉菌（MC）最常见，其中 SP 是生后 20 天以上各年龄段小儿 CAP 首位致病菌，HI 好发于婴幼儿，而肠杆菌属、B 群链球菌好发于 6 个月以内小儿。近年有社区获得甲氧西林耐药 SA（CA-MRSA）所致 CAP 的报道，多发生在年幼儿。大肠埃希菌（E.coli）、肺炎克雷伯菌（K.pn）和铜绿假单胞菌（PA）也偶可引起 CAP，应引起临床重视。非典型微生物在 CAP 有重要的病原学地位，沙眼衣原体（CT）是 6 个月以内尤其 3 个月以内小儿 CAP 病原之一，而肺炎支原体（MP）、肺炎衣原体（CP）在各年龄小儿均可致病，尤其 5 岁以上小儿，其病原学重要性随年龄增长而增加。嗜肺军团菌（LP）则可能是引起重症 CAP 的独立病原或混合病原之一。最后，我们必须正视多病原的混合感染，我院资料混合感染 26.6%，而 1 岁以下小儿高达 37.6%。婴幼儿混合感染多是病毒基础上细菌混合感染，而年长儿则是非典型微生物合并细菌感染。

四、CAP 诊断

（一）临床征象评估

1. 发热是 CAP 的重要症状，腋温 >38.5℃伴三凹征，尤其下胸壁吸气性凹陷和呼吸增快（除外因哭吵、发热等所致者）应视为病情严重。

2. 呼吸频率（RR）增快在所有临床征象中，发现 RR 增快对放射学已诊断肺炎的患儿有最高的敏感性（74%）与特异性（67%），而对 1 岁以下肺炎患儿 RR 还有助于判定肺炎严重度，RR>70 次 / 分与低氧血症的相关敏感性为 63%、特异性高达 89%。2013 指南列出不同年龄 CAP 患儿呼吸增快的判断值：< 2 月龄 RR≥60 次 / 分，2 月龄～1 岁 RR≥50 次 / 分，>1～5 岁 RR≥40 次 / 分，>5 岁 RR≥30 次 / 分。

3. 呼吸困难和吸气性凹陷对肺炎的提示意义比呼吸增快更大。

4. 喘鸣在病毒性肺炎和 MP 肺炎时可能出现，但喘鸣对判定肺炎的严重程度没有帮助。

2013 指南列举了肺炎链球菌性肺炎、葡萄球菌性肺炎、流感嗜血杆菌性肺炎、大肠埃希菌性肺炎、百日咳杆菌性肺炎、肺炎支原体性肺炎、沙眼衣原体性肺炎和病毒性肺炎的临床特征。并定义了难治性 MP 肺炎，即 MP 肺炎经大环内酯类抗菌药物正规治疗 7 天及其以上，临床征象加重、仍持续发热、肺部影像学所见加重者，可考虑为难治性 MP 肺炎。

2013 指南结合 WHO 对小儿肺炎严重度的判定准则列出 CAP 严重度的评估标准，2 月龄～5 岁 CAP 儿童出现下胸壁吸气性凹陷或鼻翼扇动或呻吟之一表现者，提示有低氧血症，为重度肺炎；如果出现中心性发绀、严重呼吸窘迫、拒食或脱水征、意识障碍（嗜睡、昏迷、惊厥）之一表现者为极重度肺炎。这种简易判断标准，适用于基层地区和门急诊CAP患儿。对于住院患儿或条件较好的地区，CAP严重度评估应根据一般情况、有无拒食或脱水征、有无意识障碍、肺部浸润范围、有无胸膜腔积液、有无低氧血症以及有无肺内外并发症表现等作综合评估和判断。CAP有轻重之分，不存在中度CAP，故熟悉了重度CAP的标准等于掌握了CAP的住院指征，因为轻度CAP并不需要住院。

（二）放射学诊断评估

2013指南明确指出：对于一般状况良好且可以在门诊治疗的疑似CAP患儿，无需行常规胸片检查；对于临床上肺炎已康复，一般状况良好的患儿，也无需行胸片复查；胸部CT扫描和胸部X线侧位片则不宜列为常规；而对于初始抗菌药物治疗失败，需要验证是否存在肺炎并发症或病情加重的患儿应及时行胸片检查。在除外肺不张、肺梗死、肺出血等之后，胸片实变征象是有助于诊断肺炎的，但仅凭胸片征象去判定CAP可能病原的提示性差，胸片征象也无助于治疗的决策。

（三）实验室检查

2013指南对实验室检查包括病原学检测有较多的描述和客观评价。CAP患儿应常规检测外周血白细胞计数、中性粒细胞计数和相对百分数，也可检测C反应蛋白、红细胞沉降率、降钙素原等，但不可能仅凭某一指标去区分细菌性或病毒性CAP，应该综合这些指标并结合患儿实际病情。CAP死亡的危险性与低氧血症程度密切相关，指南推荐所有住院肺炎和疑似低氧血症的患儿，有条件者都应监测血氧饱和度。临床怀疑细菌性CAP、病情严重者或有并发症的住院患儿应常规进行血培养；怀疑病毒性CAP可应用免疫荧光法快速检测常见呼吸道病毒的抗原；怀疑MP感染者应进行MP抗体检测，单份血清MP-IgM滴度≥1∶160，或急性期和恢复期双份血清特异性MP-IgG抗体比较有4倍以上的升高或下降到原来的1/4是MP感染的确诊依据；有胸腔积液者则应尽可能进行胸腔积液涂片染色与细菌培养。

2013指南不推荐对所有CAP患儿常规开展病原微生物检测，但对住院CAP患儿，尤其是经验治疗无效或有并发症的重症患儿，应积极开展寻找病原微生物的诊断，指导合理使用抗菌药物。结合我国目前对CAP病原学的研究现状，2013指南特别提及“直接通过鼻咽部吸痰或咽拭子标本送检对肺炎病原学判断价值很小”，因为我们无法区分病原菌和正常定植寄生菌。该指南建议可以参考2011年日本指南中所述：用无菌生理盐水漂洗痰液标本后再培养可明显提高其诊断价值，尤其是经漂洗的痰标本病菌生长量明显多于鼻咽或咽拭子标本培养结果时，通常提示该细菌是CAP病原菌。痰液漂洗标本涂片革兰染色如发现在肺泡巨噬细胞周围或细胞内有病菌也有较高的诊断价值。

五、CAP抗微生物治疗

（一）CAP抗微生物药物的合理使用

包括使用指征、药物选择和剂量、使用途径和方法、疗程和联合治疗与否、药物不良反应以及用药依从性等。抗菌药物治疗应限于细菌、MP、CT、CP所致CAP，单纯病毒性肺炎无使用抗菌药物指征。2011年美国CAP指南指出：对学龄前期儿童无全身中毒症状的CAP者，强烈推荐并有高质量证据支持无常规使用抗菌药物指征。当然，我们同时也要警惕继发细菌感染或混合感染之可能。WHO认为控制细菌耐药最有效的措施是减少任何抗菌药物的不必要使用；对明确病原菌者应选用窄谱抗菌药物，使用足够而恰当的剂量，注意感染组织部位抗菌药物有效浓度；保证疗效前提下尽可能缩短疗程，以减小耐药选择性；要合理使用现有的抗菌药物，尽可能延长其“生命”。这些观点均折射出 CAP 合理使用抗菌药物的策略。

（二）CAP 管理策略

轻重有别、分级施治这应该是 CAP 管理策略，也是我国医改的必然趋势。重度 CAP 应收住院乃至收入 ICU 抢救治疗，2013 指南为此制定了 CAP 收住医院指征和收住 ICU 指征。着重指出：轻度 CAP 可以在门诊或家庭治疗，可以在基层医疗单位治疗，可以口服抗菌药物治疗，不强调抗菌药物联合使用，过多考虑病原菌耐药是不必要的。肺炎链球菌是各年龄段 CAP 最重要的细菌病原，2008 年美国临床和实验室标准化委员会（Clinical and Laboratory Standards Institute，CLSI）重新修订了青霉素对其折点判定标准，对胃肠道外使用青霉素的折点标准有大幅提高，非脑膜炎标本（来源呼吸道，血液菌株）：敏感（S）≤2mg/L，中介（I）4mg/L，耐药（R）≥8mg/L。如此更改必然使青霉素对 SP 敏感性有大幅度提高，2008 年中国 CHINET 细菌耐药性监测报告：如果按 CLSI 原标准，儿童青霉素敏感 SP（PSSP）仅 9.6%，而按照新的折点标准，PSSP 陡增至 79.1%，2009—2013 年 PSSP 仍维持在 68.9%、70.3%、73.6%、77.1% 和 67.1%。CLSI 更改折点判定标准的目的是告诫临床医生不要单一只关注实验室最低抑菌浓度（MIC）数值，更应重视患者的实际情况，初始经验治疗要避免选用广谱抗菌药物。新的折点判定标准也带来下列观点：对 SP 肺炎使用适当剂量的青霉素或阿莫西林或氨苄西林依然有效，这也符合 WHO 提倡合理使用现有的抗菌药物，延长其“生命”的原则。

（三）推荐方案

1. 轻度 CAP，考虑病原为细菌或非典型微生物

（1）1～3 月龄要警惕沙眼衣原体、百日咳杆菌和肺炎链球菌，可以首选大环内酯类口服，如红霉素、阿奇霉素、克拉霉素、罗红霉素等。

（2）4 月龄～5 岁除 RSV 病毒外，主要病原是 SP、HI、SA 和 MC，首选口服阿莫西林，剂量加大至 80～90mg/（kg•d），也可选择阿莫西林 / 克拉维酸（7∶1 剂型）、头孢羟氨苄、头孢克洛、头孢丙烯、头孢地尼等口服。如怀疑早期 SA 肺炎，应优先考虑口服头孢地尼。我国 SP 对大环内酯类抗菌药物高度耐药，建议将阿奇霉素、克拉霉素等大环内酯类作为替代选择。

（3）>5 岁～18 岁主要病原除 SP 外，非典型微生物病原学地位突出，可以首选大环内酯类口服，8 岁以上儿童也可以口服多西环素或米诺环素。若起病急、伴脓痰，应怀疑合并 SP 感染，可联合阿莫西林口服，剂量 80～90mg/（kg•d）。

2. 重度 CAP　推荐住院治疗，多选择胃肠道外途径使用抗菌药物，注意选择的抗菌药物要覆盖 CAP 的主要病原菌，以降低初始治疗失败的危险性。

考虑病原为细菌或非典型微生物，推荐治疗方案：

（1）阿莫西林 / 克拉维酸（5∶1）或氨苄西林 / 舒巴坦（2∶1）或阿莫西林 / 舒巴坦（2∶1）。

（2）头孢呋辛或头孢曲松或头孢噻肟。

（3）怀疑 SA 肺炎，选择苯唑青霉素或氯唑青霉素，高度怀疑 CA-MRSA 者可选择万古霉素，备选利奈唑胺，严重感染可联合使用利福平。

（4）考虑合并有 MP 或 CP 肺炎，可以联合使用大环内酯类 + 头孢曲松 / 头孢噻肟。

（5）一旦明确CAP的致病菌，2013指南推荐有相对应的病原目标治疗。

3. 抗菌药物使用的注意点　宜选择安全、有效、依从性良好、相对价廉的抗菌药物。足量抗菌药物才能保证药效并减少耐药菌产生的机会。儿科特别要注意年龄的个体差异和肝肾功能发育不完善的特点，要注意抗菌药物血清浓度和感染组织部位浓度。静脉使用β内酰胺类抗菌药物，应考虑该类抗菌药物归属时间依赖性抗菌药物，为了达到最高细菌清除率，为了使其血清浓度超过最低抑菌浓度之后持续的时间（T>MIC）达到用药间隔时间的40%以上，就必须每6～8小时使用1次。2013指南从儿科临床出发，参照国家抗微生物治疗指南对CAP患儿推荐使用的抗菌药物剂量均以（mg/kg·次）计量，并列出间隔使用时间。头孢曲松半衰期达6～9小时，则可以每日1次用药。提倡和推广抗菌药物序贯疗法（SAT）不失是一种较佳的选择，也就是对有使用抗菌药物的CAP患儿，可以先静脉用药2～3日，病情得到控制并稳定后适时地改成口服同类或抗菌谱相似的抗菌药物，并出院继续家庭治疗。根据国家抗微生物治疗指南，氨基糖苷类有明显耳、肾毒性，小儿应尽量避免应用，仅在有明确应用指征、又无其他毒性低的抗菌药物可供选用时，方可选用该类药物，治疗过程中应进行血药浓度监测。氟喹诺酮类由于对长骨软骨发育可能产生的不良影响，应避免用于18岁以下未成年人。四环素类引起牙齿黄染及牙釉质发育不良，不可用于8岁以下患儿。

4. 关于病毒性肺炎的抗病毒病原治疗

（1）流感病毒肺炎根据病情和年龄，可选择不同的神经氨酸酶的抑制剂，其对甲型、乙型流感病毒均有效：口服奥司他韦（oseltamivir）、吸入扎那米韦（zanamivir）或静滴帕拉米韦（peramivir），以口服奥司他韦最常用。强调在发病36～48小时内用药，对病情严重或进行性恶化者即使超过48小时仍应使用；不推荐全身或雾化吸入利巴韦林（ribavirin，病毒唑）的治疗。

（2）RSV肺炎不推荐利巴韦林气雾长时间吸入治疗。近年系统综述和双盲随机对照研究证明这种疗法是无确切疗效的。

（3）巨细胞病毒肺炎推荐使用更昔洛韦（ganciclovir，GCV）治疗。

（4）腺病毒肺炎尚无特异性病原治疗，对症支持疗法为主，可以试用α-干扰素和静脉丙种球蛋白。

（四）病情评估和疗程

1. 初始治疗48小时要作病情和疗效评估，重点观察体温的下降，全身症状包括烦躁、气促等症状的改善，而外周血白细胞和C反应蛋白的恢复多有滞后，胸X线片肺部病灶的吸收更需时日，因此不能作为抗菌药物疗效评估的主要依据。初始治疗72小时症状无改善或一度改善又恶化，应再次进行临床或实验室评估，如果仍确认CAP诊断则应更换抗菌药物。初始治疗无效可能是选择的抗菌药物未能覆盖致病菌或抗菌药物浓度处于有效浓度之下或细菌耐药；也要考虑特殊病原体感染的可能性，如真菌、某些特殊病毒、卡氏肺孢子菌等以及患儿存在免疫功能低下或免疫缺陷可能；还要警惕有无并发症或医源性感染灶存在等。

2. 抗菌药物疗程 CAP抗菌药物疗程是用至热退、全身症状明显改善和呼吸道症状改善后3～5天，要充分考虑机体对感染的抵御功能和免疫能力，完整地评估组织器官修复能力，而不是单一依靠抗菌药物治疗、无原则地延长其疗程。病原微生物各异、病情轻重不等、存在菌血症与否、机体免疫功能状况、依从性和个体差异等因素均影响CAP疗程，一般SP肺炎疗程7～10天，HI肺炎、MSSA肺炎14天左右，而MRSA肺炎疗程宜延长至21～28天，革兰阴性肠杆菌肺炎疗程14～21天，MP肺炎、CP肺炎疗程平均10～14天，个别严重者可适当延长，嗜肺军团菌肺炎21～28天。

六、CAP特异性疫苗预防

2013指南推荐儿童尤其婴幼儿应接种肺炎链球菌疫苗、b型流感嗜血杆菌疫苗、流感病毒疫苗和百日咳疫苗等，疫苗的预防接种对减少CAP患病率的效果是肯定的。对RSV高危婴幼儿可给予RSV单克隆抗体（Palivizumab等）做预防治疗，但目前国内尚无该制剂。

七、结语

2006年10月中华医学会儿科学分会呼吸学组和《中华儿科杂志》编辑委员会共同制定了《儿童社区获得性肺炎管理指南》。时隔7载，又推出2013修订指南，该指南分成前言、定义、证据水平和推荐等级、病原学、临床特征、严重度评估、放射学诊断评估、实验室检查、治疗和特异性预防等十个部分，并有指南概要、附表和130篇参考文献，为我国儿童CAP的规范化诊治提供了全面的指导原则。但是，我们也应该清醒地看到：2013指南在52条推荐意见中，A级证据者仅8条（占15.4%），主要是B级证据（28条，53.8%）和C级证据者16条（30.8%）。而A级证据推荐均出自国外的随机对照试验研究和系统综述，这折射出目前国内儿科呼吸道感染领域临床研究的滞后，国内尚缺少设计良好的随机对照研究或不带偏倚的观察性研究。我们要遵循实践-认识-再实践-再认识的规律，从临床实践出发，去制订指南，规范诊治方案，通过一段时间的实践，再对原指南适时更新和修订，以达成新的共识、达到新的高度，并成为今后再实践与再认识的又一新起点。医学科学总是在不断进步之中，我们必须顺应这一规律，并付诸实践，去探索与提高。

（陆　权）

参考文献

1. 中华医学会儿科学分会呼吸学组，《中华儿科杂志》编辑委员会. 儿童社区获得性肺炎管理指南（试行）（上）. 中华儿科杂志，2007，45（2）：83-90.
2. 中华医学会儿科学分会呼吸学组，《中华儿科杂志》编辑委员会. 儿童社区获得性肺炎管理指南（试行）（下）. 中华儿科杂志，2007，45（3）：223-230.
3. Bradley JS，Byington CL，Shah SS，et al. The Management of Community Acquired Pneumonia in infants and children older than 3 months of age: clinical practice guidelines by the Pediatric Infectious diseases Society and the Infectious diseases Society of America. Clin Infect dis，2011，53（7）：e25-76.
4. Harris M，Clark J，Coote N，et al On behalf of the British Thoracic Society Standards of Care Committee. British Thoracic Society guidelines for the management of community acquired pneumonia in Children: update 2011. Thorax，2011，66（Suppl 1）：ii1-ii23.
5. Uehara S，Sumkara K，Eguchi H，et al.Japanese guidelines for the management of respiratory infectious diseases in children 2007 with focus on pneumonia. Pediat Int，2011，53（2）：264-276.
6. 中华医学会儿科学分会呼吸学组，《中华儿科杂志》编辑委员会. 儿童社区获得性肺炎管理指南（2013修订）（上）. 中华儿科杂志，2013，51（10）：745-752.
7. 中华医学会儿科学分会呼吸学组，《中华儿科杂志》编辑委员会. 儿童社区获得性肺炎管理指南（2013修订）（下）. 中华儿科杂志，2013，51（11）：856-862.
8. 中华医学会儿科学分会呼吸学组，《中华儿科杂志》编辑委员会. 儿童医院获得性肺炎管理方案. 中华儿科杂志，2011，49（2）：106-115.

9. Palafox M，GuiscafréH，Reyes H，et al. Diagnostic value of tachypnoea in pneumonia defined radiologically. Arch Dis Child，2000，82（1）：41-45.

10. Smyth A，Carty H，Hart CA. Clinical predictors of hypoxaemia in children with pneumonia. Ann Trop Paediatr，1998，18（1）：31-40.

11. 汪复，朱德姝，胡付品，等. 2008 年中国 CHINET 细菌耐药性监测. 中国感染与化疗杂志，2009，9（5）：321-329.

12. 汪复，朱德姝，胡付品，等. 2009 年中国 CHINET 细菌耐药性监测. 中国感染与化疗杂志，2010，10（5）：325-334.

13. 朱德姝，汪复，胡付品，等. 2010 年中国 CHINET 细菌耐药性监测. 中国感染与化疗杂志. 2011，11（5）：321-329.

14. 胡付品，朱德姝，汪复，等. 2011 年中国 CHINET 细菌耐药性监测. 中国感染与化疗杂志. 2012，12（5）：321-329.

15. 汪复，朱德姝，胡付品，等. 2012 年中国 CHINET 细菌耐药性监测. 中国感染与化疗杂志，2013，13（5）：321-330.

16. 胡付品，朱德姝，汪复，等. 2013 年中国 CHINET 细菌耐药性监测. 中国感染与化疗杂志. 2014，14（5）：365-374.

17. 中华人民共和国卫生部医政司，合理用药专家委员会. 国家抗微生物治疗指南. 北京：人民卫生出版社，2012：132-134，158-166.

18. Ralston SL，Lieberthal AS，Meissner HC，et al.Clinical practice guideline：The diagnosis，management，and prevention of bronchiolitis.Pediatrics，2014，134（5）：e1474-e1502.

19.《中华儿科杂志》编辑委员会，中华医学会儿科学分会呼吸学组. 毛细支气管炎诊断、治疗与预防专家共识（2014 版）. 中华儿科杂志，2015，53（3）：168-171.

第八节　免疫功能低下宿主肺部感染诊疗的临床策略

肺部感染是免疫功能低下宿主（immunocompromised host，ICH）最常见的获得性感染。与免疫功能正常患者相比，ICH 罹患社区获得性肺炎后的总体死亡率更高，最常见的死亡原因是肺部感染引起急性呼吸衰竭。ICH 肺部感染具有起病隐匿、症状不典型、早期易被忽视、进展迅速、机会菌感染、病原体难确定等临床特点，是该类患者死亡率高居不下的重要因素。随着疾病认识程度和医疗技术的拓展，激素及免疫抑制剂的应用越来越广泛，从而 ICH 人群迅猛增长。早在 20 世纪 80 年代，发达国家已经认识到这个群体的特殊性，开展了相应的临床和基础研究。近年来，我国 ICH 继发肺部感染已经成为涉及多个学科的共性问题，由此引发的呼吸衰竭常常使得前期基础疾病的治疗前功尽弃。因此，综述 ICH 相关的概念内涵、免疫功能及评价、感染病原体特点及判定、临床诊治策略等相关内容，具有一定的现实意义。

一、免疫功能的生理基础及评价

人体针对病原体共有三道防线：①第一道防线：是由皮肤和黏膜构成的，他们不仅能够阻挡病原体侵入人体，而且它们的分泌物（如乳酸、脂肪酸、胃酸和酶等）还有杀菌的作用。呼吸道黏膜上有纤毛，可以清除异物。②第二道防线：是体液中的杀菌物质和吞噬细胞。

这两道防线是人类在进化过程中逐渐建立起来的天然防御功能，对多种病原体都有防御作用，因此叫做非特异性免疫（又称固有免疫）。③第三道防线：主要由免疫器官（胸腺、淋巴结和脾脏等）和免疫细胞（淋巴细胞）组成。第三道防线是人体在出生以后逐渐建立起来的后天防御功能，特点是出生后才产生的，只针对某一特定的病原体或异物起作用，因而叫做特异性免疫（又称适应免疫）。免疫功能的评价主要针对固有免疫和适应免疫。

固有免疫的细胞主要包括中性粒细胞、单核吞噬细胞、树突状细胞、NK T 细胞、NK 细胞、肥大细胞、嗜碱性粒细胞、嗜酸性粒细胞、B-1 细胞、γσT 细胞等。体液分子主要包括补体系统 / 细胞因子、抗菌肽及其酶类物质。能够对侵入的病原体迅速产生免疫应答，亦有清除体内损伤、衰老或畸变的细胞。目前的评价方法主要是细胞及分子数量的检测，细胞的趋化、吞噬及胞内杀灭功能及补体活性的测定还未能在临床普及。

体液免疫的评价包括两方面，即 B 细胞的数量和功能（包括免疫球蛋白 Ig 和特异性抗体）。① B 细胞百分比和绝对计数：B 细胞数量目前主要通过流式细胞仪进行检测，CD19 分子是正常成熟 B 细胞的表面标志。② B 细胞百分比和绝对计数的变化：如 B 细胞增多则主要见于 B 细胞克隆增殖和血液肿瘤，少数病毒感染也可造成 B 细胞数增多。许多情况下需要甄别 B 细胞在外周血淋巴细胞中比例的变化是由 B 细胞直接变化造成还是其他淋巴细胞组分的变化间接引起。③ Ig：按理化特性和抗原性可分为 IgA、IgD、IgE、IgG 和 IgM，均参与着机体的各种炎症相关免疫应答。如 IgG 增高：a.IgG、IgA、IgM 在机体的防御中发挥重要作用。若 IgG、IgA、IgM 几种不同的免疫球蛋白均增高称之为多克隆性增高，常见于各种感染，特别是慢性感染、自身免疫性疾病如系统性红斑狼疮、淋巴瘤、肺结核、肝脏疾病和寄生虫病等；b. 单一的免疫球蛋白增高，又称单克隆性增高，主要见于免疫增殖性疾病，如多发性骨髓瘤等。IgG 降低：可见于各种先天性或获得性体液免疫缺陷病、联合免疫缺陷病等。④特异性抗体：测定同种血凝素是临床上最简便且有意义的检查机体抗体应答的方法。此外体内是否存在病原特异性抗体也有利于了解抗体产生的能力。

细胞免疫的评价包括：① T 细胞百分比及绝对计数：T 细胞的表面标志，目前临床主要使用 $CD3^+$、$CD3^+CD4^+$、$CD3^+CD8^+$ 等 3 种，$CD16/56^+$ 为自然杀伤（NK）细胞。在对 T 细胞百分比进行评价时必须首先掌握三个公式：a. 正常情况下获得的流式细胞仪检测结果应满足：$(CD3^+)\% + (CD19^+)\% + (CD16/56^+)\% = 100\%$，常规检查一般认为 ±5%，如相差过于悬殊，临床具有一定提示意义。资料显示以感染和血液肿瘤最易出现等式严重偏离。b. $(CD3^+CD4^+)\% + (CD^+ + CD8^+)\% = (CD3^+)\%$。c. $(CD3^+CD4^+)\% > (CD3^+CD8^+)\%$。②判断各项指标的高低：流式细胞仪获得的结果是外周淋巴细胞群中各种细胞组分所占的比例，这种比例的变化是相互影响的。一个细胞组分的增高或降低必然造成其他组分降低或增高。“二一判别法”：由于整个细胞群中主要有 3 种细胞：T、B 和 NK 细胞，通常根据其中 2 种相同变化趋势来判定淋巴细胞亚群百分比的变化是由另一种独立变化趋势的细胞亚群所引起。如 $CD3^+$ 和 $CD16/56^+$ 细胞同时增高，表明实质上是 $CD19^+$ B 细胞减少从而引起上述 2 种细胞比例增高。“一二判别法”：T 细胞亚群（$CD3^+CD4^+$ 和 $CD3^+CD8^+$）本身也需要进行判别。一般可在上述“二一判别法”的基础上，明确 $CD3^+$T 细胞增高或减少，比较 $CD3^+CD4^+$ 和 $CD3^+CD8^+$ 百分比数值，二者与 $CD3^+$ 细胞变化一致者为变化的根源。如 AIDS 和 EB 病毒感染均可引起 $CD3^+CD4^+$ 的百分比减少。不同的是前者直接导致 $CD3^+$ $CD4^+$ 减少，后者引起 $CD3^+$ $CD8^+$ 增高，导致 $CD3^+$ $CD4^+$ 相对减少。③ T 细胞功能：T 细胞功能主要由其分泌的细胞因子体现。但目前细胞因子的检测尚难在临床实践中常规应用。一般作为 T 细胞功能的粗筛试验可根据临床体内试验得到初步判断。这些试验包括PPD试验、链激酶-链道酶、腮腺炎病毒、白色念珠菌素等。淋巴细胞增殖（转化）试验有助于原发性及继发性免疫缺陷病的诊断，也有助于肿瘤等疾病患者免疫功能状态的观察。④特殊检查：如功能实验，根据不同的疾病类型还有许多不同的功能试验，如检测凋亡状况的淋巴细胞凋亡实验、检测机体对特殊病原反应的实验等。

二、免疫功能低下的概念、病因及病情分级

有国外学者认为，免疫功能低下宿主（ICH）与免疫抑制疾病（immunosuppressed disease，ISD）有着相同的内涵。目前它们仍都是一个模糊的术语，只有定性的概念，缺乏完整的、定量的、可操作性的定义。一般来说，ICH是指机体的免疫防御系统被疾病、药物或放疗所削弱的患者。在目前的文献研究中，只要涉及长期使用糖皮质激素及或免疫抑制剂、异体器官移植、血液肿瘤、肿瘤放化疗、糖尿病、慢性肾病、脾切除、自身免疫性疾病（类风湿性关节炎、SLE等）甚或高龄等免疫抑制的因素人群都归为ICH。可见，ICH主要关注或特指后天性的免疫缺陷患者。先天性免疫缺陷为一种或几种免疫细胞类型、细胞因子或（和）细胞内触发途径的特异性衰竭，其中中性粒细胞减少、常见变异免疫缺损（CVID）、IgA缺乏和先天性胸腺发育不全综合征常与慢性呼吸道感染有关。而补体途径紊乱和IgG类型和亚类缺乏会导致有荚膜细菌的感染（特别是链球菌肺炎和嗜血杆菌）。但是这些先天性情况在成人相对罕见。

临床免疫功能低下主要分成三种类型：中性粒细胞减少症（或中性粒细胞功能障碍）、体液免疫缺陷和细胞免疫缺陷。下面分别简述各个类型的诊断标准及常见病因：

1. 中性粒细胞减少症：

（1）诊断标准：外周血中性粒细胞≤500/μl。

（2）病因：血液学恶性肿瘤包括白血病和淋巴瘤，以及化疗是导致中性粒细胞减少症的最常见原因。药物导致的中性粒细胞减少症或者粒细胞缺乏症也是一个重要的原因。HIV感染会导致细胞免疫的缺陷，也是引起晚期中性粒细胞的一个因素。另外，当给予甾类药物时，中性粒细胞吞噬能力和杀菌能力是受损坏的，即使中性粒细胞计数是在正常范围内，中性粒细胞功能障碍也可能存在。糖尿病患者、尿毒症或恶性肿瘤患者也会发生相同的中性粒细胞功能障碍，其中血液恶性肿瘤、使用抗癌药和药物诱导是最常见的病因。

2. 体液免疫缺陷

（1）诊断标准：血清γ-球蛋白≤500mg/dl，或特异抗体不能产生。

（2）病因：体液免疫缺陷在血液恶心肿瘤或者脾切除术中较常见。抗CD20抗体的使用已普遍，特别是用于治疗血液恶心肿瘤，低丙球蛋白血症的发生率较高，与之相随的是B淋巴细胞计数呈降低趋势。除非是在晚期，否则体液免疫缺陷导致HIV感染并不常见，然而特异性抗体的产生是被损害的，HIV感染者感染严重性肺炎球菌的风险很高。HIV感染者接种流感疫苗后其特异性抗体的产生仍然是被破坏的。在临床上，体液免疫缺陷经常和其他类型的免疫抑制并发。由抗CD20抗体治疗导致体液免疫缺陷的严重性可以用γ-球蛋白的数量进行评价。在其他情况下，体液免疫缺陷的严重性是很难单用γ-球蛋白的数量进行评价。其中血液恶性肿瘤、脾切除术后及使用抗CD20抗体是最常见的病因。

3. 细胞免疫缺陷：

（1）诊断标准：HIV感染者及（或）外周血$CD4^{+}T$细胞计数≤200/μl。对于不能通过

$CD4^+T$ 计数来评估的疾病，如果存在以下情况则可以临床诊断，如使用激素等免疫抑制剂、抗癌药、血液恶性肿瘤、糖尿病、肾功能衰竭、生物制品（抗 -TNF-α 治疗等）。

（2）前述诊断之中就包含着病因，HIV 感染大大增加了细胞免疫缺陷的发生率，其他临床常见原因包括抗癌药物、激素、免疫抑制剂应用等。糖尿病也是导致细胞免疫缺陷的一种主要疾病。有报道糖尿病组患者结核的发病率比非糖尿病组患者高 2～3.6 倍。肾衰患者也会引起细胞免疫缺陷，导致较高的结核发病率，这可能与对结核菌素试验敏感性降低有关。

目前还没有全面的免疫功能低下的程度分级。参考 2013 年美国 IDSA 对于 ICH 疫苗接种的指南，可以将部分患者分成重度和轻度，以便于临床较准确地把握病情。重度免疫功能低下者存在以下情形之一：原发性免疫功能缺陷；肿瘤化疗；实体器官移植 2 个月内；HIV 感染者，且 $CD4^+T$ <200/μl；接受糖皮质激素治疗，每日相当于泼尼松剂剂量≥20mg，时间≥14 天；接受生物免疫调节剂治疗，如肿瘤坏死因子阻断剂或抗 CD20 抗体。轻度免疫功能低下者存在以下情形之一：无症状 HIV 感染者；接受全身激素治疗，剂量小于重度免疫抑制标准，时间≥14 天；或者接受隔日激素治疗；接受甲氨蝶、6- 巯基嘌呤等免疫抑制剂治疗。

三、不同类型免疫功能低下的肺部感染临床特征

肺部感染是 ICH 最常见的并发症。因为绝大多数的病原菌都是通过呼吸进入肺部。肺炎的诊断和病原微生物的鉴定通常是复杂的，因为免疫抑制作用，此类患者的影像学表现和肺炎的临床症状是不同于那些免疫功能正常者的。免疫功能低下与免疫功能正常患者相比，罹患社区获得性肺炎（CAP）后的总体死亡率更高（13.7%），死亡率与免疫抑制的性质也密切相关。譬如，实质器官移植（SOT）受者、HIV 感染者和那些应用免疫抑制剂者 CAP 的死亡率为 4%，比骨髓移植（BMT）并接受化疗受者、血液系统恶性肿瘤者的死亡率更低，后者死亡率可能超过 20%。通过检测免疫功能低下的类型，有助于经验性判断肺部感染病原体的种类。

（一）中性粒细胞减少症（或中性粒细胞功能障碍）

在临床特征方面，在中性白细胞减少症患者中，肺炎发生的风险与中性粒细胞减少的严重性和持续时间有关，中性白细胞减少症持续的时间越长，真菌感染的风险越大，特别是肺曲霉病。在中性白细胞减少症的患者中，即使已患肺炎，X 片仍可显示正常或有一些异常阴影。当肺炎被高度怀疑时，在早期检查中，推荐胸部 CT。在确认是否为细菌感染时，痰涂片的实际效能受限，原因是脓痰不易获得。在中性白细胞计数恢复正常值后，肺炎的临床症状和影像学表现才可能被认知。值得一提的是，即使是在一个机体没有中性粒细胞减少症的患者，非感染性肺炎或与肺炎特征相近疾病的高发病率也是需要临床医生鉴别诊断的，如恶性肿瘤、心力衰竭、肺泡出血和药物造成的肺损伤等。

在感染病原体方面，X 线显示局部性病变通常表明一种细菌感染，包括甲氧西林耐药金黄色葡萄球菌、肺炎克雷伯杆菌或铜绿假单胞菌。然而，抗细菌治疗效果不佳时，耐药细菌性肺炎和曲霉菌肺炎发生的可能是很大的。在抗癌药物引起中性白细胞减少症的情况下，细胞免疫抑制也常伴随，标志是严重淋巴细胞减少也同时共存。因此在起初用抗生素治疗是无效时，进一步的检查和治疗应考虑肺孢子菌性肺炎和巨细胞病毒肺炎发生的可能性。一项研究曾报道，用 BAL 或 PSB 来避免由上呼吸道造成的污染，在 63 例中性白细胞减少症中有 5 例被诊断为病毒性肺炎，其中 2 例是单纯疱疹病毒，其他是巨细胞病毒、呼吸

道合胞病毒和副流行性感冒病毒。

（二）体液免疫缺陷

在临床特征方面，由于抗体介导的吞噬促进作用及补体活化功能受损，肺炎链球菌引起的肺炎抗吞噬作用越来越严重。

在感染病原体方面，肺炎链球菌、流感嗜血杆菌、肺炎克雷伯菌是重要致病微生物。

（三）细胞免疫缺陷

在临床特征方面，HIV 感染患者细胞免疫抑制的严重程度可比较精确的用 $CD4^{+}T$ 细胞计数来评估。可能的病原菌也可以通过 $CD4^{+}T$ 细胞计数来预测，即使是相同的病原菌，也可能由于免疫抑制程度不同，在影像学及临床表现上也不同。HIV 感染患者的 $CD4^{+}T$ 细胞计数在 200/μl 以上，机会致病菌很少会引起肺炎。与激素及免疫抑制剂有关的免疫缺陷，一般经验认为此类肺炎，特别是卡氏肺孢子虫引起的肺炎，在免疫抑制剂减量后细胞免疫功能会迅速恢复。

在感染病原体方面，卡氏肺孢子菌肺炎、巨细胞病毒肺炎、隐球菌肺炎、结核病也是重要的鉴别诊断。然而，在 HIV 感染患者中，很少有巨细胞病毒肺炎发生。还应该注意的是巨细胞病毒肺炎的进展常与肺孢子菌性肺炎相关联。继发的细菌性肺炎和原发的流感病毒肺炎在骨髓移植患者发生的风险很高，且据报道其死亡率也是很高。HIV 感染患者获得细菌性肺炎的风险很高，其社区获得性肺炎的发生率是非感染 HIV 者的 5 倍。肺炎球菌肺炎发生的风险特别高。HIV 感染者的细菌性肺炎 X 片常常显示的是细菌阴影，与肺孢子虫性肺炎的表现是一致的。在 HIV 感染的病例中可以看到腔肠虫肺损伤，细菌性肺炎发生的可能性是高于肺结核，且致病微生物常是铜绿假单胞菌或金黄色葡萄球菌。另外，在 HIV 感染患者中，在感染开始的时候 $CD4^{+}T$ 计数是缩小鉴别诊断范围的一个重要指标。这种影像学是非典型的，原因是免疫抑制的严重程度不等。在 HIV 感染者的 X 片上不同影像应该被考虑为不同疾病。

四、免疫功能低下宿主肺部感染的主要病原体

（一）细菌感染

社区获得性肺炎（CAP）的主要病原体包括肺炎球菌、嗜血杆菌、卡他莫拉菌、金黄色葡萄球菌、支原体、衣原体和军团菌。

院内感染的大多数为呼吸机相关性肺炎（VAP），革兰阴性菌包括假单胞菌属、肠杆菌属、不动杆菌属、嗜麦芽窄食单胞菌，革兰阳性菌主要是金黄色葡萄球菌（包括 MRSA）。这些患者欠佳的免疫反应导致感染性疾病的不典型表现，包括不同寻常的影像改变如多肺叶受累、空洞或磨玻璃样表现。因为 X 线不能看到微生物，这些影像学改变很难与 ARDS 和非感染性肺损伤综合征鉴别。

住院的免疫抑制人群出现多重耐药菌感染是个重大问题，由产超广谱 β 内酰胺酶（ESBL）和产肺炎克雷伯杆菌碳青霉烯酶（KPC）的病原菌引起的 VAP 死亡率和发病率高。传统的多与环境相关的细菌，如假单胞菌、不动杆菌、鞘氨醇单胞菌、金黄色葡萄球菌和嗜麦芽窄食单胞菌，在大量应用广谱抗生素的 ICH 肺部感染日渐增多。嗜麦芽窄食单胞菌是一种环境相关的革兰阴性杆状芽孢杆菌，和假单胞菌属有很多相同的特征。肺炎是其最常见的表现，患者死亡率高。其见于重病患者，常常是实体器官移植（SOT）和骨髓移植（BMT）受者。它的传播模式与假单胞菌相似，而且它能很快的形成生物膜，这种生物膜能

够使其更有效的定植于气管内导管并抵消抗生素的有效性。多重耐药的鲍曼不动杆菌(常常只对多黏菌素类抗生素敏感)是另一个革兰阴性菌,它的天然栖居地是在皮肤和环境中;在高度从属单元,它是VAP和菌血症重大爆发的原因。这个常常是难以处置的微生物通过两种方式来突出自己,在通气患者对快速扩张和破坏的肺部病灶的偏好,以及其在ICU环境中低湿度无生机表面能够存活数周的特征,通常要求监护室关闭和完全去污来终止院内传播。

细菌性肺炎在BMT受者移植前期很常见;另外,BMT后发生移植物抗宿主病的患者特别易感肺炎球菌、军团菌和革兰阴性菌感染。移植物抗宿主病的慢性性质以及其长期免疫抑制的需要只是使得患者在更长的一段时间内更加易感。相反,实质器官移植受者在第一个月内经常发生院内细菌感染,之后多于移植后2～6个月发生机会致病微生物感染。

尽管以上叙述,必须阐明的是这些耐药菌的感染与长期住院有关,而不是与更明确的免疫低下状态有关,住院本身是一个免疫衰竭的驱动因素。广谱抗生素(和肿瘤病人的博来霉素)之间存在可预测的联系,通过抗生素压力选择出这样的耐药革兰阴性菌。

(二)分枝杆菌感染

机会性肺结核病(TB)见于器官移植受者(主要是肾脏和肺移植)、血液透析患者、应用肿瘤坏死因子剂的风湿病或炎症性肠疾病的患者。应用抗肿瘤坏死因子剂的患者发生肺外结核的风险增加,其发生率取决于因子的类型(依那西普风险最低)、治疗持续时间和种族划分。高流行国家大多数患者发病最常见的疾病形式是潜伏期结核复发。有些人提倡应用干扰素γ释放量测定(IGRAs)来筛查潜伏期结核;抗结核的药物预防优于计划性免疫抑制,能够减少但不能根除结核复发的风险。在移植后大约1年的移植受者,这种疾病的临床表现不典型,常见的症状是发热,不伴任何呼吸道症状。尽管影像学变化可能包括淋巴结肿大、胸腔积液和肺部斑片状影,但这些变化相对不特异。这类患者的治疗很困难;没有明确的指南,利福平(细胞色素P450酶诱导剂)引起大部分免疫抑制剂(环孢素、皮质激素、麦考酚酯、雷帕霉素和西罗莫司)水平不可预测的下降,从而导致治疗复杂化。在发达国家和部分发展中国家,PCR法很大程度上可用于快速确定结核分枝杆菌的存在和利福平(rpoB)耐药,加上异烟肼耐药(inhA)标定,从而指导基于证据的合适的抗结核治疗,并最小化耐药的发展。

值得关注的是其他分枝杆菌的感染。在SOT受者和BMT患者,环境中分枝杆菌可导致显著免疫抑制患者播散性疾病和肺部感染,并可能发生菌血症和累及肺的播散性疾病。其治疗与非免疫抑制患者近似。快速发展的分子诊断可以早期检测和发现分枝杆菌种属,特别是对于囊性纤维化患者。

(三)病毒感染

与正常人群一样,免疫低下患者呼吸道感染最常见的原因是呼吸道病毒,然而后者更可能发生不利结果。常见的是流感病毒A(目前HINI、H5N1、H3N2)、流感病毒B、副流感病毒(1～4)、呼吸道合胞病毒(RSV)、腺病毒、变性肺病毒(HMP)、博卡病毒和鼻病毒。这些是主要是社区获得性感染,多数有季节性,引起常规的严重程度不等的混合疾病,从鼻炎、咽炎、气管支气管炎到肺炎,也可能发展为呼吸衰竭和致死性疾病。这些患者通常症状不典型,有低热、腹泻和呕吐或合并细菌性感染。此外,混合性病毒感染是免疫抑制者感染的标志。病毒感染导致高达33%的异体BMT患者需要呼吸支持(甚至体外膜氧合),并有很高的死亡率(不同研究中报道7%～20%)。症状好转的患者,在很长一段时间内都能从呼吸道分泌物中排出病毒,因此,证明对其他免疫抑制住院患者有明确的传播风险。

口服或吸入神经氨酸酶抑制剂可有效抗流感病毒A和B。已经发现这类病人在治疗过程中出现对其中一类药物耐药(奥司他韦)。BMT患者发生重症肺炎后，通过静脉注射扎那米韦可取得很好的结果。感染A型流感病毒H1N1的患者，应尽快检测对奥司他韦的耐药性(H275Y)。尝试应用利巴韦林治疗副流感的成功率还不确定。

尽管不能提供100%的保护，同时有抗原偏移或变化的不利，所有免疫抑制患者应在每年的正确时间进行流感预防注射。

另外，机会病毒的感染在ICH屡见不鲜。巨细胞病毒(CMV)原发和复发感染见于未经治疗的HIV感染患者($CD4^+T$数量常低于50)、药物性免疫抑制患者及SOT和BMT受者。临床主要表现是发热，影像学表现可正常或累及双肺斑片影或结节影。诊断基于肺泡灌洗液(BAL)和血液CMV的PCR定量检测。感染CMV的器官受者至少在免疫抑制剧烈期进行常规监测、错误配对患者进行恰当的预防以及抢先治疗能够防止严重感染。HIV患者和SOT受者在病毒负荷量与治疗反应方面有较好的相关性，但是在异体BMT患者还不太明确。

(四)真菌感染

免疫抑制宿主发生侵袭性真菌感染可能是机会性的或由于潜在感染复发。常见的两种呼吸道感染真菌是肺孢子虫和隐球菌。

肺孢子虫肺炎(PCP)是由耶氏肺孢子虫引起的，可以是复发或新的爆发，在AIDS、移植受者和血液恶性肿瘤患者很好识别。患者临床特点包括亚急性起病，逐渐加重的气短，临床症状很轻的咳嗽，X线表现为向心性淡薄实变影。值得提醒是早期胸部CT才能观测到轻度磨玻璃样改变。一项研究报道，PCP在血液恶性肿瘤患者死亡率为34%，尤其是机械通气的需求与预后不良相关。基于直接支气管境检查或者BAL免疫荧光检查是PCP诊断的常规手段。新核酸定序检测方法已经表现出诊断的新希望。

新型隐球菌和条件致病真菌新型隐球酵母(C.neoformansgattii)是引起隐球菌病的两种人病原菌，后者毒性更强，能够引起正常宿主感染。肺隐球菌病见于应用磷酸酶抑制剂的SOT受者，这些患者存在免疫重构的相关风险。临床表现为发热和干咳。肺部有淋巴结病的影像学表现为不透明结节状影。治疗药物包括两性霉素B脂质体联合氟康唑，或者新一代三唑类抗真菌剂。

侵袭性曲菌病常见于异体BMT和SOT患者。在一项多中心研究显示，983例造血干细胞移植受者的侵袭性真菌感染中，43%的真菌感染是由曲霉菌引起。这代表了12个月内累计感染率为3.4%，平均出现在移植后99天。侵袭性肺疾病与长期中性粒细胞减少、移植物抗宿主病(GVHD)和应用糖皮质激素有关。患者表现为发热常伴胸膜炎性胸痛，有时咯血，典型的CT为结节、晕轮征、空洞和新月征。HCT和SOT患者，检查BAL液中的半乳甘露聚糖(曲霉菌细胞壁释放的一种多糖成分)具有近100%敏感性和高达90%特异性。然而，检测血中半乳甘露聚糖水平作用较小，其敏感性低，饮食和应用一些常用的抗生素可能造成假阳性反应。目前曲霉菌PCR检测还没有希望，真菌诊断的进步已经落后于病毒和细菌的分子诊断，诊断金标准仍然是肺组织病理学基础，但病理标本由于各种危险因素而很难获得。未经治疗的感染有超过90%的高死亡率，两性霉素B脂质体、伏立康唑和棘白菌素在治疗中起到一定作用。毫无意外的是，肺叶切除术对于中性粒细胞减少患者的治疗作用有限，只是用于致命性大咯血病例。

检出镰刀菌和孢菌属(在其他毛菌属成员中)的免疫抑制患者逐渐增多。一项研究报道，移植后一年的发生率为0.29%。这些病例中，有超过一半累及肺部，这与曾经应用抗真菌药有关。其他促进感染发生的危险因素有糖尿病、透析和铁螯合疗法。其他临床综合征包括霉菌病、鼻窦炎和支气管疾病。毛霉菌病有非常高的死亡率（56%～92%）。

（五）寄生虫感染

由粪线虫引起的累及肺部的播散性感染是一个很好识别的疾病，这与高度感染性综合征有关。在 HIV、HTLV-1、应用抗 -TNF 剂和免疫抑制剂、胃酸缺乏症患者，本病的发生是由于潜在感染的复发。与标准的气管镜检查相比，粪便样本核酸序列检测和类圆线虫 PCR 有较高的敏感性，治疗选择仍然是伊佛霉素。

五、免疫功能低下宿主肺部感染的诊疗原则

ICH 患者的肺部感染具有起病隐匿、症状不典型、早期易被忽视、进展迅速、机会菌感染、病原体难确定等临床特点。对病变性质的早期判定及病原体的及早确定，是治疗成功的基础。可参考以下诊断四步法：第一步判断病变部位。详细采集病史及查体，结合院前辅助检查结果，预防遗漏“肺外”病灶。第二步初步判断病变性质。落实以下两点判断病变的性质：①掌握 ICH 基础疾病与易感病原及影像学特点，综合基础病、近期治疗方案（评估免疫抑制程度及感染风险）、起病特征、体检、痰液性状及肺部影像变化，判断为感染时，并初步分析最可能的病原体。②除外常见的非感染病因，譬如肺水肿、肺泡出血、药物性肺损伤、放射性肺炎、隐源性机化性肺炎、淋巴细胞样肺炎、移植后淋巴增生性疾病（PTLD）、肺血栓栓塞症、肿瘤及原发病灶肺侵犯等。第三步有序检查并在 12 小时内反馈：①考虑为感染性疾病时应尽快完善相关检查。基本检查项目包括：a. 连续 3 次气道分泌物行细菌、真菌涂片及培养、六胺银及抗酸染色。b. 外周及导管血培养。c. 血涂片有无异常细胞形态及中毒颗粒。d. 血清学检查，包括降钙素原（proealcitonin，PCT）、1，3-B-D 葡聚糖（G 试验）或半乳甘露聚糖（galactomannan，GM）、巨细胞病毒 pp65（CMVpp65）、淋巴细胞亚群。首次 PCT<0.5ng/ml 在 12 小时内复测，之后隔日测定；G 实验阳性复检。e. 首诊及病情变化时尽快行肺部高分辨 CT 或胸片。选择性检查项目包括：a. 伴胸腔积液者留取胸水常规、生化、培养、抗酸染色及结核感染 T 细胞斑点试验（TB.SPOT）；b. 伴中枢神经系统异常者行脑脊液常规、生化、培养以及墨汁和抗酸染色；c. 伴血液系统改变行骨髓穿刺，送检涂片及培养；d. 临床怀疑时检测血清 TB.SPOT、支原体、衣原体及军团菌抗体、单纯疱疹病毒抗体。②怀疑原发基础病活动时完善活动度的评测。③伴心脏基础病或怀疑心功能异常者行心脏超声或 B 型脑钠肽检查。第四步 48～72 小时评估初步疗效并相应调整诊治策略。无改善且未获得阳性结果者采取补救措施。包括完善补救项目检查（如肺泡灌洗液细胞学及病毒抗体检测；病情允许 CT 引导下肺组织穿刺）及专科会诊。

对于 ICH 合并肺部感染的治疗原则基本类似 CAP 或 HAP 的指南所述。值得强调的是：①当出现 ARDS 或急性呼吸衰竭时，选择无创通气还是有创通气？为避免 VAP 发生，有创通气是否为绝对禁忌证？这些问题将在下文讨论。②力争早日从经验性抗感染治疗过渡到目标性治疗，缩短经验性大包围治疗的时程。③重塑患者的免疫功能。④严密监测重要器官的功能及移植器官的排异情况，拯救生命是第一要务。⑤发挥多学科会诊的优势。⑥注重 ICH 感染的预防性治疗领域的研究。

六、免疫功能低下并急性呼吸衰竭患者无创通气的临床策略

近年的国内外指南均在不同级别推荐了无创正压通气（noninvasive positive pressure

ventilation，NPPV）在各类急性呼吸衰竭（acute respiratory failure，ARF）中的临床应用，尤其在治疗慢性阻塞性肺疾病急性发作和急性心源性肺水肿的研究中获得了高等级的证据。随着ICH的迅速扩大，NPPV在此人群并合并呼吸衰竭患者中的应用也一直是临床关注的热点，目前的疗效总体乐观。

（一）NPPV与常规吸氧治疗的疗效比较

对于ICH合并感染所致ARF患者，应用NPPV较常规吸氧治疗能够取得更好地近期和远期疗效，因此在呼吸衰竭早期便应用NPPV将可能获得更佳的预后。Hilbert等将52例有肺部浸润、发热和ARF的ICH随机分为常规吸氧治疗组（n=26）和NPPV组（n=26）。结果显示，与常规吸氧治疗组相比，NPPV组有更低的气管插管率（46% vs 77%，P=0.03）、VAP发生率（8% vs 23%，P=0.12）、ICU死亡率（38% vs 69%，P=0.03）和医院死亡率（50% vs 81%，P=0.02）。Antonelli等将40例实体器官移植后ARF患者随机分为NPPV组（n=20）和常规吸氧治疗组（n=20）。结果显示，接受治疗的第一小时内，NPPV组（14/20，70%）与常规吸氧组（5/20，25%）均改善了氧合指数（P=0.05）；随着时间的发展，两组在持续改善氧合指数（PaO_2/FiO_2）方面出现差异（12/20，60% vs 5/20，25%，P=0.03）；另外，NPPV组明显减少气管插管率（20% vs 70%，P=0.002）、致命性并发症的发生率（20% vs 50%，P=0.05）以及ICU死亡率（20% vs 50%，P=0.05），但在医院死亡率方面两组没有明显差异。

（二）NPPV与有创正压通气的疗效比较

Johnson等选择了1946例老年（年龄≥65）免疫功能低下机械通气患者，回归分析了有创通气和无创通气对这些患者预后的影响。在免疫功能低下原因方面，入选患者中1572例（81%）使用免疫抑制药物，1011例（52%）口服皮质激素，6例（0.3%）为获得性免疫缺陷综合征，163例（8%）有白血病、淋巴瘤和多发骨髓瘤。这些患者中717例（37%）应用无创通气，1229例（63%）应用有创通气。结果显示，与有创通气相比，无创通气能显著减少患者90天死亡率（P<0.001），但在30天死亡率方面没有显著差异。Molina等前瞻性观察分析了300例发生呼吸衰竭需要机械通气的血液系统恶性肿瘤患者，其中169例为有创通气，131例为无创通气。结果提示，在死亡率方面，NPPV组（42.3%）明显低于有创通气组（72.2%）或NPPV失败组（79.7%）。为什么有创通气模式的死亡率常高于无创通气呢？主要原因是VAP在有创通气的ICH人群中发生率更高，是最常见的院内获得性感染，对ICH并呼吸衰竭患者的预后产生显著的负面影响。Hilbert和Antonelli的研究提示，发生VAP的ICH患者死亡率甚至高达100%。其次，有创通气的气道管理、模式与参数选择、撤机时机等临床技能的把握程度也影响着患者的预后。总之，避免气管插管是ICH并ARF患者目前的呼吸治疗策略，从而避免插管的并发症及高死亡率。

（三）无创通气连接方式的选择

合适的NPPV连接方式是临床疗效良好的前提，其主要原则是减少漏气和皮肤损伤以及增加患者舒适性。目前最常用的是鼻罩和口鼻罩，头盔的应用较少。Holanda等选择了24例健康志愿者，随机交叉使用鼻罩、口鼻罩和全脸面罩。结果显示，无论使用何种连接方式，舒适性方面没有显著差异，而且随着压力增高舒适性均会有所降低；与全脸面罩相比，鼻罩和口鼻罩易发生鼻面部压痛；漏气方面，口鼻罩高于鼻罩和全脸面罩。

上述结果基于健康志愿者的主观描述和检测，与ARF患者的实际临床应用可能存在差异。Rocco等将19例免疫功能低下（8例血液系统恶性肿瘤，8例实质器官移植，3例AIDS）并发生发热、肺部浸润及急性低氧性呼吸衰竭的患者通过头盔给予NPPV，另19例基线情况相似的患者通过口鼻面罩给予无创通气。两组在 PEEP 水平[(8±2)cmH_2O vs(7±2)cmH_2O；P= 0.23]、压力支持水平[(15±2)cmH_2O vs(15±2)cmH_2O；P=0.30]以及 NPPV 使用时间[(3.3±1)天 vs(3.7±2)天，P=0.4；(11±3)h/d vs(13±6)h/d，P=0.15]方面没有显著差异。结果显示，头盔组与面罩组相比，均能改善气体交换；在避免气管插管方面也无明显差异(插管率 37% vs 47%，P=0.37)；在持续改善氧合指数方面，头盔组效果较好(74% vs 37%，P=0.02)；并发症方面，面罩组 7 例(47%)发生鼻部皮肤损伤，而头盔组只有 2 例发生腋窝部皮肤损伤(P=0.01)；另外，两组均无幽闭恐惧症的发生；虽然头盔组在 ICU 和院内死亡率方面较面罩组低，但没有统计学差异。Piastra 等选择 23 例发生急性低氧性呼吸衰竭的 AIDS 患儿[年龄(10.2±4.7)岁]，通过面罩(n=10，43.5%)和头盔(n=13，56.5%)给予无创通气，结果与前者基本一致。因此，ICH 呼吸衰竭患者进行无创通气时，鼻罩和面罩的主要差异在于并发症的发生率(如皮肤损伤、漏气)，可以通过调节头带的松紧度予以解决。同时当患者出现鼻面部压痛或皮损或不能耐受时，头盔可作为一种可靠选择。

(四) NPPV 模式的选择

持续气道正压(continuous positive airway pressure，CPAP)通气可扩张陷闭气道和肺泡，降低心室前后负荷，促进肺水肿液的重新分布。基于此，其已被广泛应用于急性心源性肺水肿和阻塞性睡眠呼吸暂停综合征的治疗，并取得很好疗效。而双水平正压通气(Bi-level positive airway pressure，BiPAP)，通过给予压力支持，能显著改善患者呼吸肌疲劳，降低氧耗，增加潮气量，从而纠正患者呼吸性酸中毒。所以，BiPAP 在 COPD 患者急性加重期甚至稳定期的应用取得显著效果。

而 Hilbert 等前瞻性研究了入住 ICU 的 64 例出现发热和急性低氧性呼吸衰竭(PaO_2/F_iO_2<200)的中性粒细胞减少患者。在给予 CPAP 后 24 小时内，53% 的患者呼吸频率降至 25 次 / 分以下；平均氧合指数由 128±32 上升至 218±28；25%(16/64)的患者避免了气管插管，显示出 CPAP 模式的良好疗效。在需要气管插管的原因方面，29%(14/64)是由于低氧血症加重，17%(8/64)由于 $PaCO_2$ 升高。Conti 等分析了 16 例发生 ARF 的血液系统恶性肿瘤患者，这些患者均通过鼻罩给予无创通气，模式为 BiPAP。在给予无创通气的 24 小时内，患者氧分压(90±26 vs 43±10，P< 0.001)和氧合指数(185±84 vs 87±22，P< 0.001)显著改善，但 pH、RR 和二氧化碳分压并没有明显变化。Razlaf 等的研究中，120 例患者中，34 例(28.3%)患者仅应用 CPAP，75 例(62.5%)患者接受 BiPAP，11 例(9.2%)患者初始应用 CPAP 后因为肌肉疲劳而改为 BiPAP，结果发现不管是初始(45/75，60%)或是后续需要(8/11，72.7%)使用 BiPAP 的患者发生 NPPV 失败的几率较单纯应用 CPAP(13/34，38.2%；P < 0.05)的患者显著增高。由此可见，对免疫功能低下 ARF 患者进行无创通气，CPAP 和 BiPAP 均能改善患者的氧合以及降低呼吸频率。两者相比较而言，与 BiPAP 相比，应用 CPAP 的患者可因 $PaCO_2$ 升高而需要插管；与 CPAP 相比，BiPAP 更多应用于严重呼吸衰竭或呼吸肌肉疲劳和高碳酸性呼吸衰竭。总之，在获得 NPPV 治疗成功方面，还不能得出 CPAP 优于 BiPAP 的结论，需要个体化和动态化。

(五) NPPV 参数的设置

NPPV 是定压型通气模式，其中设置呼气末气道正压(positive end-expiratory pressure，PEEP)可通过防止肺泡陷闭，增加功能残气量，减轻肺水肿及纠正通气血流比例失调等方式增加患者氧合，从而被广泛用于 ARDS、COPD 和急性心源性肺水肿的治疗。但怎样确定 PEEP 水平还没有可操作性的规程。Anjos 等在 30 例发生 ARF 的 AIDS 患者实施无创通气时，随机并顺序给予三种不同水平PEEP（5、10和15cmH$_2$O），同时给予5cmH$_2$O压力支持。结果显示，无论第一次给予的PEEP水平是多少，患者氧合情况均很接近。只有当第一次PEEP水平为5cmH$_2$O时，随着更高水平PEEP的应用，氧合才会进一步改善；但是，随着PEEP水平的提高，PaCO$_2$水平也相应升高。5cmH$_2$O的压力支持在所有PEEP水平下均能显著和持续改善患者呼吸困难症状以及降低呼吸频率。所以，免疫功能低下发生低氧性呼吸衰竭进行无创通气的患者，在密切监测的情况下，滴定式给予最佳PEEP，在保证改善氧合的同时，避免由于气体分布不均而引起PaCO$_2$水平升高。同时合适的压力支持能够改善患者呼吸急促的症状以及缓解呼吸肌肉疲劳。

（六）NPPV成功与失败的预测因素

明确NPPV在ICH并ARF患者疗效失败的预测因素，将为保障患者呼吸治疗的连续性提供帮助。Razlaf等回顾分析了从2005到2011年之间收入监护室的120例进行无创通气的免疫缺陷患者，以探讨由肺炎或者肺外脓毒症引起免疫低下患者呼吸衰竭后进行NPPV的失败率以及失败风险因素。这些患者免疫低下的原因包括血液系统恶性肿瘤（白血病、淋巴瘤）、骨髓移植、实质器官移植、自身免疫病和AIDS，但这些患者除了血清肌酐有明显差异外（P<0.002），其他基础情况基本相近。其中59.2%的患者是肺部浸润引起的ARF，而40.8%是由于肺外脓毒症引起的继发性ARF，前者有较长的住ICU时间[（16.3 vs 13.2）天；P <0.047]，更长的NPPV使用时间[（87±102）小时vs（65.6±97.8）小时；P<0.056]。系统性炎症反应综合征与肺炎患者相比，NPPV失败率没有明显差异。所有患者的氧合指数在应用NPPV开始的1～2小时内有显著改善，但后续直至通气结束并没有进一步的改善。虽然病理生理学不同，但肺源性或肺外因素引起的ARF并不影响NPPV成功或失败；高APACHEⅡ评分、儿茶酚胺的需求（P<0.05）、低氧合指数（P<0.05）是NPPV失败的风险因素。而在Hilbert等的研究结果中，初始氧合指数并不是CPAP有效与否的预测变量。入选时患者SAPSⅡ（P<0.034）和肝功能衰竭（P<0.007）是预测CPAP失败的指标。另外Molina等的研究结果提示，与无创失败组相比，无创成功组有更大的年龄（P=0.004）、发生充血性心力衰竭的几率（P=0.02）、发生菌血症的几率（P=0.03），SOFA评分更低。

（七）NPPV转为有创通气的指标

国内外专家对无创通气失败需要改为气管插管的指标有着共识性的建议。譬如NPPV治疗1～4小时后出现严重的呼吸性酸中毒（pH<7.20）或严重的低氧血症（FiO$_2$≥0.5条件下，PaO$_2$≤8kPa或氧合指数<120mmHg）；神智恶化；不能清除分泌物；血流动力学不稳定等。但针对ICH并ARF患者还缺乏专门的指导意见，研究也甚少。现有临床研究中课题组专家所设立的标准不失为目前的参考指标，同时应结合患者的基础疾病、肺部感染程度、呼吸改善现状及循环工作状态等个体情况综合分析，同时参照现有针对免疫功能正常呼吸衰竭患者气管插管的指标，及时确定NPPV转换为有创通气的时机，以免延误患者病情。

Hilbert等的研究中，无创通气改为气管插管的原因包括氧合指数小于85、PaCO$_2$升高导致酸中毒、严重的肺性脑病、严重血流动力学不稳定以及控制气道分泌物，结果导致NPPV组46%（12/26）的患者气管插管。另外，在Antonelli等的研究中，无创通气失败指标包括FiO$_2$≥0.6时PaO$_2$≤65mmHg、病情进展需要气管插管以保护气道（昏迷或癫痫）或者处理痰液高分泌、血流动力学或心电图不稳定以及无法耐受面罩，其最终结果是NPPV组20%（4/20）患者进行了气管插管。管中窥豹，不同研究中由NPPV改为气管插管指标的关键点是氧合水平和二氧化碳潴留程度。

（八）NPPV对不同病原体肺炎的效果

ICH的病因各异，导致的易感病原体也千差万别，与此相关的肺实质及肺间质的损伤机制各具特点。从病原体角度着手研究NPPV适应证和设置方案是极其有意义的，但是此类临床探索目前尚严重缺乏。Confalonieri等前瞻性分析了48例发生卡氏肺囊虫肺炎并出现ARF的AIDS患者，其中24例通过面罩给予无创通气，另24例施以有创通气。结果发现，与有创通气组相比，NPPV组有更低的气胸发生率（8.3% vs 38%，*P*=0.033），而气胸患者ICU死亡率更高（81% vs 16%；*P* <0.0001）；另外，其ICU（75%）和2个月（58%）存活率明显高于有创通气组（38% vs 21%）；但6个月后，两组的存活率没有明显差异（25% vs 16%，*P*=0.678）。这些结果充分提示，NPPV在空泡样病变辅助通气中具有优越性。

总而言之，ICH肺部感染起病隐匿、症状不典型、早期易忽视、进展迅速、机会菌感染、病原体难确定等临床特点，使得NPPV的使用时机、参数设置、撤离指征等操作要素一定是复杂多样的。目前的研究总体来说，NPPV对于ICH并ARF患者能够显著改善氧合，减少插管率，降低死亡率，已经给人们带来足够的信心，进一步的个体化、细节化、动态化研究是非常必要和有意义的。

（宋立强）

参考文献

1. Kay HE. Infection of immunosuppressed patients.Clin Pathol Suppl（R Coll Pathol），1979，13：26-29.
2. Fishman JA. Infection in solid-organ transplant recipients. N Engl J Med，2007，357：2601-2614.
3. Sanders KM，Marras TK，Chan CK. Pneumonia severity index in the immunocompromised. Can Respir J，2006，13：89-93.
4. British Thoracic Society Standards of Care Committee. Noninvasive ventilation in acute respiratory failure. Thorax，2002，57：192-211.
5. Brochard L，Isabey D，Piquet J，et al. Reversal of acute exacerbations of chronic obstructive lung disease by inspiratory assistance with a face mask. N Engl J Med，1990，323：1523-1530.
6. 中华医学会呼吸病学分会呼吸生理与重症监护学组．NPPV临床应用专家共识．中华结核和呼吸杂志，2009，2：86-98.
7. Hilbert G，Gruson D，Vargas F，et al. Noninvasive ventilation in immunosuppressed patients with pulmonary infiltrates，fever，and acute respiratory failure. N Engl J Med，2001，34：481-487.
8. Antonelli M，Conti G，Bufi M，et al. noninvasive ventilation for treatment of acute respiratory failure in patients undergoing solid organ transplantation. JAMA，2000，283：235-241.
9. Chantila WM，Criner GJ. Complication of long-term mechanical ventilation. Respir Care Clin N Am，2000，8：631-647.
10. Ewig S，Torres A，Riquelme R，et al. Pulmonary complications in patients with hematological malignancies treated at a respiratory ICU. Eur Respir J，1998，12：16-122.
11. Johnson CS，Frei CR，Metersky ML，et al. Non-invasive mechanical ventilation and mortality in elderly immunocompromised patients hospitalized with pneumonia：a retrospective cohort study. BMC Pul Med，2014，14：7.
12. Molina R，Bernal T，Borges M，et al. Ventilatory support in critically ill hematology patients with respiratory failure. Critical Care，2012，16：R133.

13. Confalonieri M, Calderini E, Terraciano S, et al. Noninvasive ventilation for treating acute respiratory failure in AIDS patients with pneumocystis carinii pneumonia. Intensive Care Med, 2002, 28: 1233-1238.
14. Holanda MA, Reis RC, Winkeler GFP, et al. Influence of total face, facial and nasal masks on short-term adverse effects during noninvasive ventilation. J Bras Pneumol, 2009, 35(2): 164-173.
15. Rocco M, Dell'Utri D, Morelli A, et al. Noninvasive ventilation by helmet or face mask in immunocompromised patients: a case-control study. Chest, 2004, 126: 1508-1515.
16. Piastra M, De Luca D, Pietrini D, et al. Noninvasive pressure-support ventilation in immunocompromised children with ARDS: a feasibility study. Intensive Care Med, 2009, 35: 1420-1427.
17. Hilbert G, Gruson D, Vargas F, et al. Noninvasive continuous positive airway pressure in neutropenic patients with acute respiratory failure requiring intensive care unit admission. Crit Care Med, 2000, 28: 3185-3190.
18. Conti G, Marino P, Cogliati A, et al. Noninvasive ventilation for the treatment of acute respiratory failure in patients with hematologic malignancies: a pilot study. Intensive Care Med, 1998, 24: 1283-1288.
19. Razlaf P, Pabst D, Mohr M, et al. Non-invasive ventilation in immunosuppressed patients with pneumonia and extrapulmonary sepsis. Respir Med, 2012, 106: 1509-1516.
20. Anjos CFD, Schettino GPP, Park M, et al. A randomized trial of noninvasive positive end expiratory pressure in patients with acquired immune deficiency syndrome and hypoxemic respiratory failure. Respir Care, 2012, 57(2): 211-220.
21. Godbole G, Gant V. Respiratory tract infections in the immunocompromised. Curr Opin Pulm Med, 2013, 19: 244-250.

第九节 非严重免疫缺陷患者肺隐球菌病

一、隐球菌感染现状

隐球菌是一种腐物寄生性酵母菌，广泛分布于世界各地，可以从土壤、鸽粪和水果中分离出来，鸽粪是隐球菌常见的自然宿主，是最重要的传染源，干燥鸽粪飞扬形成的气溶胶颗粒直径可小至数微米，易于被吸入后到达肺泡导致感染。引起人类感染的隐球菌主要是新生隐球菌和格特隐球菌。国内以新生隐球菌致病为多见，隐球菌按血清学分为 A、B、C、D 和 AD 这五个型别。根据不同型别分为新生隐球菌格鲁比变种（血清型 A）、新生隐球菌新生变种（血清型 D）和格特隐球菌（血清型 B、C）。此外，还发现了新生变种和格鲁比变种的杂合体（血清型 AD）。它们在体外为无荚膜或仅有小荚膜，进入人体内后能形成厚荚膜，有荚膜的隐球菌菌体直径明显增加，致病力增强。隐球菌可以感染人体的任何脏器，最常见的感染部位包括肺部、中枢神经系统和皮肤。在免疫抑制患者中，隐球菌感染的发病率约为 5%～10%。隐球菌是 AIDS 患者感染的重要致病菌。在 AIDS 患者中，隐球菌的感染率可以高达 30%。有数据显示全球每年有超过 60% 的 AIDS 合并隐球菌脑膜炎患者在感染后 3 个月内死亡。隐球菌不仅可以感染严重免疫缺陷宿主，也可以感染免疫相对正常宿主。针对非严重免疫缺陷患者感染隐球菌的研究越来越多。研究报道，免疫正常宿主肺隐球菌病的年发病率约为 0.4/10 万～0.9/10 万。近年来随着慢性疾病患者的增多，糖皮质激素的临床广泛应用，以及疾病诊断方法的进步，非严重免疫缺陷宿主肺部隐球菌病的诊断病例数快速上升。本节将重点对非严重免疫缺陷患者感染隐球菌病的临床症状、胸部影像学表现、诊断方法和治疗进行阐述，并比较其与严重免疫缺陷隐球菌病患者的异同。

二、非严重缺陷患者感染肺隐球菌病临床特点

（一）临床表现

免疫功能相对正常患者，吸入隐球菌孢子导致的隐球菌感染往往局限于肺部，表现为无症状肺隐球菌病；如果免疫严重受损，或长期未接受治疗，隐球菌感染可向肺外播散，可表现为危及生命的隐球菌脑膜炎。因此，隐球菌感染的临床表现和宿主免疫状态关系密切。非严重免疫缺陷隐球菌病患者，病变多局限于肺部，中青年为主，男性明显多于女性，婴幼儿及老年人发病较少。肺隐球菌病患者的临床表现大多较轻微，常以呼吸道症状为首发，常见的症状有咳嗽（48%～60%）、咳痰（28%～80%）、发热（28%～68%）、咯血（10%～33%）和胸痛（4%～17%）等。少见的症状体征包括气促、盗汗、纳差和体重下降等。非严重免疫缺陷患者大部分症状轻微，这些症状与肺癌、肺炎、肺结核等呼吸系统其他疾病的表现相似，因此，临床极易误诊。据统计有1/3患者无任何症状而于体检胸部影像学检查时发现。而在HIV合并肺隐球菌感染患者，发热和咳嗽等临床症状较非免疫缺陷者更常见。

（二）影像学表现

肺隐球菌病患者的胸部CT表现形式多样。非免疫缺陷患者，CT表现以多发性结节或团块影最为常见，病灶多位于肺外周，单侧病变多于双侧病变，其他影像学表现包括斑片状实变影（18%～20%）、空洞（10%～19%）和晕征（5%～14%）等表现，并发胸腔积液的较少见，多种表现也可同时并存。对于有严重免疫缺陷患者，其CT影像多表现为大片实变或弥漫性病变，且空洞性病变更多见。有研究发现即使轻度免疫缺陷患者，出现实变影和结节伴空洞影的比例也要高于免疫正常者。我国及亚洲其他国家流行病学资料显示，新生隐球菌检出率远远高于格特隐球菌。而临床工作中，我们常常难以确定隐球菌类型。因为仅仅累及肺部的隐球病患者难以从呼吸道标本、肺穿刺标本或血标本中培养出隐球菌，其他临床常规检查也无法区分新生隐球菌和格特隐球菌。有研究报道格特隐球菌比新生隐球菌更容易导致肺部和（或）脑部大肿块样的病变。当患者肺部只有单发病灶时，这种大块病灶常被误认为是肿瘤或结核病。格特隐球菌感染比新生隐球菌感染更容易合并神经系统症状，在CT或MRI上表现为单个或多个隐球菌球以及脑积水。这些隐球菌球伴有或不伴有增强和水肿。一项临床研究表明，有33%～58%病例在头颅CT中发现有肉芽肿，17%～36%出现阻塞性脑积水。在发现脑部小病灶方面，MRI比CT更加敏感并且它能够在钆螯合物对比剂注入后显示出脑基底膜的增厚。所以在临床工作中，我们常需要将肺隐球菌病与肺结核和肺癌等疾病相鉴别。累及脑部时需要和脑膜炎及脑肿瘤等进行鉴别。

（三）判断方法

针对肺隐球菌病的辅助诊断方法包括血清学检查、病原学和组织学检查等。

1．血清学检查　乳胶凝集试验检测隐球菌荚膜多糖抗原已成为临床上常用的检测方法，不仅可以辅助诊断深部隐球菌感染，同时可以半定量检测血清、脑脊液、支气管肺泡灌洗液和尿液中隐球菌可溶性抗原，这对于早期诊断、判断药物疗效和疾病转归有重要作用。目前血和脑脊液标本检测隐球菌荚膜多糖抗原是早期诊断的主要手段。据文献报道脑膜炎患者脑脊液抗原的阳性率可达100%，单纯肺内病灶其阳性率亦可达96%以上，且对预后的判断有一定的临床价值。根据笔者医院的数据，严重免疫缺陷患者，乳胶凝集试验检测隐

球菌荚膜多糖抗原的阳性率可达100%；轻度免疫缺陷患者，阳性率在85%左右，而免疫正常的患者，阳性率在70%左右。假阴性的这部分患者，通常无临床症状，肺部病灶小，免疫基本正常。随着技术的不断进步，据文献报道近年来使用胶体金检测隐球菌夹馍多糖抗原，其敏感性和特异性均较乳胶凝集试验有所提升，且与乳胶凝集试验有良好的一致性，具有简单、快速（10～15分钟），以及不需要特定的实验室基础设施等特点。基于此项检测的敏感性和特异性，在临床工作中，如果隐球菌荚膜多糖抗原检测阳性，结合肺部影像学相关表现，可临床诊断肺隐球菌病，并开始抗隐球菌治疗后随访疗效。如果免疫正常患者，胸部影像学表现为小结节，隐球菌荚膜多糖抗原检测阴性还不能立刻排除肺隐球菌病，应根据病灶大小和位置选择肺穿刺等检查明确诊断。

2. 涂片或培养　临床标本涂片检查隐球菌是诊断隐球菌病的传统方法，直接涂片墨汁染色镜检或者培养。墨汁染色法迅速、简便、可靠，反复多次涂片检查可提高阳性率。临床根据病变部位不同采取相应的新鲜标本。临床常用的标本包括痰、胸液、支气管肺泡灌洗液（BALF）和脑脊液等标本。通常临床标本隐球菌培养阳性率低，因此培养在临床诊断中的作用不高。

3. 组织病理检查　获得组织学标本的方法包括经支气管镜肺组织活检（TBLB）、经皮肺穿刺活检或开胸肺活检等。病变靠近胸膜者，CT引导下经皮肺穿刺活检是一种安全、快捷、准确的诊断方法。隐球菌病组织学早期病理改变为浸润渗出性病变，周围组织炎症反应轻。数月后逐渐形成肉芽肿，病灶中多核巨细胞、单核细胞和类上皮细胞等炎性细胞浸润，多核巨细胞和巨噬细胞胞浆内含有被吞噬的隐球菌或隐球菌游离于病变组织中。六氨银染色（GMS）、过碘酸雪夫染色（PAS）、黏液卡红染色（Mc）可以帮助提高诊断敏感性，其阳性结果具有确诊意义。

4. 分子检测　分子检测如聚合酶链反应等技术在临床样本中辨别菌种具备良好的总体敏感性，能够区分新生隐球菌和格特隐球菌，但目前很少被用于临床诊断。在疑似肺隐球菌病，但常规病理检查不能发现隐球菌的情况下，组织标本的分子生物学方法具有诊断价值。

（四）治疗

治疗免疫正常肺隐球菌病患者的临床研究少，国际指南推荐的证据等级低。在治疗非严重免疫缺陷肺隐球菌患者前，首先要明确病情严重度及是否存在中枢神经系统隐球菌感染。有研究认为，免疫功能正常的无症状患者有自发消退倾向，不必立即进行治疗，如在随访中病变逐渐扩大并出现临床症状再给予治疗。但目前指南推荐，轻症肺隐球菌病，无其他系统累及的非严重免疫抑制患者应首选口服氟康唑，400mg/d，治疗6～12个月。对不能耐受氟康唑的患者，可选用伏立康唑或伊曲康唑治疗。免疫抑制或重症肺隐球菌病患者治疗同隐球菌中枢神经系统感染。推荐首选两性霉素B 0.5～1.0mg/（kg·d）联合氟胞嘧啶100mg/（kg·d）诱导治疗2～4周后，给予氟康唑400～800mg/d巩固治疗8周，再给予氟康唑200mg/d维持治疗6～12个月。

根据全球抗真菌监测研究项目分析发现，氟康唑耐药率虽然不高，但有逐渐升高趋势，提示我们应关注隐球菌的耐药率。耐药可能与氟康唑的使用过多有关，也可能与天然耐药菌株有关，与药物的使用无关。对于氟康唑治疗效果不佳的患者，可改用伏立康唑治疗。有研究发现伏立康唑可作为氟康唑耐药隐球菌病的替代治疗，并可有效治疗脑部隐球菌病。对于肺部病灶局限、而内科治疗效果不佳的患者，可考虑手术切除。因剖胸探查或误诊为肿瘤或其他病变行病灶手术切除者，建议术后常规应用抗真菌药治疗，疗程至少2个月，并建议随诊。

三、小结

人类活动范围的增大、慢性疾病患者的增多、免疫抑制剂或糖皮质激素的长期应用，导致非严重免疫缺陷患者感染隐球菌病越来越多。这些患者病变往往局限于肺部，相对免疫抑制患者其临床症状轻、影像学多表现为结节或肿块影，容易被误诊为结核或肿瘤。提高对本病的认识，对可疑患者尽早行血清隐球菌荚膜多糖抗原检测，联合经纤维支气管镜检查或经皮肺穿刺活检可以早期确诊，如早期进行抗隐球菌治疗，大部分患者预后良好。

参考文献

1. 温海. 隐球菌感染诊治专家共识. 中国真菌学杂志，2010，(02)：65-68.
2. 丁媛，谭鸣鸣，苏欣，等. 基础疾病对隐球菌病患者临床症状和转归的影响. 医学研究生学报，2015，07：719-722.
3. 叶枫，谢佳星，李少强，等. 非免疫缺陷者肺隐球菌病110例临床分析. 国际呼吸杂志，2014，34(2)：81-86.
4. 王丽芳，丁媛，苏欣. 肺隐球菌病65例回顾分析. 中华结核和呼吸杂志，2014，37(10)：764-768.
5. Perfect JR，Dismukes WE，Dromer F，et al. Clinical practice guidelines for the management of cryptococcal disease：2010 update by the infectious diseases society of america. Clin Infect Dis，2010，50(3)：291-322.
6. Limper AH，Knox KS，Sarosi GA，et al. An official American Thoracic Society statement：Treatment of fungal infections in adult pulmonary and critical care patients. Am J Respir Crit Care Med，2011，183(1)：96-128.

第十节　支气管扩张症稳定期的治疗进展

一、概述

支气管扩张症（简称支扩）系由多种原因引起的支气管异常的、不可逆的扩张。随着高分辨率CT的临床运用，支扩的诊断率有显著提高。

根据经典的恶性循环假说，抗感染、抗炎、促进痰液排出在理论上是有效的，这篇综述将讨论这些治疗方案的安全性和有效性。最近发表的关于支扩诊疗的文章由于缺少大量的随机对照研究，证据等级普遍不高。

二、稳定期的治疗

（一）祛痰疗法

不管哪种病因所致，支扩主要特点是支气管感染和持续的炎症，这些可能造成气道黏液清除功能受损，另外炎性细胞的浸润，使痰液越来越黏稠，患者痰液难以咳出，痰液中的微生物残留，最终加速了支扩的进展。

痰液的清除与痰液成分、总量以及正常的纤毛摆动频率等因素有关，某一个异常就可导致痰液难以咳出，因此针对病因的治疗往往是有效的。然而在大多数情况下诱因无法确定，或者存在多种因素参与，所以联合疗法的运用将会更加合适。

目前公认支扩患者呼吸道黏膜处于相对干燥的状态，增加气道黏膜表明的水合作用可能会有利于痰液的清除。即使气道黏膜并不干燥，水分的增加也会减少气道表面相互作用，从而有利于痰液的清除。人们通常使用吸入高渗透压制剂如甘露醇，高渗生理盐水以增加气道表面水合作用。吸入这些药物既可增加气道表面液体渗透压从而使水分渗透到气道，也可破坏一些蛋白从而减少痰液的黏度。

但是，需要注意的是，由于一些气道敏感患者在吸入高渗压剂后会导致气道收缩，FEV_1下降近15%，所以在治疗之前推荐对气道高反应性做个评估。

1. 甘露醇　甘露醇是一种非离子糖醇，常用作渗透剂用以增加黏液清除。有研究表明，甘露醇起效快，药效可维持24小时，范围广，在肺内任何地方，包括肺外带效果都很显著。

一项随机对照试验采用吸入干粉甘露醇（400mg）治疗324名CF患者，每天两次，疗程为26周，对照组吸入安慰剂。试验表明治疗组FEV_1明显提高（118ml vs 26ml；$P<0.001$）且发生在早期（第6周）并维持到第52周（图4-10-1）；急性加重发生率也下降了35.4%；肺功能明显改善。

有了这些结果，甘露醇也被用于非囊性纤维化支气管扩张症（NCFB）试验中，最近一项非盲试验采用吸入甘露醇（400mg）治疗9名支扩患者，每天一次，疗程12天，结果显示患者昼夜咳嗽减少，清晨咳痰减少，睡眠时间延长；痰性质改变，易咳出；肺功能没有显著改变。生活质量SGRQ评分显著升高，停药后仍可维持6～10天。一项多中心随机对照试验采用吸入甘露醇（320mg）治疗185名肺功能良好的支扩患者，其摘要显示治疗超过12月的患者其健康相关生活质量明显提高。

目前正在进行三期临床试验，目的是检验治疗组（吸入甘露醇（400mg），每天两次，疗程52周）相对于对照组疗效的有效性和安全性。主要的结局指标是吸入甘露醇后支扩急性加重次数频率，次要的结局指标是生活质量、抗生素用量、住院治疗次数、痰量、白天嗜睡评分、肺功能和健康相关的成本。

2. 高渗生理盐水　超声雾化吸入高渗生理盐水（HS）对气道和肺泡内壁有一定的湿润作用及刺激作用，使气道内渗透压升高，气道内水分外渗，利于痰液排出。一项随机安慰剂对照试验中，超声雾化吸入HS治疗164名CF患者，每天两次，疗程48周以上，其疗效得到很好的见证。HS组患者急性加重次数明显减少，生活质量明显提高，FEV_1提高了65ml，见表4-10-1。2009年一篇囊括了12个试验的综述得出这样一个结论：HS是一种安全，低成本且有效的CF治疗方法。然而，HS对non-CF支扩患者是否有效还不得而知。

表4-10-1　超声雾化吸入HS治疗CF患者

Table 2. 雾化吸入高渗生理盐水对囊性纤维化病人肺功能的影响。*

变量	0～48周患者与对照组肺功能线性变化率的差异 *ml/wk（95%CI）*	4～48周肺功能的差异† *ml（95%CI）*
FEV_1	0.3（−1.3 to 1.8）	68（3 to 132）
FVC	0.5（−1.3 to 2.3）	82（12 to 153）
$FEF_{25\text{-}75}$	−1.5（−4.2 to 1.2）	39（−67 to 146）

注：* 比较的是高渗生理盐水和对照组的肺功能差异。正数代表高渗生理盐水的优势。已和年龄、身高、性别校正。

†4周是继基线之后的第一次测量时间。已和基线水平校正

在一项交叉试验中，24 名痰生成量 <10g/d 的支扩患者，被随机分配到 4 组中接受不同的治疗方案，每周一次，疗程 4 周。处理措施包括单独行主动呼吸循环技术（ACBT）；ACBT 后 10 分钟雾化吸入特布他林；ACBT 雾化吸入等渗盐水，10 分钟后雾化吸入特布他林；ACBT 雾化吸入高渗盐水，10 分钟后雾化吸入特布他林。雾化吸入等渗盐水和高渗盐水都会增加患者排痰量，减少痰黏度，使痰更易咳出，但高渗盐水效果优于等渗盐水。

在另一个随机单盲交叉试验中，受试者为 28 名支扩患者，时间 3 个月，试验证实肺功能（FEV_1，FVC）改善程度，SGRQ 评分的生活质量，症状的好转，都是 HS 更胜一筹（图 4-10-2）。

最近发表的一篇文章却有不同结果。40 位患者随机分配到等渗盐水（IS）组和 HS 组，每天吸入，持续 12 个月，未发现 HS 比 IS 有任何临床优势。然而，两组患者生活质量，肺功能都有明显改善。但值得注意的是，在试验之前，85% 的患者会定期行气道清除技术，所以盐水的使用可能只是提供额外的疗效（图 4-10-3）。即使现在有证据支持 HS，但似乎 IS 和 HS 都对 NCFB 有疗效。

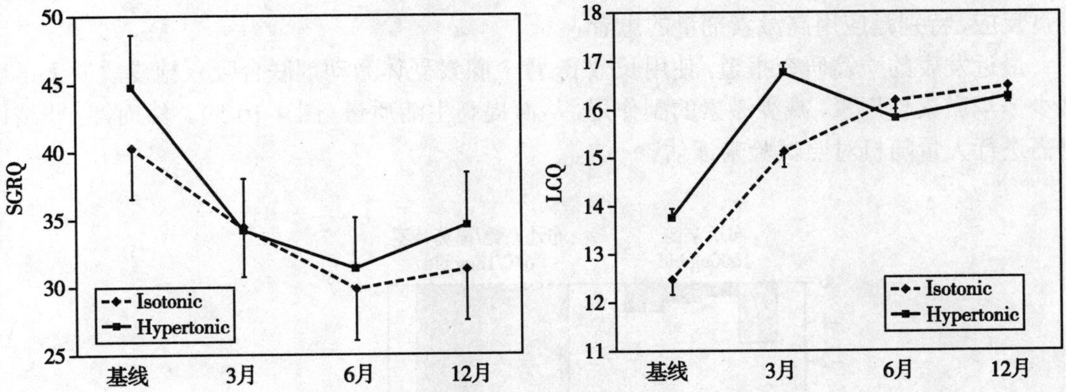

图 4-10-4 IS 和 HS 治疗 NCFB

3. N- 乙酰半胱氨酸 N- 乙酰半胱氨酸（NAC）是一种黏液溶解剂，是一种疗效良好而且安全的祛痰剂。吸入后，其分子中的巯基可破坏痰液中黏蛋白的二硫键，使黏蛋白分解，从而降低痰的黏滞性，使之容易咳出。NAC 是谷胱甘肽 GSH 的前提，在体内合成具有抗氧化作用的谷胱甘肽，GSH 具有稳定细胞膜及胞内膜相结构，稳定细胞内重要大分子如酶类及蛋白质的功能。因此，NAC 的作用机制可能源于它的抗氧化特性而不是黏液溶解性。NAC 也可以抑制病菌黏附在气道上皮细胞上而发挥抗菌作用。尽管如此，仍然没有充足的证据证明 NAC 对 NCFB 有效。

痰液清除是一个复杂的机制，至今仍然不清晰。有关祛痰药的试验缺乏，结论也不尽一致。祛痰剂的疗效还需进一步的研究。

（二）抗炎治疗

前面提到，持续的炎症也是引起支扩的原因之一，有时即使没有感染，气道也会发生炎症反应，提示支扩患者存在机体免疫调节功能紊乱。因此，理论上对支扩患者进行抗炎治疗或免疫调节治疗似乎也是可行的。

目前已经有一些报道指出抗炎药物对支扩有一定疗效，然而，即使这些药物在支扩治疗中确实发挥了抗炎作用，但仍然缺乏有力的证据证实抗炎药对支扩的确切疗效。

1．大环内酯类　除了抗菌活性，因其抗炎作用和免疫调节特性，大环内酯类药物也被广泛用于许多慢性肺部疾病的治疗当中。虽然没有有力证据支持长期服用大环内酯类在这些疾病中的作用，但许多小型临床试验已证实了其在 NCFB 中的良好疗效。这些临床试验的研究设计虽有很多不同，如患者年龄、药物剂量、疗程、结局指标等，但多数试验结果都显示患者痰量减少，肺功能改善，部分患者急性加重频率降低。一项大型试验也证实，6 个月的阿奇霉素治疗可以显著降低需抗菌治疗的支扩急性加重频率并维持 6 个月稳定，延长了第一次急性加重发作的时间（图 4-10-4）。尽管有这些疗效，但其副作用也需注意，如胃肠不适、转氨酶升高、心律失常、耳毒性、泌尿生殖系统感染及最重要的微生物耐药性的产生，特别是非结核分枝杆菌（NTM）可能发生耐药性。

因此，在更深入的研究得出结论之前，大环内酯类需对支扩患者有选择性的应用，不推荐作为 NCFB 患者的常规治疗。

2．糖皮质激素　糖皮质激素虽有抗炎作用，但由于不良反应不能长期全身使用。2009 年一篇有关吸入激素治疗支扩的 meta 分析得出结论，没有充分证据支持吸入糖皮质激素作为支扩稳定期患者的常规治疗，但对那些症状难以控制的患者还是有效的。但要严格监控不良反应，特别是应用高激素剂量的患者。

最近发表的一篇研究报道，使用长效 β_2 肾上腺素受体激动剂联合吸入糖皮质激素可以减少一半激素使用量，减少激素的副作用，从而提高生活质量（图 4-10-5）。然而，这些结论仍需进行大量随机对照试验来评估。

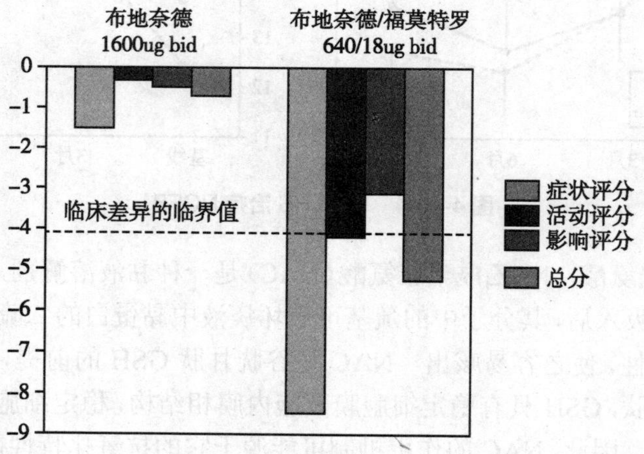

图 4-10-5　激素治疗

3．其他抗炎药　因布洛芬已被证实对 CF 患者有效，所以非甾体抗炎药（NSAID）可能对支气管扩张有潜在的疗效。然而两篇系统综述检索关于吸入和口服 NSAID 对 NCFB 患者的研究，仅发现一项小型试验，吸入消炎药和安慰剂对照，受试者 24 人，其中 8 人支扩，结果表明治疗 14 天后，治疗组痰量明显减少，呼吸困难明显改善，但 NSAID 治疗支扩的疗效还需进一步的研究。

和大环内酯类一样，他汀类药物也有抗炎和免疫调节特性；有研究表明他汀类在体外实验可以抑制中性粒细胞的迁移和上皮细胞增生，增强巨噬细胞吞噬能力，而在许多慢性肺部疾病和全身性炎性疾病（包括支扩）的发病机制中都涉及巨噬细胞的吞噬功能，故他汀类药物可能成为新的研究热点。目前有一项正在进行的临床试验，评估阿托伐他汀治疗支扩患者的疗效与安全性，其中包括合并或不合并铜绿假单胞菌感染的患者。

白三烯受体拮抗剂可以抑制中性粒细胞介导的炎症反应，理论上对支扩有疗效，但缺乏相关研究。同样，茶碱类也是类似情况，有研究正在评估它在支扩治疗中的作用。

（三）抗菌疗法

支气管扩张由于气道黏液纤毛清除功能受损，为许多微生物的定植提供了良好的环境，促进细菌在气道黏膜表面快速增殖，机体通过炎症反应来清除细菌，若细菌未被完全清除，炎症转为慢性，可导致严重的肺部损伤。稳定期使用抗生素的目的是减少细菌负荷量，阻断恶性循环。

1. 全身用药　有研究表明氟喹诺酮类（如环丙沙星）长期治疗可以减少支扩患者急性加重次数，改善肺功能，提高生活质量。但易发生耐药性，可根据药敏结果决定抗生素使用，目前，氟喹诺酮类抗生素是防止支扩急性加重常用药物。前已提到，大环内酯类虽能改善患者肺功能，减少脓痰量，但不能清除铜绿假单胞菌，所以其机制可能是通过调节炎症反应起作用。有一个研究小组采用口服阿莫西林或四环素治疗稳定期支扩患者，疗程 14 天，结果显示患者脓痰转为黏液，停药后 1 周又变成脓性（图 4-10-6）。该研究小组进一步发现，口服阿莫西林 250mg 治疗 10 位支扩患者，每天两次，疗程 4 个月，出现 7 例耐药，但所有患者脓痰量减少，咳嗽好转。

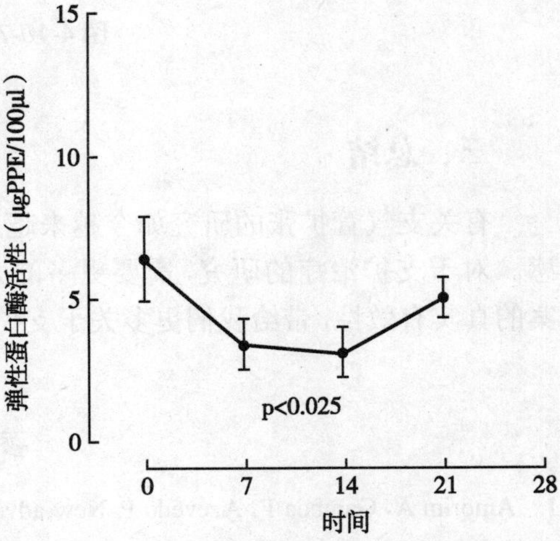

图 4-10-6　口服阿莫西林或四环素治疗

2. 局部用药　除了口服和静脉用药，抗生素的吸入治疗也备受瞩目，有人采用吸入妥布霉素和安慰剂治疗 74 例支扩患者（铜绿假单胞菌定植），每天 2 次，疗程 4 周，结果发现治疗组痰菌量明显下降，有的完全消失，但其呼吸困难、胸痛、气喘发作率高于对照组（图 4-10-7）。还有一项吸入妥布霉素 300mg 和安慰剂对照的交叉试验，对象为 30 例 NCFB 患者，每天 2 次，2 个周期，每个 6 个月，中间间隔 1 个月的洗脱期，结果发现妥布霉素治疗期间患者住院人数和住院天数，痰菌量都低于安慰剂组；然而，急性加重频率、肺功能、生活质量与对照组没有显著差别。最近有研究者采用双重释放环丙沙星吸入（DRCFI）和安慰剂对照治疗 42 例成年支扩患者，治疗分 3 个循环周期，每个周期含 28 天用药期和 28 天停药期，结果显示 DRCFI 组明显减少痰菌量，推迟第一次急性加重时间，虽可能发生呼吸困难、胸痛、气喘等不良事件，但都能很好地耐受。目前，抗生素吸入治疗可能会在预防支扩急性加重或者严重的病菌定植等方面带来收益，更多的大样本临床试验仍需进行。

目前认为，抗生素不仅能治疗急性加重还能预防急性加重的发作。根据患者个体情况使用抗生素，如患者脓痰一直未消失，或消失后很快重新出现，则可考虑持续抗生素治疗。但是，长期服用抗生素可导致耐药性的产生，因此是否需要预防性抗生素治疗，还得进一步研究。目前大多数专家认为，只有在严重持续性感染，症状严重的患者才给予预防性抗生素治疗。

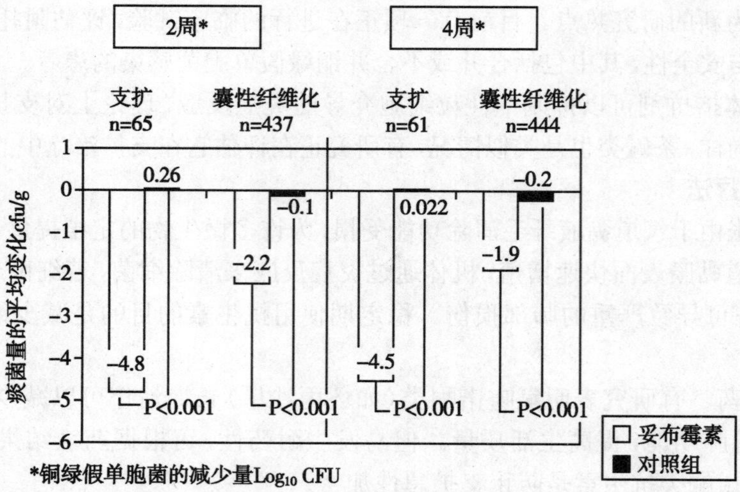

图 4-10-7 吸入妥布霉素治疗

三、总结

有关支气管扩张的研究如今越来越多，在给予我们更多结论的同时也带来了更多的疑惑。对于支扩治疗的研究，需要更多的大样本试验，更精密的试验设计来评估那些治疗方案的真实有效性，带给我们更多关于支扩新的认识。

（徐金富 毛 贝）

参考文献

1. Amorim A，Gamboa F，Azevedo P. New advances in the therapy of non-cystic fibrosis bronchiectasis. Rev Port Pneumol，2013，19（6）：266-275.
2. Floto RA，Haworth CS. Bronchiectasis. Eur Respir Mon，2011，52.
3. Metersky ML，O'Donnel AE. Bronchiectasis. Clin Chest Med，2012，33.
4. Voynow JA，Rubin BK. Mucins，mucus，and sputum. Chest，2009，135：505-512.
5. Boucher RC. New concepts of the pathogenesis of cystic fibrosis lung disease. Eur Respir J，2004，23：146-158.
6. Daviskas E，Anderson SD，Gomes K，et al. Inhaled mannitol for the treatment of mucociliary dysfunction in patients with bronchiectasis：effect on lung function，health status and sputum. Respirology，2005，10：46-56.
7. King PT，Daviskas E. Management of bronchiectasis. Breathe，2010，6：353-360.
8. Gjoerup J，Hilberg O，Bendstrup E. Inhaled mannitol in the treatment of non-cystic fibrosis bronchiectasis in adults. Respirology，2012，17：927-932.
9. Daviskas E，Anderson SD，Gomes K，et al. Inhaled mannitol for the treatment of mucociliary dysfunction in patients with bronchiectasis：effect on lung function，health status and sputum. Respirology，2005，10：46-56.
10. Daviskas E，Anderson SD，Eberl S，et al. The 24-h effect of mannitol on the clearance of mucus in patients with bronchiectasis. Chest，2001，119：414-421.
11. Bilton D，Robinson P，Cooper P，et al. CF301 Study Investigators. Inhaled dry-powder mannitol in cystic

fibrosis: an efficacy and safety study. Eur Respir J, 2011, 38: 1071-1080.

12. Bilton D, Daviskas E, Jacques A, et al. A randomized placebo-controlled trial of inhaled mannitol in patients with bronchiectasis. Am J Respir Crit Care Med, 2009, 179: A3221.
13. A Phase III Multicenter, Randomized, Parallel Group, Controlled, Double Blind Study to Investigate the Safety and Efficacy of Inhaled Mannitol Over 12 Months in the Treatment of Bronchiectasis; 2013. http://www.clinicaltrials.gov/NCT00669331
14. Elkins MR, Robinson M, Rose BR, et al. A controlled trial of long-term inhaled hypertonic saline in patients with cystic fibrosis. N Engl J Med, 2006, 354: 229-240.
15. Wark P, McDonld VM. Nebulised hypertonic saline for cystic fibrosis. Cochrane Database Syst Rev, 2009, 2: CD001506.
16. Kellet F, Redfern J, Mcl Niven R. Evaluation of nebulised hypertonic saline (7%) as an adjunct to physiotherapy in patients with stable bronchiectasis. Respir Med, 2005, 99: 27-31.
17. Kellet F, Robert NM. Nebulised 7% hypertonic saline improves lung function and quality of life in bronchiectasis. Respir Med, 2011, 105: 1831-1835.
18. Nicolson CHH, Stirling RG, Borg BM, et al. The long term effect of inhaled hypertonic saline 6% in non-cystic fibrosis bronchiectasis. Respir Med, 2012, 106: 661-667.
19. Rogers DF. Mucoactive agents for airway mucus hypersecretory diseases. Respir Care, 2007, 52: 1176-1197.
20. Crockett AJ, Cranston JM, Latimer KM, et al. Mucolytics for bronchiectasis. Cochrane Database Syst Rev, 2001, 1: CD001289.
21. Angrill J, de Celis R, Arancibia F, et al. Bronchial inflammation and colonization in patients with clinically stable bronchiectasis. Am J Respir Crit Care Med, 2001, 164: 1628-1632.
22. Altenburg J, De Graaff CS, Van der Werf TS, et al. Immunomodulatory effects of macrolide antibiotics-Part 1: Biological mechanisms. Respiration, 2011, 81: 67-74.
23. Altenburg J, De Graaff CS, Van der Werf TS, et al.Immunomodulatory effects of macrolide antibiotics--Part 2: Advantages and disadvantages of long-term, low-dose macrolide therapy. Respiration, 2011, 81: 75-87.
24. Giamarellos-Bourboulis EJ. Macrolides beyond the conventional antimicrobials: a class of potent immunomodulators. Int J Antimicrob Agents, 2008, 31: 12-20.
25. Sevilla-Sanchez D, Soy-Muner D, Soler-Porcar N. Usefulness of macrolides as anti-inflammatories in respiratory diseases. Arch Bronconeumol, 2010, 46: 244-254.
26. Koh YY, Lee MH, Sun YH, et al. Effect of roxithromycin on airway responsiveness in children with bronchiectasis: a double-blind, placebo-controlled study. Eur Respir J, 1997, 10: 994-999.
27. Tsang KW, Ho PI, Chan KN, et al. A pilot study of low-dose erythromycin in bronchiectasis. Eur Respir J, 1999, 13: 361-364.
28. Davies G, Wilson R. Prophylactic antibiotic treatment of bronchiectasis with azithromycin. Thorax, 2004, 59: 540-541.
29. Cymbala AA, Edmonds LC, Bauer MA, et al. The disease-modifying effects of twice-weekly oral azithromycin in patients with bronchiectasis. Treat Respir Med, 2005, 4: 117-122.
30. Yalcin E, Kiper N, Ozcelik U, et al. Effects of claritromycin on inflammatory parameters and clinical conditions in children with bronchiectasis. J Clin Pharm Ther, 2006, 31: 49-55.
31. Anwar GA, Bourke SC, Afolabi G, et al. Effects of long-term low-dose azithromycin in patients with non-

CF bronchiectasis. Respir Med，2008，102：1494-1496.

32. Serisier DJ，Martin ML. Long-term，low-dose erythromycin in bronchiectasis subjects with frequent infective exacerbations. Respir Med，2011，105：946-949.
33. Wong C，Jayaram L，Karalus N，et al. Azithromycin for prevention of exacerbations in non-cystic fibrosis bronchiectasis（EMBRACE）：a randomised，double-blind，placebo-controlled trial. Lancet，2012，380：660-667.
34. Martinez Garcia MA，Maiz Carro L，Catalan Serra P. Treatment of non-cystic fibrosis bronchiectasis. Arch Bronconeumol，2011，47：599-609.
35. Chang AB，Bell SC，Byrnes CA，et al. Chronic suppurative lung disease and bronchiectasis in children and adults in Australia and New Zealand. Med J Aust，2010，193：356-365.
36. Kapur N，Bell S，Kolbe J，et al. Inhaled steroids for bronchiectasis. Cochrane Database Syst Rev，2009，1：CD000996.
37. Martinez-Garcia MA，Soler-Catalu˜na JJ，Catalan-Serra P，et al. Clinical efficacy and safety of budesonide-formoterol in non-cystic fibrosis bronchiectasis. Chest，2012，141：461-468.
38. Konstan MW，Byard PJ，Hoppel CL，et al. Effect of high dose ibuprofen in patients with cystic fibrosis. N Engl J Med，1995，332：848-854.
39. Lands LC，Stanojevic S. Oral non-steroidal anti-inflammatory drug therapy for cystic fibrosis. Cochrane Database Syst Rev，2007，4：CD001505.
40. Kapur N，Chang AB. Oral non steroid anti-inflammatories for children and adults with bronchiectasis. Cochrane Database Syst Rev，2007，4：CD006427.
41. Pizzutto SJ，Upham JW，Yerkovich ST，et al. Inhaled non-steroid anti-inflammatories for children and adults with bronchiectasis. Cochrane Database Syst Rev，2010，4：CD007525.
42. Simpson JL，Phipps S，Gibson PG. Inflammatory mechanisms and treatment of obstructive airway diseases with neutrophilic bronchitis. Pharmacol Ther，2009，124：86-95.
43. Morimoto K，Janssen WJ，Fessler MB，et al. Lovastatin enhances clearance of apoptotic cells（efferocytosis）with implications for chronic obstructive pulmonary disease. J Immunol. 2006，176：7657-7665.
44. Vandivier RW，Henson PM，Douglas IS. Burying the dead：the impact of failed apoptotic cell removal（efferocytosis）on chronic inflammatory lung disease. Chest，2006，129：1673-1682.
45. Atorvastatin in bronchiectasis in patients with Pseudomonas aeruginosa；2013. http://www.clinicaltrials.gov/NCT01299194
46. A trial of atorvastatin as an anti-inflammatory agent in noncysticfibrosis bronchiectasis；2013. http://www.clinicaltrials. Gov/ NCT01299181
47. Corless JA，Warburton CJ. Leukotriene receptor antagonists for non-cystic fibrosis bronchiectasis. Cochrane Database Syst Rev，2000：CD002174.
48. Steele K，Greenstone M. Oral methylxanthines for bronchiectasis. Cochrane Database Syst Rev. 2001：CD002734.
49. The effect of theophylline in the treatment of bronchiectasis；2013. http://www.clinicaltrials.gov/NCT01684683
50. The role of theophylline plus low-dose formoterol-budesonide in treatment of bronchiectasis. Clinical Trials. gov. Trial identifier：NCT01769898.

51. Rayner CF, Tillotson G, Cole PJ, et al. Efficacy and safety of long-term ciprofloxacin in the management of severe bronchiectasis. J Antimicrob Chemother.1994, 34: 149-156.

52. Stockley RA, Hill SL, Morrison HM. Effect of antibiotic treatment on sputum elastase in bronchiectasis outpatients in a stable clinical state. Thorax, 1984, 39: 414-419.

53. Hill SL, Burnett D, Hewetson KA, et al. The response of patients with purulent bronchiectasis to antibiotics for four months. Q J Med, 1988, 66: 163-173.

54. Couch LA. Treatment with tobramycin solution for inhalation in bronchiectasis patients with pseudomonas aeruginosa. Chest, 2001, 120: 114S-117S.

55. Drobnic ME, SuñéP, Montoro JB, et al. Inhaled Tobramycin in non-cystic fibrosis patients with bronchiectasis and chronic bronchial infection with pseudomonas aeruginosa. Ann Pharmacother, 2005, 39: 39-44.

56. Serisier DJ, Bilton D, De Soyza A, et al. Inhaled, dual release liposomal ciprofloxacin in non-cystic fibrosis bronchiectasis (ORBIT-2): a randomised, double-blind, placebo-controlled trial.Thorax, 2013, 68: 812-817.

第五章 危重症、呼吸治疗

第一节 呼吸系统的引流——防治呼吸机相关肺炎的关键

呼吸器官有重要的防御功能，主要是咳痰、支气管纤毛运动和肺泡的清除功能，任何环节出现问题皆容易导致分泌物引流不畅和肺部感染，这常见于围术期、有神经或呼吸系统疾病、高龄、营养不良、建立人工气道的患者，其中呼吸机相关肺炎（VAP）最具有代表性。VAP 患者常有致病菌耐药性的显著增强，抗菌药物的选择困难，并成为影响全球的重要问题，为此世界卫生组织、各国及国内各地区出台了多项重大举措，试图扭转这种局面，但效果有限，因此根据呼吸生理学特点探讨少依赖抗菌药物的治疗策略可能是更好的选择，引流是重要的治疗手段。一般认为充分咳痰或吸痰可以保障气管引流，但 VAP 主要是肺泡的感染，因此气管、支气管、肺泡的全程引流，尤其是肺泡引流更值得期待。

一、气管引流

包括主动引流和被动引流两种基本方式，前者以咳嗽为主要手段，后者以吸痰为主要措施。在 VAP 患者，尽管以吸痰为主，但促进自主咳痰能力的尽早恢复至关重要。

（一）主动引流

咳嗽是一种反射活动，其中效应器比较复杂，有呼吸肌、胸廓、肺实质、气管及各级支气管、声门等。咳嗽的主要特点是暴发性呼气运动，其过程是深吸气至肺总量（TLC）的 85%～90%，这相当于压力 - 容积（P-V）曲线的高位拐点（UIP）或肺活量（VC）70%～80% 的位置；然后声门紧闭，一般持续约 0.2 秒，同时呼气肌收缩，形成肺泡内高压；后者通过各级支气管迅速传导至气管和声门；最后声门开放，高速气流快速呼出，故具有强大的清除分泌物的作用。与门诊患者不同，VAP 患者的咳嗽主要起保护作用，此时若能有效排出痰液则称为有效咳嗽；反之若有大量痰液潴留而无法有效排出则为无效咳嗽。气管引流的主要目标保护有效咳嗽，提高咳嗽效率。

1. 影响有效咳嗽的常见问题见于咳嗽反射的各个环节，但主要见于下述情况：感受器缺乏足够刺激，咳嗽中枢功能减退，传出神经或肌肉病变和功能减退，胸肺病变和功能减退。气道 - 肺实质病变是导致无效咳嗽的最常见原因，其中人工气道（包括气管插管或气管切开）的导管（简称导管）太细、停机时气囊不放气是特别容易忽视的常见原因。

2. 评估咳嗽效率的参数主要有峰值咳嗽流量（PCEF，与呼气峰流量 PEF 接近）和吸气肺活量（VCi），其中单用 PCEF 可大体反映咳嗽的效率，其正常值为 6～12L/s。一般认为

PCEF 或 PEF≥3L/s 可保障有效咳嗽，反之则为无效咳嗽，但实际上 <4.5L/s 时多需要辅助咳嗽。

3. 改善无效咳嗽的方法包括常规方法和针对性方法，后者容易被忽视。

(1) 常规方法：包括充分进行呼吸道湿化、温化，加强翻身、拍背，进行体位引流等。这对支气管和肺泡的引流也同样重要。

(2) 针对性提高咳嗽效率：①咳嗽前准备：因导管刺激、气喘等原因，患者不愿意进行深呼吸和咳嗽，故应讲清楚道理，取得其配合，咳嗽前休息数分钟。②咳嗽过程：在采取手按导管等保护性措施的情况下，让患者按上述过程完成咳嗽；可连续咳嗽两次，但避免多次；充分休息后再进行下一次咳嗽。③在有指征的患者，适当应用糖皮质激素和气道扩张剂，以降低气道阻力，这样咳嗽时形成的肺泡高压容易传导至气管。④间断进行高压力通气，首选压力支持通气（PSV），支持压力一般为 30cmH_2O，以产生较高的吸气流量和较大潮气量，从而有效和安全地刺激咳嗽感受器，提高肺容积和呼气流量（也能改善肺泡引流）；通气 2～3 分钟后转换为平时的通气形式。在无自主呼吸或自主呼吸较弱的患者进行压力控制通气（PCV）。也可应用咳痰机，其工作原理是模拟人的咳嗽，PCEF 可达 5～10L/s。呼吸机和咳痰机联合应用是一种趋势。

（二）被动引流

人工气道的引流除注意常规措施外，需特别注意以下几个方面的问题；否则将显著降低吸痰或咳嗽的效率。

1. 导管太细　若导管和气管匹配，则气囊适当充气后呈柱状，与气管壁广泛贴附，密封性非常好。临床常用 7～9 号导管，但 7 号导管仅适合部分经鼻气管插管的女性患者或短时间（<3 天）插管的患者；反之则容易导致下列问题。

(1) 显著增大气道阻力：气流形态主要分层流和湍流，前者的阻力 $R=KL/r^4$，后者为 $R=K_1L\cdot\upsilon/r^5$（注：K、K_1 分别为常数，L、r 分别为长度和半径，υ 为流量大小），人工气道的气流以湍流为主，其阻力与半径的 5 次方成反比，且随流量的增大而增大，故导管内径 1～2mm 的减小将导致气道阻力的大幅度升高。

(2) 容易导致双上肺肺炎或不张：双下肺叶支气管是双侧主支气管的自然延伸，与人工气道的夹角小，通气好，引流更好；双上肺叶支气管与双侧主支气管和人工气道接近垂直，通气差，引流更差。若选择内径≤7mm 的细导管或与患者气道内径不匹配的导管，则在高速气流的射流效应作用下，双上肺支气管的通气和引流进一步变差。由于右上叶支气管在距离隆突大约仅 1～1.5cm 的部位垂直发出，对通气和引流的影响更大。

(3) 容易导致气囊上分泌物的反复吸入：由于密封性差，在人机对抗、咳嗽、吸痰时容易发生口咽部及气囊上方分泌物的吸入。

(4) 显著削弱咳痰能力：细导管使呼吸阻力显著增大，咳嗽时的吸气量减少，呼气流量显著减慢。

2. 导管位置不适当　成人导管管口距气管隆凸的合适距离为 2～3cmH_2O。若距离过短，且呼吸增强、增快，则大量气流量进入右下肺，引流也非常通畅；但进入左下肺的气流量显著减少，引流也显著变差。若选择气管切开，则应保障气管切口圆滑，避免导管在气道内移位，否则分泌物的引流将极其困难。

3. 停机时气囊不放气　在停机观察过程中，为“预防食管或口咽部反流”，临床医生习惯给气囊充气、封闭气道，这是不合适的，将导致一系列问题。

(1) 容易发生吸入：尽管气囊充气可阻断呛咳时的大块食物，并可短时阻断小量的反流，但在气囊上部容易形成“分泌物或反流物团”，在患者翻身、吸痰、咳嗽时，气囊周围会出现一过性开放，分泌物将随深吸气进入下呼吸道。多数临床试验也证实了这点。

(2) 咳嗽效率下降：若充分抽出气囊内气体，咳嗽时声门将包绕导管关闭，气流一部分经导管呼出，一部分冲击声门，形成局部高压，有助于分泌物的咳出；反之，气流全部经导管呼出，咳嗽效率显著下降。

(3) 降低咳嗽反射感受器的敏感性：气囊上、下容易发生分泌物蓄积，流动性很差，对感受器的刺激弱。临床上常观察到翻身或抽出气囊内的气体时，患者咳痰频繁，实质上就是分泌物流动性增加，感受器的敏感性增强所致。

二、支气管引流

支气管引流主要取决于气道阻力和纤毛运动，也间接影响肺泡和气管的引流。首先肺泡内分泌物进入支气管，才能通过纤毛运动转运至气管；其次气道阻力显著增大将大量消耗咳嗽时产生的肺泡内压，使其传导至气管后显著下降，降低咳嗽的效率。

（一）支气管分支与引流的关系

见前文述。

（二）支气管结构与引流的关系

气道管壁由黏膜、黏膜下层和外膜组成，其中黏膜纤毛的主要功能是将分泌物运输至气管，气道上皮、纤毛和黏液毯结构和功能异常，杯状细胞和腺体过分泌，管壁的破坏、水肿、平滑肌痉挛皆容易导致引流不畅；黏膜下层与肺实质之间的弹力纤维网是维持小气道开放的主要成分，一旦破坏，也容易发生气道陷闭和引流不畅。

（三）引流方法除上述常规措施外，需注意以下几点

1. 间断高流量通气呼吸机或咳痰机的高速气流也有助于改善纤毛运动和分泌物引流。

2. 药物治疗小剂量 β_2 受体兴奋剂可改善纤毛摆动；常规剂量则有助于同时扩张气道和改善纤毛摆动。对有气道阻塞的患者或高危患者，如慢性阻塞性肺疾病（COPD）、支气管哮喘，心胸外科手术或创伤较大的手术，还需应用糖皮质激素。

3. 对抗气道陷闭主要见于 COPD，药物的治疗作用有限，持续气道正压 / 呼气末正压是主要的治疗方法。

三、肺泡的引流

肺泡处于支气管树的最远端，且为盲端，无法直接吸引，但可根据呼吸生理特点，充分开放肺泡，促进肺泡内的分泌物、病原菌向小气道运动。

（一）维持肺泡开放的因素

主要有适当的氮气浓度和功能残气量、膈肌运动和足够的潮气量、正常的表面活性物质功能、肺泡结构的完整和肺弹力纤维功能的正常。在机械通气（MV）患者还与通气模式的选择、参数的设置和其他辅助治疗措施有关。

（二）开放肺泡的措施

1. 大潮气量呼吸或通气　除非是重症肺实质病变或气道阻塞，多数 MV 患者，在初始治疗阶段，气道、肺的阻力接近正常或增加不明显，P-V 曲线陡直段的容积非常大，理论上

可用小或大潮气量通气。通常情况下，由于重力作用，下肺区血流量多，气容积少，终末细支气管-肺泡呈陷闭倾向。健康人自主呼吸时，通过神经调节和膈肌收缩的代偿作用，下肺区通气量增加，从而防止肺泡的陷闭。但MV时，自主呼吸可被大部分或全部取代，膈肌的代偿作用显著减弱或消失，在MV的正压作用下将发生重力依赖性的肺泡陷闭，这不仅导致局部通气量降低，也使分泌物和病原菌包绕其中，形成感染灶，因此必须用大潮气量（一般要求12～15ml/kg）、慢频率（约10～16次/分）呼吸或通气，并间断进行叹气样呼吸或高压力通气（具体方法同上），以保障陷闭肺泡的充分开放；大潮气量通气还可提高表面活性物质排出肺泡分泌物的功能。我们的结果也显示，大潮气量通气对VAP的治疗起关键作用。

2. 其他处理措施　在维持适当氧合（SaO_2 90%～97%）的情况下，尽可能降低FiO_2的水平，以维持适当的肺泡氮浓度。为改善自主呼吸的代偿作用，应尽可能选择自主性通气，控制镇静剂-肌松剂的应用，维持一定的自主呼吸能力，保障适当的膈肌张力和收缩力。

总之，严格意义上的引流涉及肺泡、支气管和气管引流，称为呼吸系统的引流，各部位的引流措施有明显不同，但也有很大的一致性，各个环节的充分引流是防治VAP的关键。

（朱　蕾）

参考文献

1. Denys GA，Relich RF. Antibiotic resistance in nosocomial respiratory infections.Clin Lab Med，2014，34：257-270.
2. Brason RD. Secretion management in the mechanically ventilated patients. Respir Care，2007，52（10）：1328-1342.
3. Fink JB. Forced experiatory technique，directed cough and autogenic drainage. Respir Care，2007，52：1210-1221.
4. Evander E，Wollmer P，Jonson B. Pulmonary clearance of inhaled［99Tcm］DTPA：effects of ventilation pattern.Clin Physiol，1990，10：189-199.
5. Hammerschmidt S，Schiller J，Kuhn H，et al. Influence of tidal volume on pulmonary NO release，tissue lipid peroxidation and surfactant phospholipids. Biochim Biophys Acta，2003，1639：17-26.
6. 朱蕾，沈勤军. 大潮气量通气治疗围术期呼吸机相关性肺炎. 军医进修学院学报，2011，32：222-224.
7. 朱蕾，沈勤军. 正确理解和实施危重症患者气道和肺泡的引流。中华老年多器官疾病杂志，2012，11：381-384.

第二节　ARDS治疗进展评述

急性呼吸窘迫综合征（acute respiratory distress syndrome，ARDS）是指由严重感染、休克、创伤、烧伤、高危手术等肺内外因素引起的以顽固性低氧血症和急性进行性呼吸困难为特征的临床综合征。虽然机械通气的应用使得ARDS预后有了显著改善，但死亡率仍维持在40%左右。为更好地指导临床治疗，服务广大患者，本文对ARDS的治疗进展进行了简单汇总。

近十年来，一些策略如小潮气量、合理PEEP、肌松剂和适时采用俯卧位通气都使得ARDS患者的预后得到一定改善。但在多种肺保护性通气策略中，存在着互相矛盾的困局。以往机械通气的设置要点为低平台压、低潮气量和高 PEEP，目的是为了减轻肺组织的机械牵张，减少通气相关肺损伤。但这样的设置却有相矛盾的地方：提高 PEEP 不但不能降低平台压，反而提升了平台压的水平。同样为两项保护性措施，却向着相反的方向变化。如何设置各项参数使应用机械通气的 ARDS 患者获益最大，是临床医生一直都在探索的问题。

为了使机械通气造成的肺损伤降低到最小水平，大多数研究都是采取的根据患者体重估算肺容积再设置潮气量的方式。但这样设置，ARDS 患者肺脏用于机械通气的比例锐减，表现为肺顺应性显著降低。如何在最佳潮气量和最佳肺通气比例间找到一个平衡点？研究者们就提出了驱动压（ΔP）这一概念。其计算方式为：ΔP= VT/CRS（潮气量 / 肺顺应性）。为进一步验证研究者的假设和 ΔP 的工作效能，研究者收集了以往发表的相关文献进行了数据的再次收集汇总与分析。

该项研究共收集了相关的 9 项独立研究的 3562 例患者资料，进行多级中介分析。研究者对众多指标（年龄、氧合指数、潮气量、PEEP、肺顺应性、平台压、第一天 ΔP 值等）进行了单变量分析，寻找可能的危险因素。在众多指标中进一步进行多重回归分析，研究者发现 ΔP 是判断患者预后的独立变量，与死亡率高度相关。ΔP 每增加 1 个标准差（SD）水平，患者的死亡风险增加 1.41 倍。进一步分析发现，单纯的升高 PEEP 或降低平台压并不能改善患者预后。换言之，高平台压不一定就有害，而高 PEEP 也不一定有益。衡量改变机械通气参数是否使 ARDS 患者获益的最佳指标是判断这一改变是否改善了 ΔP 值。驱动压 ΔP 反映了机械通气参数设置的综合效应，是衡量患者预后的重要变量。

一、开放性肺活检（open lung biopsy，OLB）在 ARDS 中的应用

ARDS 的诊断和分级以前多参照 AECC 的标准，现主要参照柏林定义，以 P/F、PEEP 和影像学资料作为主要的参考参数。是否照此诊断、治疗就万无一失？答案显然是否定的。那么，ARDS 患者进行 OLB 是否有必要，肺活检的结果对 ARDS 的诊断、治疗甚至预后有无影响？美国康奈尔大学的学者对发表的 24 篇相关文献进行了一项荟萃分析。结果发现，OLB 提供了更可靠的病理诊断，特异诊断率达 84%。其中，有 73% 的患者根据活检结果进行了治疗策略的调整，如：增减激素、增减抗生素、开始抗凝血治疗及开始化疗等。

开放性肺活检还有哪些益处？另一项研究仅针对不缓解的 83 例 ARDS 患者实施了 OLB，并设置了两组对照：一组为未实施 OLB 的不缓解的 83 例 ARDS，另一组为实施了 OLB 但不是 ARDS 的患者 30 例。研究发现：①弥漫性肺泡损伤在不缓解的 ARDS 患者中发生率高，其发生与 ARDS 的病情轻重无关。② 113 例接受 OLB 患者按柏林定义诊断 ARDS 者为 83 例（0.73）。与此相比，以活检病理结果诊断 ARDS 的敏感性和特异性分别为 0.58（0.46～0.69）和 0.73（0.54～0.88）。此外，研究还给了我们临床启示：在持续不缓解的 ARDS 患者不推荐使用全身激素治疗。这也与以往多项研究的报道一致，激素治疗并未收到优于安慰剂的疗效和预后。本研究中激素治疗不能改善肺功能，激素治疗部分有效可能得益于高比例的机化性肺炎患者（9/83）。

二、需慎用的治疗药物

ARDS 的治疗一直是呼吸科的难点。除了机械通气，临床医生一直致力于寻找有效的

药物治疗手段，也进行了很多尝试，结果有好有坏。究竟如何取舍，以meta分析和大型临床实验的结果作为参考不失为一个可靠的方法。

激素有强大的抗炎作用，是ARDS治疗中最常用的药物。Meta分析发现激素并不能降低死亡率。纳入分析的研究存在严重的发表偏倚。此外，ARDS发病类型（早发或迟发），ARDS合并的基础疾病（白血病）会严重影响激素的治疗效果。后续关于激素治疗的临床研究需要考虑ARDS的诱发因素及病理生理学特点。

临床中吸入性前列腺素（万他维）主要是用于中度原发性肺动脉高压的治疗。鉴于前列腺素的抗炎及舒张平滑肌作用，有研究试着将其用于ARDS的治疗。虽然患者氧合得到显著改善，但是低血压的发生率较为明显（17%）。临床使用中需要谨慎考虑。

ARDS患者处于高代谢状态。ω-3脂肪酸、γ-亚麻酸、抗氧化剂等物质既能提供一定营养，又有一定免疫调节作用。那么，临床上加强免疫营养支持是否能使患者获益，降低死亡率？有研究报道，在全因死亡率无改善的情况下进行亚组分析发现，具有高死亡风险的ARDS患者才能获益。另有学者认为，只有在内含脂质浓度高于推荐剂量时，才能降ARDS患者全因死亡率。如何最优配制三升袋，加入哪种类型的营养物质，比例为何，仍需要我们深入研究。

动物研究报道他汀类物质抗炎效果明显。而在去年发表的两篇新英格兰相关研究却持保守意见：不管是瑞舒伐他汀还是辛伐他汀，均不能改善ARDS患者预后，不缩短机械通气时间。而瑞舒伐他汀可能在ARDS病程前期有保护脏器的作用。

三、有望改善ARDS预后的新药

ARDS因肺泡腔内过多的水肿液聚积，导致气体交换障碍，引起顽固性低氧血症，是治疗的关键及难点所在。阿米洛利敏感型钠离子通道（epithelial sodium channel，ENaC）分布于Ⅱ型肺泡上皮细胞（ATⅡ）顶膜，由α、β、γ3个同源亚基构成。研究表明上调ENaC表达可促进肺泡液体清除（alveolar fluid clearance，AFC），提高氧合。Ap301，分子质量约为2kD是由17种天然氨基酸组成的合成肽。已经证实，ENaC在AP301处理过的鼠、狗、猪均有不同程度增高，最高可达16倍。Richard Schwameis及其同事首次将AP301用于人体试验，为正式用于临床之前探索AP301的最佳血药浓度、分布、安全性和耐受性等药理学特点。AP301以气雾剂形式给药，能保证最大程度地到达肺组织各部位，同时循环血浓度低，提高了药物的耐受性和安全性。当然，AP301在ARDS患者中的疗效还需要后续的临床试验进一步证实。

干扰素-β（IFN-β），又称人成纤维细胞干扰素，临床上用于缓解多发性硬化和治疗病毒感染。最近有研究报道在体外和动物ALI模型中，IFN-β可通过维持内皮细胞屏障稳定，减轻液体漏出。最近一项Ⅰ/Ⅱ期临床试验募集了37名受试者接受了持续6天的IFN-β（FP-1201）治疗。与未接受IFN-β治疗的59名对照组患者比较，死亡率从32%（19/59）下降至8%（3/37）。此外，研究还探索了最高可耐受的安全剂量。在接受最高剂量22μg时，5名患者有2名发生了治疗相关的不良事件（发热、寒战、心动过速）。而在接受每天10μg的治疗时，患者未发生任何副反应，且内皮细胞CD73的表达有显著上升。每天接受IFN-β10μg治疗被认为是安全有效的。FP-1201可能是除了机械通气应用以来，第一个用于ARDS治疗能显著降低死亡率的药物。

应用具有再生功能的细胞或因子促使受损组织或器官修复是ARDS治疗的全新领

域。间充质干细胞因其具有抗炎、免疫调控和促进修复等多种功效广受瞩目。体内实验证实接受气管直接滴加 MSC 的 ARDS 动物模型存活率明显提高。间接体内疗法进一步证实 ARDS 患者直接输注 MSC 的可行性。由加利福尼亚大学新近完成的一项Ⅰ期临床试验初步验证，直接向 ARDS 患者体内输注 MSC 安全耐受，没有与治疗相关的不良事件发生。目前该研究小组正进行该专项实验（The STem cells for ARDS Treatment trial，START）的Ⅱ期筹划工作，除了判断中至重度 ARDS 患者体内输注 MSC 的安全性，还将进一步判定其对多项临床终点的影响。

肺损伤的修复是一个多层次多靶点的修复过程，重点在于促进肺血管内皮细胞和肺泡上皮细胞恢复功能。随着各项研究的推进，各领域学者对 ARDS 的病理特点和临床表现认识更加深刻。根据 ARDS 原发病因和临床表型有区别的对待，制定有针对性的个体化治疗方案，将是以后发展的趋势。

（王导新 赵 燕）

参考文献

1. Amato MBP，Meade MO，Slutsky AS，et al. Driving pressure and survival in the acute respiratory distress syndrome. New Engl J Med，2015，372：747-755.
2. Libby LJ，Gelbman BD，Altorki NK，et al. Surgical lung biopsy in adult respiratory distress syndrome：a meta-analysis. Ann Thorac Surg，2014，98：1254-1260.
3. Guerin C，Bayle F，Leray V，et al. Open lung biopsy in nonresolving ARDS frequently identifies diffuse alveolar damage regardless of the severity stage and may have implications for patient management. Intens Care Med，2015，41：222-230.
4. Horita N，Hashimoto S，Miyazawa N，et al. Impact of corticosteroids on Mortality in patients with acute respiratory distress syndrome：a systematic review and meta-analysis. Internal Medicine（Tokyo，Japan）2015，54：1473-1479.
5. Fuller BM，Mohr NM，Skrupky L，et al. The use of inhaled prostaglandins in patients with ARDS：a systematic review and meta-analysis. Chest，2015，147：1510-1522.
6. Li C，Bo L，Liu W，Lu X，Jin F. Enteral immunomodulatory diet（omega-3 fatty acid，gamma-linolenic acid and antioxidant supplementation）for acute lung Injury and acute respiratory distress syndrome：an updated systematic review and meta-analysis. Nutrients，2015，7：5572-5585.
7. Santacruz CA，Orbegozo D，Vincent JL，et al. Modulation of dietary lipid composition during acute respiratory distress syndrome：systematic review and meta-analysis. JPEN，2015，39：837-846.
8. McAuley DF，Laffey JG，O'Kane CM，et al. Simvastatin in the acute respiratory distress syndrome. New Engl J Med，2014，371：1695-1703.
9. Truwit JD，Bernard GR，Steingrub J，et al. Rosuvastatin for sepsis-associated acute respiratory distress syndrome. New Engl J Med，2014，370：2191-2200.
10. Schwameis R，Eder S，Pietschmann H，et al. A FIM study to assess safety and exposure of inhaled single doses of AP301-A specific ENaC channel activator for the treatment of acute lung injury. J Clin Pharmacol，2014，54：341-350.
11. Bellingan G，Maksimow M，Howell DC，et al. The effect of intravenous interferon-beta-1a（FP-1201）on lung CD73 expression and on acute respiratory distress syndrome mortality：an open-label study. Lancet

Respir Med, 2014, 2: 98-107.

12. Wilson JG, Liu KD, Zhuo H, et al. Mesenchymal stem (stromal) cells for treatment of ARDS: a phase 1 clinical trial. Lancet Respir Med, 2015, 3: 24-32.

第三节　我们应该预防"人造 ARDS"

自从 1967 年 Ashbaugh 等在 Lancet 杂志上介绍一组以呼吸窘迫为特征的病例，急性呼吸窘迫综合征(acute respiratory distress syndrome，ARDS)，作为一种严重的临床疾病引起临床医学界的重视。尽管其诊断定义不断变迁，随着对其研究的逐渐深入，使我们对该疾病的认识不断提高。但是目前的研究结果仍然显示，急性肺损伤是 ARDS 发病机制中的重要一环。在临床诊断定义方面，柏林定义抛弃了急性肺损伤的概念，将 ARDS 分为轻度、中度和重度。然而，在 ARDS 发病机制的研究方面，多重打击模型一直更受公认。即具有遗传因素、易患因素的脓毒症 / 创伤 / 休克患者，当肺脏受到多重打击后可出现 ARDS。如果这些打击来自我们不恰当临床处置过程，则可称之为"人造 ARDS"，是我们临床工作中应尽量避免的。

一、保护性肺通气在预防 ARDS 中的作用

机械通气是治疗 ARDS 的有效方法，但也可能造成急性肺损伤，加重 ARDS。甚至对于原本无 ARDS 的患者，若机械通气不当，也可出现呼吸机相关肺损伤(ventilator induced lung injury，VILI)，导致"人造 ARDS"的发生。

(一) 小潮气量预防 ARDS

自从 1998 年 Amato 报告与 12ml/kg 理想体重潮气量相比，小潮气量(6ml/kg 理想体重)对 ARDS 患者具有保护作用。到了 2000 年 ARDS network 的研究证实了这一结果，人们开始广泛使用。Gajic 等观察中高潮气量机械通气对原本无 ARDS 患者的肺损伤，结果显示 24% 的患者 5 天内出现呼吸机相关肺损伤(VILI)。Determann 等观察 150 例入住 ICU 时无 ARDS 需要机械通气的患者，将患者分为常规通气组(10ml/kg 理想体重)和干预组(6ml/kg 理想体重)进行机械通气治疗。在进行第二次分析后研究被终止，原因是常规机械通气组患者 ARDS 的比例(13.5%)显著高于小潮气量组(2.6%)。荟萃分析的结果表明，小潮气量保护性肺通气策略可降低无 ARDS 的机械通气患者 ARDS 的发病率和病死率。Futier 等观察了小潮气量保护性肺通气策略对腹部手术患者的作用，结果显示小潮气量保护性肺通气策略可以减少患者的术后多种并发症。进一步的研究显示，小潮气量保护性肺通气的基本原理是降低肺应变力。非生理性应变力会导致呼吸机相关肺损伤，临床医师需要根据应变力而不是理想体重调整潮气量设置。

(二) PEEP 和平台压与呼吸机相关肺损伤

在认识到小潮气量通气对肺的保护性作用的同时，另一个指标也引起人们的注意，即呼气末正压(positive end expiratory pressure，PEEP)。Haitsma 和 Lachmann 总结了当时有代表性的 5 项小潮气量通气的研究，其中只有二项研究观察到小潮气量通气的肺保护作用，另外 3 项研究未显示小潮气量通气的肺保护作用。分析其原因发现，与后者相比，前 2 项研究不仅使用了小潮气量通气，而且采用了高 PEEP 的通气模式。有关机制方面的研究显示，PEEP 通过正压使呼气末维持足够的肺容积，保持肺泡表面张力，改善肺顺应性，减少肺

泡反复开闭产生的剪切力所致的肺损伤。对于重度 ARDS 患者，肺复张后高 PEEP 也是必要的选择。然而对于 ARDS 的个体患者，如何选择最佳的 PEEP 一直是有争议的话题。有研究结果显示，高 PEEP 可改善中重度 ARDS 患者存活率，但对较轻 ARDS 患者可能并无益处。在研究如何滴定最佳 PEEP 的过程中，发现平台压 >30cmH_2O 的 ARDS 患者，病死率显著高于平台压 <30cmH_2O 的 ARDS 患者。因此，平台压≤30cmH_2O 也成了保护性肺通气策略。然而进一步的深入研究显示，将平台压从 28～30cmH_2O 降至 25～28cmH_2O，可减少 VILI 的发生率。但是，研究结果并未发现有剂量依赖关系。

（三）跨肺压和驱动压与呼吸机相关肺损伤

正常人呼吸过程是吸气肌肉收缩，造成胸腔负压，空气沿气道进入肺内。在机械通气患者，呼吸机提供正压驱动，这也是 VILI 的始动原因。在这个过程中，呼吸系统的顺应性也是重要的因素之一。呼吸系统顺应性是指肺在外力作用下发生形变的难易程度，即静止条件下测得的每单位压力改变所产生的容积改变（$\Delta V/\Delta P$）。对于 ARDS 患者呼吸系统顺应性与功能残气量密切相关，功能残气量越大，肺的顺应性越好，即较小的压力改变即可获得理想的潮气量。反言之，患者肺部病变越重，萎陷的肺组织越多，功能残气量越小，肺的顺应性越差。若要获得所需的潮气量，就需要更大的跨肺压驱动，从而更易造成 VILI。呼吸系统顺应性包括肺顺应性和胸壁顺应性，所以气道驱动压有时不能真实反映肺功能情况，用跨肺驱动压评估会更加准确。跨肺驱动压可通过监测食管压计算获得，跨肺驱动压的大小与肺组织扩张时受到的应力大小密切相关，可能导致潜在的呼吸机相关肺损伤。在低水平 PEEP 时，高驱动压可能会使肺泡开闭损伤加重。在高水平 PEEP 时，高驱动压则可能会增加过度膨胀风险。

Amato 等首先收集了 4 项早期关于限制潮气量的机械通气的 336 例随机临床试验（randomized clinical trials，RCT），通过分析软件确定分析模式，在经过 861 例 RCT 研究的证实后，分析了 4 项近期 2365 例 RCT 研究。总体 9 项 3562 例 ARDS 患者的分析结果显示，驱动压是 ARDS 患者生存率的独立影响因素。驱动压越大，存活率越低。驱动压越低，存活率越高。机械通气第 1 天驱动压增加 1 个标准差（约 7cmH_2O），病死率增加约 1.41 倍。研究中发现，并不是平台压越高 VILI 的发生率越高，也不是 PEEP 越高 VILI 发生率越低。如果 PEEP 不变增加驱动压导致平台压升高时，住院病死率增加。如果驱动压不变，提高 PEEP 导致平台压升高，住院病死率未见变化。但是如果提高 PEEP，但同时降低驱动压导致平台压不变，住院病死率才明显下降。因此，高 PEEP 获益的原因可能不单纯是因为改善了肺顺应性，减轻了肺剪切伤，更重要的原因是降低了驱动压。目前的研究结果提示，驱动压应选择≤14cmH_2O，当然还需要 RCT 研究验证。

二、输血管理预防 ARDS

自从 20 世纪 80 年代 Popovsky 等首次报告了一系列输血相关肺损伤（transfusion-related acute lung injury，TRALI）病例，该疾病越来越受到临床的重视。Goldman 等 2005 年报告一组美国 FDA 登记的输血病例，TRALI 已经成为美国的输血导致死亡的首位原因。有观察显示每单位成分输血 TRALI 的发生率约 0.02%，每位受血者患 TRALI 的风险为 0.16%。目前沿用的是 2004 年的基于临床和影像学表现的诊断定义（表 5-3-1），虽然经过积极的救治，仍有 6%～20% 的 TRALI 患者死亡。目前 TRALI 的病因仍不清楚，但若要降低 TRALI 的发病率就要更好地理解其病因学。

表 5-3-1 输血相关肺损伤的诊断定义

临床诊断输血相关肺损伤
输血后 6 小时急性起病
$PaO_2/FIO_2 < 300mmHg$，或氧合指数进行性恶化
胸部 X 线显示双肺浸润影像
无流体静力性肺水肿征象（肺动脉楔压≤18mmHg 或中心静脉压≤15mmHg）
无其他导致急性肺损伤的危险因素
拟诊输血相关肺损伤
符合临床诊断标准前四项，但具有其他导致急性肺损伤危险因素
迟发输血相关肺损伤
输血后 6～72 小时发生的拟诊输血相关肺损伤

（一）TRALI 的发病机制

重度 TRALI 的临床表现与 ARDS 类似，为呼吸窘迫、低氧、非心源性肺水肿，通常在输血后 6 小时内发生。该病最主要的发病机制假说为抗原抗体反应学说，曾经输过血的献血者抗人类白细胞抗原（human leukocyte antigen，HLA）或人类中性粒细胞抗原（human neutrophil antigen，HNA）特异性抗体，被输给带有相应白细胞抗原受血者。抗原抗体相互作用激发了中性粒细胞在肺内扣留、补体活化、内皮细胞受损、肺毛细血管渗漏的瀑布样级联反应。该机制已经在啮齿类动物模型中得到证实。献血者和受血者双方获得这些抗体可能是因为怀孕或输血暴露于异体白细胞所致，尤其是多产妇女。这些献血者更易导致患者出现 TRALI。Silliman 等在 ARDS 二次打击理论基础上，提出 TRALI 的二次打击理论。首先是患者本身疾病的打击（如脓毒症、手术等），已经使肺血管内皮细胞活化，中性粒细胞在肺内聚集，且与肺血管相连；当输入血制品带有各种细胞因子、生物活性物质、或抗体等物质时，即可发生肺血管内皮损伤，形成非心源性肺水肿。

二种学说并非相互排斥，只是各有侧重。抗体学说更强调血浆制品的危害，而二次打击学说认为血浆制品危害不大，细胞成分危害更大。无论接受哪种学说，目前献血者筛查程序不能预防 TRALI 的发生。

（二）TRALI 的预防

临床发现疑诊 TRALI 的病例，应立即报告血库。血库应该调查所有相关献血者的抗 HLA 和抗 HNA 抗体，防止其将来再次献血。另外，一些献血者管理策略的使用，也降低了 TRALI 的发病率。已经有国家使用较积极的预防方法，包括只使用未被输过血的男性献血者的血浆；在接受献血者之前，筛查有输血史和（或）怀孕史的献血者的抗 HNA 和（或）抗 HLA 抗体。

虽然目前还没有关于输血的一致公认的指南，但临床医生首先应依从各种指南进行成分输血，减少患者暴露的风险。有报道显示，与开放性输血策略相比，限制性输血策略可降低 TRALI 的发病率。当然，最终的输血决定仍要考虑患者的临床状况。其次，对于需要输注大剂量血浆成分的患者，应选择几乎无致敏白细胞机会的献血者。第三，可采用混合溶剂洗涤处理的血浆取代新鲜冰冻血浆。第四，对于曾经怀孕的献血者，在进行血小板和血浆分离前，应进行抗 HLA 和（或）抗 HNA 抗体的筛查。另外，包括延期使用多产妇女所献血制品在内的许多策略，也可降低 TRALI 的发病率。

三、保守输液策略预防ARDS

1987年，Simmons等观察了一组ARDS患者对液体平衡的反应。首次报告输液量少的患者，临床结局更佳。Sakr等的观察研究显示较大量的液体输入是ARDS患者病死率增加的独立危险因素。2006年，*ARDS Network*发表了一项前瞻、随机对照研究结果，对比保守输液和开放输液对ARDS临床结局的影响，结果显示二组患者60天病死率无显著差异，但保守输液组患者在氧合指数、肺损伤评分、不使用呼吸机天数方面取得更多益处。Murphy等的研究结果显示，即使是感染性休克和ARDS的患者，在前2天液体复苏之后，保守输液策略可降低患者病死率。尽管已经有学者提出按照疾病过程，将液体输注分为涨潮期（液体复苏）和退潮期（保守输液）。但临床病情复杂，并无明确的界限。临床医生必须准确评估患者病情，及时从涨潮期转入退潮期。

液体正平衡是ARDS发展的重要危险因素之一。从某种角度讲，肺水肿仅仅是肺泡毛细血管屏障受损程度的反映，却对呼吸功能有较大影响。肺水增加触发早期的肺顺应性下降，呼吸做功增加。在肺泡水肿期，肺内分流是低氧的主要原因。水肿与机械通气相互作用，使肺泡表面活性物质减少、肺泡毛细血管屏障受损加重。同时，肺水肿也是肺动脉高压的主要因素（缺氧和肺血管受压）。因此，虽然ARDS肺水肿是由于毛细血管渗透性增加，但是流体静力压增加和胶体渗透压下降可以加重肺水肿。在ARDS形成早期，过量输液可导致肺水增加，导致肺损伤加重。因此，任何可减轻肺水肿的治疗，均有潜在的益处。有研究结果显示，只要患者血流动力学稳定，即应实行保守输液策略。对于肺损伤过程中，无论是复苏过程和保守输液，液体量滴定适当对患者是有利的，而过量的液体对患者是有害的。因此，保守输液在肺损伤形成过程中是非常重要的。但现有的证据显示，由于准确测定肺毛细血管压力较困难，无论对于ARDS患者还是有ARDS危险因素的患者，控制肺水肿液量的实际预防和治疗意义仍不确定。临床上，虽然肺动脉楔压≤18mmHg是诊断ARDS的标准之一。但有研究证实，29%的非心源性肺水肿的患者，肺动脉楔压>18mmHg，说明肺动脉楔压>18mmHg并不能排除ARDS。因此，在目前尚无对于非ARDS患者，保守输液策略是否可预防ARDS发生的临床研究结果的前提下，维持较低的肺毛细血管压力对患者是有益的，尤其是疾病早期。

（马 壮 张俊丽）

参考文献

1. Ashbaugh DG, Bigelow DB, Petty TL, et al. Acute respiratory distress in adults. Lancet, 1967, 2: 319-323.
2. Ferguson ND, Fan E, Camporota L, et al. The Berlin definition of ARDS: an expanded rationale, justification, and supplementary material. Intens Care Med, 2012, 38: 1573-1582.
3. de Haro C, Martin-Loeches I, Torrents E, et al. Acute respiratory distress syndrome: prevention and early recognition. Ann Intens Care, 2013, 3(1): 11.
4. Gajic O, Dara SI, Mendez JL, et al. Ventilator-associated lung injury in patients without acute lung injury at the onset of mechanical ventilation. Crit Care Med, 2004, 32: 1817-1824.
5. Determann RM, Royakkers A, Wolthuis EK, et al. Ventilation with lower tidal volumes as compared with conventional tidal volumes for patients without acute lung injury: a preventive randomized controlled trial.

Crit Care, 2010, 14: R1.

6. Neto AS, Cardoso SO, Manetta JA, et al. Association between use of lung-protective ventilation with lower tidal volumes and clinical outcomes among patients without acute respiratory distress syndrome. JAMA, 2012, 308(16): 1651-1659.
7. Futier E, Constantin JM, Paugam-Burtz C, et al. A trial of intraoperative low-tidal-volume ventilation in abdominal surgery. N Engl J Med, 2013, 369: 428-437.
8. Haitsma JJ, and Lachmann B. Lung protective ventilation in ARDS: the open lung maneuver. Minerva Anestesiol, 2006, 72(3): 117-132.
9. Ranieri VM, Eissa NT, Corbeil C, et al. Effects of positive end-expiratory pressure on alveolar recruitment and gas exchange in patients with the adult respiratory distress syndrome. Am Rev Respir Dis, 1991, 144: 544-551.
10. Halter JM, Steinberg JM, Schiller HJ, et al. Positive end-expiratory pressure after a recruitment maneuver prevents both alveolar collapse and recruitment/derecruitment. Am J Respir Crit Care Med, 2003, 167: 1620-1626.
11. Briel M, Meade M, Mercat A, et al. Higher vs lower positive end-expiratory pressure in patients with acute lung injury and acute respiratory distress syndrome: systemic review and meta-analysis. JAMA, 2010, 303: 865-873.
12. Terragni PP, Del Sorbo L, Mascia L, et al. Tidal volume lower than 6ml/kg enhances lung protection: role of extracorporeal carbon dioxide removal. Anesthesiology, 2009, 111: 826-835.
13. Bellani G, Guerra L, Musch G, et al. Lung regional metabolic activity and gas volume changes induced by tidal ventilation in patients with acute lung injury. Am J Respir Crit Care Med, 2011, 183: 1193-1199.
14. Gattinoni L, and Pesenti A. The concept of"baby lung". Intens Care Med, 2005, 31: 776-784.
15. Cortes-Puentes GA, Keenan JC, Adams AB, et al. Impact of chest wall modifications and lung injury on the correspondence between airway and transpulmonary driving pressure. Crit Care Med, 2015, 43(8): e287-e295.
16. Chiumello D, Cressoni M, Colombo A, et al. The assessment of transpulmonary pressure in mechanically ventilated ARDS patients. Intensive Care Med, 2014, 40: 1670-1678.
17. Marini JJ. Dynamic hyperinflation and auto-positive end-expiratory pressure: lessons learned over 30 years. Am J Respir Crit Care Med, 2011, 184: 756-762.
18. Silva PL, Moraes L, Santos RS, et al. Recruitment maneuvers modulate epithelial and endothelial cell response according to acute lung injury etiology. Crit Care Med, 2013, 41: e256-e265.
19. Amato MBP, Meade MO, Slutsky AS, et al. Driving pressure and survival in the acute respiratory distress syndrome. N Engl J Med, 2015, 372: 747-755.
20. Popovsky MA, Abel MD, Moore SB. Transfusion-related acute lung injury associated with passive transfer of antileukocyte antibodies. Am Rev Respir Dis, 1983, 128: 185-189.
21. Popovsky MA, and Moore SB. Diagnostic and pathogenetic considerations in transfusion-related acute lung injury. Transfusion, 1985, 25: 573-577.
22. Goldman M, Webert KE, Arnold DM, et al. Proceedings of a consensus conference: towards an understanding of TRALI. Transfus Med Rev, 2005, 19: 2-31.
23. Toy P, Popovsky MA, Abraham E, et al. Transfusion-related acute lung injury: definition and review. Crit

Care Med, 2005, 33: 721-726.

24. Schmidt AE, and Adamski J. Pathology consultation on transfusion-related acutelung injury (TRALI).Am J Clin Pathol, 2012, 138: 498-503.
25. Seeger W, Schneider U, Kreusler B, et al. Reproduction of transfusion-related acute lung injury in an ex vivo lung model. Blood, 1990, 76: 1438-1444.
26. Popovsky MA, Chaplin Jr HC, Moore SB. Transfusion-related acute lung injury: a neglected, serious complication of hemotherapy. Transfusion, 1992, 32: 589-592.
27. Silliman CC. Transfusion-related acute lung injury. Transfus Med Rev, 1999, 13: 177-186.
28. Silliman CC, Paterson AJ, Dickey WO, et al. The association of biologically active lipids with the development of transfusion-related acute lung injury: a retrospective study. Transfusion, 1997, 37: 719-726.
29. Silliman CC, Bjornsen AJ, Wyman TH, et al. Plasma and lipids from stored platelets cause acute lung injury in an animal model. Transfusion, 2003, 43: 633-640.
30. Kleinman S, Caulfield T, Chan P, et al. Toward an understanding of transfusion-related acute lung injury: statement of a consensus panel. Transfusion, 2004, 44: 1774-1789.
31. Reesink HW, Lee J, Keller A, et al. Measures to prevent transfusion-related acute lung injury (TRALI). Vox Sanguinis, 2012, 103: 231-259.
32. Tuinman PR, Vlaar AP, Cornet AD, et al. Blood transfusion during cardiac surgery is associated with inflammation and coagulation in the lung: a case control study. Crit Care, 2011, 15: R59.
33. Kim J and Na S. Transfusion-related acute lung injury: clinical perspectives. Korean J Anesthesiol, 2015, 68 (2): 101-105.
34. Simmons RS, Berdine GG, Seidenfeld JJ, et al. Fluid balance and the adult respiratory distress syndrome. Am Rev Respir Dis, 1987, 135: 924-929.
35. Sakr Y, Vincent JL, Reinhart K, et al. High tidal volume and positive fluid balance are associated with worse outcome in acute lung injury. Chest, 2005, 128: 3098-3108.
36. Wiedemann HP, Wheeler AP, Bernard GR, et al. Comparison of two fluid-management strategies in acute lung injury. N Engl J Med, 2006, 354 (24): 2564-2575.
37. Murphy CV, Schramm GE, Doherty JA, et al. The importance of fluid management in acute lung injury secondary to septic shock. Chest, 2009, 136 (1): 102-109.
38. Rivers EP. Fluid-Management Strategies in Acute Lung Injury—Liberal, Conservative, or Both? N Engl J Med, 2006, 354: 2598-2600.
39. De Haro C, Martin-Loeches I, Torrents E, et al. Acute respiratory distress syndrome: prevention and early recognition. Annals of Intensive Care, 2013, 3: 11.
40. Roch A, Guervilly C, Papazian L. Fluid management in acute lung injury and ards. Ann Intens Care, 2011, 1: 16

第四节　生物标记物在脓毒症的预警和诊断价值

随着医疗技术水平的不断提高，临床上有创操作机会的增加和免疫抑制药物的应用，重症感染患者越来越常见。所谓重症感染即重度脓毒症(severe sepsis)，即在脓毒症(sepsis)的基础上合并有器官功能不全、低灌注、低血压。其病情进展迅速，累及多脏器多系统发生严重的病理生理学紊乱，病死率高及治疗耗资巨大，近年来引起人们的广泛关注。虽然医疗技术水平有了很大进步，但是据世界卫生组织估计，脓毒症造成的总死亡人数仍会持续上升，全球每天约有 1400 人死于脓毒症，高于急性心肌梗死、肺癌或乳腺癌致死人数。从 2012 年开始，每年 9 月 13 日被世界卫生组织定义为脓毒症日，足以说明脓毒症的重要性和社会危害性。鉴于脓毒症具有病情发展快、进展迅速和病死率高的特点，早期明确诊断、准确判断疾病严重程度、对疾病预后进行预判和指导抗生素治疗的临床生物标记物（biomarkers）就显得尤为重要。本节就目前临床上最为常用的生物标记物 C 反应蛋白（C reactive protein，CRP）和降钙素原（procalcitonin，PCT）做一深入探讨，详细阐述其对临床的贡献和应用中存在的问题，并对未来标记物如何应用于临床重症感染领域做一展望。

一、什么是生物标记物

生物标记物这一概念首次出现于美国国家研究委员会（NRC）在 1983 年出版的红皮书《联邦政府风险评估》中；它是指可以标记系统、器官、组织、细胞及亚细胞结构或功能的改变或可能发生改变的生化指标，具有非常广泛的用途。目前，生物标记物广泛用于疾病诊断、判断疾病分期或者用来评价新药或新疗法在目标人群中的安全性及有效性。目前脓毒症的生物标记物共发现了 178 种，主要分为约八大类，包括细胞系子 / 趋化因子类、细胞标记如白细胞分化抗原类、炎症信号转导受体类、凝血因子类、血管内皮因子类、器官损伤因子类、急性时相蛋白及其他类。理想的感染相关的生物标记物应该具有以下特点：能够明确鉴别感染与非感染，能够动态评价疾病严重程度和预后，能够鉴别细菌、真菌、病毒，能够指导抗菌药物的合理应用。在这一系列标记物中，降钙素原、C- 反应蛋白等在临床应用最广，研究也最多。随着高通量全基因组学、蛋白组学、代谢组学技术的迅猛发展，有望发现更多更好的新的生物标记物。

二、CRP 和 PCT 对感染与非感染的鉴别

CRP 是一种急性时相蛋白。对于 CRP 鉴别感染与非感染的敏感性和特异性，不同的研究得出差别迥异的结论。总的来说 CRP 在鉴别感染与非感染方面敏感性较高，但是特异性并不强。使用 8mg/dl 作为截断点，其敏感性波动于 67.6%～93.4%，特异性波动于 61.3%～86.3%。当患者在 CRP 增高的同时伴有体温 >38.2℃时，CRP 的特异性将会升高到接近 100%。因此对于体温较高的患者可以考虑 CRP 对感染诊断的价值。另外，CRP 的变化趋势要比单纯一个时间点测定的数据更能反映是否有感染的发生。

正常人的 PCT 浓度 <0.1ng/ml。当炎症发生 4 小时后 PCT 开始增高，8～24 小时 PCT 达到峰值。当 PCT 浓度 >0.25ng/ml 提示可能存在感染，但是并不是说达不到这个浓度标准就不存在感染。然而，究竟将 PCT 定义为多少可以明确感染的存在，至今还未有界定。迄今，对 PCT 鉴别感染的权威荟萃分析结果均表明 PCT 鉴别感染的能力要远远优于 CRP，而且同时也发现 PCT 的变化趋势要比单纯一个时间点测定的数据更能反映是否有感染的发生。

虽然 CRP 和 PCT 对于鉴别感染有一定的参考价值，但是两者的局限性随着临床上广泛的应用逐渐显现。根据最新版 Surviving Sepsis 2012 中所述，不推荐应用生物标记物进行鉴别感染与非感染，足以说明现有的研究并没有发现对临床真正具有明确价值的生物标记物。究其原因在于感染的致病病原体众多、患者的个体差异性又大，临床众多因素导致了筛选

具有可靠临床价值生物标记物的困难性和复杂性。对于感染和非感染的鉴别金标准还是病原微生物学检查，生物学标志物仅是一个参考，我们不能过分依赖感染相关的标志物。未来是否有一个理想的生物学标志物可以用来鉴别感染和非感染还是值得期待。

三、CRP 与 PCT 对疾病严重程度的评价

对于感染严重程度的评估，PCT 的价值要优于 CRP。对于重度脓毒症的鉴别，PCT 的价值不仅反映在入 ICU 的首日，而且如果病情不见好转，将会出现 PCT 的持续升高。我们的研究发现，对于 PCT 鉴别重度脓毒症的曲线下面积为 0.806，以 0.83ng/ml 作为截断点，其敏感性为 0.82，特异性为 0.75。然而，对于 CRP 在重度脓毒症的早期不能很好地区分病情的严重程度，重度脓毒症与普通脓毒症没有差别。虽然 PCT 对脓毒症的严重程度评估有一定的意义，而且 PCT 与 SOFA 评分有一定的正相关性。但是对于脓毒症严重程度的评估还是临床危重症评分系统最为重要和实用，例如 APACHEⅡ评分、SOFA 评分和 SAPASII 评分等等。我们在对脓毒症严重程度的评估的时候，除了参考标志物之外，一定要运用评分系统，对患者的病情综合评估，切不可依据某种生物学标志物的高低而主观判断。

四、CRP 与 PCT 对疾病预后的评估

CRP 和 PCT 对于预后的评估均有一定的价值。入院时 CRP 浓度 >10mg/dl 的患者其伴有器官衰竭的可能性和病死率均比 CRP 浓度 <1mg/dl 的患者要大得多。如果在治疗的 48 小时内患者 CRP 浓度出现下降，那么病死率就会减少 15%；反之如果 CRP 持续不降，那么病死率将会高达 61%。有研究表明，对 CRP 具有较好的反应性的患者（第五天 CRP/ 第一天 CRP<0.4），其生存的可能性将会比对 CRP 没有反应性的患者（第五天 CRP/ 第一天 CRP>0.8）高出三倍。此外，较高水平的 CRP 与 ICU 的住院时间与再住院次数有关。对于 PCT，其浓度会随着脓毒症的严重程度和器官衰竭水平而增高。较多的研究均支持 PCT 对于预后的判断，尤其是动态 PCT 的变化对于预后的评估意义更大。我们的研究发现，对于菌血症或导管相关血流感染患者的预后判断，PCT 也具有一定的价值，其曲线下面积为 0.789，以 2.26ng/ml 作为截断点，敏感性为 0.9，特异性为 0.63。对于呼吸机相关性肺炎患者的预后评估，PCT 尤其是 PCT 联合临床肺部感染 CPIS 评分系统效果更好。

五、CRP 与 PCT 对抗生素合理应用的指导

CRP 可以被用作评价抗生素是否有效的指标之一。如果在应用抗生素 48 小时后 CRP 持续不降，提示抗生素治疗无效，这时应考虑更换药物。目前的研究发现，PCT 在针对重症感染患者抗菌药物的治疗可能更具有指导意义。如果是来自在普通病房或者急诊室的患者可以参考如下标准：不推荐或者谨慎推荐使用抗生素（<0.1ng/ml 或 0.1～0.25ng/ml）；推荐或强烈推荐使用抗生素（>0.25～0.5ng/ml 或 >0.5ng/ml）。根据这一标准，病原学感染的程度可以被分为非常不可能存在感染、不可能有感染、可能存在感染和非常可能存在感染。当然为了防止确已感染的患者被漏诊而耽误治疗，对于这一标准也有一些补充的判断依据（图 5-4-1）。注意，对于在 ICU 病房的重症患者要把这种诊断的界值提高。如果遇到高度怀疑存在感染可能的患者 PCT 检测浓度异常，有必要在 6～24 小时重新检测 PCT。如果有条件也可以每天检测 PCT 也观察抗生素的治疗效果。当 PCT 下降的幅度大于最初

检测时的 80% 或者 <0.5ng/ml 时，我们可以考虑采取抗生素降阶梯或者停药。反之，如果 PCT 在治疗过程中持续不降，我们必须考虑患者是否有潜在的感染并发症或者是更加严重的感染发生。

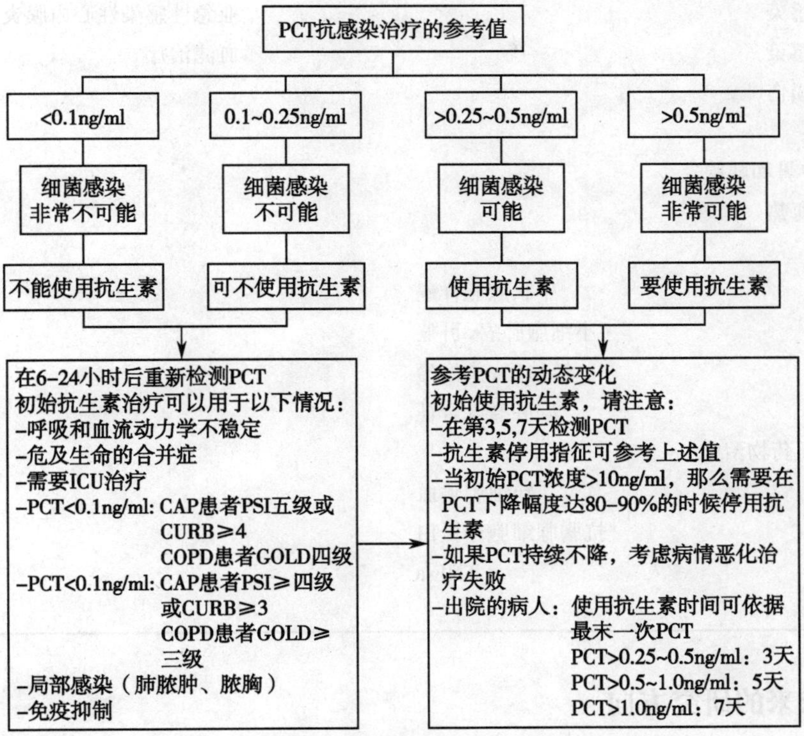

图 5-4-1 PCT 临床抗感染参考值

六、应用 CRP 和 PCT 应注意的问题

虽然 CRP 和 PCT 对脓毒症的诊断和评估具有十分重要的意义，但我们在临床应用这些标志物的时候一定不能盲目依从于某一指标的高低。要注意观察 CRP 和 PCT 在治疗过程中的变化趋势。尤其要重视一些特殊的情况下如何解读实验室检查结果。对于 CRP 来说，其特异性还是较差，也就是说在其他非感染性的炎症反应时也可以升高。尤其是类固醇类激素能够影响其浓度。对于使用激素的患者，CRP 的临床价值应该恰当解读。另外，当感染患者同时存在爆发性肝衰竭时，会出现 CRP 的显著降低，此时尤其注意这并不是感染的控制而是由于肝脏的合成能力受损，临床应该引起重视。PCT 虽然是目前公认的最好的重症感染的生物标志物，但是其检测价格昂贵，而且 PCT 直到目前还没有公认的金标准检测范围，同时 PCT 的局限性对临床上判断也极为重要。作为临床医生必须了解 PCT 的一些特点来充分把握 PCT 检测的指征，避免广大检测和滥检测。当我们拿到 PCT 的检查结果时，我们需要考虑患者所处的病房环境、原发感染的部位和程度、是否伴有其他诸如免疫抑制等情况。同时需要注意当非感染的患者有肾功能衰竭时，PCT 的浓度也会升高。尤其需要注意判断 PCT 假阳性和假阴性结果的原因（表 5-4-1）。还有一点需要说明，病毒和支原体感染的时候，PCT 并不会升高。

表 5-4-1 PCT 检测中常见的假阳性和假阴性情况

假阳性	假阴性
急性呼吸窘迫综合征	早期感染
急性移植物抗宿主病	局部感染
恶性疟原虫感染	亚急性感染性心内膜炎
系统性真菌感染	血滤治疗
机械及手术损伤	
化学性肺炎	
严重烧伤、中暑和胰腺炎	
家族性地中海热	
恶性肿瘤	
甲状腺髓样癌	
小细胞肺癌、肝癌	
转移癌、类癌瘤	
副肿瘤综合征	
T 细胞抗体类药物治疗	
粒细胞输血	
抗胸腺细胞球蛋白	
TNF-a	
新生儿	

七、未来的研究方向

由于脓毒症发病机制的复杂性、不同的病程阶段和不同的时间都会有不同的生物标志物发生变化，而且炎症的标志物和标志物之间还存在复杂的相互关系，所以目前来看，单纯依据某一个或者是某几个标志物对脓毒症进行诊断和评估可能并不现实。动态的观察生物标志物的变化，把一组或几类生物标志物联合起来，并结合患者症状和危重症评分去评估脓毒症可能更有意义，也是今后的一个研究和发展的方向。同时也正是由于脓毒症发病机制的复杂性使得传统的研究手段不能满足目前的需要。近些年来，随着高通量测序、基因组学、蛋白组学、代谢组学技术的迅猛发展，人们越来越多的开始使用新技术手段进行标志物的筛选，以期发现对重症感染患者早期诊断、严重程度和预后评价等方面具有临床价值的新的靶标。我们采用最新的生物信息学技术，通过多年的研究，建立了脓毒症早期预警体系：发现了对脓毒症具有早期预警价值的生物标记物：sTREM-1、sCD163、miR-122、miR-574-5p、miR-483-5p 等，在国内外率先发现尿液 sTREM-1 可提前 48 小时早期预警脓毒症继发急性肾损伤；血 miR-122 可早期预警脓毒症继发凝血功能紊乱，引起国际同行高度关注。建立脓毒症病情评价体系：发现 miR-15a、miR-16、miR-193b*、miR-483-5p、miR-122 均与脓毒症患者的死亡高度相关；发现 6 种 miRNA（miR-206、miR-378、miR-223、miR-15b、miR-15a、miR-16）联合评价脓毒症预后价值优于现有评分和生物标志物；率先发现 sCD163 动态评价浓度症患者预后具有很好的临床价值，优于现有临床指标。我们还发现免疫失衡和免疫抑制是重症感染患者病情预后不良的重要原因：$CD4^+$T 细胞亚群中 Th1、Th17 和 Tregs 细胞功能在疾病后期过度亢进，抑炎亚群 Th2 细胞功能受到抑制是导致患者免疫失衡的主要机制之一；T 细胞免疫球蛋白和黏蛋白 3（T cell Ig and mucin domain protein 3，Tim-3）在脓毒症患者免疫抑制的发生和发展中起着重要的作用，血浆可溶性 Tim-3 蛋白可作为预测脓毒症患者病情加重的生物学标志物。在临床工作中，我们需要充分认识每一种感染相关生物学标志物的特点，充分发挥各标志物的作用。决不能夸大和盲目依赖某种标志物在临床中的应用，更不能滥用标志物给患者增加负担。对于重症感染的患者还应采取综合评估的办法去指导临床治疗。相信未来对于感染相关标志物的研究会为临床提供更多的有效的手段来指导和治疗重症感染患者，最终为解决感染问题造福。

（解立新）

第五节　非 HIV 患者卡氏肺孢子菌肺炎的特点与诊治

卡氏肺孢子菌肺炎（pneumocystis jirovecii pneumonia，PCP）是免疫抑制宿主潜在的、威胁生命的真菌感染。在 HIV 患者，PCP 是其最常见并发症，感染率为 69%。临床上，PCP 亦常见于其他免疫抑制宿主，如接受分子靶向治疗的风湿性疾病、炎症性肠病（IBD）、恶性肿瘤等患者。

一、非 HIV 患者 PCP 危险因素

卡氏肺孢子菌可以通过气溶胶、直接接触、原发感染等方式传播。其广泛存在于生物界中，有研究显示，即使在正常个体，亦有 65% 存在肺孢子菌定植。PCP 感染来源于潜伏感染的再次激活，宿主对肺孢子菌感染的防御主要以细胞免疫为主。当宿主免疫功能受损时，可能导致 PCP 的发生。不同于 HIV 患者，血液系统肿瘤、实体肿瘤、器官或造血干细胞移植（HSCT）、结缔组织病应用免疫抑制剂治疗的患者，不能用 $CD4^+$ 淋巴细胞水平评价 PCP 感染风险。这些患者的主要风险因素是：激素、嘌呤类似物、抗 -CD52 和抗 -CD20 单抗、钙调神经磷酸酶抑制剂、TNF-a 拮抗剂的使用。

二、几类非 HIV 疾病与 PCP

（一）血液系统恶性肿瘤

血液系统恶性肿瘤，特别是白血病和淋巴瘤，是并发 PCP 最常见的非 HIV 疾病。研究提示，HSCT 增加此类患者 PCP 发生风险，同时免疫抑制剂如阿糖胞苷、长春新碱、甲氨蝶呤、氟达拉滨及其他嘌呤类似物的应用同样增加 PCP 风险。

（二）实体肿瘤

实体肿瘤包括原发或转移性脑肿瘤、肺癌、乳腺癌等是 PCP 并发高风险人群，消化道肿瘤很少并发 PCP。实体肿瘤患者采用放疗 + 激素被认为是 PCP 高危因素。相反，PCP 很少发生于应用含铂类化疗药物或其他化疗方案的患者。

（三）实质脏器移植

实质脏器移植包括心、肾、肝移植患者是并发 PCP 的高风险人群。其中心脏移植患者并发 PCP 发生率为 5%～4%（在没有预防治疗时可达 16%～43%），肝移植 10%～11%。肾移植患者 PCP 发生率较其他器官移植发生率低，而在应用免疫抑制剂如利妥昔单抗、麦考酚酯（MMF）联合激素和钙调磷酸酶抑制剂、雷帕霉素的情况下 PCP 发生率增加。有报道提出肾移植受体并发 PCP 的危险因素包括：激素应用的疗程、雷帕霉素的应用、淋巴细胞抑制、预防治疗间断。

（四）类风湿关节炎（RA）

既往 RA 并发 PCP 的发生率为 0.02%，而甲氨蝶呤（MTX）的应用使得其发生率明显升高。应用靶向药物如阿达木单抗（adalimumab）、依那西普（etanercept）、托珠单抗（tocilizumab）的 RA 患者发生 PCP 一般在第一次用药后 3 个月内。而与其他免疫抑制剂不同，76% 应用 infliximab 的患者发生 PCP 在第一次注射后 14 周。与 HIV 并发 PCP 相比，RA 患者 CRP 水平、氧合障碍水平更高，同时病原学检测阴性者居多。

（五）其他自身免疫系统疾病

皮肌炎、系统性红斑狼疮、韦格纳肉芽肿等自身免疫系统疾病患者也可能并发 PCP，其中韦格纳肉芽肿并发 PCP 发生率为 6%。这可能与激素及免疫抑制剂使用有关，且易发生于免疫抑制疗法应用早期，特别是对激素使用前已存在淋巴细胞数量减少的患者。

（六）炎症性肠病

文献报道，在应用激素治疗的炎症性肠病患者，不论是否应用环孢素或 TNF-a 单抗，均增加 PCP 发生的风险。

三、非 HIV 患者 PCP 临床特征与临床诊断

诊断主要依据临床症状、影像学表现，同时获取病原学依据。PCP 感染的临床表现非特异性，常呈亚急性病程，症状包括包括发热、咳嗽，多为非刺激性干咳，呼吸困难，多呈进行性加重，常伴低氧血症。有文献报道，一些 PCP 患者仅有发热而呼吸系统症状轻微，6%～7% 可完全无症状。由于免疫反应差异，非 HIV 患者 PCP 临床表现不同于 HIV 患者（表 5-5-1）。在非 HIV 患者，主要表现为逐渐出现的发热、干咳等非特异性临床症状，而呼吸衰竭出现较晚，一般 1 周左右出现严重呼吸衰竭，临床病死率高，约 30%～60%。体格检查可在双肺基底部闻及干啰音。

表 5-5-1 HIV 与非 HIV 患者 PCP 临床特征

	HIV 患者	非 HIV 患者
发热、干咳症状	突发	逐渐出现
呼吸衰竭发生速度	轻	重
呼吸衰竭严重程度	早发	先发热、干咳，1 周后出现呼吸衰竭
病原学	肺孢子菌数量多	肺孢子菌数量少，难以检测
病死率	10%～20%	30%～60%

实验室检查可有低蛋白血症及贫血，乳酸脱氢酶（LDH）在 95%PCP 患者升高，但无特异性。90% 以上患者肺弥散功能下降，肺泡动脉血氧分压差两级梯运动试验阳性，敏感性可达 100%。

胸片等影像学典型改变为双肺弥漫性肺泡、间质浸润，呈磨玻璃样或粗网格样改变，值得提出是，部分患者胸片无明显异常。高分辨 CT（HRCT）典型改变为弥漫性不均一性的磨玻璃影（GGO），有些患者磨玻璃影分布在胸膜下肺实质，然而也有些患者的 GG 存在肺实质周边逃逸现象。有一半 PCP 的类风湿性关节炎患者 HRCT 提示弥漫性 GGO 以泛小叶的方式分布，即 GGO 借小叶间隔与邻近正常肺组织边界清楚。恶性淋巴瘤并发 PCP 患者影像学可见 GGO 和实变沿着支气管血管束分布；恶性肿瘤患者化疗和使用高剂量激素后并

发 PCP 在影像学上可见累及区域囊性改变。

相对于 HIV 合并 PCP 患者，非 HIV 患者痰液、肺泡灌洗液病原学检测阳性率不高，采用免疫荧光单克隆抗体染色可提高检测敏感性，取 BALF 行 PCR 检测 PCP，敏感度为 94%～100 %，特异度为 79%～96 %。镓 -67 肺显像有助于 PCP 诊断。

四、治疗方案选择

治疗上，主要依据患者疾病的严重程度、药物经胃肠道吸收的可能性及有无药物不良耐受史评估治疗方案。甲氧磺胺嘧啶 - 磺胺甲基异噁唑（TMP-SMZ）仍然是抗 PCP 的一线药物。不管 PCP 严重程度、是否联合其他药物，均应使用 TMP-SMZ，剂量为 TMP160mg-SMZ800mg（2 片），1 次 /8 小时，疗程 2～3 周。在非 HIV 患者，TMP-SMZ 的疗程一般为 14 天。在应用时，应注意药物不良反应，保持尿量在 2000ml/d 以上，一般不良反应发生在用药 7～10 天。戊脘脒最早应用于治疗 PCP，目前其适应证主要为不能耐受 TMP-SMZ 口服的 PCP 患者以及对 TMP-SMZ 无效的严重 PCP 患者。甲氧苄啶、克林霉素联合伯氨喹、阿托喹酮、三甲曲沙等为可以考虑的替代治疗选择。棘白菌素类抗真菌药物如卡泊芬净在研究中发现对 PCP 有效，但临床治疗有效性有待于进一步的临床研究。对于动脉血氧分压 <70mmHg 的中重度 PCP 或 BALF 中性粒细胞 >10%，可考虑加用糖皮质激素。激素使用在非 HIV 合并 PCP 患者存在争议，Parea 等发现非 HIV 合并严重 PCP 的患者，接受泼尼松 60mg 或更高剂量治疗，其临床结局优于应用低剂量激素组；而 Moon 等发现激素使用与否，患者生存率没有显著差异。PCP 预防性治疗主要用于长期使用激素的免疫功能紊乱患者或 COPD 患者，而在肿瘤、自身免疫系统疾病、造血干细胞移植、实质脏器移植等非 HIV 患者，预防性治疗有其适应证（表 5-5-2）。

表 5-5-2　PCP 预防性治疗适应证

	预防性治疗适应证
肿瘤	需要激素治疗患者
	应用阿仑单抗（CD52 抗体）2 个月后 CD4（200/ml）
	替莫唑胺联合放疗时 CD4（200/ml）
	氟达拉滨和抑制 T 细胞药物治疗时 CD4（200/ml）
	所有接受抗中性粒细胞治疗患者
结缔组织病	WG 应用 CTX，特别是同时用激素的患者
	原发性系统血管炎应用激素和 MTX 治疗患者
	RA 接受抗 TNF 抗体治疗患者，特别是接受激素及其他免疫抑制药物
	结缔组织病接受激素治疗（泼尼松）20mg/d 超过 2 周的患者
造血干细胞移植者	异基因干细胞移植最少 180 天
	自体外周血干细胞抑制后 3～6 个月
	所有造血干细胞移植后 6 个月
	移植后接受免疫抑制剂治疗病人或发生 GVHD>6 个月和免疫抑制剂治疗期间
实质脏器移植者	移植后 6～12 个月
	肾移植后最少 4 个月
	肾移植后发生急性排斥期间和其后最少 6 周
炎症性肠病	接受 TNF 单抗治疗病人，特别是在接受激素治疗或其他免疫抑制剂治疗后

（杨　爽　蔡绍曦）

参考文献

1. Tasaka S，Tokuda H. Pneumocystis jirovecii pneumonia in non-HIV-infected patients in the era of novel immunosuppressive therapies. J Infect Chemother，2012，18（6）：793-806.
2. Huang L，Cattamanchi A，Davis J L，et al. HIV-associated Pneumocystis pneumonia. Proc Am Thorac Soc，2011，8（3）：294-300.
3. Briel M，Bucher H C，Boscacci R，et al. Adjunctive corticosteroids for Pneumocystis jiroveci pneumonia in patients with HIV-infection. Cochrane Database Syst Rev，2006（3）：D6150.
4. Pareja JG，Garland R，Koziel H. Use of adjunctive corticosteroids in severe adult non-HIV Pneumocystiscarinii pneumonia.Chest，1998，113：1215-1224.
5. Moon SM，Kim T，Sung H，et al. Outcomes of moderate-to-severe Pneumocystis pneumonia treated with adjunctive steroid in non-HIV-infected patients. Antimicrob Agents Chemother，2011，55：4613-4618.

第六节　急性呼吸窘迫综合征柏林新定义解读

一、概述

1967 年以来，曾先后提出多种急性呼吸窘迫综合征（ARDS）的诊断标准，造成了临床和流行病学研究困难。直到 1944 年欧美共识会议（AECC）发表了有关急性肺损伤（ALI）/急性呼吸窘迫综合征（ARDS）的定义标准，将 ALI/ARDS 定义为多种病因引起的急性呼吸功能衰竭综合征，其病理生理特点为非心源性水肿、低氧血症和弥漫性肺实质实变。

ALI 和 ARDS 是一种常见危重症，病死率极高，严重威胁重症患者生命并影响其生存质量。流行病学调查显示 ALI/ARDS 是临床常见危重症。根据 1994 年 AECC 提出的 ALI/ARDS 诊断标准，ALI 发病率为每年 18/10 万，ARDS 为每年 13～23/10 万。2005 年的研究显示，ALI/ARDS 发病率分别在每年 79/10 万和 59/10 万。提示 ALI/ARDS 发病率显著增高，明显增加了社会和经济负担。

病因不同，ARDS 患病率也明显不同。严重感染的 ALI/ARDS 患病率可高达 25%～50%，大量输血可达 40%，多发性创伤可达 11%～25%，而严重误吸时 ARDS 的患病率也可达 9%～26%。

二、ARDS 定义的变迁

1967 年 Ashbaugh 首次提出成人呼吸窘迫综合征（ARDS）并报告了 12 例病例，其报告的病例为呼吸频率增快、严重呼吸困难、胸片上有双肺弥漫性阴影等共同症状，有一般氧疗无效的严重低氧血症和肺顺应性下降，常规呼吸支持治疗效果较差。此后陆续有多种定义被提出，但是得到广泛认同的是 1994 年 AECC 提出的 ARDS 的定义，利于临床和流行病学资料的获取，从而提高了 ARDS 的治疗水平。

AECC 有关 ARDS 的诊断标准为：①病程：急性病程。②氧合指数：动脉氧分压 / 吸入氧浓度（PaO_2/FiO_2）≤200mmHg（无论呼吸末正压大小）。③胸片：正位胸片显示双肺弥漫性浸润。④肺动脉楔压（PAWP）：PAWP≤18mmHg，或没有左房压升高的临床表现。

ALI 的诊断标准除 PaO_2/FiO_2≤300mmHg，其余标准同 ARDS。

从 1994 年 AECC ARDS 标准提出后，已经历 20 年，ARDS 临床医学家及研究学者认为有必要对过去的标准作修订，以更切合 ARDS 临床实际。

三、AECC 上 ARDS 定义的局限性

（一）病程

没有针对急性的定义。急性起病的判定不明确，仅指出急性起病，但到底多长时间算急性起病，1 天、1 周还是 1 个月？AECC 标准未给予明确界定，给临床医师诊治带来困难。

（二）急性肺损伤

误解 PaO_2/FiO_2 201～300mmHg 为 ALI，在临床上 ALI/ARDS 是一个不断转换、不断变化的动态过程，需适时进行评估及鉴别。

（三）氧合指数

不同的呼吸末正压（PEEP）及 FiO_2 导致 PaO_2/FiO_2 也不同。近年来机械通气对 ALI/ARDS 诊断标准的影响日益引起人们的重视，尤其是 PEEP 对 PaO_2/FiO_2 的影响是争论的焦点。在 AECC 对 ALI/ARDS 诊断标准中，未考虑 PEEP 对诊断的影响。越来越多的证据表明，在其他条件不变的情况下，PEEP 的变化会改变 PaO_2/FiO_2，这将直接影响 ALI/ARDS 的诊断。Villar 等对 ARDS 患者进行的前瞻性研究中证实 ARDS 诊断的建立需对 PEEP 数值进行限定。

（四）胸片

什么样的胸片是 ARDS，不同的临床医师可能给出不同的答案？缺乏客观评价指标。AECC 制定的 ALI/ARDS 诊断标准之一是 X 线胸片显示双肺弥漫浸润影，这种表现一定程度上反映了 ARDS 发病时患者肺内病理生理变化，但诊断特异性不高，尺度较难把握，给临床工作带来很大难度。曾有研究选取 21 名著名 ARDS 专家对几份胸片进行阅读，发现胸片结果与临床诊断一致率仅有 36%～70%。

（五）肺动脉楔压

ARDS 及高水平 PAWP 可同时存在，PAWP 有不确定性。AECC 的 ALI/ARDS 诊断标准中有关 PAWP≤18mmHg 与无左心房压力增高界定的初衷是将心功能不全与 ARDS 进行鉴别，但临床实践中此标准应用困难较大。首先，测量 PAWP 需要置入 Swan-Ganz 导管，而在临床上每例患者均进行这项检查是做不到的。其次，虽然左房压增高确实说明存在心源性肺水肿，但有研究通过尸体解剖证实某些患者同时存在 ARDS 的蛋白渗出性肺水肿及左心房压增高引起的静水压增高性肺水肿。所以对于临床医生而言，心源性与肺源性呼吸窘迫一直都是棘手的问题，单纯用“左心房压力增高”作为 ARDS 诊断的排除标准，尺度很容易出现问题。

（六）危险因素

未考虑。

四、ARDS 的柏林定义

（一） 柏林定义的解决方案

1. 起病时间　说明了急性起病的时间窗。

2. 急性肺损伤　根据疾病的严重程度将 ARDS 分为互不包含的 3 个亚组，取消了 ALI 的概念。

1994 年 AECC 标准中 ALI 包含 ARDS，ARDS 是 ALI 的最严重阶段，具体到氧合状况为 $PaO_2/FiO_2 \leq 300mmHg$，诊断 ALI；$PaO_2/FiO_2 \leq 200mmHg$ 诊断 ARDS。这里的含义是：ARDS 也是 ALI，只不过是 ALI 的最严重阶段。但在临床实践中发现，许多医师误认为 ALI 是 ARDS 发生前较轻的阶段，误认为 ALI 的氧合状况应该是 $200mmHg < PaO_2/FiO_2 < 300mmHg$，认为 $PaO_2/FiO_2 \leq 200mmHg$ 的患者是 ARDS，不是 ALI，这就从根本上犯了概念性错误。其实根据 AECC ARDS 定义本意，对于其他 3 条标准均符合，氧合状况 $200mmHg < PaO_2/FiO_2 < 300mmHg$ 的患者是 ALI，不是 ARDS；$PaO_2/FiO_2 \leq 200mmHg$ 的患者既是 ALI 又是 ARDS。

为了避免类似错误再度发生，柏林 ARDS 定义干脆取消 ALI 诊断，将 ARDS 的氧合状况扩大到与原先 ALI 的氧合状况完全相等。并将 ARDS 分为轻度、中度、重度 ARDS，这样既避免了发生概念性错误，又保证与 1994 年 AECC 标准具有连贯性。即今后人们要查找 ARDS 文献时，只要简单地将过去 ALI 的文献一起纳入，即可获得定义几乎相同的文献。

3. 氧合指数　各个亚组中加入了有关最小 PEEP 的内容。在重度 ARDS 组，FiO_2 的作用不甚重要。

为何要将 PEEP 设置为至少 $5cmH_2O$ 作为 ARDS 氧合标准的前提条件？前述 Villar 等的研究发现应用 PEEP 前后患者氧合状况可发生显著变化，原本符合 ARDS 诊断标准的患者，应用 $10cmH_2O$ PEEP 24 小时后，仅有 58% 的患者依然符合 1994 年 AECC ARDS 诊断标准。故柏林定义初稿即要求 ARDS 在符合氧合标准的同时须有一个前提条件：轻、中度 ARDS PEEP 或 CPAP 至少 $5cmH_2O$，重度 ARDS PEEP 至少 $10cmH_2O$。经过病例验证后发现，重度 ARDS 若应用 PEEP $10cmH_2O$ 作为氧合标准前提条件与 $5cmH_2O$ 相比，病死率没有发生显著改变。故轻、中、重度 ARDS 均选取 PEEP 至少 $5cmH_2O$ 作为符合 ARDS 氧合标准的前提条件。

4. 胸片　明确了胸片的标准建立了胸片的临床实例。柏林标准要求胸片表现符合两肺浸润影，且不能用积液、大叶性病变、肺不张及结节影解释。与 1994 年 AECC 标准仅有两肺浸润影相比，在标准中增加鉴别诊断的内容，并认为若有 CT 检查，则可以替代胸片检查。标准专家组考虑到 CT 在患者转运安全性、代价及各地区应用的广泛性尚不如胸片那样广泛，未将其纳入标准中。重度 ARDS 在草案中要求两肺至少三个象限有浸润影，同样因为在临床病例验证中发现该要求并不改变病死率而取消。

5. 肺动脉楔压　取消了 PAWP 的要求，静水压升高的肺水肿不是呼吸衰竭的主要原因，建立了临床实例以帮助排除静水压升高的肺水肿。如何判断单纯心力衰竭引起的肺水肿及心力衰竭引起的肺水肿与 ARDS 肺水肿共存。按 1994 年 AECC 标准诊断 ARDS，若存有心力衰竭则不能诊断 ARDS；2012 年柏林 ARDS 标准，则结合临床实践与已有研究成果，提出只有在心力衰竭是肺水肿唯一原因时才可排除 ARDS。现有的临床数据提示 ARDS 与左房压增高常常共存，而脓毒症患者常合并左心室功能不全。PAWP 测定在成人已越来越少，而现今临床辅助检查如胸片、BNP、肌钙蛋白不能精确鉴别出心源性肺水肿。专家组发布了几个临床病例，供判断时参考。

6. 危险因素　纳入诊断标准，当未能确定危险因素时需要客观排除静水压升高的肺水肿。提出的常见危险因素：肺炎、肺外脓毒症、胃内容物吸入、大面积创伤、肺挫裂伤、胰腺炎、吸入引起的损伤、严重烧伤、非心源性休克、药物过量、大量输液或输液相关的急性肺损伤、肺血管炎、溺水等。

(二)ARDS的柏林定义与诊断标准

2011年在德国柏林，由欧洲危重症协会发起，联合美国胸科协会、美国危重症协会，成立了一个全球性专家小组，共同修订ARDS诊断标准，提出ARDS的新定义。该定义目前已获欧洲危重症协会、美国胸科协会及美国危重症协会签署同意由美国医学会杂志*JAMA*于2012年5越23日正式公布。该标准的重要特征是取消ALI诊断，将ARDS分为轻、中、重度进行诊断。

1．发病时间　在已知诱因后，或新出现或原有呼吸系统症状加重后一周内发生。

2．胸部影像学　双肺透光度减低且不能用胸腔积液、肺叶不张或结节解释。

3．肺水肿来源　无法用心功能衰竭或液体负荷过多解释的呼吸衰竭。如果没有危险因素，则需要客观评估(如心脏超声检查)排除静水压升高的肺水肿。

4．低氧血症　轻度：呼吸末正压/持续气道正压(PEEP/CPAP)$\geqslant$5cmH_2O时200mmHg<$PaO_2/FiO_2$$\leqslant$300mmHg；中度：呼吸末正压/持续气道正压(PEEP/CPAP)$\geqslant$5cmH_2O时100mmHg<$PaO_2/FiO_2$$\leqslant$200mmHg；重度：呼吸末正压/持续气道正压(PEEP/CPAP)$\geqslant$5cmH_2O时$PaO_2/FiO_2$$\leqslant$100mmHg；如果海拔超过1000m，应根据如下公式进行校正：PaO_2/FiO_2×(大气压)/760。

专家组应用经全体成员认可的共同程序制定了柏林标准。焦点集中于该标准的可行性、可靠性及有效性，鉴于全球应用1994年AECC ARDS诊断标准进行了大量的研究，专家组还提出了一个要求，新的标准须与AECC标准具有良好的兼容性，以便于对过去的研究有很好的理解。新标准草案于2011年在柏林召开欧洲危重症大会正式提出，后再经共识会议反复讨论和提炼，提出了现有的正式标准。在新标准草案中，基于患者氧合状态提出了3个相对独立的ARDS诊断分度：轻度，200mmHg<PaO_2/FiO_2<300mmHg；中度，100mmHg<PaO_2/FiO_2<200mmHg；重度，PaO_2/FiO_2<100mmHg。同时提出了重度ARDS的4个辅助诊断指标：胸部X线的严重度；呼吸系统顺应性[<40ml/cmH_2O，计算公式为潮气量/(平台压-PEEP)]；经校正的呼出分钟通气量(<10L/min，计算公式为分钟通气量×$PaCO_2$/40mmHg)。该草案经过来自4个多中心、4188例患者数据的系统回顾及来自3个单中心含有生理学检测数据的269例患者数据的分析，发现用于诊断重度ARDS的4个辅助参数对预测严重ARDS患者死亡的有效价值不大，因此将这4个辅助诊断指标从草案中剔除。

应用新标准的ARDS分度对上述病例进行系统分析发现ARDS病死率轻度27%(95%可信区间24%～30%)；中度32%(95%可信区间29%～34%)；重度45%(95%可信区间42%～48%)；3者相比较差异有统计学意义(P<0.001)。经与AECC标准进行统计学分析发现，新标准对于预测ARDS病死率具有更高的有效度，故获得了欧美危重届的一致认可，也为制定以循证医学为基础、更加精准的严重疾病综合征提供了新的模式。

五、ARDS新定义的思考

新定义有助于学术研究，也能提高临床医生对ARDS的认识，新的定义将提高相关研究的可推广性也更加便于开展急性肺损伤的临床试验，尤其是在发现对于最严重的ARDS患者唯一有用的潜在疗法方面。就临床实践而言，尽管现在还不能确定是否会带来很大的变化，但应该会提高ARDS定义的统一性。

参考文献

1. Ashbaugh DG, Bigelow DB, Petty TL, et al. Acute respiratory distress in adults. Lancet, 1967, 61: 319-323.
2. The ARDS Definition Task Force. Acute respiratory distress syndrome, the Berlin definition. JAMA, 2012, 307(23): E1-E8.
3. Sarnaik AP. Lieh-Lai M. Adult respiratory distress syndrome in children. Pediatr Clin North Am, 1994, 41: 337-363.
4. Luhr 0R, Antonsen K, Karlsson M, et al. Incidence and mortality after acute respiratory failure and acute respiratory distress syndrome in Sweden, Denmark, and Iceland[J]. Am J Respir Crit Care Med, 1999, 159(6): 1849—1861.
5. Relvas MS, Silver PC, Sagy M. Prone positioning of pediatric patients with ARDS results in improvement in oxygenation if maintained>12 h daily. Chest, 2003, 124: 269-274.
6. Gof AYT, Chan PWK, Lum LCS, et al. Incidence of acute respiratory distress syndrome: a comparison of two definitions. Arch Dis Child, 1998, 79(3): 256—259.
7. Bemard GR, Artigas A, Brigham KL, et al. ne American-European Consensus Conference on ARDS: Definitions, mechanisms, relevant outcomes, and clinical trial coordination. Am J Respir Crit Care Med, 1994, 149(3 Pt 1): 818-824.
8. The Acute Respiratory Distress Syndrome Network. Ventilation with lower tidal volumes as compared with traditional tidal volumes for acute lung injury and the acute respiratory distress syndrome. N Engl J Med, 2000, 342(18): 1301—1308.
9. National Heart, Lung, and Blood Institute Acute Respiratory Distress Syndrome (ARDS) Clinical Trials Network, Wiedemann HP, Wheeler AP, et al. Comparison of two fluid—management strategies in acute lung injury. N Engl J Med, 2006, 354(24): 2564-2575.
10. National Heart, Lung, and Blood Institute Acute Respiratory Distress Syndrome (ARDS) Clinical Trials Network. Higher verus lower positive end•expiratory pressures in patients with the acute respiratory distress syndrome. N Engl J Med, 2004, 351(4): 327-336.
11. National Heart, Lung, and Distress Syndrome (ARDS) Blood Institute Acute Respiratory Clinical Trials Network. Effects of recruitment maneuvers in patients with acute lung injury and acute respiratory distress syndrome ventilated with high positive end-expiratory pressure. Crit Care Med, 2003, 31(11): 2592-2597.
12. Steinberg KP, Hudson LD, Goodman RB, et al. NIH/NHLBI ARDS Net. Efficacy and safety of corticosteroids for persistent acute respiratory distress syndrome[J]. N Engl J Med, 2006, 354(16): 1671-1684.
13. Rubenfeld GD, Caldwell E, Granton JT, et al. Interobserver variability in applying a radiographic definition for ARDS. Chest, 1999, 116(5): 1347-1353.
14. Villar J, Peerez-Meedez L, Lepez J, et al. An early PEEP/F102 trial identifies different degrees of lung injury in patients with acute respiratory distress syndrome. Am J Respir Crit Care Med, 2007, 176(8): 795—804.
15. Abroug F, Ouanes-Besbes L, Dachraoui F, et al. An updated study--level meta--analysis of randomised controlled trials on proning in ARDS and acute lung injury. Crit Care, 2011, 15(1): R6.
16. Ferguson ND, Fan E, Camporota L, et al. The Berlin definition of ARDS: an expanded rationale, justification, and supplementary material. Intens Care Med, 2012, 38(10): 1573-1582.

第六章 纵隔、胸膜疾病

第一节 IL-27是诊断结核性炎的可靠指标

转化医学（translational medicine）是将基础医学研究和临床诊断治疗连接起来的一种新的思维方式。转化医学的典型含义是将基础研究的成果转化成为患者提供切实的诊断和治疗的手段，强调的是从实验室到病床旁（from bench to bed）的联接。

现在想结合我们工作中的结核性胸腔积液（TPE）中IL-27的研究例子谈谈如何涉足转化医学。

一、在临床中发现问题

渗出性胸腔积液的病因诊断从来就面临诸多挑战，即使经过全面而严格的诊断程序，包括胸腔穿刺、闭式胸膜活检或（和）内科胸腔镜检查，最后仍有大约6%的胸腔积液患者得不到明确的诊断。

在内科胸腔镜引入中国之前，几乎所有的TPE都是临床诊断。北京朝阳医院呼吸与危重症医学科于2005年7月至2014年6月间，对333例TPE进行了内科胸腔镜检查，可在其中的330例患者的壁层或（和）脏层胸膜观察到局限或广泛分布的结节、斑块、坏死、粘连、纤维素渗出等改变，病理检查证实结核病变的存在。也就是说，内科胸腔镜检查可以使得几乎达100%的TPE得到病因诊断。

内科胸腔镜毕竟是一种有创检查手段，因此，寻找可靠的可溶性指标诊断TPE显得非常重要。在以前的研究中，我们试图评价过多种可溶性介质对于鉴别诊断胸腔积液的临床价值，包括细胞因子IL-16和趋化因子CCL22等。然而，迄今为止只有两种可溶性指标IFN-γ和腺苷脱氨酶（ADA）被认可用于TPE的诊断。

二、在实验室中解决问题

近年来，随着分子生物学的进展，细胞因子在各种免疫性疾病的发病机制中的作用日益受到重视。研究表明，T淋巴细胞有识别特异性抗原的受体，$CD4^{+}$T细胞具有促进免疫反应，在淋巴因子作用下可以分化为第一类和第二类辅助性T细胞（Th1和Th2）。细胞免疫保护作用以T辅助细胞1（Th1）为主，具有促进巨噬细胞功能和免疫保护力。在结核病主要的免疫保护机制中最主要的是细胞免疫，体液免疫对控制结核分枝杆菌感染的作用较轻微。Surcel等研究发现Th1是介导结核细胞免疫的细胞。感染了结核菌的机体通过Th1优势应答，活化效应细胞，以便吞噬消化细菌达到清除病原目的。但当效应细胞活化受阻后，其杀菌功能降低，导致结核菌大量繁殖，这就是T辅助细胞2（Th2）的优势。目前的免疫学研究发现，结核性胸膜炎患者常存在Th1/ Th2免疫失衡，主要表现在Th1型细胞免疫功能低下。产生的胸腔积液是机体对结核杆菌的迟发型变态反应，基于此基础上，结核分枝杆菌和（或）结核蛋白进入胸膜腔引起的胸膜炎症反应，诱发免疫机制。T淋巴细胞在结核杆菌抗原的刺激下，局部产生细胞因子，从而可以更有效地发挥细胞免疫作用。IL-27是2002年发现并命名的，属于IL-12/IL-6家族的螺旋状的细胞因子，IL-27由抗原递呈细胞产生，通过广泛表达于各种免疫细胞表面的IL-27受体WSX-1/gp130发挥生物学效应。IL-12由p35和p40两个亚基组成，研究发现IL-12家族成员在T细胞的分化和维持方面有重要的作用。

在实验研究中，我们的结果发现$CD4^+$ T细胞、$CD8^+$ T细胞、NK细胞、NKT细胞、B细胞、单核细胞、巨噬细胞以及胸膜间皮细胞都表达高水平的IL-27，而结核感染则可以刺激上述细胞产生更多的IL-27。

我们还注意到，TPE中可溶性IL-27浓度显著高于其他原因所导致的胸腔积液，IL-27鉴别诊断TPE敏感度和特异度分别高达为92.7%和99.1%。因此，IL-27可作为敏感而特异的生物标记物以鉴别TPE和其他原因引起的胸腔积液。

三、再回到临床

为了进一步验证IL-27对于TPE的诊断价值，我们重新设计一个实验来重复类似的研究。本部分研究共纳入46名TPE患者、27名恶性胸腔积液患者、14名感染性胸腔积液患者以及15名漏出性胸腔积液患者，同时检测其胸水与血清的IL-27、IFN-γ和ADA水平。结果发现，TPE患者胸水中IL-27、IFN-γ和ADA的水平明显高于恶性、感染性以及漏出性胸腔积液患者。其中IL-27是鉴别TPE和非TPE胸水的最佳诊断标记物。将IL-27、IFN-γ和（或）ADA三者联合可进一步提高诊断率。因此IL-27的诊断效率高于IFN-γ和ADA，将IL-27、IFN-γ和（或）ADA三者联合可进一步提高TPE与其他来源胸水的鉴别诊断的准确率。

关于IL-27对TPE具有良好诊断效能的研究结果，最近得到了国内和国外同行的重复和证实。

四、又回到实验室

既然TPE中的IL-27浓度升高，那么IL-27总该有些免疫调节作用。要做更深入的研究工作，便是探讨TPE的IL-27和产IL-27的$CD4^+$ T细胞是否属于TPE中的一种特殊T细胞亚群。

我们结果显示，该细胞亚群特征为分泌IL-27，或可分泌IFN-γ，但不产生IL-4、IL-9、IL-17及IL-22。这一类$IL\text{-}27^+CD4^+T$细胞是效应记忆细胞，其转录谱与Th2、Th17、Th9和Th22细胞完全不同。体外实验发现，IL-1β、IL-2和IL-12或其多种不同组合，可以通过STAT3、STAT4和（或）STAT5磷酸化，促进幼稚$CD4^+T$细胞分化为产$IL\text{-}27^+CD4^+T$细胞。c-Fos和T-bet是其分化过程中必需的转录因子。通过激活STAT3信号通路，IL-27不仅可修复胸膜间皮细胞的转化，还可以进一步逆转胸膜间皮细胞由IFN-γ介导的上皮细胞间质转化过程。此外，IL-27还能促进胸膜间皮细胞的增殖反应和损伤修复。因此，人$IL\text{-}27^+CD4^+T$细胞可能是一种具有独特转录因子和前炎症细胞因子表达谱的新T细胞亚群，并可能在胸膜结核免疫过程中通过影响胸膜间皮细胞发挥重要作用。

下一步，有必要应用IL-27基因敲除小鼠制备TPE动物模型，并与野生型小鼠模型做对比研究，观察IL-27对TPE发生发展的影响，重点探讨IL-27对胸膜纤维化的影响及其作用机制。

五、今后的临床研究方向

接下来必定又要回归临床为患者服务。在继续加深研究IL-27对胸膜结核感染影响的同时，有必要在临床上观察干预IL-27对TPE转归，尤其是胸膜纤维化和粘连的影响。

首先，既然可溶性IL-27浓度对于TPE具有良好的诊断价值，而TPE中的IL-27主要是由浸润到胸膜腔局部的炎症细胞所产生，那么应用流式细胞仪检测表达IL-27的各种细胞如淋巴细胞、巨噬细胞或间皮细胞数量的变化，并分析其对于鉴别诊断TPE的临床意义，其诊断效率或许比IL-27浓度更高。结果到底如何？当然有赖于研究资料来显示。

其次，可以探讨TPE中IL-27浓度的水平对于患者转归和预后的影响。依据IL-27水平将患者分成两组，观察低水平组患者在同等抗结核治疗的条件下的胸水吸收速度是否更慢？胸膜增厚是否更明显？胸膜粘连是否更广泛？胸廓塌陷发生率是否更高？如果是，给患者静脉或胸腔局部注射人重组IL-27能否减轻上述改变？这些都是很好的临床研究课题，可以做很多工作。

再次，如果体内IL-27浓度降低的患者将会出现明显的胸膜增厚、粘连，甚至胸廓塌陷，可以设计随机对照试验进行临床研究，探索注射人重组IL-27能否避免或减轻TPE所导致的上述并发症。

考察上述IL-27与TPE关系的研究，可以很好理解和体会从bed到bench再到bed的研究过程。这正是转化医学的基本理念。

（金晓光　施焕中）

参考文献

1. Qin XJ，Shi HZ，Huang ZX，et al. Interleukin-16 in tuberculous and malignant pleural effusions. Eur Respir J，2005，25：605-611.
2. Wu C，Zhou Q，Qin XJ，et al. CCL22 is involved in the recruitment of $CD4^+CD25^{high}$ T cells into tuberculous pleural effusions. Respirology，2010，15：522-529.
3. Jiang J，Shi HZ，Liang QL，et al. Diagnostic value of interferon-γin tuberculous pleurisy：a metaanalysis. Chest，2007，131：1133-1141.
4. Liang QL，Shi HZ，Wang K，et al. Diagnostic precision of adenosine deaminase in tuberculous pleurisy：a meta-analysis. Respir Med，2008，102：744-754.
5. Yang WB，Liang QL，Ye ZJ，et al. Cell origins and diagnostic accuracy of interleukin 27 in pleural effusions. PLoS ONE，2012，7：e40450.
6. Wu YB，Ye ZJ，Wu C，et al. Combined detections of interleukin 27，interferon-γ，and adenosine deaminase in pleural effusion for diagnosis of tuberculous pleurisy. Chin Med J，2013，126：3215-3221.
7. 孙美玲，闫迪，姜淑娟，等．白细胞介素-27对结核性胸腔积液的诊断价值．中华医学杂志，2014，94：2641-2644.
8. Valdés L，San JoséE，Ferreiro L，et al. Interleukin 27 could be useful in thediagnosis of tuberculous pleural effusions. Respir Care，2014，59：399-405.
9. Skouras VS，Magkouta SF，Psallidas I，et al. Interleukin-27 improves the ability of adenosine deaminase to

rule out tuberculous pleural effusion regardless of pleural tuberculosis prevalence. Infect Dis(Lond), 2015, 47: 477-483.

10. Xia H, Ye ZJ, Zhou Q, et al. IL-27 and IL-27-producing CD4+ T cells in human tuberculous pleural effusion. Tuberculosis, 2014, 94: 579-588.

11. Ye ZJ, Xu LL, Zhou Q, et al. Recruitment of IL-27-producing CD4+ T cells and effect of IL-27 on pleural mesothelial cells in tuberculous pleurisy. Lung, 2015, 193(4): 539-548..

第二节 胸腔和呼出气分压测定对气胸脏层胸膜破口闭合的预测价值

自发性特发性气胸(primary spontaneous pneumothroax, PSP)是呼吸科常见病。根据脏层胸膜破裂口的情况及胸膜腔内压力的大小将其分为闭合性气胸、开放性气胸和张力性气胸。国内对气胸类型的诊断方法研究不多，且没有统一的分类标准。因此造成治疗方法的选择具有随意性，可能延误病情，加重患者精神和经济负担。我们通过测定胸腔气体和呼出气体的氧分压及二氧化碳分压预测自发性特发性气胸患者脏层胸膜破口是否闭合，为治疗方式的选择提供可靠的依据。

一、对象与方法

(一)对象

2013 年 5 月至 2014 年 5 月天津市胸科医院呼吸与危重症一病区和 RICU 收治的 144 例自发性特发性气胸患者。入选标准：①既往体健，经胸片、胸部 CT 等诊断为自发性特发性气胸的患者，患侧肺压缩面积 >20%。②年龄、性别不限。③签署知情同意书。排除标准：①合并肺炎、肺结核、肺部真菌感染等疾病的患者。②合并肺不张的患者。③合并胸廓畸形的患者。④双侧气胸的患者。

(二)方法

1. 胸腔气体标本采集装置　由长 8cm 外径 1mm 的穿刺针，一次性无菌医用三通，5ml 一次性注射器，20ml 一次性注射器组装而成。完成胸壁局部浸润麻醉后，在保证胸腔与胸壁外大气完全隔绝状态下，获取胸腔气体标本，抽吸排出胸腔气体，该装置具有减压的作用。

2. 呼出气采集器(专利号: ZL 2014 2 0646634.X)　呼出气采集器是一种为收集肺泡腔气体而设计的气体收集装置(图 6-2-1)。该装置的设计要点主要是口含嘴、连接管、单向活瓣、储气囊、收集口。口含嘴位于整个装置的最前面，收集口位于整个装置的中间，其末端连接三通，用于控制整个采集装置的开关以及保证收集气体的注射器的密闭性；单向活瓣的设计可以使气流单向流动，气体不会回流到收集口处；储气囊的容量可至 500ml，用于收集呼出的气体，这与操作时在呼气相 3 秒后采集呼出气体从气体容量和呼气时间两方面保证了人体生理无效腔气体的排出，从而达到了收集肺泡腔气体的目的。

3. 胸腔气体标本的采集方法　非吸氧状态下，患者取半坐位或高枕仰卧位，以胸片显示气体最深处肋间为穿刺点，常规消毒术区皮肤，使用自行设计组装的胸腔气体获取装置，以 2% 的利多卡因 5ml 行局部浸润麻醉，麻醉满意后转动三通开关，封闭针尖与麻醉注射器通道，使针尖与 20ml 注射器连通，先抽取气体 20ml 以上弃去，再收集 20ml 胸腔内气体，转动与 20ml 注射器相连的三通开关，使注射器与外界隔绝，取下注射器(图 6-2-2)，立即以血气分析仪进行胸腔气体的氧分压和二氧化碳分压测定（图 6-2-3）。以 Seldering 法经肋间置入中心静脉导管，末端连接三通。

4. 呼出气体标本的采集方法（图 6-2-4） 非吸氧状态下，患者取半坐位或高枕仰卧位，采用自制的呼出气采集器，用鼻夹夹鼻，口含咬嘴，在平静呼吸后进行深呼气，嘱患者保持平静缓慢，延长呼气时间大于 3 秒，在呼气相 3 秒后开始采集，采集约 20ml 呼出气体，关闭三通，夹闭进气管，取下采集器，立即进行呼出气体的氧分压和二氧化碳分压测定（图 6-2-3）。

5. 动脉血气的采集方法 非吸氧状态下，患者取半坐位或高枕仰卧位，在获取胸腔气体、呼出气体标本的同时，在患者左侧腕部桡动脉搏动明显处，用血气针进行常规桡动脉穿刺，取动脉血 1ml，立即送血气分析，进行氧分压和二氧化碳分压测定。

6. 操作流程及评判标准 对于确诊为自发性特发性气胸的患者，在行胸腔细管置入术前用呼出气采集器收集呼出气，术中局部麻醉时收集胸腔气体，术后立即采集动脉血气，同时送检，收集胸腔气体、呼出气体及动脉血气三组关于氧分压和二氧化碳分压的数据。使用 50ml 注射器由三通开关控制抽吸排出胸腔内气体，每次约 800ml，或直至抽吸时为负压或患者有抽吸感或无气体抽出时，停止抽气。关闭三通，至胸腔细管为夹闭状态，4 小时后复查呼气末胸片相。如患肺压缩面积较前减少，或复张，证明当前状态为闭合性气胸。若患肺压缩面积无变化或者较前加重，证明当前状态为开放性气胸。

（三）统计学方法

正态分布的计量资料采用均数 ± 标准差（$\overline{X} \pm s$）表示，数据采用 SPSS 19.0 统计软件处理。闭合性气胸组和开放性气胸组两组的数据进行差异性检验，同时利用 Logistic 回归分析，评价不同气体分压与气胸临床类型的相关性。利用 ROC 工作曲线评价 $p_{呼}O_2/p_pO_2$、$p_{呼}CO_2/p_pCO_2$ 对诊断自发性特发性气胸的临床类型的准确性。呼出气体和动脉血气两组数据采用配对 t 检验。$P<0.05$ 为差异有统计学意义。

二、结果

1. 一般临床特征 共 144 例患者入选，其中男性 113 例，女性 31 例，年龄 15～50 岁，平均年龄 26.9 岁。所有患者从发病平均时间为 3.9 天；通过抽气前后的胸片观察患肺压缩面积的变化作为判定气胸类型的标准，其中判定为闭合性气胸 81 例，开放性气胸 63 例。

2. 闭合性气胸组与开放性气胸组比较 $p_{呼}O_2$、$p_{呼}CO_2$、p_aO_2、p_aCO_2 在两组患者的差异无统计学意义（$P>0.05$）；p_pO_2、p_pCO_2 在两组患者中的差异具有显著的统计学意义（$P<0.05$），见表 6-2-1。

表 6-2-1 不同类型气胸患者 $p_{呼}O_2$、$p_{呼}CO_2$，p_aO_2、p_aCO_2 及 p_pO_2、p_pCO_2 比较

	闭合性气胸组（kPa）	开放性气胸组（kPa）	t
$p_{呼}O_2$	15.57±1.37	15.85±1.18	−0.974
$p_{呼}CO_2$	5.31±0.49	5.20±0.41	0.988
p_pO_2	6.51±1.58	12.97±3.28	−10.742*
p_pCO_2	5.83±0.64	4.98±0.58	6.069*
p_aO_2	13.17±0.75	13.35±0.56	−1.162
p_aCO_2	5.31±0.49	5.21±0.41	0.998

*$P<0.05$

3. 闭合性气胸组与开放性气胸组 $p_{呼}O_2/p_pO_2$、$p_{呼}CO_2/p_pCO_2$ 的差异具有显著的统计学意义（P<0.05），见表 6-2-2。

表 6-2-2 不同类型气胸 $p_{呼}O_2/p_pO_2$、$p_{呼}CO_2/p_pCO_2$ 的比较

	闭合性气胸组（kPa）	开放性气胸组（kPa）	t
$p_{呼}O_2/p_pO_2$	2.57±0.92	1.29±0.28	8.448 *
$p_{呼}CO_2/p_pCO_2$	0.91±0.08	1.06±0.12	−6.178 *

*P<0.05

4. 自发性特发性气胸脏层胸膜破口闭合的影响因素的相关性研究　利用多因素 Logistic 回归分析将各指标向后纳入回归模型，提示 $p_{呼}O_2/p_pO_2$、$p_{呼}CO_2/p_pCO_2$ 与气胸临床类型的相关性最强，其 P 值为 0.002，0.001，见表 6-2-3。

表 6-2-3 $p_{呼}O_2/p_pO_2$、$p_{呼}CO_2/p_pCO_2$ 与气胸临床类型的相关性

	B	S.E	Wals	df	Sig.	Exp（B）
$p_{呼}O_2/p_pO_2$	−8.624	2.735	9.941	1	0.002	0.000
$p_{呼}CO_2/p_pCO_2$	15.018	4.601	10.652	1	0.001	3 327 071.823

5. 利用 ROC 工作曲线评价 $p_{呼}O_2/p_pO_2$、$p_{呼}CO_2/p_pCO_2$ 对诊断自发性特发性气胸的临床类型的准确性，其 $p_{呼}O_2/p_pO_2$ 的 ROC 曲线下面积为 0.985，说明 $p_{呼}O_2/p_pO_2$ 对诊断自发性气胸的临床类型具有极高的准确性，选取敏感度为 92.5%，特异性为 100%，$p_{呼}O_2/p_pO_2$ 参考值为 1.81；其 $p_{呼}CO_2/p_pCO_2$ 的 ROC 曲线下面积为 0.867，说明 $p_{呼}CO_2/p_pCO_2$ 对诊断自发性气胸的临床类型具有较高的准确性，选取敏感度为 77.8%，特异性为 85.0%，$p_{呼}CO_2/p_pCO_2$ 参考值为 0.97，见表 6-2-4。

表 6-2-4 ROC 曲线下的面积

检验结果变量	面积	标准误	渐进 Sig.	渐近 95% 置信区间	
				下限	上限
$p_{呼}O_2/p_pO_2$	0.985	0.010	0.000	0.966	1.000
$p_{呼}CO_2/p_pCO_2$	0.867	0.042	0.000	0.784	0.949

6. 再次证实 $p_{呼}O_2/p_pO_2$、$p_{呼}CO_2/p_pCO_2$ 在闭合性气胸和开放性气胸中有统计学差异，$p_{呼}O_2/p_pO_2$ 的 Pearson 卡方值为 64.892，P=0.000，$p_{呼}CO_2/p_pCO_2$ 的 Pearson 卡方值为 32.864，P=0.000，见表 6-2-5、6-2-6。由此可见，临床观察中满足 $p_{呼}O_2/p_pO_2 \geqslant 1.81$ 的 100% 为闭合性气胸，满足 $p_{呼}O_2/p_pO_2<1.81$ 的 90% 为开放性气胸。满足 $p_{呼}CO_2/p_pCO_2 \geqslant 0.97$ 的 83.1% 为开放性气胸，满足 $p_{呼}O_2/p_pO_2<0.97$ 的 83.5% 为闭合性气胸。

表 6-2-5 $p_{呼}O_2/p_pO_2$ 与气胸的临床类型

		比值		合计
		$p_{呼}O_2/p_pO_2 \geqslant 1.81$	$p_{呼}O_2/p_pO_2<1.81$	
闭合	计数 %	74	7	81
		100.0%	10%	56.3%

续表

		比值		合计
		$p_{呼}O_2/p_pO_2 \geq 1.81$	$p_{呼}O_2/p_pO_2 < 1.81$	
开放	计数 %	0	63	63
		0.0 %	90%	43.7%
合计	计数 %	74	70	144
		100.0%	100.0%	100.0%

表 6-2-6　$p_{呼}CO_2/p_pCO_2$ 与气胸的临床类型

		比值		合计
		$p_{呼}CO_2/p_pCO_2 \geq 0.97$	$p_{呼}CO_2/p_pCO_2 < 0.97$	
闭合	计数 %	10	71	81
		16.9%	83.5%	56.3%
开放	计数 %	49	14	63
		83.1%	16.5%	43.7%
合计	计数 %	59	85	144
		100.0%	100.0%	100.0%

三、讨论

自发性气胸的临床类型取决于脏层胸膜破口是否闭合。这里反复指出的“闭合”并非物理学意义上的闭合，因为这种闭合有可能还会存在持续漏气，所以这里指的是闭合性气胸，即气体停止进入胸膜腔。Light 等人比较胸腔气体分压和动脉血的气体分压，探讨气胸的临床类型。钱桂生等[1]人也于 20 世纪 90 年代证实了胸腔气体分析在自发性气胸诊断中的价值。由于肺泡腔与动脉血的二氧化碳分压相一致[2]，TAKANO 等[3]人的研究也证实了呼气末二氧化碳分压与动脉血气的相同，但是考虑到动脉血气中的气体分压还受到心功能及血红蛋白浓度等因素的影响，因此笔者等人旨在通过检测呼出气体来代替动脉血气，进而找出和胸腔气体分压的关系和变化规律来判断脏层胸膜破口是否闭合，这种方法避免了反复抽取动脉血气，减少了患者的痛苦和创伤，具有简单、无创、依从性强等优点。但是如何保证能采集到无限接近肺泡腔气体的呼出气体呢？刘杰等[4]人的研究证实了延长呼气法得到的气体与动脉血气的气体分压相一致，因此笔者等人自行设计并制作了呼出气采集器，利用延长呼气法得到了排除了人体生理无效腔后的无限接近于肺泡腔的呼出气体。

气体分压的测定贯穿此项研究的始终，其准确性是本研究的关键。首先，我们选择统一的引流排气装置，即一次性无菌中心静脉导管，末端连接三通，利用三通确保胸腔内气体与外界气体相隔绝。然后，统一气体分压测定时为不吸氧状态。病情较重必须吸氧状态下完成操作的患者在该项研究中被排除。最后，完善采集气体的操作方法，必须避免操作中胸腔内中心静脉导管或采集气体的注射器与外界大气相交通。对于胸腔气体的采集应至少送检 2 次，特别对那些临床上已经考虑是闭合性气胸的患者，综合分析 2 次以上的胸腔气体的检验结果，可有效提高气胸类型判断的准确性[5]。

由于胸腔气体和呼出气体分压测定的数值的大小与采集时间、胸膜破口的面积等许多因素密切相关。因此利用 $p_{呼}O_2/p_pO_2$、$p_{呼}CO_2/p_pCO_2$ 来判断气胸类型更加准确。我们的实验数据显示 $p_{呼}O_2/p_pO_2$ 的曲线下面积为 0.985，说明 $p_{呼}O_2/p_pO_2$ 对诊断自发性气胸的临床类型具有极高的准确性，选取敏感度为 92.5%，特异性为 100% 时 $p_{呼}O_2/p_pO_2$ 参考值为 1.81，由此可见 $p_{呼}O_2/p_pO_2$ 参考值选择为 1.81，其敏感度 <100%，特异性为 100%，证明利用该指标的参考值诊断气胸的临床类型有造成假阴性的结果的可能。而 $p_{呼}CO_2/p_pCO_2$ 的曲线下面积为 0.867，说明 $p_{呼}CO_2/p_pCO_2$ 对诊断自发性气胸的临床类型具有较高的准确性，敏感度为 77.8%，特异性为 85.0% 时 $p_{呼}CO_2/p_pCO_2$ 参考值为 0.97。由此可见 $p_{呼}CO_2/p_pCO_2$ 参考值选择为 0.97，其敏感度和特异性均 <100%，证明利用该指标的参考值诊断气胸的临床类型既有造成假阴性也有造成假阳性结果的可能。因此 $p_{呼}CO_2/p_pCO_2$ 的准确性比 $p_{呼}O_2/p_pO_2$ 低。

目前针对气胸的治疗方式，临床上已经发展成一套系统的、有层次的针对病因、病理及防止复发的综合治疗措施。尽管英国胸腔学会和美国胸科医师协会的诊疗指南在治疗方案的选择上没有达成一致，但是治疗原则是肯定的：①排出气体，促进肺复张；②防止复发。根据我们的临床观察初步认为：针对闭合性气胸，由于单纯抽气具有简单、安全、价廉、创伤性小、并发症少等优点，应首选单纯抽气；针对交通性和张力性气胸，应优选胸腔闭式引流[6]。因此判断气胸的临床类型在治疗方式的选择上就显得尤为重要了。通过检测脏层胸膜破口两侧的肺泡腔气体分压（即呼出末气体）和胸腔气体的气体分压来确定气胸类型，这种方法简单、有效、可行、安全、无创，进而对于气胸的治疗方式的选择具有指导意义。依据不同临床类型的气胸，选择不同的治疗手段，可避免误治，减少患者的住院时间。

（李月川　贾　玮　张冬睿）

参考文献

1. 钱桂生，杨晓静，赵自强，等. 胸腔气体分析在自发性气胸诊断中的价值. 中国危重病急救医学，1994，6（1）：21-23.
2. 朱文玉. 医学生理学. 北京：北京大学医学出版社，2009：122-123.
3. Takano Y，Sakamoto O，Kiyofuji C，et al. A comparison of the end-tidal CO2 measured by portable capnometer and the arterial PCO2 in spontaneously breathing patients. Respir Med，2003，97（5）：476-481.
4. 刘杰，陈荣昌，钟南山. 呼出气二氧化碳和体表氧饱和度监测在慢性阻塞性肺疾病呼吸衰竭患者中的应用. 南方医科大学报，2010，30（7）：1565-1568.
5. 马晖，贾玮，李月川，等. 胸腔气体分析对引流管堵塞气胸患者的治疗价值. 天津医药，2011，39（6）：527-529.
6. 李娜，贾玮，李月川，等. 细导管排气减压治疗 COPD 并发气胸的效果研究. 天津医药，2011，40（5）：471-473.

第三节　壁层胸膜冷冻活检

胸腔积液是呼吸系统的常见病症，任何引起胸膜腔内液体形成过快或吸收过缓的因素均可导致胸腔积液。胸腔积液的病因复杂，不同原因导致的胸腔积液，其治疗手段和预后截然不同，所以尽快明确胸腔积液的病因显得尤为重要。

一、首先明确胸腔积液的性质

根据 Light 标准将胸腔积液分为渗出性和漏出性胸腔积液。一般认为，如果胸腔积液为漏出性，主要是对原发病如充血性心衰、肾脏疾病、肝硬化或低蛋白血症进行处理，无需针对胸膜进行诊断和治疗；如果胸腔积液的性质为渗出性，提示胸腔积液的产生是由于胸膜本身的病变或其他病变累及胸膜所致，如结核性胸腔炎、类肺炎性胸腔积液及恶性肿瘤侵犯胸膜等。

另外，需要注意的是，Light 标准由于只纳入胸腔积液及血清的蛋白含量和 LDH 两项指标，其截断值是基于统计学的结果，临床上受影响的因素多，对该标准要灵活掌握。比如心衰患者过度利尿后胸腔积液浓缩可达到渗出性积液的 Light 标准；Meyer 报道有超过 40% 的肿瘤胸膜转移的患者在尸检时并没有发现胸腔积液，如果这些患者因低蛋白血症发生漏出性胸腔积液则有可能从积液中发现癌细胞。

二、胸腔镜对胸腔积液的诊断价值

目前临床行胸腔穿刺对胸腔积液行常规、生化、免疫、细胞和细菌学检查，以及闭式胸膜活检等方法，阳性诊断率为 40%～70%，因此临床需要新的诊断技术以不断提高诊断水平，这为胸腔镜在胸腔积液中的应用提供了广阔的空间。

胸腔镜主要分外科胸腔镜和内科胸腔镜，外科胸腔镜需要全麻和气管插管，用于外科手术治疗肺部肿瘤等疾病。内科胸腔镜主要是一种新型的软硬结合内镜，硬质杆部具有硬质胸腔镜的易操作性，顶端可弯曲部分能在直视下多方向观察胸膜腔的病变，并可进行胸膜和膈肌活检，可以由呼吸科医师独立操作完成，具有操作简单、视野广、亮度足、可双向弯曲、活检定位准确等优点。目前国内外报道内科胸腔镜对不明原因胸腔积液的阳性诊断率可达 90%，业已成为诊断胸腔积液的金标准。由于国内尚不能普及内科胸腔镜，许多医疗机构用支气管镜代替胸腔镜对不明原因的胸腔积液进行检查，其诊断阳性率接近 80%。因此，无论是内科胸腔镜还是支气镜代替胸腔镜进行检查，总体上有超过 10% 的患者即使经过有创检查仍然不能确诊，其中部分病例内镜检查时在胸膜发现病变，但由于病灶自身的特点、与内镜的角度和位置等因素导致钳夹时取材不佳或取材失败而不能确诊，因此寻找更好的取材方法甚为必要。

三、冷冻活检的优势

20 世纪 90 年代以来，经支气管镜冷冻的应用越来越广泛，已经成为介入呼吸病学的重要手段。冷冻探针通过内镜的工作通道插入病灶或沿切线方向接触病灶，启动冷冻后 5～10 秒钟即可在冷冻探头上形成 −20℃以下的超低温，使探头与接触的组织形成冰晶而牢固粘结，向外同时拔出内镜和探头时可将形成冰晶的组织撕脱，即为冷冻切除，从而可以获得满意的大块组织标本，撕脱下的病变组织解冻后不影响病理学的检查，这种通过冷冻的方法获取活体组织学标本即为冷冻活检，所取的标本在大小和质量上均优于常规的活检。国内报道在支气管镜下用冷冻技术对支气管腔内可见病变进行活检可以获得比常规钳夹活检更为满意的活体组织学标本。国外多中心的临床试验证实通过冷冻活检使支气管腔内病变的确诊率达 95%，传统钳夹方法为 85.1%。

四、壁层胸膜冷冻活检

胸膜分为脏层和壁层，脏层胸膜覆于肺组织表面，由于肺组织柔软且弹性大，用冷冻切除的方法行活检时可能对肺组织过度牵拉而发生意外，冷冻活检时撕脱的组织过大有术后长期漏气的风险。因此不宜对脏层胸膜进行冷冻活检。

壁层胸膜覆于胸廓内表面，相对固定，胸腔镜检查时胸膜腔的空间大，壁层胸膜上的病变用冷冻切除的方法易于操作，冷冻切除后形成组织缺损，缺损处周围组织由于低温作用致血管收缩，且壁层胸膜血管收缩性好，因而不易出血。如果冷冻后出血，可以用局部喷洒止血药、直接压迫、电凝或氩等离子凝固（APC）等方法止血。另外，由于冷冻切除时局部形成冰晶，阻滞痛觉神经传导，撕脱病变组织时患者没有明显的疼痛。

内科胸腔镜或支气管镜代替胸腔镜下对壁层胸膜病变常规钳夹活检时只有活检钳正对病灶时方可钳取，当活检钳与病灶呈切线位时，由于只有一个同时容纳观察通道和操作通道的经胸壁创口，难于调整活检钳至正对病灶的方向，常常导致钳夹活检失败，尤其是病灶有广基时用常规钳夹的方法更难取到组织学标本。冷冻探头只要能够接触病灶即可用冷冻切除的方法快速地获得满意的组织学标本，这是冷冻活检突出的优势。

五、临床价值及安全性

对胸膜进行冷冻活检的报道较少，Jean-Pierre 等在外科胸腔镜下对 18 例患者行胸膜及肺的冷冻活检均获得病理学确诊，疼痛轻微，取材好，无出血等；国外正在进行胸腔镜下冷冻和常规嵌夹的临床对照试验；国内邓治平等报道用电子支气管镜代替胸腔镜进行检查，病理学确诊率为 89.9%（338/376），联合应用壁层胸膜冷冻活检，病理学确诊率提高到 94.1%（354/376），安全性好，所取得的活体组织标本大小为 0.2～2cm（图 6-3-1，大块病变组织标本更适合做基因检测指导治疗以及科研教学等，这是常规钳夹无法比拟的。

综上所述，对渗出性胸腔积液，用内科胸腔镜或支气管镜代替胸腔镜进行检查，病理学确诊率可以达到 90%，对壁层胸膜上镜下可见病变常规活检困难时采用冷冻活检的方法，可以进一步提高确诊率，安全性好，患者痛苦少。

（邓治平）

参考文献

1. 葛均波，徐永健. 内科学，第 8 版. 北京：人民卫生出版社，2013：116-121.
2. 王辰，陈荣昌. 呼吸病学，第 2 版. 北京：人民卫生出版社，2014：272-283.
3. Noppen M. The utility of thoracoscopy in the diagnosis and management of pleural disease. Semin Respir Crit Care Med，2010，31：751-759.
4. 傅恩清，穆德广，金发光，等. 纤维支气管镜代替胸腔镜与内科胸腔镜对不明原因胸腔积液的诊断价值. 中华临床医师杂志，2011，5：4867-4869.
5. 刘志光，吴怀球，张卫东，等. 电子支气管镜代替胸腔镜在不明原因胸腔积液诊断中的应用. 中国内镜杂志，2012，18：85-88.
6. Babiak A，Hetzel J，Krishna G，et al. Transbronchial cryobiopsy：a new tool for lung biopsies. Respiration，2009，78：203-208.
7. Hetzel J，Eberhardt R，Herth FJ，et al. Cryobiopsy increases the diagnostic yield of endobronchial biopsy：a multicentre trial. Eur Respir J，2012，39：685-690.
8. Jean-Pierre A，Bonniot，Jean-Paul D，et al. Pleural and Lung Cryobiopsies during Thoracoscopy. Chest，1989，95：492-493.
9. Rozman A. Cryobiopsy or forceps biopsy during semirigid thoracoscopy：a comparative study. Clinical Trials：NCT01475084，November 20，2011.

10. 邓治平，杨莹，吴小玲，等. 电子支气管镜代替胸腔镜联合壁层胸膜冷冻活检对渗出性胸腔积液的诊断价值. 中国呼吸与危重监护杂志，2013，12(4)：390-393.

第四节 超声内镜引导下经支气管针吸活检对纵隔淋巴结肿大的诊断价值

一、EBUS-TBNA发展简介

1949年阿根廷医生Schieppati首次经硬质气管镜对隆突进行穿刺，为气管镜检查开辟了一个新的领域。1983年Wang经纤维支气管镜行针吸细胞学检查。直至1992年Hurter等首次报道气道内超声可显示支气管腔内肿瘤、支气管壁、肺实质、肺动脉。2004年Yasufuku等进行凸面探头与支气管镜一体化对外科切除标本的初步研究报道。超声支气管镜引导下的经支气管针吸活检（EBUS-TBNA）以其高特异性、高敏感性、高诊断准确率的检查方式开始应用于临床。直到2008年EBUS-TBNA才被引入中国投入临床使用。

随着现代医学诊断治疗技术的不断进步，发现多数纵隔相关疾病都未侵及支气管黏膜，常规纤维支气管镜难以获取相关病变组织，使之成为临床诊断的盲区。对于纵隔疾病诊断的其他辅助检查相继诞生，如纵隔镜、经支气管针吸引活检术（TBNA）及超声支气管镜引导下的经支气管针吸活检（EBUS-TBNA）等。

纵隔镜检查虽可取到完整的淋巴结，精确率高，但其劣势却不容忽视。纵隔镜获取淋巴结需在胸骨下插入硬质镜，其创伤较大而视野有限，故可碰触到的淋巴结有限，需全麻下予以相关检查其费用也较高，进镜时所需创面较大，影响患者美容等方面，极大地增加了其应用的局限性。

经支气管针吸引活检术（TBNA）较纵隔镜来说操作相对简单，创伤小、出血少，可重复性强，对心肺功能影响较小，并发症相对较少，术后恢复较快，极大减轻了术后的患者痛苦，缩短患者住院时间，明显提高了患者的生活质量，其应用也逐渐推广起来。但TBNA虽然可进行纵隔淋巴结穿刺活检，但初学者或操作技术不熟练者在非可视情况下对淋巴结组织准确穿刺定位难度较大，盲穿阳性率相对低，且有可能误穿到纵隔内血管的风险，诊断准确率相对较低，其应用也受到一定限制。

超声支气管镜引导下经支气管针吸活检术（EBUS-TBNA）的诞生，大大提高了纵隔疾病诊断的阳性率和精确率。EBUS-TBNA在超声回声经超声成像装置处理后可清晰查看到针头与血管的位置的状态，同时其保留了TBNA技术操作简单、微创、涉及纵隔淋巴结区域广、可重复强的优点，使用支气管镜获取样淋巴结组织，精确率高，创伤小。故而在淋巴结肿大性疾病的诊断中得到临床医师的大力推广应用。

二、EBUS-TBNA的适应证

超声支气管镜引导下经支气管针吸活检（EBUS-TBNA）是一种在支气管镜前端安装超声探头设备，结合专用的吸引活检针，可在实时超声引导下行经支气管针吸活检，搭载的电子凸阵探头扫描的彩色能量多普勒同时可帮助确认血管的位置，防止误穿血管。故其弥补了之前技术的诸多不足之处，为纵隔淋巴结肿大性疾病的诊断提供了新的方法的术前分期及纵隔淋巴结转移评价、肺内肿瘤的诊断、结节病的诊断、胸内淋巴结结核的诊断等。

（一）肺癌的术前分期及纵隔淋巴结转移评价

肺癌术前分期是 EBUS-TBNA 在肺癌领域最重要的应用。目前国际肺癌研究协会(IASLC)数据库显示，N2 转移的ⅢA 期 NSCLC 患者术后 5 年生存率为 18%～35%。我国的情况不同于西方国家，一直以来大部分的 N2 期病例是外科的治疗对象，5 年生存率在 15% 左右。其中最主要的原因是肺癌术前 N 分期多采用的是影像学分期，而不是病理分期，尤其是纵隔 N2 淋巴结分期是判断患者预后并决定能否手术治疗的关键。自 2009 年起美国 NCCN-NSCLC 指南便指出Ⅲ期 N2～3 治疗前应评价淋巴结转移情况，即使 PET-CT 阳性的淋巴结转移也需要病理学依据来证实。

Yasufuku 等对 102 例拟手术的肺癌患者分别行 CT、PET-CT 和 EBUS-TBNA 以评估分期。结果 CT、PET-CT 和 EBUS-TBNA 在对于纵隔和肺门淋巴结的诊断时其敏感性分别为 76.9%、80.0% 和 92.3%，特异性分别为 55.3%、70.1% 和 100%，而诊断准确率分别为 60.8%、72.5% 和 98.0%。

一项涉及 1299 例患者的 EBUS-TBNA 用于肺癌分期的 meta 分析显示其总的敏感性为 93%，特异性为 100%。其与传统评价纵隔淋巴结转移的“金标准”纵隔镜相比，EBUS-TBNA 对于肺癌分期结果也毫不逊色。纵隔镜作为外科手术用于纵隔淋巴结肿大的诊断，创伤较大而不易被患者所接受。在几项前瞻对照研究中，比较同一病例术前 EBUS-TBNA 和纵隔镜进行肺癌淋巴结分期的结果表明，对淋巴结高转移率（N2 或 N3 比例为 89%）的患者，使用 EBUS-TBNA 敏感性、阴性预测值、准确率高于纵隔镜，对淋巴结中等转移率（N2 或 N3 比例为 39%）的患者，使用 EBUS-TBNA 敏感性、阴性预测值、准确率略低于纵隔镜。

（二）肺内原发肿瘤和转移瘤、恶性淋巴瘤、畸胎瘤的诊断

EBUS-TBNA 对于肺内原发肿瘤和转移瘤、恶性淋巴瘤、畸胎瘤的诊断可以通过肺门或纵隔内转移淋巴结穿刺获取组织来诊断。Herth 等报告 502 例纵隔或肺门淋巴结肿大患者，经 EBUS-TBNA 穿刺 572 个淋巴结，诊断敏感性为 94%，特异性为 100%，阳性预测值为 100%，无并发症出现。多项研究表明，EBUS-TBNA 诊断肺癌的平均敏感性是 90%，假阴性率是 20%；而使用传统 TBNA 进行肺癌诊断的敏感性仅为 65% 左右。

（三）肺结节病的诊断

结节病的辅助检查方法相对较多，如胸部 CT、Kveim 试验、血清血管紧张素转化酶(angiotensinconverting enzyme，ACE)测定等，但这些辅助检查并无特异性。肺结节病通常表现为纵隔或肺门淋巴结对称性肿大，EBUS-TBNA 无疑为肺部结节病Ⅰ期、Ⅱ期[即肺门和(或)纵隔淋巴结对称性肿大，伴或不伴肺内病变]的患者提供了一种崭新的诊断方法。有国内学者研究报道显示，对临床疑诊Ⅰ、Ⅱ期肺部结节病的患者 TBNA 和 EBUS-TBNA 均有较高的诊断价值。EBUS-TBNA 总的诊断率高于 TBNA。TBNA 阴性者行 EBUS-TBNA 可提高诊断率。第 4 和第 7 组淋巴结以及短径大于 15mm 淋巴结 cTBNA 和 EBUS-TBNA 诊断率相似，诊断率均很高。因此当结节病患者存在第 4 和第 7 组淋巴结肿大或淋巴结短径大于 15mm 时可首选 cTBNA。第 4、第 7 组以外及短径较小的淋巴结应首选 EBUS-TBNA。另外，在 TBNA 检查结果阴性的患者中，随后的 EBUS-TBNA 检查是必要的，并且可以获得满意的诊断结果。

（四）纵隔淋巴结结核的诊断

肺外结核最常见的类型是淋巴结结核，可以通过针吸或活检较容易进行体表淋巴结结核诊断，而纵隔淋巴结结核和气管旁的肺内结核则较难明确诊断，现已有许多通过 EBUS-TBNA 诊断纵隔淋巴结结核的病例报道，通过对肿大淋巴结的细胞学涂片进行抗酸染色，

可以找到抗酸杆菌，对获得的组织学标本可以发现干酪样坏死等特征性的结核病理改变。另外还可以通过对穿刺物进行抗酸杆菌培养和对体外聚合酶链反应（PCR）进行结核病诊断。采用体外药物敏感试验对穿刺物进行检测，可指导耐药结核病的治疗。

另外，EBUS-TBNA 对于气管受累程度的评估及纵隔内囊肿、胸腺瘤、非特异性淋巴结炎也可行相关的穿刺予以相关诊断治疗。

三、EBUS-TBNA 操作方法及注意事项

（一）准备工作

1. 术前准备　患者准备同常规支气管镜检查，原则上在局麻下行检查操作即可，检查前给予利多卡因滴注或雾化局部麻醉，给予鼻导管吸氧。首先进行常规支气管镜检查，检查结束时充分吸引气管及口腔内的分泌物，再经支气管镜在气管内注入 2% 利多卡因注射液适量。操作全程监护患者心率、脉氧、血压、呼吸等基本生命体征。

2. 超声主机准备　接通 EU-C2000 超声主机电源，匹配患者姓名、病历号等基本信息。设定和调整需要的超声扫描范围。纵隔及肺门淋巴结的扫描在 4cm 深度可获取最佳显影（图 6-4-1）。

3. 内镜准备　因检查部位在气道深度不同，检查方式可采用水囊法和直接接触法。

1）水囊法：适用于中央支气管。具体方法：经超声内镜注水管道向微型超声探头（USP）水囊内注入适量脱气水，使水囊直接接触所需探测的支气管管壁，以显示管壁的层次及其外侧相应的组织等。根据不同检查部位和不同所需，调节注入水囊的水量。对气管内的操作，水囊内注水不宜过多，以免造成窒息。水囊所注应为脱气水，这样能在 USP 与病灶间形成较好的声场，使超声图像清晰。

2）直接接触法：适用于周围支气管。无需安装水囊，但因水囊内无水及 USP 与病灶间距离太近，所显示的超声图像近场和远场多不清晰。

4. 穿刺针的准备　备好专用的穿刺针（NA-201SX-4022）以及 Vaclok 注射器，并将 Vaclok 注射器调整至负压状态备用。为了避免穿刺针对支气管镜管道的损伤，应经常确认套管调节旋钮及穿刺针安全卡扣处于完全退回的状态。

（二）具体操作步骤

受检者术前准备纤维支气管镜常规检查，准备好超声探头专用水囊及穿刺针，同时检查超声设备连接完好。经口或经鼻插入内镜，行常规内镜检查。将内镜探头固定于穿刺部位，开启超声检查，确定所需穿刺病灶及病灶与血管之间的位置关系（图 6-4-2）。测量并计算病灶大小，穿刺距离。开启多普勒血流检查（图 6-4-3），再次确定穿刺目标为病灶组织。常规内镜下置入穿刺针，以内镜视野下刚好可见穿刺针套管尖部为宜。调节穿刺针，确保准确的穿刺距离。开启超声内镜，充盈水囊，再次检查穿刺路径。以水囊贴紧穿刺部位支气管黏膜，进行穿刺（图 6-4-4，水囊固定穿刺增大淋巴结），穿刺时需握紧穿刺针，缓慢进针，成功时可见病灶内穿刺针强回声运动图像（图 6-4-5）。在操作者出针时，助手需要固定内镜，并稍向患者口内或鼻内推送内镜，以防止穿刺时内镜的移位。确定穿刺针以适当距离进入穿刺部位后，反复抽动穿刺针内芯 2～4 次，随后抽出内芯，并把预备好的负压注射器连接到穿刺针。之后，操作者在保持穿刺针位于病变内反复抽插（快进慢出）20 次左右。取下带负压的注射器时要注意保持穿刺针停留在淋巴结内。把穿刺针退回套管内至归位。随后取出穿刺针并获取标本。

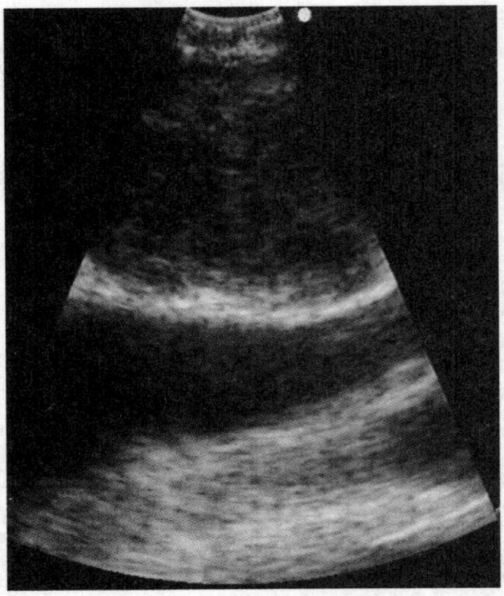

图 6-4-2 超声支气管镜淋巴结定位示意图

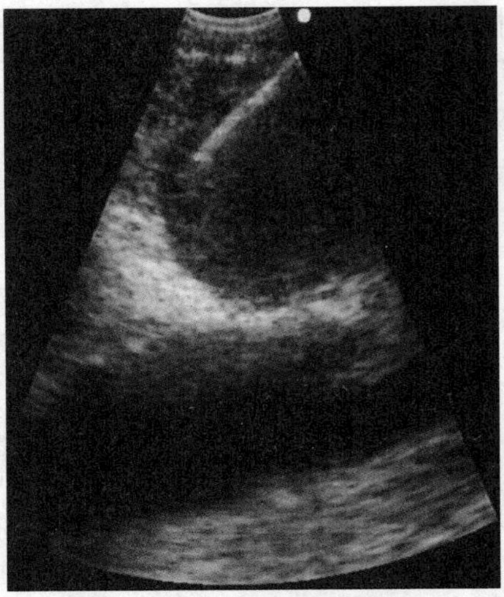

图 6-4-5 超声气管镜淋巴结穿刺示意图

（三）对 EBUS-TBNA 精确率讨论

超声支气管镜引导下支气管针吸活检术（EBUS-TBNA）通过超声探头装置探及组织内回声信号结合成像装置，可非常清晰地分辨纵隔内淋巴结及血管回声，且穿刺过程中通过回声可清晰观察到穿刺针活动路径，极大地增加了穿刺的准确性及安全性。

随着目前 EBUS-TBNA 的不断开展及临床应用普及，越来越多的有关其对于纵隔淋巴结肿大诊断案例研究相继报道，例如 Herth 等报告 502 例纵隔或肺门淋巴结肿大患者，经 EBUS-TBNA 穿刺 572 个淋巴结，诊断敏感性为 94%，特异性为 100%，阳性预测值为 100%，无并发症出现。国内其他学者报道的相关病例分析研究均表明，EBUS-TBNA 的确具备较高的敏感性、特异性、诊断准确率及较高安全性，尤其在相关肺癌淋巴结转移及结节病Ⅰ、Ⅱ期的诊断价值更为明显。

（四）提高 EBUS-TBNA 的诊断准确率的方法

超声支气管镜引导下经支气管针吸活检（EBUS-TBNA）在大多数方面，其与标准的 TBNA 相比，在超声引导及水囊固定作用下有助于更好地穿透支气管壁（由于其穿刺针有活检管道，而 TBNA 穿刺针需形成一定角度的成角），可以显示淋巴结内穿刺针的确切位置，并可见周围血管，特别是肺门和低位气管旁区域的血管。其学习曲线相对较低，在 20～30 例（或更少）操作后可获得持续良好的细胞学诊断率。

要提高 EBUS-TBNA 诊断准确率，操作者首先要必须熟练掌握纵隔淋巴结定位及病变与纵隔解剖结构的关系，这是 EBUS-TBNA 穿刺成功的关键与基础。操作者可根据 Dr Wang 提出的纵隔淋巴结 CT 定位标准用来明确穿刺的部位及进针深度与角度。

此外，所取淋巴结组织标本需要病理科及细胞室专家的配合，掌握恶性肿瘤的细胞学表现及分型特点，良性肿瘤及结节病、纵隔淋巴结结核等疾病的细胞学表现，从而提高纵隔淋巴结肿大诊断的阳性率和准确率。

（五）EBUS-TBNA 并发症

EBUS-TBNA 检查较安全，一般无严重并发症。其可能的并发症有：①窒息：主要由于水囊内注水过多。避免方法是水囊内注水应逐步增加，尤其是气管内的操作，时间应短，注水量应少；对于一侧主支气管明显狭窄的患者，在另一侧主支气管内不宜行水囊显示法探测。②管壁损伤：USP 可能造成支气管管壁损伤，因此操作要熟练、轻柔。③出血：据报道有 1% 的患者可出现中等量（>30ml）出血，不需插管。但对于表面黏膜病变严重、触之易出血的患者，应慎行 EBUS 检查，必要时在操作前后腔内应用止血药物。

四、EBUS-TBNA 应用的典型病例分享

1. 病例一：EBUS-TBNA 诊断肺腺癌淋巴结转移

患者，女性，58 岁，胸闷、胸痛半年。胸部强化 CT 示，隆突下淋巴结肿大病灶，肺内未见明显病变。图 6-4-6 中 CT 示第 7 组纵隔转移淋巴结增大；图 6-4-7 示隆突处气管黏膜充血明显，常规气管镜检查管腔通常未见明显异常，于此处隆突上偏前部超声引导下进针；图 6-4-8 示 EBUS-TBNA 于第 7 组穿刺。行针吸细胞学检查及淋巴结组织送检。针吸细胞学结果示，查到癌细胞（考虑为非小细胞癌细胞）。病理结果示（淋巴结组织）肺腺癌。

2. 病例二：EBUS-TBNA 诊断肺部鳞状细胞癌淋巴结转移

患者，男性，56 岁，咳嗽、咳痰 3 个月。胸部强化 CT 示，纵隔内淋巴结肿大病变，肺内未见明显变化。图 6-4-9 CT 示第 4R 组淋巴结增大；多次常规气管镜及一次 TBNA 检查，管腔通常未见明显异常，结果均为阴性，遂行 EBUS-TBNA 检查。图 6-4-10 示 EBUS 在多普勒图像下区别第 4R 组淋巴结及组织供血情况；图 6-4-11 示 EBUS-TBNA 示第 4R 穿刺时穿刺针强回声。送针吸细胞学检查及淋巴结组织送检。针吸细胞学结果示，查到癌细胞（考虑为非小细胞癌）。病理结果示：（淋巴结组织）符合鳞状细胞癌。肺内淋巴结相对较小，TBNA 穿刺难以准确定位，EBUS 引导下可取得满意的病理诊断实据。

3. 病例三：EBUS-TBNA 诊断肺内结节病

患者，女性，45 岁，胸闷、憋气 2 个月。胸部 CT 示多组纵隔淋巴结增大，未见明显肺内病变。常规气管镜检查管腔通常，未见明显异常。图 6-4-12～图 6-4-14 示：CT 示 4L、#7、10R 等多组淋巴结增大。图 6-4-15、6-4-16 示：EBUS-TBNA 于第 10R 组定位并穿刺淋巴结，可见穿刺针回声图像，余近中央气管明显肿大淋巴结行 TBNA 检查。送检针吸细胞学及淋巴结病理组织。针吸细胞学结果示，4R 可见部分淋巴细胞，极少溶解破碎的细胞成分，未查到癌细胞；10R：可见部分淋巴细胞，少量纤毛柱状上皮细胞，未查到癌细胞；#7：可见部分淋巴细胞，较多溶解破碎的细胞成分，未见典型癌细胞。病理结果（图 6-4-17）示：（淋巴结穿刺）血块中查见散在的淋巴样细胞，淋巴组织呈慢性肉芽肿性炎，未见凝固性坏死。

4. 病例四：EBUS-TBNA 诊断深部淋巴结结核

患者，青年女性，27 岁，咳嗽、胸闷 2 周。图 6-4-18 示，CT 可见第 3 组淋巴结增大。常规气管镜检查示，管腔通常，未见明显变化。随行 EBUS-TBNA 检查，水囊固定位置定位后示第 3 组处淋巴结增大，边缘清晰，并于此处穿刺示淋巴结内见穿刺针强回声，见图 6-4-19～6-4-21 所示。送检穿刺组织。病理结果示：（淋巴结组织）组织中查见许多慢性肉芽肿性炎，局灶可见坏死，见多核巨细胞和抗酸杆菌。这符合结核病病理表现，后予抗结核治疗。

（姜淑娟）

参考文献

1. 李强. 呼吸内镜学. 上海：上海科学技术出版社，2004；126-127.

2. Wang KP，Brower，R，Haonik EK，et al. Flexible transbronchialneedleaspiration for staging of bronchogenic carinoma. Chest，1983；84：571-576

3. Hurter T，Hanrath P. Endobronchial sonography：feasibility and preliminary results. Thorax，1992，47：565-7.
4. Kazuhiro Yasufuku，Prashant N Chhajed，et al. Endobronchial ultrasound using a new convex probe：A preliminary study on surgically resected specimens. Oncol Rep，2004，11（2）：293-296.
5. Rami-Porta，Bolejack V，Giroux DJ，et al. The IASLC Lung Cancer Staging Project：The New Database to Inform the Eighth Edition of the TNM Classification of Lung Cancer. J Thorac Oncol，2014，9：1618-1624.
6. Yasufuku K，Nakajima T，Motoori K，et al. Comparison of endobronchial ultrasound，positron emission tomography，and CT for lymph node staging of lung cancer. Chest，2006，130（3）：710-718.
7. Gu P，Zhao YZ，Jiang LY，et al. Endobronchial ultrasound-guided transbronchial needle aspiration for staging of lung cancer：a systematic review and meta-analysis. Eur J Cancer，2009，45（8）：1389-1396.
8. Ernst A，Anantham D，Eberhardt R，et al. Diagnosis of mediastinal adenopathy-real-time endobronchial ultrasound guided needle aspiration versus mediastinoscopy. J Thorac Oncol，2008，3（6）：577-582.
9. Jouke T，Jan P，Robert C，et al. Mediastinoscopy vs Endosonography for Mediastinal Nodal Staging of Lung Cancer：A Randomized Trial. JAMA，2010，304（20）：2245-2252.
10. Herth F，Becker HD，Ernst A，et al. Endobronchial ultrasound in therapeutic bronchoacopy. Eur Respir J，2002，20（1）：118-121.
11. Kaishu Li，Shujuan Jiang. A randomized controlled study of conventional TBNA versus EBUS-TBNA for diagnosis of suspected stage I and II sarcoidosis. Sarcoidosis Vasc Diffuse Lung Dis，2014，31：211-218.
12. 王栋，尚斌，姜淑娟. 经支气管超声引导针吸活检术在常规经支气管镜针吸活检术检查阴性的纵隔疾病中的应用价值. 中华结核和呼吸杂志，2014，4：279-282.
13. 白冲，李强. 经支气管镜腔内超声应用进展. 中国呼吸与危重监护杂志，2009，8（1）：85-88.
14. Herth F，Becker HD，Ernst A，et al. Endobronchial ultrasound in therapeutic bronchoacopy. Eur Respir J，2002，20（1）：118-121.
15. 王栋，马卫霞，姜淑娟，侯晓霞. 经支气管镜超声引导针吸活检术在纵隔病变诊断中的应用价值. 中华医学杂志，2013，93（20）：1563-1566.
16. 张嵩，伊洪莉，姜淑娟等. 针吸活检对肺癌伴肺门纵隔淋巴结转移的诊断价值. 中国肺癌杂志 2010 年 5 月第 13 卷第 5 期：447-450.
17. Groth SS，Whitson BA，D'Cunha J，et al. Endobronchial ultrasound-guided fine-needle aspiration of mediastinal lymph nodes：a single institution's early learning curve. Ann Thorac Surg，2008，86（4）：1104-1110.
18. Wang KP. Transbronchial needle aspiration and percutaneous needle aspiration for staging and diagnosis of lung cancer. Clin Chest Med，1995，16（2）：535-552.
19. 邵杨，姜淑娟. 经气管镜超声引导针吸活检术在纵隔疾病诊断中的价值. 中华肺部疾病杂志，2011，4（2）：109-113.

第五节 恶性胸腔积液的治疗新进展

一、概述

恶性胸腔积液（malignant pleural effusion，MPE）临床上可见于多种恶性肿瘤，在美国每年有大于15万的MPE患者被确诊[1]，在英国，每年MPE新发病例预计占总人口数的千分之一[2]。MPE患者生存期短，确诊后平均生存期约4～12个月[3]。与其他疾病相比较，MPE的治疗研究进展相对缓慢，应用滑石粉进行胸膜固定治疗MPE于1935年被首先报道，但时至今日其仍然是国际上MPE的主要治疗方法，临床医生采用与80年前几乎相同的方法治疗一个疾病，这在现代医学中非常少见。令人鼓舞的是，恶性MPE的治疗近年来取得了一定的进展，对于MPE临床治疗具有重要指导意义，本节对此简要进行总结评析。

二、MPE治疗目标的变化

MPE的治疗需要考虑很多方面：比如为什么要治疗MPE？MPE的治疗目标是什么？何种方法是理想的MPE临床治疗选择？我们知道，MPE患者最常见的临床表现是大量MPE会造成严重的呼吸困难并影响生活质量，患者为了减轻其造成的临床症状，通常需要经常住院治疗，反复多次住院导致患者家庭经济负担和心理负担的不断增加。当前，已经认识到，鉴于恶性肿瘤的不可治愈性，MPE治疗的关键目标是迅速并长期的缓解呼吸困难症状，这与以往以消除MPE为治疗目标明显不同。MPE的治疗方法也应根据治疗目标来进行合理选择，理想的MPE治疗方法应该具备可以有效、长期的缓解呼吸困难，操作简便而且住院时间短，经济花费少的特点。

三、MPE研究方法的变化

过去的几十年中，MPE治疗进展举步维艰，很多研究关注于某种治疗方法能否根除MPE，而且大部分是单中心、小样本量的病例对照研究或队列研究，临床治疗上没有取得实质性进展。近年来，尤其是近5年左右，针对临床上MPE治疗面临的实际问题开展了较多的多中心、大样本量的临床研究，其中部分研究为国际多中心研究，得出了许多很有价值的研究结果，为MPE的治疗提供了更高级别的循证医学证据，但是，当前的研究报道以回顾性研究居多，关于MPE的前瞻性多中心研究结果尚缺乏。

四、MPE具体研究进展

MPE治疗方法包括治疗性胸腔穿刺、胸膜固定、胸腔置管引流、胸膜切除、胸腔腹腔分流等。当前，应用医用滑石粉进行胸膜固定仍然是世界上很多国家MPE最主要治疗方法之一，但是在我国，因为缺乏符合医用规格的滑石粉，应用滑石粉进行胸膜固定治疗MPE受到了很大限制。胸腔置管引流（indwelling pleural catheter，IPC）是临床上治疗MPE的新方法，IPC可以迅速长期缓解MPE造成的呼吸困难症状，且操作简便，通常在门诊、局麻下即可进行，费用也相对较低，其应用前景非常广泛，已经有较多的国际多中心临床研究对IPC治疗MPE的疗效和安全性进行评价。某种意义上讲，应用IPC治疗MPE体现了治疗方向的转变，是近年来MPE治疗取得的重要进展，当然，也有MPE其它探索性治疗方法的报道。

1. 治疗性胸腔穿刺术　治疗性胸腔穿刺操作简单、效果明显，但几乎所有的患者会在30天内再次出现症状，因此治疗性胸腔穿刺通常应用于预计生存期短（1～3个月）、身体状况无法耐受其他治疗措施的患者。一项前瞻性研究对超声引导下605例患者进行了941次胸腔穿刺进行分析，结果仅有86例（9%）患者出现并发症，且大部分并发症并不严重，主要包括咳嗽、胸痛、血胸、血管迷走反应、气胸和复张性肺水肿等[4]。

2. 胸膜固定术　胸膜固定术通过机械或化学方法引发炎症反应，造成脏层胸膜和壁层胸膜的粘连闭锁，达到控制胸水生长的目的。通常采用硬化剂胸腔注入的方法造成胸膜固定，目前，滑石粉是被各个国家公认的常用硬化剂，而且具有较多的循证医学证据[5]，但是，各个国家应用的滑石粉规格差别较大，这也是造成很多临床研究结果不一致的原因之一。

一项随机对照临床试验比较了经胸腔镜进行滑石粉浆灌注（n=240）和滑石粉粉剂喷洒（n=242）治疗 MPE 的效果差异[6]，结果显示，两种方法对 MPE 的治疗效果没有统计差异，亚组分析发现，滑石粉喷洒组对于肺癌和乳腺癌导致的 MPE 有更好的疗效。需要注意的是，应用滑石粉进行胸膜固定后有急性呼吸窘迫综合征（ARDS）、肺炎、呼吸衰竭甚至导致死亡的报道。一项纳入 558 例 MPE 患者的多中心前瞻性研究发现[7]，应用大颗粒滑石粉进行胸膜固定的患者没有发生 ARDS，研究者认为小颗粒滑石粉会被肺脏系统吸收并造成弥漫性毛细血管渗出，由此导致 ARDS 风险的增高，因此，在临床上应用滑石粉胸膜固定时推荐其直径应不小于 20μm。

3．胸腔镜治疗　包括内科胸腔镜和电视辅助胸腔镜外科手术（video-assisted thoracic surgery，VATS）。内科胸腔镜在 MPE 治疗中主要应用于胸膜固定术中，对患者身体状况要求较低，可以在局部麻醉下进行，不必进入手术室，近年来在内科领域得到了广泛应用。VATS 通常由外科医师操作，需要在全麻、单肺通气下进行，操作比较复杂，但是，除胸膜固定术外，VATS 还可以进行胸腔内的粘连松解或剥除，而且，VATS 还可以进行肺和肺门淋巴结的活检，较内科胸腔镜有更广泛的应用领域。

4．胸腔置管（indwelling pleural catheter，IPC）　IPC 在 MPE 治疗方面有很好的应用前景，其通过在皮下构建隧道，通过硅胶管置入胸膜腔，远端连接塑料真空瓶进行 MPE 的引流和收集，IPC 临床可见的并发症包括胸腔感染、管路阻塞和肿瘤通过置入管路的种植转移等。近年来，有较多的临床研究对 IPC 治疗 MPE 的可行性、并发症的发生情况等进行了评价。

（1）IPC 与胸膜固定术疗效比较：Davies 等[8]进行的 TIME2 临床试验比较了 IPC 和滑石粉胸膜固定对缓解 MPE 呼吸困难的效果差异，共有 106 例患者入选并随机分入 IPC 组和滑石粉胸膜固定组，结果显示治疗 42 天后呼吸困难改善情况无统计学差异（P=0.96），但是，治疗 6 个月后 IPC 组呼吸困难症状较胸膜固定组明显改善（P=0.01），而且，住院时间 IPC 组明显短于滑石粉胸膜固定组（P<0.001），但同时也发现，IPC 组有较多的不良反应，包括胸腔感染、引流管阻塞等。研究还发现，长期 IPC 可以在大约 40%～58% 的患者中产生自发的胸膜固定。该项研究后续的成本效用分析显示，IPC 组与滑石粉组在总的治疗花费上没有统计学差异，但是，对于生存期有限的患者，IPC 组患者的花费相对较少[9]。应用滑石粉进行胸膜固定的操作较 IPC 相对复杂而且发热、胸痛等并发症的发生率较高。

（2）IPC 与胸腔感染：关于 IPC 与胸腔感染相关性的研究目前相对较少，2013 年发表的一项多中心回顾性研究对 IPC 治疗 MPE 导致的胸腔感染情况进行了报道[10]，研究显示：共有 1021 例患者入选，其中 50 例患者发生 IPC 相关胸腔感染（4.9%），2% 的患者最终直接死于感染，经过治疗 94% 的感染被成功控制。研究还发现革兰阴性菌导致的感染后果更为严重，54% 的患者经过药物治疗便成功控制了感染，并没有拔除胸腔引流管。而且，非常值得关注的是 62% 的胸腔感染患者还发生了自发的胸膜固定，尤其是病原菌为金葡菌感染的患者。该研究是目前关于 IPC 与胸腔感染相关性样本量最大的国际多中心研究，尽管是回顾性研究，但结果表明如果严格按照标准的操作规范进行，由 IPC 导致的胸腔感染临床上并不常见，而且感染多为轻、中度，经过积极治疗并不会导致非常严重的后果，期待今后能有前瞻性的临床研究结果进一步提供循证医学证据。

（3）IPC 与肿瘤局部种植转移：2014 年发表的一项研究对 IPC 导致的局部种植转移进行了研究[11]，107 例患者进行了 110 次 IPC 操作，结果 11 例（10%）患者发生了管路种植转移，而且其中 9 例为胸膜间皮瘤患者，2 例为转移性腺癌患者，IPC 后管路种植转移发生的中位时间为 280 天，范围 56～693 天，多变量分析结果显示：IPC 后留置的时间越长，发生局部种植转移的风险越高（OR，2.495；95%CI，1.247～4.993；P=0.0098）。该项研究还证实：发生局部种植转移后患者的临床症状并不严重，局部放疗的治疗效果非常显著，而且发生局部种植转移后并不需要移除胸腔引流管。综合目前的研究结果，认为 IPC 导致局部种植转移的风险相对较小，但是对于胸膜间皮瘤导致的 MPE，IPC 治疗时需要对局部种植转移给予更多的重视，同时，局部放疗是行之有效的治疗选择。

（4）通过 IPC 胸腔注入纤溶药物：2011 年有前瞻性研究将 47 例 MPE 患者随机分为 2 组，试验组胸腔内注入链激酶 3 周期，每周期 250 000U，对照组常规胸腔引流，结果显示，试验组与对照组比较，总引流量（P=0.01）、48～72 小时引流量（P<0.001）、成功肺复张病例数（P=0.035）有显著差异[12]。2015 年，一项多中心回顾性研究入选了 66 例 IPC 相关的包裹性 MPE 患者，观察了胸腔注入纤溶药物（组织纤溶酶原激活物、尿激酶、链激酶等）对包裹性胸腔积液的疗效和不良反应等，结果显示：胸腔注入纤溶药物可以增加胸腔积液的引流量，改善包裹性胸腔积液引发的症状，但是可能轻度增加胸腔出血的风险[13]。目前关于胸腔内注入纤溶药物治疗 MPE 的研究相对较少，较多的随机对照试验是针对胸腔感染进行的，对脓胸而言，大多数研究结果显示胸腔内注入纤溶药物对病死率没有影响，但是可以减少脓胸外科手术干预的需求[14]。当前关于胸腔内注入纤溶药物是否对 MPE 有效的循证医学证据仍然较少，上述针对胸腔感染的研究结果具有很好的启示意义，通过 IPC 胸腔注入纤溶药物治疗 MPE 的疗效需要大样本的随机对照研究来进一步证实。

5．治疗新方法　一些新的治疗方法和策略也在不断被探索。一项研究评价了对门诊 MPE 患者经 IPC 进行胸膜固定的治疗策略，该策略把 IPC 和胸膜固定进行了结合，结果显示，高达 92% 的患者胸膜固定成功且并发症轻微（胸痛和引流部位感染）[15]。另一项前瞻性研究将 48 例 MPE 患者随机分为两组，比较了胸腔注入自体静脉血和四环素产生胸膜固定的效果差异，结果显示，胸膜固定总成功率两组无统计学差异（83.4% vs 87.5%，p=0.36），但是，在自体静脉血组，疼痛评分和发热并发症明显低于四环素组（8.3% vs. 29.1%，P=0.003）[16]。Kriegel 等[17]报道了在 137 例患者中应用皮下置入胸膜腔端口（subcutaneous implantable pleural port，SIPP）治疗 MPE 的研究结果，通过操作预先置入的装置，患者可以在家中自行控制胸腔积液的排放，结果显示患者平均生存时间可以达到 344 天，并发症包括脓胸、蜂窝织炎和机械故障等，这些新方法研究为 MPE 的治疗带来了新的希望。

五、展望

MPE 当前的临床研究显示其治疗策略已经发生了很大变化，理想的治疗选择应该可以迅速并长期的缓解症状，不良反应小，操作简便、微创、患者容易接受且花费少，这些治疗策略的改变对 MPE 的临床处理和临床科研的开展将产生明显的导向作用，但是，MPE 发病机制尚未阐释清楚，MPE 当前治疗尚未做到个体化、精细化，当前"千篇一律"的治疗对多种病因导致的 MPE 是否能最终取得成功？这些问题提示 MPE 的治疗任重道远，期望在将来这些 MPE 临床治疗相关疑问能够得到更多的循证医学证据支持。

（梁志欣）

参考文献

1. Haas AR, Sterman DH, Musani AI. Malignant pleural effusions: management options with consideration of coding, billing, and a decision approach. Chest, 2007, 132(3): 1036-1041.
2. Rahman NM, Ali NJ, Brown G, et al. British Thoracic Society Pleural Disease Guideline Group. Local anaesthetic thoracoscopy: British Thoracic Society Pleural Disease Guideline 2010. Thorax, 2010, 65(suppl 2): ii54-ii60.
3. Nam HS. Malignant pleural effusion: medical approaches for diagnosis and management. Tuberc Respir Dis (Seoul), 2014, 76(5): 211-217.
4. Jones PW, Moyers JP, Rogers JT, et al. Ultrasound-guided thoracentesis: is it a safer method? Chest, 2003, 123(2): 418-423.
5. Tan C, Sedrakyan A, Browne J, et al. The evidence on the effectiveness of management for malignant pleural effusion: a systematic review. Eur J Cardiothorac Surg, 2006, 29: 829-838.
6. Dresler CM, Olak J, Herndon JE 2nd, et al. Phase III Intergroup Study of Talc Poudrage vs Talc Slurry Sclerosis for Malignant Pleural Effusion. Chest, 2005, 127(3): 909-915.
7. Janssen JP, Collier G, Astoul P, et al. Safety of pleurodesis with talc poudrage in malignant pleural effusion: a prospective cohort study. Lancet, 2007, 369: 1535-1539.
8. Davies HE, Mishra EK, Kahan BC, et al. Effect of an indwelling pleural catheter vs chest tube and talc pleurodesis for relieving dyspnea in patients with malignant pleural effusion: the TIME2 randomized controlled trial. JAMA, 2012, 307: 2383-2389.
9. Penz ED, Mishra EK, Davies HE, et al. Comparing cost of indwelling pleural catheter vs talc pleurodesis for malignant pleural effusion. Chest, 2014, 146(4): 991-1000.
10. Fysh ET, Tremblay A, Feller-Kopman D, et al. Clinical outcomes of indwelling pleural catheter-related pleural infections: an international multicenter study. Chest, 2013, 144(5): 1579-1602.
11. Thomas R, Budgeon CA, Kuok YJ, et al. Catheter tract metastasis associated with indwelling pleural catheters. Chest, 2014, 146(3): 557-562.
12. Okur E, Baysungur V, Tezel C, et al. Streptokinase for malignant pleural effusions: a randomized controlled study. Asian Cardiovasc Thorac Ann, 2011, 19(3-4): 238-243.
13. Thomas R, Piccolo F, Miller D, et al. Intrapleural fibrinolysis for the treatment of indwelling pleural catheter-related symptomatic loculations: a multicenter observational study. Chest, 2015, 148(3): 746-751.
14. Bhatnagar R, Maskell NA. Treatment of complicated pleural effusions in 2013. Clin Chest Med, 2013, 34(1): 47-62.
15. Ahmed L, Ip H, Rao D, et al. Talc Pleurodesis through indwelling pleural catheters for malignant pleural effusions: retrospective case series of a novel clinical pathway. Chest, 2014, 146(6): e190-194.
16. Keeratichananont W, Limthon T, Keeratichananont S. Efficacy and safety profile of autologous blood versus tetracycline pleurodesis for malignant pleural effusion. Ther Adv Respir Dis, 2015, 9(2): 42-48.
17. Kriegel I, Daniel C, Falcou MC, et al. Use of a subcutaneous implantable pleural port in the management of recurrent malignant pleurisy: five-year experience based on 168 subcutaneous implantable pleural ports. J Palliat Med, 2011, 14: 829-834.

第七章 肺血管病

第一节 肺动脉血栓栓塞症诊治新进展

一、简介

肺动脉血栓栓塞症，即通常所说的肺栓塞（pulmonary embolism，PE），是仅次于心肌梗死和脑卒中的最常见的急性心肺血管疾病，是心血管疾病最常见的死亡原因之一，肺栓塞的发病和临床表现多隐匿且缺乏特异性，发病率、误诊率、致残率和病死率均较高。西欧、北美洲、澳洲、拉丁美洲的研究显示，肺栓塞在70岁及以上人群发病率高达700/10万。肺栓塞范围较广，包括从无症状到即刻致命的所有可能性，早期死亡率高达1%～50%。根据2011年，我国发布的统计数据显示：我国肺动脉血栓栓塞发病率为0.1%，并且存在地域差异：北方发病率相对南方较多；自1997年至2008年，死亡率由25.1%下降至8.6%。

因此，在治疗急性肺栓塞时作出快速且有效的风险评估以及风险应对措施是至关重要的。2014年颁布的急性肺栓塞指南是由欧洲心脏病学会（European Society of Cardiology，ESC）依据2008—2014年的循证证据制定的，同时得到了欧洲呼吸协会的支持许可。新指南将过去一年的临床数据进行总结，同时帮助我们进一步认识急性肺栓塞的诊断、危险分层以及治疗。我们将结合新指南及一些最新研究对肺栓塞一些新的诊治理念进行总结。

二、肺栓塞的高危因素

众所周知，肺栓塞和深静脉血栓（deep venous thrombosis，DVT）是静脉血栓栓塞同一种疾病在不同部位、不同阶段两种临床表现，统称为静脉血栓栓塞症（venous thromboembolism，VTE）。大多数病例中，肺栓塞是深静脉血栓的一种后果。近端深静脉血栓者进行肺扫描，大约有50%的患者伴有无症状的肺栓塞存在，在约70%的肺栓塞患者中，下肢检查可发现深静脉血栓。这两种疾病危险因素相同，根据相关风险可以分为高危（OR>10）、中危（OR 2～9）、低危（OR<2）三个等级（表7-1-1）。

随着疾病研究的深入，除了传统认识中的创伤、手术、妊娠等相关因素外，近几年，VTE与冠心病被认为是相联系的疾病，或者具有相同的易患因素，如吸烟、肥胖、高脂血症、高血压、糖尿病等——这些都可引起动脉粥样硬化，所以推测静脉血栓与动脉血栓可能具有相同的病理过程。2014年欧洲心脏病学会（ESC）颁布的肺栓塞新指南将心肌梗死（3月内）列为静脉血栓的高危因素，同时新增高血压、糖尿病为低危因素，认同了冠心病可引起静脉血栓栓塞症一说，同样，静脉血栓栓塞症患者有发生心肌梗死和卒中的风险。在新的指南中，中度危险因素增加了自身免疫性疾病、输血、促红细胞生成剂、辅助生育、感染、炎性肠病等几方面。

表 7-1-1 静脉血栓栓塞危险因素

高度危险因素（OR>10）	感染（特别是肺炎、尿路感染及 HIV）
下肢骨折	炎症性肠病
（3 个月内）因心衰或房颤房扑住院	癌症（转移性风险最高）
髋关节或膝关节置换术	口服避孕药
大创伤	卒中
（3 个月内）心梗	产褥期
既往 DVT 病史	易栓症
脊柱损伤	浅静脉血栓形成
中度危险因素（OR 2～9）	**低度危险因素（OR<2）**
膝关节镜手术	卧床>3 天
自身免疫疾病	糖尿病
输血	高血压
中心静脉置管	久坐制动（长时间乘飞机或汽车）
化疗	年龄增长
先心病或呼吸衰竭	腹腔镜手术
促红细胞生成剂	肥胖
激素替代治疗	妊娠
辅助生育	静脉曲张

目前很多研究表明，一些慢性的肺部疾病与肺栓塞的发病息息相关。哮喘人群肺栓塞危险度为非哮喘人群的 3.24 倍，哮喘急性加重进一步增加肺栓塞的发生风险。因为哮喘患者肺部炎症与凝血系统相互促进，哮喘患者肺泡上皮、巨噬细胞、嗜酸性粒细胞等释放凝血因子和组织因子引起气道凝血活化。抗凝蛋白 C 系统活性降低，同时纤溶系统受到抑制，导致纤维素沉积增加，促进气道凝血活化。另一方面，血小板活化及蛋白 C 系统活性降低可加重哮喘肺部炎症反应，肺部炎症反应过程中产生的各种过敏原、细胞因子或炎症介质促进气道高凝。同样，慢性阻塞性肺疾病患者肺栓塞发生风险为 19.9%，COPD 急性加重住院患者高达 24.7%。2015 年慢性阻塞性肺疾病全球创议（the Global initiative for chronic Obstructive Lung Disease，GOLD）指南提倡慢性阻塞性肺疾病急性加重期需加强预防血栓形成的措施。

三、肺栓栓塞的诊断与危险分层

（一）肺栓塞的诊断

1. 临床表现肺栓塞的临床症状不具有特异性，呼吸困难、胸痛、晕厥或咯血是肺栓塞常见的症状，在 90% 的病例中可以出现，可以是单发也可以是伴发。胸膜炎性胸痛、伴或不伴有呼吸困难是肺栓塞常见表现之一，主要是由于远端栓子引起的胸膜刺激，栓子阻塞形成肺梗死，同时肺泡出血，有时会伴有咯血。呼吸困难还可与胸骨后类心绞痛的胸痛相关，反映了右室缺血。对于临床上进展性呼吸困难，或原有心衰、肺病的患者，加重的呼吸困难均提示存在肺栓塞可能。晕厥是肺栓塞一个罕见而重要的表现，因为晕厥症状出现提示血流储备急剧下降。大部分严重病例，可表现为休克和低血压。由于栓子堵塞肺血管，引起通气血流比失调，从而血气分析出现低氧血症和肺泡-动脉氧压差增大，但是最高可到20%的肺栓塞患者有正常的动脉氧分压和肺泡-动脉氧压差。

2. 辅助检查

（1）D-二聚体：血浆D-二聚体是一个纤维蛋白交联的降解产物，在出现急性血凝块，凝血和纤溶激活时会升高。众所周知，D-二聚体阴性对于排除肺栓塞有意义。美国胸科医师协会第九版循证临床实践指南中提到，对于首发下肢深静脉血栓验前概率低的患者，推荐首先进行D-二聚体检测。由于很多情况下，如肿瘤、感染、坏死、主动脉夹层等，均可产生纤维蛋白，D-二聚对于肺栓塞的阳性预测价值是低的。而且随着年龄增长，D-二聚体对于肺栓塞诊断的特异性降低。D-二聚体水平随着年龄增长而自然增加，对于年龄小于50岁的患者，D-二聚体的标准界值为500μg/L；对于年龄大于50岁的患者，应使用年龄校正的界值：年龄×10μg/L。如65岁患者为例，D-二聚体界值为650μg/L，这样可以更大程度地排除年龄较大肺栓塞临床患病概率低度或中度的患者。

（2）影像学检查

1）肺血管造影：直接肺动脉造影仍然是诊断肺栓塞的金标准，但由于其损伤大，目前已被肺血管CT造影所替代，肺血管CT造影对于诊断肺栓塞具有很高特异性（89～97%）和敏感性（83～100%），而且检查较为迅速，同时还可以除外其他致命性疾病，例如主动脉夹层，故而作为可疑肺栓塞的首选检查方法。如果发现肺栓塞，肺血管CT造影还可以通过测量右室/左室比例评价右心应变力，预测患者的存活率。

2）通气-灌注核素扫描（V/Q扫描）：是诊断疑似肺栓塞的一个成熟工具，具有很高敏感性（98%），但特异性较低（10%），是肺栓塞的次要选择，当患者对含碘强化剂过敏或存在肾功能不全肺血管CT造影禁忌时应用此种方法。该检查采用锝（Tc）-99和氙（Xe）-133进行多重示踪扫描，安全性高，极少有过敏反应，对于造影剂过敏患者是非常好的选择。由于其安全性高，对于门诊怀疑肺栓塞的患者尤其胸片正常者，怀孕或者肾功能不全者可行通气灌注扫描明确是否有肺栓塞发生。通气-灌注核素扫描阴性结果可以除外肺栓塞，如果通气-灌注扫描是中度可能性（中度可能性或临床预测可能性低但高度可能性），应行肺血管CT造影检查；在通气-灌注核素扫描高度怀疑肺栓塞的患者中，阳性预测率达96%。该检查对于慢性阻塞性肺疾病患者存在一定局限性，目前有学者建议，对于年轻患者，首选通气-灌注核素扫描来确诊是否有肺栓塞。

超声心动提示右室增大，下肢加压彩超发现近端血栓对辅助诊断肺栓塞有重要价值。近些年来，磁共振血管造影也被作为评估肺栓塞的手段之一，但是大规模研究显示，磁共振血管造影敏感率低，影响因素多，在肺栓塞急症情况下不适用。

3. 临床可能性评估肺栓塞的临床症状，表现，常规检查敏感性和特异性均有限，把这些因素联合起来，对疑似患者进行可能性预测，在肺栓塞的诊断中已成为关键步骤。临床上常用的肺栓塞临床预测评分有Wells评分（表7-1-2）和Geneva评分（表7-1-3）两种，原始版评分系统较复杂，评分后通过三分类和二分类法对肺栓塞可能性进行预测，2008年，两者均对评分系统进行简化，统一采取简单的二分类法评估肺栓塞发生的可能性。

表 7-1-2　Wells 评分

预测指标	原始版	简化版
既往 PE 或 DVT	+1.5	+1
心率≥100 次 / 分	+1.5	+1
四周内手术或制动	+1.5	+1
咯血	+1	+1
活动性恶性肿瘤	+1	+1
DVT 临床症状或体征	+3	+1
PE 可能性大于其他诊断	+3	+1
临床可能性	**原始版**	**简化版**
三分类法		
低度可能性	0-1	无
中度可能性	2-6	无
高度可能性	≥7	无
二分类法		
PE 可能性不大	0～4	0～1
PE 可能性很大	≥5	≥2

4. 肺栓塞诊断策略在提高肺栓塞诊断率的同时，又要避免患者进行不必要的检查降低经济负担及身体损伤，肺栓塞的诊断策略在疑诊肺栓塞时十分重要。对怀疑肺栓塞的患者，应按照患者的一般状况分为高危疑诊肺栓塞和非高危疑诊肺栓塞，两者具有不同的诊断策略（图 7-1-1，图 7-1-2）。怀疑肺栓塞并且合并休克或低血压为高危患者，情况允许，需立即行 CT 血管造影明确是否为肺栓塞；不能行 CT 血管造影患者，行心脏彩超明确是否有右室受累，如果右室受累，仍首先考虑行 CT 血管造影，若患者情况仍不稳定，可予肺栓塞相关治疗，对于不存在右心功能不全者，应考虑其他原因。

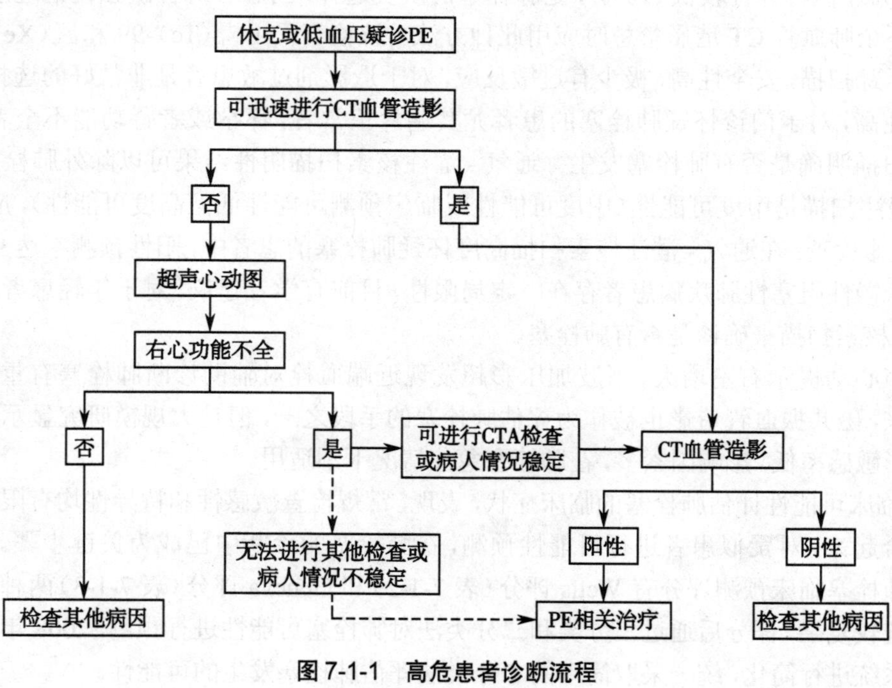

图 7-1-1　高危患者诊断流程

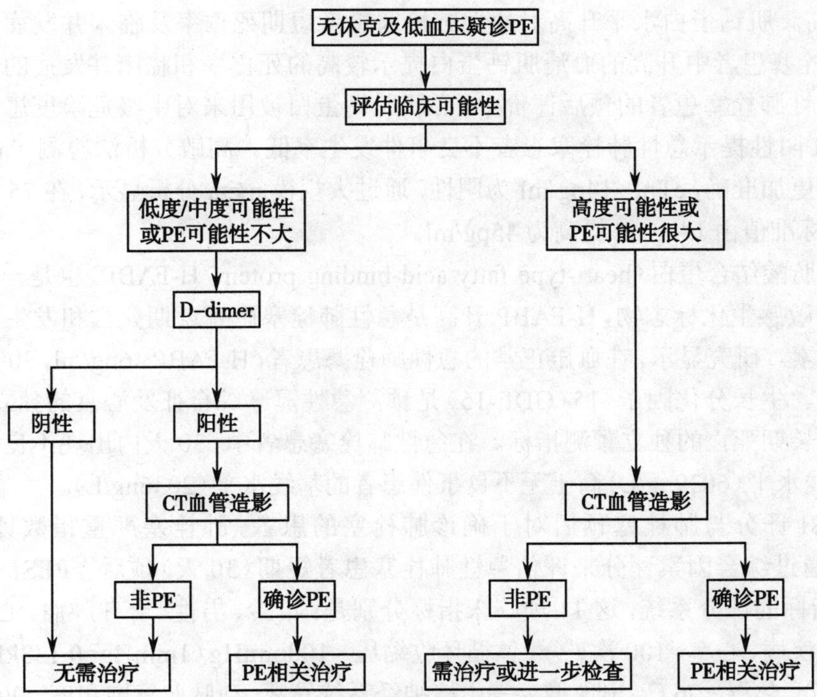

图 7-1-2　非高危患者诊断流程

对于不合并休克或血压改变的疑似肺栓塞患者，首先评估临床可能性，对于评价肺栓塞可能性大或者高度可能性的患者行 CT 血管造影明确诊断；对于低 - 中度可能性或肺栓塞可能性不大的患者根据 D- 二聚体具体结果确定是否行 CT 血管造影。

（二）肺栓塞的危险分层

1. 与肺栓塞预后相关的血清学指标肺栓塞患者中有 30%～55% 合并右心功能障碍，且与预后密切相关。当肺动脉主要分支受阻时，肺动脉扩张，右心室急剧扩大，静脉回流，进而引起右心衰竭。包括脑钠尿肽、肌钙蛋白等在内的心脏标志物对于肺栓塞患者的危险分级、评估预后有重要的意义。

脑钠尿肽（brain natriuretic peptide，BNP）及 N 末端 B 型钠尿肽原（NT-proBNP）主要由心室分泌，当心功能不全、心室壁受到过度牵张时分泌增加，具有利尿、利钠、扩张血管、抑制肾素 - 血管紧张素及交感神经活性的作用。有研究表明急性肺栓塞患者中，血 BNP 及 NT-proBNP 水平升高提示其存在右室功能障碍。Frederikus 等对急性肺栓塞患者中 BNP/NT-proBNP 升高水平与临床预后的关系进行了 meta 分析，结果发现急性肺栓塞患者 BNP/NT-proBNP 水平升高是短期死亡率及短期临床复杂预后的危险因素。一项多中心的前瞻性研究也证明 NT-proBNP 可作为非大面积肺栓塞患者危险分层的重要指标，并且由于 NT-proBNP 具有较高的阴性预测率，对于 NT-proBNP 水平较低的非大面积肺栓塞患者可以认为存在低风险，因此这些患者可能适合更短的住院时间或者在院外治疗。同时有研究指出，在已确诊患有急性肺栓塞但血压正常的患者中，NT-proBNP 最佳的预测截断值水平为 600pg/ml，而并非先前所提出的 300pg/ml，500pg/ml，或者 1000pg/ml。

肌钙蛋白（troponins）是反映心肌细胞损伤的重要指标，具有较高的敏感性和特异性。在 50% 的肺栓塞患者中，会出现血清肌钙蛋白 I（troponin-I，TnI）或肌钙蛋白 T（Troponin-T，

TnT）的升高。肌钙蛋白水平升高对急性肺栓塞患者短期死亡率及临床并发症具有预测作用，急性肺栓塞患者中升高的血清肌钙蛋白提示较高的死亡率和临床并发症的发生。在对已确诊的急性肺栓塞患者的预后评价中，心肌肌钙蛋白被用来对中级危险度患者进行进一步分层，TnI 阴性提示急性肺栓塞患者不良事件发生率低。高敏分析法检测 TnI（c-TnI）对于预后评价更加准确，cTnI<14pg/ml 为阴性，通过大规模 meta 分析显示，在 75 岁以上患者中，cTnI 的标准值由 14pg/ml 提高为 45pg/ml。

心型脂肪酸结合蛋白（heart-type fatty acid-binding protein，H-FABP）也是一个评估心肌损伤的早期敏感生化标志物，H-FABP 升高是急性肺栓塞患者近期死亡和发生不良临床事件的危险因素。研究显示，在血压正常的急性肺栓塞患者，H-FABP<6ng/ml，30 天内不良事件发生率低。生长分化因子 -15（GDF-15）是预测急性冠脉综合征及心衰的独立危险因素，肺栓塞患者长期死亡的独立预测指标。在急性肺栓塞患者中，30 天内出现不良事件患者的 GDF-15 基线水平（6039ng/L）高于无不良事件患者的基线水平（2036ng/L）。

2．PESI 评分与肺栓塞预后对于确诊肺栓塞的患者，肺栓塞严重指数评分（PESI）（表 7-1-3）通过综合因素评分来评估急性肺栓塞患者短期（30 天）预后。PESI 是一个基于 11 项临床指标的评分系统，这 11 项临床指标分别是：年龄、男性、合并肿瘤、心力衰竭、慢性阻塞性肺疾病、心率≥100 次 / 分、体循环收缩压 <100mmHg（1mmHg=0.133kPa）、呼吸频率≥30 次 / 分、体温 <36℃、出现谵妄等中枢神经系统异常、动脉血氧饱和度 <90%。各指标对应不同分值；PESI 评分为各项指标得分总和，分为Ⅰ～Ⅴ级，其中Ⅰ、Ⅱ级为低危，Ⅲ～Ⅴ级为高危，由Ⅰ级到Ⅴ级 30 天内病死率依次增加，分别为Ⅰ级 0～1.6%，Ⅱ级 1.7%～3.5%，三级 3.2%～7.1%，Ⅳ级 4.0%～11.4%，Ⅴ级 10.0%～24.5%。

表 7-1-3 Geneva 评分

预测指标	原始版	简化版
既往 PE 或 DVT	+3	+1
心率 75～94 次 / 分	+3	+1
≥95 次 / 分	+5	+2
一个月内手术或骨折	+2	+1
咯血	+2	+1
活动性恶性肿瘤	+2	+1
单侧下肢疼痛	+3	+1
单侧下肢深静脉触痛伴水肿	+4	+1
年龄>65 岁	+1	+1
临床可能性	**原始版**	**简化版**
三分类法		
低度可能性	0～3	0～1
中度可能性	4～10	2～4
高度可能性	≥11	≥5
二分类法		
PE 可能性不大	0～5	0～2
PE 可能性很大	≥6	≥3

有学者将 PESI 简化为包括 6 个指标的新评分系统（sPESI）（表 7-1-3），这 6 个指标分别是：>80 岁、肿瘤病史、慢性心肺疾病史、脉搏≥110 次 / 分、体循环收缩压 <100mmHg、不吸氧条件下动脉血氧分压 <90%，符合其中 1 个及以上指标的即为高危组，不符合任一指标的为低危组。据文献统计，低危组 30 天内死亡率为 1%，高危组为 10.9%，所以与 PESI 相比，sPESI 对低危的要求更为严格，能更准确地筛选出低危患者。

四、肺栓塞的危险分层及治疗策略

急性肺栓塞需根据病情严重程度制定相应的治疗方案，因此必须迅速准确地对患者进行危险度分层，为制定相应的治疗策略提供重要依据。2008 年欧洲心脏病学会（ESC）肺栓塞诊治指南指出，肺栓塞的严重程度应依据对肺栓塞早期死亡风险的个体化评估，而非依据肺内血栓的形状、分布和解剖特点。建议使用肺栓塞早期死亡的危险度分层评估来替代以往可能引起歧义的术语，即以高危、中危和低危来替代“大面积”、“次大面积”和“非大面积”。危险度分层主要依据 3 组危险指标对肺栓塞早期死亡，即院内死亡或 30 天死亡的风险进行评价，这 3 组危险度分层分别是临床表现、右室功能不全征象和心脏血清标记物（脑钠肽、N 末端 - 前体脑钠肽和肌钙蛋白）。

2014 年欧洲心脏病学会（ESC）肺栓塞诊治新指南新颖之处在于它使用了简化了的肺栓塞严重指数作为区分血压正常的肺栓塞患者是中级危险度还是低级危险度以及对中级危险度患者进一步分为中高和中低危险度的首要指标（图 7-1-3）。对于疑似或确诊肺栓塞初始危险分层——休克或持续存在的低血压的患者——建议确定患者存在早期死亡高风险。非高危患者，建议使用临床评分 PESI（或者其简化版 sPESI），将患者分为低危或者中危。在

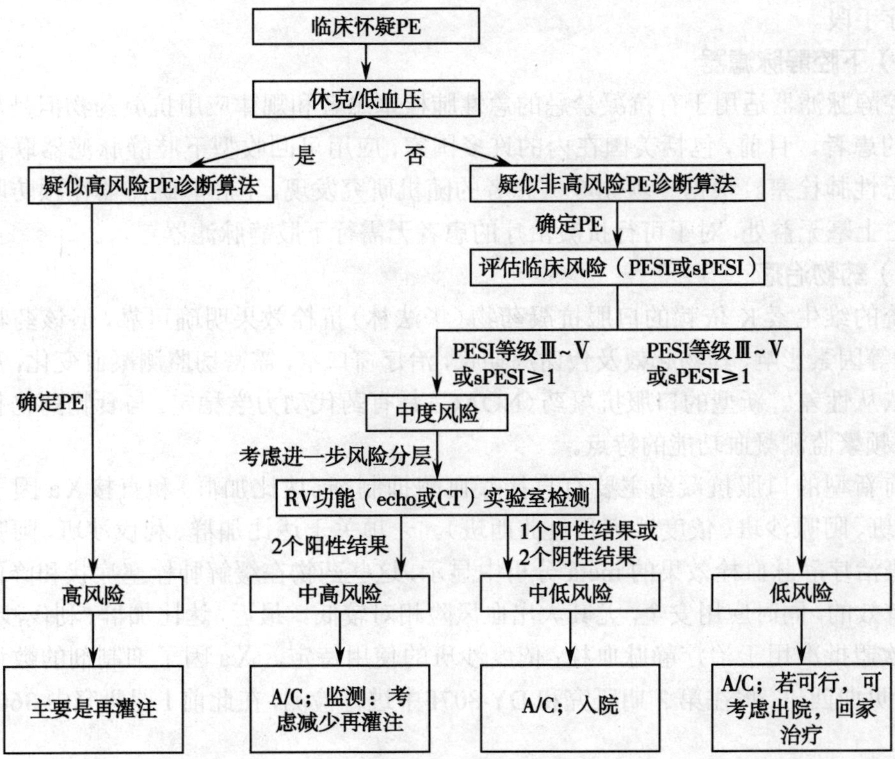

图 7-1-3　肺栓塞危险分层及治疗策略

此策略的基础上，要考虑进一步的评估中危患者的不良事件风险。中危肺栓塞的进一步危险度分层，应该是在这部分患者（PESI≥Ⅲ或 sPEST≥1）中进一步分层，是基于超声心动图（或肺动脉造影）、肌钙蛋白水平以及促钠尿肽检测中右心室功能障碍的进程。对于存在右心功能不全，伴心肌标志物升高的，归为中高危组；反之，右心功能正常，和（或）心肌标志物正常，归为中低危组。分组细化，更能对患者的预后进行评估，从而对于不同组患者进行及时治疗。这一更新后的分类对初始患者监测、再灌注治疗以及住院整个疗程均有直接的影响。

最近有研究通过一个多标志物的模型预测对于血压正常的急性有症状肺栓塞患者进行预后估计：在 6 项队列研究中共对 2874 名血压正常的急性肺栓塞患者进行检测，发现收缩压 90～100mmHg、心率>110 次 / 分以上、心肌肌钙蛋白的升高及右室功能障碍是并发症及死亡率相关指标。与新指南相比，这种合并评分可能改善中高风险肺栓塞的定义。

五、肺栓塞的治疗

（一）再灌注治疗

目前，大多数专家学者一致认为系统溶栓治疗在高危肺栓塞患者中适用，对于中高危患者溶栓治疗的价值一直存在争议。PEITHO 研究是一项大规模国际试验，比较替奈普酶 + 肝素和安慰剂 + 肝素治疗血压正常的中危肺栓塞患者的疗效。结论：存在急性心功能不全和心肌损伤、年龄≤75 岁，并且出血风险低的患者推荐采用溶栓疗法；年龄 >75 岁的患者接受完全剂量的溶栓治疗大出血和卒中发生风险增加；右心室增大或心脏生物指标升高的患者不推荐溶栓疗法。经皮导管血栓清除术或碎栓术，仍然是溶栓相对禁忌或失败情况下的替代治疗手段。

（二）下腔静脉滤器

下腔静脉滤器适用于有抗凝禁忌的急性肺栓塞患者和规律应用抗凝药物但是反复出现肺栓塞的患者。目前，包括美国在内的许多国家，应用可回收型下肢静脉滤器联合抗凝药物治疗急性肺栓塞。根据一项 400 例患者的随机研究发现，下腔静脉滤器在预防肺栓塞复发和死亡上毫无益处，对于可行抗凝治疗的患者无需行下肢静脉滤器置入。

（三）药物治疗

传统的维生素 K 依赖的口服抗凝药物（华法林）抗栓效果明确可靠，但该药物易受食物、药物等因素影响，药物起效及代谢周期长，治疗窗口窄，需密切监测凝血变化，从而使患者服用依从性差。新型的口服抗凝药（NOAC）具有药代动力学稳定，与食物药物相互作用少，无须频繁监测凝血功能的特点。

目前新型的口服抗凝药主要有直接凝血酶抑制剂（达比加群）和直接Ⅹa 因子抑制剂（利伐沙班、阿哌沙班、依度沙班和贝曲西班）。一项关于达比加群、利伐沙班、阿哌沙班或依度沙班治疗静脉血栓效果的 meta 分析中显示，这些药物在缓解肺栓塞症状和降低死亡发生中是有效的，同时应用安全，尤其大出血风险相对较低。最近，达比加群、利伐沙班、阿哌沙班被欧盟批准用于治疗静脉血栓；依度沙班的使用待定。Ⅹa 因子抑制剂的数量可能增加，包含贝曲西班，将在第 3 期研究和 DY-807f 中进行检测，在此前Ⅰ期研究中 360mg 是安全的。

新型口服抗凝剂与华法林相比，具有半衰期短、起效快、失效快、固定剂量、无需检测凝血指标、颅内出血并发症少、药物食物相互作用少的特点，但是同时，由于半衰期短，药物依从性较高，肾功能不全者需调整剂量，缺少常用指标检测抗凝强度，胃肠道出血风险略增加，发生出血风险后无特异性拮抗剂，而且价格较高。

（邵红霞　吴　琦）

参考文献

1. Raskob GE，Angchaisuksiri P，Blanco AN，et al. Thrombosis：a major contributorto global disease burden. ThrombHaemost，2014，112：843-852.
2. Yang Y，Liang L，Zhai Z et al.Pulmonary Embolism Incidence and Fatality Trends in Chinese Hospitals from 1997 to 2008：A Multicenter Registration Study.PLoS One，2011，6（11）：e26861.
3. Piazza G，Goldhaber SZ. Venous thromboembolism and atherothrombosis：an integrated approach. Circulation，2010，121（19）：2146-2150.
4. AgenoW，Becattini C，Brighton T，et al. Cardiovascular risk factors and venous thromboembolism：a meta-analysis. Circulation，2008，117（1）：93-102.
5. Woller SC，Stevens SM，Adams DM，et al.Assessment of the safety and efficiency of using an age-adjusted D-dimer threshold to exclude suspected pulmonary embolism. Chest，2014，146（6）：1444-1451.
6. Chung WS，Lin CL，Ho FM，et al.Asthma increases pulmonary thromboembolism risk：a nationwide population cohort study.Eur Respir J，2014，43（3）：801-807.
7. Schouten HJ，Geersing GJ，Koek HL，et al. Diagnostic accuracy of conventional or age adjusted D-dimer cut-off values in older patients with suspected venous thromboembolism：systematic review and meta-analysis. BMJ，2013，346：f2492.
8. Ghaye B，Ghuysen A，Willems V，et al. Severe pulmonary embolism：pulmonary artery clot load scores and cardiovascular parameters as predictors of mortality. Radiology，2006，239：884-891.
9. Stein PD，Sostman HD，Dalen JE，et al. Controversies in diagnosis of pulmonary embolism. Clin Appl ThrombHemost，2011，17（2）：140-149.
10. Revel MP，Sanchez O，Couchon S，et al. Diagnostic accuracy of magnetic resonance imaging for an acute pulmonary embolism：results of the ‘IRM-EP’ study. J ThrombHaemost 2012，10（5]：743-750.
11. Tulevski II，Hirsch A，Sanson BJ，et al.Increased brain natriuretic peptide as a marker for right ventricular dysfunction in acute pulmonary embolism. ThrombHaemost，2001，86：1193-1196.
12. Kucher N，Printzen G，Goldhaber SZ. Prog-nostic role of brain natriuretic peptide in acute pulmonary embolism. Circulation，2003，107：2545-2547.
13. Lankeit M，Jimenez D，Kostrubiec M，et al. Validation of N-terminal pro-brain natriuretic peptide cut-off values for risk stratification of pulmonary embolism. Eur Respir J 2014；43：1669-1677.
14. Kaeberich A，Seeber V，Jiménez D，et al.Age-adjusted high-sensitivity troponin T cut-off value for risk stratification of pulmonary embolism.Eur Respir J，2015，45（5）：1323-1331.
15. Dellas C，Puls M，Lankeit M，et al. Elevated heart-type fatty acid-binding protein levels on admission predict an adverse outcome in normotensive patients with acute pulmonary embolism.J Am Coll Cardiol，2010，55（19）：2150-2157.
16. Lankeit M，Kempf T，DellasC，et al.Growth differentiation factor-15 for prognostic assessment of patients with acute pulmonary embolism.Am J Respir Crit Care Med，2008，177（9）：1018-1025.

17. Aujesky D，Obrosky DS，Stone RA，Auble TE，et al.Derivation and validation of a prognostic model for pulmonary embolism.Am J Respir Crit Care Med，2005，172（8）：1041-1046.

18. Jiménez D，Aujesky D，Moores L，et al.Simplification of the pulmonary embolism severity index for prognostication in patients with acute symptomati cpulmonary embolism.Arch Intern Med，2010，170（15）：1383-1389.

19. Torbicki A，Perrier A，Konstantinides S，et al.Guidelines on the diagnosis and management of acute pulmonary embolism：the Task Force for the Diagnosis and Management of Acute Pulmonary Embolism of the European Society of Cardiology（ESC）.Eur Heart J，2008，29（18）：2276-2315.

20. Bova C，Sanchez O，Prandoni P，et al. Identification of intermediate-risk patients with acute symptomatic pulmonary embolism.Eur Respir J，2014，44：694-703.

21. Sanchez O，Planquette B，Meyer G.Management of massive and submassive pulmonary embolism：focus on recent randomized trials. Curr Opin Pulm Med，2014，20（5）：393-399.

22. Engelberger RP，Spirk D，Willenberg T，et al. Ultrasound-assisted versus conventional catheter-directed thrombolysis for acute iliofemoral deep vein thrombosis. Circ CardiovascInterv 2015，8（1）：e002027.

23. Turagam MK，Velagapudi P，BonguNR，et al.Novel Anticoagulants vs Warfarin for Stroke Prevention in Atrial Fibrillation.Cardiovasc Hematol Disord Drug Targets，2014，14（1）：79-86.

24. van Es N，Coppens M，Schulman S，et al. Direct oral anticoagulants compared with vitamin K antagonists for acute venous thromboembolism：evidence from phase 3 trials. Blood，2014，124：1968-1975.

25. Wärntges S，Konstantinides SV.Progress in the management of acute pulmonary embolism.Curr Opin Pulm Med，2015，21（5）：417-24.

26. 郑晶，夏云龙，杨延宗. 新型抗凝药物出血管理的现状.《中华临床医师杂志（电子版）》，2013，17：7938-7940.

第二节 肺血管重塑的研究进展及干预

肺动脉高压（pulmonary hypertension，PH）是由多种因素导致肺血管阻力增加，引发肺动脉压力升高的临床综合征，严重者引起右心衰竭甚至死亡。PH 的病因复杂而且多种多样，但不同类型 PH 的发生、发展存在共同的病理基础，包括三个主要方面：肺血管收缩、肺血管重塑、原位血栓形成，三者共同导致了肺血管阻力增加，诱发 PH 的发生。目前认为，肺血管重塑在 PH 发生、发展中起主导作用。针对肺血管重塑的新药也不断问世，使得 PH 患者的预后明显改善。本节就肺血管重塑的分子机制研究及干预进展做一小结。

一、肺血管重塑的研究进展

肺血管重塑是指正常肺动脉在受到各种损伤因素刺激后，血管壁的结构及功能发生病理改变的过程，包括肺血管结构细胞（如内皮细胞、平滑肌细胞、成纤维细胞等）增殖、迁移、分泌功能活跃，细胞外基质（如胶原、弹力蛋白、纤维结合素和黏胶素）异常聚集，滋养血管增生等。以上病理改变引起肺血管内膜、中膜、外膜增厚，导致血管壁增厚，管腔狭窄，从而导致持续性肺动脉高压（图 7-2-1）。若无有效干预，肺血管重塑不可逆。

（一）内皮细胞

肺血管内皮是肺循环与血管平滑肌等内膜下组织之间的屏障。内皮细胞不仅可以完成血液和组织的代谢交换，而且能合成和分泌多种血管活性物质和细胞因子，调节血管张力、生长和分化。另外，内皮细胞还具有抗血栓形成作用。肺动脉高压的起始损伤因素（缺氧、炎症、药物等）刺激损伤血管内皮细胞，引起内皮细胞结构异常、功能紊乱，进而引起内皮细胞异常增殖以及血管活性物质的合成和分泌失衡，促进肺血管重塑。由内皮细胞的无序增殖所引起的丛样病变是重度肺动脉高压血管重塑的重要病理表现形式，可见于 80% 的特发性肺动脉高压及很多重度继发性肺动脉高压病例中。内皮细胞自身增殖导致血管内膜增厚在肺血管重塑中作用有限，受损的内皮细胞还可合成和分泌更多促进肺血管收缩及细胞增殖的活性物质，如内皮素（endothelin，ET）、血栓素 A2（Thromboxane A2，TXA2）、5- 羟色胺（5-hydroxytryptamine，5-HT）等，同时产生较少的血管扩张和抗增殖因子，上述血管活性物质的失衡进一步引起肺血管收缩，促进平滑肌细胞和成纤维细胞增殖、迁移，并诱导其合成和分泌更多细胞外基质，最终导致肺血管重塑的发生、发展。因此，改善肺血管内皮的功能紊乱、促进肺血管内皮的修复，将能够改善 PH 患者的肺血管重塑，从而达到治疗的目的。

（二）平滑肌细胞

肺动脉平滑肌细胞（pulmonary artery smooth muscle cell，PASMC）在生理状态下处于合成和增殖能力弱、无迁移能力的静息状态，即收缩表型。PH 时，肺动脉中膜平滑肌细胞由收缩表型向增殖状态的合成表型转化。合成表型平滑肌细胞增殖、肥大，导致中膜肥厚，迁移能力增强，促进新生内膜形成，末端血管肌化，从而促进肺血管重塑。目前的研究认为，PASMC 增殖在肺血管重塑中起主导性的作用，PASMC 增殖与多种信号通路的异常激活密切相关，主要有以下几种：

1. PI3K/AKT 信号通路磷酯酰肌醇 -3- 激酶（phosphatidyl inositol 3-kinase，PI3K）是一种胞内磷酯酰肌醇（phosphatidyl inositol，PI）激酶。AKT 又称蛋白激酶 B，是原癌基因 c-akt 编码的一种丝氨酸 / 苏氨酸蛋白激酶。PI3K 可由两种方式激活，一种是活化的小分子 G 蛋白 Ras 与催化亚基 p110 直接结合激活 PI3K，另一种是与酪氨酸激酶受体相互作用，引起二聚体构象改变而被激活。激活后的 PI3K 使细胞膜上的 PIP2 磷酸化为 PIP3，PIP3 可以和 AKT 的 N 端 PH 结构域结合，使 AKT 从细胞质转移到细胞膜上并激活。PI3K/AKT 信号通路可激活或抑制下游多种靶分子如哺乳动物雷帕霉素靶蛋白（mammalian target of rapamycin，mTOR）、低氧诱导因子 1（hypoxia-inducible factor-1，HIF-1）、半胱氨酸天冬氨酸蛋白酶 -9（cysteine aspartic acid specific protease-9，caspase-9）、核转录因子 κB（nuclear factor-kappa B，NF-κB）等，参与调节细胞的增殖、分化、凋亡等多种功能。

研究发现，缺氧及生长因子可通过激活 PI3K/AKT 信号通路诱导 PASMC 增殖，抑制 PI3K 或 AKT 的功能可抑制缺氧及生长因子刺激的 PASMC 增殖，提示 PI3K/AKT 信号通路可调控 PASMC 的增殖。进一步的研究发现，PI3K/AKT 信号通路可通过上调细胞周期素 D（cyclinD）、下调细胞周期素依赖性激酶抑制因子 p27 的表达，促进细胞周期进展，导致平滑肌细胞增殖。在低氧、野百合碱诱导的 PH 动物模型及特发性肺动脉高压患者中发现 PI3K/AKT 信号通路活性明显增强，特异性抑制 PI3K/AKT 信号通路，可预防或逆转 PH 动物模型中的 PASMC 的增殖，减轻肺血管重塑，降低肺动脉压力。

2. MAPK/ERK 信号通路细胞外信号调节激酶 1/2（extracellular signal-regulated kinase，ERK1/2）是丝裂原活化蛋白激酶（mitogenactivated protein kinase，MAPK）家族成员之一，能传递丝裂原信号。ERK1/2 MAPK 信号通路的激活遵循 MAPK 家族的三级酶促连锁反应。Ras 作为其上游激活蛋白激活 Raf（MAPKKK），进而依次激活 MEK（MAPKK）和 ERK

(MAPK)。ERK1/2 MAPK 信号通路广泛参与细胞增殖、分化、存活、凋亡等多种功能。

研究发现，ERK1/2 MAPK 作为促细胞增殖的重要信号通路之一，参与 PASMC 增殖的调控。在牛 PASMC 研究中发现，5-HT 可激活 ERK1/2 MAPK 信号通路、促进细胞增殖，抑制该信号通路可抑制 5-HT 诱导的 PASMC 增殖。在低氧处理 PASMC 研究中发现，ET-1 可激活 ERK1/2 MAPK 信号通路，增加 c-fos 和 c-jun 表达，同时诱导 c-fos 和 c-jun 磷酸化，促进 PASMC 增殖。在多种 PH 动物模型中 ERK1/2 MAPK 信号通路的活性明显增强。敲除 ERK1/2 基因，则可预防模型动物中肺血管重塑及 PH 的发生。

3. TGF-β/Smad 信号通路转化生长因子 -β(transforming growth factor-β，TGF-β)是一组多功能蛋白，包括 TGF-β、活化素、骨形态发生蛋白(bone morphogenetic protein，BMP)、生长分化因子等，可调控细胞的增殖、分化、凋亡以及迁移等功能。BMP/TGF-β 结合并激活细胞表面不同类型的丝氨酸 - 苏氨酸受体[TGF-β 受体(TGF-βreceptor，TGF-βR)、BMP 受体(BMP receptor，BMPR)]，引起细胞质内的 Smad 蛋白磷酸化(BMPR 主要激活 Smad1/5/8，TGF-βR 激活 Smad2/3)，磷酸化的 Smad 与 Smad4 结合形成转录复合物进入细胞核，进而通过激活细胞核内转录因子或抑制 DNA 转录，调控细胞增殖。

大量的研究表明，TGF-β/Smad 信号通路在 PH 的发病中发挥着重要作用。其中，BMP 主要起抗增殖作用，而 TGF-β 主要起促增殖作用，二者存在相互制衡作用。约 70% 的可遗传性肺动脉高压患者存在 BMPR2 基因突变，蛋白表达下降，BMP/Smad 信号通路对 PASMC 增殖的抑制作用减弱，另一方面，BMPR2 基因突变促使 TGF-β 相关激酶 1(TGFβ-activated kinase 1，TAK1)磷酸化，磷酸化的 TAK1 与 TGF-βR 结合，从而激活 Smad2/3，最终导致 PASMC 的增殖。在 PH 动物模型中也发现，TGF-β/Smad 信号通路活性明显增加。阻滞 TGF-β/Smad 信号通路，可逆转肺血管重塑。在转基因小鼠中，进一步证明 TGF-β/Smad 信号通路通过促进低氧诱导的 PASMC 增殖，引起肺血管重塑，参与 PH 的发病。

4. RhoA/ROCK 信号通路 Rho 蛋白为小分子 GTP 结合蛋白，是 Ras 超家族成员。RhoA 是 Rho 家族中重要的一员。RhoA 存在激活(GTP 耦联)和非激活(GDP 耦联)两种状态，两种状态可被多种生长因子或细胞因子调节转换。ROCK 是一种丝氨酸 / 苏氨酸蛋白激酶，是 RhoA 主要的下游靶分子。RhoA/ROCK 信号通路广泛参与调节细胞的分化、增殖、凋亡、迁移、收缩运动等多项重要功能。

研究发现，在缺氧诱导的 PH 模型中，RhoA/ROCK 信号通路的活性增强，抑制该信号通路可明显抑制缺氧诱发的肺血管重塑。提示 RhoA/ROCK 信号通路介导了肺血管重塑及其随后的 PH 发生。RhoA/ROCK 信号通路主要由 5-HT、血小板源性生长因子(platelet derived growth factor，PDGF)、ET-1 等因子激活并在血管收缩和重塑中起关键作用。进一步的研究证实该信号通路的活化与 PASMC 增殖密切相关。RhoA/ROCK 信号通路可通过多种下游分子机制促进 PASMC 增殖：① RhoA/ROCK 可通过激活 c-Jun N 端激酶(c-Jun NH2-terminal kinase，JNK)和 ERK1/2，调控增殖相关基因的表达从而促进 PASMC 增殖；②激活 RhoA/ROCK 信号通路还可以上调基质金属蛋白酶 2 的合成和分泌，促进细胞外基质的降解及 PASMC 的迁移，同时细胞外基质降解可释放出困陷在其中的多种生长因子，促进 PASMC 增殖。动物实验研究表明，给予 ROCK 抑制剂可明显抑制 PDGF、5-HT 等多种刺激因子诱导的 PASMC 的增殖。

5. Notch 信号通路 Notch 系统是一个高度保守的跨膜信号通路，与细胞增殖、凋亡、分化、迁移和收缩等功能密切相关。Notch 信号通路由配体、Notch 受体、细胞内效应分子

CSL 以及 Notch 的调节分子等组成。Notch 受体由细胞外区域、跨膜区和细胞内区域（notch intracellular domain，NICD）组成。哺乳动物中发现 4 种 Notch 受体（Notch 1、Notch 2、Notch 3、Notch 4）和 5 种配体（Jagged1、Jagged2 以及 Delta1、Delta3 和 Delta4）。其中，Notch3 主要表达于人和啮齿类动物动脉平滑肌，调节血管平滑肌的分化以及成熟。Notch 受体与其配体结合后，经 α- 转化酶、γ- 促分泌酶作用，发生两次裂解反应，释放出 NICD 进入细胞核内，与细胞核内的转录因子 C 启动子结合因子 -1（C promoter-binding factor-1，CBF-1）结合，取代 CBF-1 与共抑制子 CIR、SKIP、SHARP、SMRT 等的结合，形成转录活化因子，从而促进下游靶基因发状分裂相关增强子（hairy and enhancer of split，Hes）、HRT 或 Hey 的表达，最终调控细胞的增殖、分化和凋亡。

研究表明，Notch 信号通路在 PH 中处于异常激活状态。在野百合碱诱导的 PH 动物模型中，Notch3 和 Hes5 的表达异常增高，并且 Notch3 和 Hes5 的表达量与疾病的严重性相关。缺失 Notch3 基因的小鼠在缺氧条件下也不能发展为 PH。细胞实验中发现，正常的 PASMC，仅表达低水平的 Notch3 受体，而在 PH 患者的 PASMC 中，Notch3 和 Hes5 的表达显著增高。Notch3 信号转导通路的活化可通过激活下游 Hes 5，刺激 PASMC 增殖，使其处于未分化状态，导致 PH 形成。进一步研究发现，基因敲除平滑肌细胞中的 Notch3 受体或给予 γ 分泌酶抑制剂 DAPT（抑制 Notch3 受体裂解产生 NICD）干预，可抑制 PASMC 的增殖。本课题组研究发现野百合碱诱导的 PH 大鼠 Notch3 信号通路被激活，活化的 Notch3 可促进靶基因 Hes1、Skp2 的表达，抑制 p27 的表达，并加速 p27 降解，进而促进肺血管平滑肌细胞增殖，导致肺血管重塑。阻滞 Notch3 可下调 Hes1、Skp2 水平，增加 p27 水平，部分逆转野百合诱导的大鼠肺血管平滑肌的增殖。此外，研究发现 Notch1 激活后可上调 HRT2 下调 p27，从而刺激 PASMC 增殖。因此，Notch 信号通路在治疗肺血管重塑中具有重要的研究价值。

6. Calcineurin/NFAT 信号通路胞质内游离钙离子浓度升高是触发细胞增殖相关信号转导的始动因素。Calcineurin/NFAT 信号通路在介导细胞内钙信号转导过程中起重要作用。钙调神经磷酸酶（calcineurin，CaN）是唯一受 Ca^{2+} 和钙调素调节的丝氨酸 / 苏氨酸蛋白磷酸酶，可以催化多种蛋白质去磷酸化。活化 T 细胞核因子（nuclear factor of activated T-cells，NFAT）是其最重要的下游转录因子。NFAT 家族共有 5 种亚型，包括 NFATc1、NFATc2、NFATc3、NFATc4 和 NFATc5。其中，NFATc1 ～ 4 受 CaN 调节，NFATc5 定位于核内。胞质内高浓度的 Ca^{2+} 激活 CaN，活化的 CaN 使 NFAT 去磷酸化并转移至核内，诱导靶基因的转录，引起细胞的收缩、增殖、迁移等。多种细胞外刺激及介质可通过诱导细胞外的钙内流及细胞内钙释放激活该信号通路。

研究发现，Calcineurin/NFAT 信号通路与 PH 的发生密切相关。体内研究证实，缺氧及野百合碱诱导的 PH 动物模型中 Calcineurin/NFAT 信号通路均被激活，通过药物抑制该信号通路可显著减轻肺血管重塑并抑制 PH 的发生。NFATc3 敲除的小鼠在缺氧情况下也不会发生血管重塑和 PH，提示 NFATc3 上调在缺氧诱导的血管重塑和 PH 的形成中起重要作用。本课题组的研究进一步证实，激活 Calcineurin/NFAT 信号通路可特异性上调 Cyclin A 的表达并激活 Cyclin 依赖性激酶，引起 DNA 合成增加及细胞周期进展，促进 PASMC 的增殖进而参与 PH 的发病。

（三）成纤维细胞

研究表明，外膜增厚也是 PH 血管重塑的一部分。成纤维细胞是血管外膜的主要结构细胞，正常情况下，成纤维细胞处于静息状态。当受到生长因子、活性氧等刺激后可以激活。激活的成纤维细胞可以转化分化为肌成纤维细胞。

在缺氧诱导的PH肺血管外膜中发现了表达肌动蛋白α-SMA的肌成纤维细胞。而肌成纤维细胞具有收缩特性并且有明显的增殖和合成活性，可通过多种方式促进肺血管重塑：①可迁移入内膜、中膜，参与丛状病变形成和中膜增厚；②合成和分泌ET-1、5-HT、PDGF等多种生长因子、细胞因子，从而促进成纤维细胞和平滑肌细胞的增殖、迁移和收缩；③合成、分泌炎性介质，促进骨髓内皮祖细胞和炎性细胞的募集；④合成、分泌更多细胞外基质，促进细胞外基质重塑；⑤促进血管壁中血管滋养管的形成。

（四）细胞外基质

除了细胞成分的增殖以外，细胞外基质的异常沉积也是肺血管重塑的重要组成部分。细胞外基质是由胶原、弹性蛋白、纤连蛋白等多种分子组成的复杂网状结构，对血管的结构和功能完整性起重要作用。细胞外基质为血管提供所需的机械强度、弹性和可压缩性。此外，细胞外基质还可通过调节细胞间以及细胞和基质间的相互作用来影响细胞的迁移、增殖和分化。细胞外基质不断合成，又不断降解。正常情况下，合成和降解处于动态平衡，病理状态下，二者失衡导致异常的细胞外基质重塑，并促进血管重塑。研究发现，在PH中，肺血管细胞外基质的降解和合成失衡，肺血管壁细胞外基质异常聚集，导致管壁僵硬，血管弹性下降，肺血管阻力增加，从而促进PH的发生、发展。

MMP/TIMP家族与细胞外基质聚集

基质金属蛋白酶（matrix metalloproteinases，MMP）和其内源性抑制物（tissue inhibitor of metalloproteinase，TIMP）在细胞外基质合成和水解的动态平衡中起着关键作用。MMP是一组锌离子依赖性的内源性蛋白水解酶，可降解多种细胞外基质成分。TIMP是一种内源性MMP的活性抑制物，是调控MMP活性的一个关键因素。TIMP与MMP催化活性中心的锌离子结合形成稳定的复合体，抑制MMP酶原自我激活。TIMP与MMP之间保持动态平衡可防止细胞外基质过度降解。

研究证明，在低氧和野百合碱诱导的PH动物模型的血管外膜成纤维细胞中，MMP的表达及活性升高，而TIMP的表达降低，导致MMP/TIMP的比例失衡，促进PH的发生。MMP活性增加可加速细胞外基质的降解，释放困陷在细胞外基质中的多种生长因子，促使平滑肌细胞和成纤维细胞增殖、迁移以及合成分泌细胞外基质；同时降解的纤维片段作为趋化因子，诱导炎症反应，刺激内皮细胞、平滑肌细胞、成纤维细胞合成分泌细胞外基质。在重塑的肺血管中，细胞外基质的降解和新合成是同时增加同时进行的，但新合成的超过了降解，最终导致了肺血管壁纤维组织的堆积，管壁增厚僵硬，导致PH发生。研究证实，过表达TIMP或阻滞MMP可减轻野百合碱诱导的PH动物模型的肺血管细胞外基质重塑，从而抑制PH的发生、发展。

二、肺血管重塑抑制药物

（一）目前用于PH治疗的抑制肺血管重塑的药物

目前临床上用于PH治疗的可抑制肺血管重塑的药物主要有ET-1受体拮抗剂、PDE-5抑制剂和PGI_2及其类似物三大类（图7-2-2）。

1. ET-1受体拮抗剂 ET-1是迄今为止发现的最强的缩血管物质，同时具有促有丝分裂作用。在缺氧、生长因子、细胞因子、凝血酶等的刺激下，ET-1的合成分泌会增加。

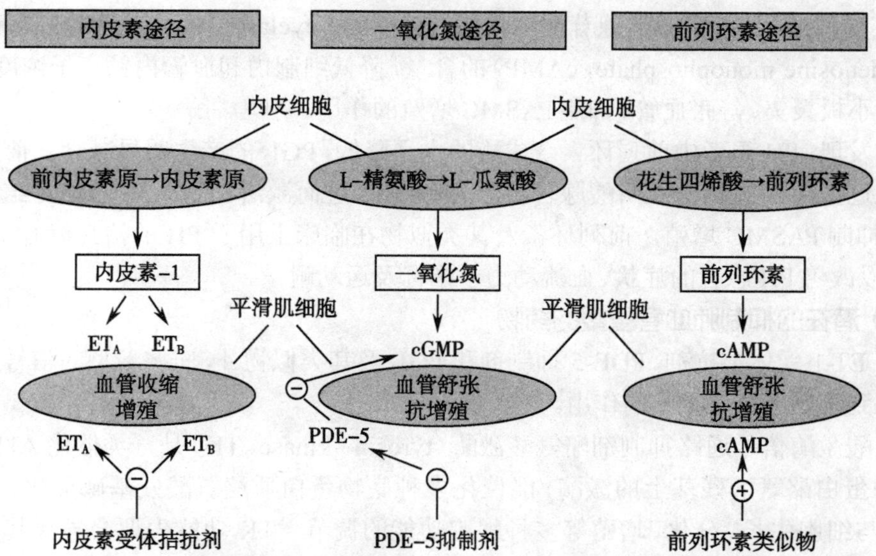

图 7-2-2 传统药物抑制肺血管重塑示意图

研究表明，PH 患者及动物模型中，血浆 ET-1 含量增高，且与预后密切相关。进一步的研究表明，ET-1 与肺血管重塑的形成密切相关。ET-1 的生物学效应由内皮素 A 受体(endothelin A receptor，ET_AR)和内皮素 B 受体(endothelin B receptor，ET_BR)介导。ET_AR 主要分布于血管平滑肌细胞，与 ET-1 结合后，通过激活磷脂酶 C(phospholipase c，PLC)使磷脂酰肌醇水解成三磷酸肌醇(inositol triphosphate，IP3)和二酰甘油(diacylglycerol，DAG)，IP3 通过增加细胞外 Ca^{2+} 内流或胞内 Ca^{2+} 释放，使胞质内 Ca^{2+} 浓度升高，DAG 则与 Ca^{2+}/钙调素一起激活蛋白激酶 C(protein kinase C，PKC)，进一步 MAPK 和(或)AKT 等信号通路，c-fos、c-myc 及 ras 基因表达增强，最终导致 PASMC 增殖。ET_BR 主要存在于血管内皮细胞上，与 ET-1 结合后促进前列环素(prostacyclin，PGI_2)和一氧化氮(nitric oxide，NO)的释放，而 NO 和 PGI_2 对 ET-1 的生成又起负向调节作用。ET_BR 还存在于 PASMC 表面，作用与 ET_AR 相似。

波生坦是一种非选择性 ET-1 受体拮抗剂，能够抑制 ET-1 与 ET_AR、ET_BR 的结合，从而抑制肺血管收缩及 PASMC 增殖、肺血管重塑。口服波生坦可降低肺动脉压力、提高运动耐量、缓解临床症状，延缓疾病恶化。

2．5- 型磷酸二酯酶抑制剂 NO 可与血管平滑肌细胞质内的可溶性鸟苷酸环化酶(soluble guanylate cyclase，sGC)受体结合，催化胞质内的三磷酸鸟苷生成环磷酸鸟苷(cyclic guanosine monophosphate，cGMP)，促进血管扩张、抑制血小板黏附及 PASMCs 殖。而 5- 型磷酸二酯酶(phosphodiesterase type-5，PDE-5)可促进 cGMP 转化为一磷酸鸟苷，使 cGMP 含量减少，引起肺动脉平滑肌异常收缩与增殖。

PDE-5 抑制剂可抑制 PDE-5 的活性，从而抑制 PDE-5 降解 cGMP 的过程，使细胞内 cGMP 浓度增高，从而起到扩张肺血管及抑制肺血管重塑的作用。此外，PDE-5 抑制剂还可上调丝裂原激活蛋白激酶磷酸酶 -1 的表达，去磷酸化 ERK1/2，进而抑制 ERK1/2 MAPK 介导的 PASMC 增殖。西地那非为强效的 PDE-5 抑制剂。临床研究证实，西地那非可明显改善血流动力学参数、提高功能分级和运动耐量。

3．前列环素及其类似物 PGI_2 是一种由血管内皮细胞产生的花生四烯酸代谢产物。

PGI_2与其受体结合后，可激活腺苷酸环化酶（adenylate cyclase，AC），从而提高环磷酸腺苷（cyclic adenosine monophosphate，cAMP）的含量，降低细胞内和血管内钙离子浓度，最终发挥抑制血小板聚集、舒张血管、抑制PASMC增殖的作用。

研究发现，PH患者中前列环素合成酶的水平降低，PGI_2的产生明显减少。前列环素类药物可通过激活AC，促进三磷酸腺苷转化为cAMP，进而激活PKA、上调DNA结合抑制蛋白，从而抑制PASMC增殖。前列环素及其类似物在临床上用于PH的治疗已有10余年的时间，可以改善PH患者的症状、血流动力学指标及运动耐量。

（二）潜在的抑制肺血管重塑的药物

除了ET-1受体拮抗剂、PDE-5抑制剂和PGI_2及其类似物外，一些新型的信号转导抑制剂也可起到抑制肺血管重塑的作用。

酪氨酸激酶信号通路抑制剂酪氨酸激酶（tyrosine kinase，TK）是一类催化ATP上γ-磷酸转移到蛋白酪氨酸残基上的激酶，能催化多种底物蛋白质酪氨酸残基磷酸化，从而传递信号，参与细胞生长、分化、增殖等多种细胞功能的调节。TK功能失调会导致其下游信号通路的激活，进而引起细胞增殖调节紊乱。根据结构可将TK分为两大类：受体酪氨酸激酶和非受体酪氨酸激酶。受体酪氨酸激酶主要包括血小板生长因子受体（platelet-derived growth factorreceptor，PDGFR）、表皮生长因子受体（epidermal growthfactor receptor，EGFR）、成纤维细胞生长因子受体（fibroblast growth factor receptor，FGFR）等成员，它们通常具有一个细胞外结构域、一个跨膜区以及一个细胞内激酶域。PDGF、EGF、FGF等多种生长因子通过结合并激活其酪氨酸激酶受体发挥促进细胞增殖、迁移、分化和抗凋亡的作用。

研究表明，PDGFR、EGFR、FGFR在PH发病机制中起重要作用。PDGF、EGF、FGF等生长因子与其酪氨酸激酶受体结合，可进一步激活PI3K/AKT、Ras、MAPK/ERK、PLCγ等信号通路，从而促进平滑肌细胞和内皮细胞增殖、迁移。通过抑制酪氨酸激酶信号通路能够抑制细胞异常增殖及迁移，减轻肺血管重塑，改善野百合碱诱导的PH大鼠的生存率。

伊马替尼是一种口服的酪氨酸激酶抑制剂，主要作为抗肿瘤药物用于治疗慢性骨髓性白血病、急性淋巴细胞白血病及胃肠道肿瘤。伊马替尼可通过抑制PASMC的增殖、促进其凋亡起到治疗PH的作用。Ⅲ期临床试验（IMPRES）结果显示伊马替尼能提高肺动脉高压患者的6分钟步行距离、改善血流动力学参数，但功能分级并未提高。

（三）PPARγ受体信号通路激动剂

过氧化物酶增殖物激活受体γ（peroxisome proliferator-activated receptor γ，PPARγ）是依赖配体激活的核受体转录因子PPAR家族成员之一，在正常肺血管平滑肌和内皮细胞大量表达，可调控平滑肌细胞的增殖。PPARγ的配体包括天然配体花生四烯酸代谢产物15-脱氧前列腺素J2（15-deoxy-D-prostaglandin 12，14-prostaglandin J2，15d-PGJ2）和合成配体噻唑烷二酮类（如罗格列酮、吡格列酮和曲格列酮）。PPARγ与配体结合激活后，可与类维甲酸核内受体（retinoid x receptor，RXR）形成转录复合体，与靶基因启动子上游的PPAR反应元件结合，调控相关基因的转录。

近年来，研究证实PH患者及动物模型中PPARγ的表达下降。更有研究报道，选择性敲除血管平滑肌细胞或内皮细胞的PPARγ基因可引起小鼠自发性肺动脉高压。提示，PPARγ在PH的发病机制中具有十分重要的作用。而体内给予PPARγ激动剂可有效抑制野百合碱或缺氧诱导的大鼠及小鼠PH的形成。目前的研究证实，激活PPARγ可抑制体外培养的PASMC的增殖。PPARγ抑制PASMC增殖的机制在于：①PPARγ可被BMP2信号激活，诱导 PASMC 分泌载脂蛋白 E（apoE），apoE 可同低密度脂蛋白样蛋白 1 结合诱导 PDGF 受体与 PDGF 复合体经内化途径降解，从而对抗 PDGF-BB 诱导的细胞增殖；②激活 PPARγ 可序列性上调血红素氧合酶 HO-1 及 $p21^{WAF1}$ 的表达，抑制 CDK 活性，阻碍细胞周期进展，从而抑制 PASMC 增殖；③激活 PPARγ 可通过抑制 MicroRNA-21 的表达，从而上调 10 号染色体缺失的磷酸酶及张力蛋白同源物（phosphatase and tensin homologue deleted on chromosome ten，PTEN）的表达，抑制肺血管平滑肌细胞增殖。

作为药物的治疗靶点，PPARγ 激动剂罗格列酮已应用于糖尿病的治疗。需要注意的是罗格列酮在临床应用中可引起不良的心血管事件，使用此类药物需严密监测。但随着分子生物学技术的迅猛发展，高效价、安全的新型 PPARγ 受体激动剂必将有望研制成功，为 PH 治疗带来广阔的前景。

（四）5-HT 信号通路抑制剂

5-HT 是一种重要的血管活性物质，不仅可刺激平滑肌细胞收缩，还可促进其增殖。循环中 5-HT 主要由肠道内分泌细胞及气道内的神经内分泌细胞和神经上皮小体产生，并可由血小板及肺内皮细胞摄取。大部分的 5-HT 存储于血小板内，因此血浆 5-HT 水平通常很低。但在某些病理状态下，肺内皮细胞代谢、清除 5-HT 的能力降低，从而导致循环 5-HT 水平升高。

PH 患者及动物模型血浆中的 5-HT 水平升高。流行病学调查发现，服用减肥药阿米雷司可显著增加发生 PH 的风险。进一步的研究发现，阿米雷司使血小板释放更多的 5-HT，并抑制 5-HT 转运体、阻碍 5-HT 的摄取，从而使循环 5-HT 增加，导致肺血管重塑。5-HT 通过相应的受体或转运体激活细胞内 RhoA/ROCK、Calcineurin/NFAT、ERK/MAPK 等相关信号通路，启动细胞周期，促进 PASMC 及成纤维细胞增殖，引起肺血管重塑和 PH。研究证实，给予外源性 5-HT 干预能够促进低氧诱导的 PH 的发生、发展，而缺乏 5-HT 转运体的小鼠长期暴露于缺氧环境中也不易发展为 PH，抑制 5-HT 受体也可显著改善 PH 的严重程度。

特麦角脲是一种强效的 5-HT 2 型受体拮抗剂。体外实验表明，特麦角脲可剂量依赖性的抑制人 PASMC 的增殖和迁移。在野百合碱诱导大鼠 PH 模型中，特麦角脲能够抑制 PASMC 的异常增殖和迁移，预防 PH 的疾病进展。

（五）AMPK 信号通路激动剂

腺苷酸活化蛋白激酶（AMP-activated protein kinase，AMPK）是一种丝氨酸 / 苏氨酸激酶，广泛存在于各种真核细胞中，由一个 α 催化亚基、一个 β 调节亚基和一个 γ 调节亚基组成。AMPK 是真核生物的“细胞能量调节器”，受 AMP/ATP 比例的调控。近年来发现，除了调节能量代谢，AMPK 还具有调节细胞的增殖、凋亡及细胞外基质的合成等多种功能。

研究表明，在特发性肺动脉高压患者的 PASMC 中，AMPK 的磷酸化水平明显减低。对体外培养的特发性肺动脉高压患者的 PASMC 进行研究，发现激活 AMPK 可以抑制 PASMC 增殖。在 PH 的动物模型中已经证实，通过二甲双胍激活 AMPK 可逆转肺血管重塑，进而抑制 PH 的发生、发展。本课题组研究发现其具体的作用机制可能是：二甲双胍激活 AMPK 通过抑制 mTOR 活性，继而降低 Skp2、升高 p27 的蛋白水平，从而抑制促有丝分裂因子 ET-1、PDGF 引起的 PASMC 增殖。以上结果提示激活 AMPK 或可通过抑制肺血管重塑治疗 PH。但目前该药物仍处于临床前研究中。通过二甲双胍激活 AMPK 治疗 PH 的有效性及最佳治疗剂量等问题仍需要进一步的试验来验证。

PH 是一种严重威胁患者生命的疾病，近年来有关 PH 的研究，无论是发病机制还是临床治疗均取得了巨大进步。然而，至今仍没有一种药物能治愈PH。肺血管重塑在各种类型的PH发生、发展中起关键性作用，而PASMCs的异常增殖是在肺血管重塑过程中起着极为重要的作用。因此，不断探索介导PASMC增殖、肺血管重塑的分子机制，寻求更有效的干预靶点，是PH治疗的关键和研究热点。

（李少军 李满祥）

参考文献

1. Shimoda LA，Laurie SS. Vascular remodeling in pulmonary hypertension. J Mol Med（Berl），2013，91：297-309.
2. Crosswhite P，Sun Z. Molecular mechanisms of pulmonary arterial remodeling. Mol Med，2014，20：191-201.
3. Chelladurai P，Seeger W，Pullamsetti SS. Matrix metalloproteinases and their inhibitors in pulmonary hypertension. Eur Respir J，2012，40：766-782.
4. Provencher S，Granton JT. Current treatment approaches to pulmonary arterial hypertension. Can J Cardiol，2015，31：460-477.
5. Vaidya B，Gupta V. Novel therapeutic approaches for pulmonary arterial hypertension：Unique molecular targets to site-specific drug delivery.J Control Release，2015，211：118-133.
6. Green DE，Murphy TC，Kang BY，et al. PPARgamma Ligands Attenuate Hypoxia-Induced Proliferation in Human Pulmonary Artery Smooth Muscle Cells through Modulation of MicroRNA-21. PloS one，2015，10：e0133391.
7. Dumitrascu R，Kulcke C，Konigshoff M，et al. Terguride ameliorates monocrotaline-induced pulmonary hypertension in rats. Eur Respir J，2011，37：1104-1118.
8. Wu Y，Liu L，Zhang Y，et al. Activation of AMPK inhibits pulmonary arterial smooth muscle cells proliferation. Exp Lung Res，2014，40：251-258.

第三节 基层医院静脉血栓栓塞症诊疗策略

静脉血栓栓塞症（venous thromboembolism，VTE）包括肺栓塞（pulmonary embolism，PE）和深静脉血栓形成（deep venous thrombosis，DVT），PE和DVT是同一疾病在不同阶段或不同部位的表现，是临床常见的病理生理状态，其发病率高并影响疾病预后。PE和DVT在治疗上有相同之处，但又分别具有不同的临床特点，例如PE可以导致慢性血栓栓塞性肺动脉高压，PE目前已经成为医院内非预期死亡的重要原因，DVT则可以导致静脉血栓后综合征。基层医院由于医疗设备不足以及医师经验水平不够等原因，PE和DVT容易漏诊或误诊，VTE治疗也有太多不规范之处，所以对基层医院来说提高VTE诊断率、降低发病率及死亡率有重要意义。本节即分为两部分来分别讨论基层医院PE和DVT的诊疗策略问题。

肺栓塞（PE）是来自全身静脉系统或右心的内源性或外源性栓子阻塞肺动脉或其分支，引起肺循环和呼吸功能障碍的临床和病理生理综合征，因绝大部分为血栓性栓子，故又称肺血栓栓塞症（PTE）。急性肺血栓栓塞症（APTE）在美国是公认的三大致死性心血管疾病之一，美国肺栓塞死亡率仅次于恶性肿瘤和心梗位列第3位。由于肺栓塞的临床症状多样化和不具备特异性，以及诊断技术条件限制等原因，目前肺栓塞的临床漏诊率和误诊率仍然较高，美国的报告显示误诊率为 67%～73%，中国医学科学院阜外医院和中日友好医院报告分别为 79% 和 83%。掌握如何准确及时的诊断肺栓塞，特别是在大部分肺栓塞患者首诊的基层医院，显得尤为重要。

一、基层医院肺栓塞诊断和治疗中存在的问题

（一）对肺栓塞的关注不够

目前，基层医院诊断肺栓塞的病例数在不断增多，在不断发现新病例的情况下，对肺栓塞的病因和发病危险因素还缺乏足够的认识，如吸烟、久坐等不良生活习惯与肺栓塞发生率的关系。基层医院对抗凝药物华法林、肝素及低分子肝素等还缺乏正确合理的使用，例如没有注意到早期单独使用华法林的促凝作用。

（二）对症状的识别能力差

基层医院在肺栓塞诊断方面存在的问题，突出表现为不能尽早根据症状怀疑到肺栓塞，即识别能力差。面对患者的具体症状，容易想到其他多发病和常见病，却无法识别肺栓塞的临床表现。比如易误诊为冠心病，误诊为神经症、癔症发作或精神病，误诊为脑血管病等。

（三）溶栓的时机把握不足

溶栓时机把握不足大致分两种情况：①急性大面积肺栓塞等危急情况下不能果断溶栓；②对溶栓时间窗的认识不足，机械地认为凡病程超过了所谓的 2 周时间窗就不能溶栓。

二、肺栓塞诊断的注意事项

（一）重视不同程度的危险因素

肺栓塞公认的发病机制为血液淤滞、高凝状态、血管壁损伤三要素。危险因素根据危险程度分为：①高危因素，如骨折、髋膝关节置换、大的创伤、大的普外科手术；②中危因素，如恶性肿瘤、化学治疗、慢性心力衰竭或呼吸衰竭，既往静脉血栓栓塞（VTE）史；③低危因素，包括卧床时间>3 天、高龄、下肢静脉曲张、肾病综合征、感染性心内膜炎、结缔组织病等。有研究对急性 PTE 患者公认危险因素的分布进行了分析，结果显示主要危险因素分布在年龄（>40 岁）、下肢深静脉血栓形成（DVT）、急性感染性疾病等。需要注意的是，随着年龄的增长，PTE 的患病率逐渐增加。这可能与老年人活动减少，合并多种心、肺疾病，恶性肿瘤高发、血管弹性差等因素有关。

（二）警惕多变的临床表现

肺栓塞症状多种多样，无特异性，症状的轻重与栓子阻塞肺动脉程度、发病速度及发病前的心肺功能状态有关。主要症状包括呼吸困难、胸痛、发热、咳嗽、咯血、晕厥等，其中以呼吸困难最为常见。出现所谓肺栓塞“三联征”，即呼吸困难、咯血、胸痛，仅占 20% 左右，所以单纯依靠“三联征”作为鉴别诊断标准会造成很大一部分患者漏诊。主要体征包括呼吸急促、发绀、颈静脉充盈、肺部听诊闻及干湿啰音、心动过速、三尖瓣区杂音、P2 亢进、下肢水肿等。对于不明原因的肺动脉高压及胸腔积液患者，要注意除外肺栓塞。另外，对于出现晕厥的患者，不要只考虑到心源性或脑部疾病所致，尤其对存在危险因素患者应注意 PE 的可能。

（三）积极完善辅助检查，从两个层面进行：

1. 疑诊肺栓塞

（1）血浆 D- 二聚体测定：D- 二聚体是纤维蛋白降解产物，反映凝血激活及继发性纤溶

的特异性分子标志物，可以作为急性VTE初始筛选的指标，主要用于对急性肺栓塞的排除性诊断。D-二聚体对血栓诊断敏感性达92%～100%，特异性仅为40%～43%，其结果受检测方法、血栓形成时间、肺栓塞发生后诊断时间、患者自身纤溶情况等因素的影响。常用的方法以ELISA法测量的结果特异度最高，<500ng/L的阴性预测值达95%。大多数研究发现在急性肺血栓栓塞症患者中，D-二聚体明显升高，而在慢性肺血栓栓塞症患者中，D-二聚体基本处于正常范围。要注意结合病史，对于临床高度可疑者，即使D-二聚体阴性，也需要进一步检查来明确，以免漏诊。

（2）血气分析：约80%的急性肺栓塞患者表现为动脉血氧分压和二氧化碳分压降低，肺泡-动脉血氧分压差增大。

（3）心电图：心电图对肺栓塞的诊断既不特异也不敏感。常见的心电图改变有窦性心动过速、胸前导联T波倒置、$S_IQ_{III}T_{III}$、完全或不完全右束支传导阻滞、肺型P波、电轴右偏、顺钟向转位等，仍有大约25%的急性肺栓塞患者心电图无异常改变。另外需注意心电图动态变化。为避免将肺栓塞误诊为冠心病，国外学者认为如果Ⅲ和V_1导联都有T波倒置则是一个简单而准确的鉴别点，Ⅲ和V_1导联在急性PE患者中T波倒置出现率为88%，而在急性冠状动脉综合征患者中仅为1%。

（4）胸部X线片：多数患者有异常表现，但缺乏特异性，可有区域性肺纹理稀疏变细或消失，肺野透亮度增加，可有楔形阴影、肺不张、胸腔积液、肺动脉高压及右心扩大等征象。X线可提供疑似PE线索或除外其他疾病，对鉴别诊断有一定帮助。

（5）超声心动图（UCG）：床旁UCG是对疑诊高危肺栓塞或围术期疑诊肺栓塞患者的首选检查，对肺栓塞危险分层、除外疑似急性肺栓塞的急性心肌梗死、主动脉夹层等其他心脏危重症指导治疗有重要意义。超声心动图评估肺栓塞风险的指标包括右室扩大，右室/左室直径比值增高，右室游离壁运动功能减退，三尖瓣反流速度增加，三尖瓣环收缩期位移（TAPSE）下降，或综合以上表现。除右室功能不全，超声心动图还可明确有无卵圆孔水平右向左分流以及右心栓子，此两种情况都和急性PE患者死亡率增加相关。

2. 确诊肺栓塞

（1）CT肺动脉造影（CTPA）：CTPA快速、方便、无创、准确性高，新型多排CT也大大增加了亚段及亚段以下的肺栓塞检出率，逐渐取代核素通气灌注显像和肺动脉造影，成为首选影像学检查。肺栓塞直接征象为肺动脉内充盈缺损、管腔梗阻、轨道征及马鞍征，间接征象包括肺内线状影或实变影、肺缺血征等。不足之处为辐射剂量偏大、造影剂过敏及可能的肾毒性等，对于可疑肺栓塞的儿童及孕妇，也不推荐本项检查。

（2）肺通气灌注（V/Q）显像：与CTPA相比，V/Q显像基本无过敏现象，辐射剂量低，对脏器功能无损害，对于孕妇怀疑肺栓塞者推荐V/Q显像。但V/Q显像不适合病情不稳定、基础肺病严重的患者。肺V/Q结果分三类：①高度可能：如临床高度怀疑，则可诊断PE。②正常或接近正常：可排除PE。③非诊断性异常：征象介于高度可能与正常之间，需借助其他检查明确诊断。

（3）磁共振肺动脉造影（MRPA）：与CT相比，磁共振扫描时间长，重症患者不易耐受，仅作为肺栓塞的二线检查方法，可用于肾功能严重受损或碘造影剂过敏患者。

（4）肺动脉造影（PAA）：为诊断肺栓塞的金标准，但由于其有创性检查、技术条件要求高、风险高，故仅用于其他无创检查不能确诊的肺栓塞及与复杂心肺血管病的鉴别诊断。

（5）下肢深静脉检查：根据具体情况可选择深静脉多普勒超声、下肢深静脉核素显像、静脉造影、CT 静脉造影、磁共振静脉造影等检查以明确有无 DVT 的存在。其中超声检查因其方便、无创、敏感性和特异性高已成为深静脉血栓最常用的检查手段。

三、肺栓塞治疗时的注意事项

（一）进行准确的危险分层

2014 版欧洲心脏病学会（ESC）急性肺血栓栓塞症诊断治疗指南（以下简称新指南）进一步强化了危险分层的概念，整合临床肺栓塞严重程度评分、超声心动图和生物标志物等，确定患者的危险分层水平；并且根据危险分层，决定下一步的治疗策略（表 7-3-1）。

表 7-3-1　急性肺栓塞早期死亡风险分层

早期死亡风险	临床表现（休克或低血压）	PESI 分级（Ⅲ～Ⅴ或 sPESI>1）	右心功能不全（BNP、pro-BNP）	心肌损伤标志物	可能治疗
高危（> 15%）	+	(+) a	(+) b	(+) b	溶栓或血栓清除术
中危（3%～15%）					
中高危	−	+	（双阳性）		住院治疗
中低危	−	+	（一项阳性或阴性）		住院治疗
低危（<1%）	−	−	（两项阴性）		早期出院或家庭治疗

注：a：PESI（肺栓塞严重指数）Ⅲ～Ⅴ或简化肺栓塞严重指数（sPESI>1）：肺栓塞 30 天死亡风险高；
b：当存在休克或低血压时，不必检测右心功能或心肌损伤指标，已可归类为高危患者

（二）选择恰当的治疗方案

1. 对症支持治疗　对于焦虑和惊恐的患者，应给予心理安慰及适当镇静治疗。如有胸痛、发热、咳嗽等症状，可给予止痛及对症治疗。对低氧血症患者，可采用鼻导管或面罩吸氧纠正，使血氧饱和度在 90% 以上。如合并严重呼吸衰竭，可根据具体情况选择无创或有创机械通气治疗。如出现右心功能不全，可给予利尿、扩血管等治疗。如出现血压下降，可给予血管加压药，如多巴胺、间羟胺等。

2. 抗凝及溶栓治疗　对于低危肺栓塞和临床高度疑诊急性肺栓塞等待诊断性检查结果时以及溶栓后的序贯治疗，选用单纯抗凝治疗。标准的抗凝疗程至少为 3 个月，抗凝治疗方案包括：静脉泵入或皮下注射普通肝素，联合并过渡到单用华法林；或皮下注射低分子肝素，联合并过渡到单用华法林；或整个疗程一直皮下注射低分子肝素。

（1）普通肝素：由分子量大小不等的葡萄糖胺聚糖构成的混合物，通过其特定的戊糖序列与抗凝血酶结合，进而催化凝血酶、凝血因子Ⅹa 以及其他凝血酶（丝氨酸蛋白酶类）的失活。除了与抗凝血酶结合外，肝素也可与细胞和血浆蛋白结合，引起不可预知的药代动力学和药效学特性，并引发非出血性不良反应，如肝素诱导的血小板减少症和骨质疏松症。普通肝素可引起血小板减少症（heparininducedthrombocytopenia，HIT），在使用的第 3～6 天应复查血小板计数：HIT 诊断一旦成立，应停用普通肝素。

治疗剂量个体差异较大，使用时必须监测凝血功能，一般采用静脉持续给药。起始剂量为 80～100U/kg 静脉推注，之后以 l0～20U/(kg•h) 静脉泵入，以后每 4～6 小时根据活化部分凝血活酶时间（APTT）再作调整，使 APTT 的国际标准化比值（INR）保持在 1.5～2.5。

(2) 低分子肝素：与普通肝素相比，低分子量肝素对抗凝血因子 Xa 与 IIa 的比值显著增强，同时对细胞和血浆蛋白的结合较弱。因此，低分子量肝素制剂具有更多可预见的药代动力学和药效学特性，且半衰期较长，发生不良反应的风险较低。使用时大多数患者无须监测凝血功能。临床一般按体重给药，每次 100U/kg，每 12 小时 1 次，皮下注射，肾功能不全者慎用。

(3) 维生素 k 拮抗剂（如华法林）：是长期抗凝治疗的主要口服药物，效果评估需监测凝血指标 PT-INR。治疗剂量范围窄，个体差异大，药效易受多种食物和药物影响。治疗首日常与低分子肝素或普通肝素联合使用，建议剂量 2.5～5.0mg/d，联用 2～3 天后开始测定凝血酶原时间（PT-INR），当 INR 稳定在 2.0～3.0 并持续 24 小时后停用低分子肝素或普通肝素，继续华法林治疗。低强度抗凝治疗（INR1.5～1.9）效果有限，而且不能减少出血的发生率；高强度治疗（INR3.1～4.0）并不能提供更好的抗血栓治疗效果，相反出血的风险增加，所以华法林最佳抗凝目标值为 2.0～3.0。

(4) 间接 Xa 因子抑制剂（如磺达肝癸钠）：磺达肝癸钠是一种人工合成的抗凝血酶介导的凝血因子 X 选择性抑制剂（催化因子 Xa 因子的失活，而不抑制凝血酶）。磺达肝癸钠仅与抗凝血酶结合，因此，磺达肝癸钠相关的血小板减少症和骨质疏松症发生可能性很小。磺达肝癸钠皮下注射生物利用度为 100%，且半衰期较低分子肝素长，只需每日固定剂量皮下注射 1 次剂量，个体差异小，无须监测凝血功能。对肾功能影响小于低分子肝素。

(5) 新型口服抗凝药物：目前急性肺栓塞治疗也可以考虑使用新型口服抗凝药（例如达比加群、利伐沙班、阿哌沙班、爱多沙班等）替代华法林用于初始抗凝治疗，并提出低危患者可考虑早期出院，家庭治疗。这类药物治疗剂量个体差异小，无须监测凝血功能。单药治疗急性 VTE 与其标准治疗（低分子肝素与华法林合用）疗效相当。注意仍然有一定的出血风险。

对于中危（次大面积）肺栓塞患者的初始治疗是采用单纯的抗凝治疗还是溶栓治疗同样存在争议，近年研究发现，溶栓治疗比单纯抗凝治疗更有利于改善肺循环。新指南则将中危患者划分为中低危和中高危，推荐对于中低危患者进行住院抗凝治疗，中高危患者进行抗凝同时还要密切监测，如果发现血流动力学失代偿征象，可以开始补救性溶栓治疗。

对于高危肺栓塞，若无禁忌证，首选溶栓治疗。溶栓治疗越早越好，一般为发病 14 天内，症状 2 周以上也有一定疗效。国内临床常用的溶栓方案为：尿激酶（UK）（2 万 U/kg）2 小时静脉滴注或泵入；重组组织型纤溶酶原激活剂（rt-PA）50～100mg，2 小时静脉泵入；链激酶（SK）150mg，2 小时静脉泵入。三者溶栓效果基本相仿，有研究证实 rt-PA 起效快，较 UK 或 SK 更安全、可靠，注意 SK 具有抗原性。溶栓结束后，应每 2～4 小时测定部分凝血活酶时间（APTT），当其水平低于正常值的 2 倍，即应开始规范的抗凝治疗。

（三）其他治疗

1. 外科治疗　肺动脉血栓切除术是一个相对操作严格的开胸手术，适用于危及生命伴有休克的高危 PE，或肺动脉主干或主要分支完全阻塞，而且有溶栓禁忌证或溶栓失败者。

2. 介入治疗　介入治疗的目的是通过清除阻塞主肺动脉的血栓，从而使右心室功能恢复，进而改善症状和生存率。适用于血流动力学不稳定，出现低血压和休克且没有条件开展开胸手术或存在溶栓禁忌证时。

3. 腔静脉滤器（VCF）　目前有永久性和临时性滤器两种，指南均不推荐 PE 患者常规使用，但对于因存在禁忌证而不能抗凝治疗的部分患者，可考虑该治疗，尽可能置入可回收或临时性VCF。观察性研究表明，静脉滤器置入可能减少PE急性期病死率，减少PE复发风险。

四、对基层医院肺栓塞诊疗策略的建议

1. 重视诱发因素　由于大多数PE患者临床表现不典型，因此临床上对于存在肺栓塞高危因素的患者应提高警惕，及早进行实验室及影像学检查予以确诊以减少误诊率及漏诊率。

2. 重视老年人肺栓塞　老年人多伴随基础疾病，敏感性不强，D-二聚体的特异性较低，进而容易出现误诊、漏诊的现象。老年患者常伴有肺栓塞危险因素，以非特异性症状就诊者，常规监测血气分析、D-二聚体检查，必要时尽早转诊至上级医院行多层螺旋CT肺动脉成像，可显著提高肺栓塞的诊断率。

3. 重视对“不能解释的呼吸困难和不能解释的休克”的鉴别诊断，缺乏明确病因的呼吸困难常常提示肺栓塞的可能。

4. 给予及时有效的治疗　临床疑诊肺栓塞时，如果没有出血等禁忌证，无须等待确诊，即可安排使用肝素或低分子肝素进行有效的抗凝治疗；超过14天溶栓时间窗，若患者仍然有症状，甚至24小时内刚刚发生晕厥，仍可以考虑溶栓。

5. 加强基层医院相关的培训　应配备相关的检测项目，以大医疗中心的医疗资源为依托，组建网络，加强会诊，提高肺栓塞诊断和治疗准确性和抢救效果。

五、深静脉血栓形成（DVT）相关问题

DVT是血液在深静脉内不正常凝结引起的静脉回流障碍性疾病，多见于下肢，也见于盆腔和腹腔，上肢少见，但随着锁骨下静脉穿刺和置管操作的增多，近年来也有升高的趋势。DVT常导致肺栓塞（PE）和血栓后综合征（post thrombotic syndrome，PTS）。DVT患者至少1/3合并了PE，超过1/3的VTE患者会复发，这极大影响患者生活质量，甚至会致死。

（一）DVT危险因素

DVT的危险因素与PE相同，目前看来，血流量异常决定了静脉血栓的位置，血液成分异常可能同时包括凝血和纤溶系统异常，血管损伤通常是导致血栓形成的关键环节，内膜损伤以后迅速激活内源性和（或）外源性凝血途径，以进一步形成血栓。大约80%的DVT患者至少有1个危险因素，40%有2个危险因素，大约10%有3个危险因素。有报告指出对于具有1～3个或者3个以上的危险因素的人来说，相对风险从2.4上升至高于20，所以在临床工作中要特别注意对危险因素的筛查。

（二）DVT临床表现

DVT主要表现为患肢肿胀、疼痛、软组织张力增高；活动后加重，抬高患肢可减轻，静脉血栓部位常有压痛。发病1～2周后，患肢可出现浅静脉显露或扩张。血栓位于小腿肌肉静脉丛时，Homan征和Neuhof征呈阳性（患肢伸直，足突然背屈时，引起小腿深部肌肉疼痛，为Homans征阳性；压迫小腿后方，引起局部疼痛，为Neuhof征阳性）。

严重的下肢DVT患者可出现股白肿甚至股青肿。股白肿为全下肢明显肿胀、剧痛，股三角区、腘窝、小腿后方均有压痛，皮肤苍白，伴体温升高和心率加快。股青肿是下肢DVT最严重的情况，由于髂股静脉及其侧支全部被血栓堵塞，静脉回流严重受阻，组织张力极高，导致下肢动脉痉挛，肢体缺血；临床表现为患肢剧痛，皮肤发亮呈青紫色、皮温低伴有水疱，足背动脉搏动消失，体温升高；如不及时处理，可发生休克和静脉性坏疽。静脉血栓

一旦脱落，可随血流进入并堵塞肺动脉，引起 PE。DVT 慢性期可发生深静脉血栓后综合征（PTS），是由于静脉阻塞和深静脉瓣膜功能受损，导致长期的静脉高压和肢体静脉回流障碍所引起的肿胀、疼痛、皮肤色素沉着、静脉曲张甚至皮肤难愈性溃疡等一系列综合征。PTS 发生率约为 25%～50%。

值得注意的是，DVT 是 PE 的高危因素，有些 DVT 患者以 PE 为首发表现，而局部症状和体征不明显。膝以上部位（近段）DVT 容易导致 PE，而膝以下部位（远段）DVT 相对较少导致 PE。

（三）DVT 辅助检查

1. 血浆 D- 二聚体测定意义同急性肺栓塞。

2. 多普勒超声检查是 DVT 诊断的首选方法，适用于对患者的筛查和监测。在超声检查前，按照 DVT 诊断的临床特征评分，可将患有 DVT 的临床可能性分为高、中、低度（表 7-3-2）。如连续两次超声检查均为阴性，对于低度可能的患者可以排除诊断，对于高、中度可能的患者，建议行血管造影等影像学检查。

3. 螺旋 CT 静脉成像准确性较高，可同时检查腹部、盆腔和下肢深静脉情况。也可配合 CT 肺动脉造影一次成像，但患者接受辐射量偏大。

4. MRI 静脉成像与下肢静脉造影相比较，MRI 为无损伤检查方法，无须使用造影剂，无肾毒性等副作用，能准确显示髂、股、腘静脉血栓。缺点是检查费用较贵，检查用时较长，某些下肢骨骼中有金属固定物，或装有心脏起搏器的患者无法行 MRI 检查，且不能满意地显示小腿静脉血栓。

表 7-3-2 下肢深静脉血栓形成（DVT）诊断的临床特征评分

病史及临床表现评分	评分
肿瘤	1
瘫痪或近期下肢石膏固定	1
近期卧床>3 天或近 4 周内大手术	1
沿深静脉走行的局部压痛	1
全下肢水肿	1
与健侧相比，小腿周径增大 >3cm	1
DVT 病史	1
凹陷性水肿（症状侧下肢）	1
浅静脉侧支循环（非静脉曲张）	1
与下肢 DVT 相近或类似的诊断	−2

注：总分为各项之和，临床可能性评价：≤0 为低度，1～2 分为中度，≥3 分为高度；若双侧下肢均有症状，以症状严重的一侧为准

5. 静脉造影准确性高，可以有效判断有无血栓、血栓部位、范围、形成时间和侧支循环情况，但有一定局限性及潜在并发症，故不作为首选。腔内造影剂缺损或者突然中断是 DVT 的特征性表现。

（四）DVT 诊断及鉴别诊断

1. 诊断　由于 DVT 患者的症状及体征特异性及敏感性相差很大，故单凭临床评估做出 DVT 的诊断不太可靠，务必结合 D- 二聚体水平及影像学检查确定是否存在 DVT。

2. 鉴别诊断

(1) 其他原因导致的下肢水肿：如心力衰竭、肾衰竭、肝功能衰竭、黏液性水肿、静脉功能不全、淋巴回流障碍及药源性(如钙拮抗剂)，通过病史及相应的辅助检查不难鉴别。

(2) 下肢动脉疾病：症状轻微者可表现为单侧下肢疼痛、感觉障碍等，与DVT类似。但下肢动脉疾病患者皮肤颜色多苍白，皮温降低，下肢脉搏减弱或消失，一般无水肿，下肢血管超声检查可以鉴别。

(五) DVT治疗

1. 急性期治疗

(1) 制动：在积极有效地抗凝治疗下，DVT患者在能耐受的情况下推荐离床活动。

(2) 抗凝治疗：一旦确定DVT诊断应立即开始抗凝治疗，如果临床高度可疑而诊断性检查延搁，在等待结果时就应开始抗凝治疗，诊断明确后继续抗凝治疗。药物包括普通肝素、低分子肝素、华法林及新型抗凝剂等，具体用量参照肺栓塞抗凝治疗部分。

(3) 溶栓治疗：与抗凝比较，溶栓能更加迅速地改善影像学和血流动力学异常，但临床预后指标如死亡率或症状缓解率无显著差异。溶栓治疗的时间窗为14天，随时间的延长，溶栓疗效越低。溶栓药物同急性肺栓塞溶栓药物，溶栓途径包括导管接触性溶栓和系统溶栓。导管接触性溶栓是将溶栓导管置入静脉血栓内，溶栓药物直接作用于血栓；系统溶栓是经外周静脉全身应用溶栓药物。导管接触性溶栓具有一定的优势，能提高血栓的溶解率，降低静脉血栓后遗症的发生率，治疗时间短，并发症少，对新发生的大面积髂、股DVT患者，尽管经足量肝素治疗仍存在因静脉闭塞继发肢体坏疽危险的患者是目前指南推荐首选。系统溶栓的血栓溶解率较导管接触性溶栓低，但对早期DVT有一定效果，在部分患者能保留深静脉瓣膜功能，减少PTS发生。

(4) 手术取栓：是消除血栓的有效方法，可迅速解除静脉梗阻。常用Fogarty导管经股静脉取出髂静脉血栓，用挤压驱栓或顺行取栓清除股腘静脉血栓，手术取栓常并发血栓复发，很多患者需要二次扩张和(或)再次介入治疗和长期抗凝，故选择此治疗应慎重。指南推荐：出现股青肿时，应立即手术取栓。对于发病7天以内的中央型或混合型DVT患者，全身情况良好，无重要脏器功能障碍也可行手术取栓。

(5) 合并髂静脉狭窄或闭塞的处理：髂静脉狭窄或闭塞在DVT的发病中起重要作用，导管溶栓或手术取栓后同时进行球囊扩张和(或)支架置入术来矫正髂静脉狭窄或闭塞，必要时采用外科手术解除髂静脉阻塞，可以提高通畅率，改善治疗效果，减少PTS的发生。

(6) 下腔静脉滤器(VCF)置入指征：下腔静脉滤器可以预防和减少PE的发生，但长期置入滤器导致的下腔静脉阻塞和较高的深静脉血栓复发率等并发症亦逐渐引起关注。故不推荐大多数DVT患者在抗凝基础上常规使用下腔静脉滤器。一般适用于：对于有抗凝治疗禁忌证或有并发症，或在充分抗凝治疗的情况下仍发生PE者；下肢近端或腘静脉以上部位大块漂浮血栓，随时有脱落风险；急性DVT拟行导管溶栓或手术取栓等血栓清除术者；具有PE高危因素的患者拟行腹部、盆腔或下肢手术也可慎重考虑。

2. 长期治疗　DVT患者需长期进行抗凝等治疗以防止血栓蔓延和(或)血栓复发。抗凝的药物维生素K拮抗剂(如华法林)、直接Xa因子抑制剂(如利伐沙班)等对预防复发有效。抗凝疗程：对于继发于一过性危险因素的初发DVT患者，使用华法林3个月：危险因素不明的初发DVT患者，使用华法林6～12个月或更长；伴有癌症并首次发生的DVT，应用低分子肝素3～6个月后，长期使用华法林。对于反复发病的DVT患者和易栓症患者，建议长期抗凝，但需定期进行风险效益评估。

3. 其他治疗

(1) 静脉血管活性药物：如黄酮类、七叶皂苷类等可选择性使用。前者可以促进静脉血液回流，减轻患肢肿胀和疼痛，从而改善症状。后者具有抗炎、减少渗出、增加静脉血管张力、改善血液循环、保护血管壁等作用。

(2) 物理治疗：包括加压弹力袜和间歇负压泵治疗（又称循环驱动治疗）。两者均可促进下肢静脉回流，减轻淤血和水肿，是预防 DVT 发生和复发的重要措施。

（李 雪 张 静 程兆忠）

参考文献

1. Konstantinides SV, Torbicki A, Agnelli G, et al. 2014 ESC Guidelines on the diagnosis and management of acute pulmonary embolism. Eur Heart J, 2014, 35 (43): 3033-3069.
2. Khorana AA, Rubens D, Francis CW. Screening high-risk cancer patients for VTE: a prospective observational study. Thromb Res, 2014, 134 (6): 1205-1207.
3. Kearon C, Akl EA, Ornelas J, et al. Antithrombotic Therapy for VTE Disease: CHEST Guideline and Expert Panel Report. Chest, 2016, 149 (2): 315-352.
4. Le P, Martinez KA, Pappas MA, et al. A decision model to estimate a risk threshold for venous thromboembolism prophylaxis in hospitalized medical patients. J Thromb Haemost, 2017, 15 (6): 1132-1141.
5. 云文耀，吴礼武，刘德伟，等. 基层医院下肢深静脉血栓形成诊疗经验. 中国血管外科杂志，2015，7(2): 103-106.
6. 陶海龙. 基层医院对肺栓塞诊断和治疗存在的问题. 中国社区医师医学专业，2011，13(36): 4.
7. 熊建明，李卫民，李定军，等. 基层医院下肢深静脉血栓形成诊治现状的调查研究. 中国医学创新，2014，11(30): 1-6.
8. Rothberg MB, Lindenauer PK, Lahti M, et al. Risk factor model to predict venous thromboembolism in hospitalized medical patients. J Hosp Med, 2011, 6 (4): 202-209.
9. 秦俊明. 基层医院急性肺动脉栓塞诊治探讨. 基层医学论坛，2014; 18(23): 3101-3102.
10. 中华医学会外科学分会血管外科学组. 深静脉血栓形成的诊断和治疗指南（第2版）. 中国医学前沿杂志（电子版），2013，5(3): 53.
11. Jiang Y, Li J, Liu Y, et al. Risk factors for deep vein thrombosis after orthopedic surgery and the diagnostic value of D-Dimer. Ann Vasc Surg, 2015, 29 (4): 675-681.
12. Wells PS, Forgie MA, Rodger MA. Treatment of venous thromboembolism. JAMA, 2014, 311 (7): 717-728.

第四节 肺血栓栓塞症的二次溶栓治疗

肺血栓栓塞症（pulmonary thromboembolism）是指来自静脉系统或右心的血栓阻塞肺动脉或其分子所致的疾病，以肺循环和呼吸功能障碍为其主要临床和病理生理特征。在目前的影像学检查手段和可选择的治疗方案下急性肺栓塞（pulmonary embolism）的发病率及死亡率仍然较高，静脉血栓（venous thrombosis）的流行病学发病率一直在 23～69/10 万人之间，其中约有1/3的患者出现有症状的急性肺栓塞，2/3的患者为深静脉血栓形成。根据大样本队列研究结果显示约有10%的急性肺栓塞患者在诊断后的1～3个月内死亡。在美国，约有1%的住院患者死于急性肺栓塞，所有住院患者死亡中约有10%与急性肺栓塞有关。随着肺血栓栓塞诊断与治疗水平不断提高，住院病死率逐年下降。其中溶栓治疗功不可没，当做出肺栓塞的诊断后，在没有禁忌证情况下，溶栓治疗应和吸氧、静脉液体支持一起实施。根据美国心脏病协会发表的有关大面积、次大面积PE的处理意见，对于无溶栓禁忌证者应积极溶栓治疗。欧美多项随机临床试验证实，溶栓治疗能够快速改善肺血流动力学指标，改善患者早期生存率。鉴于高危肺血栓栓塞患者高死亡率和并发症风险，现有指南和大多数专家与临床医师共识认为对于高危及部分中危患者应积极给予溶栓治疗。一项meta分析研究表明，高危患者溶栓治疗可显著降低肺栓塞死亡率和栓塞的再发。Arcasoy等通过对近40年来文献综合分析，发现对肺栓塞患者给予溶栓治疗后患者病死率、血栓复发率都较单纯抗凝治疗有明显改善。而对于肺血栓栓塞症的二次溶栓治疗目前争议较大，有关文献报道较少，且无大样本临床研究，国内外肺栓塞诊治指南对二次溶栓的指征、时间及方法等也无明确规定。

一、二次溶栓治疗的概念

肺血栓栓塞症的二次溶栓治疗是指肺血栓栓塞患者初次溶栓治疗后短时间内需要第2次甚至第3次溶栓治疗。

二、二次溶栓治疗的价值

Nijkeuter等汇总了29篇有关急性肺栓塞后残余血栓的研究，结果发现急性肺栓塞后的残余血栓在病程中存在情况分别为第8天占87%，第6周占68%，第3个月占65%，第6个月占57%，第11个月占52%。一项美国的研究显示，每年新增慢性血栓栓塞性肺动脉高压约2500例，大约每100例肺栓塞患者有3例发展为慢性血栓栓塞性肺动脉高压；大约在栓塞发生后2年内累及发生率为1%～5%；约有40%的慢性血栓栓塞性肺动脉高压患者来源于无症状的静脉血栓栓塞症。Riedel等研究显示平均肺动脉压力超过50mmHg的患者1年生存率不足50%。可见，肺血栓栓塞溶栓不充分的患者，肺动脉内残存血栓，在此基础上易并发局部血栓形成，导致慢性肺动脉高压、肺心病，严重影响患者的生活质量及寿命，因此，肺栓塞急性期充分溶栓有着非常重要的临床意义。而对于肺血栓栓塞二次溶栓的适应证、疗效及药物选择及溶栓时间等目前尚无统一标准，亦无现成指南可参考。我国2010年急性ST段抬高型心肌梗死诊治指南指出，急性心肌梗死患者如溶栓治疗后，再梗死的患者应该选择PCI，如不能立即（症状发作后60分钟内）进行冠状动脉造影和PCI，可以再次溶栓治疗。肺栓塞与心肌梗死发病机制有一定相似性，对于肺血栓栓塞患者是否可于首次溶栓治疗后，当再次发生血栓闭塞或溶栓不充分时进行二次溶栓治疗，以及疗效如何呢？

在一项针对肺动脉栓塞不同时相的尿激酶溶栓疗效的动物试验中，观察了急性肺动脉栓塞组（栓塞术后30分钟），亚急性（栓塞术后10分钟），慢性肺动脉栓塞（栓塞术后30分钟），尿激酶溶栓治疗的疗效，结果显示对于急性、亚急性肺栓塞组溶栓疗效显著，对于慢性肺动脉栓塞组在初次溶栓治疗后，肺动脉四级分支内仍血栓阻塞，遂给予小于初次剂量尿激酶再次溶栓治疗，结果血栓明显减少，可见，对于不同时相肺栓塞，溶栓治疗都有疗效，急性及亚急性者效果优于慢性，初次溶栓效果不佳，可再次溶栓，疗效确切，无增加出血等不良反应的发生。Van den Biggelaar 等报道了一例大面积肺栓塞患者，在重组组织型纤溶酶原激活剂（rt-PA）治疗失败后给予延长尿激酶溶栓治疗，48 小时后复查 CTPA 显示血栓完全溶解；Meneveau 等报道 26 例大面积肺栓塞患者中在初次溶栓治疗失败后接受二次溶栓治疗，8 例（31%）存活，10 例（38%）死亡，可见在不能外科手术治疗时，二次溶栓治疗可获得更多益处。另一项针对首次溶栓治疗后，主肺动脉、叶动脉或多个肺段动脉仍有血栓存在，且存在一个以上部位充盈缺损面积大于 50%，同时心脏超声示右心室室壁运动功能减弱的患者行二次溶栓治疗的研究，结果显示 12 例入选患者，10 例血栓完全溶解，2 例残存血管面积小于 20% 的充盈缺损，心脏残存及室壁运动均恢复正常，无严重不良反应发生。

一项入选 86 例大面积肺栓塞患者的研究结果显示，86 例患者均采用单次小剂量（50 万～100 万 IU）尿激酶，连续用药 10～14 天的间断溶栓治疗，有效率达 94.04%，出血发生率 5.4%，疗效与推荐的标准溶栓方案相当，出血发生率低。丁娜等报道，对 2 例慢性反复性肺栓塞患者采用 15×10^5IU 尿激酶 3 次溶栓，间隔 3～5 天，2 小时静脉泵入，疗效显著，无出血情况。可见，在没有禁忌证情况可，对于初次溶栓治疗效果不佳或无效的肺栓塞患者可以采用二次或多次溶栓治疗，多能取得很好疗效。

由于现有的临床研究尚不能确定二次溶栓的价值，更顾忌于出血的风险，因此目前指南中对于溶栓治疗失败或禁忌的患者多倾向于外科手术取栓，而不能及时手术的，介入导管栓子切除术被作为替代治疗方案。笔者的临床观察显示对于肺栓塞患者，如溶栓后原正常肺组织新出现较大面积肺栓塞，或充盈缺损面积大于 50%，伴有心室壁运动减弱或临床症状缓解不明显，在无出血并发症时，可考虑进行第二次溶栓治疗。而对发病时间较长（有时病程难以确定）的肺栓塞（多伴肺动脉高压，通常是慢性血栓性肺动脉高压），如一次溶栓治疗无效则无需进行第二次溶栓，否则可能引起出血的危险。

三、二次溶栓治疗的风险

出血是二次溶栓治疗最重要的并发症。尽管缺少随机对照研究，张淑立等报道 12 例肺栓塞患者 rt-PA 50mg 溶栓治疗后，给予 40mg rt-PA 二次溶栓治疗，出血发生率为 8.3%。王静等报道 86 例患者均采用单次小剂量尿激酶，连续用药 10～14 天的间断溶栓治疗，出血发生率 5.4%。丁娜等报道，对 2 例慢性反复性肺栓塞患者采用 15×10^5IU 尿激酶 3 次溶栓，间隔 3～5 天，2 小时静脉泵入，无出血情况。可见二次溶栓并不一定增加出血的发生率。但法国学者对首次溶栓后仍血流动力学不稳定的共 40 例患者 26 例采取首次溶栓 24 小时后行二次溶栓，14 例采取外科取栓术。结果显示二次溶栓组有 10 例患者死亡，其中 3 例死于复发肺栓塞，3 例死于难治性心源性休克，4 例死于大出血；而外科取栓术组仅有 1 例患者死于难治性心源性休克。二次溶栓风险大于外科取栓术组。目前尚缺乏大样本随机对照研究，有关二次溶栓治疗的出血风险尚需进一步研究。

四、二次溶栓治疗的方法及观察指标

根据国内外报道，肺血栓栓塞患者的二次溶栓治疗的方法有以下几种：①二次溶栓药物与首次溶栓药物相同，剂量小于首次剂量。张淑立等对确诊 12 例肺栓塞高危患者首次给予重组组织型纤溶酶原激活剂 50mg 以注射泵静脉输注入，24 小时后复查 CTPA，提示效果差，遂再次给予重组组织型纤溶酶原激活剂 40mg 静脉泵入治疗，有效率达 100%。②二次溶栓药物与首次溶栓药物相同，剂量与首次剂量相同。程树亮等报道，对一例高危肺栓塞患者首次给予尿激酶 150 万 U，2 小时静脉滴注，第 3 天患者症状反复，再次给予尿激酶 150 万 U，2 小时静脉滴注，患者好转出院，随访半年患者完全康复。③二次溶栓药物与首次溶栓药物不同。我们曾予 2 例高危肺栓塞患者初次给予尿激酶，20 000IU/kg，2 小时静脉滴注，24 小时后患者胸闷，呼吸困难等症状缓解不明显，复查 CTPA 仍显示大面积肺栓塞，鉴于重组组织型纤溶酶原激活剂半衰期短，出血并发症发生率低等特点，我们选择重组组织型纤溶酶原激活剂 50mg，2 小时缓慢静脉滴注进行溶栓治疗，结果 2 例均有效。国外学者在首次溶栓 24 小时后给予二次溶栓，药物采用轮替法，即首次溶栓是链激酶的患者，则二次溶栓换为阿替普酶；首次溶栓是阿替普酶的患者，二次溶栓采取链激酶，二次溶栓剂量均与首次溶栓剂量一致；荷兰学者曾予 1 例肺栓塞患者开始给予 90mg 阿替普酶溶栓，而后予以尿激酶 2000IU/kg 静脉注射，继以尿激酶 2000IU/(kg•h) 静脉滴注维持 48 小时溶栓。④小剂量尿激酶间断溶栓治疗。王静等采用单次小剂量（50 万～100 万 IU）尿激酶，连续用药 10～14 天的间断溶栓治疗，有效率达 94.04%；丁娜等报道，采用 15×10^5IU 尿激酶分别于第 1、3、5 天给予 3 次溶栓治疗，有效率达 100%。

溶栓治疗后及过程中需严密观察疗效及并发症的发生，临床上常需要观察以下指标：患者生命体征，心电图，心肌酶学，BNP，APTT，，D- 二聚体，肺动脉压力等。如治疗有效，患者临床症状减轻，特别是呼吸困难好转，呼吸频率和心率减慢，血压升高；动脉血气分析多提示 PaO_2 上升，$PaCO_2$ 下降；心电图提示右心室扩张表现如完全或不完全性右束支传导阻滞、$S_IQ_{III}T_{III}$ 等好转；超声心动图表现室间隔左移减轻，右房右室内径缩小，右室运动功能改善、肺动脉压下降等。有研究证实肺动脉高压可以作为评价急性肺栓塞严重性及预后不良的指标。

五、二次溶栓治疗的指征

综合国内外文献报道及我们的经验，二次溶栓治疗首先必须充分评估病情，需具有溶栓治疗的适应证，初次溶栓治疗失败或溶栓不充分，且初次溶栓治疗后无出血并发症，并具有以下指征时方可考虑二次溶栓治疗：①初次溶栓后原正常肺组织新出现较大面积肺栓塞，或充盈缺损面积大于 50%，伴有心室壁运动减弱或临床症状缓解不明显。②初次溶栓治疗无效，伴血流动力学不稳定者，无出血等禁忌征。对于慢性血栓性肺动脉高压，如一次溶栓治疗无效无需进行第二次，否则不仅可加重病情，还可能引起出血的危险。关于肺栓塞溶栓治疗的时间窗，一般于发病 14 天以内，但据动物实验及临床研究报道，超过 14 天，如临床症状仍不缓解或影像学提示肺内仍有血栓栓塞或再发栓塞，仍可采用溶栓治疗，因为血栓形成是动态过程，应根据临床病情个体化选择。

综合仅有的文献及经验似乎表明肺血栓栓塞症患者二次溶栓治疗获益大于风险，在初次溶栓治疗失败后，经过严格筛选，可以考虑对部分患者采用二次溶栓治疗。同时建议组织多中心临床研究，对二次溶栓治疗的有效性、安全性及方法进行评估。

（蒋军广　黄永杰）

参考文献

1. Silverstein MD，Heit JA，Mohr DN，et al. Trends in the incidence of deep vein thrombosis and pulmonary embolism：a 25-year population-based study. Arch Intern Med，1998，158：585-593.

2. Anderson FA，Jr，Wheeler HB，Goldberg RJ，et al. A population-based perspective of the hospital incidence

and case-fatality rates of deep vein thrombosis and pulmonary embolism. The Worcester DVT Study. Arch Intern Med，1991，151：933-938.

3. White RH. The epidemiology of venous thromboembolism. Circulation，2003，107（Suppl 1）：14-18.
4. Aujesky D，Jimenez D，Mor MK，et al. Weekend versus weekday admission and mortality after acute pulmonary embolism. Circulation，2009，119：962-968.
5. Laporte S，Mismetti P，Decousus H，et al. Clinical predictors for fatal pulmonary embolism in 15，520 patients with venous thromboembolism：findings from the RegistroInformatizado de la EnfermedadTromboEmbolica venosa（RIETE）Registry. Circulation，2008，117：1711-1716.
6. Cohen AT，Agnelli G，Anderson FA，et al. Venous thromboembolism（VTE）in Europe.The number of VTE events and associated morbidity and mortality.ThrombHaemost，2007，98：756-764.
7. Cohen AT，Edmondson RA，Phillips MJ，et al. The changing pattern of venous thromboembolic disease. Haemostasis，1996，26：65-71.
8. Lindblad B，Sternby NH，Bergqvist D. Incidence of venous thromboembolism verified by necropsy over 30 years. BMJ，1991，302：709-711.
9. 中华医学会呼吸病分会．肺血栓栓塞症的诊断与治疗指南（草案）．中华结核和呼吸杂志，2001，24：259-264.
10. 徐喜媛，杨敬平，孙德俊，等．急性肺血栓栓塞症规范化治疗的远期观察[J]．临床肺科杂志，2006，11：18-19.
11. 杨京华，梁瑛，胡尚基，等．急性肺血栓栓塞症溶栓治疗的远期观察[J]．中华结核和呼吸杂志，2001，24：753.
12. 林宇，李阳．84 例肺血栓栓塞症的抗凝治疗分析[J]．临床肺科杂志，2007，12：23-24.
13. JaffMR，McMurtry MS，Archer SL，et al.Management of Massive and submassive Pulmonary Embolism，Iliofemoral Deep Vein Thrombosis，and Chronic Thromboembolic Pulmonary Hypertension：A Scientific Statement From the American Heart Association Circulation，2011，123（16）：1788-1830.
14. Torbicki A，Perrier A，Konstantinides SV，et al. Guidelines on the diagnosis and management of acute pulmonary embolism：The Task Force for the Diagnosis and Management of Acute Pulmonary Embolism of the European Society of Cardiology（ESC）. Eur Heart J，2008，29：2276-2315.
15. Kearon C，Kahn SR，Agnelli G，et al. Antithrombotic therapy for venous thromboembolic disease：American College of Chest Physicians Evidence-Based Clinical Practice Guidelines（8th Edition）. Chest，2008，133（6 Suppl）：454S-545S.
16. Wan S，Quinlan DJ，Agnelli G，et al. Thrombolysis compared with heparin for the initial treatment of pulmonary embolism：a meta-analysis of the randomized controlled trials. Circulation，2004，110：744-749.
17. Arcasoy SM，Kreit jw. Thrombolytic therapy of pulmonary embolism：a comprehensive review of current evidence. Chest，1999，115：1695-1707.
18. Nijkeuter M，Hovens MM，Davidson BL，et al.Resolution of thromboemboli in patients with acute pulmonary embolism：a systematic review.Chest，2006，129：192-197.
19. Lang IM，Klepetko W.Update on chronic thromboemboli pulmonary hypertension，a frequently undiagnosed condition.Rev Esp Cardiol，2009，62：120-125.
20. Riedel M，Stanek V，idimsky J.et al.Longterm follow-up of patients with pulmonary thromboembolism. Late prognosis and evolution of hemodynamic and respiratory data.Chest，1982，81：151-158.

21. 宗华，朱光发，梁瑛. 急性肺血栓栓塞症患者远期预后及其影响因素分析. 临床肺科杂志，2008，11：1392-1394.

22. 刘品明，Nicolas Meneveau，Fran oisSchicle，等. 急性肺血栓栓塞症患者溶栓治疗后的远期预后分析. 中华内科杂志，2002，41：750-753.

23. Meneveau N，Ming LP，Seronde MF，et al. In-hospital and long-term outcome after sub-massive and massive pulmonary embolism submitted to thrombolytic therapy.Eur Heart J，2003，24：1447-1454.

24. 康健，王辰，陆慰萱，等. 专家讨论会：肺血栓栓塞症. 中国实用内科学杂志，2006，26：1457-1467.

25. 中华医学会心血管病学分会，中华心血管病杂志编辑委员会. 急性 ST 段抬高型心肌梗死诊断和治疗指南. 中华心血管病杂志. 2010，38（8）：675-687.

26. 于淼，张金山，肖越勇，等. 肺动脉栓塞不同时相的尿激酶溶栓疗效观察的实验研究. 中国医学影像技术，2007，23：620-623.

27. van den BiggelaarRJ，Slebos DJ，van den Meer J.Repeated thrombolytic therapy after initial unsuccessful thrombolysis in massive pulmonary embolism. Thorax，2008，45：992-997.

28. MeneveauN，Seronde MF，Blonde MC，et al.Management of unsuccessful thrombolysis in acute massive pulmonary embolism. Chest，2006，129：1043-50.

29. 张淑立，王毅，刘学东，等. 急性肺栓塞二次溶栓治疗的疗效及安全性评价. 临床肺科杂志，2012，2：240-241.

30. 王静，米东辉，李立. 间断溶栓治疗急性大面积肺栓塞疗效观察. 长春中医药大学学报，2009，05：0753-02.

31. 丁娜，李树花. 慢性反复性肺栓塞特殊溶栓治疗二例体会. 天津医药，2004：32：312-313.

32. 古忆，卢新政. 2011 美国大面积肺栓塞、深静脉血栓形成及慢性血栓栓塞性肺动脉高压治疗指南解读. 心血管病学进展，2012，（02）：0164-04.

33. Torbicki A，Perrier A，Konstantinides S，et al.Guidelines on the diagnosis and management of acute pulmonary embolism：the Task Force for the Diagnosis and Management of Acute Pulmonary Embolism of the European Society of Cardiology（ESC）.Eur Heart J, 2008，29：2276-2315.

34. 程树亮，董晓娴，扈丽媛. 尿激酶重复溶栓抢救复发性肺栓塞 1 例. 实用医药杂志，2012，29（1）：7-8.

35. 张劲松，李琳，陈旭峰，等. 肺动脉高压在急性肺栓塞危险分层中的意义. 南京医科大学学报（自然科学版），2008，28：167-169.

第五节 探讨急性肺栓塞患者 D- 二聚体假阴性的可能因素

肺栓塞（pulmonary embolism，PE）是由内源性或外源性栓子阻塞肺动脉引起肺循环功能障碍的临床综合征，临床表现缺乏特异性，常导致漏诊与误诊。D- 二聚体敏感性及阴性预测值较高，对排除 PE 颇具价值，近年来临床普遍将其用于急性 PE 的首筛试验。但临床上常出现 DD 阴性的 PE 患者，增加了临床诊断的困惑。近年有研究认为，D- 二聚体假阴性率每升高 2%，就会有 1/1000 的可疑 PE 患者死亡。因此对于其假阴性的原因，是值得考虑的临床问题。现对造成 DD 假阴性结果的可能因素综述如下。

一、检验技术因素

（一）检测方法

DD 的检测方法主要分为三大类：①乳胶凝集法：第一代 latex 法简单快速，但敏感性低；第二代 latex 法如免疫比浊法为定量检测，敏感度升高。②酶联免疫吸附法：传统的 ELISA 法操作费时，不能应用于急诊，目前几种快速 ELISA 法，如 VIDAS 法、Instntia 法、Nycocard 法等，在保存高敏感性优势同时大大缩短了检测时间。③全血凝集法：为半定量测定法，可于全血标本中进行操作，敏感度较低。

不同检测方法的敏感性不同。国际血栓与凝血学会等研究报道，ELISA 法和 VIDAS 法的敏感性分别为 96% 和 97%，明显优于 VIDAS 法、传统 ELISA 法、乳胶凝集法、Nycocard 法、Instntia 法及全血分析法。Paul 等纳入了 111 项研究进行荟萃分析，发现传统的 ELISA 法和 VIDAS 法优势明显，敏感性均为 95%。由此可见，各种 DD 检测方法的诊断价值并不相同，且不论采用何种检测方法，其敏感性均非 100%，均无法避免假阴性结果的发生。

（二）检验者技术水平低下

DD 为实验室指标，其检测结果受检验者主观因素或技术水平的影响，若检验者操作技术水平低可能导致 DD 结果出现一定偏差。尤其是定性或半定量检测方法，如乳胶凝集法、全血凝集法等，其结果以阴性和阳性表示，受检验者主观因素影响较大。

二、疾病相关因素

（一）发病持续时间

DD 水平随时间呈动态变化。PE 发生后，随着纤溶活性的逐渐下降，其血浆水平逐渐降低，约 15-20d 时恢复正常。而 PE 起病隐匿，临床表现不典型，患者常发生延迟诊断，就诊时发病持续时间过长。因此发病时间是影响 DD 检测结果的重要因素。

一项回顾性研究报道，当发病时间小于 14 天时，DD 排除 PE 的漏诊率为零，超过 14 天后，50% 的患者 DD 恢复正常。一项研究对 VTE 患者的 DD 水平进行监测，发现 DD 水平随时间逐渐下降，发病 3 天内 DD 平均浓度为 8760ng/ml，而 7 天后则降至 2140ng/ml。Guo 等回顾性研究纳入了 725 例 PE 患者，发现 DD 阴性患者的发病时间显著高于 DD 阳性者（$P<0.01$），证实了 DD 随时间延长而逐渐减低。Exter 等建议当患者首次就诊时症状已超过两周时，不推荐应用 DD 排除 PE。

此外，急性 PE 早期存在一定不应期，此时由于血栓太小或形成时间短，DD 尚未产生或仅有少量生成，DD 亦未必升高。一项研究报道，1 例 PE 患者 DD 于发病初期为阴性，但之后呈进行性升高至阳性。至于血栓形成后多久 DD 开始升高尚需进一步研究。

（二）血栓位置、大小

根据 PE 发生部位、其大小、数量不同，主要分为骑跨型 PE、大块 PE、次大块 PE、中等栓塞和微栓塞五类。DD 浓度与血栓类型关系密切，若栓子较小、阻塞小分支肺动脉，体内纤溶系统活性较大分支血栓低，纤溶酶产生少，从而导致纤维蛋白溶解不足，DD 产生较少，出现假阴性结果。Galle 等研究发现，血浆 DD 水平超过 4000μg/L 的 PE 患者，肺通气 / 灌注扫描显示其肺动脉灌注缺损均超过 50%。Gibson 等发现，DD 阴性的 PE 患者中栓塞段以下肺动脉者（50%）显著高于 DD 阳性者（24%）。Ray 等发现 12 例 DD 阴性的 PE 患者全部为中小肺动脉血栓，其中 5 例阻塞段以下肺动脉。De Monye 等发现 DD 浓度及敏感性与 PE 部位呈正相关（$P<0.001$），阻塞主要分支时 DD 浓度高而次要分支浓度低，排除段和主干肺动脉栓塞的敏感性约为 93%，而排除亚段及以下肺动脉栓塞的敏感性仅为 50% 左右。

由此可见，栓子小、栓塞位置低是导致 DD 假阴性的重要原因，若将 DD 作为排除 PE 的唯一指标，小分支栓塞的患者有可能被漏诊。

（三）抗凝或溶栓治疗

PE 的治疗主要为抗凝和溶栓。抗凝药物在体内通过与抗凝血酶Ⅲ（ATⅢ）、凝血酶结合为复合物，来抑制多个凝血环节。而 DD 产生于凝血酶、因子ⅩⅢa 与纤溶酶的共同作用，若 PE 患者接受肝素治疗，DD 生成将受到抑制，血浆浓度下降甚至恢复正常，尤其在治疗后的数日内。一项前瞻性研究报道，抗凝后的 VTE 患者 24 小时内 DD 平均水平急剧减少 2500ng/ml，部分患者降至阴性水平。Couturaud 等荟萃分析发现，肝素治疗后 VTE 患者 DD 平均水平 24 小时内下降了 25%，其中 4 例患者由临界值以上降至正常，敏感性也由 95.6% 降至 89.4%。

经溶栓药物（如 SK、UK、rt-PA 等）溶栓后，短期内 DD 随着纤溶系统活性的亢进而升高，当大部分血栓溶解或机化后，D- 二聚浓度会迅速减少，部分患者会降至临界值以下。研究指出，溶栓后 DD 随着纤溶活性的亢进而升高，若治疗有效使大部分血栓溶解或机化，DD 将出现减退期，最终降至正常。Chaer 等指出 DD 于溶栓后 4 小时呈高峰，而 24 小时后其假阴性率明显高于溶栓前（P=0.000）。

由此认为，DD 检测前已接受抗凝或溶栓治疗是 PE 患者 DD 假阴性的影响因素，DD 用于排除这些患者并不安全。

（四）高脂血症

高脂状态下，因患者血管内皮细胞受损，致使组织型纤溶酶原激活物（t-PA）的分泌及活性明显降低，同时在富含甘油三酯（TG）的脂蛋白运输作用下，纤溶酶原激活物抑制物 -1（PAI-1）分泌相对增多。二者是 DD 生成的关键物质，t-PA 是纤溶的始动因子，PAI-1 为其主要抑制剂，高脂血症时二者平衡发生紊乱，出现纤溶系统及其抑制系统功能失衡。Eriksson 等为明确高脂血症与纤溶系统活性的相关性，在人脐静脉内皮细胞中分别加入高水平与正常水平的 TG 与之共同孵育，结果发现高水平 TG 组的 PAI-1 水平较正常水平 TG 组显著增加。国内一项动物实验，观察高脂血症大鼠的纤溶活性，发现血脂水平与 PAI-1 活性呈显著正相关（P<0.01），血脂升高会促进凝血系统活性增强及纤溶活性降低。一项前瞻性研究发现，高脂血症组 t-PA 活性较对照组下降，PAI-1 活性升高，纤溶系统活性受损。由此可见，若 PE 患者合并高脂血症，纤溶系统活性将受到抑制，DD 水平常偏低，易出现假阴性。

（五）纤溶系统障碍

纤溶系统包括纤溶酶、纤溶酶原激活物及其抑制物，生理状态下三者保持平衡，共同维持血液流动状态。DD 产生于血栓形成后的继发纤溶过程，其生成主要受纤溶系统活性影响，当 PE 患者存在先天性或获得性原因导致的纤溶系统障碍时，DD 生成将受到抑制，若完全障碍，则并无 DD 产生。

（六）非血栓性肺栓塞

PE 是体循环的各种栓子脱落栓塞肺动脉系统一组临床综合征，包括肺血栓栓塞症及非血栓栓塞，如脂肪栓塞综合征、羊水栓塞、空气栓塞等。而 DD 仅产生于血栓性疾病，对脂肪栓塞、空气栓塞等非血栓性栓塞并无诊断价值，若不存在导致 DD 升高的危险因素（如肿瘤、妊娠、冠心病等），DD 检测必为阴性。

综上所述，急性 PE 患者 DD 假阴性的影响因素主要包括发病持续时间过长或过短、亚段及以下的小血栓、已接受抗凝或溶栓治疗、高脂血症、纤溶障碍、检测方法或检验者技术水平低下等。应用 D- 二聚体阴性排除诊断 PE 时，需要综合考虑，避免漏诊，对于存在上述临床情况的患者，可直接行 CTPA 或肺通气灌注扫描检查以明确诊断。

（陈　烨　袁雅冬）

参考文献

1. van Beek EJ, Schenk BE, Michel BC, et al. The role of plasma D-dimers concentration in the exclusion of pulmonary embolism. Br J Haematol, 1996, 92: 725-32.
2. Di Nisio M, Squizzato A, Rutjes AWS, et al. Diagnostic accuracy of D-dimer test for exclusion of venous thromboembolism: a systematic review. J Thromb Haemost, 2007, 5(2): 296-304.
3. Paul D, Stein M D, Russell D, et al.D-dimer for the exclusion of acute venous thrombosis and pulmonary embolism: a systematic review. Ann Intern Med, 2004, 140: 589-602.
4. De Bastos M, De Bastos MRD, Bogutchi T, et al. Duration of symptoms and D-dimer testing in the ruling out of venous thromboembolism. J Thromb Haemost, 2006, 4(9): 2079-2080.
5. D'Angelo A, D'Alessandro G, Tomassini L, et al. Evaluation of a new rapid quantitative D-dimer assay in patients with clinically suspected deep vein thrombosis. ThrombHaemost, 1996, 75: 412-416.
6. Zhiguo G, Qingbian M, Yaan Z, et al. Normal blood D-dimer concentrations: do they exclude pulmonary embolism?. Chin Med J, 2014, 127(1): 18-22.
7. Den Exter PL, Klok FA, Huisman MV. Diagnosis of pulmonary embolism: Advances and pitfalls. Best Pract Res Clin Haematol, 2012, 25: 295-302.
8. Bounameaux H, Cirafici P, De Moerloose P, et al. Measurement of D-dimer in plasma as diagnostic aid in suspected pulmonary embolism. The Lancet, 1991, 337(8735): 196-200.
9. Ro A, Kageyama N, Tanifuji T, et al. Histopathological study of pulmonary arteries in 14 autopsy cases with massive pulmonary thromboembolism. Legal Med, 2003, 5: S315-S317.
10. Kraaijenhagen RA, Wallis J, Koopman MM, et al. Can causes of false-normal D-dimer test [SimpliRED] results be identified? Thromb Res, 2003, 111(3): 155-158.
11. Righini M, Perrier A, De Moerloose P, et al. D-Dimer for venous thromboembolism diagnosis: 20 years later. J ThrombHaemost, 2008, 6(7): 1059-1071.
12. De Monye W, Sanson BJ, Mac Gillavry MR, et al.Embolus location affects the sensitivity of a rapid quantitative D-dimer assay in the diagnosis of pulmonary embolism. Am JRespir Crit Care Med, 2002, 165(3): 345-348.
13. Alexandre P, Amiral J, Bienvenu J, et al. Markers of hemostatic system activation in acute deep venous thrombosis-evolution during the first days of heparin treatment. Thromb Haemost, 1993, 70(6): 909-914.
14. Couturaud F, Kearon C, Bates S M, et al. Decrease in sensitivity of D-dimer for acute venous thromboembolism after starting anticoagulant therapy. Blood Coagul Fibrinolysis, 2002, 13(3): 241-246.
15. Chaer RA, Dayal R, Lin SC, et al. Multimodal therapy for acute and chronic venous thrombotic and occlusive disease. Vasc Endovascular Surg, 2005, 39(5): 375-380.
16. Eriksson P, Nilsson L, Karpe F, et al. Very-low-density lipoprotein response element in the promoter region of the human plasminogen activator inhibitor-1 gene implicated in the impaired fibrinolysis of hypertriglyceridemia. Arterioscler Thromb Vasc Biol, 1998, 18(1): 20-26.
17. 沈涛，白怀，刘秉文，等. 实验性高甘油三酯血症大鼠凝血和纤溶的变化. 中国动脉硬化杂志，2002，10(3)：199-202.
18. 王蔚，高鸿祥，童步高，等. 高脂血症对血浆 t-PA 和 PAI-1 活性的影响. 复旦学报：医学版，2003，30(4)：400-401.

第六节 “静脉血栓栓塞后综合征”——深静脉血栓形成后综合征和“肺栓塞后综合征”

静脉血栓栓塞症（venous thromboembolism，VTE）包括深静脉血栓形成（deep venous thrombosis，DVT）和肺血栓栓塞症（pulmonary thromboembolism，PE）。DVT 是其原因，PE 是其结果；大约 75%～90%PE 的栓子来源于下肢 DVT。在西方，PE 与冠心病和高血压一起被列为常见的三种心血管疾病之一，在美国，PE 引起的死亡率仅次于恶性肿瘤和心肌梗死，占整个死亡原因的第三位，1 个月内死亡率 9%～11%，3 个月内死亡率 8.6%～17%，其中高危、中危和低危 PE 患者的死亡率分别为 15%、3%～15% 和小于 1%。存活 VTE 患者 2 年的随访研究表明，尽管规范抗凝后大部分 DVT（50%～60%）和 PE（67%～75%）患者影像学检查提示深静脉和肺动脉血栓完全吸收，但大约 20%～50% 的 DVT 患者发生深静脉血栓形成后综合征（post-thrombotic syndrome，PTS）；类似 PTS，部分 PE 患者出现心肺功能受限和（或）生活质量降低，肺动脉血栓残留，甚至慢性血栓栓塞性肺动脉高压（chronic thromboembolic pulmonary hypertension，CTEPH），我们可将 PE 后的上述临床表现暂时称作“肺栓塞后综合征（post-pulmonary embolism syndrome）”。本节将从深静脉血栓形成后综合征和“肺栓塞后综合征”的角度探讨“静脉血栓栓塞后综合征”。

一、深静脉血栓形成后综合征（PTS）

PTS 是急性 DVT 的常见慢性并发症，大约 20%～50% 的 DVT 患者在两年内发生 PTS，其中伴有静脉溃疡者约占 5%～10%。PTS 的临床表现多样化，从局部疼痛、肿胀或皮肤改变到顽固性水肿和慢性溃疡，在本质上，静脉瓣功能受损、局部炎症和残余血栓导致深静脉压力升高引起组织水肿，皮下组织纤维化，并最终导致慢性溃疡。因此，PTS 可导致患者生活质量下降，甚至重大残疾。

（一）DVT 后的血栓溶解

DVT 是血液在深静脉的不正常凝结，引起深静脉部分或完全性阻塞。一旦血栓形成并附着于静脉血管壁，那么，与之相伴的血栓溶解过程即开始启动，然后，血栓形成的局部炎症反应进一步激发机体自身的血栓溶解、机化和新生血管形成，使血管再通。规范抗凝 6 周，则大部分 DVT 患者深静脉呈现血管再通。遗憾的是，“血管再通”并不等同于“完全恢复如前”，随访研究表明，即使经过规范抗凝治疗，3 个月和 12 个月后仍分别有 60% 和 40% 的 DVT 患者下肢深静脉超声检查存在异常表现。

（二）PTS 的发生机制

深静脉血栓形成后的局部炎症反应、血栓机化过程和残留血栓均可损伤静脉瓣，导致静脉瓣膜反流和功能障碍，上述改变最早可出现在 DVT 的 1 周后，而 1 年后则仍有约 70% 的患者存在。静脉瓣膜反流的出现和严重性与初始静脉的血栓阻塞程度和溶解程度密切相关。严重的静脉瓣膜反流和功能障碍可进一步发展至静脉微血管病和毛细血管通透性升高，从而引起下肢水肿和静脉压力升高，晚期甚至导致皮下组织纤维化，最终导致 PTS 的发生和发展以及临床症状和体征。

（三）PTS 的高危因素

至今，关于急性 DVT 发展演变为 PTS 的危险因素仍不十分清楚。研究表明，下肢近端（髂、股）静脉血栓形成后发生 PTS 的危险性高于远端（腘、腓）静脉，即近端 DVT 是发生 PTS 的高危因素。另外，DVT 复发的患者发展为 PTS 的几率可增加 3～6 倍；DVT 后静脉残留血栓也与 PTS 发生密切相关；可能与瓣膜损害进一步加重有关。其次，女性（增加 1.5 倍风险）、肥胖（BMI>30kg/m^2 则增加 1.5 倍风险）、下肢静脉曲张、激素药物应用等也是 PTS 发生的重要危险因素。应该指出的是，尽管蛋白 C、蛋白 S、抗凝血酶Ⅲ缺乏、凝血因子Ⅴ突变和凝血因子Ⅷ浓度增加等易栓症以及 DVT 家族史是 DVT 的独立危险因素，但上述因素并没有增加 PTS 的风险。

（四）PTS 的预防

积极规范治疗急性 DVT 是预防 PTS 的最佳措施。及时、规范、充足抗凝治疗可抑制血栓扩展，防止新血栓形成，从而预防 PTS 发生和发展。与单纯抗凝治疗相比，溶栓药物能够快速溶解血栓，较快地缓解患者的疼痛、肿胀症状，减轻血栓对瓣膜的损害，提高血栓阻塞血管的再通率，进一步降低 PTS 发生率。为了避免全身静脉溶栓的出血副作用，近年来开展的经皮置管溶栓术，使溶栓药物通过导管直接接触血栓表面，减少药物剂量，保证溶栓疗效，降低出血风险；临床研究表明，经皮置管溶栓术主要适用于近端静脉（尤其髂静脉）DVT，必要时可使用球囊扩张和支架置入，甚至局部静脉切开取栓或上述治疗联合应用。另外，最近多项随机对照临床研究表明，辅助性预防措施——弹力袜，可以通过减少毛细血管通透性、增强侧支循环形成等预防 PTS 的发生和发展。

二、"肺血栓栓塞后综合征（post-pulmonary embolism syndrome）"

"肺血栓栓塞后综合征"目前尚无明确定义和诊断标准，主要指由于肺血栓栓塞症后（排除其他原因）导致肺动脉血流、肺通气功能和（或）心脏功能异常引起的生活质量下降和（或）心肺功能异常，包括 PE 后长期和严重的并发症——慢性血栓栓塞性肺动脉高压。

（一）PE 后的病理生理

1. PE 后栓子的溶解与 DVT 类似，PE 发生后肺动脉血栓栓子的溶解和机化过程从血凝块黏附在血管壁时即开始启动，首先内皮细胞形成薄层覆盖其表面，然后血管内膜中层细胞和毛细血管开始向血栓内生长。但是，需要指出的是，PE 后血栓溶解、机化和血管再通的过程与 DVT 不尽相同，主要是因为与外周静脉相比，肺动脉血流量较大，血栓栓子表面接触的纤溶酶原较多，从而使肺动脉内皮细胞比外周静脉具有更大的溶解血栓的能力。临床通过肺灌注显像研究发现，经规范抗凝（肝素）治疗，肺动脉血栓栓子在 24 小时后溶解率为 10%，7 天后达到 40%，2～4 周后则达到 50%。通常情况下经规范抗凝，PE 后 3 个月，血栓栓子的溶解率达到其峰值平台期，血栓栓子完全溶解率约 67%～75%，尽管 PE 后 6～12 个月仍有小部分血栓栓子可继续溶解，但大部分 PE 后 3 个月仍未溶解的血栓已经机化成为纤维瘢痕组织。关于 PE 后残留血栓栓子未溶解的机制至今仍未完全阐明，可能与纤维蛋白原异常遗传变异、肺动脉内皮细胞功能缺陷、新生血管生成障碍和细菌感染新鲜血栓等有关；另外，目前认为与血栓溶解程度下降有关的临床指标包括老年患者、既往 VTE 病史、发病时间较长、血栓栓子较大和肺动脉近心端血栓为主等。

2. PE 后的血流动力学反应血栓栓子堵塞肺动脉后，受机械、神经反射和体液因素的综合作用，肺血管阻力和肺动脉压力增高，导致右室负荷增加，心排出量降低，严重时可致血压下降。肺动脉压力升高程度与血管阻塞程度有关。一般来说，既往体健患者，肺动脉血管床面积被阻塞 30%～50% 以上才出现肺动脉压力升高；肺动脉血管床面积被阻塞 50%～

70%则可出现严重肺动脉高压；肺动脉血管床堵塞达80%以上时出现所谓"断流"现象，即可由于"心外梗阻性休克"导致"猝死"；对于原有心肺基础疾病的患者发生PE时，其血流动力学的异常改变较上述无基础疾病患者则更为严重。另外，肺动脉血流动力学变化还包括侧支血管形成以及肺内动静脉分流等，从而导致动脉血氧合进一步减少。

多项研究表明心脏超声检查和随访对于PE血流动力学监测、病情评估及预后判断有重要意义。如果PE发生时心脏超声估测肺动脉压力在正常范围内，患者在住院期间发生肺动脉压力升高的几率极低，其在以后随访期间绝大多数也不发展成为肺动脉高压患者，分析原因可能与其基础血流动力学正常有关。而对于PE发生时心脏超声估测肺动脉收缩压小于50mmHg（超过正常范围）的患者，大多数患者在规范抗凝治疗1个月后复查心脏超声，肺动脉收缩压可恢复至正常范围，这种压力正常化可能是由于PE的炎症反应消失以及血栓溶解后的血管再通。但是，如果PE发生时心脏超声估测肺动脉收缩压大于50mmHg，则患者发生持续性肺动脉高压或右心室功能不全的风险增高，出院时复查超声心动图，大约50%患者仍未能恢复至正常范围；规范抗凝治疗6个月后随访仍有25%的患者存在右心室功能障碍。

（二）"肺血栓栓塞后综合征"

1．心肺功能受限最近研究表明，急性PE患者经充分治疗6个月至3年后，超过50%的患者自诉存在呼吸困难，伴活动耐量下降，其呼吸困难指数与六分钟步行距离密切相关；同时，6个月后随访发现，20%～75%的PE患者的健康状况仍没有恢复至发病初期；其中PE发生时肺动脉压力升高和右心室功能障碍与运动耐量下降相关。进一步分析发现，PE后残留血栓是导致随访期间患者主诉呼吸困难和活动耐量下降的危险因素；由于PE后未溶解的慢性血栓影响肺脏的正常气体交换功能，即使肺动脉压力仍然保持在正常范围内，患者仍然存在心肺功能障碍。除此之外，心肺基础疾病、高龄、高基础代谢率和吸烟史也是PE后引起劳力性呼吸困难的独立危险因素。

2．生活质量近年来通过对PE患者随访发现，与健康对照组比较，PE后2～3年患者生活质量（SF-36量表）下降。多因素分析显示复发性PE、高龄、肥胖、活动期恶性肿瘤和心肺并发症等是导致患者生活质量下降的主要因素。同时，与单纯DVT（无PE）患者比较，PE患者的生活质量更低。

3．慢性血栓栓塞性肺动脉高压（CTEPH）CTEPH指肺血管内机化血栓阻塞、管腔狭窄或闭塞引起肺动脉持续血流灌注缺损和肺动脉压力升高，可进一步导致右心功能不全。机化血栓和肺血管重塑是CTEPH的主要组分，二者的相互作用既是CTEPH发病的关键环节，也与其病情严重程度、治疗选择和预后密切相关。其发病机制包括急性PE后血栓栓子未能完全溶解，或血栓反复栓塞，血栓逐渐机化，阻塞肺血管床，引起肺动脉解剖和血流动力学异常血栓栓塞，导致肺动脉压力升高。血管内皮、血栓和血管重塑的相互作用引起CTEPH的发生和发展，其中血管内皮是三者相互作用的关键环节。遗憾的是，PE后残留血栓如何发展至纤维素样物质的机化血栓以及肺小动脉的广泛重塑机制至今仍未完全阐明。CTEPH是急性PE的严重远期并发症，可导致严重生活质量降低、呼吸困难和活动耐量下降。PE后并发CTEPH的易患因素包括：PE诊断延误，肺动脉血栓负荷增高，有症状的PE复发，PE发生当时即存在肺动脉压力升高和右心功能代偿，充分抗凝治疗后肺动脉血栓栓子不完全溶解和（或）肺动脉压力或右心功能未恢复正常。

总之，PE后可引起肺通气/血流比值失调和（或）心肺功能异常以及生活质量异常，将其类比 PTS，可称作“肺栓塞后综合征”（图 7-6-1），尽管目前其发病机制和病理生理尚不清楚，但可指导临床和科研工作者进一步从以下几方面探索：① PE 后残存血栓与心肺储备功能之间的关系，以及 PE 后长期心肺功能状态；②“肺栓塞后综合征”严重程度的量化工具；③血栓完全溶解以及未溶解血栓发展至 CTEPH 的细胞和分子机制；④溶栓对 PE 的远期价值以及预防由“肺栓塞后综合征”发展至 CTEPH 的作用。

小结：尽管经过规范抗凝治疗，大约 20%～50% 的 DVT 患者在两年内发生 PTS；约半数 PE 患者并发心肺功能受限和（或）生活质量降低，其中 1/4～1/3 患者肺动脉残留血栓；10%～30% 患者遗留肺动脉压力和右心功能异常；0.5%～4% 患者并发 CTEPH。因此，重视 PTS，认识“肺栓塞后综合征”，从而进一步预防上述“静脉血栓栓塞后综合征”，对提高 VTE 的诊治策略，改善 VTE 预后具有重要作用。

（王希明　季颖群）

参考文献

1. Klok FA，van der Hulle T，den Exter PL，et al.The post-PE syndrome：a new concept for chronic complications of pulmonary embolism.Blood Rev，2014，28（6）：221-226.
2. Baldwin MJ，Moore HM，Rudarakanchana N，et al. Post-thrombotic syndrome：a clinical review. J ThrombHaemost，2013，11：795-805
3. Lang IM，Pesavento R，Bonderman D，et al. Risk factors and basic mechanisms of chronic thromboembolic pulmonary hypertension：a current understanding. Eur Respir J，2013，41：462-468

第八章 呼吸生理、肺功能

第一节 氮冲洗法测定小气道功能

慢性气道疾病如哮喘、慢性阻塞性肺疾病（慢阻肺）等均存在小气道的病变，而且随病情的加重，小气道的病理也出现渐进性变化。3～4 级的慢阻肺，或慢阻肺 C、D 组患者部分小气道出现闭塞性改变，而部分吸烟患者在无症状，常规肺功能正常情况下已经出现了小气道病理及结构的异常。在轻中度慢阻肺患者，若小气道阻塞不能尽快纠正，小气道长期的慢性炎症反应可导致这些气道的提前闭塞，而一旦出现闭塞，支气管扩张剂的效果明显减弱。早期识别小气道功能的异常对于早期诊断慢阻肺，早期干预有重要意义。

目前测定小气道功能的方法有如下几种，各有利弊（表 8-1-1）。

表 8-1-1 小气道功能测定方法

评价方法	测定参数
峰速仪	FVC/SVC，FEV_3，FEV_6，FEF 25%～75%
体描仪	RV/TLC，DLCO，Raw
一口气氮冲洗法	CV，CC
反复呼吸氮冲洗法	Sacin，Scond，LCI
强迫震荡通气	R5-R20，X5，AX，Fres
呼出气 NO	FVC/SVC
支气管激发试验	AMP
延长的诱导痰试验	后期痰液
高分辨 CT	气体陷闭

峰速仪测定方便，但重复性差；体描仪测定复杂；IOS 价格较高，且需特殊的培训；高分辨 CT 尚缺乏统一的标准；而其中氮冲洗法测定较为复杂，但灵敏性较高，目前在科研得到了广泛的应用，临床应用也逐步扩大。

氮冲洗法的原理是通过吸入纯氧后冲洗肺内的氮气，气体随气道阻力不同，功能残气量不同氮气冲洗出的时间和浓度发生变化，根据呼出气氮气的浓度计算功能残气量及闭合气量、肺清除指数（lung clearance index，LCI）、传导通气异质性指数（Scond）和腺泡通气异质性指数（Sacin）等。

1. 单次呼吸氮冲洗法（SBNW）

（1）受试者首先呼气至残气量，然后缓慢吸入纯氧至肺总量，再缓慢呼气至残气量，期间氮气（N_2）浓度被记录下来。产生的 N_2 浓度曲线可提供远端肺异常的信息。

（2）曲线最初是平坦期（Ⅰ，反映上气道的解剖死腔），然后快速上升斜坡（Ⅱ，反映肺泡气与气道混合气），之后是个平台（肺泡平台期），最后的快速上升斜坡通常出现在 25% 左右的肺活量（vital capacity，VC），代表闭合容积（closing volume，CV），反映重力依赖小气道的完全关闭，加上 RV 即是闭合容量（closing capacity，CC）。

2. 重复呼吸氮冲洗法（MBNW）

（1）患者坐位，放置鼻夹，通过咬嘴重复呼吸 30～60 秒，稳定后在潮气末转向吸入 100% 纯氧，连续监测呼出气的氮气浓度，当连续三次呼气氮气浓度低于 1.5% 时测定结束。至少有一次满意的结果，若进行第二次，中间间隔时间至少 15 分钟。若患者有气道阻塞或肺大疱，间隔时间需要大于 1 小时。多次测量误差须小于 10%。

（2）相比 SBNW，它的优势是不受重力影响、不需要患者用力配合、可重复性好，关键指标如肺清除指数（lung clearance index，LCI）的正常参考值与性别、身高、体重无关，随年龄的变化也很小，这点对长期随访尤为有价值。

（3）但缺点是较耗费时间，单次过程成人通常要 7～10 分钟以上，且两次测定之间需要至少有 15 分钟休息时间让肺恢复到基线状态。

（4）它所体现的通气异质性能反映小气道功能，并能区分通气异质性的来源部位，有两个系数：传导通气异质性指数（Scond）和腺泡通气异质性指数（Sacin），分别代表中央气道和外周气道阻力。

Sacin 异常存在于慢性支气管炎患者，在肺气肿患者中则更进一步升高，而 Scond 仍保持不变。Verbanck 曾用 MBNW 比较不同程度吸烟史（10～40 包年）的吸烟者，在 FEV_1 正常的随访过程中即显示 Scond 和 Sacin 的异常，甚至早在 10～20 包年吸烟史的人群中这种异常就能被发现。此外，随着吸烟史的增长，与 Scond 相比 Sacin 有更明显的非同步性升高。在另一个队列中，戒烟持续大于 1 年以上者，Scond 在一周时下降 30%、一年时下降达 42%，而 Sacin 则无改善，提示在吸烟相关肺损伤早期，通过戒烟可持续改善传导气道的功能障碍，但即使在如此早期，腺泡区域的异常似乎已不可逆。

（宋元林）

参 考 文 献

1. McDonough JE，Yuan R，Suzuki M，et al. Small-Airway Obstruction and Emphysema in Chronic Obstructive Pulmonary Disease. N Engl J Med，2011，365：1567-1575.

2. Usmani OS. Small airway dysfunction in asthma：evaluation and management to improve asthma control. Allergy Asthma Immunol Res，2014，6（5）：376-388.

3. Wanger J，Clausen JL，Coates A，et al.Standardisation of the measurement of lung volumes. Eur Respir J，2005，26（3）：511-522.

4. Verbanck S，Schuermans D，Meysman M，et al.Noninvasive assessment of airway alterations in smokers：the small airways revisited. Am J Respir Crit Care Med，2004，170（4）：414-419.

第二节　重视非器质性呼吸困难的诊断与治疗

一、定义及背景

非器质性呼吸困难，是指患者以突出的呼吸困难为主诉，但经系统检查找不出器质性病理改变的一种疾患，国际上称之为“医学上无法解释的呼吸困难”[1]。此类患者一般多与睡眠、情绪、压力等因素相关，自述气短、呼吸困难而就医，症状感觉强烈，临床表现的多数症状可用过度通气和呼吸性碱中毒来解释，发作时可有呼吸频率增快、动脉血二氧化碳分压降低、呼吸性碱中毒及交感神经兴奋等症状。

临床上引起呼吸困难的病因很多，任何可引起气道阻塞的疾病（如慢性阻塞性肺疾病、哮喘、肿瘤、结核、喉部病变、气道异物、声带功能异常、睡眠呼吸暂停综合征等），肺疾病（如大叶性肺炎、肺间质纤维化、肺不张、肺脓肿等肺实质及间质病变），胸壁、胸廓、胸膜疾病（如气胸、胸腔积液、胸膜粘连、胸廓外伤、脊柱畸形等），膈疾病及运动受限等均可致呼吸困难。此外，引起呼吸困难的因素还有心源性、血源性、中毒、神经、肌肉病变等。

非器质性呼吸困难是指没有明确的器质性病因的呼吸困难，虽然占比在引起呼吸困难的所有疾病中并非最高，但有病程长达 5 年以上长期就诊和检查而未获得明确诊断的患者，中位病程为 40 天（3～2000 天）。发病时患者症状感觉强烈，往往持续多次就诊，而大多临床医生往往将精力放在器质性疾病的筛查和诊断上，而缺少对非器质性呼吸困难的意识和认知，常常导致漏诊和误诊，故患者奔走于多家医疗单位，多次进行相应的检查均未见明显异常，消耗大量的人力、物力和精力，而当有效检查未能获得阳性发现时，临床医生更是束手无策，而持续多次就诊，加重了患者的心理、精神、经济负担，有的甚至导致呼吸困难症状发作更频，如此恶性循环，严重地影响患者的生活质量。

二、病因及发病机制

人的呼吸受控于中枢的调节，包括呼吸高级中枢神经系统的前反馈调节和代谢的负反馈调节。呼吸高级中枢神经系统是指一些分布于脑桥和延髓背面网状结构的作用不同的神经元群。在清醒状态下，高级中枢神经系统发挥优势调节作用。大脑皮质在一定限度内可以随意控制呼吸，在延髓有吸气中枢和呼气中枢，在脑桥则有呼吸调整中枢和长吸中枢。呼吸中枢接受来自外周的化学感受器和张力感受器传入刺激，一些神经元在吸气时兴奋，另一些在呼气时兴奋，各组可互相兴奋，也可有互相抑制的作用。代谢负反馈调节主要是在非快速动眼睡眠期和麻醉状态下发挥优势调节作用，PaO_2、$PaCO_2$、和 pH 的异常通过外周和中枢的化学感受器作用于脑干的呼吸中枢，使通气发生相应的变化，其调节的特点是代谢的变化在前，而通气的改变在后。正常时，呼吸神经元的活动性是由中枢和外周化学感受器、网状组织和大脑皮质共同控制的，此外，呼吸肌肉、皮肤、关节的传入刺激均可引起呼吸的改变。

非器质性呼吸困难患者虽无器质性病理基础，但由于睡眠障碍、情绪异常、慢性压力、应激、疲劳、疼痛等各种因素使得呼吸中枢调节丧失稳定性，发生一过性紊乱，使得主观感觉缺氧、呼吸费力进而主动过度通气，而过度通气呼出大量的 CO_2，使得 $PaCO_2$ 迅速降低，降低的 $PaCO_2$ 又导致进一步的过度通气和进一步的 $PaCO_2$ 降低，从而发生恶性循环，进而使得呼吸困难的症状表现持续加重。在 $PaCO_2$ 降低的同时，血中的碳酸氢盐相对减少，为维持体内 pH 值的恒定，细胞外液的缓冲系统和肾代偿开始启动，但细胞外液的缓冲调节很有限，而肾代偿需要数日的时间。因此，低碳酸血症和呼吸性碱中毒几乎同时发生。低碳酸血症可使血管收缩，最严重的是脑血管的收缩，进而导致脑血流下降、脑缺氧。碱血症使血红蛋白氧解离曲线左移，血红蛋白氧的亲和力大大增加，氧合血红蛋白在组织中难以解离释放而造成组织缺氧。脑缺氧出现神经系统症状，如头昏、视物模糊、黑蒙甚至晕厥。碱血症继发血清游离钙降低，可出现肢体及口唇周围麻木、肢体强直、手足搐搦等，严重者可出现心肌缺氧、心电图的 ST-T 改变和心律失常。

三、发展及相关术语

1871 年，DaCosta 医师首次报道了一组综合征，取名为“Irritable Heart”，该综合征当时在作战的士兵中流行，表现为呼吸困难、精神紧张、疲劳、叹气、心悸、胸痛、头痛、头昏、发抖、出汗、恐惧、害怕死亡、晕倒等，后来被命名为 DaCosta 综合征。但 DaCosta 综合征及 Irritable Heart 当时强调的是功能性的心脏功能障碍，而没有指出呼吸方面本身存在的问题。对该病变为明确地进行诊断及命名、分类，历史上曾提出许多术语，如神经症、高通气综合征、过度通气综合征、自发性通气过度、行为呼吸困难、焦虑相关呼吸困难、医学上无法解释的呼吸困难、情感相关呼吸困难，精神 / 功能性呼吸困难、躯体形式呼吸困难。

神经症从字面上讲片面强调了神经系统方面的相关表现，而忽略了该症状应以呼吸困难为主要表现。过度通气综合征、自发性通气过度、高通气综合征，都是由于心因性等诱因诱发通气过度超过生理代谢需要而引起的一组症候群，临床上均以呼吸困难为主要表现，在排除器质性疾病后可以诊断。过度通气综合征常被用于只发作一次的患者的诊断，高通气综合征为反复发作患者的诊断，而目前非器质性呼吸困难对发病频率未做明确的规定。Howell 提出的行为呼吸困难实质上仍是指高通气综合征。焦虑相关呼吸困难、情感相关呼吸困难，片面强调了焦虑、情绪因素，而忽略了失眠、压力等因素。精神、功能性呼吸困难，最常见表现为：心因性的咳嗽、清嗓性的抽搐、叹息样呼吸困难、高通气综合征、声带功能异常。根据发作时有无抽搐、有无呼吸节律改变及有无精神 / 心理性因素，可分为：习惯性咳嗽、高通气综合征、叹息样呼吸困难、声带功能异常、惊恐障碍发作，并指出器质性呼吸困难、精神性呼吸困难、功能性呼吸困难三者间仍有交叉、融合。躯体形式的呼吸困难，和精神、功能性呼吸困难一样，也分为习惯性咳嗽、高通气综合征、叹息样呼吸困难、声带功能异常、惊恐障碍发作这 5 大类。而非器质性呼吸困难是指无器质性病理基础，且辅助检查未见明显异常的呼吸困难，故咽喉发育不良、声带功能异常等功能性呼吸困难，因其有咽喉、声带的病变基础，通过咽喉镜均可发现明显异常，且声带功能异常的患者发作时，通过肺功能检查可见气流曲线平直、气道阻力增加，故可归属于器质性病变致呼吸困难范畴。故笔者认为，非器质性呼吸困难对该症状的概括及定位最为准确。

四、临床特点

非器质性呼吸困难与睡眠不足、情绪、压力等因素相关，多与惊恐障碍共同发生，其发病前有心因性诱因，患者气短主观症状明显，主诉较多，喜倾诉。平素喜叹气、深吸气，阵发性高通气。多满脸倦容，易疲劳，喜躺卧，对事物缺少兴趣。总体生活质量低下，少数病人甚至有自杀倾向，发作时呼吸频率明显增快，可有胸闷或胸部不适、头昏重、口周及四肢麻木感、手足僵硬/抽搐/抖动等，发作时能正常讲话，语言连贯，无吼喘音，活动不受限，夜间无发作，亦不会因呼吸困难而憋醒，部分患者表现为活动或注意力高度集中时呼吸困难减轻，静息时反倒更明显。查体可见面色疲惫、焦虑，眼水肿。多数症状可用过度通气、低碳酸血症和呼吸性碱中毒来解释，且多见于性格内向、多疑、心胸狭窄、焦虑和（或）抑郁明显、情感脆弱、自我调节能力较差的中青年女性，且患者的焦虑、抑郁程度越重，呼吸困难越严重。

重庆医科大学附属第一医院呼吸与危重症医学科 2013 年 3 月 1 日～2013 年 9 月 1 日在门诊作了调查研究，结果显示 783 例呼吸困难患者中，明确病因的有 721 例（92.08%），非器质性疾病 62 例（7.92%）。在这部分非器质性呼吸困难人群中，61.3%（38 例）为女性，发病年龄为 14～76 岁不等（平均年龄 44.32 岁 ±14.80 岁），69.35%（43 例）的患者觉工作、生活、学习压力大，87.10% 的患者（54 例）自诉处于焦虑和（或）抑郁状态。62 例患者除 18 例本诊室首诊者外，其余 44 例患者曾多次就诊未明确呼吸困难病因诊断，其中 40 例（90.91%）患者从未曾被问及是否有睡眠、情绪、压力等非器质性呼吸困难相关问题。至明确诊断为非器质性呼吸困难，44 例患者的医疗花费从数百元至 25 000 元，中位数为 3100 元。

五、诊断及鉴别诊断

非器质性呼吸困难患者发病前有精神紧张、精神创伤、焦虑、过度劳累、严重失眠、应激、情绪激动、抑郁等诱因，女性较多见，但活动不受限，无吼喘音，夜间无发作。临床共性表现为呼吸增快、焦虑、胸闷或胸部不适、头昏、口周及四肢麻木感、手足僵硬/抽搐/抖动等，表现出焦虑障碍和躯体化形式障碍的临床特征，除了突出的呼吸困难外，患者焦虑明显，伴随诸多心身症状（如呼吸、心血管、神经、精神和其他），而相应的辅助检查未见明显异常。

非器质性呼吸困难的诊断标准必须包含以下要点：①发病前多有精神紧张、精神创伤、过度劳累、应激、情绪激动等心因性诱因。②典型的临床表现：呼吸增快、焦虑和（或）抑郁明显、喜叹气及深呼吸、胸闷或胸部不适、头昏、口周及四肢麻木感，以及手足僵硬、抽搐、抖动等。③血气分析提示呼吸性碱中毒或正常，胸部影像学、肺功能、支气管激发和（或）舒张试验、咽喉镜、心电图、心脏彩色超声、电解质及睡眠呼吸监测等辅助检查均未见明显异常。④经镇静、抗焦虑及暗示治疗能迅速缓解。⑤需排除器质性疾病。

由于非器质性呼吸困难急性发作时患者症状感觉强烈，尤其需与以下各系统常见器质性呼吸困难相鉴别：①与支气管哮喘。哮喘患者以急性发作的呼吸困难就诊，呼吸费力，呼吸频率增快，但支气管哮喘查体时可闻及明显的哮鸣音，且仔细观察其呼气时间较吸气时间相对延长，支气管激发试验或舒张试验阳性。而非器质性呼吸困难患者听诊双肺无哮鸣音，仅能闻及明显的呼吸音，且吸气与呼气时间基本相等。②与心绞痛、心肌梗死、心力衰竭相鉴别。患者可有呼吸困难，但还有明显的胸闷、胸痛、心悸、头昏等症状，心电图可有动态演变及心肌标记物升高，心力衰竭者多不能平卧，双下肢可见凹陷性水肿，双肺底可闻及湿啰音，血气分析提示低氧。但非器质性呼吸困难患者的双肺听诊正常，心电图及心肌标记物正常，血气分析多无低氧表现。③与癫痫、急性脑血管疾病相鉴别，患者可有呼吸困难、口唇或面部麻木、手足僵硬、强直、抽搐等，但发作时不能明显讲话，且神经系统查体可有明显的病理征，行头颅影像学、脑电图等均有明显的改变，故可与非器质性呼吸困难鉴别。④与嗜铬细胞瘤相鉴别，患者可有呼吸困难、胸闷、心悸、头晕、大汗、四肢麻木等症状，发作前可有情绪激动等诱因，血钾可轻度降低，但查体血压增高明显，查儿茶酚胺代谢产物明显增高，可与非器质性呼吸困难鉴别。

六、治疗

非器质性呼吸困难一经诊断，即应立即进行诊断性治疗。治疗主要是采用心理暗示、给氧等对症处理，但不少学者认为其急性发作时，尽量不给氧，因为氧分压增高，会相对加剧二氧化碳的缺失，使呼吸性碱中毒加重而产生更加严重的临床症状，故尽量避免吸氧，或者采用面罩吸氧抑制过快的呼吸或安慰性质的低流量吸氧，解除患者精神负担，消除恐惧心理，从而恢复延髓、脑桥低位呼吸中枢对人体的自主调节，终止过度通气，纠正呼吸性碱中毒。对于焦虑 / 抑郁明显者，可给予镇静、安眠类药物抗焦虑、抗惊厥及中枢性肌肉松弛作用，减少或消除高级呼吸中枢对呼吸节律、频率及幅度的影响。此外，还需教育患者学习正确的呼吸方法，即闭唇鼻腔呼吸、腹式呼吸、缩唇缓慢呼吸等，通过减慢呼吸频率，减少或消除过度通气的倾向性，同时可采用面罩限制通气，重复吸入面罩内自行呼出的二氧化碳，纠正低碳酸血症。对有反复发作倾向的患者，嘱其在院外发作时放松心情，采用腹式呼吸、缓慢呼吸等，并可自制纸面罩罩在口鼻处限制通气等。即诊断性治疗主要以心理疏导为主，辅以安慰性质及呼吸管理的对症支持。主要分以下 3 个步骤：①向患者解释症状与过度通气之间的联系，告知其患所患疾病是可以治愈的，使其对治疗产生高度的信心和迫切的治愈要求，转移注意力，进行心理暗示，减轻其精神负担，消除其恐惧心理，必要时给予镇静安眠药物。②让患者学习正确的呼吸方法，减慢呼吸频率，减少或消除过度通气的倾向性，部分患者可通过面罩重复呼吸缓解症状。③缓解期让患者接受 20 次左右腹式呼吸训练，每次 1 小时，2～3 个月为一疗程，通过重建呼吸方式来降低非器质性呼吸困难患者焦虑水平，并鼓励其有规律的生活，适当参加有氧运动，锻炼心功能和恢复活动能力，教育其培养良好的心理素质，在社会生活交往中培养自己豁达开朗的性格，改善心境，提高心理调控能力，此外，家庭和社会也应该给予应有的关心和支持，加强沟通，避免负面情绪带来的不良影响。故心理暗示、镇静 / 安眠、正确的呼吸方式为治疗本病的“三个基本环节”，但除了临床医师的心理暗示、对症支持外，还需患者的自我调节及放松锻炼。

七、结束语

随着现代社会身心压力的增大，非器质性呼吸困难患者明显增加，而相当部分医师对非器质性呼吸困难缺少意识、认知和重视，漏诊率及误诊率高，给患者生活质量造成严重影响。而一旦意识和认知并治疗，往往显著改善患者预后。临床上诊断的关键是要有意识，对呼吸困难特别是原因不明的呼吸困难要想到非器质性呼吸困难可能，注意询问焦虑、失眠、压力、过劳等因素，并通过一些基本检查排除器质性疾病，包括胸片、肺功能、超声心动图等，避免无穷尽检查，并试用镇静、抗焦虑、舒缓压力与情绪及暗示治疗协助诊断，减少非器质性呼吸困难的漏诊及误诊率。

（彭印印　郭述良）

参考文献

1. Reid S，Wessely S，Crayford T，et al. Medically unexplained symptoms in frequent attenders of secondary health care：retrospective cohort study. BMJ，2001，322：767-769.
2. Wooley CF. Jacob Mendez DaCosta：Medical Teacher，Clinician，and Clinical Investigator. Am J Cardiol，1982，50（5）：1145-1148.

3. Lum LC. Hyperventilation and anxiety state. J R Soc Med，1981，74（1）：1-4.

4. Jack S，Rossiter HB，Pearson MG，et al. Ventilatory responses to inhaled carbon dioxide，hypoxia，and exercise in idiopathic hyperventilation. Am J Respir Crit Care Med，2004，170（2）：118-125.

5. Howell JB. Behavioural breathlessness. Thorax，1990，45：287-292.

6. Smoller JW，Pollack MH，Otto MW，et al. Panic anxiety，dyspnea，and respiratory disease：theoretical and clinical considerations. Am J Respir Crit Care Med，1996，154（1）：6-17.

7. Jiangna Han，Yuanjue Zhu，Shunwei Li，et al. Respiratory Complaints in Chinese Cultural and Diagnostic Specificities. Chest，2005，127（6）：1942-1951.

8. Niggemann B. How to diagnose psychogenic and functional breathing disorders in children and adolescents. Pediatr Allergy Immunol，2010，21（6）：895-899.

9. Gruber C，Lehmann C，Weiss C，et al. Somatoform respiratory disorders in children and adolescents-proposals for a practical approach to definition and classification. Pediatr Pulm，2012，47（2）：199-205.

10. Han JN，Zhu YJ，Luo DM，et al. Fearful imagery induces hyperventilation and dyspnea inmedically unexplained dyspnea. ChinMed J，2008，121（1）：56-62.

11. 彭印印，郭述良. 呼吸科门诊非器质性呼吸困难的临床分析. 上海交通大学学报（医学版），2014，34（8）：1158-1161.

12. Han JN，Zhu YJ，Li SW，et al. Medically unexplained dyspnea：pychophysiological characteristics and role of breathing therapy. Chin Med J，2004，117（1）：6-13.

13. Tweeddale PM，Rowbottom I，McHardy GJR. Breathing retraining：effect on anxiety and depres-sion scores in behavioural breath-lessness. J Psychosom Res，1994，38：11-21.

14. Van de Woestijine KP. How does negative affectivity contribute to medically unexplained dyspnea. Chin Med J（Engl），2009，117（1）：3.

第九章　咳　嗽

第一节　难治性慢性咳嗽的诊治

咳嗽是人体重要的生理防御机制，能清除呼吸道蓄积的分泌物和防止外来异物进入气道。但咳嗽也是疾病的表现信号，以咳嗽为症状的疾病多达数百种，病因涉及呼吸、心血管和消化等多个系统，影响患者的日常工作和生活质量，是患者到医院就诊的主要原因之一，也是临床医生需要经常面对的医学问题。

按病程咳嗽可分为急性、亚急性和慢性 3 类。急性咳嗽病程 <3 周，病因主要为急性上呼吸道感染和急性气管 - 支气管炎；亚急性咳嗽病程 3～8 周，最常见病因为感染后咳嗽；慢性咳嗽是指病程 >8 周，咳嗽为唯一或主要的临床症状，胸部体检和影像学未见明显异常者。急性和亚急性咳嗽病因较为简单，诊治并不困难。慢性咳嗽则病因复杂，容易误诊误治，相当部分患者长期被诊断为“支气管炎”，反复使用抗菌药物治疗，或因诊断不明重复接受各种辅助检查，不仅疗效不佳，无法及时解除患者痛苦，反而增加了患者的经济负担。因此，慢性咳嗽的诊治是临床关注的焦点。

自 1981 年美国 Irwin 等提出慢性咳嗽病因的解剖学诊断流程以来，慢性咳嗽的诊治水平有了明显的提高。至今，美国、英国、日本、澳大利亚和德国等多个国家已经相继颁布了各具特色的咳嗽诊治指南。我国在 2005 年和 2009 年先后颁布《咳嗽的诊断和治疗指南》草案和修订版的基础上，2015 年又启动了指南的再次修订，目的在于吸取和归纳国内外有关咳嗽最新临床研究成果，结合中国国情总结指南应用与推广过程中的经验和教训，以更好地指导临床实践。目前，慢性咳嗽的诊治知识已得到普及，各级临床医师的诊治意识有了普遍提高，大多数患者能得到规范诊治，症状得到控制。但也有少部分慢性咳嗽患者的症状难治，如何正确处理这部分患者是本节要讨论的内容。

一、定义

按字面含义，难治性慢性咳嗽（refractory chronic cough）是指诊治困难且疗效欠佳的慢性咳嗽。现有咳嗽指南推荐的咳嗽诊治流程要求在认真询问病史和细致体格检查基础上，适当选择鼻窦 X 线片、肺通气功能、支气管舒张或激发试验、诱导痰细胞分析、呼出气一氧化氮检测、食管阻抗 -pH 监测、纤维支气管镜和胸部 CT 等辅助检查，以查明慢性咳嗽的可能病因，并进行相应治疗，通过观察治疗反应来证实或排除诊断。研究表明咳嗽变异性哮喘、上气道咳嗽综合征、嗜酸性粒细胞性支气管炎、变应性咳嗽和胃食管反流性咳嗽是慢性咳嗽的常见病因，占慢性咳嗽的70%～95%，少见咳嗽病因包括阻塞性睡眠呼吸暂停综合征和外耳道耵聍等。遵循上述诊治流程，88%～100%患者的咳嗽病因能够得到查明，随后的针对性治疗也能消除或缓解84%～98%患者的咳嗽症状。然而，少部分患者即使经全面的辅助检查，咳嗽病因也无法得到明确，或病因虽可查明，但无有效的治疗手段或缺乏良好的治疗反应，均可导致患者的咳嗽症状顽固或持续，均属于难治性慢性咳嗽的范畴。

特发性咳嗽（idiopathic cough）与难治性慢性咳嗽既有联系又有区别。特发性咳嗽是指经充分而细致的检查、评估和经验性治疗后，仍未发现引起咳嗽病因的状态，ACCP认为使用"无法解释的咳嗽"（unexplained cough）术语更恰当。而难治性慢性咳嗽除涵盖病因不明的特发性咳嗽外，还包括咳嗽病因虽明确但治疗无效的患者。因此，特发性咳嗽只是难治性慢性咳嗽的一种类型，与难治性慢性咳嗽是特殊性与普遍性的关系，较难治性慢性咳嗽的定义范围要小得多，但咳嗽顽固和持续为共同特点。

值得注意的是，难治性慢性咳嗽的内涵处在动态变化中。在某一时间段属于难治性慢性咳嗽的患者，随着医疗技术的进步和临床水平的提高，罕见病因不断得到识别或有效治疗手段的问世，会变得容易诊治。因此，总的变化趋势是难治性咳嗽将逐渐较少，相关的疾病谱将不断缩窄。

二、流行病学

难治性慢性咳嗽的流行病学尚不清楚，报道的发生率各家差异很大。最早Irwin发表的研究报告表明98%的慢性咳嗽患者的病因能够得到明确，相应的针对性治疗消除或缓解咳嗽症状的成功率很高，治疗失败的机会很小，在相当长的时间内几乎不存在难治性慢性咳嗽的问题。然而，随后的临床实践表明事实并不像原来那么乐观，高达12%～42%的慢性咳嗽患者即使经全面的检查和评估，病因也无法查明或出现治疗失败。笔者科室的研究结果表明难治性慢性咳嗽的发生率为5%～12%。其原因可能为：①早期慢性咳嗽的病因相对简单，可能还包括部分有自愈倾向的感染后咳嗽，因此诊治相对容易；②各医院慢性咳嗽病因诊治所需的设备和技术条件存在差别。如在缺乏多通道食管阻抗-pH监测的医疗机构，弱酸或弱碱等非酸反流导致的胃食管反流性咳嗽就难于识别，很容易诊断为难治性慢性咳嗽；③转诊患者构成不同，医生诊治慢性咳嗽的能力也不同。在大学附属医院的咳嗽诊治中心，转诊患者中难于诊治的胃食管反流性咳嗽的比例较高，再加上众多引起慢性咳嗽的罕见疾病，如医生不具备缜密的临床思维能力，没有丰富的临床经验和未能掌握广阔的相关知识，可能就会漏诊本该识别的慢性咳嗽病因。因此，诊断标准的不统一与报道的难治性慢性咳嗽的发生率差异有密切关系。即使如此，难治性咳嗽已逐渐引起临床医生的关注，并成为是目前慢性咳嗽诊治的热点问题。

三、社会经济问题

难治性慢性咳嗽由于咳嗽症状迁延不愈，治疗效果不佳，给患者造成巨大痛苦，常成为令人烦恼的问题。这些患者人数虽不多，但常常在全国各地多家医院反复就诊，重复接受多种辅助检查，花费巨额医疗费用，滥服各种治疗药物，承受由此引起的药物副作用等风险，甚至可能伴随严重的社会问题和经济负担。

四、难治性咳嗽的分类

难治性慢性咳嗽可以分为病因不明和病因清楚两类。病因不明的难治性慢性咳嗽可以是病因根本无法查明，或因病因少见，接诊医师尚不具备识别能力而已。病因清楚者多见部分慢性间质性肺病、慢性阻塞性肺病或支气管扩张症等患者，这些疾病容易查明，诊断多无困难，但因缺乏病因治疗方法，咳嗽缓解困难，难于取得令人满意的疗效。目前发现难治性慢性咳嗽患者都具有咳嗽反射敏感性增高的共同临床特征，Morice在2009年提出了咳嗽高敏感性综合征（cough hypersensitivity syndrome）的概念，将难治性慢性咳嗽定义为在咳嗽高敏感性的基础上，临床上以慢性咳嗽为唯一或突出症状的一类疾病。鉴于咳嗽高敏感性是咳嗽高敏感性综合征的核心，因此单纯镇咳并非最佳治疗措施，重建正常的咳嗽敏感性可能是今后慢性咳嗽治疗的重要策略。消除诱发咳嗽的病因固然重要，纠正咳嗽高敏感性的病理生理异常也值得重视。咳嗽高敏感性综合征的概念有可能为今后研制更有效的治疗药物，提高难治性慢性咳嗽的诊治水平指明新的研究方向和奠定基础，已经得到同行一定程度的认可，但如何指导临床实践还有待进一步探索。

五、临床表现

中老年女性多见，主要临床表现为顽固而持续的咳嗽。常因急性上呼吸道感染起病，咳嗽常因环境温度和体位改变而变化，深呼吸、大笑、打电话、进食、接触烟雾、香水、喷雾剂和异味等可诱发或加重，伴有咽痒、咽喉部不适或梗阻感、胸闷、声嘶和发声困难等。剧烈咳嗽不仅引起头痛、胸痛、呕吐、睡眠困难、疲劳、咳嗽晕厥和尿失禁等表现，或出现肋骨骨折等并发症，还使患者出现易怒、沮丧、焦虑和抑郁等情绪障碍，严重影响生活质量。

由于咳嗽难于缓解，难治性咳嗽患者的病程长于一般慢性咳嗽患者，辣椒素咳嗽敏感性也更高，但咳嗽起病年龄、咳嗽特点和严重程度与一般慢性咳嗽患者无差别。

六、诊断和评估

难治性慢性咳嗽的诊断和评估可以根据不同的临床条件采用不同的策略，按照病因不明、病因清楚和病因变化等具体情况分别处理。

对病因不明的难治性慢性咳嗽首先要尽可能查明病因，只有在明确诊断的前提下才可能出现有效治疗咳嗽症状的机会。在分析辅助检查结果时，要注意假阳性或假阴性结果的甄别，并尽可能采用灵敏度高的检查手段，提高慢性咳嗽病因诊断的成功率。除要熟悉慢性咳嗽常见病因和针对这些病因的规范诊治流程外，对慢性咳嗽的少见或罕见病因也要了解。慢性咳嗽少见病因虽占比例不高，但涉及全身各个系统和器官，又少为人们所知，诊断往往很困难。目前至少有百余种慢性咳嗽的少见病因见之于文献报道，包括颈椎病、外耳道耵聍、扁桃体肥大、心律失常和真菌相关咳嗽等。只有知晓引起咳嗽尽可能多的病因，才能拓宽诊断思路，提高病因识别能力，起到事半功倍的效果。此外，临床医生在临床实践中还很有可能碰到从未认识或报道的慢性咳嗽病因，没有任何前人的经验可供参考。此时，在详细询问病史和体格检查的基础上，需要以正确的临床思维追根寻源，不放过任何蛛丝马迹线索，建立慢性咳嗽与临床发现异常征象之间的因果关系，并给予严谨证实，才能最终解决问题。

对病因已明确但治疗效果不满意的慢性咳嗽患者，则需要针对不同情况进行评估。首先要查明是否存在影响药物治疗效果的因素，如患者的依从性是否好，能否按时或按医嘱服药，病因治疗的药物剂量是否足够，疗程是否完成等，以排除病因治疗措施不够充分造成的假性难治性咳嗽。其次，要判断目前诊断的疾病是否为慢性咳嗽的真正病因。已经有研究证实慢性咳嗽合并气道高反应性并不一定说明患者为咳嗽变异性哮喘，胃食管反流性咳嗽也可出现类似表现；诱导痰中嗜酸性粒细胞增高除提示嗜酸粒性细胞性支气管炎和咳嗽变异性哮喘外，还可见于单纯的上气道咳嗽综合征，此条件下的嗜酸性粒细胞气道炎症可能为伴随现象，与慢性咳嗽并无关联。对某些能诊断但缺乏有效治疗手段的疾病如支气管扩张症等，应该仔细分析和评估疾病与咳嗽症状的相互关系，尽可能寻找潜在的其他可治疗疾病，采取积极的措施控制咳嗽症状，而不是消极等待，无所作为。

临床上还会遇到一种咳嗽病因演变的现象。慢性咳嗽患者开始可被诊断为某种疾病，经治疗后咳嗽症状会消失，但停止治疗一段时间后咳嗽复发，此时再按原咳嗽病因治疗就很可能无效。此时最大的可能性是引起咳嗽的病因已经发生了变化，如从原来的咳嗽变异性哮喘变成胃食管反流性咳嗽，导致按原有病因治疗的失败。因此，我们在临床上要仔细分析每次咳嗽发作的具体情况，认真判别其差异，注意克服惯性思维。当按原有病因治疗无效时，要考虑到咳嗽病因演变的可能，及时查明真正的病因，选择相应的合适治疗方案。

总之，只有穷尽了可获得的诊断和治疗手段，咳嗽病因仍不明或治疗反应仍不佳者，才能下难治性咳嗽的诊断（图 9-1-1）。

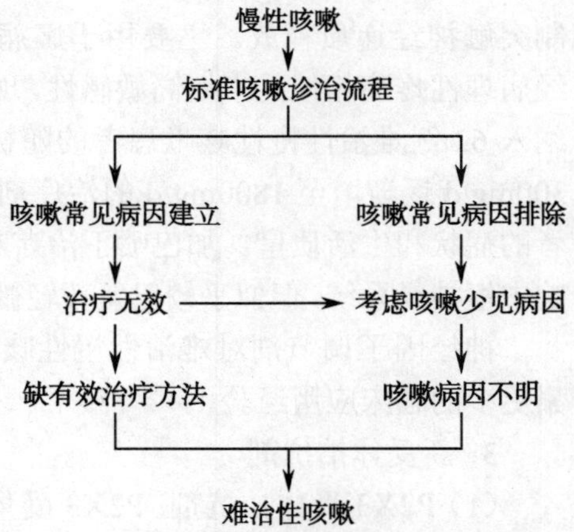

图 9-1-1　难治性慢性咳嗽的诊断流程

七、治疗

如何有效治疗难治性咳嗽是临床医生面临的挑战。由于病因不明，或有效治疗手段缺乏，难治性咳嗽的治疗往往难于取得效果，或者容易反复使得疗效不持久。不过，通过药物或非药物手段缓解咳嗽症状，以减轻患者痛苦和改善患者生活质量，是难治性咳嗽的主要治疗目标。对部分难治性咳嗽患者，镇咳治疗有阻断中枢或外周咳嗽通路相互兴奋的恶性循环作用，有可能达到长期的咳嗽控制效果。

（一）病因明确的难治性咳嗽

对这类难治性慢性咳嗽患者，应该采用所有能获得的针对性有效治疗措施，通过治疗病因来缓解咳嗽症状，改善患者的生活质量。疗效不佳时，要注意查明存在的影响治疗效果的各种潜在因素，并在此基础上给予足够的药物治疗剂量和疗程，并确保患者对治疗的良好依从性。经上述强化治疗，相当部分患者的咳嗽症状很可能得到控制或改善。但当病因治疗措施失败或无法治疗病因时，其治疗方法就和病因不明的难治性慢性咳嗽相同。

（二）病因不明的难治性咳嗽

1. 吗啡类药物　为中枢性镇咳药，通过兴奋延髓孤束核延髓咳嗽中枢的阿片受体以抑制咳嗽反射，镇咳作用强而迅速，对各种原因所致的剧烈干咳和刺激性咳嗽有明显疗效。纳入 27 名难治性慢性咳嗽患者的随机双盲临床试验表明：给予硫酸吗啡缓释片 5mg，每天 2 次 ×4 周，患者咳嗽症状明显减轻，生活质量改善，但对柠檬酸吸入咳嗽敏感性无影响。增加剂量至每天 10mg，镇咳效果有一定程度的提高。不过，由于其具有成瘾性，仅能在其他治疗无效时短暂使用以缓解症状。

2. 神经因子调节剂

(1) 巴氯芬(baclofen):为γ-氨基丁酸B受体激动剂,原用于神经痉挛类疾病如多发性硬化的治疗,但因其抑制咳嗽中枢、具有非特异性镇咳作用,目前也用于缓解难治性慢性咳嗽。研究表明:巴氯芬能降低正常人和咳嗽患者的辣椒素咳嗽敏感性,有效缓解难治性慢性咳嗽患者的咳嗽症状,有效率为57%。副作用主要有嗜睡和眩晕等,多在3周内逐渐减轻或消失。剂量为10～20mg,每天3次。从小剂量(如每次5mg)逐渐增加至治疗剂量有助于提高患者耐受性。

(2) 加巴喷丁(gabapentin):通过与脑内电压门控钙通道的$\alpha_2\delta$亚单位特异性结合,抑制突触神经递质释放。主要用于癫痫和神经病理性疼痛的治疗。因慢性咳嗽患者有与神经病理性疼痛相似的中枢高敏感性,现也用加巴喷丁治疗难治性慢性咳嗽。Ryan等在一项纳入62例难治性慢性咳嗽患者的随机、双盲、安慰剂对照的临床试验中证实:加巴喷丁从300mg/d逐渐增至1800mg/d的治疗剂量,治疗8周较安慰剂显著改善了难治性慢性咳嗽患者的症状和生活质量。加巴喷丁治疗难治性慢性咳嗽的有效率可达57%。副作用也主要影响中枢神经系统,但似乎较巴氯芬轻微。

神经因子调节剂对难治性慢性咳嗽有一定的疗效,但停药后症状容易复发,还需要积累更多的临床应用经验。

3. 新受体拮抗剂

(1) P2X3受体拮抗剂:P2X3受体为ATP门控的离子通道,选择性分布于气道的包括咳嗽感受器在内初级传入感觉神经纤维。刺激P2X3受体将明显兴奋咳嗽反射。因此,阻断P2X3受体有可能缓解难治性慢性咳嗽患者的症状。Abdulqawi等在一项纳入24例难治性慢性咳嗽患者的随机、双盲、安慰剂交叉对照的Ⅱ期临床试验中证实:口服P2X3受体拮抗剂AF-219 600mg,每天2次×2周,和安慰剂相比明显减轻了患者的咳嗽频率和咳嗽严重程度,生活质量得到改善。因此,P2X3受体拮抗剂有可能是有前景的难治性慢性咳嗽治疗药物。

(2) TRPV1受体拮抗剂:TRPV1是一种非选择性阳离子通道蛋白,对辣椒素敏感,激活时引起Ca^{2+}内流产生动作电位和冲动。TRPV1兴奋致敏C传入迷走神经纤维释放神经肽,进而刺激Aδ咳嗽受体是咳嗽发生的典型途径之一。慢性咳嗽患者支气管壁感觉神经上的TRPV1表达增加。因此,普遍认为TRPV1在咳嗽高敏感性综合征的发生中起重要作用,这也是TRPV1受体拮抗剂被认为是最有前景的咳嗽受体分子靶向药物的原因。Khalid等在一项纳入21例难治性慢性咳嗽患者的随机双盲、安慰剂对照交叉临床试验中发现:口服TRPV1拮抗剂SB-705498单剂600mg后2小时及24小时,尽管辣椒素咳嗽敏感性较安慰剂有明显下降,但咳嗽频率和咳嗽严重度无明显减轻,生活质量也没有得到改善。因此,TRPV1受体拮抗剂能否应用于临床尚有待于进一步观察,对咳嗽高敏感性综合征的概念也带来了挑战。

4. 麻醉药利多卡因　利多卡因为Na^+通道阻断剂,局部雾化吸入能阻断咳嗽感受器动作电位的产生而抑制咳嗽。Lim等的回顾性研究表明:利多卡因120～200mg,每天2次或3次雾化吸入,能有效控制49%难治性慢性咳嗽患者的症状,副作用发生率虽高达43%,患者均可耐受。不过,这种治疗虽安全,但效果短暂,可能难于解决慢支性慢性咳嗽的长期问题。

5. 非药物治疗手段　又称为语言病理治疗(speech pathology management)或止咳理疗(cough suppression physiotherapy),一般包括患者教育、呼吸锻炼、止咳技巧学习以及心理咨询四阶段治疗，目的在于放松喉、颈及肩部肌肉，减少喉部刺激，降低喉部和咳嗽敏感性。荟萃分析证明：非药物治疗手段能明显降低难治性慢性咳嗽患者的咳嗽敏感性，减少咳嗽频率或严重度，改善患者的生活质量。但由于研究的不规范，没有使用可靠的咳嗽测量方法和指标，其有效性还有待进一步研究证实。

八、小结

难治性慢性咳嗽是诊断或治疗困难的咳嗽，可分为病因不明或清楚两类。这类患者以中老年女性多见，数量虽少，但身体遭受巨大痛苦，生活质量低下。诊断应在排除常见及少见病因或消除影响疗效的不利因素后建立。除针对病因治疗外，神经因子调节剂有一定疗效，部分新受体拮抗剂也显示可喜的应用前景。加强病因探查或有效治疗手段的研究为今后主要方向。

（邱忠民）

参考文献

1. Irwin RS，Madison JM. The diagnosis and treatment of cough. N Engl J Med，2000，343：1715-1721.
2. Wei W，Yu L，LüH，et al. Comparison of cause distribution between elderly and non-elderly patients with chronic cough. Respiration，2009，77：259-264.
3. Lai K，Chen R，Lin J，et al. A prospective，multicenter survey on causes of chronic cough in China. Chest，2013，143（3）：613-620.
4. Birring SS，Ing AJ，Chan K，et al. Obstructive sleep apnoea：a cause of chronic cough. Cough，2007，3：7.
5. Irwin RS，Madison JM. Anatomical diagnostic protocol in evaluating chronic cough with specific reference to gastroesophageal reflux disease. Am J Med，2000，108：126S-130S.
6. Haque RA，Usmani OS，Barnes PJ. Chronic idiopathic cough：a discrete clinical entity? Chest，2005，127（5）：1710-1713.
7. Pratter MR. Unexplained（idiopathic）cough：ACCP evidence-based clinical practice guidelines. Chest，2006，129：220S-221S.
8. Irwin RS，Curley FJ，French CL. Chronic cough. The spectrum and frequency of causes，key components of the diagnostic evaluation，and outcome of specific therapy. Am Rev Respir Dis，1990，141：640-647.
9. McGarvey LP. Idiopathic chronic cough：a real disease or a failure of diagnosis? Cough，2005，1：9.
10. 余莉，魏为利，吕寒静，等. 慢性咳嗽病因变迁的回顾性分析. 中华结核和呼吸杂志，2009，32：414-417.
11. 赖克方，李斌恺，王法霞，等. 慢性咳嗽患者的诊疗现状调查. 国际呼吸杂志，2011，31：645-647.
12. Morice AH.The cough hypersensitivity syndrome：a novel paradigm for understanding cough. Lung，2010，188：S87-S90.
13. Chung KF. Chronic 'cough hypersensitivity syndrome'：a more precise label for chronic cough. Pulm Pharmacol Ther，2011，24：267-271.
14. Morice AH.The cough hypersensitivity syndrome：a novel paradigm for understanding cough. Lung，2010，188：S87-S90.
15. Irwin RS. Complications of cough：ACCP evidence-based clinical practice guidelines. Chest，2006，129：54S-58S.
16. Ma W，Yu L，Wang Y，et al. Changes in health-related quality of life and clinical implications in Chinese

patients with chronic cough. Cough，2009，5：7.

17. Yu L，Qiu ZH，Wei WL，et al. Discrepancy between presumptive and definite causes of chronic cough. Chin Med J（Engl）2011；124：4138-4143.
18. 曾运祥，谢展鸿，吴景明，等. 以慢性咳嗽为主要表现的颈椎病一例. 中华结核和呼吸杂志，2009，32：471-472.
19. 谭亚夏，林玲，赖克方，等. 舌根异位涎腺致慢性咳嗽诊断延误一例. 中华结核和呼吸杂志，2009，32：473-474.
20. Ogawa H，Fujimura M，Ohkura N，et al. Atopic cough and fungal allergy. J Thorac Dis，2014，6（Suppl 7）：S689-S698.
21. Yu L，Xu XH，Chen Q，et al. Gastro-esophageal reflux induced cough with airway hyperresponsiveness. Int J Clin Exp Med，2014，7：728-735.
22. Yu L，Wei W，Wang L，et al. Upper-airway cough syndrome with latent eosinophilic bronchitis. Lung，2010，188：71-76.
23. Morice AH，Menon MS，Mulrennan SA，et al. Opiate therapy in chronic cough. Am J Respir Crit Care Med，2007，175：312-325.
24. Xu X，Chen Q，Liang S，et al. Successful resolution of refractory chronic cough induced by gastroesophageal reflux with treatment of baclofen. Cough，2012，8：8.
25. Dicpinigaitis PV，Dobkin JB. Antitussive effect of the GABA-agonist baclofen. Chest，1997，111：996-999.
26. Dicpinigaitis PV，Rauf K. Treatment of chronic，refractory cough with baclofen. Respiration 1998，65：86-88.
27. Xu XH，Yang ZM，Chen Q，et al. Therapeutic efficacy of baclofen in refractory gastroesophageal reflux-induced chronic cough. World J Gastroenterol，2013，19：4386-4392.
28. Ryan NM，Birring SS，Gibson PG. Gabapentin for refractory chronic cough：a randomised，double-blind，placebo-controlled trial. Lancet，2012，380：1583-1589.
29. Van de Kerkhove C，Goeminne PC，Van Bleyenbergh P，et al. A cohort description and analysis of the effect of gabapentin on idiopathic cough. Cough，2012，8：9.
30. Cohen SM，Misono S. Use of specific neuromodulators in the treatment of chronic，idiopathic cough：a systematic review. Otolaryngol Head Neck Surg，2013，148：374-382.
31. Kamei J，Takahashi Y，Yoshikawa Y，et al. Involvement of P2X receptor subtypes in ATP-induced enhancement of the cough reflex sensitivity. Eur J Pharmacol，2005，528：158-161.
32. Abdulqawi R，Dockry R，Holt K，et al. P2X3 receptor antagonist（AF-219）in refractory chronic cough：a randomised，double-blind，placebo-controlled phase 2 study. Lancet，2015，385：1198-1205.
33. Zheng J. Molecular mechanism of TRP channels. Compr Physiol，2013，3：221-242.
34. Groneberg DA，Niimi A，Dinh QT，et al. Increased expression of transient receptor potential vanilloid-1 in airway nerves of chronic cough. Am J Respir Crit Care Med，2004，170：1276-1280.
35. Khalid S，Murdoch R，Newlands A，et al. Transient receptor potential vanilloid 1（TRPV1）antagonism in patients with refractory chronic cough：a double-blind randomized controlled trial. J Allergy Clin Immunol，2014，134：56-62.
36. Lim KG，Rank MA，Hahn PY，et al. Long-term safety of nebulized lidocaine for adults with difficult-to-control chronic cough：a case series. Chest，2013，143：1060-1065.

37. Chamberlain S, Birring SS, Garrod R. Nonpharmacological interventions for refractory chronic cough patients: systematic review. Lung, 2014, 192: 75-85.

第二节 胃食管反流性咳嗽的诊治进展

一、胃食管反流性疾病的概述

（一）胃食管反流性疾病的定义

胃食管反流性疾病（gestroesophageal reflux disease，GERD）是指胃内容物通过食管下括约肌频繁逆流入食管内，引起不适症状和（或）并发症的一种疾病。

（二）胃食管反流病的分类

胃食管反流病分为三类：非糜烂性反流病（nonerosive reflux disease，NERD），反流性食管炎（reflux esophagitis，RE）和 Barrett 食管（巴雷特食管：食管下段黏膜复层鳞状上皮被单层柱状上皮替代）。反流性食管炎与糜烂性食管（erosiveesophagitisEE）含义相同，都是指胃镜下可见食管远段黏膜破损。非糜烂性反流病比较常见，约占 60%，即有 60% 的 GERD 患者为胃镜下无黏膜破损的非糜烂性反流病。这部分患者在胃镜下没有黏膜破损，纤维胃镜检查不能对这部分患者作出诊断。

（三）胃食管反流的相关疾病

胃食管反流可引起食管内症状和食管外症状，食管内症状及综合征有典型的反流症状（如烧心、反流）、反流后胸痛综合征；伴食管损伤的综合征，有反流性食管炎、反流性狭窄、Barrett 食管、食管腺癌等。食管外症状已证实明确与胃食管反流相关的有反流性咳嗽综合征、反流性喉炎综合征、反流性哮喘综合征、反流性蛀牙综合征等；可能与胃食管相关的有咽炎、鼻窦炎、特发性肺纤维化、复发性中耳炎等。

二、胃食管反流性咳嗽的定义

胃食管反流性咳嗽（GER induced cough，GERC），又称反流性咳嗽综合征，是指胃酸及其他胃内容物反流入食管，导致以咳嗽为突出表现的临床综合征，是胃食管反流病的常见食管外症状之一。胃食管反流是引起慢性咳嗽的常见病因之一，国外文献报道约占慢性咳嗽病因的 10%～40%。我国慢性咳嗽病因多中心调查研究证实胃食管反流性咳嗽占慢性咳嗽病因的 4.6%。

三、胃食管反流性咳嗽的发病机制

目前 GERC 的发病机制尚不完全清楚，多认为由于胃内容物（包括酸性和非酸性内容物）反流至食管甚至咽喉并被吸入气道，进而引起相应部位炎症，气道敏感性增加。胃内容物反流至部位不同，引起气道炎症的机制也有所不同，胃食管反流性咳嗽的机制主要有反流学说和反射学说。

（一）反流学说

反流学说也称高位反流学说，认为胃内容物因食管下端的结构和功能异常而反流至咽喉或误吸入肺，刺激咳嗽感受器而引起咳嗽。微量或大量胃内容物高位反流并误吸入肺引起吸入性炎症，通过刺激迷走神经引起下呼吸道黏液分泌增加。长期的反流物刺激使咳嗽感受器发生重构性改变，气道咳嗽感受器数量增加，敏感性增高，咳嗽中枢的兴奋性也增强。也有研究发现胃酸反流大鼠模型肺泡灌洗液中中性粒细胞及炎症因子 IL-5、IL-6 及 IL-8 明显增多，提示酸反流入气道可引起中性粒细胞性气道炎症，不同于典型哮喘出现的嗜酸性粒细胞性炎症。目前的研究证实，GERC 患者确实存在高位反流，为高位反流学说提供了依据。然而，24 小时食道 pH 值监测仅发现 37% 的 GERC 存在高位反流，因此高位反流学说不能完全解释 GERC 的发生机制。

（二）反射学说

由于大多数 GERC 患者 24 小时食管多通道阻抗及 pH 值监测未发现有反流物进入食管上端、咽喉部，故有学者认为反射学说更可能为 GERC 气道炎症的主要机制。反射学说也称低位反流学说，其基础为气管和食管有共同的胚胎起源，且食管伤害感受器 C 纤维中枢突的中枢定位与气道感觉神经输入纤维中枢突的中枢定位在相同的脑干区域，即 nTS。食管下端黏膜感受器受到反流物的刺激，通过食管 - 支气管反射兴奋咳嗽中枢引起咳嗽，同时引起相应的传出神经末梢通过胞吐作用释放 P 物质（SP）、神经激肽 A、钙调素基因相关肽（CGRP）等神经肽，引起神经源性炎症，或间接通过激活肥大细胞释放组胺，前列腺素 E_2、D_2 和白三烯等炎性介质，刺激咳嗽感受器而引起咳嗽。本研究小组用盐酸多次灌注豚鼠制造出胃食管反流气道高反应动物模型，也发现 P 物质（substance P，SP）在颈 7～胸 5 段脊神经节和相应节段脊髓背角中表达增加，提示神经源性炎症参与了胃食管反流性气道高反应的发病机制。

食管黏膜感受器包括化学感受器瞬时感受器电位通道蛋白香草酸受体 1（transient recepter potential vanilloid 1，$TRPV_1$）及机械牵张感受器。酸性反流主要通过刺激 C 纤维末梢 $TRPV_1$ 等离子通道，兴奋迷走神经，经过上述食管 - 支气管反射兴奋咳嗽中枢引起咳嗽。而非酸性反流可能主要兴奋食管下端机械牵张感受器，通过 Aδ 纤维传递冲动而引起咳嗽。有研究发现非酸性反流引起的咳嗽发生时相较晚，可能与不同感受器介导神经传导速度不同有关。

（三）咳嗽敏感性增加

虽然上述学说阐述了 GERD 患者发生咳嗽的可能机制，但有许多存在反流患者没有咳嗽症状发生，或者即使有些 GERD 患者存在咳嗽症状，但咳嗽与反流发生并不完全同步，上述两种学说也难于完全解释 GERC 的发生。因此认为高位反流或低位反流刺激引起的神经冲动是咳嗽发生的始动因素，而 GERC 患者气道高敏感性可能是咳嗽发生的直接原因。GERC 患者高位反流造成的误吸性气道炎症、反流物长期刺激引起的咽喉部胸外气道炎症以及低位反流引起的神经源性炎症，均可造成气道上皮损伤，多种炎症因子合成和释放增加，咳嗽感受器裸露，同时咳嗽感受器发生重构性改变使其数量增加，促使呼吸道咳嗽敏感性增加。质子泵抑制剂可以降低慢性咳嗽患者气道敏感性也间接证实了上述观点。

除此之外，也有研究认为由于 GERD 患者反流造成食管微环境的改变，致使食管和口咽部有较多的产酸菌如链球菌类及乳酸菌定植，这些细菌可通过自身的质子泵产酸，在加重气道炎症的同时，H^+ 也通过上述途径刺激咳嗽中枢，产生咳嗽。还有食管运动功能失调、自主神经功能失调等多种因素的影响。目前尚不能用上述某种单一学说完全解释 GERC 的发生，因此 GERC 的发生可能是多因素共同作用下导致的气道炎症，进而出现咳嗽的结果。

四、胃食管反流性咳嗽的临床表现

典型的反流症状表现为烧心（胸骨后烧灼感）、反酸、嗳气等。部分胃食管反流引起的咳嗽伴有典型的反流症状，但也有不少患者以咳嗽为惟一的表现。咳嗽大多发生在日间和直立位，干咳为主或咳少量白色黏痰，咳嗽持续时间长，可持续 1 年甚至数年。进食酸性、油腻食物容易诱发或加重咳嗽。有微量误吸的 GERD 患者，早期更易出现咳嗽及声嘶症状。

五、胃食管反流性咳嗽的检测

（一）胃食管反流病诊断问卷（GerdQ）

GerdQ 来自于由 Dent J、Vakil N 等国际知名消化专家负责的 DIAMOND 研究，对 GerdQ 进行了严格的有效性验证。该研究对 3 项胃食管反流病量表[反流病问卷（reflux disease question，RDQ）、胃肠道症状评定量表（gastrointestinal symptoms rating scale，GSRS）、胃食管反流病影响量表（gastroesophageal reflux disease impact scale，GIS）]中的 6 个已被验证的问题进行了严格的有效性验证，最后归纳出的一个综合性的、全面管理 GERD 患者的简便有效工具。

GerdQ 问卷是让患者回忆过去 7 天中涉及的阳性症状（A 组）：烧心、反流；阴性症状（B 组）：上腹痛、恶心；疾病影响（C 组）：睡眠障碍、用药负担。每组各 2 个问题，得分为：0 分（0 天）、1 分（1 天）、2 分（2～3 天）、3 分（4～7 天）。对问卷结果分析：①确定 GERD 诊断：A+B+C 总分≥8 分即可诊断 GERD；②评估 GERD 对患者生活质量造成影响：C 组≥3 分提示 GERD 对生活造成影响；③监测治疗效应：A 组和 C 组各项均≤1 分提示对治疗有反应，A 组 +C 组项目任何一项评分≥2 分，治疗方案需调整。

GerdQ 基于症状诊断，可靠有效，简便易行，诊断的准确性与消化专科医师相当，还可以用来评估对患者生活质量的影响以及用来监测治疗效果。GerdQ 因其在诊断精确性及监测疗效等方面的优势目前被认为是全面管理 GERD 患者的有效工具。

（二）纤维胃镜检查

胃镜检查的意义在于排除诊断，排除一些比较严重的疾病，如食管裂孔疝、食管炎性狭窄、食管癌、胃癌等。胃镜检查还可以进行反流性食管炎的诊断及分级，也可用来诊断 Barrett 食管。但是，由于 GERD 患者中有 60% 以上的人内镜下食管黏膜并无明显病变，因此胃镜检查对这部分以症状为基础的 GERD 患者诊断价值在于可排除糜烂性食管炎（EE）或 Barrett 食管。慢性胃炎是胃镜检查最常见的诊断，约占 80～90%。胃镜诊断为慢性胃炎的患者，若有烧心和反流症状且 GerdQ 评分≥8 分，临床应合并诊断胃食管反流病，否则容易造成 GERD 的漏诊。

（三）24 小时食管 pH 值监测

24 小时食管 pH 值监测是目前判断胃食管反流最常用和最有效的方法。通过动态监测食管 pH 值的变化，获得 24 小时食管 pH 值 <4 的次数、最长反流时间、食管 pH 值 <4 占监测时间百分比等 6 项参数，最后以 DeMeester 积分表示反流程度。诊断标准：DeMeester 积分≥12.70，和（或）反流与咳嗽症状的相关概率（SAP）≥75%。24 小时食管 pH 值监测能够精准判断酸反流的时间，部分 GERD 患者 24 小时食管 pH 值监测无明显异常，可能存在非酸性反流，如胆汁反流，需要采用食管腔内阻抗或胆红素监测。24 小时食管 pH 监测为侵入性检查，需要食管内放置电极，且耗时长、操作复杂、患者耐受性差、基层医院仪器不普及，使得应用受到限制。

（四）24 小时食管 pH- 阻抗联合（MII-pH）监测

MII-pH 监测不仅可以监测酸反流，还可以发现非酸（胆汁、胰酶等）反流，诊断胃食管返流的敏感性优于单纯 24 小时 -pH 监测，而且病理性阻抗基线（impedance baseline，IB）和病理性酸暴露时间（acid exposure time，AET）可在一定程度上反映慢性咳嗽患者对质子泵抑制剂（PPI）治疗的敏感性，但 MII-pH 监测同样是侵入性检查，患者耐受性差、操作复杂等因素使应用受到限制。

（五）PPI 诊断性治疗

PPI 诊断性治疗对拟诊患者或疑有 GERD 相关食管外症状的患者，尤其是上消化道内镜检查阴性时，可采用诊断性治疗。PPI 标准剂量 1～2 周，如症状明显改善则可以确诊 GERD。PPI 诊断性治疗不仅有助于诊断 GERD，同时也启动了治疗。PPI 诊断性治疗容易实现，且对患者损伤较小，患者易于接受，对于 GERC 的诊断特异性较高，但是对 PPI 治疗不敏感的患者容易漏诊，而且该试验一般至少耗时 1～2 周，容易延误对患者的明确诊断。

六、胃食管反流性咳嗽的治疗

（一）调整生活方式

减体重，少食多餐，避免过饱和睡前进食，避免进食酸性、油腻食物及饮料，避免饮用咖啡及吸烟，高枕卧位升高床头约 10cm。

（二）制酸药

使用大剂量、长疗程的制酸药，抑酸要求 pH 值 >4 的时间达 18 小时以上，pH 值 >4 的时间越长，抑酸效果越好。如果 pH 值 <4 时，反流性胃内容物会对食管造成伤害，因此食管 pH 值监测是 GERD 预后的预测因子。Miner Philip 教授等的一项针对 PPI 抑酸效果比较的五交叉研究，在同一组人群中直接比较目前所有 PPI 之间的抑酸效果，在这五交叉试验中，34 名 GERD 患者连续服用每种药物各 5 天，之间间隔至少 10 天的洗脱期。结果发现，服药后第 5 天，40mg 埃索美拉唑治疗的患者胃内 pH 值 >4 的时间长达 15.3 小时，较其他的 PPI 制剂每天明显延长至少 2 小时。胃内 pH 值 >4 的时间越长，胃酸过多导致的症状得到缓解的时间就越持久，患者对治疗的满意度也就越高。24 小时食管 pH 值监测和 PPI 治疗在 GERD 治疗中具有重要作用，GERD 食管外症状的处理流程见图 9-2-1。

制酸药首选质子泵抑制剂，如奥美拉唑、兰索拉唑、雷贝拉唑或埃索美拉唑 20～40mg，每日 1～2 次，疗程>3 个月。一般 2～4 周才起效，无消化道症状的 GERC 可能需要 2～3 个月才有效果，应于 1～3 个月内评价疗效。咳嗽症状消失后继续治疗 3 个月后逐渐停药。

对常规剂量 PPI 治疗无效或效果不明显的 GERC 患者，可加大 PPI 剂量或换用其他 PPI 治疗，部分患者通过增加剂量或换用其他 PPI 治疗后症状

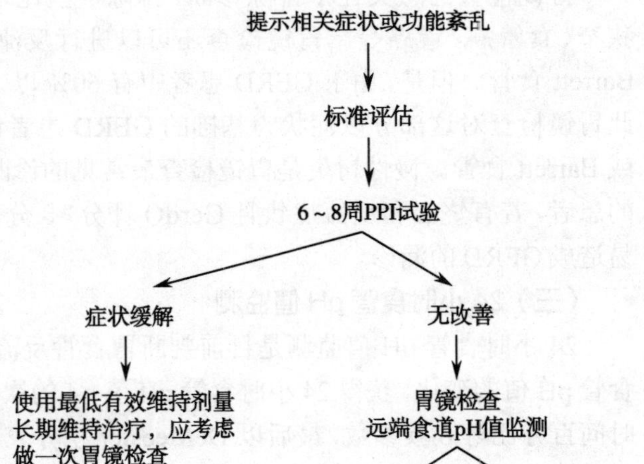

图 9-2-1 GERD 食管外症状的处理流程

得到明显改善。组胺H_2受体拮抗剂单用效果欠佳。

（三）巴氯芬

巴氯芬用来治疗对PPI无反应的GERC患者尚存在争议，但近几年的研究发现巴氯芬可以有效缓解部分对PPI治疗无反应的GERC患者的症状，对于PPI治疗无反应的GERC患者可以考虑试用巴氯芬治疗，但巴氯芬可以引起一定程度的嗜睡、困倦等副作用。

（四）促胃动力药

如果有胃排空障碍者可使用促胃动力药（多潘立酮等），可以在初始时使用，也可在单用PPI治疗不佳时加用促胃动力药。多潘立酮（吗丁啉）10mg，餐前半小时口服，每日三次。

（五）抗反流手术

抗反流手术主要为腹腔镜下胃底折叠术和内镜下射频治疗，胃底折叠术是最常用的抗反流手术，对于改变生活方式和药物治疗无效的患者，可以考虑行腹腔镜下胃底折叠术手术治疗，胃底折叠术可以长期有效控制GER相关的咳嗽症状。

综上所述，胃食管反流是慢性咳嗽的主要病因之一，慢性咳嗽可能是胃食管反流惟一的临床症状，24小时食管ph值监测是诊断胃食管反流性咳嗽较可靠的诊断方法，有条件的医院采用24小时食管pH-阻抗联合（MII-pH）监测不仅能发现酸反流，还能发现非酸反流，诊断的准确性更好。对于一些不具备检测条件的基层医院，了解慢性咳嗽的常见病因，结合本院现有的辅助检查对胃食管反流性咳嗽进行经验性诊断和治疗也符合咳嗽指南。

（孔灵菲）

参考文献

1. Labenz J，Malfertheiner P. Treatment of uncomplicated reflux disease. World J Gastroenterol，2005，11（28）：4291-4299.
2. Irwin RS. The diagnosis and treatment of cough. N Engl J Med，2000，343（23）：1715-1721.
3. Lai KF，Chen RC，Lin JT，et，al. A prospective，multicenter survey on causes of chronic cough in China. Chest，2013，143（3）：613-618.
4. Songur N，Songür Y，Cerci SS，et al. Gastroesophageal scintigraphy in the valuation of adult patients with chronic cough due to gastroesophageal reflux disease. Nucl Med Commun，2008，29，1066-1072.
5. Niimi A，Torrego A，Nicholson AG，et al. Nature of airway inflammation and remodeling in chronic cough. J Allergy Clin Immunol，2005，116：565-570.
6. Yungang LAI，Zhonggao WANG，Feng JI，et al. Animal study for airway inflammation triggered by gastroesophageal reflux. Chin Med J，2009，122（22）：2775-2778.
7. Wunderlich AW，Murray JA. Temporal correlation between chronic cough and gastroesophageal reflux disease. Digestive diseases and sciences，2003，48：1050-1056.
8. Irwin RS，Madison JM，Fraire AE. The cough reflex and its relation to gastroesophageal reflux. Am J Med，2000，108（Suppl 4a）：73s-78s.
9. Chung KF，et al. Prevalence，pathogenesis，and causes of chronic cough. Lancet，2008，371（1921）：1364-1374.
10. Kollarik M，Ru F，Undem BJ. Acid-sensitive vagal sensory pathways and cough. Pulm Pharmacol Ther，2007，20：402-411.
11. Qinzi Li，Lingfei Kong. A novel external esophageal perfusion model for reflux-associated respiratory symptoms. Pethobiology，2010，77：163-168.

12. Agrawal A, Roberts J, Sharma N, et al. Symptoms with acid and nonacid reflux may be produced by different mechanisms. Dis Esophagus, 2009, 22: 467-470.
13. Nobata K, Asanoi H. Proton pump inhibitor-responsive chronic cough without acid reflux: a case report. J Med Case Reports, 2007, 25(1): 69.
14. Vesper BJ, Altman KW, Elseth KM, et al. Gastroesophageal reflux disease(GERD): is there more to the story? Chem Med Chem, 2008, 3: 552-559.
15. Jones R, Junghard O, Dent J, et al. Development of the GerdQ: a tool for the diagnosis and management of gastroesophageal reflux disease in primary care. Aliment Pharmacol Ther, 2009, 30(10): 1030-1038.
16. Papa A, Urgesi R, Grillo A, et al. Pathophysiology, diagnosis and treatment of nonerosive reflux disease (NERD). Minerva Gastroenterol Dietol, 2004, 50(3): 215-226.
17. 刘玻，余莉，邱志宏，等. 多通道食管腔内阻抗 -pH 监测对胃食管反流性咳嗽的诊断价值. 中华内科杂志，2012，51(11)：867-870.
18. Ribolsi M, Savarino E, De Bortoli N, et al. Reflux pattern and role of impedance-pH variables in predicting PPI response in patients with suspected GERD-related chronic cough. Aliment Pharmacol Ther, 2014, 40: 966-973.
19. 林三仁，许国铭，胡品津，等. 中国胃食管反流病共识意见. 胃肠病学，2007，12(4)：233-239.
20. 李瑜元. 酸相关疾病治疗的抑酸水平及药物选择. 中华消化杂志，2001，21(11)：645-646.
21. Armstrong D. Review article: gastric pH-the most relevant predictor of benefit in reflux disease? Aliment Pharmacol Ther, 2004, 20(Suppl 5): 19-26.
22. Miner P Jr, Katz P, Chen Y, et al. Reanalysis of intragastric pH results based on updated correction factors for Slimline and Zinetics 24 single-use pH catheters. Am J Gastroenterol, 2006, 101(2): 404-405.
23. Bajbouj M, Becker V, Phillip V, et al. High-dose esomeprazole for treatment of symptomatic refractory gastroesophageal reflux disease-a prospective pH-metry / impedance-controlled study. Digestion, 2009, 80(2): 112-118.
24. Jones R, Patrikios T. The effectiveness of esomeprazole 40 mg in patients with persistent symptoms of gastro-oesophageal reflux disease following treatment with a full dose proton pump inhibitor. Int J Clin Pract, 2008, 62(12): 1844-1850.
25. XuXH, Yang ZM, Chen Q, et al. Therapeutic efficacy of baclofen in refractory gastroesophageal reflux-induced chronic cough. World J Gastroenterol, 2013, 19(27): 4386-4392.
26. Allen CJ, Anvari M. Does laparoscopic fundoplication provide long-term control of gastroesophageal reflux related cough? Surg Endosc, 2004, 18: 633-637.
27. Adaba F, Ang CW, Perry A, et al. Outcome of gastro-oesophageal reflux-related respiratory manifestations after laparoscopic fundoplication. Int J Surg, 2014, 12: 241-244.

第三节 儿童慢性咳嗽常见病因的诊治思考

儿童慢性咳嗽是指超过 4 周不明原因的非特异性咳嗽，是儿童最常见的呼吸系统症状之一，至少有 10% 学龄儿童和 20% 学龄前儿童以咳嗽求诊。儿童慢性咳嗽的病因复杂多样，可因年龄、地理位置、气候、经济条件不同而异，病因分布与成人有不同，临床诊断有一定难度，为困扰儿科医师的一个棘手问题。现多国有成人或儿童慢性咳嗽的诊治指南，均建议按慢性咳嗽病因诊断程序，通过咳嗽病史、实验室检查及治疗反应，从慢性咳嗽常见病因出发，可获得约 90% 慢性咳嗽病因的正确诊断，并得以针对病因予以有效治疗。但对于儿童尤其是低龄儿童因年龄、生理解剖及免疫学特点，辅助检查（如肺功能、高渗盐水诱导痰细胞学检查、24 小时胃食道 pH 监测、呼出气一氧化氮等）受限，难以评估药物治疗反应等因素的影响，致慢性咳嗽病因与大龄儿童或成人不尽相同，更缺乏特异性，增加了诊断难度，更为复杂，更易混淆，更需不断追踪、评估以获得最终确诊。结合文献及工作所得，本节从以下方面探讨儿童慢性咳嗽常见病因诊治的思路。

一、从儿童慢性咳嗽常见病因出发，强调病因分析上宜遵从简单到复杂，从常见病到少见病的原则

2012 年我国儿童慢性咳嗽多中心研究结果表明，儿童慢性咳嗽病因中前 3 位为咳嗽变异性哮喘（cough variant asthma，CVA）41.95%、上气道咳嗽综合征（upper airway cough syndrome，UACS）24.71% 和感染后咳嗽（post-infection cough，PIC）21.73%，三者占了儿童慢性咳嗽病因构成比中的 87.39%。针对儿童慢性咳嗽的常见病因，通过咳嗽病史所提供疑似病因的线索，进行相关实验室检查，经验性药物治疗以筛查病因。如疑似 CVA 者，6 岁以上均应进行肺功能检查及评估气道高反应性（BHR），5 岁以下儿童因难以配合完成肺功能检查，尽管特异性过敏原检查不能确诊 CVA，仍建议应行特异性过敏原检查，且过敏原阳性级别越高，CVA 诊断的意义越大。2015 年 GINA 推荐 5 岁以下儿童哮喘诊断宜评估气道炎症，建议有条件者检查呼出气一氧化氮（FeNO）；而对于 6 岁以上儿童怀疑哮喘者或轻、中度哮喘者，FeNO 不能作为诊断哮喘的独立因素，建议作为难治性或重症哮喘患者的诊断或治疗的有效评估气道炎症指标。强调需要针对咳嗽病史特点，实验室结果，选择相应治疗方式，观察治疗反应以获得最终诊断。如病史疑似 UACS 的慢性、有痰湿性咳嗽者，需注意鼻窦炎，可先用大环内酯类抗微生物药物治疗，无效再行鼻窦 CT 检查，以排查其他鼻窦疾病。

二、从发病年龄考虑慢性咳嗽的常见病因

儿童并不是成人的缩影，尤其是年幼儿的慢性咳嗽，其病因与大龄儿童、成年人不尽相同。成年人慢性咳嗽的常见病因多集中于 UACS、CVA、EB 或胃食管反流性咳嗽（gastroesophageal reflux cough，GERC），无吸烟暴露大龄儿童（平均年龄在>8 岁）获得与成人相似的慢性咳嗽常见病因；土耳其对 5～16 岁慢性咳嗽长达 8 周儿童病因分析结果显示，鼻后滴漏综合征为最常见病因；中国研究 30 天～14 岁儿童慢性咳嗽的病因构成比的前 3 位分别是 CVA（41.95%）、UACS（24.71%）、呼吸道感染与 PIC（21.73%）。但低龄儿童慢性咳嗽的常见病因有别于大龄儿童及成人。Marchant 对中位数 2.8 岁的婴幼儿慢性咳嗽病因分析提示：迁延性细菌性支气管炎（protract/persistent bacterial bronchitis，PBB）为最常见原因，而 UACS、哮喘及 GERC 不足 10%，并需注意被动吸烟等环境因素影响。因其入选的病例中 89% 是有痰慢性咳嗽，对慢性咳嗽病因分析结果有所偏倚，但一定程度上提示了低龄儿童慢性咳嗽病因特点。在中国儿童慢性咳嗽病因多中心流调结果提示，低龄儿童慢性咳嗽病因构成比有年龄的分布特点，0～1 岁以 PIC、CVA、UACS 为主，PIC 在 1～3 岁（402/984，40.85%）和 3～6 岁（359/984，36.48%）年龄组中集中了 PIC 总病例数的 77.33%，而 UACS 与 CVA 以 3～6 岁为主，6～14 岁的病因分布前 3 位分别为 CVA、UACS、PIC。感染或 PIC 成为低龄儿童慢性咳嗽的原因之一，尤其是 3 岁以下婴幼儿，也是儿童慢性咳嗽病因中诊断修正率最高的病因之一。

值得关注的是气道异物所致的慢性咳嗽。典型的气道异物会突然出现剧烈、阵发性呛咳，从异物吸入史，影像学以局限性肺不张或肺气肿或不透光异物特异改变得以确诊而归

入了特异性咳嗽，但若是细微气道异物如：棉线条、小花生皮等，常被家人忽视，未能提供异物吸入史而延误诊治。江沁波等对159例确诊为支气管异物患儿的观察，年龄从12天～14岁，在4小时～8年有呼吸道症状期间，28%（45/159）未能提供异物吸入史（其中有38例在确诊后仍未能提供呛咳史），13%（21/159）无影像学异常。耿凌云等对81例3个月～15岁儿童慢性咳嗽的病因分析，支气管异物占了16.9%，其中3岁以下占13.6%（11/81）。中国儿童慢性咳嗽病因的多中心调查结果显示：0～1岁婴儿中占了气道异物总病例数的50%。Chang AB对儿童咳嗽相关性疾病诊断提出：咳嗽仅是一症状，5岁以下儿童吸入异物的危险性增加；若咳嗽>2周并有呼吸道感染者，均应评估有无异物吸入的可能；咳嗽>4周均应行胸片及肺功能检查（若能配合者）以排除特异性咳嗽或是非特异性咳嗽。因此，低龄儿童慢性咳嗽必须注意气道异物。

尽管GERC、气道畸形或心血管疾病不是慢性咳嗽的常见病因，但在3岁以下儿童应列为重点排查的病因，年龄越小发病者越需考虑。目前国内外对儿童胃食管反流引起的慢性咳嗽发病率有很大的差异，且尚不能完全排除是否与其他病因的并存。因此，对于诊断GERC的思路，最重要的是排除诊断，经验性治疗观察疗效反应以明确诊断。

三、从病史中筛选慢性咳嗽的病因

多国儿童慢性咳嗽诊断指南建议的诊断流程，强调了病因分析上宜遵从简单到复杂，从常见病到少见病的原则，从起病时间、咳嗽特点、痰液性质等病史的询问多可获得初步诊断的线索，甚至从咳嗽特点与痰液性质可做出倾向性诊断。如发作性或早晚咳嗽常提示CVA，清晨和白天为主的咳嗽常提示UACS，夜间发作性咳嗽常提示CVA、GER，与进食相关需注意食管气管瘘或GERC，犬吠样或刺激性咳嗽常提示喉气管支气管炎（哮吼）、气管软化症；清音样咳嗽需注意UACS或习惯性咳嗽，雁鸣声或仅在白天发作性咳嗽者常提示心因性咳嗽等。从痰液的性质考虑慢性咳嗽的病因，如干咳常提示CVA、PIC或心因性咳嗽，湿性咳嗽需排除与感染相关的因素，如PBB、慢性鼻窦炎、支气管扩张症或囊性纤维化，或是除慢性咳嗽主要病因外，同时合并有鼻窦炎或感染的存在。5岁以下儿童由于年龄问题不能配合完成肺功能或高渗盐水诱导痰细胞学等检查，增加了该年龄段儿童慢性咳嗽病因诊断的难度；低龄儿童由于生理解剖及免疫学特点，在反复咳嗽期间或在反复就诊过程中易再次感染，而致其多病因共存的比例相对成人或增加（中国儿童慢性咳嗽病因构成多中心调查显示，多病因占8.55%（387/4529），在诊治过程中尚需考虑多病因的变化，如合并感染、鼻窦炎等，亦成为在随访期修正诊断中的最常见病因之一，故对于年幼儿的慢性咳嗽更需动态观察其症状、体征，需注意随诊期间并发其他疾病的可能。相反，在该年龄段儿童少见心因性咳嗽，越在生命早期出现的慢性咳嗽，越需排除生理解剖异常或胃食管返流的病因，尤其是3岁以下发病的婴幼儿。同样，若治疗后咳嗽痰液的性质（如痰量、性状）出现了变化时需评估咳嗽病因有否变化或存在混合病因。

尽管CVA不是低龄儿童慢性咳嗽常见原因，但从常见病因出发，CVA仍是任何慢性咳嗽患儿均须考虑的潜在病因之一。从CVA诊断标准获知，CVA是哮喘的临床亚型，咳嗽是其唯一或主要的临床表现。诊断CVA时，病史询问非常重要，在不明原因慢性咳嗽的儿童中，有57.44%的CVA患儿常在清晨及夜间咳嗽，具有时间规律性；咳嗽症状常有突然发作的、剧烈的、刺激性咳嗽，多为干咳，间或咳出白色泡沫痰，多无喘鸣音；以上咳嗽的症状常与天气变化、呼吸道感染、冷空气、运动或接触可疑物质等诱发因素而加重，并具有反复发作性及季节性；咳嗽症状离开诱发环境或吸入支气管扩张剂后缓解，具有突起突止的特点；常伴随有变应性鼻炎、变应性眼结膜炎的病史；约有 50.78% 的 CVA 患儿有家族过敏史者；具有典型哮喘相似的反复咳嗽病史。目前尚无低龄儿童哮喘诊断的金标准，诊断仅依赖于病史、哮喘风险指数评估、支气管扩张剂治疗反应来综合判断。CVA 患者诱导痰细胞学检查，嗜酸性粒细胞数也常增多，但增多的幅度常不及典型哮喘，有研究提示：诱导痰嗜酸性粒细胞数明显增高者，日后发展为典型哮喘的机会亦增多。而 5 岁以下拟诊 CVA 的慢性咳嗽患儿必须慎重排除其他疾病，过敏原皮肤点刺实验及血清过敏原特异性 IgE 检测对诊断 CVA 有非常重要的指导意义，疑诊为 CVA 患儿应行过敏原检查。

四、重视慢性咳嗽患儿气道炎症的评估

很多学者研究发现气道炎症是各种原因引起慢性咳嗽的基础，目前常用于评估气道炎症的无创检查有：高渗盐水诱导痰细胞学检查、呼出气冷凝物检测、外周血炎症细胞、肺功能气道高反应性检查，呼出气一氧化氮（FeNO）等。BHR 是评估气道炎症的一个重要参考指标，在慢性咳嗽的诊断与鉴别诊断中极为重要，但需注意的，BHR 不是仅 CVA 独有，变应性鼻炎、鼻窦炎和 PIC 或者 NAEB 也存在一比例的 BHR。有学者认为，儿童慢性咳嗽常见病因中 BHR 是 CVA 的特征，UACS 和 PIC 也存在一定比例 BHR，但其严重程度低于 CVA，并为非 EOS 气道炎症。CVA 患儿的 BHR 严重程度仍以轻度最多，中度次之，经过抗哮喘治疗，中度 BHR 常可减轻为轻度。值得关注的是，呼吸道感染（如病毒、胞内菌等）也可存在暂时性 BHR，推测在感染等因素作用下，气道黏膜上皮细胞因炎性介质而导致广泛的破损伤脱落，伴有上和（或）下气道的广泛炎症浸润，可出现短暂的 BHR。目前 PIC 的咳嗽机制主要考虑可能为咳嗽受体的高反应性，呼吸道炎症引起黏液高分泌和气道的上皮破坏导致黏液纤毛清除功能受损导致。但 PIC 的咳嗽常具有自限性，部分可以自然缓解；若咳嗽时间超过 8 周，需考虑其他诊断。

呼出气一氧化氮浓度（fractional concentration of exhaled nitric oxide，FeNO）可用于检测气道炎症及气道高反应性，2011 年 ATS 颁布了国际首个《FeNO 临床应用指南》，肯定了 FeNO 作为气道炎症生物指标的临床应用价值，FeNO 与其他无创炎症检查技术相比，更简单方便、精确可靠、重复性好，是一种理想的无创评估气道炎症性疾病的检查方法。Pedrosa 等认为当 FeNO 达到 40ppb，对诊断哮喘的敏感性和特异性分别达到 74% 和 72.5%。当 FeNO（>33ppb）和肺功能异常（FEV_1<80% 预测值 = 同时存在，诊断哮喘的敏感性及特异性可分别达 94% 和 93%。Cordeiro 等认为在过敏体质患者中，FeNO 达到 27ppb，对诊断哮喘的敏感性和特异性、阳性预测值分别达到 78%、92% 和 86%。但需注意，FeNO 正常也不能排除 CVA，因 FeNO 更优于判断以嗜酸性粒细胞介导的气道炎症，如 EB。FeNO 高低与支气管诱导痰、支气管肺泡灌洗液中嗜酸性粒细胞及血清 IgE 水平相一致，FeNO 水平可提示呼吸道炎性反应的存在。因此，FeNO 能客观地反映呼吸道的炎性反应变化，一定程度上可作为 CVA 的辅助诊断及病情的监测指标之一。但对于 6 岁以上疑诊 CVA 患儿，肺功能与气道反应性的评估对诊断意义更大，5 岁以下患儿由于不能较好配合肺功能检查，FeNO 更多可作为评估气道炎症的无创检测方法。

高渗盐水诱导痰细胞学（简为：诱导痰）检查自 1992 年起用于研究哮喘患者的气道炎症情况，随着对慢性咳嗽病因及气道炎症疾病的研究，国内外对诱导痰细胞学检查进行了广泛探讨，并纳入为我国成人《咳嗽的诊断与治疗指南》慢性咳嗽病因诊断常规检查。尽管

儿童因年龄、配合受限，在一定程度上制约了该项目在儿科开展应用，但在中国《儿童慢性咳嗽诊断与治疗指南》中也肯定了诱导痰细胞学检查对儿童慢性咳嗽诊断的重要性。笔者对5～15岁正常儿童初步建立了大样本的诱导痰液细胞学检查的方法学及其细胞学分类的正常参考值范围，并同时对175例慢性咳嗽儿童应用高渗盐水诱导痰细胞学检查分析病因，结果提示CVA、UACS、EB患儿的痰嗜酸性粒细胞比例均较正常对照组明显升高，且CVA、EB患儿痰嗜酸性粒细胞比例≥3%的比例均为100%。UACS、PIC、GERC患儿的诱导痰的中性粒细胞比例较正常对照组明显升高，各病因之间诱导痰的中性粒细胞比例差异有统计学意义，其升高的幅度由高到低依次为PIC、GERC，UACS。PIC是以痰中性粒细胞为主的气道炎症，其机制可能与感染导致呼吸道黏膜损伤，气道上皮的完整性受到破坏，伴有气道炎症和暂时性的气道高反应性相关。诱导痰嗜酸性粒细胞是反映气道炎症最具临床价值的指标之一，作为诊断CVA及EB的重要指标之一，也是5岁以下反复咳喘儿童哮喘发生的危险因素之一。

五、从诊断性治疗中辩证分析原诊断是否确立

所有慢性咳嗽患儿病因的最终诊断，均需观察治疗反应，治疗有效是获得最终确诊的指标。所有慢性咳嗽患儿均需排除CVA，拟诊者需观察诊断性治疗效果以确证CVA。

ACCP认为对疑诊CVA患儿应行气道高反应性检查以确定是否存在哮喘，但只有经特异性平喘治疗后咳嗽症状缓解才能确诊CVA。如不能开展气道高反应性检查者可进行经验性治疗，支气管扩张剂或糖皮质激素治疗有效是诊断的基本条件。但即使对激素有反应也不能排除非哮喘性嗜酸性粒细胞性支气管炎（NAEB），因NAEB也是咳嗽的一种病因。

因此，对于疑诊CVA者，尽管支气管激发试验阳性，但平喘治疗无效或在抗炎治疗动态随访中无效、不符合CVA诊断者，要注意评估是否存在支气管激发试验假阳性，其原因有：①无症状的气道高反应性者；②技术操作的误差；③感染后引起的暂时气道高反应性。在使用支气管扩张剂进行诊断性治疗的时间不宜超过2周，有建议儿童用ICS诊断性治疗的时限为2～4周，如症状控制不理想应重新进行评估。有些患儿可能需要使用多种不同的诊断性治疗方案。

六、抗炎治疗无效常见原因

对ICS无效疑诊CVA的难治性咳嗽患者应在适当时机评估吸入技巧、依从性以及气道炎症等情况。吸入技巧是否正确是所有接受吸入治疗的患者都应评估的内容，尤其对于儿童患者。吸入方法不正确必定会影响治疗效果，而治疗效果不理想也将影响依从性。因拟诊CVA患儿需接受吸入ICS治疗，家人总会担心ICS的副作用，故常在咳嗽症状明显时能积极配合治疗，当治疗稳定后就不能坚持吸入ICS，致治疗中断，咳嗽复发而失败。另，抗炎治疗无效者也需要重新考虑原诊断是否正确，做好慢性咳嗽常见病因的鉴别诊断；并需注意是否有并发症存在，如同时有过敏性鼻炎、鼻窦炎、胃食管返流、感染等因素存在，若有须同时兼治并发症。当肺通气功能异常而对支气管扩张剂及ICS治疗无反应者，需考虑是否有支气管扩张症、误吸、弥漫肺间质性疾病、慢性感染、气道结构异常、心血管异常等疾病的存在。

值得关注的是心因性咳嗽，学龄儿童慢性咳嗽病因之一，也可构成慢性咳嗽的单独病因，或与其他病因并存，但在5岁以下慢性咳嗽儿童较为少见。因此，做好鉴别诊断非常重要。心因性咳嗽患儿多以日间咳嗽为主，专注于某件事情或夜间入睡后咳嗽消失，可呈雁

鸣样高调的咳嗽，常伴有焦虑症状，除做常规检查外，观察治疗反应是最终确诊的关键，心因性咳嗽常可通过暗示治疗或安慰剂治疗有效为鉴别的重要依据。若明确为百日咳的慢性咳嗽就应纳入特异性咳嗽，故在慢性咳嗽病因中初诊和确诊前的一段时期，特异性咳嗽与非特异性咳嗽在诊断上有一定的重叠。

七、评估诊断性治疗起效时间

对于儿童慢性咳嗽，诊断性药物治疗尽管尚未有明确观察的时间，但非常关键，如对于怀疑 CVA 的非特异性咳嗽者，若无合并感染或其他疾病并存，给予非激素类药物、支气管扩张剂等治疗 2～7 天多能改善咳嗽症状，ICS 治疗一般在 2～4 周有效。若是急性鼻窦炎引起 UACS，抗生素治疗时间应在临床症状控制后继续治疗 1 周，慢性鼻窦炎则至少需要 2 周。拟诊 GERC 者，使用质子泵抑制剂及促进胃肠动力药物治疗起效时间一般在 2～4 周。

八、从慢性咳嗽特点中寻找诊治方向，注意 PPB 或迁延性支气管炎

PBB 是引起婴幼儿期和学龄前期儿童特异性慢性咳嗽的病因之一，既往有称为化脓性支气管炎、迁延性支气管炎和支气管扩张前期等，由细菌引起的支气管内膜持续感染多见，致病菌主要有流感嗜血杆菌（特别是未分型流感嗜血杆菌）和肺炎链球菌等，极少由革兰阴性杆菌引起。PBB 的发生与细菌在气道中形成生物被膜以及气道的黏液纤毛清除功能障碍、全身免疫功能缺陷和气道畸形（如气道软化）等密切相关。PBB 多是反复持续湿性咳嗽，胸部高分辨 CT 片可见支气管壁增厚和疑似支气管扩张，但很少有肺过度充气，有别于哮喘和细支气管炎。支气管肺泡灌洗液检查中性粒细胞升高和（或）细菌培养阳性，需除外其他原因引起的慢性咳嗽。

近年，Douros 等和 Zgherea 等通过纤维支气管镜和高分辨 CT 对慢性湿性咳嗽患儿作检查，证实存在迁延性支气管炎，而这些儿童对抗菌药物的治疗是敏感的。ACCP《咳嗽诊断和管理执行总结——ACCP 循证临床实践指南》提示：当患儿有慢性湿性咳嗽时可使用抗菌药物。Shields 和 Doherty 和 Marchant 等总结 PBB 临床资料并提出阿莫西林联合克拉维酸治疗 2～4 周。

九、追踪观察

在 Asilsoy 及 Chang 等儿童慢性咳嗽病因分析中，对未明确病因的慢性咳嗽持续>4 周患儿随诊观察，对于有痰慢性咳嗽患儿应注意考虑感染所致的特异性咳嗽，在排除其他疾病时可经验性给予大环内酯类抗生素治疗，若为干咳者考虑存在气道高反应，给予 ICS 吸入治疗，然后在每 2 周～4 周观察治疗反应，无效者再次检查肺功能及胸部平片，甚至是 HRCT 检查，追踪其慢性咳嗽的原因，直至其慢性咳嗽的治疗好转或自然缓解。其中在随后观察中发现，感染或 PIC 及 CVA 是主要的原因，也有潜伏结核感染患儿。

有些病因在某一阶段可以彼此重叠，临床现象的复杂性和多变性，加之我们分析判断的主观性，造成病因诊断的动态修正。因此，对于儿童慢性咳嗽，症状及体征不典型，缺乏特异性，我们在临床中要善于观察、分析，甄别，对拟诊病例需观察其治疗反应而最终确诊。有些慢性咳嗽病例需要随访，观察、等待、随访的过程是慢性咳嗽患儿诊断和鉴别诊断的重要路径。慢性咳嗽仅仅是一个症状，它不是诊断的终点，恰恰应该是鉴别诊断的起点。

（陈德晖）

参考文献

1. Pratter MR, Bartter T, Aker S, et al. An algorithmic approach to chronic cough. Ann Intern Med, 1993, 119: 977-983.
2. 陆权，刘恩梅. 中国儿童慢性咳嗽的诊治现状. 中华儿科杂志，2012，50(2)：81-82.
3. Chang AB, Glomb WB.Guidelines for evaluating chronic cough in pediatrics: ACCP evidence-based clinical practice guidelines. Chest, 2006, 129(1 suppl): 260-283.
4. Morice AH, Fontana GA, Sovijarvi AR, et al. The diagnosis and management of chronic cough.Eur Respir J, 2004, 24: 481-492.
5. Chow PY, Ng DK. Chronic cough in children. Singapore Med J, 2004, 45: 462-468.
6. Kohno S, Ishide T, et al. Committee for the Japanese Respiratory Society Guidelines for Management of Cough. The Japanese Respiratory Society guidelines for management of cough. Respirology, 2006, 11: 135-186.
7. 中华医学会儿科学分会呼吸学组，《中华儿科杂志》编辑委员会. 儿童慢性咳嗽诊断与治疗指南(2013年版). 中华儿科杂志，2014，52(3)：184-188.
8. 中国儿童慢性咳嗽病因构成比研究协作组.《中华儿科杂志》编辑部. 中国儿童慢性咳嗽病因构成比多中心研究. 中华儿科杂志，2012，50(2)：83-92.
9. Drkulec V, Nogalo B, Perica M, et al. Sensitization profile in differential diagnosis: allergic asthma vs. chronic(nonspecific) cough syndrome. Med Sci Monit, 2013, 19: 409-415.
10. Irwin RS, Baumann MH, Lee B, et al. Causes and clinical features of subacute cough. Chest, 2006, 129: 1142-1147.
11. 赖克方，陈如冲，刘春丽，等. 不明原因慢性咳嗽的病因分布及诊断程序的建立. 中华结核和呼吸杂志，2006，29(2)：96-9.
12. 马洪明，朱礼星，赖克方，等. 不明原因慢性咳嗽的诊断探讨. 中华结核和呼吸杂志，2003，26(11)：675-678.
13. Khoshoo V, Edell D, Mohnot S, et al. Associated factors in children with chronic cough. Chest, 2009; 136: 811-815.
14. Asilsoy S, Bayram E, Agin H, et al. Evaluation of chronic cough in children. Chest, 2008, 134: 1122-1128.
15. UstaGuc B, Asilsoy S and Durmaz C.: The assessment and management of chronic cough in children according to the British Thoracic Society guidelines: descriptive, prospective, clinical trial. Clin Respir J, 2014, 8: 330-337.
16. Marchant J, Masters IB, Taylor SM, et al. Evaluation and outcome of young children in chronic cough. Chest, 2006, 129(1 Suppl): S1132-S1141.
17. 江沁波，刘玺诚，江载芳. 儿童气管支气管异物临床诊治探讨. 中国实用儿科杂志，2004，19(12)：734-736.
18. 耿凌云，陈慧中，朱春梅，等. 儿童慢性咳嗽的程序式诊断方法探讨. 临床儿科杂志，2007，25(1)：8-12.
19. Chang AB. Pediatric cough: children are not miniature adults. Lung, 2010, 188: S33-S40.
20. Goldsobel AB, Chipps BE. Cough in the pediatric population. J Pediatr, 2010, 156(3): 352-358.
21. Hay AD, Wilson A, Fahey T, et al. The duration of acute cough in pre-school children presenting to primary care: a prospective cohort study: Fam Pract, 2003, 20: 696-705.
22. Dicpinigaitis PV. Chronic cough due to asthma: ACCP evidence-based clinical practice guidelines. Chest, 2006, 129: 75S-79S.
23. 陈德晖. 5岁以下儿童慢性咳嗽诊断思路. 中国实用儿科杂志，2013，28(11)：816-819.

24. Itti S，von Mutius E，Lau S，et al. Perennial allergen sensitization early in life and chronic asthma in children：a birth cohort study. Lancet，2006，368：763-770.
25. Arshad SH，Tariq SM，Matthews S，et al. Sensitization to common allergens and its association with allergic disorders at age 4 years：a whole population birth cohort study. Pediatrics，2001，108：E33.
26. Cirillo I，Medusei G，Signori E. Methacholine bronchial challenge effects on nasal symptoms and function in patients with allergic rhinitis．Ear Ann Allergy Clin Immunol，2013，45（4）：123—129.
27. Pratter MR. Chronic upper airway cough syndrome secondary to rhinesinus diseases（previously referred to as postnasal drip syndrome）：ACCP evidence—based clinical practice guidelines．Chest，2006，129（1 Suppl）：63s-71s.
28. Li Y，Xianghuai X，Hanjing L，et al. Advances in upper airway cough syndrome. Kaohsiung Medical Sciences，2015，31：223-228.
29. 于兴梅，朱海艳，郝创利，等．不同病因儿童慢性咳嗽气道高反应的特征．中华结核和呼吸杂志，2015.38（1）：55-58.
30. Pedrosa M，Cancelliere N，Barranco P，et al. Usefulness of exhaled nitric oxide for diagnosing asthma. J Asthma，2010，47（7）：817-821.
31. Cordeiro D，Rudolphus A，Snoey E，et al. Utility of nitric oxide for the diagnosis of asthma in an allergy clinical population.Allergy Asthma Proc，2011，32（2）：119-126.
32. Zietkowski Z，Bodzenta-Lukaszvk A，Tomasiak MM，et al. Comparison of exhaled nitric oxide measurement with conventional tests in steroid-naive asthma patients. J lnvesting Allergol Clin Immunol，2006，16（4）：239-246.
33. Deykin A，Iazarus SC，Fahy JV，et al. Sputum eosinophil counts predict asthma control after discontinuation of inhaled corticosteroids.J Allergy Clin lmmunol，2005，115（4）：720-727.
34. Schleich FN，Seidel L，Sele J，et al. Exhaled nitric oxide thresholds associated with a sputum eosinophil count≥3% in a cohort of unselected patients with asthma. Thorax，2010，65（12）：1039-1044.
35. Dehui Chen，Guoyu Zhong，Wei Luo，et al. Reference values of induced sputum cytology in healthy children in Guangzhou，southern China. Pediatrics，2013，131（2）：e518-e524.
36. 钟帼钰，陈德晖，罗炜，等．高渗盐水诱导痰细胞学检查在儿童慢性咳嗽诊断中的意义．国际呼吸病学杂志，2012，32（5）：332-336.
37. Chang AB. State of the art：cough，cough receptors，and asthma in children. Pediatr Pulmonol，1999；28：59-70.
38. 中华耳鼻咽喉头颈外科杂志编委会鼻科组，中华医学会耳鼻咽喉头颈外科学分会鼻科学组．儿童鼻-鼻窦炎诊断和治疗建议（2012 年，昆明）．中华耳鼻咽喉头颈外科杂志，2013，48（2）：92-94.
39. Douros K，Alexopoulou E，Nicopoulou A，et al. Bronchoscopic and high-resolution CT scan findings in children with chronic wet cough．Chest，2011，140：317-323.
40. Zgherea D，Pagala S，Mendiratta M，et al. Bronchoscopic findings in children with chronic wet cough．Pediatrics，2012，129：e364-369.
41. Irwin RS，Baumann MH，Bolser DC，et al. Diagnosis and management of cough executive summary：ACCP evidence—based clinical practice Guidelines．Chest，2006，129（1 Suppl）：1S-23S.
42. Shields MD，Doherty GM．Chronic cough in children．Pediatr Respir Rev，2013，14：100-106.
43. Marchant J，Masters IB，Champion A，et al. Randomised controlled trial of amoxicillin clavulanate in children with chronic wet cough．Thorax，2012，67：689-693.
44. 陆权，刘恩梅．中国儿童慢性咳嗽的诊治现状．中华儿科杂志，2012，50（2）：81-82.

第四节 儿童慢性咳嗽的病因分布及临床特点

咳嗽是儿童呼吸系统疾病最常见的症状之一。根据病程的长短，儿童咳嗽分为急性咳嗽（病程在2周以内）、迁延性咳嗽（病程在2～4周）和慢性咳嗽（病程超过4周）。根据咳嗽病因，慢性咳嗽可以分为特异性咳嗽（specific cough）和非特异性咳嗽（non-specific cough），前者指咳嗽伴有能够提示特异性病因的其他症状或体征，即咳嗽是这些诊断明确的疾病症状之一；后者则指咳嗽为主要或惟一表现，胸部X线片未见明显异常的慢性咳嗽。病因分布方面，2008年"中国儿童慢性咳嗽病因构成比多中心研究"涉及了19个省、自治区和直辖市，共29所医院，历时近2年，采用统一的调查问卷，前瞻性地纳入4582例（合格病例4529例）慢性咳嗽患儿，并进行3个月随访观察。其结果揭示了引起中国儿童慢性咳嗽的前3位病因是咳嗽变异性哮喘、上气道咳嗽综合征和呼吸道感染后咳嗽，明确提出多病因的重要性、病因的重叠性和病因未明的现实性。

儿童慢性咳嗽的定义：咳嗽为主要或惟一的临床表现，病程>4周、胸部X片未见明显异常者。

一、病因

临床诊断儿童慢性咳嗽应充分考虑年龄因素，这是儿童有别于成人的重要特点。不同年龄儿童慢性咳嗽的常见病因如表9-4-1。

表9-4-1 年龄儿童慢性咳嗽常见病因

婴儿期（<1周岁）	幼儿期（1～3周岁）	学龄前期（3～6周岁）	年长儿（学龄期）
呼吸道感染和感染后咳嗽	呼吸道感染和感染后咳嗽	上气道咳嗽综合征	咳嗽变异型哮喘
先天性气管、肺发育异常	上气道咳嗽综合征	咳嗽变异型哮喘	上气道咳嗽综合征
胃食管反流	咳嗽变异型哮喘	呼吸道感染和感染后咳嗽	感染后咳嗽
先天性心脏病	气道异物	气道异物	肺结核
百日咳	胃食管反流	肺结核	支气管扩张
免疫力低下	肺结核	支气管扩张	心因性咳嗽

（一）咳嗽变异性哮喘（cough variant asthma，CVA）

CVA是引起儿童尤其是学龄前和学龄期儿童慢性咳嗽的常见原因之一。多中心研究表明，中国儿童慢性咳嗽病因构成中以CVA居首位。大量研究结果显示，对于儿童CVA的诊断，除临床特征以外，肺功能检查及气道反应性测定可提供客观数据辅助诊断。于兴梅等的研究表明：CVA患儿AHR严重程度分级结果显示，初诊时轻度和极轻度合计达76.5%，中重度为23.5%，治疗后1个月、6个月时AHR逐渐减低，以起始治疗1个月后下降最为明显。对于疑诊CVA患儿，有必要常规开展肺功能检查及气道反应性测定。

CVA的临床特征和诊断线索有：

（1）持续咳嗽>4周，常在夜间和（或）清晨发作，运动、遇冷空气后咳嗽加重，临床上无感染征象或经过较长时间抗生素治疗无效。

（2）支气管扩张剂诊断性治疗可使咳嗽症状明显缓解。

（3）肺通气功能正常，支气管激发试验提示气道高反应性。

（4）有过敏性疾病史包括药物过敏史，以及过敏性疾病阳性家族史，过敏原检测阳性可辅助诊断。

（5）除外其他疾病引起的慢性咳嗽。

CVA 的治疗：可予以口服 β2 受体激动剂（如丙卡特罗、特布他林、沙丁胺醇等）作诊断性治疗 1～2 周，也有使用透皮吸收型 β2 受体激动剂（妥洛特罗），咳嗽症状缓解者则有助诊断。一旦明确诊断 CVA，则按哮喘长期规范治疗，选择吸入糖皮质激素或口服白三烯受体拮抗剂或两者联合治疗，疗程至少 8 周。

（二）上气道咳嗽综合征（upper airway cough syndrome，UACS）

UACS 是引起儿童尤其是学龄前与学龄期儿童慢性咳嗽第 2 位主要病因。各种鼻炎、鼻窦炎、慢性咽炎、腭扁桃体和（或）增殖体肥大、鼻息肉等上气道疾病均可能引起慢性咳嗽。UACS 患儿咳嗽性质以湿咳为主，伴或不伴咳痰，睡前、醒后（体位改变）为甚（二咳征），常伴有鼻塞、流涕、清咽、打鼾，少数患儿诉头痛、头晕、低热等。Irwin 等在诊断慢性鼻窦炎有效的慢性咳嗽患儿中研究表明，常规鼻窦 X 光片已被证实在用于预测 UACS 引起的咳嗽时，其阳性预测值为 81% 和阴性预测值为 95%。

UACS 的临床特征和诊断线索：

（1）持续咳嗽 >4 周，伴有白色泡沫痰（过敏性鼻炎）或黄绿色脓痰（鼻窦炎），咳嗽以晨起或体位变化时为甚，伴有鼻塞、流涕、咽干并有异物感和复清咽等症状。

（2）咽后壁滤泡明显增生，有时可见鹅卵石样改变，或见黏液样或脓性分泌物附着。

（3）抗组胺药、白三烯受体拮抗剂和鼻用糖皮质激素对过敏性鼻炎引起的慢性咳嗽有效，化脓性鼻窦炎引起的慢性咳嗽需要抗菌药物治疗 2～4 周。

（4）鼻咽喉镜检查或头颈部侧位片、鼻窦 X 片或 CT 片可有助于诊断。

（三）呼吸道感染与感染后咳嗽（respiratory infections and postinfectious cough，PIC）

PIC 是引起幼儿和学龄前儿童慢性咳嗽的常见原因，也是儿童慢性咳嗽病因中诊断修正率最高者。Connell 等研究发现在感染后咳嗽的急性期应用辣椒素进行咳嗽激发试验发现咳嗽的敏感性增加，而 4 周之后重复测试，咳嗽敏感性恢复正常。因此，感染后咳嗽的发病机制可能是气道感染后发生短暂的气道炎症浸润有关，可存在一过性 AHR，且具有自限性。Zimmerman 等报道也支持 PIC 存在部分气道高反应性。于兴梅等的研究发现：PIC 阳性率为 75%，但 AHR 明显低于 CVA，对其进行随访发现，4 周后未给予抗炎治疗，但患儿 AHR 明显改善，而同时痰 EOS 无明显改善，提示气道为非嗜酸细胞性炎症。

PIC 的临床特征和诊断线索：

（1）近期有明确的呼吸道感染病史。

（2）咳嗽持续 >4 周，呈刺激性干咳或伴有少许白色黏痰。

（3）胸部 X 线片检查无异常或仅显示双肺纹理增多。

（4）肺通气功能正常，或呈现一过性气道高反应。

（5）咳嗽通常有自限性，如果咳嗽时间超过 8 周，应考虑其他诊断。

（6）除外其他原因引起的慢性咳嗽。

（四）胃食管反流性咳嗽（gastroesophageal refluX cough，GERC）

胃食管反流（GER）可以被认为是婴儿和儿童的一个正常的生理过程。复发性反流在 1～3 个月大婴儿中的发生率为 50%，4 个月大的婴儿为 67%，10～12 个月大的婴儿为 5%。

在这部分婴儿中只有少数发展 GERD，症状如厌食、吞咽困难、贫血或生长发育延迟。相比之下，在年龄稍大的儿童（6～17 岁）主要症状可以是上腹部的疼痛或胃灼热。GER 在儿童患病率约 15%。最新的中国儿童慢性咳嗽病因构成比多中心研究报道，GERC 病例数仅占总合格病例的 0.62%。虽然可能由于客观条件的限制，食管 pH 检测例数不足导致此结果偏低，但目前确实还没有确切的证据表明 GER 是我国儿童慢性咳嗽的常见原因。国际上，目前认为 24 小时食管 pH 监测是确定 GERD 与慢性咳嗽关系的最好检测方法。Holinger 等对 72 例慢性咳嗽儿童发现 GERD 占 15%，且大多数是 18 个月以下的婴儿。Ing 等研究胃酸反流和咳嗽的关系，通过检测食管 pH 并进行远端食管盐酸灌注发现，通过盐酸灌注可以明显增加咳嗽的频率与咳嗽的深度。Laukka 等研究发现慢性咳嗽患者中有 17.6% 存在 GERC，其中咳嗽时间 69.2% 发生于反流前，30.7% 发生于反流后，对咳嗽时间与反流时间进行相关分析发现咳嗽与反流时间无明显相关性，但反流可以增加咳嗽频率。

GERC 的临床特征和诊断线索有：

（1）阵发性咳嗽最好发的时相在夜间。

（2）咳嗽也可在进食后加剧。

（3）24 小时食管下端 pH 监测呈阳性。

（4）可导致患儿生长发育停滞或延迟。

（5）除外其他原因引起的慢性咳嗽。

GERD 的治疗：主张使用 H2 受体拮抗剂如西咪替丁和促胃动力药如多潘立酮等。近年来 PPI 越来越多的应用于婴幼儿 GERD 的治疗，但尚无研究证实 PPI 在治疗 GERD 导致的慢性咳嗽中的有效性。因此为规范 PPI 的临床应用，儿童群体使用的适应证可以为：①急性糜烂性食管炎的治疗；②糜烂性食管炎患者缓解期的维持治疗；③非糜烂性返流疾病的症状缓解；④夜间胃酸分泌相关的反流；⑤上消化道 GERD 症状。此外在品种的选择上，美国 FDA 只批准奥美拉唑、兰索拉唑和埃索美拉唑可用于儿童。

（五）非哮喘性嗜酸粒细胞性支气管炎（non-asthma eosinophilic bronchitis，NAEB）

1989 年 Gibson 首先报道 NAEB，在成人慢性咳嗽病因中占 13.5%，“构成比研究”报告中 NAEB 仅占 0.57%，如此低的构成比例或许与国内儿科开展诱导痰技术和嗜酸性粒细胞计数尚不普及有关。Brightling 等研究发现 EB 的诱导痰、BALF 中嗜酸性粒细胞数量明显增高，与哮喘相似。罗炜等研究表明从 EB、CVA 到典型哮喘诱导痰中，嗜酸性粒细胞百分率逐渐增高，其中 EB 的嗜酸性粒细胞气道炎症则相对更局限于中心气道。EB 的炎症细胞往往以浸润气道的黏膜层为主，对黏膜下层平滑肌的作用相对减弱，可能是 EB 不出现气道高反应性的原因之一。临床上以刺激性干咳或伴少许黏痰为惟一症状或主要症状，肺通气功能正常、无气道高反应性、诱导痰嗜酸性粒细胞 3% 及激素治疗有效即可诊断为 EB。

NAEB 的临床特征与诊断线索：

（1）刺激性咳嗽持续 >4 周。

（2）胸部 X 线片正常。

（3）肺通气功能正常，且无气道高反应性。

（4）痰液中嗜酸性粒细胞相对百分数 >3%。

（5）支气管舒张剂治疗无效，口服或吸入糖皮质激素治疗有效。

（6）除外其他原因引起的慢性咳嗽。

（六）多发性抽动症（tourette's syndrome，TS）

TS 是一种神经精神性疾病，以慢性多发运动性抽动和（或）发声抽动为特征的，临床可表现为频繁眨眼、耸肩、缩鼻等不自主动作和（或）伴有咳嗽声、清嗓声、吸鼻声等。对有些合并有鼻炎、鼻窦炎的患者，容易被忽视，故对常规治疗效果差的患儿，需注意进行神经心理疾病询问，行实验室检查，减少漏诊和误诊。

TS 的临床特征与诊断线索：

（1）学龄前儿童居多（6-9 岁占 78.3%）。

（2）表现为清嗓、干咳、嗅鼻、叹息、呼噜等。

（3）白天发作多，精神紧张时更甚，睡眠时消失。

（4）部分伴有运动性抽动症状（眨眼、咧嘴、耸肩、皱额等头面颈部怪异动作）。

（七）心因性咳嗽

ACPP 建议：儿童心因性咳嗽应在除外多发性抽动症，并且经过行为干预或心理治疗后咳嗽能得到改善时才能诊断，常见于学龄期和青春期的儿童。

心因性咳嗽的临床特征与诊断线索：

（1）年长儿多见。

（2）日间咳嗽为主，专注于某件事情或夜间休息咳嗽消失，可呈雁鸣样高调的咳嗽。

（3）常伴有焦虑症状，但不伴有器质性疾病。

（4）除外其他原因引起的慢性咳嗽。

（八）药物诱发咳嗽

儿童虽不常见，但仍应警惕。血管紧张素转换酶抑制剂、β 肾上腺素受体阻断剂如普萘洛尔等药物可诱发慢性咳嗽，通常表现为持续性干咳，夜间或卧位时加重，停药 3～7 天咳嗽明显减轻乃至消失。

（九）先天性呼吸道疾病（congenital respiratory disorders）

先天性呼吸道疾病主要见于婴幼儿，尤其是1岁以内。包括有先天性食管气管瘘、先天性血管畸形压迫气道、喉 - 气管 - 支气管软化和（或）狭窄、支气管 - 肺囊肿、原发性纤毛运动障碍、胚胎源性纵隔肿瘤等，而成人好发的支气管扩张症并不常见于 0～3 岁婴幼。一旦明确这些疾患引起的慢性咳嗽，就归属特异性咳嗽。

（十）异物吸入

咳嗽是气道异物吸入最常见的症状，明确诊断则应归属特异性咳嗽。异物吸入是儿童尤其是 1～3 岁儿童慢性咳嗽的重要原因。研究发现有 70% 的气道异物吸入患者表现为咳嗽，其他症状尚有呼吸音降低、喘鸣等，可有窒息史。咳嗽通常表现为阵发性剧烈呛咳，也可仅表现为慢性咳嗽伴阻塞性肺气肿或肺不张，异物一旦进入小支气管以下，可以无咳嗽，也即所谓进入“沉默区”。

（十一）迁延性细菌性支气管炎（persistent bacterial bronchitis，PBB）

PBB 是引起婴幼儿期和学龄前期儿童特异性慢性咳嗽的病因之一，需要引起儿科临床医师的关注。曾有称其为化脓性支气管炎、迁延性支气管炎和支气管扩张前期等，是指由细菌引起的支气管内膜持续的感染。引起 PBB 致病菌主要是流感嗜血杆菌（特别是未分型流感嗜血杆菌）和肺炎链球菌等，极少由革兰阴性杆菌引起。PBB 的发生与细菌在气道中形成生物被膜以及气道的黏液纤毛清除功能障碍、全身免疫功能缺陷和气道畸形（例如气道软化）等密切相关。

PBB临床特征和诊断线索：

(1) 湿性（有痰）咳嗽持续>4周。

(2) 胸部高分辨CT片可见支气管壁增厚和疑似支气管扩张，但很少有肺过度充气，这有别于哮喘和细支气管炎。

(3) 抗菌药物治疗2周以上咳嗽可明显好转。

(4) 支气管肺泡灌洗液检查中性粒细胞升高和（或）细菌培养阳性。

(5) 除外其他原因引起的慢性咳嗽。

二、诊断方法

1. 病史询问 详细询问病史包括患儿年龄、咳嗽持续时间、咳嗽性质（如犬吠样、雁鸣样、断续性或阵发性、干咳或有痰咳嗽、夜间咳嗽或运动后加重等）、有无打鼾，有无异物或可疑异物吸入史、服用药物史尤其是较长时间服用血管紧张素转换酶抑制剂、既往有无喘息史、有无过敏性疾病或过敏性疾病阳性家族史等，要注意患儿暴露的环境因素（如被动吸烟、环境污染、大气污染等）。

2. 体格检查 注意评估患儿生长发育情况、呼吸频率、胸廓有无畸形、腭扁桃体和（或）增殖体有无肥大/肿大、咽后壁有无滤泡增生、有无分泌物黏附、有无发绀、杵状指等，尤其要注意检查肺部及心脏。

3. 辅助检查

(1) 影像学检查：慢性咳嗽患儿应常规作胸部X线检查，依据胸部X线片有无异常，决定下一步的诊断性治疗或检查。如果胸部X线片仍不能明确诊断或病情复杂的患儿，可以行胸部CT检查以明确诊断。对怀疑增殖体肥大/肿大的患儿，可以摄头颈部侧位片，了解增殖体增大的情况。鼻窦部CT片若显示鼻窦黏膜增厚4mm以上，或窦腔内有气液平面，或模糊不透明，则是鼻窦炎的特征性改变。考虑到放射线对儿童可能的损害，鼻窦部CT不宜列为常规检查，而对其结果的解释尤其在1岁以下小儿也需慎重，因为儿童鼻窦发育尚不完善（上颌窦、筛窦出生时虽存在但很小，额窦、蝶窦5～6岁才出现）、骨结构不清晰，单凭影像学容易造成“鼻窦炎”的过多诊断。

(2) 肺功能：5岁以上患儿应常规行肺通气功能检查，并可根据第1秒用力呼气量进一步做支气管舒张试验或支气管激发试验，以助CVA、NAEB和AC的诊断与鉴别诊断。

(3) 鼻咽喉镜检查：对怀疑有鼻炎、鼻窦炎、鼻息肉、增殖体肥大/肿大的患儿，可以做鼻咽喉内镜检查明确诊断。

(4) 支气管镜检查：对怀疑气道发育畸形、气道异物（包括气道内生异物、痰栓）等引起的慢性咳嗽可以做支气管镜检查及灌洗。

(5) 诱导痰或支气管肺泡灌洗液细胞学检查和病原微生物分离培养，可以明确或提示呼吸道感染病原，也可根据嗜酸性粒细胞百分率明确NAEB的诊断。

(6) 血清总IgE、特异性IgE和皮肤点刺试验：对怀疑与过敏相关的慢性咳嗽、了解患儿有无特应性体质等有一定参考价值。

(7) 24小时食管下端pH监测：是确诊GERC的金标准。对怀疑GERC患儿，应进行此项检查。

(8) 呼出气NO（eNO）测定：eNO的升高与嗜酸性粒细胞相关性气道炎症有关，测定eNO可作为辅助诊断CVA、EB的非侵入性检查方法。

（9）咳嗽感受器敏感性检测：怀疑 AC 时可行此项检测，在儿童期该技术尚需在开展中积累经验。

三、诊断与鉴别诊断流程

应该清醒认识到慢性咳嗽只是一个症状，要尽可能明确引起慢性咳嗽的病因。诊断程序应从简单到复杂，从常见病到少见病。应重视年龄对小儿慢性咳嗽可能病因的提示，应注意各病因引起咳嗽在 24 小时内的好发时相。诊断性治疗有助于儿童慢性咳嗽诊断，其原则是在无明确病因提示时，按 CVA、UACS 和 PIC 顺序进行诊断性治疗。具体诊断步骤和思路参见图 9-4-1）。

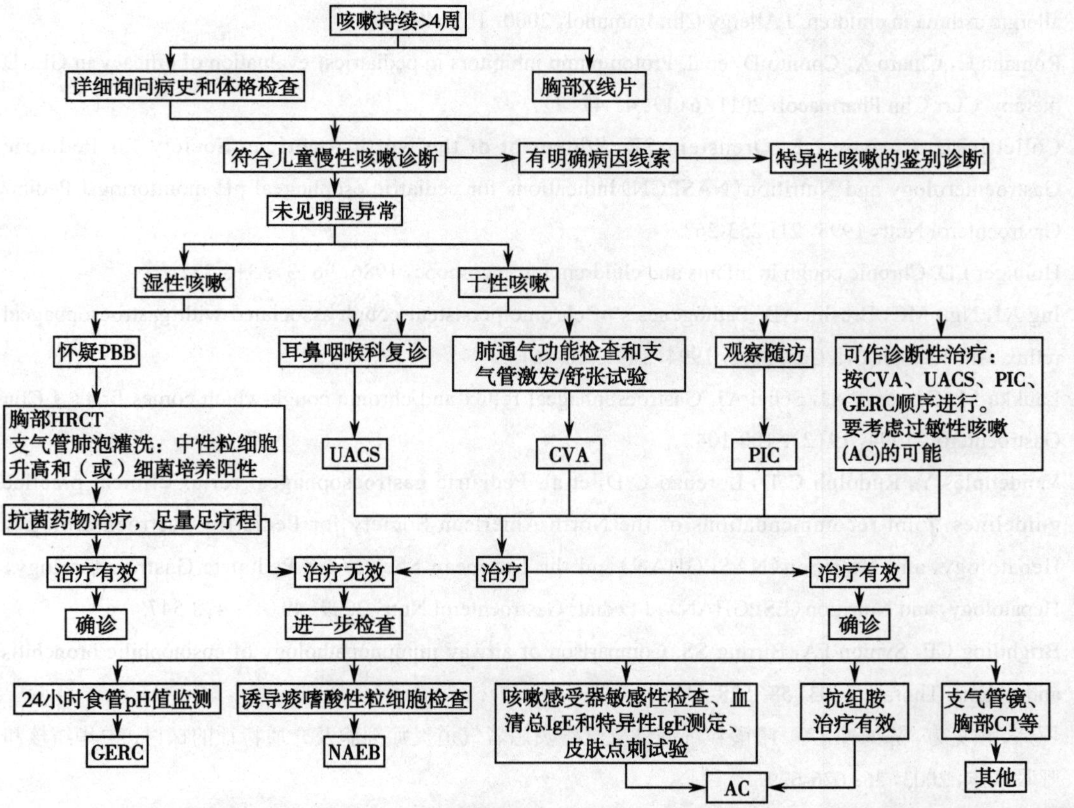

注：PBB：迁延性细菌性支气管炎；CVA：咳嗽变异性哮喘；UACS：上气道咳嗽综合征；PIC：（呼吸道）感染后咳嗽；GERC：胃食管反流性咳嗽；AC：过敏性（变应性）咳嗽；HRCT：高分辨率CT；NAEB：非哮喘性嗜酸粒细胞性支气管炎

图 9-4-1 儿童慢性咳嗽诊断治疗流程图

（郝创利 杨梦婕 于兴梅）

参考文献

1. 中国儿童慢性咳嗽病因构成比研究协作组．中国儿童慢性咳嗽病因构成比多中心研究．中华儿科杂志，2012，50（2）：83-92.

2. Even L，Heno N，Talmon Y，et al. Diagnostic evaluation of foreign body aspiration in children：a prospective study. J Pediatr Surg，2005，40（7）：1122-1127.

3. 于兴梅，朱海艳，杨晓蕴，等. 儿童咳嗽变异性哮喘患者气道高反应的动态观察. 中华医学杂志，2014，94（16）：1215-1218.
4. 万莉雅，张琴，袁艳，等. 支气管舒张试验在小儿慢性咳嗽鉴别诊断中的应用. 临床儿科杂志，2007，25（6）：445-447.
5. 夏宇靖，张琴，袁艳，等. 咳嗽变异性哮喘患儿气道反应性特点. 临床儿科杂志，2012，30（8）：730-733.
6. Irwin RS，Curley FJ，French CL. Chronic cough：the spectrum and frequency of causes，key components of the diagnostic evaluation，and outcome of specific therapy. Am Rev Respir Dis，1990，141：640-647.
7. Connell OF，Thomas VE，Studham JM，et al. Capsaicin cough sensitivity increases during upper respiratory infection. Respir Med，1996，90：279-286.
8. Zimmerman B，Silverman FS，Tarlo SM，et al. Induced sputum：comparison of post infectious cough with allergic asthma in children. J Allergy Clin Immunol，2000，105：495-499
9. Romano C，Chiaro A，Comito D，et al. Proton pump inhibitors in pediatrics：evaluation of efficacy in GERD therapy. Curr Clin Pharmacol，2011，6（1）：41-47（7）.
10. Colletti RB，Christie DL，Orenstein SR. Statement of the North American Society for Pediatric Gastroenterology and Nutrition（NASPGN）Indications for pediatric esophageal pH monitoring.J Pediatr Gastroenterol Nutr，1995，21：253-262.
11. Holinger LD. Chronic cough in infants and children. Laryngoscope，1986，96（3）：316-322.
12. Ing AJ，Ngu MC，Breslin AB. Pathogenesis of chronic persistent cough associated with gastroesophageal reflux. Am J Respir Crit Care Med，1994，149：160-167.
13. Laukka M，Cameron AJ，Schei AJ. Gastroesophageal reflux and chronic cough-which comes first？J Clin Gastroenterol，1994，19（2）：100-104.
14. Vandenplas Y，Rudolph C D，Lorenzo C D，et al. Pediatric gastroesophageal reflux clinical practice guidelines：joint recommendations of the North American Society for Pediatric Gastroenterology，Hepatology，and Nutrition（NASPGHAN）and the European Society for Pediatric Gastroenterology，Hepatology，and Nutrition（ESPGHAN）. J Pediatr Gastroenterol Nutr，2009，49（4）：498-547.
15. Brightling CE，Symon FA，Birring SS. Comparison of airway immunopathology of eosinophilic bronchitis and asthma. Thorax，2003，58：528-532.
16. 罗炜，赖克方，陈如冲，等. 嗜酸粒细胞性支气管炎患者气道炎症细胞及介质特征的探讨. 中华结核和呼吸杂志，2003，26：626-629.
17. Irwin RS，Glomb WB，Chang AB. Habit Cough，Tic Cough，and Psychogenic Cough in Adult and Pediatric Populations：ACCP Evidence-Based Clinical Practice Guideline. Chest，2006，129（1 Suppl）：174S-179S.
18. 陈军，多力坤，王险峰. 儿童支气管扩张症 22 例临床分析. 临床儿科杂志，2012，30（1）：51-54.
19. 刘秀云，江载芳. 儿童支气管扩张 91 例病因分析. 临床儿科杂志，2011，29（2）：127-129.
20. 陆泳，王立波，张明智，等. 支气管扩张症 38 例临床特征. 中华实用儿科临床杂志，2010，25（4）：264-265.

第五节 阻塞性睡眠呼吸暂停低通气综合征与慢性咳嗽

慢性咳嗽是常见的临床症状，主要病因有咳嗽变异性哮喘、上气道咳嗽综合征、嗜酸粒细胞性支气管炎和胃食管反流性咳嗽，占慢性咳嗽病因的 70%～95%。但部分慢性咳嗽原因仍不明。阻塞性睡眠呼吸暂停低通气综合征（obstructive sleep apnea hypopnea syndrome，

OSAHS）是一种患者在睡眠中因反复发生上气道完全或不完全阻塞导致的以频繁呼吸暂停为突出表现的睡眠呼吸疾病，成人患病率约为4%，60岁以上人群患病率可高达20%～40%。除打鼾、夜间憋醒和白天嗜睡等症状外，OSAHS伴有慢性咳嗽或慢性咳嗽伴有OSAHS频率均较高，越来越多研究者提出OSAHS可能是慢性咳嗽的病因之一。本节就OSAHS与慢性咳嗽的关联进行综述。

一、OSAHS与慢性咳嗽的关系

2007年Birring等首次报道了4例伴有OSAHS的慢性咳嗽患者，经持续气道正压（CPAP）通气治疗后咳嗽消失，从而建立了OSAHS和慢性咳嗽之间的因果关系。Sundar等则报道在75例慢性咳嗽患者中筛选的38例进行了多导睡眠监测，发现其中33例存在OSAHS，即在此小样本慢性咳嗽患者中OSAHS患病率高达44%。其他报道也有类似结果。上述研究显示，慢性咳嗽可作为OSAHS的主要或惟一临床症状，OSAHS和慢性咳嗽间存在一定程度的伴随或因果关系。

二、慢性咳嗽在OSA患者中的发生率

继Birring等首次提出OSA可能是慢性咳嗽病因之一后，一系列研究证实OSA患者中慢性咳嗽发生率高达33%～68%，而在社区人群中慢性咳嗽发病率在12%左右。上述研究均非对照研究，数据可能存在一定偏差。近期，Wang等人回顾性对照研究，发现OSA患者中慢性咳嗽比例达39.4%（39/99），显著高于非OSA患者12.5%。因而表明，慢性咳嗽在OSA患者中发病率较一般人群显著升高。

三、OSAHS患者慢性咳嗽特征

OSAHS所致的慢性咳嗽多为干咳，咳嗽总体呈现日重夜轻规律，也有研究认为夜间咳嗽频率更高，偶表现为夜间睡眠状态下咳醒；部分患者可伴有夜间胃灼热感或咽部不适症状。上述表现并无特异性，在其他病因引起的慢性咳嗽中也不同程度存在。如夜间咳醒也见于咳嗽变异性哮喘患者；由于夜间处于家庭室内清洁环境，接受的咳嗽刺激较少和咳嗽反射敏感性下降，大部分咳嗽患者普遍夜间咳嗽频率低于白昼。伴随的夜间灼热感或咽部不适症状可为OSAHS并发的胃食管反流或鼻后滴流引起，也可为咳嗽本身引起的机体损伤表现。

四、OSAHS引起慢性咳嗽的机制

OSA引起咳嗽的确切机制并不十分明确，可能与以下因素相关。

（一）胃食管反流

早期通过24小时食管pH监测的研究显示OSAHS患者异常酸反流明显增高，平均食管内pH< 4.0时间占总监测时间百分比为21.4%，远高于正常人群的3.7%。最近的大组病例研究发现OSAHS夜间反流症状的发生率为10.2%，为正常人群的两倍，而且反流性食管炎的严重度与OSA患者的睡眠呼吸紊乱指数存在正相关。Wang等人的对照研究对伴有慢性咳嗽的OSA患者多元回归分析，发现胃食管反流是慢性咳嗽的独立危险因素。OSAHS常伴有胃食管反流，其原因与OSAHS患者睡眠时上气道阻塞引起的无效呼吸导致胸内负压和食管内负压增高，跨膈压增大，产生“吸吮”效用使胃内容物反流更易进入食管有关。此外，睡眠时上下食管括约肌松弛也是因素之一。

胃食管反流可能在OSAHS所致的慢性咳嗽中起重要作用。其可能机制有：

1．反射理论　胃内反流物通过食管-支气管反射刺激气道释放P物质和降钙素基因相关肽等神经递质诱发神经源性炎症，气道壁血管通透性增高、血浆外渗和组织水肿，刺激咳嗽感受器或增高咳嗽感受器的敏感性。

2．反流理论　胃内容物反流至咽喉，直接刺激局部咳嗽感受器，或微量反流物误吸进入下气道引起支气管收缩、炎症细胞渗出和气道黏膜水肿，从而刺激气管支气管咳嗽感受器。当咳嗽发生后，咳嗽时胸内压和腹内压增加可加重胃食管反流，形成正反馈恶性循环，使OSAHS的咳嗽处于持续状态。

（二）鼻后滴流

鼻炎和鼻窦炎是公认的OSAHS发病独立危险因素。26%过敏性鼻炎和83%的非过敏性鼻炎可合并OSAHS。相反，OSAHS中有23%可有过敏性鼻炎。鼻炎或鼻窦炎患者鼻黏膜水肿和鼻腔内分泌物增多，呼吸时鼻部阻力和胸腔负压增大，气道更易塌陷，可引起或加重OSAHS。部分OSAHS患者反流至鼻咽部的胃酸可造成鼻咽部和鼻腔黏膜化学损伤，引起反流性咽喉炎或慢性鼻炎-鼻窦炎，与OSAHS互为因果。然而，鼻部激素、手术治疗均不能改善伴有鼻炎表现的OSA患者的咳嗽症状。Georgalas等人提出，鼻部疾病在大多数OSAHS所起作用并不重要，但可参与慢性咳嗽的发生，其致咳嗽机制与上气道咳嗽综合征相同，鼻部分泌物经鼻后部倒流至咽喉，刺激咽喉部咳嗽感受器或误吸入下气道刺激气管和支气管咳嗽感受器为主要因素，咽喉部咳嗽感受器受局部炎症刺激和敏感性增高也起一定作用。

（三）气道炎症

早期的研究发现OSAHS患者鼻腔灌洗液及诱导痰的中性粒细胞明显增多。此外，OSAHS患者上气道组织中也存在明显的活化CD4和CD8淋巴细胞浸润，其中CD4淋巴细胞主要集聚于肌层，而CD8淋巴细胞则以黏膜层较多。最近证实OSAHS患者呼出气冷凝液中一氧化氮、过氧化氢和白三烯B4等炎性标志物也增多。OSA患者气道内IL-6/8及IFN-γ水平升高。因此，气道炎症是OSAHS的常见气道病理改变。

目前认为，OSAHS气道炎症的发生主要为呼吸道局部的损伤和全身炎症反应在呼吸道的局部表现。OSAHS患者打鼾震动和气道反复阻塞开放形成的机械物理刺激可对气道尤其气道上皮细胞施加过大的摩擦张力而损伤气道黏膜，诱发趋化因子和细胞因子如巨噬细胞炎性蛋白-2、白介素-1β、白介素-6、白介素-8、肿瘤坏死因子-α、γ-干扰素和神经生长因子等的表达，启动气道炎症。呼吸导致的上气道干燥和伴有的胃食管反流等也与气道炎症的发生有关。引起全身性炎症反应的主要因素为夜间间歇性缺氧。睡眠呼吸暂停使缺氧和再氧合交替出现，类似缺血-再灌注过程，引起氧化应激反应，机体内中性粒细胞和单核细胞内呼吸爆发，超氧阴离子生成增多。此外，交感神经系统兴奋、睡眠片断化和肥胖等也参与OSAHS全身炎症的发生，并在呼吸道局部得到体现。上述气道炎症早期表现为以中性粒细胞浸润为主，后期则可能以淋巴细胞占多数。

黏膜充血水肿、上皮脱落和基底膜裸露、黏膜和黏膜下层炎性细胞浸润等气道炎症改变，使上皮细胞间隙增大，可通过牵拉刺激快适应感受器，并使咳嗽感受器裸露更容易被外来咳嗽刺激兴奋而引起咳嗽，或通过释放的炎症介质如前列腺素、P物质和降钙素基因相关肽等致敏C传入神经纤维，使C传入神经纤维上的瞬时受体电位香草酸亚型1（transient receptor potential vanilloid 1，$TRPV_1$）发生表达上调、寡聚化增多、移位至胞质膜上或磷酸化等可塑性（plasticity）变化，从而增高咳嗽反射敏感性，使此类患者在较弱的刺激下产生强烈、持久的咳嗽反射。然而，Lacedonia 等的小样本对照研究发现：经气道持续正压治疗后 OSAS 患者缺氧虽得到纠正，但鼻腔和下气道中性粒细胞数量无减少，气道炎症性质和强度并无变化。故气道炎症在 OSAHS 相关慢性咳嗽发生的确切作用尚待进一步探讨。

（四）咳嗽高敏感性

气道炎症可造成 OSA 患者的咳嗽敏感性增高。笔者科室研究发现，OSA 患者的咳嗽敏感性显著高于单纯打鼾者及正常对照组（资料未发表），且 Faruqi 等报道，经 CPAP 治疗后 OSA 患者咳嗽敏感性下降，咳嗽改善。提示咳嗽敏感性增高可能是造成 OSA 患者咳嗽机制之一。

（五）其他

OSAHS 患者的上气道塌陷可使气道前后壁发生相互接触，后坠舌根也可压迫咽喉部，均直接刺激局部对机械刺激敏感的快适应咳嗽感受器诱发咳嗽。正常睡眠状态下，大脑皮质对脑干咳嗽中枢有抑制作用，机体对致咳嗽刺激的反应减弱，是机体的一种自我保护措施。OSAHS 患者夜间反复觉醒，大脑皮质对咳嗽反射的抑制作用削弱，可能加重患者的咳嗽症状。

五、OSAHS 相关慢性咳嗽的诊断

目前对 OSAHS 作为慢性咳嗽的病因普遍认识不足，因此提高诊断意识非常重要。但由于 OSAHS 诱发的咳嗽相对少见，也不宜将其作为首要病因优先考虑。当遵循现有的指南推荐的诊治流程排除慢性咳嗽的常见病因，或按常见病因治疗后咳嗽症状不缓解或不能完全消失，又存在 OSAHS 的相关因素，如肥胖、OSAHS 家族史、长期大量饮酒、服用镇静催眠类药物或肌肉松弛类药物、打鼾、日间嗜睡时，才有必要考虑 OSAHS 作为慢性咳嗽独立或共同病因的可能性，及时行相应检查以明确诊断。相关慢性咳嗽尚无统一诊断标准。综合相关文献，下列标准可供参考：①有慢性咳嗽症状；②多导睡眠图监测证实 OSAHS；③持续气道正压或双水平气道正压通气治疗后咳嗽减轻或消失。值得注意的是针对 OSAHS 的机械通气治疗是确诊 OSAHS 相关慢性咳嗽的主要条件，是建立 OSAHS 和慢性咳嗽之间因果关系的必要步骤。

六、OSAHS 相关慢性咳嗽的治疗

CPAP 是治疗 OSAHS 相关慢性咳嗽的首选措施。多项研究证实，CPAP 可改善慢性咳嗽症状，下调此类患者的咳嗽高敏感性，改善 LCQ 评分，即提高慢性咳嗽患者生活质量。多数研究缺乏对照组，结论可能存在偏差。Wang 等进行回顾性对照研究发现应用 CPAP 治疗咳嗽缓解率 66.7%，显著高于未应用 CPAP 治疗组 9.5%。有限的资料表明治疗 1～2 天后咳嗽症状就可有明显改善，但完全消失需要 5 天至 6 周，个体差异很大。持续气道正压治疗 OSAHS 相关咳嗽的机制可能有：①保持上气道通畅，防治上气道塌陷和舌根后坠，减少对局部咳嗽感受器的刺激；②提高胸腔内压和和食管内压，阻断或缓解胃食管反流而改善咳嗽症状；③纠正间歇性缺氧和减少气道反复阻塞对气道的机械损伤，抑制气道炎症。目前尚无有关持续气道正压治疗 OSAHS 相关慢性咳嗽的疗程研究报道。但鉴于 OSAHS 潜在的全身多脏器损害和疾病慢性过程，长期维持治疗可能是恰当的治疗方案。

七、展望

综上所述，OSAHS 相关慢性咳嗽是新近认识的一种慢性咳嗽病因。虽然现有的研究资料并不显示其为慢性咳嗽的主要病因，发生机制也尚不清楚，但考虑到 OSAHS 广大的患者

人群和较高的慢性咳嗽并发率，OSAHS 相关慢性咳嗽的重要性将会逐渐凸显。因此，增强 OSAHS 相关慢性咳嗽的认识和诊断意识，尽量避免不必要的漏诊和误诊，同时加强相关临床和基础研究，是提高 OSAHS 相关慢性咳嗽诊治水平的必由之路。

（余 莉 徐镶怀 邱忠民）

参 考 文 献

1. 中华医学会呼吸病学分会哮喘学组．咳嗽的诊断与治疗指南（2009 版）．中华结核和呼吸杂志，2009，32（6）：407-413.
2. Morice AH，Fontana GA，Sovijarvi AR，et al. The diagnosis and management of chronic cough. Eur Respir J，2004，24：481-492.
3. 中华医学会呼吸病学分会睡眠呼吸障碍学组．阻塞性睡眠呼吸暂停低通气综合征患者持续气道正压通气临床应用专家共识（草案）．中华结核和呼吸杂志，2012，35（1）：13-18.
4. Chan KK，Ing AJ，Laks L，et al. Chronic cough in patients with sleep-disordered breathing，Eur Respir J，2010，35：368-372.
5. Lee KK，Birring SS. Cough and sleep. Lung，2010，188 Suppl 1：91S-94S.
6. Sundar KM，Daly SE，Pearce MJ，et al. Chronic cough and obstructive sleep apnea in a community-based pulmonary practice.Cough，2010，6（2）：1-7.
7. Birring SS，Ing AJ，Chank K，et a1. Obstructive sleep apnoea：a cause of chronic cough. Cough，2007，3-7.
8. Birring SS，Kavanagh J，Lai K，et al. Adult and paediatric cough guidelines：Ready for an overhaul? Pulm Pharmacol Ther，2015，35：137-44.
9. Teng AY，Sullivan CE. Nasal mask continuous positive airway pressure in the treatment of chronic nocturnal cough in a young child. Respirology，1997，2：131-134.
10. Sundar KM，Daly SE，Willis AM. A longitudinal study of CPAP therapy for patients with chronic cough and obstructive sleep apnoea. Cough，2013；9（1）：19.
11. Wang TY，Lo YL，Liu WT，et al. Chronic cough and obstructive sleep apnoea in a sleep laboratory-based pulmonary practice. Cough，2013；9（1）：24.
12. Sundar KM，Daly SE. Chronic cough and OSA：a new association? J Clin Sleep Med，2011，7（6）：669-677.
13. Sullivan CE，Murphy E，Kozar LF，et al. Waking and ventilatory responses to laryngeal stimulation in sleeping dogs. J Appl Physio，1978，45（5）：681-689.
14. Sullivan CE，Kozar LF，Murphy E，et al. Arousal，ventilatory，and airway responses to bronchopulmonary stimulation in sleeping dogs. J Appl Physiol，1979，47（1）：17-25.
15. Ing AJ，Ngu MC，Breslin AB. Obstructive sleep apnea and gastroesophageal reflux. Am J Med，2000，108 Suppl 4a：120S-125S.
16. Shepherd KL，James AL，Musk AW，et al. Gastro-oesophageal reflux symptoms are related to the presence and severity of obstructive sleep apnoea. J Sleep Res，2011，20：241-249.
17. Demeter P，Visy KV，Magyar P. Correlation between severity of endoscopic findings and apnea-hypopnea index in patients with gastroesophageal reflux disease and obstructive sleep apnea. World J Gastroenterol，2005，11：839-841.
18. Pasricha PJ. Effect of sleep on gastroesophageal physiology and airway protective mechanisms. Am J Med，2003，115 Suppl 3A：114S-118S

19. 刘春丽，赖克方，钟南山，等. 胃食管反流性咳嗽患者气道黏膜及分泌物中神经肽含量的变化。中华结核与呼吸杂志，2005，28(8)：520-524.

20. Morice A. Gastroesophageal reflux and tachykinins in asthma and chronic cough. Thorax，2007，62(6)：468-469.

21. Patterson RN，Johnston BT，Ardill JE，et al. Increased tachykinin levels in induced sputum from asthmatic and cough patients with acid reflux. Thorax，2007，：491-495.

22. Kalpaklioğlu AF，Kavut AB，Ekici M. Allergic and nonallergic rhinitis：the threat for obstructive sleep apnea. Ann Allergy Asthma Immunol，2009，103：20-25.

23. Gül A，Cınar F，Evren C，et al. The prevalence of allergic rhinitis in patients with simple snoring and obstructive sleep apnea syndrome. Kulak Burun Bogaz Ihtis Derg，2011，21：70-75

24. Craig TJ，Hanks CD，Fisher LH：How do topical nasal corticosteroids improve sleep and daytime somnolence in allergic rhinitis? J Allergy Clin Immunol，2005，116：1264-1266.

25. Li HY，Lee LA，Wang PC，et al. Nasal surgery for snoring in patients with obstructive sleep apnea. Laryngoscope，2008，118：354-359.

26. Georgalas C. The role of the nose in snoring and obstructive sleep apnoea：an update. Eur Arch Otorhinolaryngol，2011，268：1365-1373

27. Pratter MR. Chronic upper airway cough syndrome secondary to rhinosinus diseases(previously referred to as postnasal drip syndrome)：ACCP evidence-based clinical practice guidelines. Chest，2006，129：63S-71S.

28. Rubinstein I. Nasal inflammation in patients with obstructive sleep apnea. Laryngoscope，1995，105：175-177.

29. Salerno FG，Carpagnano E，Guido P，et al. Airway inflammation in patients affected by obstructive sleep apnea syndrome. Respir Med，2004，98：25-28.

30. Boyd JH，Petrof BJ，Hamid Q，et al. Upper airway muscle inflammation and denervation changes in obstructive sleep apnea. Am J Respir Crit Care Med，2004，170：541-546.

31. Paulsen FP，Steven P，Tsokos M，et al. Upper airway epithelial structural changes in obstructive sleep-disordered breathing. Am J Respir Crit Care Med，2002，166：501-509

32. Malakasioti G，Alexopoulos E，Befani C，et al. Oxidative stress and inflammatory markers in the exhaled breath condensate of children with OSA. Sleep Breath，2012，16(3)：703-8.

33. Carpagnano GE，Lacedonia D，Foschino-Barbaro MP. Non-invasive study of airways inflammation in sleep apnea patients. Sleep Med Rev，2011，15：317-326.

34. Niimi A. Structural changes in the airways：cause or effect of chronic cough. Pulm Pharmacol Ther，2011，24：328-333

35. Xia R，Dekermendjian K，Lullau E，et al. TRPV1：a therapy target that attracts the pharmaceutical interests. Adv Exp Med Biol，2011，704：637-665.

36. Lacedonia D，Salerno FG，Carpagnano GE，et al. Effect of CPAP-therapy on bronchial and nasal inflammation in patients affected by obstructive sleep apnea syndrome. Rhinology，2011，49：232-237.

37. Faruqi S，Fahim A，Morice AH. Chronic cough and obstructive sleep apnoea：reflux-associated cough hypersensitivity? Eur Respir J，2012，40(4)：1049-1050.

38. 中华医学会呼吸病学分会睡眠呼吸障碍学组. 阻塞性睡眠呼吸暂停低通气综合征诊治指南(2011年修订版). 中华结核和呼吸杂志，2012，35(1)：9-12.

39. Ryan S，Tayor CT，McNicholas WT. Predictors of elevated nuclear factor-kappaB-dependent genes in obstructive sleep apnea syndrome. Am J Respir Crit Care Med，2006，174：824-830.

第十章 间质性肺疾病

第一节 肉芽肿疾病的诊断分析思路及鉴别诊断新方法

一、相关概念

1. 肺部多发结节性病变　指在肺部影像学和（或）在病理组织学上以多个结节样病灶为主要表现的疾病群，可由许多病种引起。

2. 肉芽肿　属病理组织学上慢性炎症中的主要类型，是致炎因子长期持续性刺激或所致的迟发型变态反应，在炎症局部形成的由巨噬细胞增生为主构成的境界清楚的结节状病灶。

二、肉芽肿性肺疾病的常见病因和分类

根据病因可将其分为感染性和非感染性两大类。

（一）感染性肉芽肿

包括各种病原体的感染，主要有以下几种：

1. 某些细菌感染　如结核病、麻风、梅毒等。

2. 真菌感染　如隐球菌、曲霉菌、组织胞浆菌、球孢子菌病等。

3. 寄生虫感染　如肺吸虫、血吸虫、弓形虫等。

（二）非感染性肉芽肿

1. 异物性肉芽肿　如手术缝线、石棉、滑石粉、无机和金属粉尘（铍、铝、锆等）、鱼刺、鸡骨等。

2. 原因不明性肉芽肿　结节病、ANCA 相关肉芽肿血管炎、朗格汉斯肉芽肿等。

3. 血管炎及胶原血管病性肉芽肿　坏死性血管炎、多动脉炎、类风湿性关节炎（RA）、系统性红斑狼疮（SLE）、进行性系统性硬化病（PSS）、多发性肌炎（PM）或皮肌炎（DM）和干燥综合征（SS）等。

4. 无菌炎症反应性肉芽肿　创伤后的组织反应、炎症反应后的慢性机化性炎症、外源性过敏性肺泡炎（EAA）、隐源性机化性肺炎（COP）、寻常型间质性肺炎（UIP）、淋巴细胞性间质性肺炎（LIP）、药物所致的炎症反应等。

5. 肿瘤性肉芽肿　霍奇金淋巴瘤和非霍奇金淋巴瘤分别有 13.8% 和 7.3% 的病例表现为上皮细胞性肉芽肿；3%～7% 的肿瘤患者在原发灶中可见肉芽肿病变，如精原细胞瘤等。

三、肉芽肿形成的条件和机制

暴露于致病因子

感染性和非感染性的致病因子长期存在，造成慢性刺激，从而造成慢性炎症。

1. 致病因子引起细胞介导的免疫反应，使以巨噬细胞为主的免疫效应细胞向致病因子周围聚集，将致病因子包绕而形成肉芽肿。聚集的免疫效应细胞包括巨噬细胞、淋巴细胞、浆细胞和嗜酸性粒细胞等。致病因子不同聚集的免疫效应细胞有所不同，这些细胞通常有两种来源：一种是由血液循环中的细胞在肺组织中重新分布；另一种是这些细胞在病变部位的局部增殖。由于这些细胞在局部的聚集和释放多种细胞因子，从而促发更多的非特异性炎症反应。

2. 成纤维细胞和胶原纤维的增殖，将致病因子局限于肉芽肿内，在某种程度上是一种机体的自我保护措施，但过度的增殖反应和纤维化会影响器官的功能。

四、病理表现

不同类型的肉芽肿病理表现有所不同，下面列举几种常见的病理类型。

（一）异物性肉芽肿

通常是以进入组织内的异物，如缝线、石棉小体等为核心，周围有巨噬细胞、成纤维细胞、异物巨细胞等包绕组成肉芽肿。异物巨细胞内胞核数目不等，有数个到数十个，甚至上百个，胞核多聚集于细胞中央区。胞质内常有吞噬的异物。异物性肉芽肿内很少有淋巴细胞浸润。

（二）结核性肉芽肿

为伴有干酪性坏死的类上皮细胞性肉芽肿。其构成从中心向外依次为：①干酪样坏死，为无结构的粉红色染色区。②类上皮细胞：由巨噬细胞聚集并转变而形成。胞体较大，胞核呈圆形或卵圆形，染色质少，甚至可呈空泡状，核内可有1～2个核仁，胞质丰富，着色较淡，因其形态与上皮细胞相似，故称为类上皮细胞。大量的类上皮细胞围绕在干酪样坏死灶周围。③多核巨细胞：结核结节中的多核巨细胞又称朗格汉斯（Langhans）巨细胞，由类上皮细胞融合而成。类上皮细胞首先伸出胞质突起，然后胞体相互靠近，最后经胞质突起之融合使类上皮细胞融合在一起形成多核巨细胞。这种巨细胞体积很大，直径可达40～50μm，胞核形态与类上皮细胞核相似，胞核数目可达几十个，甚至百余个，排列在细胞周边部，呈马蹄铁形或环形，胞质丰富。④淋巴细胞和成纤维细胞。在类上皮细胞周围可见一定数量的淋巴细胞浸润，主要为T淋巴细胞。另外还有多少不等的成纤维细胞及胶原纤维分布。

（三）结节病性肉芽肿

为一种非干酪性的类上皮细胞性肉芽肿。边界清楚、细胞间连接紧密、无干酪样坏死。典型的表现为：

1. 中央部分是多核巨细胞、类上皮细胞和少数淋巴细胞（多为$CD4^+$），类上皮细胞可融合成朗格汉斯巨细胞；巨细胞胞质中易找见星状小体或苏曼小体。

2. 周围为淋巴细胞浸润（多为$CD8^+$）；无干酪样坏死。

3. 结节外围有淋巴细胞环及纤维组织，逐渐形成纤维组织包绕的完整结节。

4. 结节特点为与肺组织分界清楚、单个孤立于肺间隔内，或三五个、十几个成群分布于血管旁、支气管旁，互不融合。

5. 病理经过或者自行消散，或者导致纤维化。

五、诊断和鉴别诊断

任何疾病诊断的过程实际上就是鉴别诊断的过程，肉芽肿性肺疾病的诊断也不例外。必须首先在一个大的疾病群中，通过多途径检查、甄别后，逐步缩小范围，逐一排除其他疾病，最后确定诊断。

1. 肺部多发性结节病变实际上也属于弥漫性肺疾病（DLD）的范畴，当临床医生遇到一个肺部多发性结节影的患者时，建议首先按照DLD的鉴别诊断程序进行筛查。大致步骤如图10-1-1。

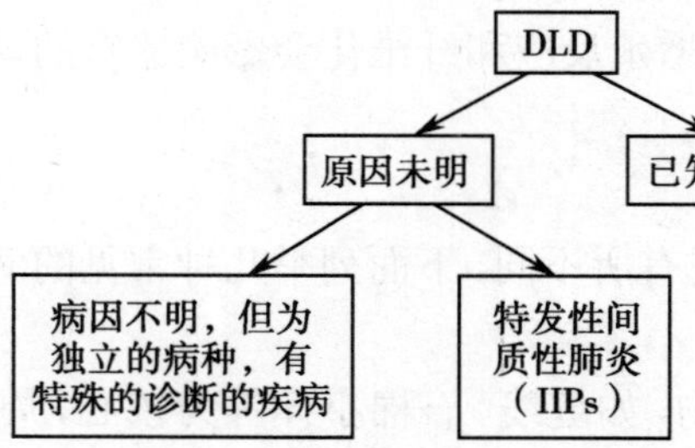

图 10-1-1 DLD 的鉴别诊断程序

已知原因的DLD包括以下疾病。

（1）职业/环境

（2）无机粉尘：二氧化硅、石棉、滑石、铍、煤、铝、铁等引起的尘肺。

（3）有机粉尘吸入导致的外源性过敏性肺泡炎（霉草、蘑菇肺、蔗尘、饲鸽肺等）。

（4）药物

（5）抗肿瘤药物（博莱霉素、甲氨蝶呤等）；心血管药物（胺碘酮等）；抗癫痫药（苯妥英钠等）；其他药物（呋喃妥因、口服避孕药、口服降糖药等）引起的DLD。

（6）治疗诱发

（7）放射线照射、氧中毒等治疗因素导致的DLD。

（8）感染

（9）结核、病毒、细菌、真菌、卡氏肺孢子菌、寄生虫等感染引起的DLD。

（10）恶性肿瘤

（11）癌性淋巴管炎、肺泡细胞癌、转移性肺癌等引起的DLD。

（12）慢性心脏病所致的肺淤血、急性左心衰导致的肺水肿等也表现为DLD。

（13）其他：慢性肾功能不全、移植排斥反应等引起的DLD。

病因不明，但为独立的病种，有特殊的诊断的疾病包括：

（1）结缔组织病相关的间质性肺疾病（CVD-PF）：包括类风湿性关节炎（RA）、全身性硬化症（PPS）、系统性红斑狼疮（SLE）、多发性肌炎/皮肌炎（PM/DM）、干燥综合征（Sjogren综合征）、混合性结缔组织病（MCTD）、强直性脊柱炎（AS）等。

（2）结节病（sarcoidosis）

（3）弥漫性泛细支气管炎（DPB）

(4) 肺血管病相关的间质性肺疾病：Wegener 肉芽肿 /Churg-Strauss 综合征、坏死性结节样肉芽肿病（NSG）、肺组织细胞增生症 X（PLCH）等。

(5) 淋巴细胞增殖性疾病相关的间质性肺疾病：淋巴瘤样肉芽肿等。

(6) 遗传性疾病相关的间质性肺疾病：家族性肺纤维化、结节性硬化病、神经纤维瘤病等。

(7) 肺泡填充性疾病：肺泡蛋白沉积症（PAP）、肺泡微石症、肺含铁血黄素沉积症、肺出血 - 肾炎综合征等。

(8) 肺淋巴管平滑肌瘤病（LAM）

(9) 急性呼吸窘迫综合征（ARDS）

在上述疾病的鉴别诊断中，必须综合分析临床、影像、病理和其他辅助检查资料后方能明确诊断。特别要强调几种主要病史的询问，包括职业史和生活环境、过敏史、用药和特殊治疗史、特殊嗜好、其他基础疾病、家族史、吸烟史、关节肿痛史等。通过仔细询问，可将与职业、用药、过敏等因素相关的疾病大体排除，缩小鉴别范围。

2. 如果病理检查提示肉芽肿病变，则应根据肉芽肿常见的疾病展开鉴别诊断（见病因和分类部分）。

3. 有时即使有了病理活检，但因病理表现不典型，仍然存在鉴别诊断上的困难。增殖性结核和结节病的鉴别就是最典型的例子。二者同属肉芽肿类疾病。典型结核性肉芽肿伴有干酪性坏死，与结节病的非干酪性上皮样肉芽肿从病理角度的鉴别并不困难。但增殖性结核因为没有干酪样坏死，与结节病肉芽肿的病理形态非常相似，如果加上抗酸染色阴性，则两者的鉴别在病理上也是非常困难的。但它们毕竟属于两种不同的疾病，可通过多层面的比较和综合分析帮助鉴别。

(1) 从临床表现方面进行鉴别，鉴别要点如表 10-1-1。

表 10-1-1　结节病与结核病临床表现的异同点

	结核病	结节病
午后低热	常有	可有
乏力	常见	可有
盗汗	常见	可有
咳嗽、咳痰	可有咳嗽、咳痰	可有，多为干咳
咯血	较结节病多见	少见
胸痛	可有	可有
呼吸困难	少见	较结核病多见
胸闷	少见	较结核病多见
肺外表现	可累及肺外多器官	全身多器官同时受累较结核病多见，尤其皮下结节的出现多提示结节病

(2) 从肺部影像学表现进行鉴别：结节病在影像学上表现为两肺多发病灶时，往往处于Ⅱ～Ⅲ期。结节病和结核病的病灶形态均可为小结节、斑片状、条索状，结节状、空洞性等多种形态，鉴别难度较大。以下几点可帮助鉴别（表 10-1-2）。

表 10-1-2 结节病与结核病肺部影像学表现的鉴别要点

鉴别点	结核病	结节病
粟粒型	多见于结核。粟粒大小均匀一致，与气道无关，边界清晰，无融合	粟粒型少见
空洞	较为多见	较少见
病灶钙化	相对多见	少见
多种形态病灶混合存在	较为多见，形似“垃圾堆”样：病灶疏密不均，形态不规则，内有空洞，伴钙化、病灶外围见卫星灶等	较为少见
病灶分布	以上肺分布为主	无上肺分布的特点
游走性	不明显	有一定游走性
纵隔和肺门淋巴结肿大	多不对称、大小不一、密度不均、边界欠清、多有钙化、多有融合	多为对称性、大小较为一致、密度多数均匀、边界通常清晰、少有融合

（3）从病理形态学方面鉴别（表 10-1-3）。

表 10-1-3 结节病与结核病病理表现的异同点

病理鉴别要点	结核病	结节病
肉芽肿分布	不均匀、境界不很清楚	较均匀、境界清楚
肉芽肿大小	形态多样性，大小不一	较单一、形态较一致
肉芽肿发展阶段	新旧不一	较为一致
肉芽肿融合	常见	少见
周围纤维化趋势	不明显	明显
干酪样坏死	常见	无
包涵体	少见	较常见
网状纤维	较少	较多
抗酸染色	可找到抗酸杆菌	抗酸为阴性
结核菌 DNA 检测	+++	—/±

（4）实验室检查方面的鉴别：①痰中发现结核菌有助于结核的诊断，但阳性率低。②结核病 PPD 试验常呈阳性，而结节病多为阴性，但也有例外。③ Kveim-Siltzbach 试验阳性可确诊结节病，但由于抗原取材困难，现临床基本无法开展。④结节病患者中血清血管紧张素转换酶（SACE）升高多见，但结核病也可升高。⑤结节病患者高钙血症，高尿钙的发生率高于结核病。⑥放射性核素 ^{67}Ga 显像出现“熊猫”征对结节病的诊断有利。⑦ BALF 中 CD4/CD8>3.5 有利于结节病的诊断。⑧抗结核治疗有效有助于鉴别。

以下几点有助于结节病诊断：①全身多系统受累，尤其是皮下结节、血液系统受累、面神经受累等以结节病多见；② ^{67}Ga 扫描出现“熊猫”征倾向于结节病的诊断；③抗结核治疗无效，激素治疗有效有助于结节病诊断。

综上所述，肉芽肿性肺疾病涉及多种病因，鉴别诊断是一整套系统工程，本节主要以不典型的结核病和结节病的鉴别诊断为例说明其复杂性。其中最有价值的诊断依据是病理和病原学证据，但也有其局限性。因此收集全面的资料进行综合分析，逐一排查，最后才能获取较为正确的诊断。

六、结节病与结核病的鉴别诊断新方法

结节病和结核病同属于肉芽肿类疾病。菌阴结核病，尤其是病理学表现为“增殖性结核”的患者，其肉芽肿因不伴有干酪性坏死，抗酸染色多阴性，因此在病理形态上与结节病肉芽肿非常相似，两者的鉴别非常困难，是影响临床医师做出正确诊断和治疗决策的瓶颈问题。针对如此现状，笔者团队展开了系列研究，建立了两套鉴别诊断新方法，为解决这一难题提供了有效的手段。

（一）实时定量PCR方法鉴别诊断结节病和菌阴结核病

选择上海市肺科医院1998年1月至2007年3月有病理活检的住院患者，其中结节病104例（男35例，女69例），年龄18～70岁，平均47.5岁；结核病31例（男16例，女15例），年龄19～68岁，平均40岁；正常对照组55例：因其他疾病（不包括结核和结节病）行手术治疗的病灶周围组织。利用实时定量PCR对病理标本中的结核分枝杆菌DNA进行定量分析，用ROC曲线确定最佳的鉴别诊断cut-off值（1.14×10^3拷贝/ml），其鉴别诊断的灵敏度达96.8%，特异度达98.1%。前瞻性的将此方法应用虽然有病理活检，但仍然无法确定为结节病或结核病的患者49例（2008年6月～2009年6月经病理活检证实为肉芽肿性疾病，男13例，女36例），结合患者临床资料及TB-PCR结果确定诊断：33例为结节病，2例结核病，诊断明确率达到72%（35/49）。

（二）临床-影像-病理等资料的综合评分系统，鉴别诊断结节病和菌阴结核病

首先利用典型的结节病和结核病病例建立评分系统：采用病例对照研究方法，选取上海市肺科医院1998年1月～2004年12月经病理活检和治疗随访证实的结节病患者117例，结核病患者181例，进行单因素回顾性分析，选择对两种疾病具有鉴别意义的危险因素、临床表现、影像学和病理学特点分别进行Logistic回归分析，建立了四套评分系统（表10-1-4）。

表10-1-4 评分系统

评分系统	结节病			结核病		
	中位数	分值范围	鉴别分值	中位数	分值范围	鉴别分值
临床-影像	15	6～18	≥9	3	−1～13	<9
临床-影像-核素	24	11～29	≥17	7	−1～17	<17
临床-影像-病理	26	12～32	≥18	6	0～24	<18
临床-影像-核素-病理	32	17～39	≥22	7	0～24	<22

然后用此评分模型前瞻性用于130例拟诊结节病新病例（2006年1月～2007年12月收治）的鉴别诊断，验证此评分系统的准确性。上述各组合对疾病鉴别诊断的敏感性分别为91.78%、97.26%、94.52%、98.63%；特异性分别为87.72%、98.25%、96.49%、98.25%，可见随着变量的增加，其敏感性和特异性逐渐增加，是临床鉴别两种疾病的另一种有效方法。目前已开发一套应用软件，使用者可根据所掌握的患者资料，选择其中的一种或多种评分系统进行鉴别诊断，具有操作简便、结果可靠、患者信息电子化储存的优点。

上述两种方法特别适用于那些虽然获得了病理资料但仍无法确诊为结节病或菌阴结核病的患者。上述两种方法联合应用可使诊断正确率进一步提高。尤其适用于亚洲结核病高发国家两种疾病的鉴别诊断。

（李惠萍）

参考文献

1. Graziano L, Bitencourt AG, Silva CB, et al. Imaging features of idiopathic granulomatous mastitis-Case report. Rev Assoc Med Bras, 2016, 62(4): 303-306.
2. Martín-Nalda A, Roca I, Fontecha CG, et al. Chronic recurrent multifocal osteomyelitis and thalidomide in chronic granulomatous disease. Pediatrics, 2016, 138(2): e20154017.

第二节 弥漫性肺泡出血

弥漫性肺泡出血(diffuse alveolar hemorrhage, DAH)是指多种状态所致的来自肺泡毛细血管的红细胞聚集在肺泡内的临床病理综合征,也是可导致急性呼吸衰竭、引起生命危险的危重疾病过程。虽以往临床上认为该病较少见,但近来发现其发病率正在不断增加。该病来势凶险,危及生命,症状复杂,相关基础病往往被忽视,多系统受累的临床表现不典型,因而需对其进行早期识别,及时诊断,采取积极有力治疗措施以减少其病残和死亡率。

临床出现肺出血时通常有两个来源:即起源于支气管血管,以及肺血管和肺的微循环。支气管源的出血多见于肺的局部因素,由原发性肺部疾病如支气管扩张症、肺结核、肺梗死、动静脉畸形、肺肿瘤等所致。肺来源的出血则是来自于大、中、小肺血管,主要由全身性血管炎所致,大多数涉及肺微循环,影响微循环的血管炎称为肺毛细管炎,是引起肺出血的主要原因。弥漫性肺泡出血首先须和肺部疾病引起的局灶性肺出血鉴别(图10-2-1)。

弥漫性肺泡出血以咯血、贫血、进行性低氧血症三联征为其临床特征,伴双侧弥漫性肺内渗出的胸部影像改变。其基础组织病理学改变包括肺泡内出现红细胞和纤维蛋白,最终在48~72小时后形成带有含铁血黄素形成的巨噬细胞聚集和弥漫性肺泡出血相关的组织病理学改变,即肺泡毛细血管炎、淡血性肺出血(bland pulmonary hemorrhage)、弥漫性肺泡损伤和其他各种组织学改变,其中最主要表现是肺毛细血管炎。

一、病因

所有引起弥漫性肺泡出血的病因均具有一共同特征,即形成对肺泡微循环结构的损伤。它可局限于肺,如吸入性损伤、弥漫性肺泡损害,也可和全身性疾病相关,如抗中性粒细胞胞浆抗体(ANCA)、抗肾小球基底膜抗体相关性血管炎疾病或结缔组织疾病。

已报道的病因按发病学和组织学分类,可分为如下几种。

(一)肺毛细血管炎

ANCA相关性肉芽肿性血管炎,镜下型多血管炎,孤立性肺毛细血管炎,系统性红斑狼疮,结缔组织疾病,肺抗磷脂综合征,混合型球蛋白血症,贝赫切特综合征,过敏性紫癜,Goodpasture综合征,寡免疫肾小球肾炎,免疫复合物相关性肾小球肾炎,药物性肺毛细血管炎,急性肺移植排斥反应等。

(二)淡血性肺出血

特发性肺含铁黄素沉积症,Goodpasture综合征,二尖瓣狭窄,工业品、药物相关淡血性肺出血(青霉胺,氧化物),肺静脉阻塞病,肺毛细血管瘤病,继血性障碍系统性红斑狼疮,多发性骨髓瘤。

（三）弥漫性肺泡损害

骨髓移植，细胞毒药物治疗，放射治疗，毒物吸入，系统性红斑狼疮。其他尚有微生物感染，毒物或药物中毒（如酸酐类、可卡因、D- 青霉胺等），二尖瓣狭窄，凝血异常（如血小板减少、抗凝药物过量），原发性肺含铁血黄素沉积症，肿瘤及放化疗，骨髓移植，造血干细胞移植，艾滋病等。少数患者病因不明。

主要表现在呼吸道的血管炎疾病以 ANCA 相关肉芽肿血管炎，显微镜下多血管炎，Churg-strauss 综合征，贝赫切特综合征，寡免疫肾小球肾炎，原发性冷球蛋白血症，孤立性肺血管炎多见；系统性自身免疫性疾病则以肺出血肾炎综合征（Goodpasture 综合征），系统性红斑狼疮，免疫复合物相关性肾小球肾炎多见。近年来，随着造血干细胞移植在临床中应用，弥漫性肺泡出血也有增多，大约发生在 5% 异体或自体移植受体中，在造血干细胞移植过程中发生的是特指非感染性的肺泡出血，有报道其死亡率可达 50%～100%。

二、发病机制及病理组织学改变

（一）发病机制

本病发病机制尚不清楚，可能有多种机制以单一或联合形式参与发病的过程。

1. 毛细血管应力衰竭　肺泡 - 毛细血管形成的血液气体交换膜由血管内皮、间质和肺泡上皮组成。它受三种力的作用：肺毛细血管经壁的环状张力，肺泡的表面张力和肺泡扩张相关的肺泡壁纵向引力。在肺泡内压过度增高和过度充气情况下可出现肺泡应力衰竭，引起淡血性肺出血和通透性增高性肺水肿。

2. 免疫调节　通常认为弥漫性肺泡出血是以肺微血管炎或肺毛细血管炎形式存在的血管炎所致，是基础免疫调节过程的结果，涉及相应基础疾病的各种免疫反应。约 50% 患者可见肺泡壁 IgG、补体 C3 或免疫复合物颗粒样沉积。也可不存在无毛细血管炎。

3. 弥漫性肺泡损害　由于毒性物质和药物所致的肺泡上皮的直接损害。

（二）病理组织学改变

弥漫性肺泡出血相关的组织学改变包括肺泡毛细血管炎、淡血性肺出血、弥漫性肺泡损害和混杂的组织学变化，其中肺毛细血管炎是最主要的。

1. 肺毛细血管炎　1957 年由 Spencer 首先描述，是弥漫性肺泡出血最常见的组织学类型，有特定的组织病理学表现，包括以中性粒细胞为主的细胞在肺泡间隔（肺间质）浸润、肺泡和毛细血管壁纤维蛋白样坏死和白细胞破碎。中性粒细胞通过释放氧自由基和胞浆酶，破坏肺泡毛细血管基底膜和肺泡壁。随着坏死过程，这些结构的连接性出现丢失，红细胞从毛细血管渗出，进入到间质和肺泡腔。纤维蛋白也从损伤的毛细血管释出，可见毛细血管壁和间质的纤维蛋白样坏死。当中粒细胞受到破坏时，细胞出现片断化和固缩化，核残质聚积在间质和肺泡腔内。

此时还可见肺泡毛细血管血栓形成，肺泡Ⅱ型上皮细胞增生，肺泡内机化进行性肺炎，肺泡间质单核细胞浸润。在弥漫性肺泡出血进入吸收期时，在间质和肺泡巨噬细胞中出现含铁血黄素沉着。

毛细血管炎和肺血管炎的区别在于肺血管炎是涉及任何大小的肺血管的炎症，而肺毛细血管炎则仅局限于肺微循环（肺泡毛细血管，细动脉和细静脉）。但在全身血管炎和结缔组织病时，均可见到两者。

2. 淡血性肺出血　其特征是出血进入肺泡腔，但不伴有在肺毛细血管炎中见到的肺泡结构炎症或坏死。组织病理学改变包括肺泡充满红细胞和Ⅱ型上皮细胞增生。反复弥漫性肺泡出血时则可见间质纤维化。

3. 弥漫性肺泡损害　肺泡损害可导致弥漫性肺泡出血。其特征肺实质和间质性水肿伴Ⅰ型肺泡上皮细胞损伤，肺泡腔出血，肺泡透明膜形成。慢性和反复性肺泡出血则导致肺泡间隔增厚，胶原沉积及纤维化，纤维蛋白，免疫球蛋白和补体沉积于肺泡腔。

三、临床表现和诊断条件

(一) 临床表现

弥漫性肺泡出血可出现在任何年龄的患者，常伴有已知的相关基础疾病。其临床表现具有下列特点：

1. 起病方式　大多呈急性、突然、进展迅速，可很快出现呼吸衰竭，需机械通气支持，亦有少数患者呈慢性，隐袭起病。患者通常于症状出现后一周内就诊，随严重度变动较大，但应认为是具有引起生命危险的疾病发作状态。

2. 咯血（30% 可无咯血）　咯血是主要症状，出血量不等，其自然病程和严重度难以预测，但需注意约 1/3 患者即便有广泛肺泡出血，可无肉眼可见的咯血。支气管肺泡灌洗可见从三管序贯增深血性液回流，超过 20% 含铁血黄素的巨噬细胞。一个显著的特点是与咯血量不对称的缺铁性、失血性贫血或短期内贫血加重（24 小时内血红蛋白降低 2g/dl 以上），贫血严重程度与咯血量不平衡，伴血细胞比容减低。大咯血虽较少见，但可危及患者生命。

3. 气促　除咯血外，尚可出现气促、贫血，即所谓临床三联征，发热、胸痛较少见。呼吸困难亦是较特征性的症状，有时伴干咳，上述症状可发生在原有基础病的基础上突然加重，亦可为本病的首发表现。

4. 低氧血症　患者呼吸困难严重时可出现烦躁，发绀，呼吸窘迫，伴 PaO_2 明显下降及呼吸性碱中毒，重者需要机械通气。

5. 弥漫性肺渗出的影像学改变　胸部 X 线及 CT（尤其是高分辨率 CT）是诊断弥漫性肺泡出血的必要条件。表现为肺泡充填影像伴支气管充气征，病变常呈双侧、弥漫、不对称或局灶性分布，有时类似肺水肿的表现，胸腔积液及肺不张罕见是其影像学特征之一。胸片检查可见肺特异性斑片，局灶或弥漫肺泡充盈渗出影，偶呈对称或单侧改变，胸部 CT 检查可确认胸片发现，可见多种形态的相应磨玻璃改变，并能更精确的反映疾病涉及范围。在弥漫性肺泡出血的急性阶段，影像学特征是胸部结节性或融合性气腔型浸润影，结节性阴影直径约 2～10mm，边缘不清，也有报告结节大小一致（1～3mm），可能系充满血液的肺腺泡所致，小叶中心型结节可反映肺巨噬细胞在肺内聚集。融合气腔型浸润可表现为斑片状阴影，也可呈弥漫性阴影或以肺门周围为主的团块阴影，可见月晕征和实变，代表这些部位病灶出血特征。肺外围及肺尖部常清晰。在急性期后 2～3 天，由于腺泡内血液逐渐被吸收入间质，胸片气腔型浸润逐渐为网状影所代替，叶间隔增厚可重叠在肺内磨玻璃密度影区（GGO）（轨道征表现）。如不再次发生出血，胸片阴影可在 1～2 周内恢复正常。如果患者反复不断发生出血，则胸片表现为进行性间质纤维化，持续存在网状影，类似非特异性间质纤维化，可见蜂窝影、牵拉性支气管扩张。弥漫性肺泡出血的影像表现是非特异性的，应和肺部感染、肺水肿相区别。

6. 血红蛋白降低或进行性下降　血液常规检查可见由于急性失血的贫血和（或）缺铁性贫血。

7. 弥散功能（DLCO）升高　在亚急性或反复发作患者由于红细胞聚集于肺泡内，一氧化碳和血红蛋白可高度亲和，弥散功能（DLCO）超过基础值 30%（大于预测值的 130%），并由于反复发作可出现限制性通气功能障碍。DLCO 的测定应在肺泡出血的 48 小时内测定。如果 DLCO 升高伴贫血结合临床表现将有助于弥漫性肺泡出血的诊断。

8. 体征　无特异性，体格检查可发现肺实变体征，吸气时可闻爆裂音，也可见高度提示伴发的全身基础疾病如结缔组织病或系统性血管炎表现的体征，如眼部，皮肤紫癜等改变。

（二）诊断条件

对临床表现如能符合下列者，可诊断为弥漫性肺泡出血。

1. 咯血伴不同程度的呼吸困难，咯血量有很大差异，需严格除外已知其他病因的咯血如支气管扩张、肺结核、感染、肿瘤等。

2. 缺铁性贫血，原因不明情况下 24 小时内血红蛋白降低 20g/L 以上，与咯血量不平行。

3. 胸部 X 线或 CT 检查示弥漫性双侧或单侧肺泡充填征，融合性实变阴影，或间质病变，一般无胸水和肺不张。

4. 弥散功能 DLCO 增高，超过基线值 30%，伴无明显原因的气促，呼吸困难，PaO_2 下降甚至呼吸衰竭；注意有些弥漫性肺泡出血患者虽然出现广泛肺出血，但胸片可正常，此时肺出血可通过一氧化碳（CO）吸收试验而被发现，因出血发生在肺泡毛细血管水平，肺泡内的血细胞对 CO 的吸收而使 CO 弥散能力增加，故可将此项试验用于活动性出血评估之中。

四、诊断和评估

弥漫性肺泡出血的诊断不仅要确认存在弥漫性肺泡出血，并需快速确定其基础病因，以便快速给予适当的治疗。

（一）诊断和评估目的

是识别可能的触发因素和相关基础疾病过程。通过详细的病史采集将发现可能的职业暴露，药物滥用，吸烟等。从过去史中了解以往已存在的可引起弥漫性肺出血的合并症，如二尖瓣狭窄、凝血障碍、骨髓或造血干细胞移植、自身免疫疾病和正在使用的治疗药物。同时在诊断弥漫性肺泡出血时，尚应除外支气管扩张、肺结核、肺化脓症、肺炎、肺栓塞、肺肿瘤、肺水肿、左心衰竭、二尖瓣狭窄等的心肺疾病所致的咯血。

（二）支气管肺泡灌洗（BAL）

经纤维支气管镜检查灌洗液采集显示渐增性出血是临床诊断弥漫性肺泡出血的金标准，但不是病因诊断。支气管肺泡灌洗可见从固定支气管肺段序贯渐增性出血回流；或有超过 20% 含铁血黄素的巨噬细胞；或超过 30% 的肺组织肺泡表面有血液存在。出血 48 小时后吞噬含铁血黄素肺泡巨噬细胞计数 >20%，普鲁士蓝染色阳性。

（三）确认受累的其他器官

对相关基础疾病可进行有关的疾病过程的特异性血清学检查，包括抗中性粒细胞胞浆有关抗体（ANCA）系列，抗核抗体（如 ANA，ENA 系列），抗双链 DNA（ds-DNA）抗体，补体（C3、C4），抗肾小球基底膜抗体（GBMA），抗磷脂抗体，类风湿因子，抗环瓜氨酸肽和冷球蛋白等。免疫血清学或免疫组织化学检查如抗肾小球基底膜抗体，对某些血管炎肉芽肿疾病有诊断意义。

在临床病史或血清学检查无全身性病因依据时，对孤立性肺出血可考虑外科肺活检。

五、治疗和预防

弥漫性肺泡出血在明确诊断同时，必须及时尽快积极治疗，诱导原发基础疾病缓解，不容延误。

（一）大剂量糖皮质激素

由于弥漫性肺泡出血大部分病因与免疫相关，故治疗仍以糖皮质激素和免疫抑制剂为主。在尽可能排除感染因素后，较多作者建议危重病例采用高剂量糖皮质激素（静脉应用甲泼尼龙 1g/24h，或相当药物 3～5 天）。如病情缓解，可改甲泼尼龙 80～120mg/d，随病情好转，逐渐减量为 1～2mg/（kg•d）。单用皮质激素疗效不佳者，可联合应用环磷酰胺冲击治疗，剂量为 750～1000mg/m^2，静脉滴注，3～4 周 1 次，根据肾功能受损状态，随后调整剂量，并需观察白细胞变化，为防止对膀胱的毒性作用，可加用巯乙磺酸以减轻刺激。对急性期患者加用环磷酰胺等免疫抑制剂的疗效仍有争议，有作者认为可改善预后；亦有作者观察到加用环磷酰胺反而增加病死率。

（二）诱导缓解

可应用环磷酰胺和利妥昔单抗诱导原发基础疾病缓解。

许多相关基础系统性自身免疫过程需要加用环磷酰胺诱导缓解。由于其起效慢，立即控制炎症作用不强。因此多在疾病过程稳定，病情缓解后改维持量 1～2mg/（kg•d），疗程根据病情及缓解情况而定，一般两个月左右。

利妥昔单抗（美罗华，ritaximab）是嵌合性抗 CD20 的单克隆抗体，由于 B 细胞可产生致病性自身抗体，使免疫复合物形成，疾病持续。应用利妥昔单抗可使 B 细胞消耗，使维持单核细胞的细胞因子减少，免疫复合物减少，使基础疾病达到缓解。

其他免疫抑制剂如环孢素 A、硫唑嘌呤、甲氨蝶呤亦可选用。

（三）血浆置换

价值尚待评估。对疑及 ANCA 相关肉芽肿血管炎或抗基底膜病可能时，可考虑应用血浆置换，有利于清除血浆抗体，保护肾功能，但对其疗效仍有争议，如增加感染机会及增加自身抗体合成，产生“反跳现象”。

（四）其他

Ⅶa 因子，是维生素 K 依赖的丝氨酸蛋白酶，可触发一系列凝血反应，增强在出血处活化血小板表面的血栓素哮喘，达到止血。

静脉注射免疫球蛋白或丙种球蛋白，对肺血管炎治疗、人类淋巴细胞单克隆抗体治疗肉芽肿类疾病均有一定疗效。伴肾功能衰竭者可血液透析。应积极纠正凝血功能失调。感染所致的弥漫性肺泡出血者应积极控制感染。活动期肺泡出血患者应尽快控制肺泡出血。对呼吸窘迫、严重低氧血症、呼吸衰竭者应充分供氧，尽早机械通气。

六、弥漫性肺泡出血相关疾病和治疗

弥漫性肺泡出血和多种疾病相关，但相关疾病出现的频率尚无前瞻性的研究。在一有组织学诊断的病例综述中提示弥漫性肺泡出血 88% 由肺毛细血管炎引起，最常见的临床病因是 ANCA 相关性肉芽肿性血管炎（32%），随后为 Goodpasture 综合征（13%）、特发性肺缺铁性血黄素沉着症（13%）、结缔组织病（13%）和镜下多血管炎（9%）。近几年来在造血干细胞移植患者中报道弥漫性肺泡出血发生率为 5%。因相关疾病和弥漫性肺泡出血的随后处理密切相关，故现将部分疾病做一简单介绍。

1. ANCA相关肉芽肿血管炎　ANCA相关肉芽肿血管炎以往称为韦格纳肉芽肿（Wegener granulomatesis），由于韦格纳本人在纳粹统治期的所为，而且该命名也未能反映疾病的过程，目前多改用现名。ANCA相关肉芽肿血管炎是以上、下呼吸道肉芽肿炎症，坏死性血管炎和ANCA的存在为特征的系统性血管炎。ANCA是抗中粒细胞胞浆自身抗体，它分为胞浆型（C-ANCA）和核周型（P-ANCA）。

针对自身抗体的特征其抗原靶位分别是蛋白酶3（PR3）和过氧化物酶（MPO）。和ANCA相关肉芽肿血管炎是直接针对抗胞浆蛋白酶3（PR3）的PR3-ANCA。出现弥漫性肺泡出血的患者以老年男性为多。PR3-ANCA阳性血管炎的发病机制涉及细胞免疫通路引起的血管炎性炎症，在中性粒细胞表面上PR3表达和患者复发率升高相关。回顾性研究分析发现C-ANCA滴度的升高，在预测疾病的复发或活动度有较好的敏感性和特异性。在疾病缓解后患者PR3-ANCA仍持续升高者复发风险高于ANCA阴性患者。

在出现急性弥漫性肺泡出血初期可采用高剂量甲泼尼龙治疗（可达1g/d，3～5天），随后应用皮质激素和环磷酰胺诱导缓解，达到缓解后则采用甲氨蝶呤和硫唑嘌呤维持治疗至少12个月。几年来，用于淋巴瘤治疗的利妥昔单抗（美罗华，ritaximab）显示可使难治性ANCA相关肉芽肿血管炎达到缓解，由于B淋巴细胞可产生致病性抗体，并通过产生维持单核细胞因子和产生使疾病维持的免疫复合物形成而减少细胞间的相互作用，使用美罗华可使B细胞减少，达到对血管炎的炎症控制。但目前尚不作为对ANCA相关肉芽肿性血管炎相关的弥漫性肺泡出血的首选治疗。

在病程初期如对高剂量皮激素反应不佳，可采用血浆置换，对弥漫性肺泡出血的治疗有帮助，可能系通过快速清除致病性自身抗体和其他体液炎症介质达到治疗目的。

2. Goodpasture综合征　Goodpasture综合征也称为抗肾小球基底膜抗体病，是由直接作用在基底膜Ⅱ型胶原a3链上的NC1基因的自身抗体所致，是一种抗基底膜肾小球肾炎相关的弥漫性肺泡出血。该自身抗体仅涉及肺和肾的基底膜，在抗肾小球基底膜病中，弥漫性肺泡出血常见。由于肾小球基底膜与肺泡基底膜有交叉抗原性，因此抗肺基底膜抗体在损伤肺泡基底膜时，也到达肾脏，损伤肾小球基底膜，引发肺和肾脏同时受损的一系列病变和临床表现，临床上出现弥漫性肺泡出血而不表现肾脏疾病者少见，约占10%。

据认为烟雾可介导肺泡基底膜的损害，产生自身抗体。弥漫性肺泡出血在产生肺部表现时也受到其他的吸入损伤，特别是吸烟的影响。

抗肾小球基底膜抗体病出现弥漫性肺泡出血时最常见的基础组织学改变是淡血性出血，但也可见肺毛细血管炎。

抗基底膜肾小球肾炎相关的弥漫性肺泡出血，实验室检查中有诊断特征的是血中抗肾小球基底膜抗体阳性，但其敏感度和阳性率因检测方法可有变化。抗体滴度与肺出血及肾损害程度也并不平行。

肾穿刺或肺活检组织免疫荧光检查见到线状抗基底膜抗体沉着于肺肾基底膜则可确立诊断。

临床上同时或先后出现肺部病变（主要是咯血）和肾小球损害二组主要症候者，都应列入肺出血的鉴别诊断。感染性疾病肾小球肾炎合并链球菌感染也可表现为所谓的肺肾综合征。

笔者曾观察到一例于2007年因血尿经病理诊断为毛细血管内增生性肾小球肾炎的患

者。该病临床表现为感染性肾小球肾炎，在上呼吸道感染后以急性肾炎综合征为主要特征，患者当时未考虑接受皮质激素及环磷酰胺治疗，一直采用中医维持治疗。此次于一周前出现胸闷，气急伴血性痰，无发热，继之气促进行性加重，痰血增加并伴进行性贫血，红细胞 1.70×10^{12}/L，血红蛋白下降到 50g/L。胸部 CT 显示双肺对称弥漫性肺泡渗出性改变，经呼吸机支持和高剂量激素应用后病情得到恢复。(图 10-2-2)

对抗肾小球基底膜抗体病所致的弥漫性肺泡出血需及时使用免疫抑制剂，激素对呼吸症状改善明显，对肾改善不明显，联合血浆置换治疗可改善后果。

3．系统性红斑狼疮　针对国外医疗中心回顾性研究报道，在住院的系统性红斑狼疮患者中弥漫性肺泡出血的发生率为 3.7%，和以往有报道主要为淡血性肺出血不同，其中肺毛细血管炎是主要的组织学类型。在使用免疫抑制药物治疗的患者中需排除感染性肺炎的可能。

弥漫性肺泡出血发病起病多突然，多数为在已患系统性红斑狼疮的患者中出现，而作为红斑狼疮患者的首发症状出现的则很少见，常同时伴有肾小球肾炎。

患者以年青女性多见，早期报告死亡率达 50%，但在高剂量皮质激素联合环磷酰胺治疗后，其死亡率已在下降。

红斑狼疮合并弥漫性肺泡出血需要和急性狼疮肺炎鉴别，虽然急性狼疮肺炎也可出现类似于弥漫性肺出血的临床现象及影像学改变，但其常同时具有系统性红斑狼疮急性发作时的典型症状。急性狼疮肺炎组织学表现包括弥漫性肺泡出血、机化进行性肺炎、肺特异性细胞性肺炎，或三者组合，但不会出现肺毛细血管炎。系统性红斑狼疮在肺内还可出现免疫复合物，补体活化联合免疫复合物是系统性红斑狼疮产生肺实质改变的关键。应用经支气管镜序贯肺泡灌洗液采集可帮助区别弥漫性肺泡出血与急性狼疮肺炎。

治疗上推荐采用大剂量甲泼尼龙冲击治疗(每天 1～2mg/kg，3 天)。对激素抵抗者可采用升级治疗，包括环磷酰胺、硫唑嘌呤、丙种球蛋白。在难治性病例有报道使用血浆置换治疗，但存活率未有改善。

其他结缔组织疾病如类风湿性关节炎出现弥漫性肺泡出血少见。治疗和系统性红斑狼疮相仿。

4．骨髓和造血干细胞移植　骨髓移植受体中出现肺并发症在 30%～60%，引起的死亡率可高达 60%。在造血干细胞移植受体出现的弥漫性肺泡出血发生率和骨髓移植变化不大，据报告其在自体基因移植受体中为 1%～21%，在异基因造血干细胞移植受体中为 2%～17%，总发生率平均约在 5%，其报告的死亡率则在 50%～100% 间，在发生弥漫性肺泡出血并发症生存的受体中其 6 个月死亡率为 38%。

在骨髓移植和造血干细胞移植中，弥漫性肺泡出血的发生机制与组织损伤、血管内皮肿胀和血栓、急性出血性肺水肿、炎症和相关细胞因子释放有关。肺活检提示有弥漫性肺泡出血和弥漫性肺泡损伤。造血干细胞移植受体中出现的弥漫性肺泡出血，通常发生在移植后 11～19 天，但也有发生在 1 个月后，开始有气促和干咳，并伴发热，但和影像学改变不对称，前者轻，后者重。和其他病因所致的弥漫性肺泡出血不同，咯血少见，仅约 15%。支气管肺泡灌洗(BAL)时则示多肺段(至少 3 个不同的支气管亚段)回收液为相同的血性液体。红细胞计数增加，出血 48 小时后吞噬含铁血黄素肺泡巨噬细胞计数增多(>20%)。支气管肺泡灌洗的特征性改变可出现在 1～7 天，需要和其他肺部疾病所造成的咯血引起吸入所致的肺出血鉴别。其影像改变早期以双侧间质表现为主，到后期则以肺泡型为主约占

70%，而 30% 仍持续为间质表现，胸部 CT 在则表现双侧磨玻璃密度或实变。

肺功能检查提示限制性通气障碍，低氧血症伴过度通气；在造血干细胞移植中出现的弥漫性肺泡出血是特指非感染性的肺泡出血，其诊断标准为：①有广泛肺泡损伤，表现为多叶肺渗出，有类似肺炎的症状和体征，肺泡 - 动脉血氧层增加和限制性通气功能障碍。②没有相应感染的证据。③支气管肺泡灌洗可见从三个支气管肺段血性液序贯加深；或有超过 20% 含铁血黄素的巨噬细胞；或超过 30% 的肺组织肺泡表面有血液存在。

笔者见到一例年青女性患者，患急性淋巴细胞白血病（ALL-L2），骨髓细胞学检查报告证实。接受无关供者异基因造血干细胞移植治疗。第 11 天出现Ⅱ度皮肤排异，经激素治疗后缓解。移植治疗 1 个月后出现咳嗽、发热，5 天后因伴胸闷就诊，入院前胸部 CT 检查正常。血红蛋白 100g/L；血小板计数 $98×10^9$/L。入院后气促稍见增加，能平卧，胸部 CT 示"两肺广泛肺泡内渗出性病变"，复查血常规示 WBC $7.4×10^9$/L、Hb 79g/L、Plt $34×10^9$/L，血红蛋白较前下降 18g/L，积极抗感染治疗同时给予静脉给予甲泼尼龙 240mg/d 治疗。住院第 3 天，纤维支气管镜检查示"弥漫性支气管黏膜下出血灶，肺泡灌洗液三管呈血性液序贯加深"。肺泡灌洗液细菌、真菌培养均阴性，血微生物培养阴性。多种 ANCA 靶抗原阴性。抗 GBM 阴性。

其特征是起病突然，初期症状轻微，而影像改变明显，较早出现双肺间质改变，胸部 CT 学双肺均匀肺部磨玻璃影，和白血病肺浸润不同，后者可见叶间增厚，支气管壁增厚伴边缘模糊的结节，并可融合伴局部实变，后经支气管肺泡灌洗三管显示渐增性血源性灌洗液，得到证实，继续激素治疗，输注新鲜冰冻血浆、纤维蛋白原制剂、凝血酶原复合物外支持治疗，使用重组人凝血因子Ⅶa 治疗，持续经静脉 - 静脉血液灌注治疗。患者肾功能有好转，但低氧血症、凝血异常（DIC）持续存在，最终于住院第 34 天死于多脏器器官功能衰竭（图 10-2-3）。

七、预后

弥漫性肺泡出血是血 - 气屏障破坏所致的综合征，引起红细胞逸入肺泡腔。弥漫性肺泡出血是 ANCA 相关肉芽肿性血管炎等疾病常见和严重的并发症，弥漫性肺泡出血是由多种状态所致的临床病理综合征，应认识到其严重性和高死亡率，进一步确定其致病因素、临床表现和临床病程以及其对治疗的反应，寻找更有效的治疗方法及预防措施是我们今后重要的任务。

（黄绍光　陈少贤）

参 考 文 献

1. Singla S，Canter DL，Vece TJ，et al. Diffuse alveolar hemorrhage as a manifestation of childhood-onset systemic lupus erythematosus. Hosp Pediatr，2016，6（8）：496-500.

2. Pan Z，An Z，Li Y，Zhou J. Diffuse alveolar hemorrhage due to metastatic angiosarcoma of the lung：A case report. Oncol Lett，2015，10（6）：3853-3855.

第三节　职业环境暴露与间质性肺疾病

间质性肺疾病（ILD）是一组以肺泡单位慢性炎症和间质纤维化为主要病理特征，以进行性加重的呼吸困难为临床表现的一组疾病。这组疾病的临床特征具有异质性，种类超过

200种。ILD有不同分类，其中美国胸科学会和欧洲呼吸学会的分类是较为常用的分类方法(图10-3-1)。职业与环境因素暴露与ILD的发病关系密切，可以是ILD明确的致病因素，也可以是罹患ILD的危险因素，或者是ILD急性加重的诱发因素。

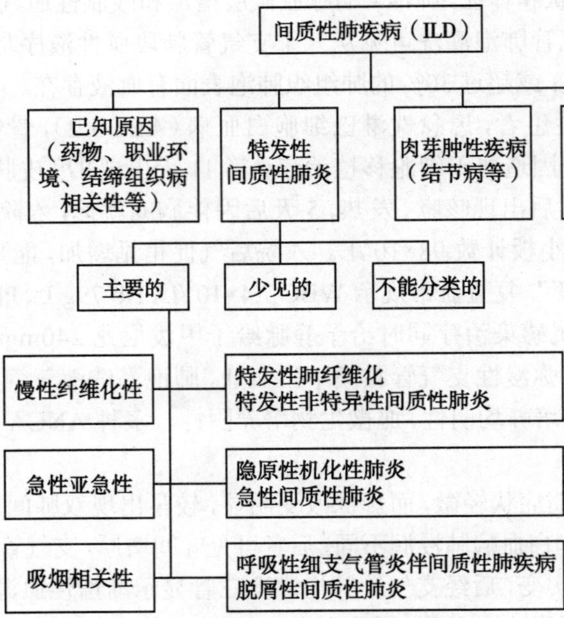

图10-3-1 间质性肺疾病的分类

注：LAM：淋巴管平滑肌瘤病，PAP：肺泡蛋白沉着症，PLCH：朗格汉斯细胞组织细胞增生症

一、与ILD有关的职业和环境危害因素

（一）粉尘的来源及分类

粉尘是指以气溶胶状态或以烟雾状态存在的，能够较长时间漂浮于空气中的固体微粒。在环境中，人类各种生产和生活活动都可以产生大量粉尘，自然界的分化、腐蚀和气体流动也可以产生大量粉尘。生产性粉尘是指在人类生产活动中产生的，能够较长时间漂浮于生产环境的固体微粒。生产性粉尘具有生物学作用，直径为15μm以下的粉尘可以进入呼吸道，其中直径为10～15μm的粉尘容易沉积在上呼吸道，直径5～10μm的粉尘能够进入下呼吸道深部，达到呼吸性细支气管、肺泡道和肺泡囊，引起肺实质和肺间质的损害。生产性粉尘的弥散还是造成大气环境污染的重要因素之一。

生产性粉尘根据其化学性质分为无机粉尘和有机粉尘。其中无机粉尘包括矿物学粉尘、金属粉尘和人工无机粉尘。根据其化学性质分为矽尘(即游离二氧化硅粉尘)、矽酸盐尘(包括石棉、滑石、云母、高岭土粉尘等)、含碳粉尘(包括煤尘、碳黑、石墨粉尘等)、金属及其化合物粉尘(如铝、铁、锡、锑、钡、钴、钨、铟、铍等)、人工无机粉尘(如水泥、玻璃等)。有机粉尘包括植物性粉尘，如谷物尘、木尘、棉麻尘等；动物性粉尘，如鸽子、鹦鹉等鸟类的羽毛和粪便中的蛋白质物质等；微生物粉尘，包括发霉的干草、甘蔗渣，以及蘑菇种植过程中的细菌、真菌，空调器、雾化器、乐器以及通风管道中的微生物等；小分子化学物质，如异氰酸酯等。

（二）刺激性气体

刺激性气体是指那些由于本身的理化特性，而对气道及肺泡上皮细胞具有直接刺激作用的气态化合物，是工业生产中最常遇到的一类有害气体。高浓度刺激性气体吸入后，可以对上呼吸道、气管 - 支气管造成直接的刺激腐蚀作用，还可以引起肺水肿和急性肺损伤，造成肺实质和肺间质的损害。长期反复较低浓度吸入后，可以引起呼吸道的慢性炎症，如支气管哮喘、慢性支气管炎和慢性阻塞性肺疾病。

按照不同的化学性质，刺激性气体通常分为 11 大类，酸性物质（如无机酸、有机酸）、成酸氧化物（酸酐）、成酸氢化物（如氯化氢、氟化氢等）、卤族元素（如氯、氟等）、卤化物（如光气）、氨和胺类（如氨、甲胺等）、酯类（如硫酸二甲酯等）、醚类（如氯甲基甲醚）、醛类（如甲醛、乙醛等）、强氧化剂（如臭氧、漂白剂等）、金属化合物（如氧化镉、羰基镍等），以及失火烟雾（如氮氧化物、光气等）。

（三）农药中毒

农药是指用来杀灭或控制危害农作物生长和农产品储存的病、虫、草、鼠和其他有害生物的一类化合物。农药由化学合成或来源于某种天然物质，可以是一种化学物质，也可以是几种物质的混合物。农药与人类的生产和生活密不可分，在职业和环境中均可能接触。有些农药具有呼吸系统毒性，如五氯酚钠、氯化苦、磷化氢、福美锌、安妥、卤代烃、杀虫双、有机磷、氨基甲酸酯、百草枯（联吡啶类）等。较高剂量接触上述农药后可以引起化学性肺炎、肺水肿，特别是百草枯可以引起急性肺损伤，肺间质纤维化。

（四）纳米材料

纳米材料是指在三维空间中至少有一维处于纳米尺度范围（1～100nm）或由它们作为基本单元构成的材料，这大约相当于 10～100 个原子紧密排列在一起的尺度。目前纳米技术基础理论研究和新材料开发等应用研究快速发展，在传统材料、医疗器材、电子设备、涂料等行业广泛应用。由于纳米颗粒具有普通颗粒物所不具备的小尺寸效应、表面效应、量子尺度效应和宏观量子隧道效应，显示出不同于常规材料的热、光、电、磁、催化和敏感等特性，进入生物体后可能引发特殊的生物学效应。纳米颗粒可通过多种途径进入机体，在多水平上造成实验动物的多器官损伤，包括哮喘、肺气肿、肺纤维化等肺部毒性。

（五）空气污染物

空气污染物包括释放到大气中的化学物、生物和颗粒物。空气质量监测常见的六类空气污染物包括颗粒物（PM）、臭氧（O_3）、二氧化氮（NO_2）、二硫化硫、一氧化碳和铅。其中颗粒物、地面水平臭氧和二氧化氮与呼吸系统疾病的关系最为密切。二氧化氮是石油燃料燃烧时释放出来的气体，是交通相关空气污染的标志物，也是氮氧化合物污染的指标。氮氧化合物和其他化合物，如氨气和水形成的小颗粒可以吸入到肺脏深部。二氧化氮暴露可以诱导支气管上皮细胞促炎症反应，改变外周血和支气管肺泡灌洗液中白细胞亚群的分布。二氧化氮暴露与肺癌所致的死亡风险增加有关。二氧化氮也可以与挥发性有机物、热和紫外线发生反应，产生地面水平的臭氧。臭氧能够诱导气道炎症和气道高反应，并且改变细胞表面免疫调节蛋白表型的表达。一项大样本的回顾性分析显示，呼吸疾病相关病死风险的增加与慢性臭氧暴露增加有关。

烟草烟雾是室内空气污染的重要因素之一。已知烟草烟雾中至少含有 3800 种成分，其中含有尼古丁等数百种有害物质。烟草烟雾可分为主流烟雾和侧流烟雾。主流烟雾是指吸烟时进入吸烟者体内的烟雾，仅占烟雾的 10%；侧流烟雾是指烟草燃烧时直接进入环境的烟雾，占烟雾的 90%。如果在室内吸烟，侧流烟雾会造成居室空气的污染。吸烟对人类健康的威胁是多方面的，可以引起全身多个器官、系统受累，对肺脏的损害尤为突出。吸烟是慢性阻塞性肺疾病（COPD）致病最重要的危险因素，也是导致肺癌的主要原因之一。近年来，吸烟所致慢性呼吸系统疾病的主要进展，在于对吸烟相关性间质性肺疾病（SR-ILD）的认识。

二、职业环境暴露相关性 ILD

肺为娇脏，肺脏通过鼻腔、咽喉与外界直接相通，职业与环境可吸入性颗粒物可以在气道和肺泡沉积，细颗粒物甚至可以透过气血屏障进入血液循环，可吸入颗粒物和化学刺激物在气道 - 肺局部产生炎症反应，也可能继发全身炎症反应导致健康危害。已知一部分职业环境吸入性暴露原可以导致 ILD（表 10-3-1）。

表 10-3-1 职业与环境可吸入性暴露原及其相关性间质性肺疾病

吸入暴露原	疾病
无机矿物质粉尘	
二氧化硅	矽肺
石棉	石棉肺
滑石	滑石尘肺
煤炭	煤工尘肺
其他如云母、水泥、炭黑、石墨	尘肺（如云母尘肺、水泥尘肺、碳黑尘肺、石墨尘肺）
金属及其化合物	
铝及其化合物	铝肺病
金属及其化合物粉尘（如铁、锡、锑、钡）	金属及其化合物粉尘肺沉着病
硬金属粉尘（如钴、碳化钨、钽、镍）	硬金属肺病
铟及其化合物	铟肺病
铍及其化合物	铍病
有机粉尘	
有机粉尘（如动植物蛋白、真菌和细菌、小分子化学物质）	过敏性肺炎（如饲鸽者肺、农民肺、异氰酸酯过敏性肺炎）
棉尘	棉尘病
尼龙植绒	尼龙植绒相关性间质性肺疾病
刺激性化学物	
双乙酰	香味相关性肺疾病（爆米花工人肺）
刺激性化学性气体（如氨气）	闭塞性细支气管炎、支气管扩张症
纳米颗粒	间质性肺疾病
烟草烟雾	吸烟相关性间质性肺疾病（呼吸性细支气管炎间质性肺病、脱屑性间质性肺炎、肺朗格汉斯细胞组织细胞增生症）

（一）尘肺病

尘肺病是一组由于长期吸入各种无机粉尘，引起弥漫性肺纤维化为主要病变的疾病的总称。按照肺脏对粉尘反应的病理类型，将粉尘分为致纤维化粉尘（如二氧化硅粉尘、石棉粉尘），非致纤维化粉尘（如碳、石墨粉尘、碳黑粉尘），以及混合粉尘。尘肺病是一组异质性疾病，根据粉尘的性质、颗粒直径、暴露时相、暴露浓度（外暴露剂量和内暴露剂量），以及是否合并呼吸道基础疾病等因素，罹患的尘肺病具有不同的特征和严重程度。2013 年 12 月 23 日，国家卫生计生委、人力资源社会保障部、安全监管总局、全国总工会 4 部门联合印发《职业病分类和目录》，12 种尘肺病被列为我国法定职业病，具体包括矽肺、煤工尘肺、石墨尘肺、碳黑尘肺、石棉肺、滑石尘肺、水泥尘肺、云母尘肺、铝尘肺、陶工尘肺、电焊工尘肺、铸工尘肺，以及其他尘肺病（开放条款）。目前我国的尘肺病分类沿袭既往的致病因素和作业工种混合分类的方法。国际劳工组织（ILO）2010 年版的职业病目录靶器官系统为呼吸系统的职业病中将尘肺病分为纤维原性矿物尘所致尘肺（矽肺、煤矽肺、石棉肺）和非致纤维原性矿物尘所致尘肺。

（二）铝肺病（aluminium lung disease）

铝及其化合物粉尘具有致肺纤维化作用，铝主要以铝钒土（$Al_2O_3 \cdot nH_2O$）矿石的形式存在于自然界。金属铝在空气中易于氧化生成氧化铝。氧化铝按照结晶状态分为刚玉（α-Al_2O_3）和活性氧化铝（γ-Al_2O_3）。动物实验显示，α-Al_2O_3 可以引起弥漫性肺间质纤维化，γ-Al_2O_3 能够导致肺脏细胞纤维性结节。

1934 年，Baader 首次报告铝及其化合物粉尘吸入所致 ILD，称为铝尘肺（aluminosis），我国于 1987 年将铝尘肺列入国家法定职业病名单。由于其肺组织病理呈弥漫性肺纤维化，国际劳工组织（ILO）2010 年版的职业病目录靶器官系统为呼吸系统的职业病中将铝肺病单列，没有列入尘肺病中。

2014 年《新英格兰医学杂志》报道一例 ILD，使铝肺病重新得到关注。一位 64 岁男性患者，表现为劳力性呼吸困难，胸部 HRCT 及外科肺活检肺组织病理表现为普通性间质性肺炎（UIP），肺组织中可见成纤维细胞灶。询问病史，患者在车库加工以三水合氧化铝为主要成分的可丽耐人造石长达 16 年，用于居室装修。患者肺组织可见颗粒物，经过 X 线能谱分析，其肺组织检测到氢氧化铝和氧化铝成分。在临床上，铝肺病需要与特发性肺纤维化（IPF）相鉴别。

（三）金属及其化合物粉尘肺沉着病

某些金属（如铁、锡、锑、钡等）及其化合物粉尘为非致纤维化性；长期吸入这些粉尘，吞噬金属及其化合物颗粒的巨噬细胞在肺脏内聚集，不易导致肺纤维化，肺功能正常或轻微受损；脱离暴露后胸部影像异常通常是可逆的，可以部分或全部吸收。

1936 年 Doig 和 McLaughlin 首次报道了铁粉尘肺沉着病（siderosis），以后发现电焊工停止铁粉尘暴露后，胸部影像能够自然缓解。本病常见于电焊工和氧乙炔焊工、金属磨光工、铸造工、锅炉工、赭石工、铁矿工人、氧化铁颜料制造工人。其胸部 HRCT 显示双肺弥漫的小叶中央型磨玻璃结节，类似亚急性过敏性肺炎。相对应的肺组织病理改变是细支气管腔内及其周围的肺泡腔内可见吞噬含铁颗粒的巨噬细胞聚集，铁染色呈蓝色。

电焊烟尘是由于高温使焊药、焊条芯和被焊接材料溶化蒸发，逸散在空气中氧化冷凝而形成颗粒极细的气溶胶。长期暴露于电焊烟尘，可以罹患电焊工尘肺。研究显示，部分电焊工尘肺具有与铁粉尘肺沉着病类似的临床表现与转归。然而，电焊烟尘往往是混合性粉尘，如使用焊条 T422 焊接时，电焊尘主要为氧化铁，还有二氧化锰、非结晶型二氧化硅、氟化物、氮氧化物、臭氧、一氧化碳等；使用 O507 焊条时，除上述成分外，还有氧化铬、氧化镍等。因此，电焊工尘肺往往被认为是一种混合尘肺，发病与焊接环境、粉尘浓度、气象条件、通风状况、焊接种类、焊接方法、操作时间及电流强度等有密切关系，此外，在发病和病程进展上存在个体差异。

钡是一种银白色的碱土金属，主要矿物有重晶石和毒重石，在自然界中以化合物形态存在。硫酸钡不溶于水，可溶性钡盐有剧毒，如碳酸钡、氯化钡。钡盐用于油漆、陶瓷、玻璃的颜料、烟花、杀虫剂。1926 年，Fiori 首次报道“矽钡尘肺”，1976 年，Doig AT，一家工厂的副高级医务员，报道了在重晶石加工厂工作的 9 例钡粉尘肺沉着病（baritosis），因暴露于硫酸钡粉尘导致患病的时间为 18～21 个月，经过 10～12 年的随访，患者胸部影像弥漫性小结节影大部分吸收好转，提示该病呈现良性经过。

锑在自然界中主要存在于硫化物矿物辉锑矿（Sb_2S_3）中，我国是世界上最大的锑及其化合物生产国，其中大部分产自湖南省冷水江市的锡矿山。锑的工业制法是先焙烧，再用碳在高温下还原，或者是直接用金属铁还原辉锑矿。锑用于制造铅酸电池中所用的铅锑合金板，锑与铅和锡制成合金可用来提升焊接材料、子弹及轴承的性能。锑化合物是用途广泛的含氯及含溴阻燃剂的重要添加剂，在微电子技术中应用广泛。1957 年，Karajovic 首次报道锑粉尘肺沉着病（antimoniosis）。我国报道锑冶炼厂包装工，暴露于三氧化二锑粉尘 4～6 年，罹患锑粉尘沉着病。

类似地，1955 年，Robertson 和 Whitaker 首次报道锡粉尘肺沉着病（stannosis）。在冶炼厂接触二氧化锡烟雾，28 例工人患病。在随访过程中，患者双肺小结节影逐渐缓解或消失。随访 5 年，有 1 例影像改善；随访 10 年，有 3 例影像改善；随访 20 年有 13 例；随访 25 年，有 14 例影像改善。

（四）硬金属肺病（hard metal lung disease）

硬金属肺病是指硬金属粉尘暴露所致的以呼吸系统症状、肺功能损害，以及影像学和组织学弥漫性肺部间质改变为特征的一种职业性肺病。何为硬金属？硬金属是通过烧结的冶金过程，将粉状物转化为固态的多晶体人造合成材料，具有耐压、耐磨、耐高温、抗腐蚀的特性，常作为钻头、切割、打磨刨光模具等应用于各个行业。1940 年在德文文献中，首次报道了这类疾病。钴是导致硬金属肺病的关键病因，碳化钨起协同作用。

钴暴露的来源包括硬金属制造，维修和打磨硬质金属工具和刀片，制造和使用含钴的金刚石工具。此外，还有其他领域的钴暴露，如含钴颜料、钴的冶炼和提取、冶金行业、石油化工和塑料工业、化学试剂和医疗等。各种环境下钴粉尘的暴露对肺脏都构成潜在的威胁，除 ILD 外，还可以导致哮喘。硬金属肺病的发病和预后与硬金属粉尘接触剂量和持续时间没有相关性，过敏反应和个体易感性在发病中起作用，与过敏性肺炎或慢性铍病相类似。部分患者在组织病理学上具有过敏性肺炎的表现，提示二者合并存在。

1980 年，在第 121 号公约中，硬金属粉尘致支气管肺病被纳入国际职业病名单。2010 年发布的国际劳工组织职业病目录中，硬金属尘所致支气管肺疾病被列入靶器官系统为呼吸疾病的职业病名单。2013 年，硬金属肺病作为新增职业病被列为我国法定职业病之一。

肺组织病理表现为巨细胞性间质性肺炎（GIP），其特征性改变是肺泡间隔和肺泡腔内出现多核巨细胞，这些细胞有多个细胞核，可见包涵体，胞质内有吞噬的细胞成分。伴显著的间质淋巴细胞浸润。肺组织中通常可以检测到钨元素，由于钴粉尘具有血浆可溶性，不易在肺组织内积聚，仅有约 1/4 患者的肺组织能够检测到钴元素。

病程具有异质性，呈亚急性或慢性。通常有黏膜刺激症状，包括喷嚏、流涕、咽痛和咳嗽，以及劳力性呼吸困难、喘息、胸痛，伴乏力、消瘦。职业暴露时加重，脱离后逐渐缓解，再次暴露时症状再次加重。胸部 CT 示磨玻璃影、网格影和小叶中央性结节影，呈双上肺、沿支气管分布。终末期类似普通型间质性肺炎改变。

诊断时详尽完整地采集硬金属粉尘暴露的职业史是诊断的前提，值得注意的是，有时硬金属粉尘暴露史不明确；胸部 HRCT 征象，特别是小叶中央性结节影，符合硬金属肺病；支气管肺泡灌洗液可见多核巨细胞，和（或）肺组织病理为 GIP；肺组织标本或多核巨细胞中经元素分析检出钨和（或）钴元素。

在疾病早期，如果停止暴露疾病可以自然缓解。此外，糖皮质激素可以缓解患者临床症状，改善影像和肺功能。终末期患者可以肺移植。钴暴露相关产业的人员应该密切监测，定期体检，早期发现硬金属肺病。

（五）铟肺病（indium lung disease）

铟肺病是一种由于铟及其化合物粉尘吸入所致肺泡蛋白沉着症和肺纤维化疾病。铟属于一种稀有金属，质地极软，易熔，具有微弱放射性，在自然界存在于闪锌矿、铟铜矿、硫铟铁矿等。我国拥有世界最大的铟储量，也是最大的生产国和出口国，产量占世界总产量的 30% 以上。铟锭因其光渗透性和导电性强，主要制造氧化铟锡（In_2O_3，SnO_2）靶材，用于生产液晶显示器和平板屏幕，占全球铟消费量的 70%。统计显示，全球铟的需求量从 1999 年的 371 吨，增加到 2007 年的 1340 吨。

2003 年，Homma 等报道了首例铟肺病，一位 27 岁的男性工人，从事氧化铟锡靶板抛光工作，铟暴露 3 年后发展为间质性肺炎，4 年后死亡。氧化铟锡粉尘暴露可以引起继发性肺泡蛋白沉着症，胸部 HRCT 显示“铺路石征”，呈地图样分布，肺组织病理显示肺泡腔内可见 PAS 染色阳性的磷脂样物质，电镜下可见氧化铟锡颗粒，X 线能谱分析检测到铟元素。以外，肺组织病理还可见胆固醇结晶、肉芽肿改变，以及肺纤维化、肺气肿，部分患者发生气胸。在随访过程中，氧化铟锡暴露工人肺气肿程度加重。经全肺灌洗后，肺泡蛋白沉着症有所缓解，但是随后进展为肺纤维化甚至死亡。

铟肺病的机制尚不清楚，铟导致肺泡蛋白沉着症和肺纤维化是否具有不同的发病机制，即铟导致肺泡蛋白沉着症是一种继发性自身免疫疾病，而铟所致肺纤维化是直接的肺损伤？鉴于铟及其化合物的毒性作用，日本职业健康学会推荐相对较低的职业接触限值为血清铟低于 3μg/L。目前我国氧化铟锡相关生产企业采取全面防护措施，极大地降低了工作场所患病的风险。

（六）尼龙植绒工人肺（nylon flock worker's lung）

1996 年美国职业安全与健康国立研究院（NIOSH）和布朗大学职业医学项目组对罗德岛尼龙植绒厂展开流行病学调查，同一家企业的 2 名年轻的男性工人暴露于尼龙植绒导致 ILD。尼龙植绒面料是以各类布料为底布，正面植上尼龙绒毛或黏胶绒毛，再经过烘蒸和水洗加工而成，绒面丰盈、手感柔和、色泽亮丽，在日常生活中应用非常广泛。所谓尼龙纤维是由二胺氨甲酸或丙酰胺和有机二酸通过酰胺进行连接的高分子材料，具有强度高、耐磨、耐用、弹性好的特点。同时，植绒所选用黏合剂（分为自交联型黏合剂和外交联型黏合剂）将尼龙绒毛胶粘到底布上面。毒理学研究显示，气管内滴入尼龙植绒的大鼠，可以出现细支气管中心性炎症。尼龙植绒相关性 ILD 呈慢性或亚急性病程，有呼吸道症状，胸部 HRCT 显示弥漫性微结节影，片状磨玻璃影、实变影，以及蜂窝肺。肺组织病理显示非特异性间质性肺炎型，其典型表现是淋巴细胞性细支气管炎，沿支气管血管束走行的淋巴细胞性间质性肺浸润，伴或不伴生发中心。也有脱屑性间质性肺炎的报道。

（七）香味剂相关性肺疾病（flavoring-related lung disease）

香味剂相关性肺疾病也被称为爆米花工人肺（popcorn workers lung）。2000 年，美国微波爆米花生产厂 8 名工人罹患闭塞性细支气管炎。工业卫生抽样调查了超过 100 种挥发性有机化合物，其中高水平的双乙酰暴露对造成工人的气流受限具有极大的风险。

双乙酰（2，3-butanedione，$C_4H_6O_2$）常温下是浅黄色至黄绿色液体，稀溶液有奶油气味，存在于茴香油和奶油中。主要用于配制奶油、干酪发酵风味和咖啡等型香精，是生产吡嗪类香料的主要原料；也用于配制各种奶香型食用香精，是奶油、人造奶油、干酪和糖果的增香剂；此外，还可以用作明胶硬化剂、照相黏结剂。

来自 20 家不同的香料生产企业的数据显示，677 名从业工人，其中 23% 肺量计测定异常，4.9% 有气流阻塞，9.6% 的工人 FEV_1 下降速度过快。薯片生产企业和其他双乙酰香料生产厂也有双乙酰导致的类似疾病的报道动物实验表明，暴露于双乙酰可以导致气道组织损伤和坏死。双乙酰的替代品，如 2，3- 己二酮，2，3- 庚二酮和双乙酰三聚体也有呼吸毒性。

患者通常表现为咳嗽和劳力性呼吸困难，伴眼、鼻、咽喉刺激症状，以及皮肤受累。起病隐袭或急性起病。肺功能呈阻塞性通气障碍，气道可逆试验阴性。FEV_1 年下降率大于 15%，可以作为疾病的筛查的标准。胸部 HRCT 显示支气管壁增厚和气体陷闭。肺组织病理示闭塞性细支气管炎，小气道炎症伴瘢痕形成。

（八）纳米颗粒相关性 ILD

人类暴露在自然发生的多种纳米颗粒中，例如火山活动或森林火灾产生的超细颗粒纳米颗粒。近二十年来，随着科技的发展，我们有能力制造纳米级的物质。纳米颗粒具有普通颗粒物所不具备的小尺寸效应、表面效应、量子尺度效应和宏观量子隧道效应，通过多种途径包括皮肤渗透和呼吸道进入机体，纳米颗粒可以透过气血屏障进入血液循环，到达肝脏、心脏和神经系统，引起毒性反应。纳米颗粒相关的肺脏疾病包括 ILD、哮喘和胸膜疾病等。不同材料的纳米颗粒（如金、硅、钛、碳纳米管等）具有自己独特的毒性机制，无法用纳米颗粒的单一概念涵盖不同材料纳米颗粒的毒性反应。

纳米颗粒可以激活巨噬细胞，释放促炎症介质，如 IL-1、IL-6、TNF-α、巨噬细胞抑制蛋白，以及单核细胞趋化蛋白。纳米颗粒还可以导致氧自由基产生增加，导致氧化应激状态。碳纳米管是一维纳米材料，重量轻，六边形结构连接完美，具有特殊的力学、电学和化学性能，用途广泛包括复合材料、电子器件和荧光标记等。吸入碳纳米管可以引起类似石棉样的肺损伤，包括肺纤维化、肺癌和胸膜疾病。动物实验表明，碳纳米管混悬液吸入可以导致肺脏炎症和纤维化，碳纳米管可以在水介质中聚合成微米大小的束状物，刺激灶状炎症病变，在肺实质中形成肉芽肿和纤维化反应。单壁碳纳米管可以诱导血小板衍化生长因子（PDGF）和转化生长因子（TGF）-β1 产生增加，促进肺纤维化形成。而吸入多壁碳纳米管，并未引起小鼠显著的肺间质炎症或纤维化，但是引起系统性免疫抑制和脾脏氧化应激。

一名 58 岁男性工人在聚酯粉末厂工作 3 个月，出现闭塞性细支气管炎伴机化性肺炎（BOOP），电镜观察肺组织可见二氧化钛颗粒。7 名印刷厂女工，接触纳米级聚丙烯酸酯 5～13 个月，发生气短、胸腔积液和心包积液。肺组织病理显示肉芽肿改变，以及肺纤维化形成，伴巨噬细胞、淋巴细胞聚集；电镜下胸腔积液和肺上皮细胞胞质可见纳米颗粒。纳米颗粒对呼吸系统的毒性作用有待进一步探讨，工作场所的纳米颗粒暴露人员，需要进行医学观察。

三、职业环境暴露是ILD患病的危险因素

特发性间质性肺炎(idiopathic interstitial pneumonia，IIP)是指目前病因不明的一组间质性肺炎。虽然称为“特发性”，但是与一些职业环境因素具有一定的相关性。2013年发表的美国胸科学会/欧洲呼吸学会有关IIP的国际多学科分类，是在既往IIP分类的基础上，体现了近十余年以来对这组疾病的认识，将IIP分为主要的、罕见的和未分类的IIP。其中，呼吸性呼吸性细支气管炎伴间质性肺疾病(RB-ILD)、脱屑性间质性肺炎(DIP)认为是吸烟相关性间质性肺疾病，烟草烟雾吸入是主要的致病因素。此外，IPF患者中半数以上是吸者，吸烟是导致肺气肿合并肺纤维化的主要危险因素。流行病学研究显示，职业和环境暴露，包括金属尘(铜、铅、钢)和木尘，农业、饲鸟、美发，石头切割和剖光，以及牲畜暴露(包括蔬菜尘和动物尘)等均与IPF的发病密切相关。

此外，石棉粉尘吸入所致肺纤维化，从影像和组织病理表现均类似于IPF，在诊断IPF时，需要详细询问病史，除外职业和环境暴露因素所致ILD。有机粉尘吸入所致慢性过敏性肺炎，影像和肺组织病理特征可以表现为非特异性间质性肺炎(NSIP)，需要与特发性NSIP相鉴别。

四、职业环境暴露增加ILD急性加重的风险

IPF急性加重是指在无明确诱因时出现的病情急剧恶化，呼吸困难加重和肺功能下降，导致呼吸衰竭甚至死亡。其组织病理学通常表现为UIP和弥漫性肺泡损伤(DAD)同时存在，可以出现机化性肺炎和显著的成纤维细胞灶。急性加重能够使IPF患者的肺功能加剧恶化，缩短生存时间，增加病死率。IPF急性加重的诱发因素尚不清楚，可能的诱因包括病毒感染、慢性微吸入、肺脏外科手术或操作。

空气污染与呼吸系统疾病急性加重如哮喘和慢性阻塞性肺疾病密切相关。研究探讨了大气空气污染，包括颗粒物(PM10)、臭氧、二氧化氮、二氧化硫以及一氧化碳与IPF急性加重的相关性。89次IPF急性加重相当于1699患者年，即每100名IPF患者年发病率为5.2。研究结果显示大气臭氧和二氧化氮水平与IPF急性加重具有显著地相关性。发病前6周大气中臭氧和二氧化氮水平超标，可以使IPF急性加重的风险增加约0.5倍。大气空气污染尤其是臭氧和二氧化氮水平增高可能通过产生过多的活性氧，包括氢氧化物自由基和超氧阴离子，导致氧化-抗氧化失衡，以及导致炎症反应和参与纤维化过程，诱发IPF急性加重。

五、总结

肺脏是多种职业和环境危害因素的靶器官。我国正处于社会变革、经济高速发展时期，随着新技术、新材料、新工艺的广泛应用，以及新职业、新工种、新劳动方式的不断产生，劳动者在职业活动中接触的职业病危害因素呈现多样化和复杂化的特征。随之而来的室内外空气污染，增加了罹患呼吸系统疾病，特别是ILD的风险。应当重视对职业与环境危害因素的识别和毒理作用的研究，提高对职业环境暴露与ILD相关性的认识，并促进预防工作的开展。

（叶 俏）

参考文献

1. Travis WD，Costabel U，Hansell DM，et al. American Thoracic Society，European Respiratory Society. An official American Thoracic Society/European Respiratory Society statement：update of the international

multidisciplinary classification of the idiopathic interstitial pneumonias. Am J Respir Crit Care Med，2013，188（6）：733-748.

2. 何凤生．中华职业医学．北京：人民卫生出版社，1999.
3. Bonner JC. Nanoparticles as a potential cause of pleural and interstitial lung disease. Proc Am Thorac Soc，2010，7：138-141.
4. Johannson KA，Balmes JR，Collard HR. Air pollution exposure. A novel environmental risk factor for interstitial lung disease? Chest，2015，147（4）：1161-1167.
5. Ayyagari VN，Januszkiewicz A，Nath J. Pro-inflammatory responsesof human bronchial epithelial cells to acute nitrogen dioxide exposure. Toxicology，2004，197（2）：149-164.
6. JerrettM，Burnett RT，Beckerman BS，et al. Spatial analysis of airpollution and mortality in California. Am J Respir Crit Care Med，2013，188（5）：593-599.
7. Larsen ST，Matsubara S，McConville G，et al.Ozone increases airway hyperreactivity and mucus hyperproductionin mice previously exposed to allergen. J Toxicol Environ Health A，2010，73（11）：738-747.
8. JerrettM，Burnett RT，Pope CA III，et al. Long-term ozone exposureand mortality. N Engl J Med，2009，360（11）：1085-1095.
9. Raghu G，Collins BF，Xia D，et al. Pulmonary fibrosis associated with aluminum trihydrate（Corian）dust.N Engl J Med，2014，370（22）：2154-2156.
10. 毛翎，施瑾，陈子丹，等．电焊工尘肺 X 线胸片圆形小阴影的随访研究．中华劳动卫生职业病杂志，2014，32（11）：823-827.
11. Doig AT. Baritiosis：a benign pneumoconiosis. Thorax，1976，31：30-39.
12. 李小萍，葛宪民，王力珩，等．三氧化二锑尘肺 2 例报告．中国工业医学杂志，2007，20（2）：89-90.
13. 钟金球．肺锡末沉着症 25 年回顾．职业与健康，2001，17（4）：9-11.
14. 叶俏，杜旭芹．硬金属肺病．中华劳动卫生职业病杂志，2015，33（7）：558-560.
15. 代静泓，苗立云，肖永龙，等．硬金属致巨细胞间质性肺炎一例并文献复习．中华结核和呼吸杂志，2009；32：493-496.
16. Cummings KJ，et al. Pulmonary alveolar proteinosis in workers at an indium processing facility. Am J Respir Crit Care Med，2010，181（5）：458-464.
17. Homma T，et al. Interstitial pneumonia developed in a worker dealing with particles containingindium-tin oxide. J Occup Health，2003，45（3）：137-139.
18. Kern DG，et al. Flock worker's lung：chronic interstitial lung disease in the nylon flocking industry. Ann Intern Med，1998，129（4）：261-272.
19. Porter DW，et al. Acute inflammatory reaction in rats after intratracheal instillation of materialcollected from a nylon flocking plant. J Toxicol Environ Health A，1999，57（1）：25-45.
20. Eschenbacher WL，Kreiss K，Lougheed MD，et al. Nylon flock-associated interstitial lung disease. Am J Respir Crit Care Med，1999，159（6）：2003-2008.
21. Kreiss K，Gomaa A，Kullman G，et al. Clinical bronchiolitis obliterans in workers at a microwave-popcorn plant. N Engl J Med，2002，347（5）：330-338.
22. Kreiss K，Fedan KB，Nasrullah M，et al. Longitudinal lung function declines among California flavoring manufacturing workers. Am J Ind Med 2012；55（8）：657-68.
23. Morgan DL，Flake GP，Kirby PJ，Palmer SM. Respiratory toxicity of diacetyl in C57BL/6 mice. Toxicol Sci 2008，103（1）：169-180.

24. JaurandMC，Renier A，Daubriac J. Mesothelioma：do asbestos and carbon nanotubes pose the same health risk? Part Fibre Toxicol，2009，6：16.
25. Shvedova AA，Kisin ER，Mercer R，et al.Unusual inflammatory and fibrogenic pulmonary responses to singlewalled carbon nanotubes in mice. Am J Physiol Lung Cell Mol Physiol，2005，289：L698-L708.
26. Mitchell LA，Gao J，Wal RV，et al. Pulmonary and systemic immune response to inhaled multiwalled carbon nanotubes. Toxicol Sci，2007，100：203-214.
27. Cheng TH，Ko FC，Chang JL，Wu KA. Bronchiolitis obliterans organizing pneumonia due to titanium nanoparticles in paint. Ann Thorac Surg，2012，93（2）：666-669.
28. Song Y，Li X，Du X. Exposure to nanoparticles is related to pleural effusion，pulmonary fibrosis and granuloma. Eur Respir J，2009，34：559-567.
29. Ye Q，Huang K，Ding Y，et al. Cigarette smoking contributes to idiopathic pulmonary fibrosis associated with emphysema. Chin Med J，2014，127（3）：469-474.
30. Raghu G，Collard HR，Egan JJ，et al. ATS/ERS/JRS/ALAT Committee on Idiopathic Pulmonary Fibrosis. An official ATS/ERS/JRS/ALAT statement：idiopathic pulmonary fibrosis：evidence-based guidelines for diagnosis and management. Am J Respir Crit Care Med，2011，183（6）：788-824.
31. Collard HR，Moore BB，Flaherty KR，et al. Idiopathic pulmonary fibrosis clinical research network investigators. Acute exacerbations of idiopathic pulmonary fibrosis. Am J Respir Crit Care Med，2007，176（7）：636-643.
32. Johannson KA，Vittinghoff E，Lee K，et al. Acute exacerbation of idiopathic pulmonary fibrosis associated with air pollution exposure. Eur Respir J，2014，43（4）：1124-1131.
33. Sauler M，Gulati M. Newly recognized occupational and environmental causes of terminal airways and parenchymal lung disease. Clin Chest Med，2012，33（4）：667-680.

第四节　2011 年特发性肺纤维化循证医学最新诊治指南解读

2011 年 3 月《美国呼吸危重症杂志》全文发表了由美国胸科学会（ATS）、欧洲呼吸学会（ERS）、日本呼吸学会（JRS）和拉丁美洲胸科学会（ALAT）共同制定的特发性肺纤维化（IPF）诊治指南。新指南分析了 1996～2010 年 5 月检索的文献，增加了自 2000 年 ATS/ERS 共识公布以来累积的资料，为新指南的修订提供了循证医学证据。重点提出了诊断和治疗方面新的建议，取代了 2000 年发布的 ATS/ERS IPF 共识。现将该指南主要的观点进行简要的介绍。

一、关于 IPF 的定义

新指南特别强调了 UIP 的影像学特点。

IPF 是一种原因不明的，局限于肺部的，慢性，进行性纤维化性间质性肺炎的一种特殊形式。其病因不明，主要发生于老年人，组织学和（或）影像学表现为普通型间质性肺炎（usual interstitial pneumonitis，UIP）。

二、关于流行病学

新指南强调 IPF 发病率呈现明显的增长趋势。

目前虽仍无大规模的 IPF 流行病学调查研究，但 IPF 发病率呈现明显的增长趋势。一项基于美国新墨西哥州伯纳利欧县人口的研究：IPF 年发病率估计为男性 10.7/10 万；女性 7.4/10 万。

一项英国报道：IPF 总的年发病率为 4.6 /10 万，从 1991 到 2003 年，IPF 发病率估计增长率为每年 11%，此增加与人口老龄化或轻症患者确诊率增加无关。第三项来自美国一个大的健康计划研究资料，IPF 估计发病率 6.8～16.3 /10 万。另有研究估计 IPF 发病率占总人口的 2～29/10 万。不同研究数据之间如此之大差别的原因可能与以往缺乏统一的 IPF 界定、各项研究的设计以及人群的不同有关。最近一项来自美国大样本健康计划资料的分析，估计 IPF 发病率在 14.0～42.7/10 万之间。IPF 发病率难以确定与地理、国家、文化或种族等多种因素的影响有关。

三、关于 IPF 的高危因素

新指南提出多数 IPF 患者因缺乏胃 - 食管反流症状而易被忽略。

（一）吸烟

每年超过 20 包危险性明显增加。

（二）环境暴露

包括金属粉尘，木屑、务农、养鸟、护发剂、石粉接触、牲畜接触、植物和动物粉尘接触等。

（三）微生物因素

包括病毒感染，其中以 EB 病毒和肝炎病毒研究报道较多。其他还有巨细胞病毒，人类疱疹病毒等。

（四）胃 - 食管反流

多数 IPF 患者临床缺乏胃 - 食管反流症状，因此容易被忽略。

四、关于遗传因素

新指南强调目前尚无相关的遗传学检测可用于区分家族性或散发性 IPF；遗传因素和环境因素之间的相互作用需要投入更多地研究。

（一）家族性 IPF

占所有患者的比例 <5%。他们发病可能较早，基因型不同与患者的地理分布可能有关。芬兰的一组病例研究提示，在染色体 4q31 上发现一个功能不明的 ELMOD2 基因，分析可能是家族性 IPF 的易感基因。有研究提示 IPF 与染色体 14 连锁。多个研究强烈提示 SP-C 基因突变与家族性 IIP 有关，但未发现与散发病例的关联性。罕见的编码 SP-A2 蛋白的基因突变与家族性肺纤维化和肺癌相关。近期若干报道证明人类端粒酶逆转录酶（hTERT）或人类端粒酶 RNA 发生的遗传变异与家族性肺纤维化有关（15%），但也发生于某些散发病例（3%），这些遗传学的变化引起端粒变短，最终导致细胞凋亡（包括肺泡上皮细胞）。

（二）散发性 IPF

至今没有任何遗传因素被一致认为与散发性 IPF 有关。有报道发现散发性病例有多种编码细胞因子的基因多态性发生变化，包括，IL-1α、TNFα、淋巴毒素 α、IL-4、IL-6、IL-8、IL-10 和 IL-12、α1- 抗胰蛋白酶和血管紧张素转化酶、TGF-β1、凝血因子、SP-A 和 B、免疫调节因子（补体受体 -1、NOD2/CARD15）、MMP-1 等。其中许多与 IPF 的进展相关，但这些发现在后续的研究中均未得到证实。HLA-Ⅰ和Ⅱ类抗原等位基因单一表型在 IPF 患者中呈偏态分布，有种族差异。墨西哥最近的资料提示了 MHC-I 与 IPF 相关。

五、关于诊断的主要观点

UIP 以往专指 IPF 患者病理组织学的特征性变化，新指南首次提出根据 UIP 的 HRCT

特点可作为独立的IPF诊断手段，从而使新的诊断标准大大简化。许多研究证实HRCT诊断UIP准确性可达到90%～100%，因此新指南提出具备UIP典型HRCT表现者不必行病理活检，从而废除了2000 ATS/ERS共识中提出的主要和次要诊断标准。

1. IPF诊断条件

(1) 排除其他间质性肺疾病（ILD）(例如，家庭或职业环境暴露相关ILD，结缔组织疾病相关ILD，和药物毒性相关ILD)。

(2) 高分辨率CT（HRCT）表现为UIP者，不建议行外科肺活检（附件1）。

(3) 不典型者（可能、疑似诊断者）需接受肺活检（附件2）。

2. IPF诊断的正确性随着肺科临床专家、影像学专家和有ILD诊断经验的病理学专家进行多学科讨论后逐渐增加（附件3）。

3. 年轻的患者，尤其是女性，结缔组织病相关的临床和血清学阳性表现会随着病情发展逐渐显现，而在起病初可能尚未出现，这些患者（50岁以下）应高度怀疑结缔组织病。

4. IPF患者大多数不需要进行TBLB和BAL检查，少数不典型的患者行TBLB和BAL检查的目的主要是排除其他疾病，对UIP的诊断帮助不大。

5. 即便患者缺乏相关临床表现，也应常规进行结缔组织病血清学检查，并且应该在随访过程中经常复查，一旦发现异常则应更改诊断。

6. 关于多学科专家讨论（MDD）：许多机构不可能做到正规的MDD，但至少应进行口头交流。

六、关于治疗

对于IPF，至今尚无肯定有效的药物治疗。新指南将大多数治疗措施改为不同强度的推荐意见（表10-4-1）。

表10-4-1 IPF治疗措施

强	弱	备注推荐
长期氧疗		
肺移植	肺康复训练（适用于多数IPF患者，少数不适应）	
		大多数急性加重的IPF患者，应使用皮质激素，但少数患者不适用无症状的食道反流，大多数应该治疗，少数可不予治疗但少数患者并不适用
不推荐		
糖皮质激素、秋水仙碱、环孢素A、糖皮质激素+免疫抑制剂、干扰素(IFN)-γ1b、波生坦、依那西普		
	糖皮质激素+N-乙酰半胱氨酸+硫唑嘌呤、单用N-乙酰半胱氨酸、抗凝药物、吡非尼酮、机械通气（上述措施少数患者可尝试使用）	大多数IPF患者合并的肺高压不应治疗少数人可治疗

七、关于IPF的自然病程

IPF是一种致死性疾病，有些回顾性研究提示IPF从诊断到死亡的中位生存期2～3年。新指南强调其自然病程变异很大，且无法预测。

（一）近期临床研究资料提示IPF自然病程有几种情况

1. 大多数IPF患者肺功能在数年内逐渐恶化。
2. 少数患者维持稳定或快速下降。
3. 部分患者虽以往稳定，但可能经历急性呼吸功能恶化。

（二）病情进展

表现为：呼吸道症状增加、肺功能结果恶化、HRCT上纤维化进展、急性呼吸衰竭或死亡。

（三）IPF患者可能合并隐匿的或明显的合并症

包括：肺高压、胃食管反流、阻塞性睡眠呼吸暂停、肥胖和肺气肿。这些情况对IPF患者的影响尚不清楚。

（四）关于急性加重（AE-IPF）

近期观察显示大约每年有5%～10%的患者发生急性加重。这些加重可能继发于肺炎、肺栓塞、气胸或心脏衰竭。只有当无法确定导致急性呼吸衰竭的原因时，才能考虑AE-IPF的诊断。目前尚不清楚AE-IPF是否IPF患者病程中固有病理生理过程。用基因表达的方法检测，未能提示IPF急性加重患者存在感染的病因。急性加重的诊断标准：①一个月内发生无法解释的呼吸困难加重；②低氧血症加重或气体交换功能严重受损；③新出现的肺泡浸润影；④无法用感染、肺栓塞、气胸或心脏衰竭解释。AE-IPF可以出现在病程的任何时间，偶然也可能是IPF的首发表现。有报道胸部手术和BAL可导致急性加重。AE-IPF组织学表现为弥漫性肺泡损伤（DAD），少数表现为机化性肺炎（远离纤维化最重的区域）。

（五）关于死亡率

死亡率随年龄增加。新指南提出有证据显示过去20年间死亡率明显增加。在美国，应用严格的IPF定义后，死亡率从1992年到2003年有明显的增加。2003年男性为61.2/10万，女性为54.5/10万，冬季更高。在日本，死亡率估计男性为33/10万，女性为24/10万。死亡率高于某些癌症。最常见的死亡原因是肺部疾病的进展（60%），其他原因包括冠状动脉疾病、肺栓塞和肺癌。

（六）关于疾病分期和预后

疾病分期主要根据休息时肺功能和或影像学异常的程度进行划分。

方法有多种：①分为“轻、中、重度”；②分为“早期”、“进展期或终末期”。影响预后的因素包括：呼吸困难的程度、肺功能变化（FVC、DLCO和$P_{(A\text{-}a)}O_2$的下降可以更好地预测生存期）、HRCT上纤维化和蜂窝肺程度、综合评分系统[肺功能和影像学指标（CPI）]、六分钟行走实验（6MWT，氧饱和度低于88%死亡危险增加）、组织病理变化（大量的成纤维细胞灶与肺功能下降有关）、肺高压（平均肺动脉压超过25mmHg死亡风险增加，可能存在IPF-PH表型的患者）、合并肺气肿（可能存在此种表型）、血清和BALF生物学标记物（KL-6、SP-A和D；CCL18、MMP和纤维细胞）。

八、未来研究方向

1. 应更加关注自然病史、生物学标记物、病情监测等问题的研究。

2. 通过基因筛查有可能发现某种特异性标志物，有助于 IPF 不同表型的诊断，不断修订 IPF 的定义和诊断标准。

3. 需要展开设计严谨、前瞻性、对照的高质量大宗病例新药临床研究。生存率并不是唯一的观察指标，应选择其他有意义的临床指标用于 IPF 疾病分期并作为新药临床研究的治疗目标，如疾病的严重程度，是否合并肺气肿和肺高压等。

4. 更加关注潜在的预防措施，如食管反流的治疗。

5. IPF 的成功治疗需要不同作用机制药物的联合治疗，包括抗纤维化。

总之，未来的研究需要基础医学和临床科学家的继续合作，共同研究 IPF 的病因，积极进行遗传学，预防和再生医学研究，包括干细胞移植和基因治疗。早期发现临床前期的病例，改善生存质量，延长生存期，实现治愈 IPF 的最终目标。

附件 1. 根据 HRCT 表现进行 IPF 诊断分级。

第一级：典型 UIP（符合以下四项）

（1）病灶以胸膜下，基底部为主

（2）异常网状影

（3）蜂窝肺伴或不伴牵张性支气管扩张

（4）缺少第三级中任何一项（不符合 UIP 条件）

第二级：UIP 可能（符合以下三项）

（1）病灶以胸膜下，基底部为主

（2）异常网状影

（3）缺少第三级中任何一项（不符合 UIP 条件）

第三级：不符合 UIP（具备以下七项中任何一项）

（1）病灶以中上肺为主

（2）病灶以支气管周围为主

（3）广泛的毛玻璃影（程度超过网状影）

（4）多量的小结节（两侧分布，上肺占优势）

（5）囊状病变（两侧多发，远离蜂窝肺区域）

（6）弥漫性马赛克征 / 气体陷闭（两侧分布，3 叶以上或更多肺叶受累）

（7）支气管肺段 / 叶实变

附件 2. 病理诊断标准分级

分为典型 UIP、可能 UIP、疑似 UIP 和非 UIP 4 个等级。

第一级："典型 UIP"：满足以下 4 条：

（1）明显结构破坏和纤维化，伴或不伴胸膜下蜂窝样改变；

（2）肺实质呈现斑片状纤维化；

（3）出现成纤维细胞灶；

（4）缺乏不支持 UIP 诊断特征（非 UIP）

第二级："可能 UIP"：满足以下条件中的 3 条：

（1）明显结构破坏和纤维化，伴或不伴胸膜下蜂窝样改变；

（2）缺少斑片受累或成纤维细胞灶，但不能二者均无；

（3）缺乏不支持 UIP 诊断的特征（非 UIP）

（4）或仅有蜂窝肺改变

第三级："疑似UIP"：满足以下3条：

（1）斑片或弥漫肺实质纤维化，伴或不伴肺间质炎症；

（2）缺乏典型UIP的其他标准；

（3）缺乏不支持UIP诊断的依据（非UIP）。

第四级："非UIP"：满足以下任1条：

（1）透明膜形成；

（2）机化性肺炎；

（3）肉芽肿；

（4）远离蜂窝区有明显炎性细胞浸润；

（5）显著的气道中心性病变；

（6）支持其他诊断的特征

附件3. HRCT和病理分级资料相结合的IPF诊断（需要多学科讨论决定）

HRCT	病理分级	最后诊断
UIP	典型UIP 可能UIP 疑似UIP 不典型纤维化	是
非UIP		否
UIP可能	典型UIP 可能UIP	是
	疑似UIP 不典型纤维化	可能
	非UIP	否
不符合UIP	典型UIP	可能
	可能UIP 疑似UIP 不典型纤维化 非UIP	否

UIP的鉴别诊断并不多，主要需要与结缔组织病，慢性过敏性肺炎（EAA）和职业相关的肺纤维化鉴别，尤其是石棉肺。

附件4. 近期发布的2015 ATS/ERS/JRS/ALAT特发性肺纤维化（IPF）治疗指南中，系统性回顾了关于IPF的12条治疗问题，有8项新增或修改的建议，2条建议保持不变。最值得关注的新增或修改的建议是强烈反对使用泼尼松+硫唑嘌呤+N-乙酰半胱氨酸三联疗法，条件性推荐使用尼达尼布和条件性推荐使用吡非尼酮。2015 IPF指南仅更新了2011指南的治疗部分，而诊断部分未在更新。同时2015 IPF指南书写了IPF管理新篇章。

参考文献

1. Raghu G，Collard HR，Egan JJ，et al.ATS/ERS/JRS/ALAT Committee on Idiopathic Pulmonary Fibrosis. An official ATS/ERS/JRS/ALAT statement：idiopathic pulmonary fibrosis：evidence-based guidelines for

diagnosis and management. Am J Respir Crit Care Med，2011，183：788-824.

2. Raghu G，Rochwerg B，Zhang Y，et al. An official ATS/ERS/JRS/ALAT Clinical Practice Guideline：Treatment of Idiopathic Pulmonary Fibrosis An Update of the 2011 Clinical Practice Guideline. on behalf of the ATS，ERS，JRS，and ALAT. Am J Respir Crit Care Med，2015，192：3-19.

第十一章 睡眠医学

第一节 解读《阻塞性睡眠呼吸暂停与卒中诊治专家共识》

卒中是人类的第二位死因，在中国为首位死因。我国现存卒中患者超过700万，居血管性疾病之首。每年新发病例100万～200万，校正年龄后卒中年发病率为（116～219）/ 10万，年死亡率为（58～142）/ 10万左右，而幸存者中遗留不同程度残疾者占70%～80%，由此造成的经济损失约100亿元人民币。

1991年Kapen等首次报告，卒中患者睡眠呼吸不良事件发生率较高。有充分证据表明，50%～70%卒中患者存在与睡眠相关的呼吸障碍，其中90%患者为阻塞性睡眠呼吸暂停（OSA）。卒中合并OSA者的神经功能缺损严重，住院及康复时间更长，卒中再发及病死率增加。2011年美国心脏及卒中协会已将睡眠呼吸障碍列为卒中一级预防的危险因素。为提高OSA与卒中相关性的认识，提高卒中防控水平，国内部分睡眠呼吸疾病专家与神经内科专家参考了国内外相关指南及研究成果，共同制定了《阻塞性睡眠呼吸暂停与卒中诊治专家共识》，并发表在2014年《中华内科杂志》第8期。为了便于大家学习，现对该共识做如下解读。

一、OSA导致卒中的机制

（一）OSA诱发卒中的病理生理机制

1. 血气改变　OSA患者睡眠时反复出现上气道狭窄或阻塞，造成间歇性低氧和高碳酸血症。动脉血气变化使呼吸中枢对低氧和高碳酸血症的敏感性下降，脑血管自动调节受损，呼吸暂停发作时患者脑脊液压力较清醒、松弛状态下明显升高，且与呼吸暂停时间呈正相关，结果使中枢神经系统的生化和血流动力学发生变化。

2. 睡眠结构改变和交感神经过度兴奋　OSA患者由于睡眠期间低氧和CO_2升高导致化学性刺激或呼吸努力增加所引起的机械性刺激，引起觉醒、微觉醒、睡眠片断化、睡眠剥夺，导致交感神经活性增高。

发生在快眼动（REM）睡眠期的交感神经张力和血流动力学改变，尤其容易促发卒中。因为在REM睡眠期下丘脑-垂体-肾上腺轴和交感神经功能异常活跃，血液和尿中游离皮质激素和儿茶酚胺等代谢产物含量明显增高，增高的交感神经活性会持续至清醒时。交感神经张力过度增强可明显增加发生高血压、靶器官损害、心血管病及猝死的危险性。

3. 血流动力学及流变学改变　OSA患者由于胸内负压大幅度增加，左心室后负荷增大，舒张期充盈受限，心搏出量减低，脑血流量随之下降，凌晨REM睡眠期更易发生这种情况。此时OSA事件持续时间最长，引起明显低氧血症，而REM睡眠期又是脑部血流及氧需求量最高时期，这种供需不平衡发展到不可逆阶段时会导致脑部血液循环中断，发生卒中。脑血流下降与呼吸暂停持续时间和低氧程度有关。血流急速变化，导致血流剪切力明显改变，加速血管损害，促进卒中发生。OSA患者由于呼吸暂停造成低氧血症，而长期慢性缺氧可促使红细胞生成素分泌增加，引起红细胞增多，血液黏滞度增加，血流减慢。血管内皮在缺血缺氧情况下受损，血小板被激活，激活的血小板α颗粒与致密颗粒释放的活性物质使血小板进一步聚集，随后发生纤维蛋白沉积，形成微血栓。血栓被增生的内皮细胞覆盖并进入动脉管壁，血栓中的血小板和白细胞崩解而释放出脂质，逐渐形成粥样斑块。同时，血小板高黏附状态造成微循环淤滞，形成微血管病变。此外，OSA患者多合并肥胖、血脂异常和糖尿病也可加重血液高黏状态。

4．动脉粥样硬化　最近研究证实OSA的程度与颅外动脉粥样硬化斑块及狭窄程度密切相关。颈动脉硬化是导致卒中的常见原因，而颈动脉粥样硬化还与OSA相关。

5．对脑缺血的易感性增加，而脑血管自动调节能力减弱　OSA患者长期处于低氧血症和高碳酸血症状态，导致脑水肿及颅内压增高，之后动脉压降低，颅内压逐渐升高，导致脑血流灌注压减少，从而影响脑血液循环，使脑缺血易感性增加，诱发卒中。同时，OSA患者夜间反复发生呼吸暂停和高碳酸血症及其继发氧自由基增加和NO代谢障碍等使脑血管化学感受器敏感性降低，脑血管扩张的储备能力减退，脑血管自动调节功能受损，继发颅内压增高，诱发缺血性卒中。

6．氧化应激反应　有研究提示，OSA引起脑血管病是由于间歇性低氧所致低氧相关自由基形成和氧化应激反应增加。动物实验证实，与持续低氧大鼠相比间歇缺氧大鼠血浆中抗氧化水平降低，在OSA患者中可见到氧自由基增多。睡眠呼吸暂停能促进炎症反应因子诱导炎症反应进程，增加黏附分子浓度。OSA患者血清C反应蛋白（CRP）和IL-6水平高，应用持续气道内正压（CPAP）通气治疗后水平显著下降。

7．高血压　OSA患者睡眠期血压失去正常昼夜节律变化，夜间睡眠过程中血压曲线呈非杓型或反杓型。多项研究观察发现睡眠呼吸暂停时血压波动明显，尤其是收缩压升高幅度明显大于舒张压。多元回归分析显示，高血压发病与睡眠呼吸暂停低通气指数（AHI）的高低显著相关，而高血压又是卒中的重要危险因素。

（二）卒中促发和加重OSA的相关机制

卒中患者易并发OSA，推测原因可能由于中枢神经功能障碍导致呼吸驱动依赖的化学感受器及支配上气道的神经反射活动减弱，引起舌根松弛、后坠以及咽喉、软腭肌肉功能失调，肌肉松弛，上气道管腔狭窄。卒中并发OSA时脉搏血氧饱和度（SpO_2）降低，脑血流进一步下降，导致患者症状进一步加重、造成再次卒中或神经功能恢复不全。另外，由于脑梗死后脑细胞发生不可逆性损害，大量兴奋性氨基酸等神经毒性物质释放，损害了与睡眠有关的网状结构和丘脑等部位，绝大多数卒中患者均伴有不同程度的失眠和睡眠结构紊乱。

有关不同部位卒中产生睡眠呼吸障碍的差异方面研究较少。脑干作为呼吸与咽喉部肌肉的调节中枢，卒中后易发生睡眠呼吸暂停。病例回顾和动物模型发现卒中后患者睡眠障碍的发生率很高，且因梗死部位而异，间脑两侧梗死容易诱发觉醒状态和非快眼动（NREM）睡眠，中央脑桥梗死易产生REM睡眠和NREM睡眠，而延髓梗死易导致睡眠呼吸暂停。也有研究发现大脑白质病变的老年患者有更多和更严重的OSA发生。

二、卒中合并OSA的临床特点

卒中后OSA患病率明显高于普通人，与不伴有OSA的卒中患者相比OSA合并卒中患者具有以下临床特征：

1. OSA患病率高 普通人群OSA患病率为2%～4%，老年人高达20%。1995—2008年发表的29篇缺血性卒中、出血性卒中及一过性脑缺血（transient ischemic attack，TIA）患者阻塞性睡眠呼吸暂停低通气综合征（OSAHS）的meta分析显示，在2343例OSAHS患者中，AHI>5次/小时的患者占72%，AHI>20次/小时占38%，但其中仅7%的患者为中枢性睡眠呼吸暂停。Szücs等对72例急性缺血性卒中和33例急性出血性卒中进行研究，发现AHI≥10次/小时分别为70%和64%，两者差异不大，但3个月后缺血性卒中患者OSA的发生频率及严重性无变化，而脑出血患者病情明显改善。认为脑出血患者睡眠呼吸暂停事件是暂时的，而脑缺血患者睡眠呼吸暂停事件是持续的。2012年北京某社区调查显示，在50～79岁样本量为38 532的人群中，年龄标化的卒中患病率为9.3%，其中OSA患病率为6.4%，遗憾的是该调查采用的是患者自己报告方法，患病率低的另一原因是研究对象均为恢复期患者。

2. 轻中度OSA发生率高 多项研究报告，60%～80%卒中和TIA患者AHI>10次/小时，且OSA是中枢性睡眠呼吸暂停（CSA）的7倍，且多数为轻中度OSA。一项卒中与TIA的汇总分析显示，72%的患者有睡眠呼吸障碍，其中93%为OSA，AHI>5次/小时占60%～81%；AHI>10次/小时占58%～68%；AHI>20次/小时占31%～46%）；AHI>30次/小时占21%～37%；AHI>40次/小时占7%～25%。

3. 体位性OSA者多 1966年Gastaut发现OSA患者睡眠呼吸障碍与体位有关，仰卧位会使其加重。1984年首次提出了体位性OSA与非体位性OSA的概念，定义为仰卧位AHI为侧卧位AHI的2倍以上。临床研究显示体位性OSA多见于轻、中度OSA患者。轻度OSA（AHI为5～15次/小时）患者体位性OSA占49.5%，中度OSA（AHI为15～30次/小时）患者体位性OSA占19.4%，重度OSA（AHI为≥30次/小时）患者体位性OSA占6.5%。卒中人群的研究结果与非卒中患者类似，存在以仰卧位为主的OSA，所不同的是急性期严重，与神经功能损伤密切相关，随病情好转有可能减轻。因此，在卒中急性期积极治疗更有意义。Dziewas等报告78%急性脑梗死患者存在OSA，其中65%为体位性OSA，恢复期分别降至49%和33%。Brown报告缺血性卒中73%合并OSA，多为仰卧睡眠，仰卧位者美国国立卫生院卒中量表评分亦高。Camilo报告，78.8%的缺血性和出血性卒中患者为阻塞性OSA（AHI≥5次/小时），其中66.7%的患者在整个睡眠期为仰卧位，23.1%的患者为明显的体位性OSA。卒中患者睡眠体位的干预可减轻睡眠呼吸紊乱和神经功能损伤。Anna等采用随机、对照、交叉方法评估舒鼾枕（sona pillow）对18例急性脑梗死后OSA的治疗效果，以普通医院枕头作对照，结果显示，舒鼾枕可使仰卧位减少36%（$P < 0.001$），AHI减低19.5%（$P = 0.011$），随访3个月后，使用舒鼾枕者预后良好占78%，使用普通医院枕头者预后良好占67%。

4. 夜间卒中发生率高 1998年Elliot对31项研究进行meta分析发现，49%的卒中和TIA发生在6：00AM至中午12：00之间，仅有29%发生在半夜至6：00AM。近年研究显示，夜间卒中与睡眠呼吸障碍有关。缺血性卒中多在睡眠时或早晨发病。Bassetti等报告25%患者卒中发生在21：00～6：00，多因素回归分析显示，夜间卒中与AHI独立相关

(OR=2.641)。一项前瞻性研究表明，54% 的 OSA 患者卒中时间在睡眠期(P =0.0304)，这可能与 OSA 患者 REM 睡眠期 AHI 明显高于 NREM 睡眠期有关。Martinez 等前瞻性调查了 139 例卒中患者，在发病 72 小时内使用便携式睡眠呼吸监测装置对患者进行监测，大约 60% 的患者卒中发生在睡眠中或清醒前的几小时内。夜间发生卒中患者 AHI 平均为(33±19)次 / 小时，而白天发生卒中患者的 AHI 为(25±18)次 / 小时，两组间差异显著。夜间发生卒中患者较白天发生卒中患者发病前习惯性打鼾者更多，BMI 更大，颈围更粗，更易有白天嗜睡。约有一半的卒中患者第一次发病在睡眠中，AHI 是唯一可预测睡眠相关卒中的独立危险因素。发现 AHI≥25 次 / 小时的患者更易在夜间发生卒中。

5. 大动脉粥样硬化型卒中多　大量动物实验及临床随访研究均显示，OSA 是动脉粥样硬化独立的重要危险因素，增加卒中发生率及病死率。动脉粥样硬化及其密切相关的各种危险因素，如动脉僵直、内中膜增厚、斑块形成、血脂 / 血糖代谢异常等已成为 OSA 患者动脉粥样硬化早期诊断的生物学标志。Bassetti 等报告 152 例急性缺血卒中患者中，46% 的患者有睡眠呼吸紊乱；按 TAOST 分型，大动脉粥样硬化型脑梗死占 21%；但按 AHI 分组，AHI<10 次 / 小时者大动脉粥样硬化型脑梗死占 11%，心源性卒中占 44%，AHI≥30 次 / 小时者大动脉粥样硬化型脑梗死占 39%，心源性卒中占 9%。

6. 与多种心血管病、代谢综合征共患　卒中合并 OSA 人群，其中 31%～64% 合并高血压、糖尿病、冠心病、高脂血症。一项来自瑞士研究的报告，152 例急性脑梗死中睡眠呼吸障碍发生率为 46%，AHI<10 次 / 小时者年龄(49.4±14.2)岁，34% 的患者有高血压，3% 的患者有糖尿病，19% 的患者有冠心病；AHI≥30 次 / 小时者年龄(64.4.±8.4)岁，64.% 的患者有高血压，31% 的患者有糖尿病，42% 的患者有冠心病，(P<0.001～0.02)，其中 131 例完成(60.±16)个月随访，死亡组患者的年龄、男性所占比例、高血压、糖尿病和冠心病所占比例及 AHI 明显高于生存组。

7. 急性期后睡眠呼吸障碍的程度可改善　虽然卒中急性期 OSA 患病率高，但随着时间推移，睡眠呼吸障碍程度可逐渐减轻。Harbison 等报道卒中后 6 周，AHI 可从 30 次 / 小时降至 24 次 / 小时。Parra 等发现卒中后 3 个月，AHI 可从 22 次 / 小时降至 17 次 / 小时，可能与脑损伤减轻、肺功能改善、仰卧位睡眠减少、卒中并发症好转等有关，提示卒中本身可致睡眠呼吸障碍。

8. 未干预的 OSA 患者结局多不良　未干预的 OSA 不仅是卒中的独立危险因素，也是卒中后急性期或中、长期预后不良的重要危险因素。Wisconsin 睡眠队列研究结果显示，随访 18 年，校正受试者的年龄、性别、体重、吸烟、高血脂后，其长期病死率随睡眠呼吸障碍严重性的增加而升高。与 AHI<5 次 / 小时患者比，AHI≥30 次 /h 小时患者总病死率和心脑血管病死率更高(OR=3.8，95%CI 1.6～9.0；OR=5.2，95%CI 1.4～19.2)。未干预的 OSA 卒中的风险更高，皮质下脑白质损伤更严重。11 例卒中后稳定期的脑损伤研究显示，与 CSA 比，伴 OSA 的卒中患者脑损伤主要发生在左侧扣带回、左额叶皮质、左侧侧脑室后部周边皮质及右侧颞、枕叶、岛叶、放射冠、小脑及脑干。

三、预防与治疗

策略包括如下几项。

(一) 详细筛查卒中相关危险因素

1. 高血压　高血压是脑出血和脑梗死最重要危险因素，控制高血压是预防卒中发生和发展的核心环节。

2. 心脏病 心房纤颤、瓣膜性心脏病、冠心病、充血性心力衰竭、扩张性心肌病及先天性心脏病等均可能增加脑血管病的危险性，其中心房纤颤最为重要。

3. 糖尿病 糖尿病患者中动脉粥样硬化、肥胖、高血压及血脂异常等的发生率均高于相应的非糖尿病患者。高血糖是与缺血性卒中发病相关的独立危险因素，卒中病情轻重和预后与糖尿病患者的血糖水平及病情控制情况有关。

4. 血脂异常 低密度脂蛋白增高是颈动脉粥样硬化的危险因素，但高胆固醇血症却不是卒中的危险因素。

5. 吸烟 吸烟是卒中的危险因素，烟草中含有的尼古丁可以使血管痉挛、血压升高及加速动脉粥样硬化等。

6. 饮酒 酒精可能通过多种机制，包括升高血压、使血液处于高凝状态、心律失常和降低脑血流量等导致卒中。长期大量饮酒和急性酒精中毒是脑梗死的危险因素，酒精的摄入量与出血性卒中存在直接的剂量相关性。

7. 肥胖 男性腹部肥胖和女性 BMI 增高是卒中的独立危险因素，这与肥胖易导致高血压、高血脂和糖尿病有关。

8. 颈动脉狭窄 颈动脉狭窄是缺血性脑血管病的重要危险因素，多由动脉粥样硬化引起。狭窄程度超过 70% 的患者，每年卒中的发病率大约为 3%~4%。

9. 高同型半胱氨酸血症 高同型半胱氨酸血症是卒中的独立危险因素。

10. 高血浆纤维蛋白原水平 血浆纤维蛋白原浓度升高是动脉粥样硬化和血栓及栓塞性疾病的独立危险因素，也与 TIA 和卒中密切相关。血压升高与血浆纤维蛋白原水平增加同时存在时，卒中的危险性增加更明显。

11. 阻塞型睡眠呼吸暂停。

（二）参照“中国脑血管病防治指南”对卒中进行一级预防和二级预防

1. 一级预防 发病前预防，通过早期改变不健康的生活方式，积极主动地控制各种危险因素，从而达到不发生或推迟发生脑血管病的目的。

2. 二级预防 是针对发生过一次或多次卒中患者，通过寻找卒中事件发生的原因，纠正所有可干预的危险因素，达到降低卒中复发危险性的目的。

（三）仔细评估 OSA 的程度和原因，针对 OSA 进行治疗

对 OSA 的治疗包括改变生活方式、控制体重、无创气道正压通气治疗、口腔矫正器及手术治疗。应根据患者具体情况选择治疗项目，实施个体化治疗。

（四）卒中患者发生睡眠呼吸暂停时的干预

由于 OSA 不仅是卒中主要危险因素，也是卒中后最主要的睡眠呼吸障碍，超过 71% 的急性卒中患者存在 OSA，且多数 AHI≥20 次 / 小时。但如果卒中的部位牵涉延髓背侧呼吸相关神经元群时可能导致 CSA；损伤腹侧呼吸神经元群时可引起运动神经支配咽喉肌功能异常，从而导致 OSA。因此，对两者均应兼顾并采用个体化治疗。积极进行 OSA 干预可直接或间接地促进卒中的恢复，降低卒中复发风险，尤其是存在中重度 OSAHS 的卒中患者。同时睡眠呼吸暂停可引起卒中患者发生严重并发症，如窒息或呼吸停止，大大增加卒中患者短期和长期的卒中再发和病死率。因此应积极采取干预措施。治疗策略应包括对并发症的预防和早期治疗，如窒息、呼吸系统感染、疼痛等。

目前对卒中患者 OSA 干预的研究主要集中在体位干预治疗（positional therapy，PT）及

CPAP通气治疗，两者已成为卒中后合并OSA患者的一线治疗方法。

1. 急性期

（1）睡眠体位指导及干预（PT）：体位性OSAHS是急性期卒中的一个突出特点。有研究发现，在卒中72小时内78%的患者被诊断为OSA（体位性OSA占65%），而6个月后患病率下降至49%（33%为体位性）。表明OSA可能是卒中患者急性期的暂时现象，对于这类患者PT是一种简单而有效的方法。虽然疗效不及CPAP通气作用显著，但依从性更好。已有16项研究表明，PT使睡眠呼吸障碍严重性降低20%～60%，其治疗目标人群主要是OSA。有研究表明对CSA也有效。由于PT简单、易行、低费用、疗效确切，患者及家属依从性高，特别适合急性卒中后轻中度OSA患者的初始治疗。

适应证：①体位性OSA患者；②轻中度OSA患者；③不耐受或不接受CPAP通气治疗的患者。

检测及方法：①体位性OSA筛查与评估：可采用PSG监测或便携式睡眠呼吸监测仪（portable monitors，PM）评估患者OSA的程度及体位特征，体位性OSA指仰卧位AHI为侧卧位的2倍以上，侧卧位AHI越低，或与仰卧位AHI相差越大疗效越好；②睡眠体位教育及训练：讲解睡眠体位治疗的目的、方法及可能的效果；③体位干预的方法：指导患者头及身体均保持侧卧睡眠，为保证睡眠时侧卧，应选用一种侧卧辅助寝具，如侧卧体枕、头枕或侧卧胸带，如有鼾声，以侧卧鼾声变小或无鼾声为最佳体位。④定期评估和随访，通过临床观察和PSG监测无效或效果不佳者可选用CPAP通气或其他方法治疗。

（2）无创CPAP通气：CPAP通气为卒中合并OSAHS患者一线治疗方法，尤其是中、重度OSA患者。大量研究证明CPAP通气治疗能减轻卒中伴OSAHS者的急性期脑损伤，缩短住院日，促进神经功能康复，减少死亡及卒中再发，改善主观感觉及夜间血氧和血压，同时也可改善患者的抑郁症状、精神错乱和认知功能。Martinez-Garcia等采用CPAP通气治疗急性缺血卒中合并OSA者（AHI≥20次/小时），18个月后，校正血管危险因素、神经功能缺损指数后，与未用CPAP通气组（不耐受者）比，新发心脑血管事件减少5倍。同时CPAP通气治疗能降低合并中、重度OSAHS的缺血卒中患者死亡风险。

卒中患者使用CPAP通气的方法：①适应证：与OSA患者进行CPAP通气治疗的适应证相似。②个体化选择：家用型CPAP通气治疗，包括普通及智能型CPAP（Auto CPAP）。③临床具体应用气道正压通气治疗模式除CPAP外，尚有BiPAP模式。BiPAP通气主要适用于中重度OSAHS、重叠综合征或神经肌肉疾病患者。CPAP通气治疗需要在专业医师或治疗师指导下调压，以达到预期目的。④通气面罩的选择：目前市场研发的面罩主要有口鼻面罩、鼻面罩和全脸面罩。面罩的选择与佩戴应遵循密封性能好、安全、舒适的原则。鼻面罩佩戴时若患者存在张口呼吸，可使用下颌托带协助治疗。⑤开始治疗时机及使用时间：急性卒中48小时内在卒中单元进行睡眠呼吸障碍的干预。为保证疗效，每晚CPAP通气时间应≥4小时，每周至少使用5个晚上。⑥随访与评估：30～60天随访1次，检查CPAP的气道压力、有否漏气、依从性等问题。

影响CPAP通气治疗依从性的因素包括，患者的认知、心理、CPAP通气舒适度和医疗费用等。合并OSA的卒中患者急性期CPAP通气治疗的依从性为50%～70%，慢性期约为30%。多数患者在急性期后由于睡眠呼吸障碍自然改善，白日嗜睡明显减少，常常不愿意继续使用。卒中患者存在的痴呆、精神错乱、失语、面瘫、偏瘫、真性及假性延髓麻痹等也会影响依从性。此外，缺少合适的CPAP通气的看护者、面罩不适、幽闭恐惧症及抑郁症状等也影响依从性。

若不能接受CPAP通气时可使用口腔矫治器，通过下颌前移方法扩大咽部通气。美国睡眠医学会报告，多数患者首选口腔矫治器可消除打鼾。但也有文献报道口腔矫治器治疗OSA的成功率仅为52%，且可能出现下颌关节疼痛等副作用。

部分患者急性卒中后发生CSA可能较OSA更常见，并影响预后，而在卒中恢复期仍是OSA占多数。脑损伤部位、程度、上气道张力、PSG检查期间仰卧位效应、情绪变化和药物等均可能显著影响睡眠呼吸暂停的发生及其程度。对伴有CSA的卒中患者建议使用智能通气模式——"适应性伺服通气（adaptive servo-ventilation，ASV）"。Wessendorf团队发现，ASV通气模式较CPAP通气及单纯给氧能更有效减少卒中伴心力衰竭患者CSA的发生。但CSA急性期过后可能逐渐减少且以OSA为主，建议适时改变通气模式。

CPAP通气治疗的注意事项：意识障碍患者慎用，应密切观察有无胃液反流、消化道应激性溃疡出血等，以防止窒息。重度肺部感染伴分泌物较多者慎用，以免误吸和呛咳而诱发窒息。注意及时翻身拍背吸痰，保持呼吸道通畅。对存在肺部感染易发因素的卒中患者，如高龄、慢性肺部疾病、吞咽障碍和卒中量表评分较高者，在使用CPAP通气治疗时应密切观察病情变化，必要时使用BiPAP通气治疗，建议选择备用呼吸频率（S-T）工作模式，由专业医师指导使用。对存在呃逆影响CPAP治疗的患者，可使用精神安定剂或巴氯酚治疗。具有肌肉松弛作用的苯二氮䓬类等药物可加重上气道塌陷程度，在使用时应严密观察病情变化，必要时辅以BiPAP备用呼吸频率（S-T）工作模式。

（3）有创辅助通气：适合于经CPAP治疗不能纠正缺氧和频繁呼吸暂停者，意识障碍进行性加重、呼吸道感染、窒息及中枢性肺换气不足者需要通过气管插管或气管造口术进行有创辅助通气治疗

2. 非急性期

（1）生活方式指导：积极进行神经康复训练，尤其是上气道肌群、呼吸及运动功能的康复训练。其他措施包括减重、适当运动等，其中咽喉肌康复训练尤其重要；戒烟戒酒，慎服镇静催眠药物和肌肉松弛药物，尤其在睡眠前；避免白天过度劳累，中午可适当小睡，尽量保持侧卧位睡眠。

（2）长期CPAP治疗：卒中后患者上气道阻力增加常常持续存在，因此建议行PSG检查，如仍有OSA存在，且AHI≥15次/小时，则需要长期预防与治疗。

（五）无创通气的气道保护

对于OSAS合并卒中患者，无创机械通气治疗可在呼吸过程中给予一定气道正压支持，使功能残气量增加，保持上气道通畅，阻止睡眠时上气道塌陷，消除呼吸暂停，防止低氧血症和高碳酸血症。与气管插管等有创通气相比，无创通气治疗不仅具有维持呼吸道屏障机制完整性、减少镇静药物使用率、降低呼吸机相关感染等特点，同时又具有无创、可携机回家、长期治疗等优势。

无创通气的基本操作流程：①合适的工作和监护条件；②掌握适应证和禁忌证；③患者教育；④选择呼吸机类型，选择合适的鼻、面罩及头带；⑤调节呼吸机参数和连接患者；⑥逐渐增加辅助通气的压力（适应过程）；⑦严密监护（漏气、咳痰等）；⑧气道加温加湿，辅助排痰；⑨防治并发症和不良反应。

无创通气治疗前必须对患者进行宣教，使其密切配合，并逐渐适应通气治疗。神志清楚者采用坐位、半坐卧位，而意识模糊者则取侧卧位，床头抬高30°。此外，要获得满意的

无创机械通气治疗效果，气道保护至关重要，需要关注下列问题，以防止出现并发症，提高治疗依从性。

1. 保持呼吸道通畅　卒中患者神志欠情，被动体位，排痰障碍。由于无人工气道，排痰主要依靠患者咳嗽。咳嗽排痰能力较差的患者，往往由于痰液阻塞而影响无创通气疗效。在无创通气治疗期间应鼓励患者间歇主动咳嗽排痰，帮助其取下呼吸机面罩，指导有效咳嗽，给予充分翻身拍背或应用排痰机。必要时使用鼻导管吸痰刺激咳嗽，或床边纤维支气管镜下吸痰和冲洗气道。

2. 气道湿化　选择带湿化器的呼吸机，使气体湿化后再进入气道，以防呼吸道干燥，有助于黏稠分泌物的排出。使用恒温湿化器可使吸入气体温度保持在32～34℃，加入无菌蒸馏水以保证呼吸道充分加温湿化。同时应注意，加温湿化作用呼吸机管道内易出现冷凝水而改变通气环路顺应性及阻力，从而影响吸气和呼气触发功能。解决的方法包括，采用带有加热丝的管道，或提高室内温度，或在管道外加用保温层。

3. 防止发生误吸与窒息　卒中患者神经功能障碍使上呼吸道肌肉功能受到抑制、气道塌陷，或咳嗽反射迟钝、分泌物滞留，加之反流胃内容物或呕吐物误吸可造成吸入性肺炎和窒息。无创通气治疗，应避免在饱餐后使用，适当头高位或半坐卧位和应用促胃动力药，有利于减少误吸危险。同时，严密观察患者的生命体征，床边备有吸引器、气管插管，及时清除口腔、咽部分泌物，以保持气道通畅，防止窒息。

4. 预防胃胀气　卒中昏迷或长期卧床患者，贲门括约肌张力降低。无创通气过程中，由于反复吞气或上气道内压力超过食管贲门括约肌张力，使气体直接进入胃。防治方法：在保证疗效的前提下，避免吸气压力过高（$<25cmH_2O$）；有明显胃胀气者，可留置胃管持续开放或负压引流；应用鼻面罩患者，嘱其紧闭口唇用鼻呼吸，张口呼吸者可使用下颌托。

5. 预防鼻堵及口鼻干燥　由于长时间佩戴鼻面罩，部分患者可出现口腔、鼻腔黏膜干燥、鼻部充血、鼻塞、通气不畅等。对口鼻干燥者应加强湿化及温化，对鼻堵患者可在睡前滴入麻黄素等鼻黏膜收缩剂，此外，应积极预防感冒。

6. 雾化吸入治疗　使用无创呼吸机辅助呼吸同时配合雾化吸入化痰药能有效改善排痰困难，无创通气引起的口干、咽痛等症状。雾化液需每天新鲜配制，使用剂量一般不超过6ml，每天2～4次，每次雾化吸入时间15分钟左右。每次吸入后1～2小时内及时进行翻身、叩背，并鼓励患者咳嗽，促进痰液排出。

7. 预防感染　因脑梗死患者口腔自洁功能减低，吞咽功能减弱，食物残留均可引起口腔感染，或者口咽部分泌物或胃食管反流误吸引起下呼吸道感染。建议患者饭餐前、餐后漱口，并进行口腔护理，每日2次。呼吸机管道应一人一套，防止交叉感染。管道、口鼻面罩及排气阀每天更换消毒，湿化罐要每日更换蒸馏水，排气孔应经常检查清洗以防堵塞。

昏迷患者如果存在以下情况无创通气治疗常失败：①各种原因导致泵性呼吸衰竭，脑干卒中影响呼吸循环中枢；②呕吐、分泌物误吸窒息，或舌后坠导致气道阻塞；③误吸导致肺不张或重症吸入性肺炎；④存在颅内压增高的重症卒中患者。当无创通气治疗失败后，极有可能发展为严重危及生命的呼吸衰竭，应及时插管通气，建立有效的人工气道，进行有创机械通气。

四、总结

1. OSA不仅是卒中独立危险因素，还加重卒中后脑损伤，增加预后不良风险。因此，提高对OSA的警觉性，将筛查与评估是否存在OSA列为OSA高危人群、心脑血管病患者及糖脂代谢紊乱者的常规检查项目。

2. 推荐将便携式睡眠呼吸监测装置或PSG监测作为OSA常规筛查及评估手段。

3. 应早期干预，采取个体化措施积极治疗OSA。

4. 卒中伴有体位性OSA患者，可采取体位治疗。

5. CPAP通气为OSA患者的一线治疗方法，提高患者治疗的顺应性，争取达到>4h/d的治疗时间，每周五个晚上，以改善患者预后。

6. 应定期随访和指导卒中伴OSA患者，不断提高治疗依从性及疗效。

7. 在卒中单元的组织建设中，建议增加睡眠呼吸监测评估和睡眠呼吸学科专家的参与。

（何权瀛　赵忠新）

参考文献

1. 何权瀛，陈宝元. 睡眠呼吸病学. 北京：人民卫生出版社，2009：197-205.
2. 中华医学会呼吸病学分会睡眠呼吸障碍学组. 阻塞性睡眠呼吸暂停低通气综合征指南（2011年修订版）. 中华结核和呼吸杂志，2012，35（1）：9-12.
3. 睡眠呼吸暂停与心血管疾病专家共识写作组. 睡眠呼吸暂停与心血管疾病专家共识. 中华结核和呼吸杂志，2009，32：812-818.
4. Punjabi NM，Shahar E，Redline S，et al. Sleep-disordered breathing，glucose intolerance，and insulin resistance. The Sleep Heart Health Study. Am J Epidemiol，2004，160：521-530.
5. 中华医学会神经病学分会. 中国缺血性脑卒中和短暂性脑缺血发作二级预防指南2010. 中华神经科杂志，2010，43（2）：154-160.
6. 马爱娟，董忠，李刚. 北京市50～79岁人群脑卒中患病率和危险因素调查. 中华流行病学杂志，2012，33（7）：645-647.
7. Kapen S，Park A，Goldberg J，et al. The incidence and severity of obstructive sleep apnea in ischemic cerebrovascular disease. Neurology，1991，41（suppl）：125.
8. Larry B，Cheryl D，Robert J，et al. Guidelines for the Primary Prevention of Stroke. A Guideline for Healthcare Professionals From the American Heart Association/American Stroke Association. Stroke，2011，42：517-584.
9. 9 Somers VK，White DP，Amin R，etal. Sleep apnea and cardiovascular disease：an American Heart Association/American College Of Cardiology Foundation Scientific Statement from the American Heart Association Council for High Blood Pressure Research Professional Education Committee，Council on Clinical Cardiology，Stroke Council，and Council On Cardiovascular Nursing. In collaboration with the National Heart，Lung，and Blood Institute National Center on Sleep Disorders Research（National Institutes of Health）. Circulation，2008，118（10）：1080-1111.
10. Yaggi HK，Concato J，Kernan WN，et al. Obstructive sleep apnea as a risk factor for stroke and death. N Engl J Med，2005，353：2034-2041.
11. Cartwright RD. Effect of sleep position on sleep apnea severity. Sleep，1984，7：110-114.
12. Mador MJ，Kufel TJ，Magalang UJ，et al. Prevalence of positional sleep apnea in patients undergoing polysomnography. Chest，2005，128（4）：2130-2137.
13. Dziewas R，Hopmann B，Humpert M，et al. Positional sleep apnea in patients with ischemic stroke

Neurological Research，2008，30（6）：645-648.

14. Brown DL，Lynda D，Lisabet LD，et al. High prevalence of supine sleep in ischemic stroke patients. Stroke，2008，39（9）：2511-2514.
15. Camilo MR，Fernandes RMF，Sander HH，et al.Supine sleep and positional sleep apnea after acute ischemic stroke and intracerebral hemorrhage. CLINICS，2012，67（12）：1357-1360.
16. Anna S，Ronald DC，Jeffrey JW，et al. Positional therapy in ischemic stroke patients with obstructive sleep apnea. Sleep Med，2011，12：262-266.
17. Elliott WJ. Circadian variation in the timing of stroke onset：a meta-analysis. Stroke，1998，29：992-996.
18. Bassetti CL，Milanova M，Gugger M. Sleep-disordered breathing and acute ischemic stroke：diagnosis，risk factors，treatment，evolution，and long-term clinical outcome. Stroke，2006，37（4）：967-972.
19. Bassetti CL，Aldrich MS，Chervin RD，et al. Sleep apnea in patients with transient ischemic attack and stroke：a prospective study of 59 patients. Neurology，1996，47：1167-1173.
20. Harbison J，Ford GA，James OF，et al. Sleep-disordered breathing following acute stroke. Q J Med，2002，95：741-747.
21. Parra O，Arboix A，Bechich S，et al. Time course of sleep-related breathing disorders in first-ever stroke or transient ischemic attack. Am J Resp Crit Care Med，2000，161：375-380.
22. Young T，Finn L，Peppard PE，et al. Sleep disordered breathing and mortality：eighteen-year follow-up of the Wisconsin sleep cohort. Sleep，2008，31：1071-1078.
23. Ravesloot MJL，van Maanen JP，Dun L，et al. The undervalued potential of positional therapy in position-dependent snoring and obstructive sleep apnea—a review of the literature. Sleep Breath 2013，17：39-49.
24. Buchner NJ，Sanner BM，Borgel J，et al. Continuous positive airway pressure treatment of mild to moderate obstructive sleep apnea reduces cardiovascular risk. Am J Respir Crit Care Med，2007，176：1274-1280.
25. Martinez-Garcia MA，Galiano-Blancart R，Roman-Sanchez P，et al. Continuous positive airway pressure treatment in sleep apnea prevents new vascular events after ischemic stroke. Chest，2004，128：2123-2129.

第二节　慢性阻塞性肺疾病合并睡眠呼吸紊乱的诊疗特点

慢性阻塞性肺疾病（chronic obstructive pulmonary disease COPD）是一种以气流受限不完全可逆为特征的常见慢性呼吸系统疾病，中国 40 岁以上人群中的患病率超过 8%，无症状者的患病率更高。该疾病具有较广的临床疾病谱，根据不同的表型进行针对性干预是 COPD 诊疗临床决策中重要的一环。近年来，随着睡眠呼吸医学的发展，已经明确 COPD 患者睡眠呼吸紊乱（sleep disordered breathing，SDB）包括睡眠呼吸暂停、睡眠肺泡低通气（sleep hypoventilation）及不明原因夜间低氧血症的发生率均很高，对其呼吸衰竭的发生、发展有重要影响，是 COPD 患者急性加重期救治和长程管理中需要考虑的课题之一，但遗憾的是，这一点尚未得到重视。本文将针对 COPD 合并 SDB 患者即重叠综合征（overlap syndrome，OS）的临床诊断和治疗特点进行评述。

COPD 的经典分型包括紫肿型（blue bloater，BB）和红喘型（pink puffer，PP）。前者多肥胖，气短不明显，肺功能损害轻但并发症如肺心病、呼吸衰竭的发病早、发生率高；后者多消瘦，活动时气短严重但相关并发症的发生晚。与体重相关的 COPD 表型划分具有重要的临床应用价值，低体重的重度 COPD 患者预后不良，但超重和肥胖可能影响轻中度 COPD

患者的预后。尽管社区 COPD 人群中 SAHS 的患病率未必升高，但在门诊和住院的 COPD 患者中，SDB 的发生率约 25%；BB 型 COPD 更易合并 SDB，80% 的 BB 型 COPD 患者存在睡眠时上气道的阻塞，符合 OSAHS 的诊断，不少患者多导睡眠图可能并无典型的呼吸暂停事件，但定量测定发现持续时间较长的肺泡低通气并不少见，故经典的 BB 型 COPD 多为 OS 患者。

与单纯 COPD 患者相比，OS 患者的气短症状可能不明显，而白天犯困的几率更高、程度更重，多有晨起口干，夜间打鼾史，但鼾声和呼吸间歇现象在老龄、发生急性呼吸衰竭后反而可能会减轻。查体除肥胖外，可见舌体肥大、颌面结构异常、短颈等睡眠呼吸暂停的易患因素。血气分析除低氧和高 CO_2 外，OS 患者 HCO_3^-、Hb、Hct 的升高要比单纯 COPD 更为显著，提示存在慢性低通气。晨起头痛、CO_2 水平较入睡前显著升高，且在氧疗后更为明显常提示存在夜间睡眠低通气及（或）呼吸暂停。OS 患者的肺功能可因肥胖而表现为混合型通气功能障碍，肺功能损害较轻但二氧化碳潴留重，二者不匹配常提示存在 SDB。呼吸调节功能测定发现 OS 患者的中枢低氧、高 CO_2 反应性较单纯 COPD 患者更低，这也是 OS 患者气短症状不明显的原因之一；而且这种低反应性也不像单纯 SAHS 患者那样能够在有效无创通气治疗 6 周后恢复到正常水平。对怀疑 COPD 呼吸衰竭患者，如自主过度通气后 PaO_2 和脉搏血氧饱和度（SpO_2）显著升高、相应的 $PaCO_2$ 显著下降，甚至恢复正常多提示患者的肺功能损害并不严重，通气不足与呼吸中枢反应降低有关，属于“不愿呼吸者”，而并不像单纯 COPD 呼吸衰竭患者那样属于“不能呼吸者”，应该考虑 OS 的诊断。另外，OS 患者 COPD 急性加重和呼吸衰竭可因服用镇静促眠药而诱发，而呼吸道感染等常见诱因并非必需。少数以呼吸衰竭、左心衰竭和右心衰竭为表现的所谓“三衰”COPD 患者；已行有创通气治疗的 COPD 呼吸衰竭患者，如在机械通气后 $PaCO_2$ 水平很快恢复正常、撤机拔管后睡眠时呼吸衰竭加重需要重新插管者，要高度怀疑合并 SDB。多导生理记录仪睡眠呼吸监测可以确诊 OS，但有些患者的多导睡眠图可能会合并或只表现持续时间较长的肺泡低通气。对于行动不便或病情较重者，家庭或床边动态血氧饱和度监测发现典型的间歇低氧改变或 REM 睡眠相关的氧饱和度降低有助于诊断，但持续吸氧者可能出现假阴性，持续经皮 CO_2 分压监测可以避免氧疗的影响而反映 CO_2 的动态变化、诊断肺泡低通气，但尚未广泛应用。对于病情较重者，一旦怀疑存在 OS，可不经睡眠监测而直接进行无创通气治疗，如嗜睡和 $PaCO_2$ 明显改善也支持 OS 的诊断。需要特别指出的是，约 1/4 的无肺功能损害的单纯 OSAHS 患者也存在白天 CO_2 潴留和 PaO_2 降低（王慧玲，等 . 未发表资料），多数程度较轻，少数可出现Ⅱ型呼吸衰竭，如经典的匹克威克综合（Pickwickian syndrome）。

氧疗、机械通气辅助呼吸是治疗单纯 COPD、OSAHS 和 OS 的重要手段，但应用的侧重有所不同。单纯 OSAHS 患者多只需无创通气治疗，模式以 CPAP 和 Auto-CPAP 为主，BiPAP 只在少数 CO_2 潴留明显或最适治疗压力超过 20cmH$_2$O 时选用。OSAHS 若并发呼吸衰竭或在无创通气治疗早期出现 REM 睡眠反跳相关的严重低氧血症时可能需要短期氧疗，但必须与无创通气同时应用，单纯夜间氧疗不仅疗效差，而且可能会延长呼吸暂停时间而加重睡眠结构紊乱和 CO_2 潴留。COPD 无论是否合并 SDB（单纯 COPD 或 OS）在急性加重期如需机械通气辅助呼吸，多以 BiPAP 无创通气模式为主，但二者在通气压力水平设定方面有所不同，单纯 COPD 呼吸衰竭患者的呼吸机压力水平并无严格要求，而 OS 患者则不同，吸气和呼气压力必须足以保持睡眠时特别是 REM 睡眠期上气道的开放，压力水平需要精确设定。如行有创机械通气，OS 患者也更需要无创通气辅助序贯撤机。稳定期 COPD

患者中，不合并上气道阻塞的单纯COPD患者除少数需要长期BiPAP无创通气治疗外，多只需家庭氧疗，而多数OS患者需要夜间无创通气，模式可以是BiPAP、CPAP或Auto-CPAP呼吸机，是否需要同时氧疗则取决于肺功能损害的程度。在临床实践中，若COPD患者属于“不愿呼吸者”，单纯夜间无创通气常足以维持白天的通气水平而无需长期氧疗，大大提高患者的生活质量。

总之，以上气道可逆性阻塞为特点的OSAHS和以下气道气流受限不完全可逆为特征的COPD属于“一个气道，两种疾病”，二者合并存在可以进一步加重缺氧、CO_2潴留和睡眠紊乱，导致一系列并发症的发生，在诊断和治疗方面均有特点，是临床中值得关注但常被忽视的问题。

（李晓 韩芳）

参考文献

1. Zhong N，Wang C，Yao W，et al. Prevalence of chronic obstructive pulmonary disease in China：a large，population-based survey. Am J Respir Crit Care Med，2007，176：753-760.
2. Lu M，Yao WZ，Zhong NS，et al. Asymptomatic patients of chronic obstructive pulmonary disease in China. Chin Med J（Engl）. 2010，123（12）：1494-1499.
3. Han MK，Agusti A，Calverley PM，et al. Chronic obstructive pulmonary disease phenotypes：the future of COPD. Am J Respir Crit Care Med，2010，182：598-604.
4. Cao C，Wang R，Wang J，et al. Body mass index and mortality in chronic obstructive pulmonary disease：a meta-analysis. PLoS One，2012，7（8）：e43892.
5. Landbo C，Prescott E，Lange P，et al. Prognostic value of nutritional status in chronic obstructive pulmonary disease. Am J Respir Crit Care Med，1999，160：1856-1861.
6. Sanders MH，Newman AB，Haggerty CL，et al. Sleep Heart Health Study. Sleep and sleep-disordered breathing in adults with predominantly mild obstructive airway disease. Am J Respir Crit Care Med，2003，167（1）：7-14.
7. 何忠明，崔小川，李静，等. COPD患者睡眠呼吸紊乱的类型及与呼吸中枢反应性的关系. 中华结核和呼吸杂志，2007，30：673-676.
8. Han F. Sleep Disorders：hypoventilation//Laurent GJ，Shapiro SD. Encyclopedia of Respiratory Medicine. Philadephia：Elsevier Limited，2006：85-90.
9. Han F，Chen E，Wei H，et al. Treatment effects on carbon dioxide retention in patients with obstructive sleep apnea-hypopnea syndrome. Chest，2001，119（6）：1814-1819.
10. 韩芳，陈尔璋，魏海琳，等. 肥胖低通气综合征患者呼吸中枢反应性的改变与二氧化碳潴留的相关作用。中华内科杂志，1999，7：466-469.
11. 王慧玲，何忠明，李静. 无创通气治疗对COPD合并SAHS患者呼吸中枢反应性的影响. 中华医学杂志，2007，87：2193-2197.
12. 高莹卉，王慧玲，李静，等. 睡眠呼吸紊乱与呼吸衰竭及心力衰竭关系的研究. 中华结核和呼吸杂志，2012，35（6）：429-434.
13. 韩芳，李玉茜. 匹克威克综合征与睡眠呼吸医学. 中华结核和呼吸杂志，2008，31（9）：717-718.
14. 何忠明，韩芳，宋镇等. 长期无创通气治疗对重叠综合征患者肺功能及夜间血氧的影响。国际呼吸杂志，2010，30（15）：906-909.

第三节 阻塞性睡眠呼吸暂停低通气综合征与慢性阻塞性肺病共存的病理生理和临床

阻塞性睡眠呼吸暂停低通气综合征（obstructive sleep apnea-hypopnea syndrome，OSAHS）是一种严重危害公众健康的常见病。研究显示OSAHS人口发病率男性为3%～7%，女性为2%～5%，肥胖和老年人群发病率更高。OSAHS日益被公认为是内科疾病发病与死亡的重要病因。

未经治疗的OSAHS与夜间低氧、肺动脉高压、心力衰竭、心律失常和胰岛素抵抗明显相关。众所周知OSAHS是一个炎症过程，与肿瘤坏死因子α和白介素-6明显升高有关。这种慢性炎症刺激可能导致以气道、肺间质和血管炎症为特征的慢性阻塞性肺疾病（chronic obstructive pulmonary disease，COPD）患者呼吸状态恶化。OSAHS与COPD并存称为重叠综合征（overlap syndrome，OS）。同时罹患的几率较高，约10%的OSAHS患者合并COPD，30%～40%的COPD患者合并存在OSAHS，且重度COPD患者并发OSAHS的几率更高。OS患者多集中在50～70岁，好发于肥胖男性。流行病学调查研究显示OS在成年男性中的发生率约为1%，但是无症状的OS患者比例可能会更高。

OS表现为上气道与下气道阻塞相关的睡眠呼吸障碍和呼吸驱动降低。这些患者具有不同于OSAHS和COPD的特征性表现。因此，认识和掌握OS的病理生理和临床特点对于指导临床工作具有重要意义。

一、BMI和吸烟对OS的影响

几个因素可能影响OSAHS与COPD的关系，特别是BMI和吸烟。肥胖是OSAHS的关键特征，而同时COPD却常表现为低BMI，尤其在进展期患者。COPD患者这一特征可能防止了OSAHS的发生，也支持COPD患者BMI越低AHI也越低的发现。相反，另一些高BMI的COPD患者可能易罹患OSAHS，超重COPD患者AHI较高支持这种可能性。吸烟是OSAHS和COPD的共同风险因素，几个研究发现吸烟者较非吸烟者具有更高AHI。威斯康星州一项队列研究显示吸烟者AHI≥5次/小时较非吸烟者多3倍，重度吸烟者（每天40支以上）AHI≥5次/小时的OR值高达6.74。吸烟易罹患OSAHS是由于吸烟造成上气道局部炎症和水肿而导致上气道阻力增加的缘故。总之，大多数患者中肥胖和吸烟在OS发病过程中起了重要作用。

二、睡眠状态下OS与COPD相关呼吸力学和通气控制的改变

COPD患者睡眠期间呼吸功能的改变类似于健康人，但这种改变可更明显，如出现严重低通气。研究已显示睡眠时COPD患者呼吸中枢驱动下降，上气道阻力增加，这两种改变在REM睡眠期最突出。COPD患者呼吸气流节律变化增强，平均每日FEV_1和FVC变化高达30%，而且，睡眠期间低通气表现更显著，结果伴有高碳酸血症的SaO_2降低幅度更大。这种表现可能是COPD患者生理死腔增加导致更低潮气量与更大幅度肺泡通气下降的结果。因为许多COPD患者存在清醒状态低氧血症，睡眠时在氧离曲线较陡部分（中段）特别易于发生夜间氧饱和度下降。另外，睡眠状态骨骼肌，包括为获得充足通气的辅助呼吸肌收缩性能下降，以及REM睡眠相关的肌麻痹可导致严重低通气。由于COPD患者肺充

气过度使膈肌伸展过度导致膈肌功能显著降低，收缩无力，所以，辅助呼吸肌增强收缩以代偿呼吸功能起重要作用。然而，睡眠时辅助呼吸肌张力明显降低，COPD 患者主要依赖于膈肌进行呼吸，REM 睡眠期主要依赖膈肌收缩维持呼吸的状况可以解释为什么 COPD 患者 REM 睡眠期呼吸肌收缩功能下降表现为夜间氧饱和度明显降低。进展期 COPD 常见骨骼肌萎缩，功能降低，这将进一步损害辅助呼吸肌功能。此外，通气血流比例失调和 FRC 降低也可在 COPD 患者夜间低氧中起作用。总之，生理性低通气的加重、生理死腔的增加、清醒状态下的血氧水平降低、呼吸肌收缩性能下降、肺过度充气、呼吸肌萎缩和通气血流比例失调都一定程度参与了 OS 中 COPD 要素的改变。

三、OSAHS 与 COPD 之间病理生理的相互作用

已证实几方面病理生理因素影响 OSAHS 与 COPD 间的关系。COPD 相关易罹患 OSAHS 的因素包括仰卧位时头侧体液移位致颈部体液积聚造成咽腔狭窄。COPD 患者在无肺心病不存在右心衰时就可出现外周水肿。COPD 水肿发病机制是涉及多种因素的复杂过程，包括肾血流减少、肾素血管紧张素系统激活致近端肾小管钠重吸收增加，高碳酸血症加重水钠潴留，长期氧疗改善水钠潴留。BMI 和吸烟也影响两者间病理生理关系。颈部肥胖造成上气道狭窄，这是 OSAHS 病理生理机制的关键因素，这种狭窄与 COPD 患者夜间氧饱和度降低直接相关，独立于 OSAHS。中心型肥胖的作用是易罹患 OSAHS。中心型肥胖也使 COPD 患者睡眠时呼吸功能下降。原因在于：肥胖伴有中心型脂肪分布对呼吸系统产生质量负荷作用，这意味着既有重量压在呼吸器官上又增加呼吸机械抵抗，已有证据显示中心型肥胖预测肺功能损害较 BMI 更显著。中心型肥胖导致 TLC、VC、FRC 明显降低，RV 明显增加，产生低潮气量呼吸，改变了胸壁和肺之间弹性回缩的平衡，使肺阻抗和吸气肌所需收缩力增加，呼吸系统顺应性下降。低呼气量呼吸使呼吸接近闭合容积，大部分肺下部小气道关闭，发生气体陷闭，导致呼气气流受限，微小肺不张和内源性 PEEP 形成。沉积于胸壁的脂肪可改变呼吸功能，特别是仰卧位时影响气体交换、通气血流比例失调恶化。低潮气量呼吸不仅导致肺在压力 - 容量曲线顺应性较低部分呼吸，增加呼吸做功以克服呼吸系统弹性，也使气流受限。内源性 PEEP 在吸气气流产生前就对吸气肌施以额外负荷。上述因素导致呼吸做功增加，仰卧位更明显，可使呼吸肌处于相对疲劳状态，通气耐力下降。

最后，COPD 患者使用糖皮质激素可通过促进中心型肥胖和水钠潴留伴发上气道狭窄而影响 OSAHS 与 COPD 的相互作用，也可通过糖皮质激素性肌病和代谢性碱中毒使 OSAHS 与 COPD 两者相互作用。所有这些因素中中心型肥胖可能是最强作用因素。

四、OS 与通气控制

对 OS 通气控制研究较少。Radwan 等报告 OS 较 OSAHS 呼吸频率更快，潮气量更低。OSAHS 患者清醒时对 CO_2 的通气反应和口腔闭合压的值与对照组近似，而 OS 患者对 CO_2 的通气反应和口腔闭合压均表现迟钝，通气反应异常可能是肺机械力学和气体交换异常干扰所致。慢性高碳酸血症患者血中碳酸氢根离子浓度增加可抑制清醒和睡眠状态对 CO_2 的通气反应，降低口腔闭合压反应。但是，OS 患者血中二氧化碳水平正常时，对 CO_2 的通气反应正常或增强。相反，肥胖低通气综合征（obesity hypopnea syndrome，OHS）对高碳酸血症和低氧的通气反应均降低。所以，肥胖似乎存在代偿机制，若失代偿则出现 OHS。另外，肺过度充气也可降低口腔闭合压。睡眠状态下与口腔闭合压降低相关的因素包括呼吸肌疲

劳、胸腔过度充气、FRC降低和仰卧位造成胸腔弹性回缩处于不利位置。低氧和高碳酸血症在OS患者没有OHS患者严重。总之，化学驱动处于很宽的范围表明OS存在不同的表型，也反映继发于轻度血清碳酸氢根离子升高存在化学感受器逐渐适应性反应。

五、OS与夜间氧饱和度降低和CO_2通气反应减弱

单纯COPD患者夜间低氧是由于肺泡低通气和通气/血流比例失调共同作用的结果。通常这类患者表现为持续低氧模式，肺泡低通气为主要机制，特别是REM睡眠期。但OSAHS表现为间歇低氧模式，低氧事件与呼吸暂停、低通气密切相关，是肺泡低通气的结果。OSAHS患者睡眠呼吸事件之间氧饱和度正常，除非发生通气/血流比例失调和动静脉分流。尽管两种疾病之间可能不存在病理生理联系，但是两者并存时可表现为更严重的夜间氧饱和度降低和睡眠紊乱。通常OS患者呼吸事件之间氧饱和度仍低（OHS也表现如此），这种情况在重度OSAHS患者也可偶发。OS患者呼吸暂停之间仍继续存在低氧和高碳酸血症的机制复杂，至少源于呼吸暂停之间的通气不足、一过性通气/血流比例失调，肺功能残气量（FRC）越低，氧储备越低，可部分解释OS患者呼吸暂停与暂停之间更低的血氧饱和度水平。所以，OS患者夜间低氧血症更严重。通常OS患者日间血氧饱和度水平低于正常人，日间低氧血症是夜间低氧血症的最好预测指标。Bednarek等比较了OS与OSAHS患者PSG指标发现OS患者平均氧饱和度更低，氧饱和度降低的时间更长。

正常人睡眠时会发生一定程度的高碳酸血症，随睡眠深度增加分钟通气量和CO_2敏感性进行性下降。研究显示NREM睡眠期高碳酸血症通气反应斜率降低，REM睡眠期通气反应减弱更明显。其机制在于脑干在NREM和REM睡眠期对高碳酸血症反应的敏感性下降。COPD患者肺过度充气造成膈肌下降使肺处于增加潮气量不利的位置，所以，睡眠时高碳酸血症通气反应进一步降低。当患者并存OSAHS时由于呼吸暂停和低通气而出现反复急性高碳酸血症事件，导致觉醒刺激通气增加，当通气反应损害不严重时，CO_2通气反应尚可维持，患者血中二氧化碳水平在正常范围，通气反应进一步减弱即发生高碳酸血症。而且，低氧也可影响高碳酸血症通气反应，因为低氧干扰多种神经递质的合成与降解，使高碳酸血症通气反应的斜率左移。此外，低氧可导致低氧通气反应受抑制，引发呼吸暂停之间与日间通气降低，CO_2排出减少。Gold等发现慢性低氧和严重呼吸暂停造成的高碳酸血症和低氧通气反应降低，即使在清醒和吸氧情况下仍不能恢复。吸氧可改善轻度呼吸中枢通气反应受抑制，而减轻OSAHS的严重程度。而且，有报道不存在COPD的OSAHS患者可形成高碳酸血症，OSAHS患者呼吸驱动降低当呼吸暂停终止时并不增加通气，可以解释这种高碳酸血症的形成。重度OSAHS导致高碳酸血症具有病理生理学基础。OSAHS患者在阻塞性呼吸事件间期大幅度增加分钟通气量使睡眠时分钟通气量并未下降。但是，如果呼吸事件间期高通气持续时间不足以排出蓄积的CO_2，阻塞性呼吸暂停可导致急性高碳酸血症。在非常重度OSAHS患者，呼吸事件间期没有足够时间增加分钟通气量排出CO_2，就会引起明显夜间高碳酸血症，这可造成血清碳酸氢根离子水平小幅度增高，如果碳酸氢根离子排出持续时间长于CO_2排出时间，则这种急性高碳酸血症在下一睡眠周期不能纠正。因为慢性代偿性呼吸性酸中毒期间血清（脑组织中）碳酸氢根离子升高，脑脊液中pH实际维持在基线水平，所以，pH和脑干化学感受器所受刺激在稳定期并无明显变化。但是，如果CO_2水平进一步升高，升高的碳酸氢根离子水平将通过减少pH相关的CO_2的排出而减弱对CO_2的通气反应，任何CO_2水平的变化都将不足以刺激产生明显的通气反应。最后

导致清醒状态 CO_2 水平升高。一项新近研究证实患者碳酸氢根离子水平越高，CO_2 通气反应越弱。换言之，日间慢性高碳酸血症是否形成依赖于患者清醒期间排出 CO_2 和碳酸氢根离子能力。所以，肾脏碳酸氢根离子排出能力不足似乎起关键病理生理作用，在随后的睡眠期造成累积效应，最后导致慢性高碳酸血症。因此，只有在肾脏缓冲能力受损时，阻塞性呼吸暂停才能触发急性高碳酸血症恶性循环，减弱 CO_2 通气反应。这是 COPD 和肥胖使 OSAHS 患者罹患高碳酸血症的常见机制。

实际上，日间高碳酸血症在 OS 患者更常见。呼吸中枢化学感受器发生不断进行重新设定较低敏感阈值可能参与这一过程。慢性不断刺激呼吸神经网络系统可能重新设定化学感受器阈值，这似乎需要几年时间。重度 OSAHS 患者气管造口术后纠正呼吸暂停，改善夜间低氧和高碳酸血症后，高碳酸血症通气反应增强支持这一观点。最后，体质或遗传因素可能参与高碳酸血症患者高碳酸血症通气反应降低的发生。综上所述，尽管 OS 方面缺少新近和深入研究，但是现有证据支持 OS 可致更严重氧饱和度降低、睡眠紊乱和 CO_2 通气反应减弱。但是，肥胖作为混淆因素可引起 CO_2 改变不能完全除外。这提示 OS 和 OHS 两综合征不能完全分开，但是人为划分时过于严格和死板了。

六、OS 与睡眠紊乱

OS 患者较单纯 COPD 患者 ESS 评分更高，总睡眠时间更短，睡眠效率更低，微觉醒指数更高。但是，单纯 OSAHS 患者与 OS 患者之间仅有微小差异。轻度 COPD 对睡眠质量无明显影响。COPD 越严重，睡眠方面主诉越多。当 OSAHS 与 COPD 重叠时，会有更多的睡眠方面主诉，可能出现更有害的病理生理效应。最近，Kwon 等报告 OS 患者肺过度充气严重度增加，即深吸气量和肺总量的比值（IC/TLC）与睡眠效率差相关，独立于呼吸暂停和夜间低氧。校正支气管舒张剂因素两者仍相关。可能机制包括由于肺过度充气，呼吸做功增加，转而导致睡眠时呼吸越困难，睡眠紊乱越重。另一项研究显示 OS 患者反映呼吸困难程度的圣• 乔治呼吸问卷评分（SGRQ）总分和三部分的每项评分均明显高于单纯 COPD 患者。总之，睡眠紊乱与 OS 中 OSAHS 和 COPD 的病理生理要素相应效应相关，而睡眠片段与 OSAHS 严重程度相关最显著。

七、OS 与肺动脉高压

OSAHS 和 COPD 与各种程度的肺动脉高压（平均肺动脉压力≥20mmHg 称之为肺动脉高压）相关。一项研究发现 13.6% 的 OSAHS 患者和 80% 的 OS 患者患有肺动脉高压。另一项研究显示 OS 患者肺动脉高压发病率为 36%，远高于单纯 OSAHS 患者 9% 的发病率，但发病率低于 OHS 患者。肺动脉压力升高的机制似乎与严重低氧血症有关，与 COPD 或 OSAHS 所致炎症无关。通常 COPD 患者并不形成肺动脉高压，除非有严重气道阻塞并明显低氧血症。但是，一小部分 COPD 患者将形成严重或所谓“不成比例”的肺动脉高压，定义为平均肺动脉压力在 40mmHg 以上。OSAHS 患者中 AHI 是肺动脉高压的弱预测因素，而夜间血氧饱和度降低是肺动脉高压发生更显著决定因素。OS 患者仅有轻至中度的小气道阻塞就可形成肺动脉高压，这是因为两种疾病对低氧和肺血流动力学共同作用的结果，COPD 或 OSAHS 单个疾病的作用低于两者联合作用效应。新近一项研究显示 OS 模型组大鼠血清 TNF-α 和 IL-6 水平、纤维蛋白原、凝血因子Ⅷ、血管性血友病因子（vWF）、氧化应激标准物丙二醛（MDA）水平明显高于 COPD 模型组和 OSAHS 模型（间歇低氧）组，提示

OS可能经叠加效应产生较单纯COPD和OSAHS更严重的全身氧化应激和炎症反应，使机体处于高凝状态，可能增加肺微血栓发生风险，参与肺动脉高压的发病。两种疾病相互作用于肺血管床的机制有待于进一步阐明。无论如何，肺动脉高压在OS患者高发，并且似乎与低氧水平较与AHI相关程度更高。

八、OS与心血管疾病

COPD和OSAHS都是心血管事件的独立风险因素，两者并存时很可能风险增加。Shiina等报告OS患者动脉硬化程度和血浆BNP水平明显高于单纯OSAHS患者。OS患者的右心室重量指数和右心室重塑指数也较单纯COPD更高。最后，老年OS患者新发房颤风险明显高于单纯OSAHS或COPD患者。OS增加心血管疾病风险的机制仍不清楚，但全身炎症、血管内皮功能障碍和交感神经活性升高可能参与心血管疾病发病增加。已有COPD患者循环中CRP和IL-6水平升高的证据，然而OSAHS患者肥胖是主要的混淆指标，OSAHS与CRP/IL-6水平之间独立关联的证据不足。研究也提示COPD和OSAHS由低氧促使TNF-α激活是关键因素。COPD和OSAHS发生氧化应激反应，氧化应激与主要来自于淋巴细胞的活性氧自由基生成增加相关。最后，已有OSAHS和COPD患者血循环中淋巴细胞激活或功能障碍的证据，这具有特殊意义，因为淋巴细胞集聚或黏附在血管内皮是动脉粥样硬化斑块形成的关键。新近一项研究显示肺气肿联合间歇低氧（模拟OS）组大鼠血清和血管内皮细胞TNF-α和IL-6水平、循环内皮祖细胞水平及颈动脉内中膜厚度百分比明显高于单纯肺气肿（模拟COPD）和间歇低氧（模拟OSAHS）组，提示OS可能经叠加效应产生较单纯COPD和OSAHS更严重的全身和血管内皮炎症，增加心血管疾病发病风险。综上所述，OS有大量心血管疾病致病因子，与单纯OSAHS或COPD中描述的致病因子一致。OS中两种疾病并存可能较单纯OSAHS或COPD产生更显著炎症、氧化应激和淋巴细胞系激活，增加心血管疾病发病风险，尚有待于进一步研究证实。

九、OS的治疗

OS治疗需要既考虑到患者睡眠状态下肺通气与换气功能障碍明显恶化又兼顾睡眠紊乱。所以，首要治疗原则是优先处置基础疾病（COPD和OSAHS），通常将改善睡眠时呼吸状态；同时干预基础疾病相应症状，如缓解咳嗽已改善睡眠质量。

（一）氧疗

许多COPD患者夜间发生血氧饱和度降低，适当的氧疗起重要作用。但是，高碳酸血症的COPD患者应用氧疗要慎重，因为存在可能加重高碳酸血症的风险。通常建议低流量吸氧，给予一个足以维持患者SaO_2在90%～92%之间的氧浓度。患者睡眠时$PaCO_2$水平可升高，常是一定程度而非进行性升高。即使COPD加重时，只要仔细行吸氧浓度滴定，吸氧很少发生临床上明显高碳酸血症。夜间吸氧，使用鼻导管优于面罩，因为睡眠时鼻导管不太可能被患者拔掉。但是，使用文丘里面罩可更精确控制吸入氧浓度，降低二氧化碳潴留的风险。

（二）药物治疗

COPD患者睡眠时行药物治疗，应积极处置支气管扩张剂和抗炎剂等药物对睡眠和气体交换的影响，也要设法使用药物改善通气和换气而改善睡眠质量。

1．支气管扩张剂的使用　夜间迷走神经张力升高可造成气流阻塞而使COPD患者通气与换气障碍加重，吸入支气管扩张剂（长效抗胆碱药物）可明显改善患者睡眠质量和提高夜间 SaO_2，REM 睡眠期 SaO_2 提高最明显，这具有特殊临床意义，因为，COPD 患者该睡眠期氧饱和度降低最严重。长效 β 激动剂具有类似效应。

2．茶碱类药物　茶碱除可扩张支气管，还可通过中枢呼吸刺激和加强膈肌收缩而改善睡眠状态患者的呼吸功能。茶碱可提高 COPD 患者夜间与日间 SaO_2，降低动脉二氧化碳水平。其机制主要是降低陷闭气体容积而不是舒张支气管。另外，茶碱也可减轻 OSAHS 病情。但是，茶碱可影响睡眠质量。

3．改善睡眠质量的药物　苯二氮䓬类和非苯二氮䓬类药物可通过缩短睡眠潜伏期，改善睡眠效率，降低微觉醒频率而有益于睡眠。但是，也可造成低通气、低氧血症、高碳酸血症和降低对高碳酸血症和频繁呼吸暂停的觉醒反应等副作用。所以，这类药物在严重 COPD 患者应避免使用，尽管有些安眠药，如唑吡坦在轻中度 COPD 中应用是安全的。

已有报道应用褪黑素受体激动剂雷美替胺可缩短 COPD 患者睡眠潜伏期，改善睡眠效率，对呼吸暂停频率和氧饱和度水平无负效应。

（三）无创通气治疗

对伴有呼吸衰竭经积极药物治疗无效的 COPD 患者应考虑机械通气治疗。近 20 年无创通气已日益受到重视，特别是睡眠期间。无创通气对急性Ⅱ型呼吸衰竭疗效最好。吸氧治疗患者的睡眠质量、每日 PaO_2 和 $PaCO_2$ 水平好于单纯吸氧患者。无创通气疗效的机制可能包括以下几个方面：①使长期疲劳的呼吸肌得以休息，所以改善日间呼吸肌功能；②使微小肺不张复张和防止气道塌陷，改善肺顺应性，降低呼吸做功；③持续使用可逐渐恢复化学感受器敏感性有利于通气和换气。

对 OS 患者行夜间无创通气治疗须基于患者睡眠呼吸障碍类型而决定选用 CPAP 还是 BiPAP 正压通气。对 OSAHS 为主患者 CPAP 最合适，对夜间明显低通气伴有持续低氧血症患者 BiPAP 更适合。自动评估气道阻塞和低通气时间的适应性支持通气（ASV）可能特别适合 OS 患者使用。

一项研究报告使用 CPAP 治疗较未行 CPAP 治疗的 OS 患者死亡率和住院次数明显降低。未行 CPAP 治疗的 OS 患者死亡率（相对危险度 RR=1.79）和 COPD 急性加重而住院率高（RR=1.7）均高于单纯 COPD 患者。因此，CPAP 治疗可降低 OS 患者死亡率和住院率。

另一项研究报告应用 CPAP 对 OS 患者行早期治疗，均为重度 OSAHS 合并轻中度 COPD 患者，经 3 个月 CPAP 治疗，患者动脉血气和平均肺动脉压改善和稳定，ESS 评分和氧饱和度低于 90% 的时间获得改善最显著，随访 12 个月，这些改善的指标维持稳定。

（张立强）

参 考 文 献

1. Kim KS，Kim JH，Park SY，et al. Smoking induces oropharyngeal narrowing and increases the severity of obstructive sleep apnea syndrome. J Clin Sleep Med，2012，8（4）：367-374.
2. Lee R，McNicholas WT. Obstructive sleep apnea in chronic obstructive pulmonary disease patients. Curr Opin Pul Med，2011，17：79-83.
3. Steveling EH，Clarenbach CF，Miedinger D，et al. Predictors of the overlap syndrome and its association with comorbidities in patients with chronic obstructive pulmonary disease. Respiration，2014，88：451-457.
4. Redolfi S，Yumino D，Ruttanaumpawan P，et al. Relationship between overnight rostral fluid shift and

obstructive sleep apnea in nonobese men. Am J Respir Crit Care Med, 2009, 179: 241-246.

5. Verbraecken J, McNicholas WT. Respiratory mechanics and ventilatory control in overlap syndrome and obesity hypoventilation. Respir Res, 2013; 14: 132.
6. McNicholas WT, Verbraecken J, Marin J. Sleep disorders I COPD: the forgotten dimension. Eur Respir Rev, 2013. 22: 365-375.
7. McNicholas WT. Chronic obstructive pulmonary disease and obstructive sleep apnea. Overlaps in pathophysiology, systemic inflammation, and cardiovascular disease. Am J Respir Crit Care Med, 2009, 180: 692-700.
8. Yang QC, Sun Xi, Wang YM, et al. Systematic and endothelial inflammation and endothelial progenitor cell levels in emphysematous rats exposed to intermittent hypoxia. Respir Care, 2015, 60(2): 279-289.
9. Lee MY, Linn CC, Shen SY, et al. Work of breathing in eucapnic and hypercapnic sleep apnea syndrome. Respiration, 2009, 77: 146-153.
10. Chlif M, Keochkerian D, Choquet D, et al. Effects of obesity on breathing pattern, ventilatory neural drive and mechanics. Respir Physiol Neurobiol, 2009, 168: 198-202.
11. Li CL, Yang XK, Feng J, et al. Proinflammatory and prothrombotic status in emphysematous rats exposed to intermittent hypoxia. Int J Clin Exp Pathol, 2015, 8(1): 374-383.
12. Sharma B, Neilan TG, Kwong RY, et al.Evaluation of right ventricular remodeling using cardiac magnetic resonance imaging in co-existent chronic obstructive pulmonary disease and obstructive sleep apnea. COPD, 2013, 10(1): 4-10.
13. Lin CK, Lin CC. Work of breathing and respiratory drive in obesity. Respirology, 2012, 17: 402-411.
14. O'Donoghue FJ, Catcheside PG, Ellis EE, et al. Australian trial of noninvasive ventilation in chronic airflow limitation investigators: sleep hypoventilation in hypercapnic chronic obstructive pulmonary disease: prevalence and associated factors. Eur Respir J, 2003, 21: 977-984.
15. Borel JC, Tamisier R, Gonzalez-Bermejo J, et al. Noninvasive ventilation in mild obesity hypoventilation syndrome. A randomized controlled trial. Chest, 2012, 141(3): 692-702.
16. Stachina ML, Welicky LM, Donat W, et al. Impact of CPAP use and age on mortality in patients with combined COPD and obstructive sleep apnea: The overlap syndrome. J Clin Sleep Med, 2013, 9(8): 767-772.
17. Ioachimescu O, Teodorescu M. Integrating the overlap of obstructive lung disease and obstructive sleep apnoea: OLDOSA syndrome. Respirology, 2013, 18: 421-431.

第四节 无症状阻塞性睡眠呼吸暂停综合征是否需要持续正压通气治疗

一、概述

阻塞性睡眠呼吸暂停综合征(obstructive sleep apnea, OSA)是一种常见病，估计目前成人中13%的男性和6%的女性患有中重度OSA，学龄期儿童中此比例为2%～4%。其以睡眠中反复的上气道塌陷导致频繁呼吸暂停、微觉醒为特点。OSA患者睡眠片段化可致日间嗜睡，降低生活质量，增加交通事故及工伤发生率。持续正压通气呼吸机(continue positive airway pressure，CPAP）是目前公认的治疗 OSA 的有效手段，且 CPAP 治疗可减轻 OSA 患者嗜睡症状，减少心血管疾病并发症。

众所周知，OSA 可激活全身炎症反应、氧化应激，导致高凝状态、血管内皮损伤、代谢异常、交感神经兴奋等，进而引起心脑血管疾病。对于典型 OSA 患者，CPAP 治疗在心脑血管疾病方面的疗效表现为降低血压、肺动脉压、交感神经紧张性，改善心脏功能，减少心律失常及卒中发生率。Marin 等的研究发现未治疗的重度 OSA 患者致死及非致死性心血管事件发生率高于 CPAP 治疗者、未治疗的轻中度 OSA 患者、单纯鼾症及健康人。但是，由于大部分研究存在一些局限性，研究人群在性别、年龄、基础血压、疾病严重程度、高血压患病率等方面存在差异，所采用的研究方法也不尽相同，所有对 OSA 患者 CPAP 治疗的指南制定均是基于有嗜睡症状的 OSA 患者，尚不确定这些结果是否同样适用于无症状性 OSA。有研究显示对于无症状性 OSA 患者，CPAP 治疗不可降低血压，此类患者是否需积极进行 CPAP 治疗，目前仍存在争议。

目前常用的嗜睡评估方法，主观上有 ESS 量表（epworth sleep score，ESS），客观上有多次小睡潜伏试验（multiple sleep latency test，MSLT）、觉醒维持试验（maintenance of wakefulness test，MWT）。由于 ESS 量表简单方便，在临床上普遍使用；通常将 ESS≤10、嗜睡症状不影响其社会生活和工作的 OSA 定义为无症状或轻微症状性 OSA，此部分患者在中年男性 OSA 中比例高达 30%～68%。ArieOksenberg 等研究的 569 例重度 OSA 患者中，42.5% ESS<10，无症状性 OSA 患者较嗜睡患者年长（57.0±10.7 vs 54.4±10.7，P=0.008）、BMI 低（33.0±5.2 vs 34.3±5.5，P=0.009）、睡眠潜伏期长（12.3±18.9 vs 8.6±10.1，P=0.014）、觉醒时间短、觉醒指数低（58.0±20.5 vs 65.5±21.3 P=0.0001）。但是由于这些嗜睡评估方法本身存在不足，且彼此之间相关性弱，此外，日间嗜睡（excessive daytime sleepiness，EDS）本身即为一个非特异症状，非 SDB 所特有，如抑郁症、甲状腺功能减退等也可有嗜睡表现，给这部分患者的诊治带来一定困难。

二、CPAP 在无症状性 OSA 患者中的疗效

Barbe F 及同事对西班牙 6 所教学医院的 55 例无症状重度 OSA 患者进行研究，CPAP 治疗 6 周，显示与对照组相比，CPAP 治疗组生活质量、MSLT、认知功能、24 小时动态血压均无显著改善。Barbe F 等随后于 2004 年 5 月至 2006 年 5 月在西班牙 14 家医院进行有关 CPAP 治疗无症状性 OSA 的大样本随机对照研究，纳入 723 人，平均随访 4 年，发现 CPAP 治疗组高血压及心脑血管疾病发病率较对照组均无明显降低，但是在 CPAP 依从性好（>4 小时 / 晚）的患者，高血压及心脑血管发病率有所下降。

另一来自牛津大学的研究报告了相似的结果，其对 35 例合并高血压的无症状性 OSA 患者应用 CPAP 治疗 1 个月，与对照组相比，CPAP 治疗组血压无明显下降。其与加拿大合作的多中心随机对照研究 MOSAIC（Multi-centre Obstructive Sleep Apnoea Interventional Cardiovascular），于 2006 年 5 月至 2010 年 2 月纳入 391 例 OSA 患者（ODI>7.5/h）CPAP 治疗 6 个月，比较 ESS 变化及心血管事件评分（年龄、性别、高度、收缩压、吸烟、糖尿病、胆固醇、肌酐、左心肥厚、心梗或卒中病史）变化；其中 347 人完成试验，治疗组平均 CPAP 使用时间为 2.39 小时，结果显示较对照组，ESS 明显下降［−2.0，95%CI（−2.6～−1.4），P<0.0001］，但是，血管事件发病风险评估并无减低；炎性指标 IL-6、IL-10、CRP、TNF 等亦未见明显变化。随后对 188 例患者随访 2 年，显示 CPAP 组心血管事件发生率减低

(*P*=0.049)。其中2个中心的253例轻微症状性OSA，CPAP治疗6个月后虽然动脉硬化、血压、心血管事件风险评分无改善，但是血管内皮功能改善。238人行心脏超声或磁共振评估心脏结构，4个中心314人化验血BNP，发现CPAP治疗6个月，心脏结构及功能均无改善，BNP亦无下降。

这些研究均示对于无症状性OSA患者CPAP治疗无明显降压作用。Daniel J Bratton应用4个研究1206人的原始数据所做的meta分析显示，在轻微症状性OSA患者中，CPAP治疗组血压无下降，而在CPAP应用>4小时/晚的患者中，仅舒张压略减低[−1.4mmHg，95%CI(−2.5～−0.4)，*P*=0.008]；ESS减低[−1.1，95%CI(−1.5～−0.8)，*P*<0.001]。

但是，这部分无症状性OSA患者CPAP治疗无效的原因是什么呢？牛津睡眠医学团队认为这些患者大脑皮质对呼吸暂停反应不敏感，睡眠片段少，OSA相关症状少。如果存在大脑皮质对觉醒反应差异，我们需猜测是否存在遗传因素使其敏感性改变。因为那些导致肥胖、体内脂肪重分布、颅面畸形、通气调控及睡眠-觉醒调控的基因可能使个体易感OSA；一些环境及行为因素如饮酒、服用镇静安眠药等均可加重OSA症状，尤其在有遗传易感性的个体中。高血压与多种因素有关，如体脂分布、年龄、性别、环境、胰岛素抵抗、交感神经紧张性增加等；此外，不同研究CPAP治疗时间不同，1天至1年不等，血压测量方法不同，大多数为清晨血压，很少报道夜间血压；降压药的影响很难除外。因此，多种因素均可掩盖CPAP的疗效。

在Barbe F的研究中，在无症状的OSA患者中，CPAP治疗有降低高血压和心脑血管事件的趋势，虽然尚未达到统计学差异；但是，其中36%患者CPAP应用<4小时，在CPAP依从性较好的重度OSA患者中，高血压及心脑血管发生率是明显减低的；换句话说，依从性良好的患者可以从CPAP治疗中获益。RICCADSA研究显示无症状性OSA患者对CPAP治疗的依从性并不明显低于有嗜睡症状的OSA患者；因此，不必因担心无症状性OSA患者CPAP治疗依从性差而不予以推荐CPAP治疗。

此外，Barbe F等研究CPAP在无症状性OSA患者降压方面的效果，CPAP治疗3个月，患者血压无明显改善，治疗1年后，血压轻度下降（收缩压−2.21mmHg，舒张压−2.89mmHg），表明在无症状性OSA患者中，CPAP的降压幅度小，且需要治疗更久方可显性，也意味着这部分患者不要因CPAP治疗数月血压无下降而终止治疗，CPAP的疗效可能在坚持治疗后显现。在一篇ACEI降压作用疗效的meta分析中，纳入29个RCT，162 341人，显示血压下降1～5mmHg，卒中、心血管事件和死亡率分别下降28%、22%、20%；42万人平均随访大型前瞻性研究显示血压下降3.3mmHg，相关卒中、冠心病风险下降20%、15%。显示，从长远角度看，即使是血压小幅度下降，患者亦可从中获益。

三、CPAP在心衰合并无症状性OSA患者中的疗效

心衰合并OSA患者日间嗜睡程度明显轻于不合并心衰的OSA患者；且其嗜睡程度与AHI无关。可能原因为HF和OSA均可导致交感神经兴奋，减少嗜睡症状。Michael等调查155例心衰合并OSA的患者与1139例正常社区对照相比，心衰患者比普通人少睡20分钟至1小时，但是其ESS仍比对照组低。Wolfram Grimm等对267例LVEF≤50%的心衰患者进行研究发现，仅有13% ESS>11，且EDS与CSA、AHI和SpO_2等均无关，仅与NYHA有关。

Yasuyuki Kaneko等病例对照研究显示对于无症状性心衰合并OSA患者，CPAP治疗

1个月后其日间收缩血压[(126±6)mmHg→(116±5)mmHg，P=0.02)、心率[(68±3)次/分→(64±3)次/分，P=0.007]、LVEF[(25.0±2.8)%→(33.8±2.4)%，P<0.001]、左室收缩末期内径[(54.5±1.8)mm→(51.7±1.2)mm，P=0.009]均有明显改善；CPAP治疗亦可减低交感神经兴奋性。在心衰合并SDB患者中，Carlos J纳入60人，CPAP组ESS为8.0±0.7，对照组为7.3±0.8，治疗3个月，发现CPAP组LVEF改善要优于对照组(2.5% vs 0.0%，P=0.07)，在LVEF>30%的患者心功能改善更为明显。Darren R对55例心衰合并OSA患者分组治疗，CPAP治疗3个月，比较LVEF、夜尿NE、BP、生活质量，发现CPAP治疗可以改善LVEF[(1.5±1.4)% vs(5.0±1.0)%，P=0.04]，降低尿去甲肾上腺素[(1.6±3.7)vs(9.9±3.6)nmol/mmol，P=0.036]、改善生活质量，而BP无明显变化。一纳入15个已发布随机对照研究的meta分析也显示对于心衰合并OSA的患者，CPAP治疗可提高LVEF，降低舒张压，减慢心率。可见，虽然心衰合并OSA患者无明显嗜睡症状，但CPAP治疗可明显改善其心脏功能，降低RAS系统及交感神经兴奋性。

有研究发现OSA患者CPAP治疗前易低估自身嗜睡程度，可能为OSA患者长期适应疾病状态，而经CPAP治疗嗜睡改善后方意识到最初日间嗜睡问题。Susan Redline等对111例轻中度OSA患者进行CPAP与保守治疗比较，评估CPAP对OSA患者日间嗜睡、情绪、疲乏、精力、总体健康等改善状况，发现SDB严重程度及MSLT、CPAP治疗效果间无明显关系；合并高血压、糖尿病患者从CPAP治疗中获益更多。提示CPAP治疗目的是改善患者生活状态及功能，而不应完全根据SDB严重程度及嗜睡程度决定是否需要治疗。

对于CPAP治疗无症状性OSA的长期疗效，尤其是CPAP在代谢异常、心血管危险因素如难治性高血压及心衰方面的疗效，尚有待进一步研究。目前西班牙一大型15个中心的前瞻性随机对照研究正在进行中，ISAACC研究旨在探索急性冠脉综合征患者中无症状性OSA的发病率，及其CPAP治疗是否可降低心脑血管事件再发率、CPAP在新诊断糖尿病、改善症状及生活质量等方面的作用，期待相关结果发表；当然，也需要更多研究进一步探究哪类患者会从CPAP治疗中获益更多。

四、总结

在临床实践中，对于无症状性OSA患者，如果单纯为了降压，或降低心血管病风险，根据目前研究证据，可能不推荐应用CPAP治疗。但是，既往有研究显示，即使血压略下降1～2mmHg，患者心血管疾病及卒中发生率也会明显下降；嗜睡症状非特异，且患者治疗前易低估其嗜睡程度，仅仅依靠主观嗜睡评分而决定是否予以治疗非常不可取。我们不能除外那些无嗜睡症状的OSA患者不会合并其他方面的损害，其他方面可能从CPAP治疗后获益。因此，我们实践中可以对无症状性OSA患者，尤其是合并心血管疾病的重症OSA患者，可尝试应用CPAP治疗，如果患者依从性良好，更有可能会从CPAP治疗中获益。对于心衰合并OSA患者，即使没有嗜睡症状，也建议积极予以CPAP治疗。

(张冬梅　肖　毅)

参考文献

1. Peppard PE，Young T，Barnet JH，et al. Increased prevalence of sleep-disordered breathing in adults. Am J Epidemiol，2013，177(9)：1006-1014.
2. Friedman M，Tanyeri H，La Rosa M，et al. Clinical predictors of obstructive sleep apnea. Laryngoscope，

1999, 109(12): 1901-1907.

3. Marin JM, Carrizo SJ, Vicente E, et al. Long-term cardiovascular outcomes in men with obstructive sleep apnoea-hypopnoea with or without treatment with continuous positive airway pressure: an observational study. Lancet, 2005, 365: 1046-1053.
4. Young T, Peppard PE, Gottlieb DJ. Epidemiology of obstructive sleep apnea: a population health perspective. Am J Respir Crit Care Med, 2002, 165(9): 1217-1239.
5. Peker Y, Glantz H, Thunström E, et al. Rationale and design of the randomized intervention with CPAP in coronary artery disease and sleep apnea-RICCADSA trial. Sleep, 2011, 34: A236-.
6. Oksenberg A, Arons E, Nasser K, et al. Severe obstructive sleep apnea: sleepy versus nonsleepy patients. Laryngoscope, 2010, 120(3): 643-648.
7. Bixler EO, Vgontzas AN, Lin HM, et al. Excessive daytime sleepiness in a general population sample: the role of sleep apnea, age, obesity, diabetes, and depression. J Clin Endocrinol Metab. 2005, 90: 4510-4515.
8. Barbe F, Mayoralas LR, Duran J, et al. Treatment with continuous positive airway pressure is not effective in patients with sleep apnea but no daytime sleepiness. a randomized, controlled trial. Ann Intern Med, 2001, 134(11): 1015-1023.
9. Barbe F, Duran-Cantolla J, Sanchez-de-la-Torre M, et al. Effect of continuous positive airway pressure on the incidence of hypertension and cardiovascular events in nonsleepy patients with obstructive sleep apnea: a randomized controlled trial. JAMA, 2012, 307(20): 2161-2168.
10. Robinson GV, Smith DM, Langford BA, et al. Continuous positive airway pressure does not reduce blood pressure in nonsleepy hypertensive OSA patients. Eur Respir J, 2006, 27(6): 1229-1235.
11. Craig SE, Kohler M, Nicoll D, et al. Continuous positive airway pressure improves sleepiness but not calculated vascular risk in patients with minimally symptomatic obstructive sleep apnoea: the MOSAIC randomised controlled trial. Thorax, 2012, 67(12): 1090-1096.
12. Stradling JR, Craig SE, Kohler M, et al. Markers of inflammation: data from the MOSAIC randomised trial of CPAP for minimally symptomatic OSA. Thorax, 2015, 70(2): 181-182.
13. Turnbull CD, Craig SE, Kohler M, et al. Cardiovascular event rates in the MOSAIC trial: 2-year follow-up data. Thorax, 2014, 69(10): 950.
14. Kohler M, Craig S, Pepperell JC, et al. CPAP improves endothelial function in patients with minimally symptomatic OSA: results from a subset study of the MOSAIC trial. Chest, 2013, 144(3): 896-902.
15. Craig S, Kylintireas I, Kohler M, et al. Effect of CPAP on Cardiac Function in Minimally Symptomatic Patients with OSA: Results from a Subset of the MOSAIC Randomized Trial. J Clin Sleep Med, 2015, 11(9): 967-973.
16. Bratton DJ, Stradling JR, Barbe F, et al. Effect of CPAP on blood pressure in patients with minimally symptomatic obstructive sleep apnoea: a meta-analysis using individual patient data from four randomised controlled trials. Thorax, 2014, 69(12): 1128-1135.
17. Esquinas C, Sanchez-de-la TM, Aldoma A, et al. Rationale and methodology of the impact of continuous positive airway pressure on patients with ACS and nonsleepy OSA: the ISAACC Trial. Clin Cardiol, 2013, 36(9): 495-501.
18. Barbe F, Duran-Cantolla J, Capote F, et al. Long-term effect of continuous positive airway pressure in hypertensive patients with sleep apnea. Am J Respir Crit Care Med. 2010. 181(7): 718-726.

19. Turnbull F, Blood Pressure Lowering Treatment Trialists'Collaboration. Effects of different blood-pressure-lowering regimens on major cardiovascular events: results of prospectively-designed overviews of randomised trials. Lancet, 2003, 362: 1527-1535.

20. MacMahon S PR, Cutler J ea. Blood pressure, stroke, and coronary heart disease. Part 1, prolonged differences in blood pressure: prospective observational studies corrected for the regression dilution bias. Lancet, 1990, 335(8692): 765-774.

21. Taranto ML, Floras JS, Millar PJ, et al. Inverse relationship of subjective daytime sleepiness to sympathetic activity in patients with heart failure and obstructive sleep apnea. Chest, 2012, 142(5): 1222-1228.

22. Arzt M, Young T, Finn L, et al. Sleepiness and sleep in patients with both systolic heart failure and obstructive sleep apnea. Arch Intern Med, 2006, 166(16): 1716-1722.

23. Grimm W, Hildebrandt O, Nell C, Koehler U. Excessive daytime sleepiness and central sleep apnea in patients with stable heart failure. Int J Cardiol, 2014, 176(3): 1447-1448.

24. Kaneko Y, Floras JS, Usui K, et al. Cardiovascular effects of continuous positive airway pressure in patients with heart failure and obstructive sleep apnea. N Engl J Med, 2003, 348(13): 1233-1241.

25. Usui K, Bradley TD, Spaak J, et al. Inhibition of awake sympathetic nerve activity of heart failure patients with obstructive sleep apnea by nocturnal continuous positive airway pressure. J Am Coll Cardiol, 2005, 45(12): 2008-2011.

26. Egea CJ, Aizpuru F, Pinto JA, et al. Cardiac function after CPAP therapy in patients with chronic heart failure and sleep apnea: a multicenter study. Sleep Med, 2008, 9(6): 660-666.

27. Mansfield DR, Gollogly NC, Kaye DM, et al. Controlled trial of continuous positive airway pressure in obstructive sleep apnea and heart failure. Am J Respir Crit Care Med, 2004, 169(3): 361-366.

28. Leclerc G, Lacasse Y, Page D, Series F. Do obstructive sleep apnea syndrome patients underestimate their daytime symptoms before continuous positive airway pressure treatment. Can Respir J, 2014, 21(4): 216-220.

29. Redline S, Adams N, Strauss ME, et al. Improvement of mild sleep-disordered breathing with CPAP compared with conservative therapy. Am J Respir Crit Care Med, 1998, 157(3 Pt 1): 858-865.

第五节 动态 CO_2 吸入：心衰患者 CSR-CSA 治疗新动向

一、概要

伴有中枢性睡眠呼吸暂停的 Cheyne-Stokes 呼吸（CSR-CSA）常见于慢性充血性心力衰竭（CHF）患者。当前认为，导致 CSR-CSA 的关键性病理生理机制是 $PaCO_2$ 波动性地低于和高于呼吸暂停阈值。已有多种有关此病的治疗方法，包括多种模式的正压通气以及其他治疗策略，但疗效差异较大。而且，目前并未将发生于 CSR-CSA 中的 CO_2 波动性变化作为一种治疗目标。

以往的研究显示，吸入恒定浓度 CO_2 通过提高 $PaCO_2$ 而能有效地消除 CSR-CSA，但有着明显的副作用，包括通气量和呼吸功增加以及交感神经兴奋性（SNA）增强，因而并未将将 CO_2 吸入疗法作为常规治疗方法。新近的研究提示，CO_2 吸入治疗可能起到治疗作用。本节就新近发展的动态 CO_2 吸入在 CHF 患者 CSR-CSA 中的作用作一介绍。

二、简介

慢性充血性心力衰竭（CHF）是一种病情进行性加重的临床综合征，不仅发病率高，且并发症和病死率均很高。有多种因素被认为能加剧 CHF 的病理过程，而由于睡眠呼吸障碍（SDB）所致夜间血氧饱和度的下降可能是其中之一。普通人群 SDB 的发生率约为 2%～5%，而 CHF 患者的发生率则高得多。伴有中枢性睡眠呼吸暂停的 CSR-CSA 是一种周期性呼吸节律的异常，其特征是在通气阶段出现逐渐降低 - 逐渐增强的过度通气方式，期间交替出现中枢性呼吸暂停与低通气。大约 30%～40% 的 CHF 患者存在 CSR-CSA。越来越多的证据表明，CSR-CSA 是 CHF 恶性循环的一部分，可以加剧 CHF 的进程。CSR-CSA 不再仅被认为是严重 CHF 患者的一种临床表现，而被认为是能恶化心衰进程的一种独立危险因素，并应当作为 CHF 的一个治疗目标。

三、已有的治疗措施

消除 CSR-CSA 结合“最佳的”心衰药物治疗可以影响 CHF 病程，可以改善患者的生活质量和预后。在临床实践中，首先应对 CHF 进行最佳的药物治疗，如果 CSR-CSA 仍存在，则宜采用多种直接针对 CSR-CSA 的方法，包括无创通气以及夜间氧疗等（图 11-5-1）。

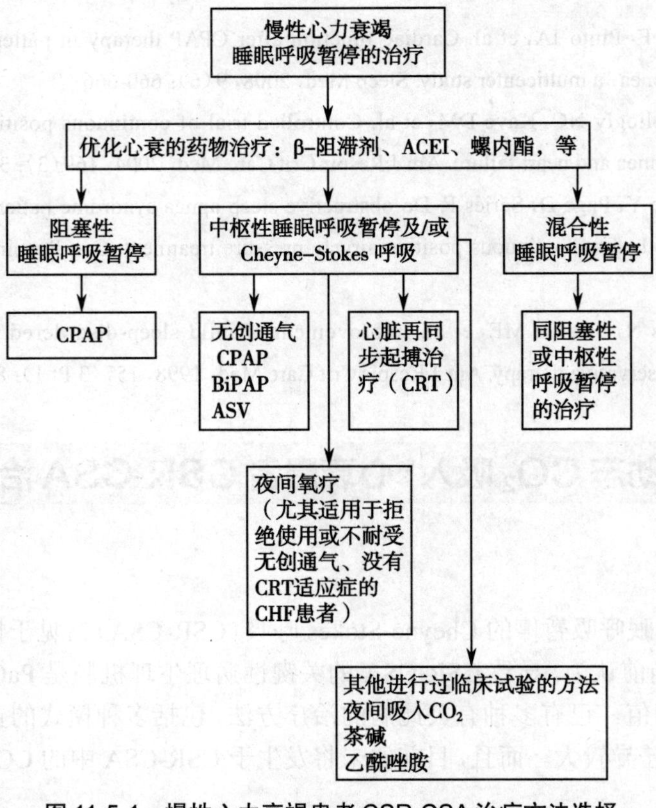

图 11-5-1 慢性心力衰竭患者 CSR-CSA 治疗方法选择

（一）无创通气

已有多种模式的无创通气用于心衰患者 CSR-CSA 的治疗中，包括 nCPAP、BiPAP、可适应压力支持伺服通气（ASV）以及高频喷射通气（HFJV）。

1. nCPAP　nCPAP 是目前最常使用和应用最广泛的治疗 CSR-CSA 的无创通气，曾被认为是治疗 CSR-CSA 的标准方法。nCPAP 通过改善肺内气体交换而影响调节呼吸周期，可优化通气与血液灌注，降低肺泡 - 动脉氧分压差，提高对心脏的氧供。诸多的研究表明，夜间使用 nCPAP 能够减轻 CHF 患者的 CSR-CSA、改善左室射血分数（LVEF）以及吸气肌强度，降低心房利钠肽水平以及心脏交感神经活性（SNA），降低心血管疾病合并症和在等待接受心脏移植过程中的死亡率，增加运动量和生命质量。然而，nCPAP 对 CHF 患者 CSR-CSA 心功能以及预后的作用仍有待进一步阐明。已经进行的大样本、随机对照性研究——加拿大正压通气治疗充血性心力衰竭研究（CANPAP），就是以此为研究目标。尽管发现 nCPAP 组可以降低 AHI 和提高左室射血分数（LVEF），但对生存率没有影响（不能改善生命质量）。但一项对 CANPAP 研究的析因分析（post-hoc analysis）显示，nCPAP 可以改善 LVEF 及等待心脏移植过程中的生存率，前提是需要对患者 nCPAP 进行有效滴定，而且能够全部消除呼吸暂停。

2. BiPAP　BiPAP 能够改善存在 CSR-CSA 心衰患者的心功能。与 nCPAP 相比，BiPAP 同样能够有效改善睡眠质量、白天疲乏、循环时间以及 NYHA 分级，降低 AHI 及夜间觉醒指数。对于使用 nCPAP 治疗无效或不能耐受的 CSR-CSA 患者，BiPAP 是一种良好的选择，可用于这些患者的治疗中。

3. ASV　ASV 是一种新颖的用于治疗 CHF 患者 CSR-CSA 的通气支持模式，通过在过度通气阶段与低通气阶段施加不同的压力来达到稳定呼吸的作用。在改善总睡眠时间及睡眠效率、降低 AHI 等方面，ASV 有着与 CPAP 及 BiPAP 相同或相似的作用。ASV 不仅可使 LVEF 显著升高，而且其耐受性明显好于 nCPAP。已有的临床研究发现，ASV 能更有效地改善 CSR-CSA。当然，对于 ASV 远期疗效及对预后影响的研究尚在进行之中，这些研究结果将为 ASV 在 CSR-CSA 中的地位做出更适当的评估。

4. HFJV　HFJV 也是一种无创通气模式，其特点是频率快、潮气量小，可以快速增加 PaO_2，并能在一定程度上增加 $PaCO_2$，从而可能改善 CSA。初步研究结果显示，HFJV 对于稳定期 CHF 患者可以有效减少 CSR-CSA。我们所进行的一项随机、交叉、开放性临床研究发现，夜间使用 HFJV 与 nCPAP 均能有效改善睡眠质量、血氧以及睡眠中的觉醒；而且，患者更喜欢使用 HFJV。

（二）其他治疗方法

其他的可有效减轻 CHF 患者 CSR-CSA 的方法尚有多种，包括药物（β- 肾上腺素能阻滞剂以及肾素 - 血管紧张素 - 醛固酮系统抑制剂、茶碱、乙酰唑胺）夜间氧疗及 CO_2 吸入，以及心脏再起搏治疗。不过，对这些方法的确切效果尚未进行全面的研究，对其指征也未被确定。

1. 药物　一些研究探讨了药物治疗 CHF 患者 CSR-CSA 的作用。但迄今尚无药物被推荐用于一线治疗中。

（1）治疗 CHF 的药物：尽管 CANPAP 研究没有显示 CPAP 对 CHF 患者 CSR-CSA 有着良好的效果，但此项研究在患者入组时并没有排除 β- 阻滞剂、ACE 抑制剂以及螺内酯的作用。结果发现，患者在接受 3～6 个月的药物治疗后，有着正面的作用。Walsh 等报道卡托普利（ACE 抑制剂）对轻、中度 CHF 患者的睡眠呼吸暂停有着阳性作用。Tamura 等认为 β- 受体阻滞剂卡维地洛可以抑制 CHF 患者的 CSR-CSA，且呈剂量依赖性。另一项研究也发现卡维地洛治疗可以降低 CSA 严重程度，但对 OSA 没有作用。

（2）茶碱：一些研究显示，短期口服茶碱可有效减轻 CSR-CSA 的严重程度和改善夜间氧合水平。但尚无研究显示茶碱能够改善心功能、神经内分泌活性以及生命质量。遗憾的是，这些研究包括我们的研究都是一些短期小样本研究。

（3）乙酰唑胺：乙酰唑胺是一种轻度的利尿剂和呼吸兴奋剂。Javaheri 等曾研究了短期应用此药来对 CHF 患者 CSR-CSA 的治疗作用，发现该药可以降低 AHI 和中枢性呼吸暂停的程度。由于未对长期治疗效果进行研究，因此该药也未被推荐作为常规治疗。

2．夜间氧疗　氧气能对血液中的气体张力产生影响，下调化学感受器，并对脑干产生影响。氧疗能抑制 CSR-CSA，但不同的研究其成功率不一。研究发现，夜间氧疗可以缩短低氧血症时间、降低 CSR-CSA 严重程度以及整夜间尿液中肾上腺素浓度，增加运动时的供氧量。然而，尚未发现夜间氧疗能改善患者的心功能及生命质量。此外，尚有待评估长期氧疗对有着 CSR-CSA 心衰患者的最大健康及生存益处。

3．心脏起搏治疗　有研究显示心房超速起搏（atrialoverdrive pacing）能消除 CHF 患者约一半的阻塞性及中枢性睡眠呼吸暂次数。也有一些研究认为该方法仅对部分有着 OSA 的心衰患者的呼吸事件有着轻微的作用，而没有改善气道开放和睡眠相关呼吸事件的治疗作用。然而，所有的有关心脏再同步起搏治疗（cardiac resynchronization therapy，CRT）对 CHF 患者 CSR-CSA 作用的研究都显示能明显降低 AHI。最近 Shalaby 等研究了结合或不结合心房超速起搏的 CRT 对 SDB 的作用，结果显示 CRT 对老年男性 CHF 的阻塞性 SDB 没有作用。对这种治疗方法的确切作用仍在探讨之中，有待大规模研究来进一步探讨其对预后的作用。

4．CO_2 吸入治疗

（1）CO_2 吸入疗法对 CSR-CSA 的病理生理学：已知 CSR-CSA 是一种常见于 CHF 患者异常呼吸节律，其呼吸幅度有着典型的逐渐减弱与逐渐增强过程，受到 $PaCO_2$ 变化的驱动。CSR-CSA 反映了呼吸反馈控制系统的失代偿与不稳定，其发生与 $PaCO_2$ 发生低于与高于呼吸暂停阈值的波动性变化有关。有多种因素被认为与呼吸控制系统的不稳定及 $PaCO_2$ 的波动性变化有关。现有的治疗方法也均是针对纠正这一异常的呼吸类型（已在上文中进行了讨论）。

尽管 CHF 的通气不稳定受到 $PaCO_2$ 波动性变化的驱动，但是当前的治疗方法中并没有直接对此作为治疗目标。因此，目前鼓励针对和处理呼吸控制不稳定的新的治疗方法，包括影响 CO_2 中枢控制的药物。许多治疗方法包括夜间氧疗和口服乙酰唑胺以及 HFJV，这些方法减轻 CSR-CSA 的作用均与影响 $PaCO_2$ 有一定关系。夜间氧疗通过升高 PaO_2 而降低 CSR-CSA 严重程度；乙酰唑胺通过与中枢性及外周性化学感受器相互作用而降低中枢性呼吸暂停的次数；HFJV 作为一种新的治疗 CHF 患者 CSR-CSA 的方法，与其快速改善氧合和导致一定程度的 CO_2 升高有关。

（2）既往的 CO_2 吸入治疗：基于 CSR-CSA 患者有着 $PaCO_2$ 水平低于睡眠暂停阈值以及吸入 CO_2 可以直接影响呼吸控制系统的稳定性等因素，以往一些研究探讨了吸入 CO_2 对心衰患者 CSR-CSA 的影响。小规模研究显示，吸入低浓度 CO_2 能消除 CSR-CSA。Steens 等研究了吸入 CO_2 对重度稳定期 CHF 患者 CSR 的作用，通过整夜 PSG 发现，吸入恒定浓度（3%）的 CO_2 能完全消除 CSR，但也发现这种治疗方法能明显影响睡眠结构包括睡眠潜伏期。Andreas 等探讨了夜间氧疗 +CO_2 吸入对 CSR、睡眠以及 SNA 的作用，发现夜间联合吸入 O_2+CO_2 能改善 CHF 患者的 CSR，但有着明显的副作用，即可明显增加 SNA。Lorenzi-

Filho 等也发现睡眠中吸入 CO_2 通过提升 $PaCO_2$ 而能够消除 CSR-CSA，但会增加 SNA。Andreas 等及 Szollosi 等的研究也发现，吸入 CO_2 可以逆转 CSA 但不能改善睡眠质量(由于高碳酸血症导致 SNA 增强之故)。然而，Thomas 等发现给予更低浓度(0.5%)CO_2 能有效地治疗严重睡眠呼吸暂停、改善睡眠质量和呼吸紊乱，不过研究的对象并不是 CHF 患者。尽管这些研究均显示吸入 CO_2 能降低 CHF 患者 CSR-CSA 和稳定通气，但有着值得关注的明显的副作用。因为 CO_2 吸入对大脑觉醒也是一种刺激，可以增强 SNA 和呼吸做功，从而使得这项方法很少具有吸引力。正因此，研究者认为不可能将 CO_2 吸入作为长期、有效治疗 CHF 患者 CSR-CSA 的方法，在当前也并没有推荐吸入一定浓度 CO_2 作为常规治疗。这些研究结果提示，临床上所需要的治疗方法是既能减少呼吸事件，又不影响 SNA 及睡眠中的觉醒。

增加死腔是一种简单的方法，可以提升 CHF 患者呼气末 CO_2、稳定 CSA 和改善睡眠质量，而且对心功能无明显副作用。Sommer 等及 Banzett 等发明的增加死腔的仪器，可以在患者过度通气阶段增加吸入气中 CO_2 水平而升高呼气末 CO_2，从而有效减少过度通气阶段肺泡气体的变化。然而，这种结果的获得也是以增加通气量为代价，与吸入恒定浓度 CO_2 所带来的影响相类似。

四、CO_2 吸入治疗的新动向

由于有着明显副作用，所以在当前并没有将吸入固定浓度 CO_2 作为 CHF 患者 CSR-CSA 的一线治疗。但是，在此方面的研究已经取得进展。近年来发展的动态 CO_2 吸入治疗 CSR-CSA 是可能应用于临床的，其所引起的生理性副作用最小化(包括所引起的过度通气及 SNA 增加)，值得关注。

为了探讨动态吸入 CO_2 在治疗 CSR-CSA 时对通气控制不稳定的可能作用，Mebrate 等发明了一种标准的数学模式，这种模式可以控制需要给予 CO_2 吸入的不同时间及不同浓度。通过这种数学模式，找到了一个呼吸周期中的理想时间窗(给予 CO_2 的时间不及一个呼吸周期的 1/6)，发现在此时间窗吸入 CO_2 能够消除 95% 以上的通气波动；而在此时间窗之外吸入 CO_2，则缺乏治疗效果。如果 CO_2 的给予时间超过 2/3 的呼吸周期，可使通气量增加 30% 以上。如果对重度周期性呼吸(BP)是逐步增加 CO_2 的吸入剂量，则改善和稳定通气的效果更加明显。动态吸入所引起的平均呼末 CO_2 波动性变化仅有吸入固定浓度 CO_2(获得相同的稳定通气效果)的 1/300；同时，人们不期望的通气量增加也小得多。这些研究结果提示，实时动态性地吸入小剂量 CO_2(最佳的吸入时间与浓度)可以用来减少 PB，而所引起的副作用最小，包括酸中毒、过度通气以及 SNA 增加。

在此数学模式和相关计算的基础上，Giannoni 等开展了一项实时、动态给予 CO_2 的方法，这是一项新颖的、可以应用于 CSA 和稳定 PB 的治疗策略。7 名模拟 PB 的健康志愿者以及 7 名有着 PB 的 CHF 患者进入本研究中。动态性吸入 CO_2 通过计算机控制程序给予，根据患者的呼吸幅度来确定 PB 周期内给予不同的浓度和时间。研究者发现，如果 CO_2 在 PB 周期内的适当时间内动态性地给予，几乎能够完全消除呼气末 CO_2 及通气的波动。对志愿者 PB，在过度通气阶段动态性地给予，可使呼气末 CO_2 的波动下降 74%；如果在呼吸暂停阶段给予时，则可增加呼气末 CO_2 的波动 35%。动态性给予 CO_2 可使有着 PB 的 CHF 患者呼气末 CO_2 和通气量分别减少 43% 和 68%，而平均呼气末 CO_2 和通气量水平保持不变。该研究也发现，尽管给予 2% 恒定浓度的 CO_2 同样能降低 CHF 患者自发性 PB，但可使平均

呼气末 CO_2 水平及通气量增加达45%。在动态给予 CO_2 过程中，吸入 CO_2 的时间是一个关键性因素，因为所给最大剂量 CO_2 应在呼吸周期通气量达高峰时。该方法显示，由于动态性 CO_2 吸入仅占PB周期的一小部分，所给予的平均 CO_2 剂量很低（0.5%），因此，人们不期望的通气量增加以及SNA增加也最小化。

总之，对于CHF患者的CSR-CSA需要新的治疗策略。基于当前对CSR-CSA病理生理学的了解，动态吸入 CO_2 可以在临床上用来处理CHF患者的CSR-CSA，有着潜在的临床意义，且较少引起et-CO_2 及通气量的增加。当然，需要进一步研究以评估其确切的临床疗效及对心功能的影响。

五、小结

尽管已经有着多种可用于CHF患者CSR-CSA的治疗方法，但这些方法在降低AHI方面差异较大（一些作用不肯定，另一些仅有部分作用），而且尚未充分评估这些方法在对心功能和病死率等方面的作用。正因此，应当鼓励新的治疗CHF患者CSR-CSA的策略，包括直接针对波动性变化的 $PaCO_2$ 以及呼吸控制系统不稳定的方法，其中，动态吸入 CO_2 可能是一种可供选择的方法。同样，需要进行大规模、长期、随机对照性研究来评估其对CHF患者CSR-CSA的确切效果以及对心衰预后的作用。

（姜 燕 胡 克）

参考文献

1. Wang M，Ding H，Kang J，et al. Association between polymorphisms of the HSPB7 gene and Cheyne-Stokes respiration with central sleep apnea in patients with dilated cardiomyopathy and congestive heart failure.Int J Cardiol，2016，9，221：926-931.

2. Al-Saleh S，Kantor PF，Narang I. Impact of Heart Transplantation on Cheyne-Stokes Respiration in a Child. Case Rep Pediatr，2016：4698756.

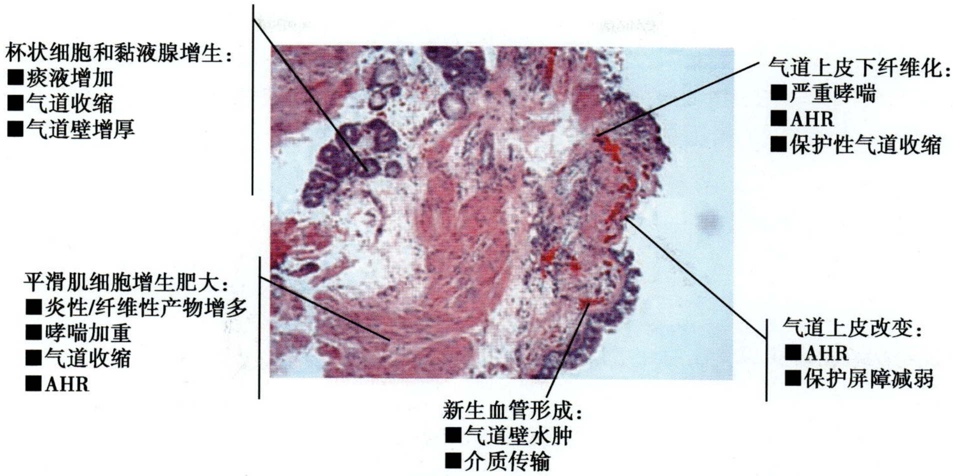

图 1-2-1　哮喘气道重塑的病理改变

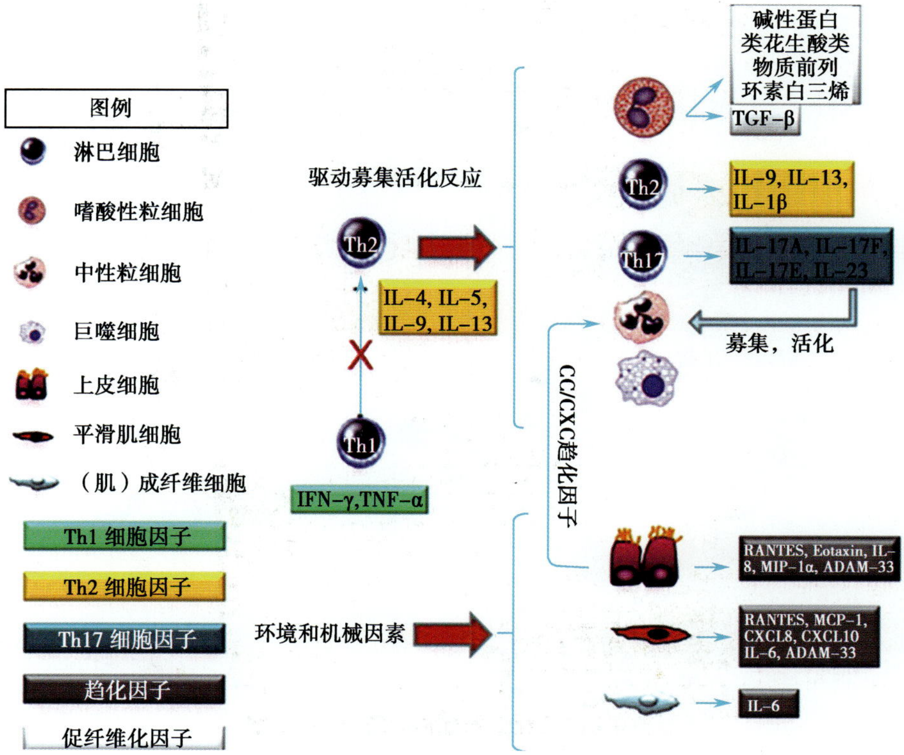

图 1-2-2　哮喘气道重塑涉及的炎性介质和炎性细胞

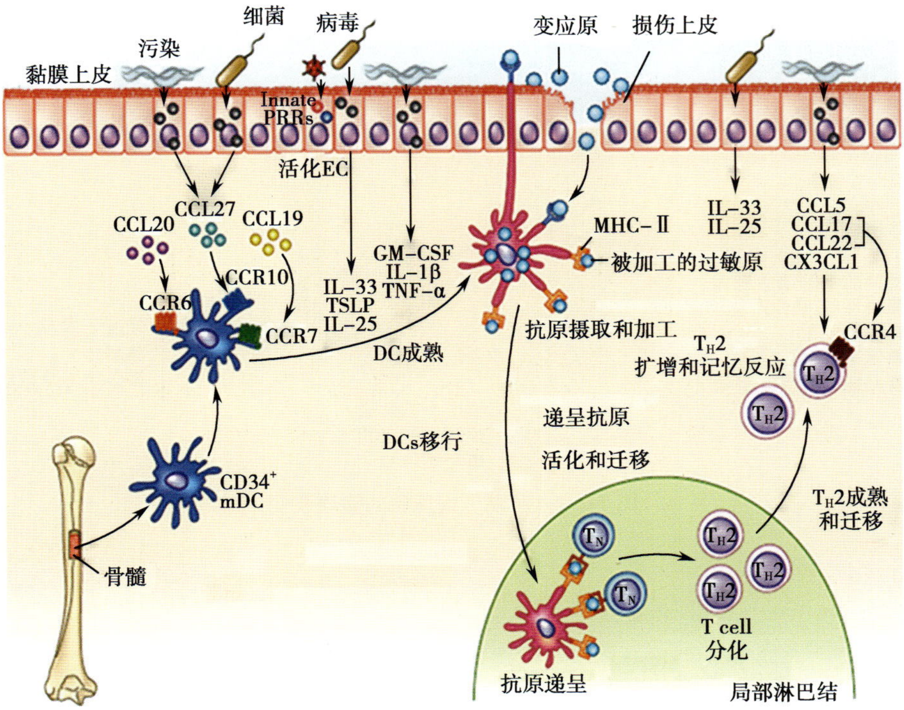

图 1-2-3 气道免疫反应的发生过程

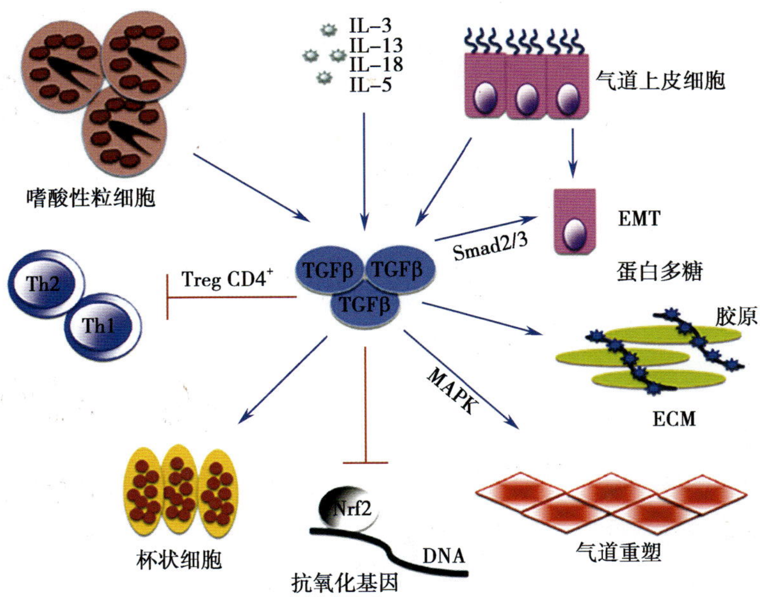

图 1-2-4 TGF-β 在哮喘中的作用

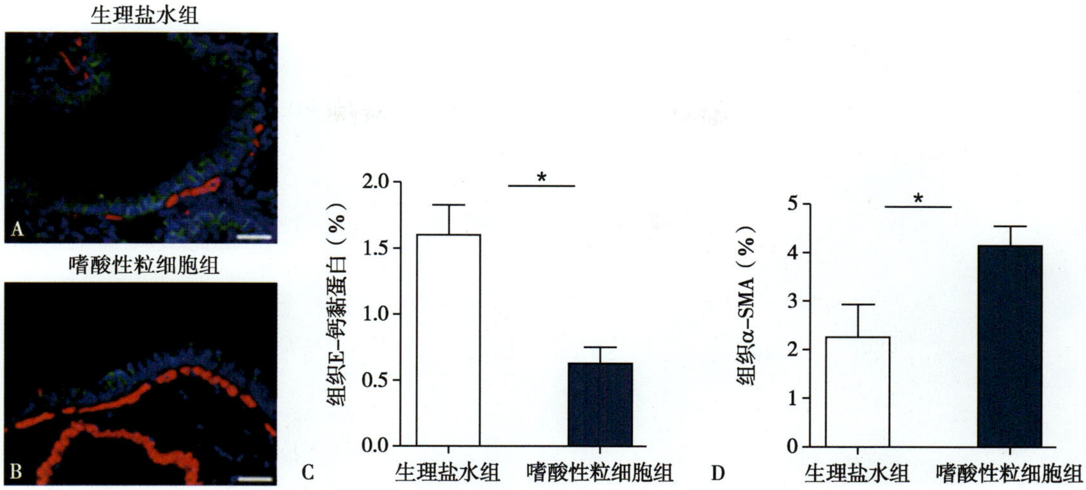

图 1-2-5　嗜酸性粒细胞诱导 EMT 体内实验结果

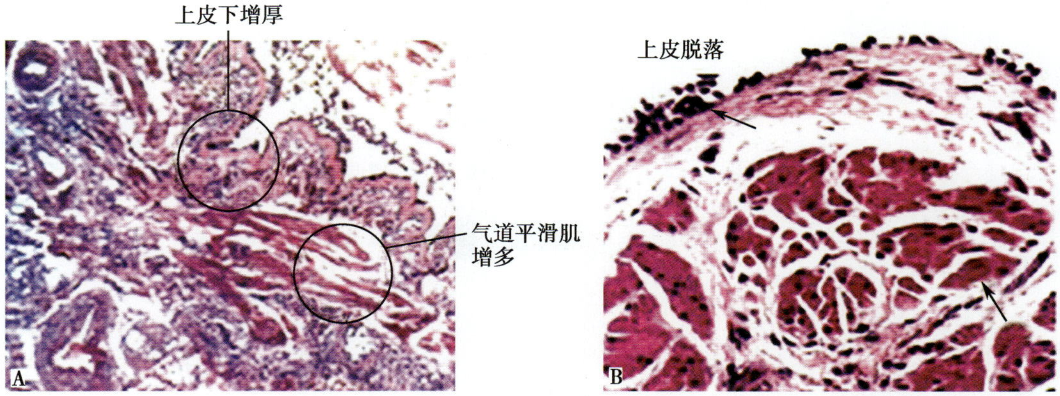

图 1-2-6　哮喘气道结构的变化

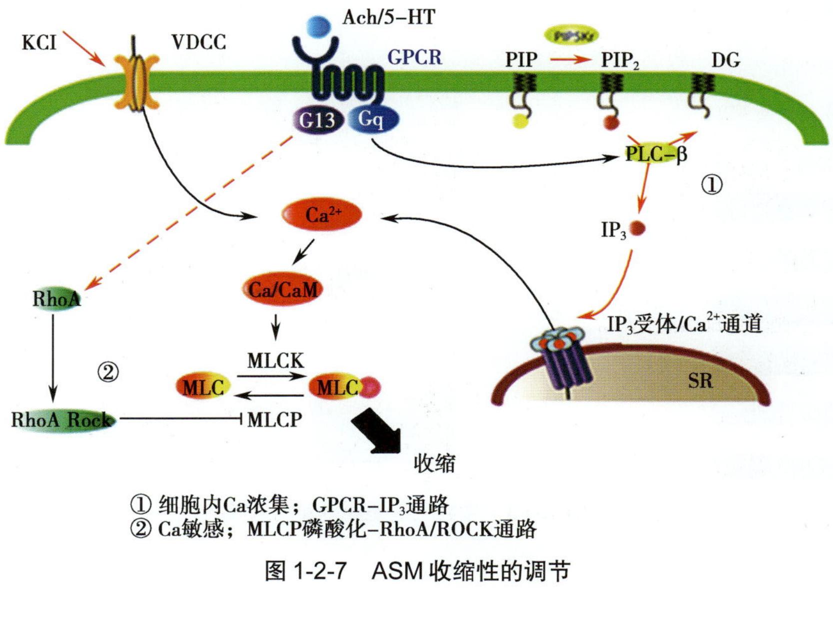

图 1-2-7　ASM 收缩性的调节

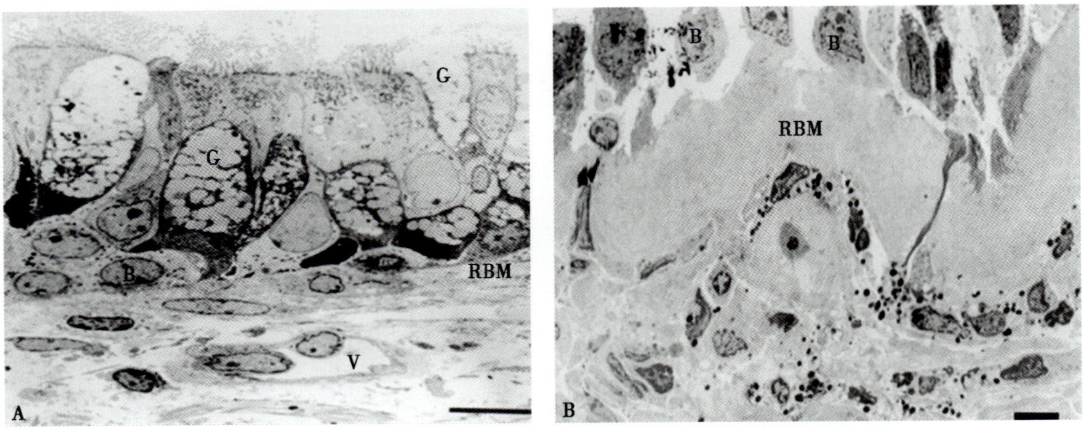

图 1-2-8　正常对照者和过敏原激发 24 小时后过敏性哮喘患者黏膜的透射电镜比较

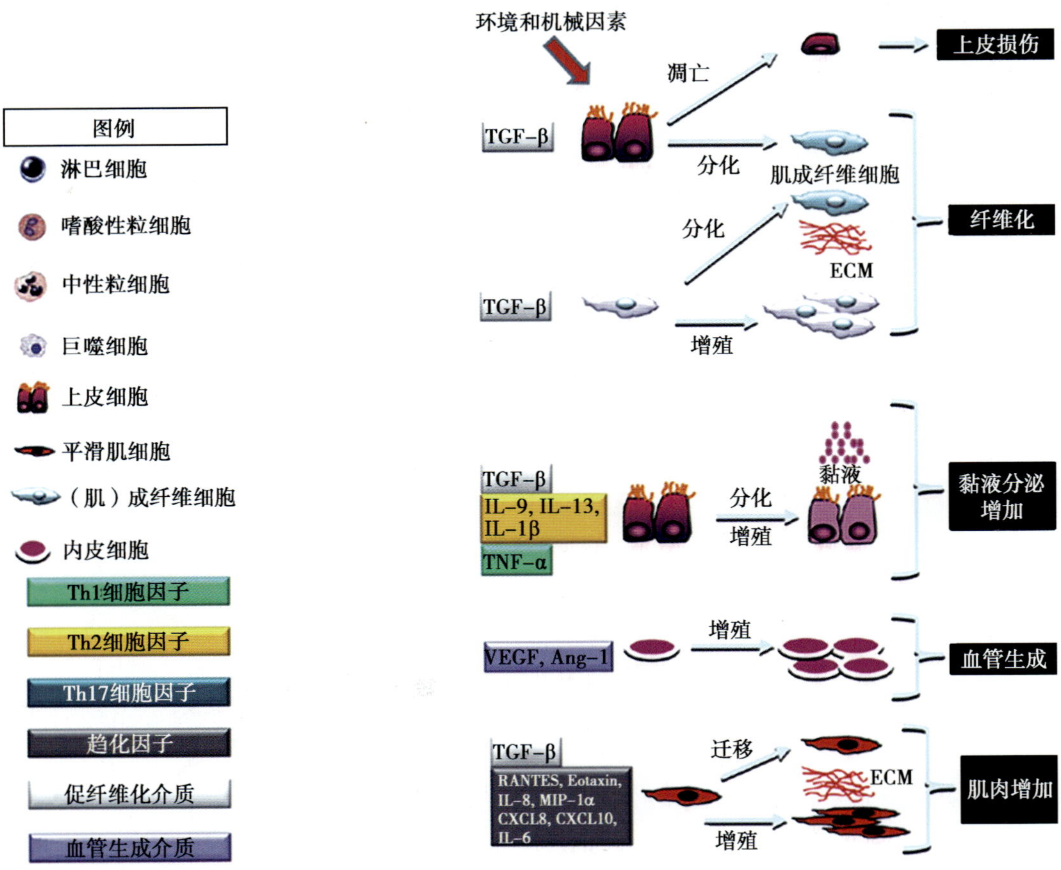

图 1-2-10　哮喘气道重塑的发生机制

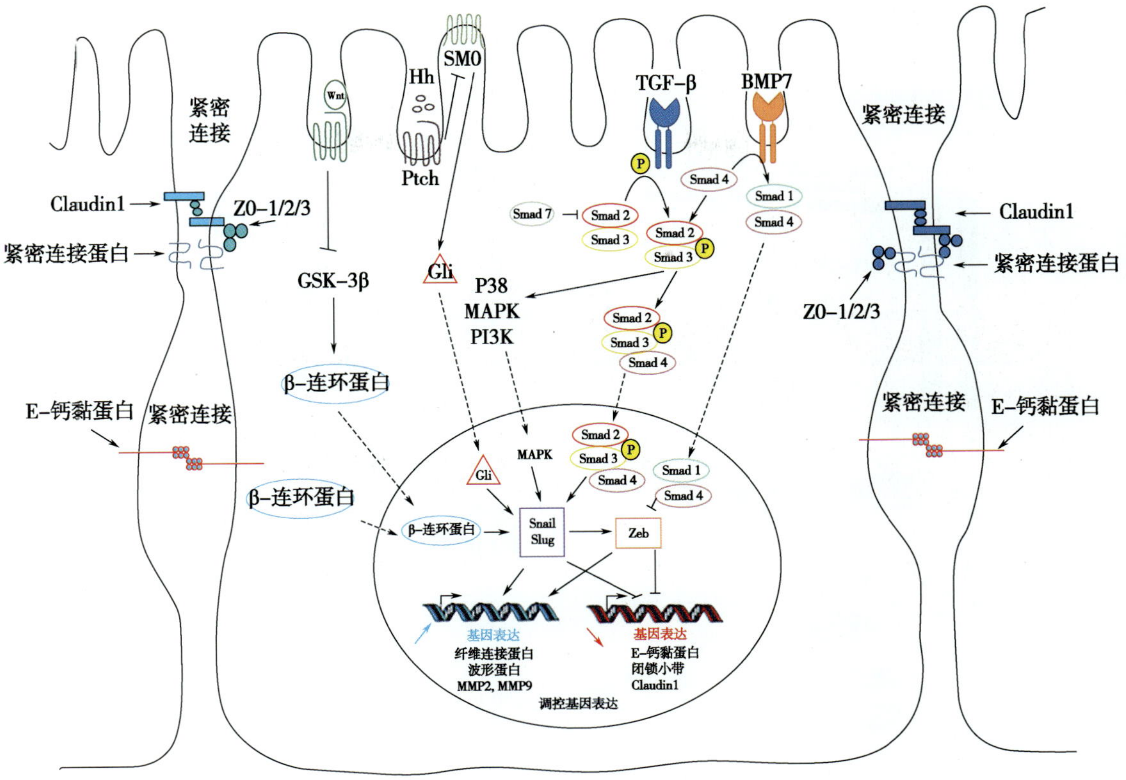

图 1-2-11　EMT 涉及的信号转导通路

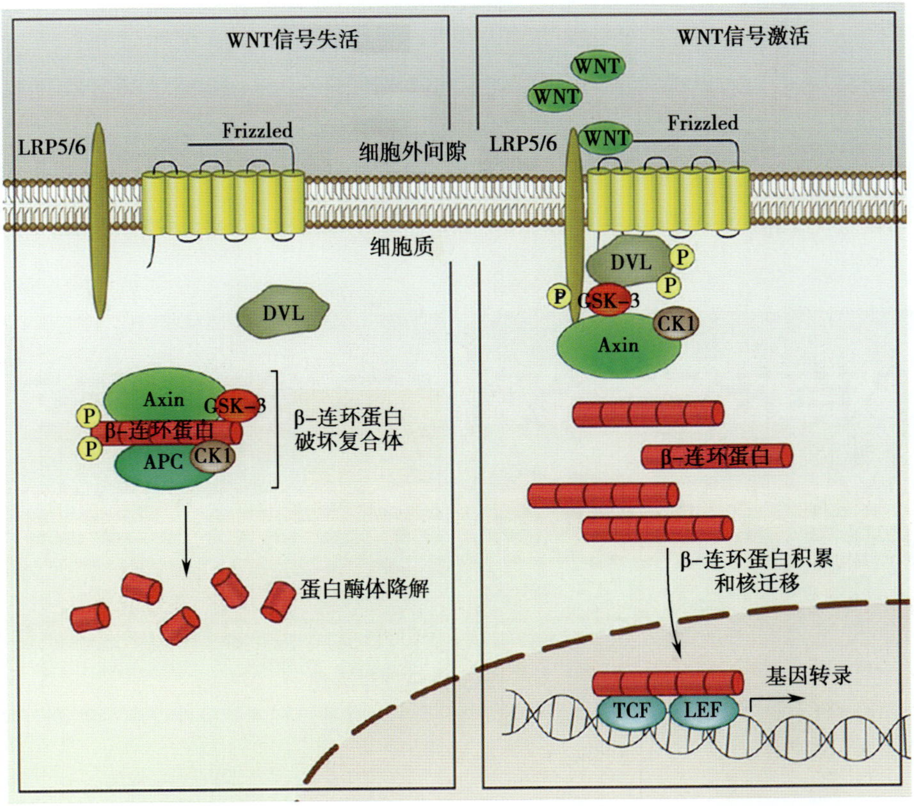

图 1-2-12　Wnt 依赖的 β-catenin 信号通路

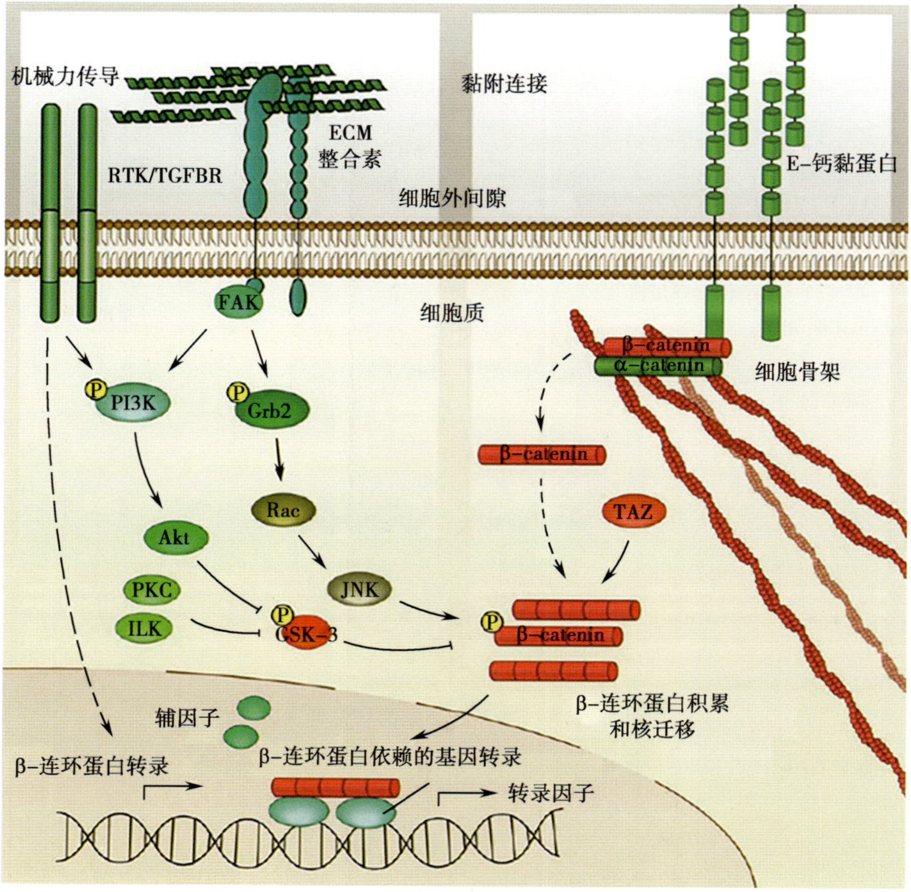

图 1-2-13　Wnt 非依赖的 β-catenin 信号通路

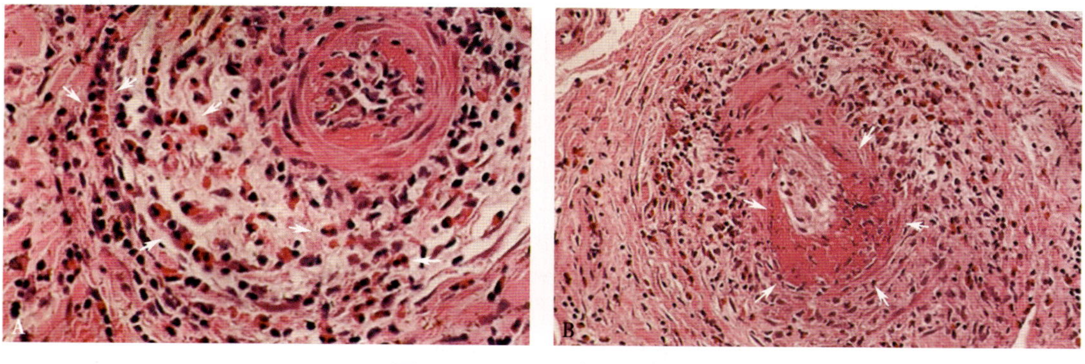

图 1-3-2　EGPA 病理学表现

A. 黏膜下小动脉中层可见显著的嗜酸性粒细胞（箭头）混合有淋巴细胞的炎性浸润　B. 除了嗜酸性粒细胞性血管炎，血管内壁（箭头）还有明显的纤维坏死

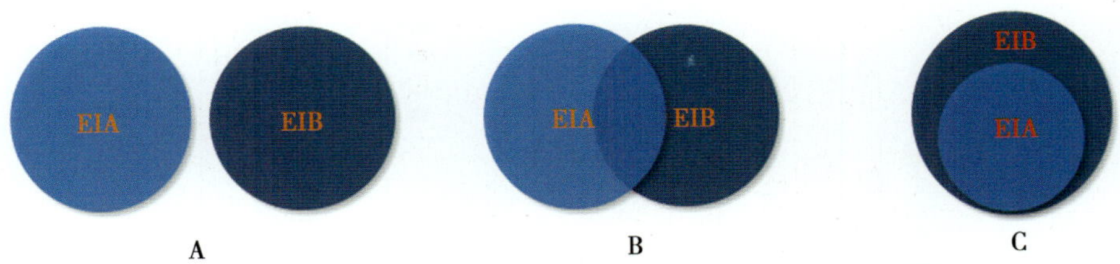

图 1-5-1　运动性哮喘（EIA）与运动性支气管痉挛（EIB）的关系

A. EIA 与 EIB 相互独立　B. EIA 与 EIB 部分重叠　C. EIB 包含 EIA

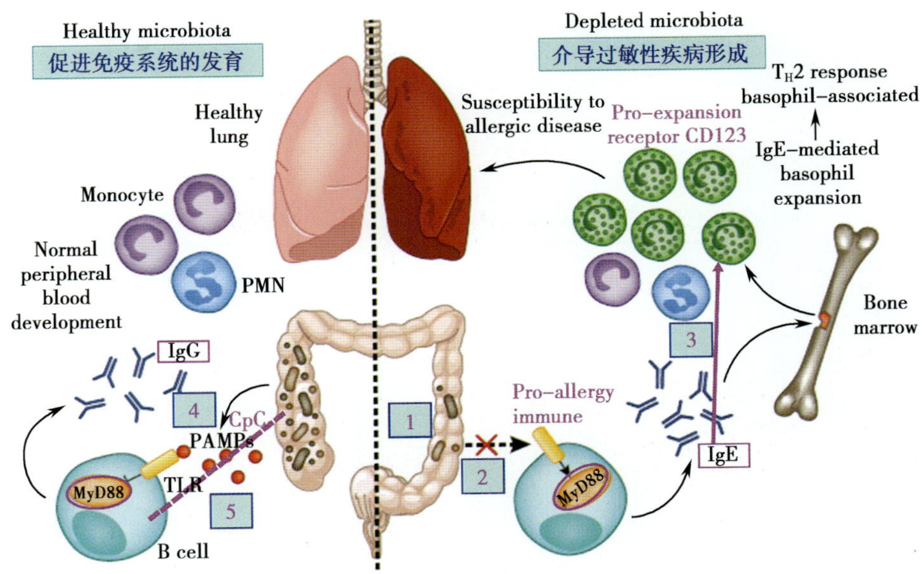

图 1-13-1　共生菌群能预防过敏性疾病

注：图中（左侧）肠道菌群正常时：促进免疫系统的发育；（右侧）肠道菌群缺少时：介导过敏性疾病形成

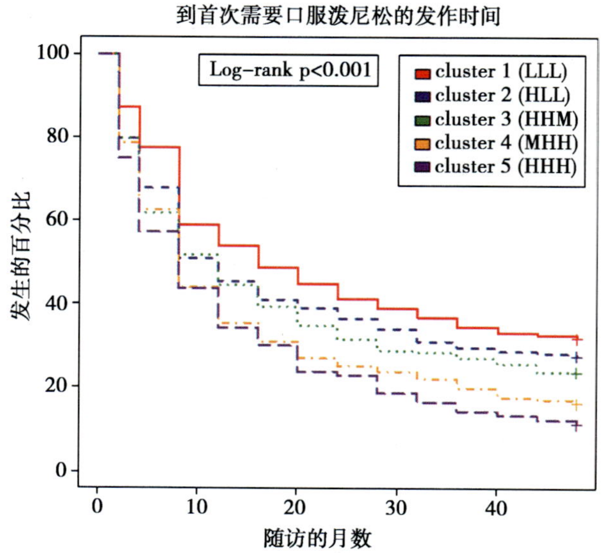

图 1-15-2　聚类组间的哮喘急性加重—到首次口服激素时间

注：(#log-rank 代表生命质量的幸福指数，指数愈高则急性发作率愈低，到首次口服激素的急性加重时间愈长)

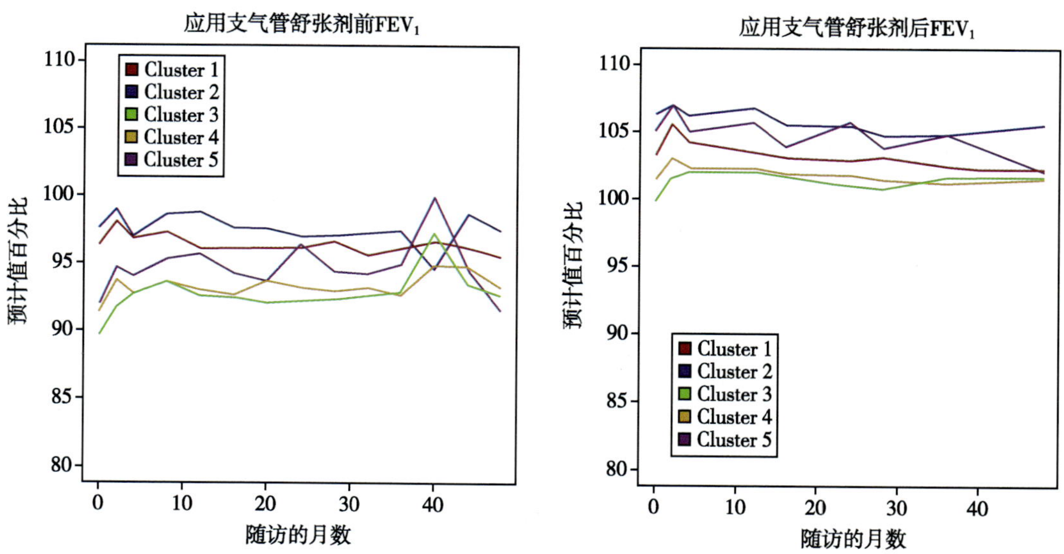

图 1-15-3　5 组患者 48 个月随访期间平均肺功能检查结果

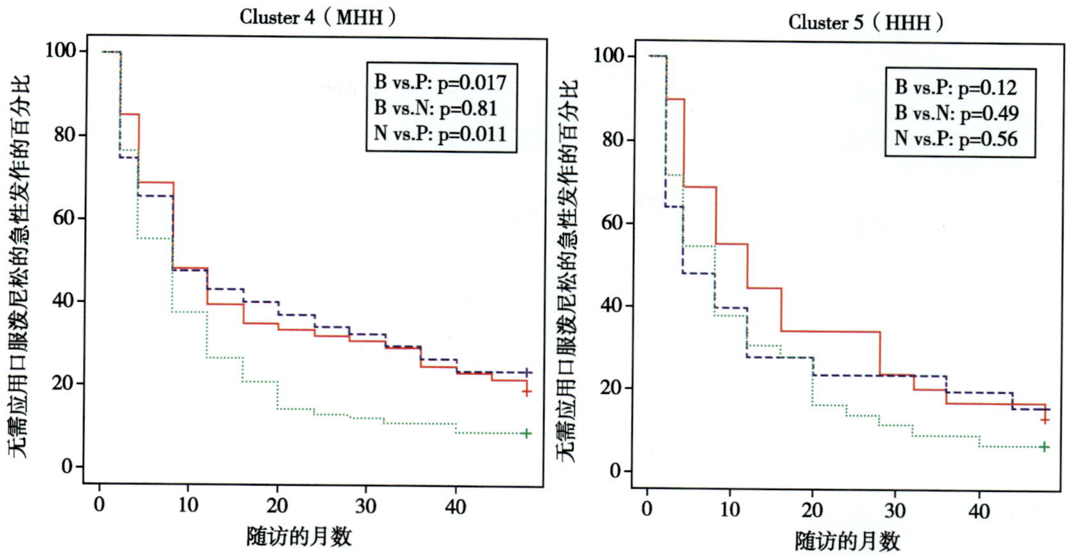

注：B vs P：布地奈德组vs安慰剂组　B vs N：布地奈德组vs尼多克罗米组　N vs P：尼多克罗米组vs安慰剂组

图 1-15-4　聚类组间对不同治疗的反应

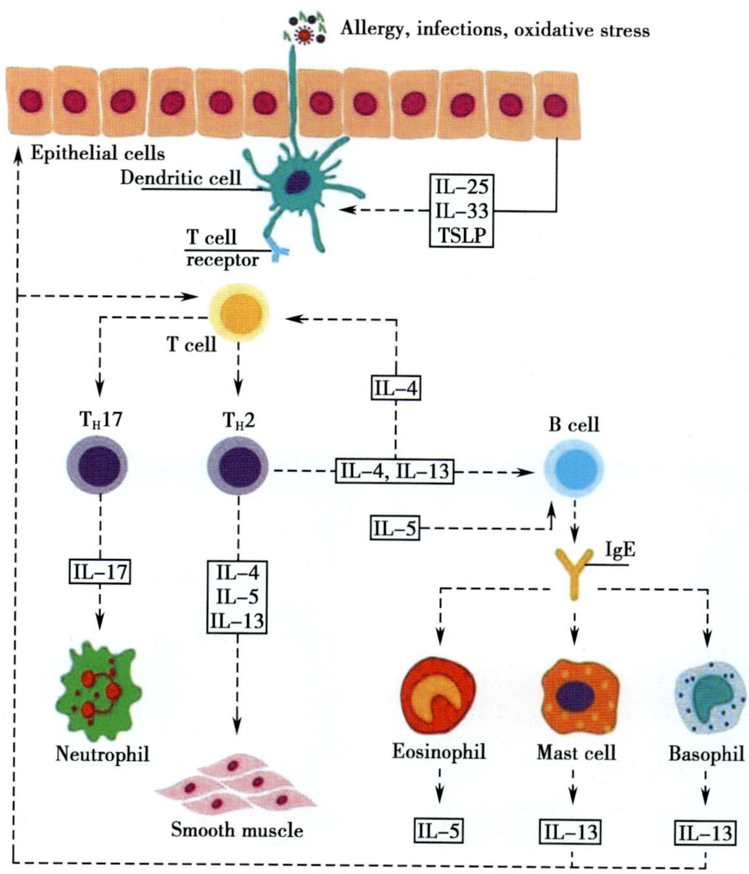

图 1-18-1　哮喘经典病理性改变

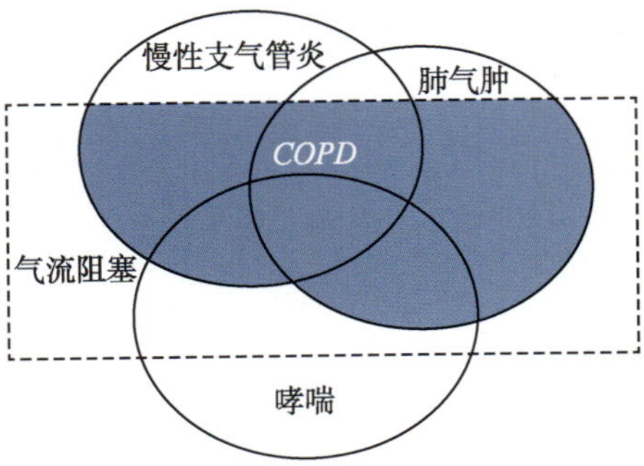

图 2-1-1　常见慢性气道疾病之间的关系

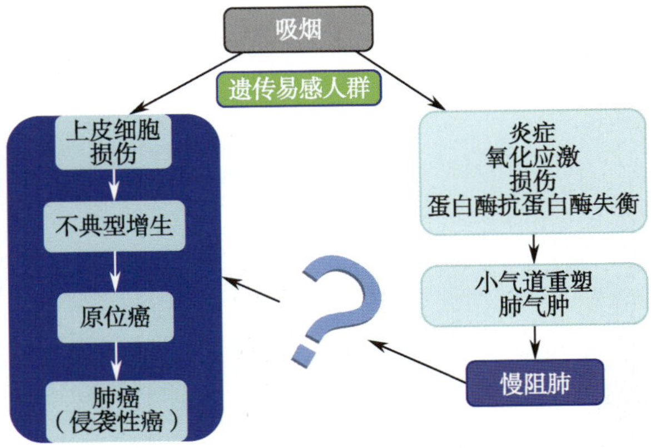

图 3-3-1　慢阻肺和肺癌联系机制

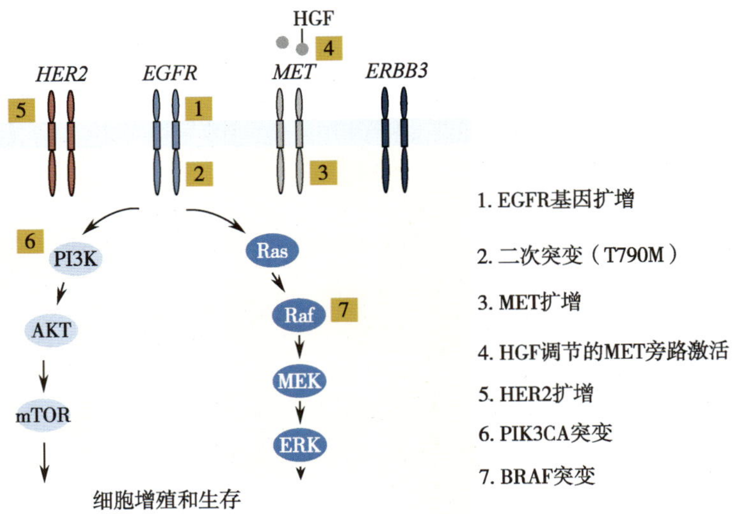

图 3-9-1　EGFR 靶向药物耐药机制

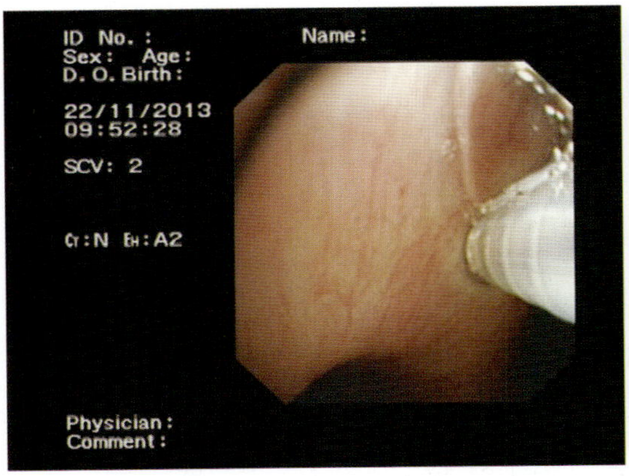

图 3-11-1　在 L1 行 TBNA

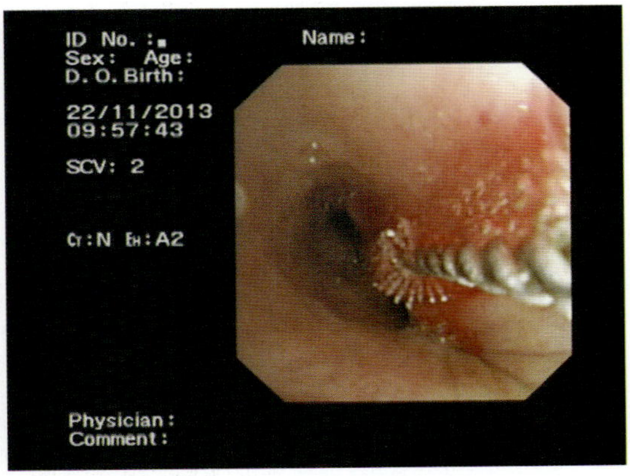

图 3-11-2　右肺中间段支气管黏膜充血、水肿、管腔狭窄，图为正在行刷检

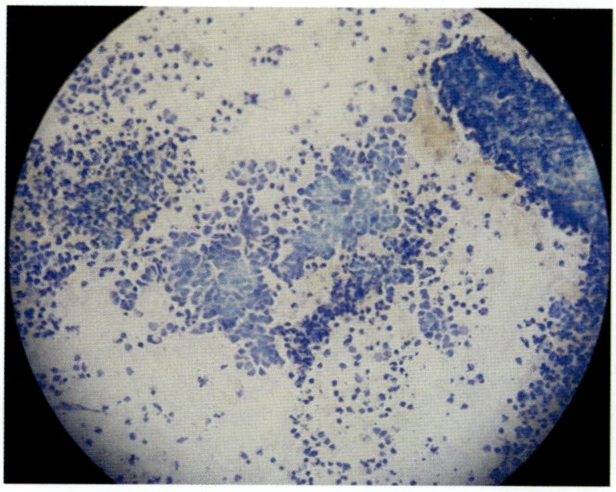

图 3-11-3　肿瘤细胞呈裸核状，核深染，不规则

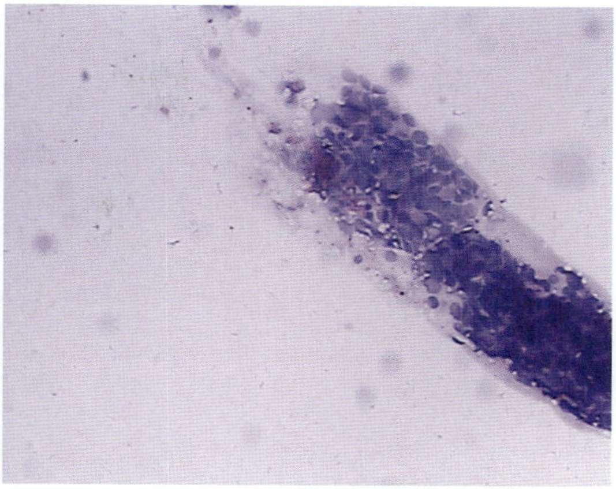

图 3-11-4　细胞排列紧密，胞浆稀少，核深染

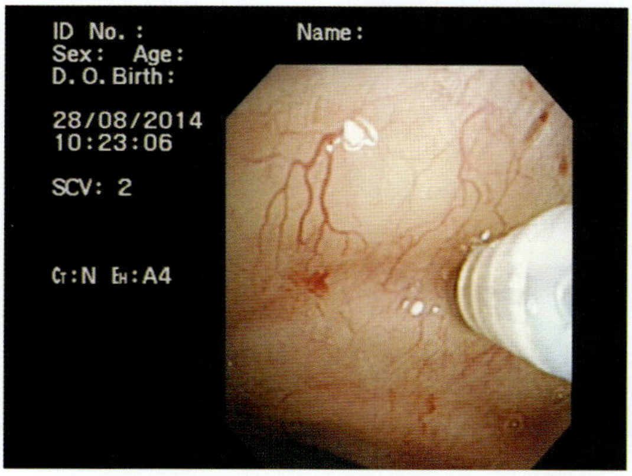

图 3-11-5　在 L3 行 TBNA

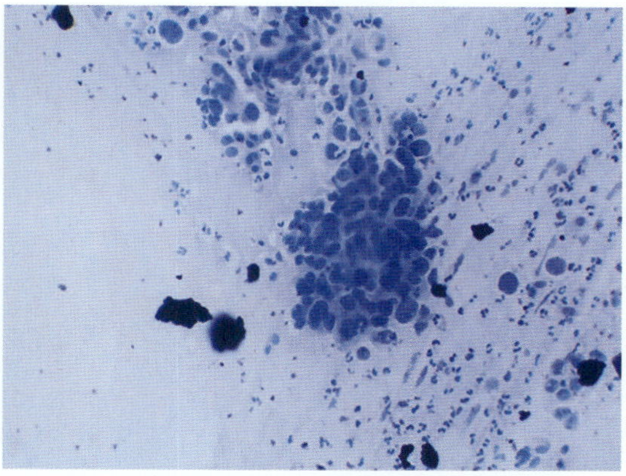

图 3-11-6　细胞核大小不一，胞浆较丰富，形状不规整，排列较杂乱

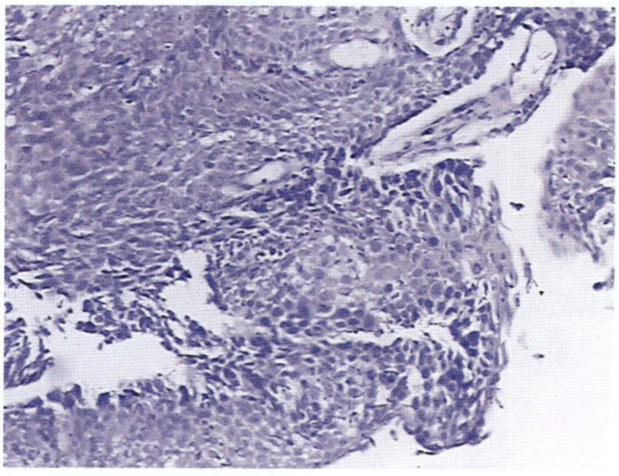

图 3-11-7　肿瘤细胞片巢状排列，略呈流水样、漩涡状改变，细胞多角形，核深染

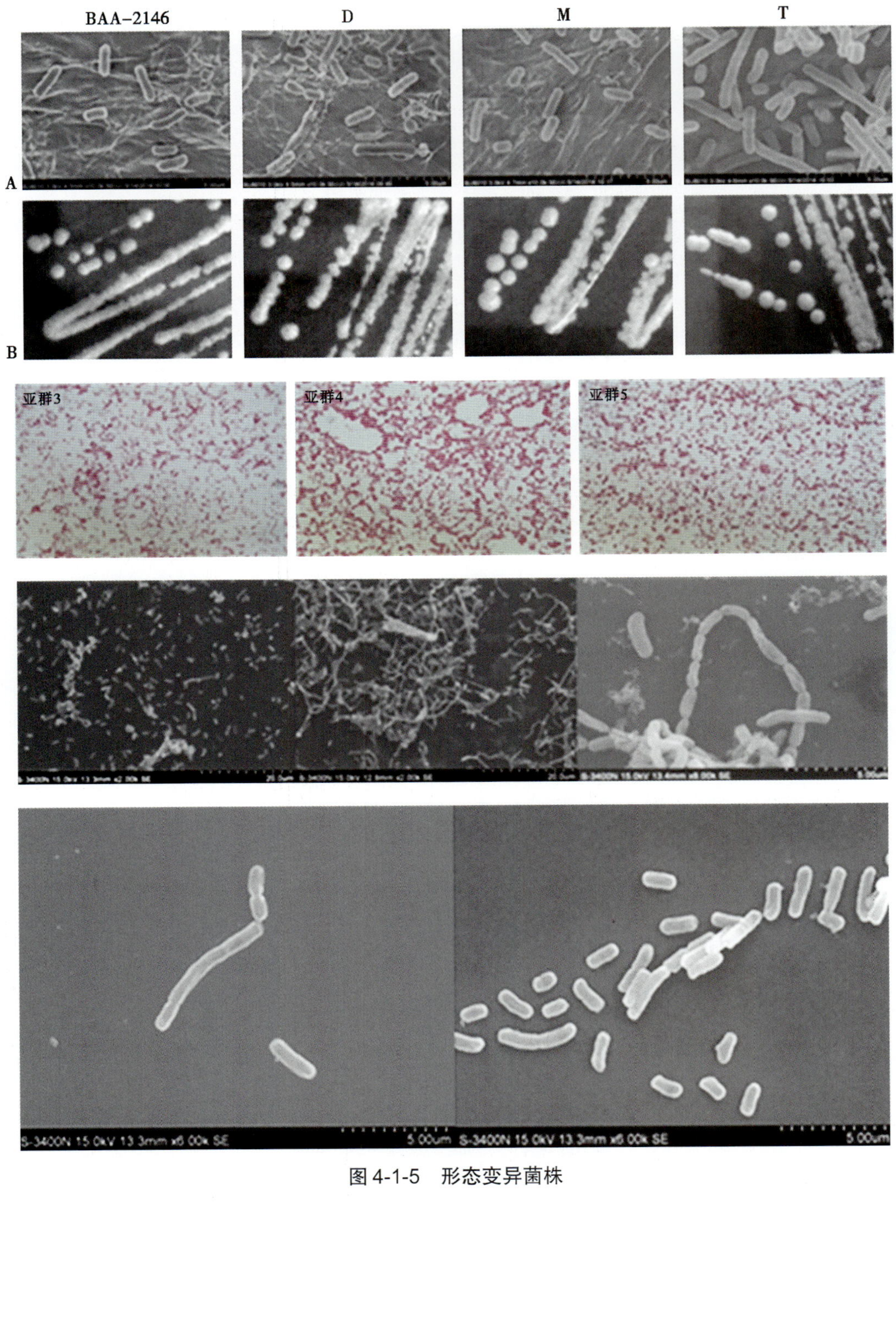
BAA-2146
D
M
T
A
B
亚群3
亚群4
亚群5
S-3400N 15.0kV 13.3mm x6.00k SE
5.00um
S-3400N 15.0kV 13.3mm x6.00k SE
5.00um

图 4-1-5　形态变异菌株

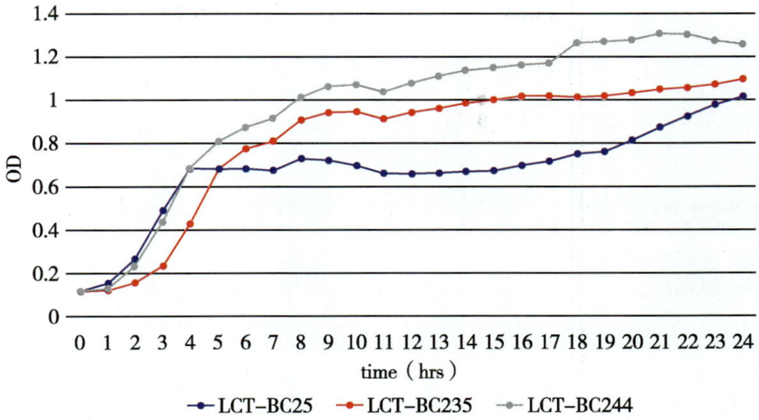

图 4-1-7　蜡样芽孢杆菌生长曲线

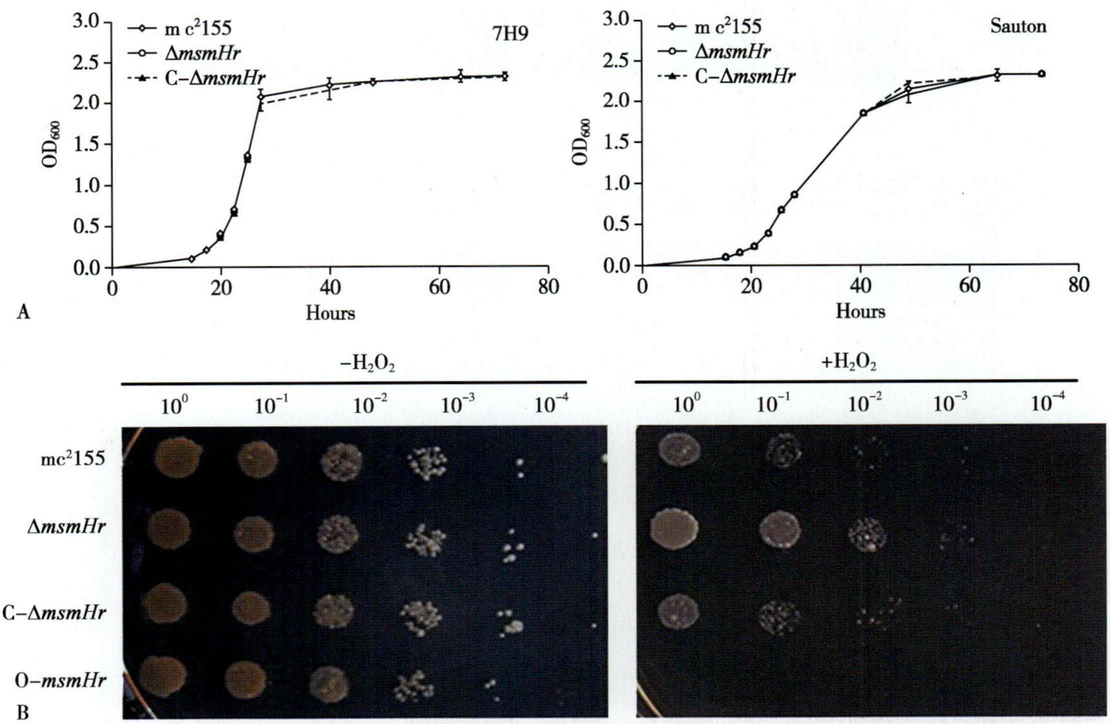

图 4-1-8　应激性变异菌株

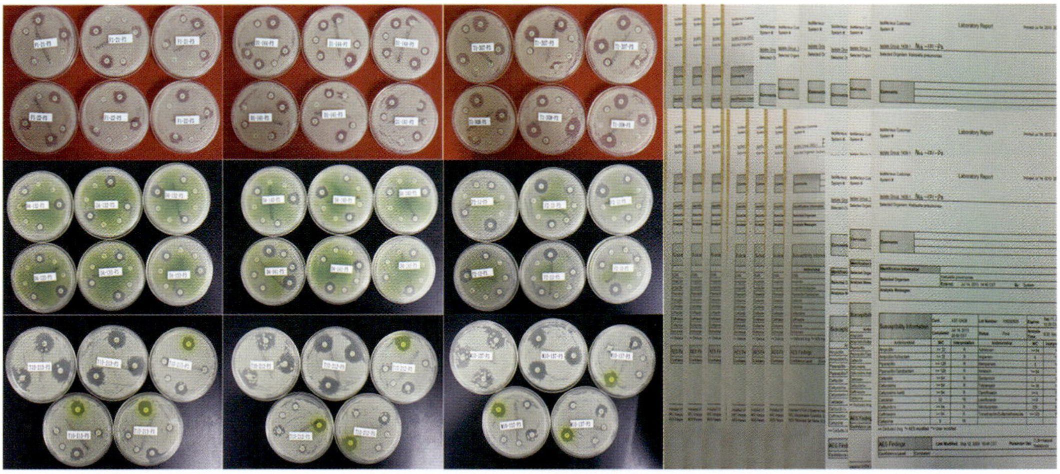

图 4-1-9　细菌耐药性的筛选结果

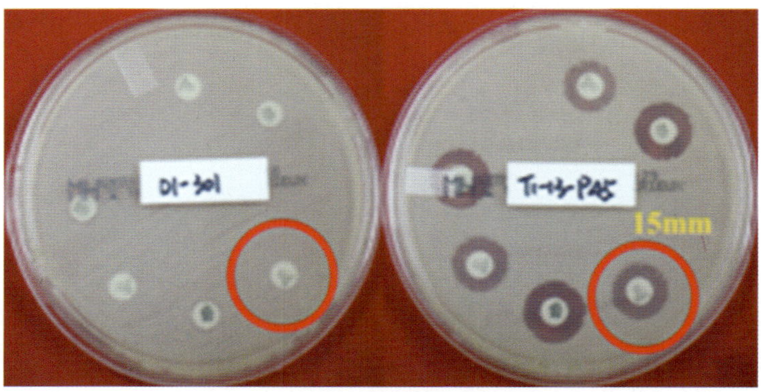

图 4-1-10　大肠杆菌突变克隆耐药性改变

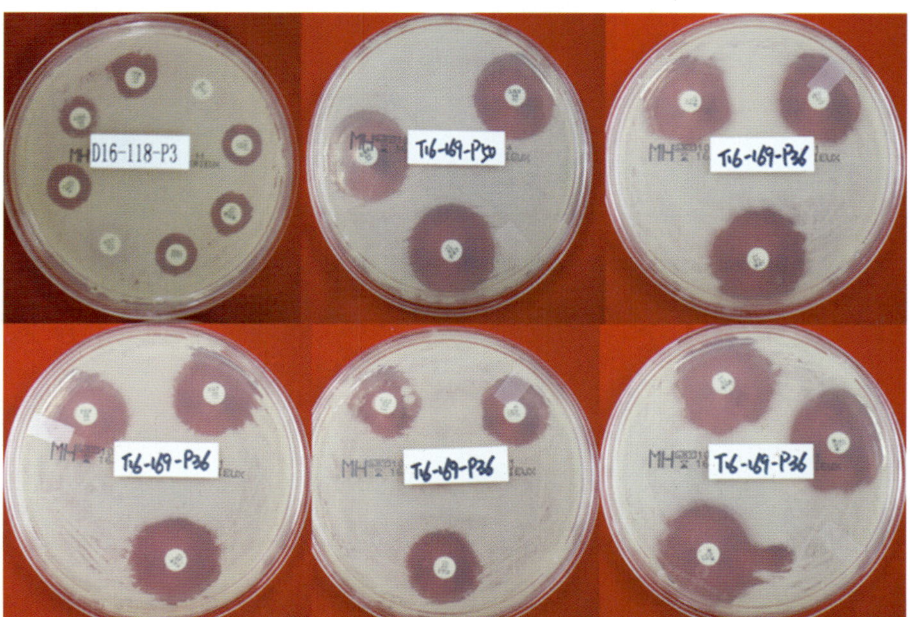

图 4-1-11　肺炎克雷伯菌(kpc)突变克隆耐药性变化

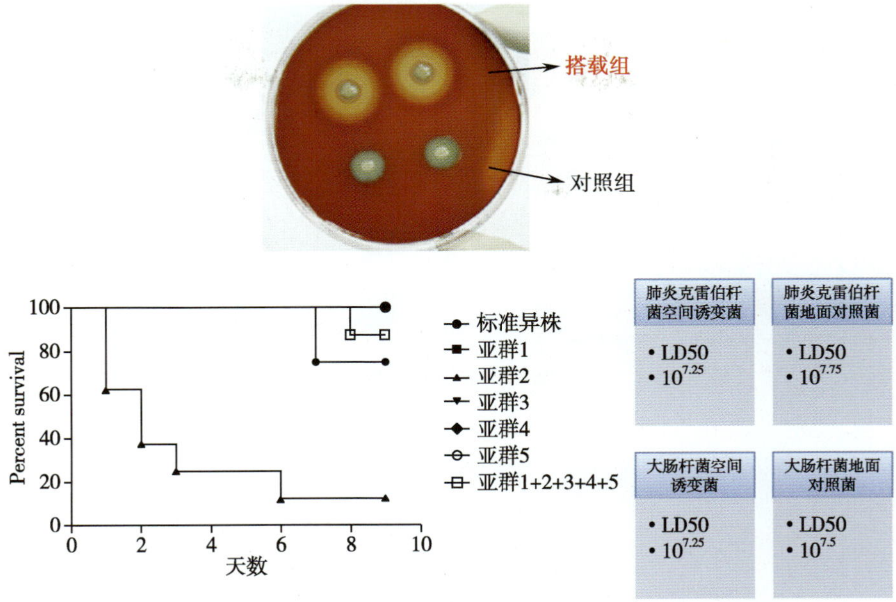

图 4-1-12　肺炎克雷伯氏菌溶血变异株和大肠杆菌致病性突变

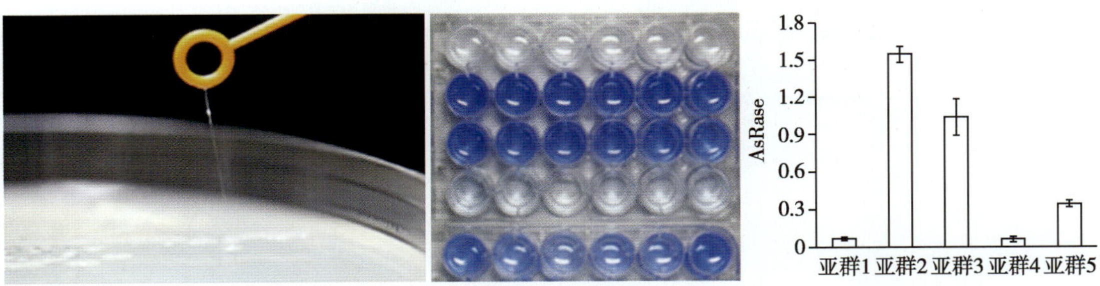

图 4-1-13　肺炎克雷伯氏菌拉丝实验和生物被膜实验

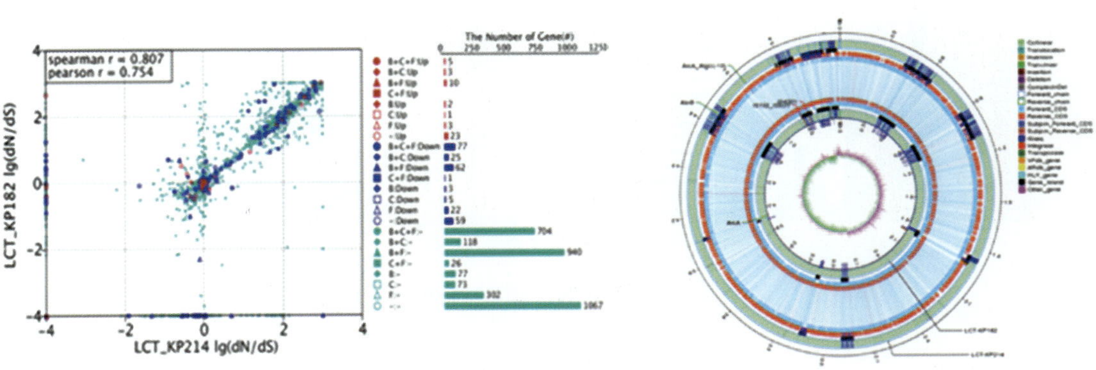

图 4-1-15　肺炎克雷伯氏菌溶血性突变机制研究结果

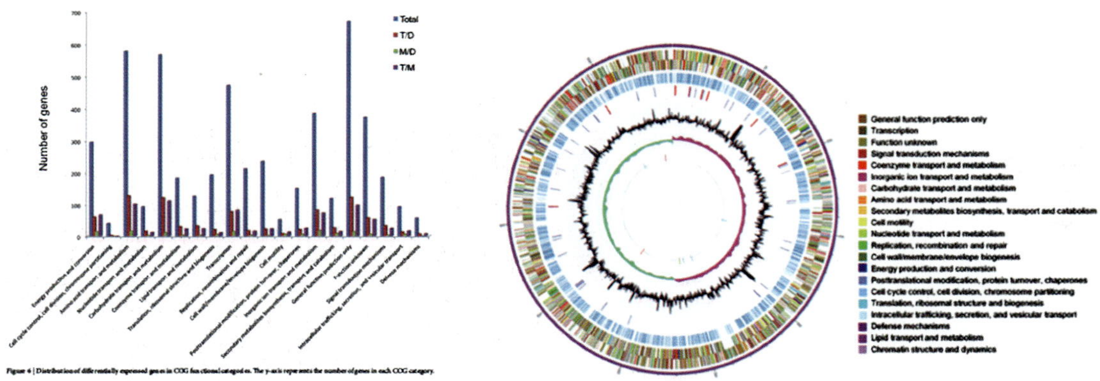

图 4-1-16　肺炎克雷伯氏菌基因表达示意图

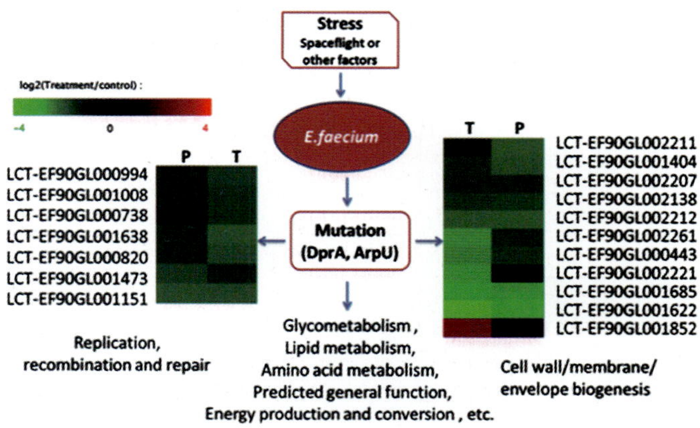

图 4-1-17　屎肠球菌高通量测序分析

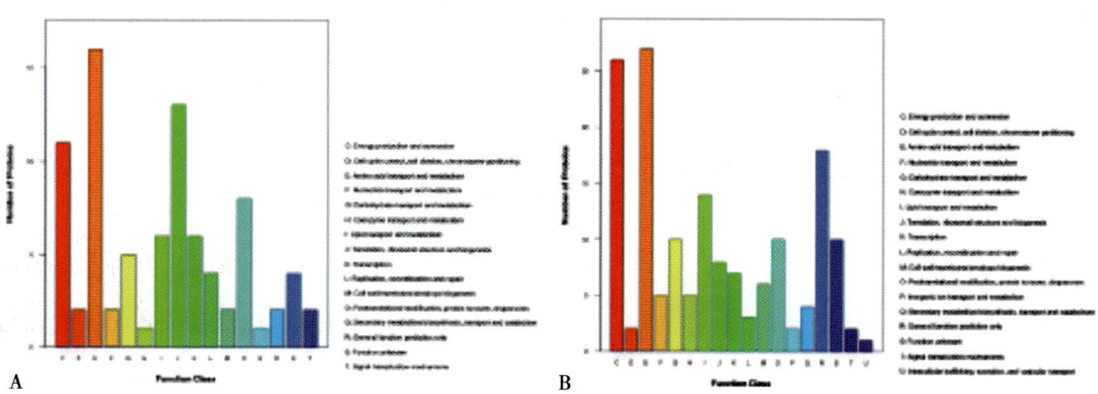

图 4-1-18　空间搭载蜡样芽孢杆菌基因表达

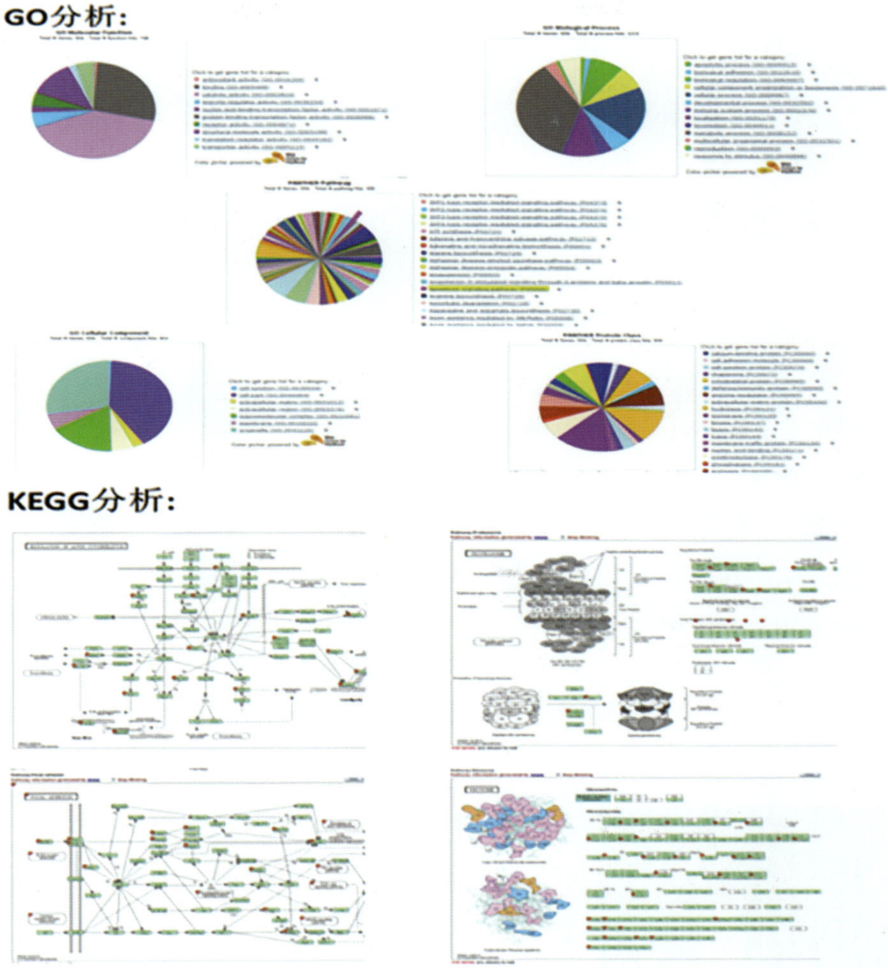

图 4-1-23　GO 分析、KEGG 分析、Pathway 分析

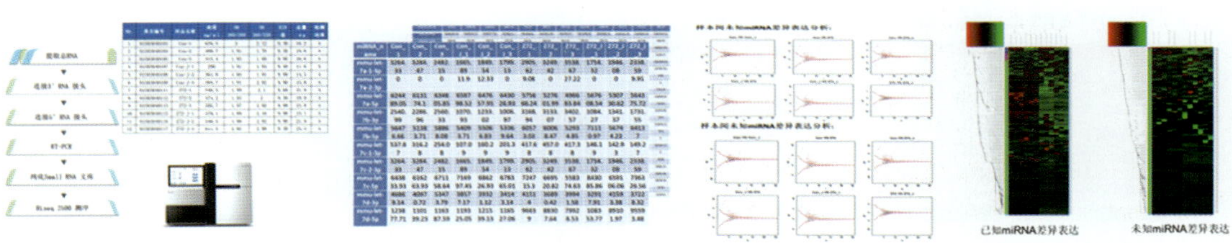

图 4-1-24　miRNA 差异表达分析

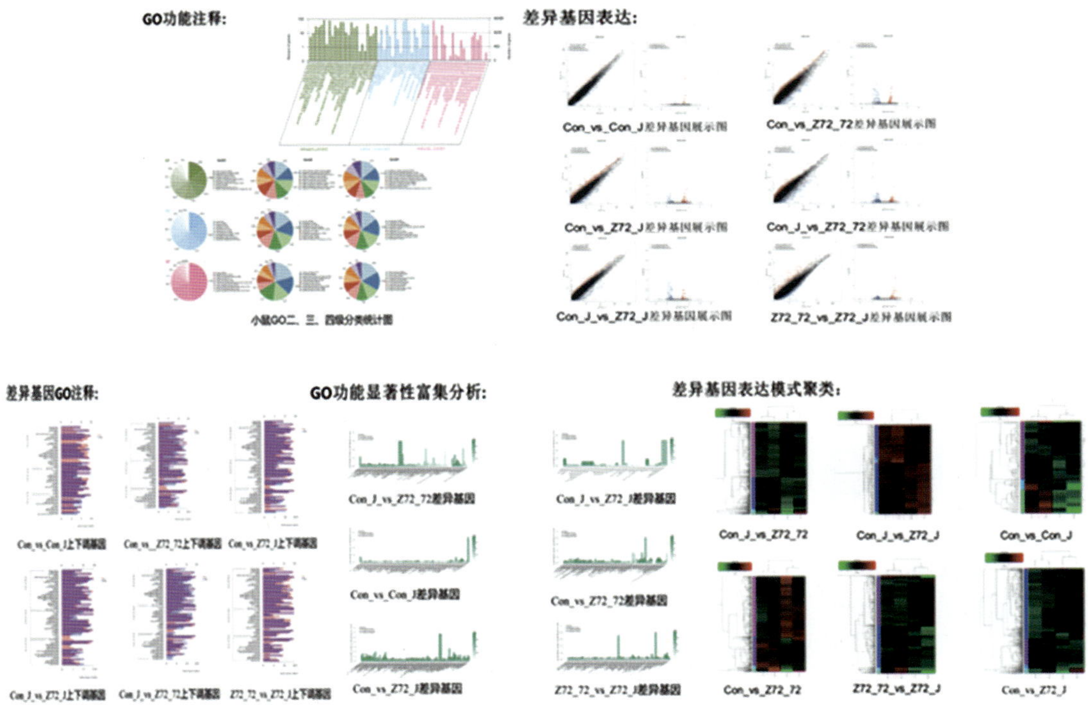

图 4-1-25　富集分析和差异基因表达模式聚类分析

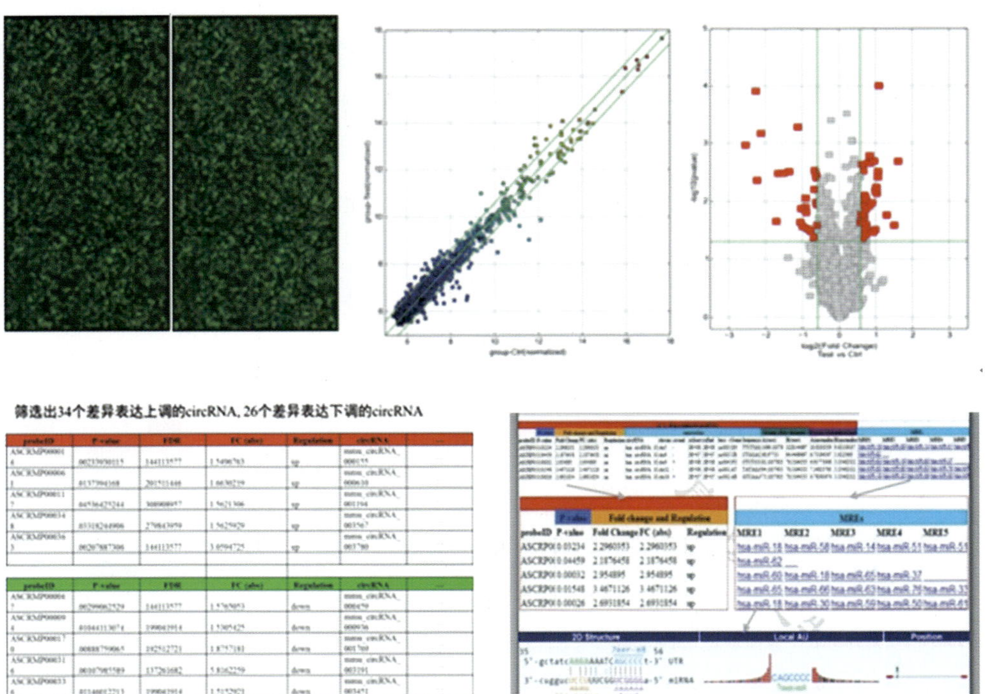

图 4-1-26　circRNA 芯片分析

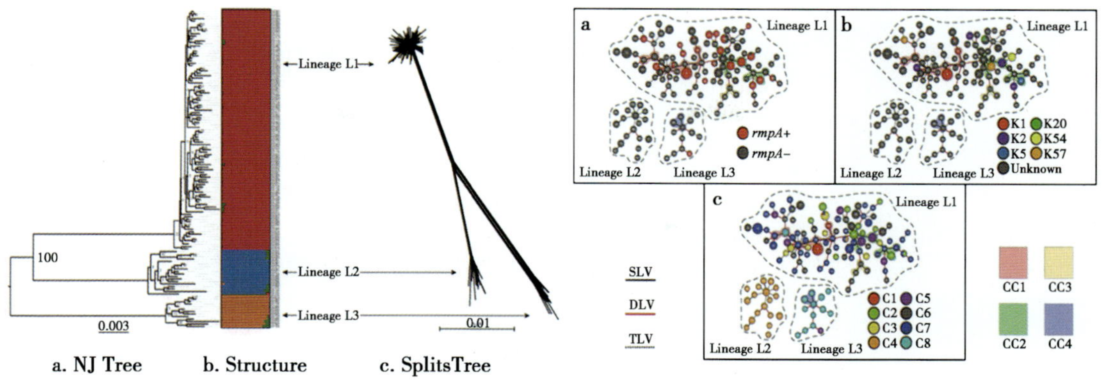

图 4-1-27　327 株菌等位基因图谱的最小发生树

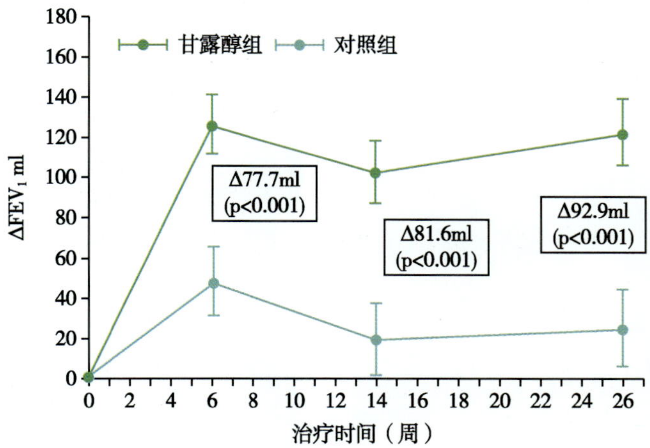

图 4-10-1　甘露醇治疗 CF 患者

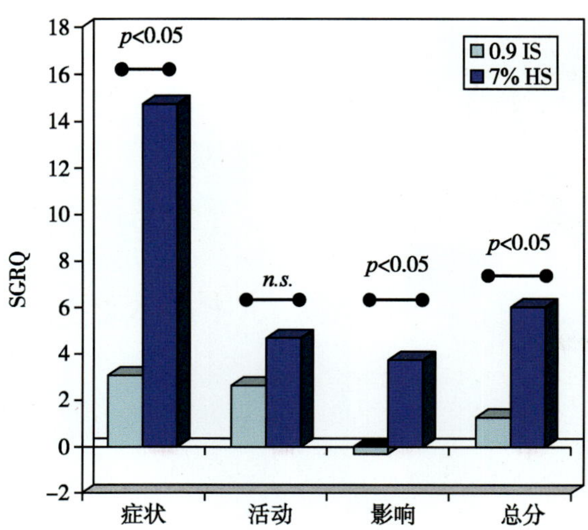

图 4-10-2　HS 治疗支扩患者

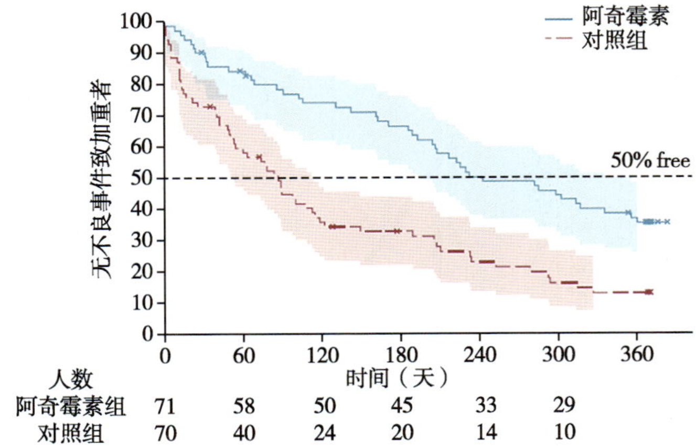

图 4-10-4 阿奇霉素治疗支扩

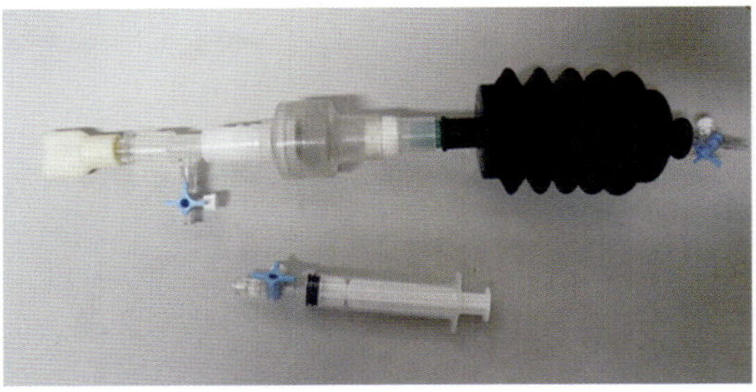

图 6-2-1 呼出气采集器装置

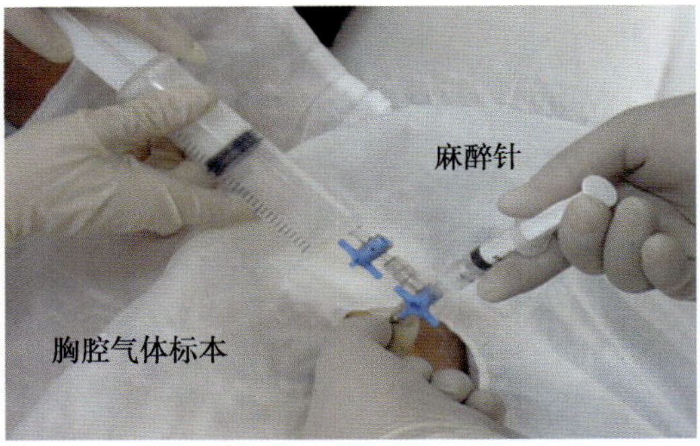

图 6-2-2 胸腔气体标本的采集方法

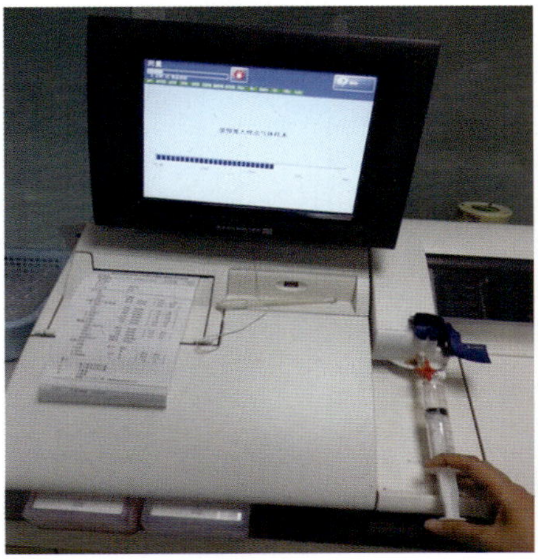

图 6-2-3 气体标本检测

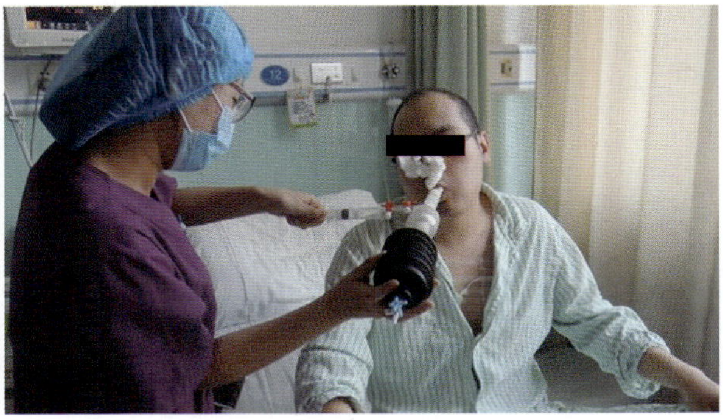

图 6-2-4 采集肺泡呼出气标本

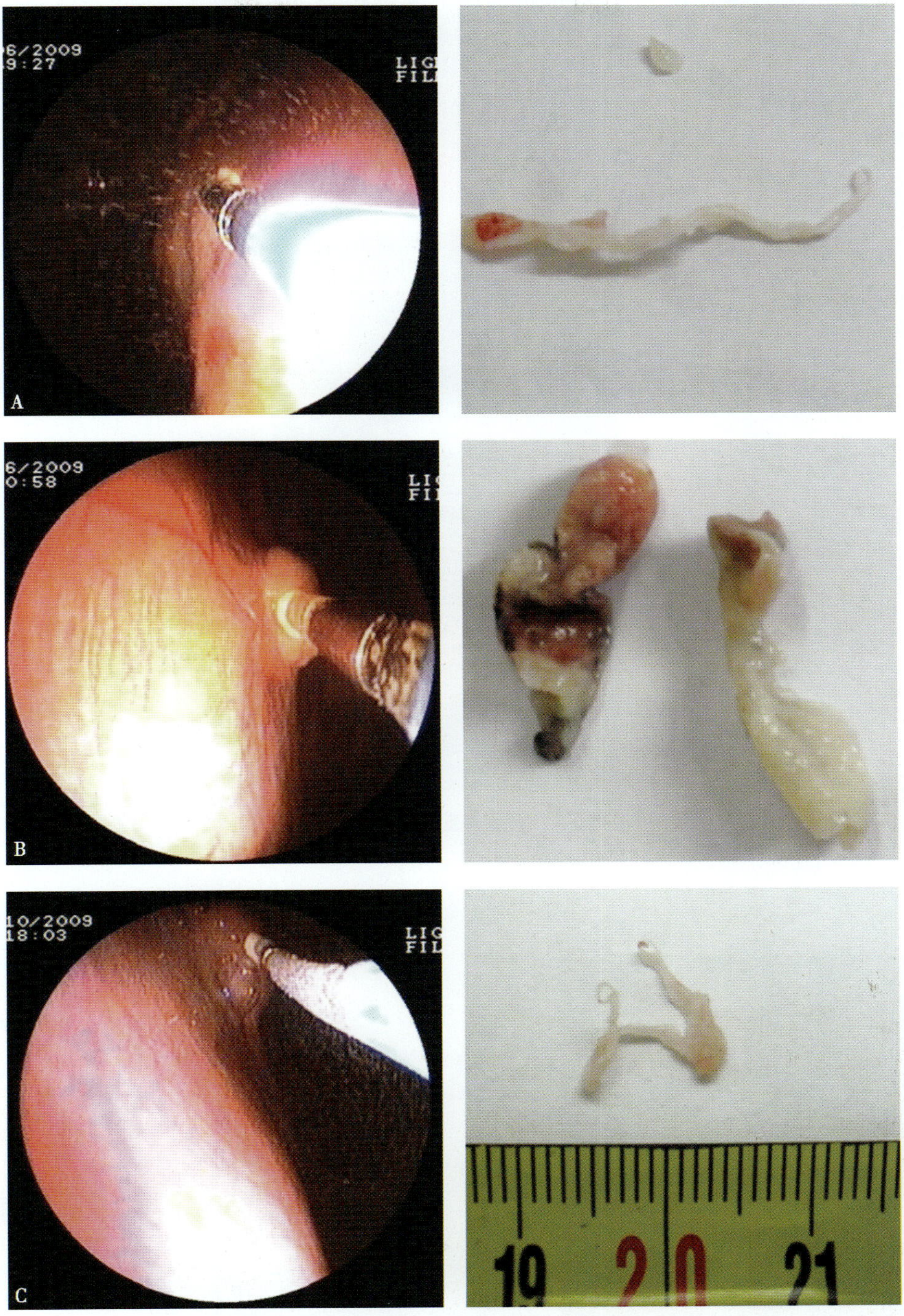

图 6-3-1　壁层胸膜冷冻活检图及冷冻活检标本

冷冻活检截图及活检标本　A. 冷冻活检，标本大小 0.2cm×3.0cm；B. 病灶质地坚硬，冷冻活检，标本大小 0.5cm×1.5cm；C. 病灶质地坚硬，冷冻活检，标本大小 0.2cm×2cm

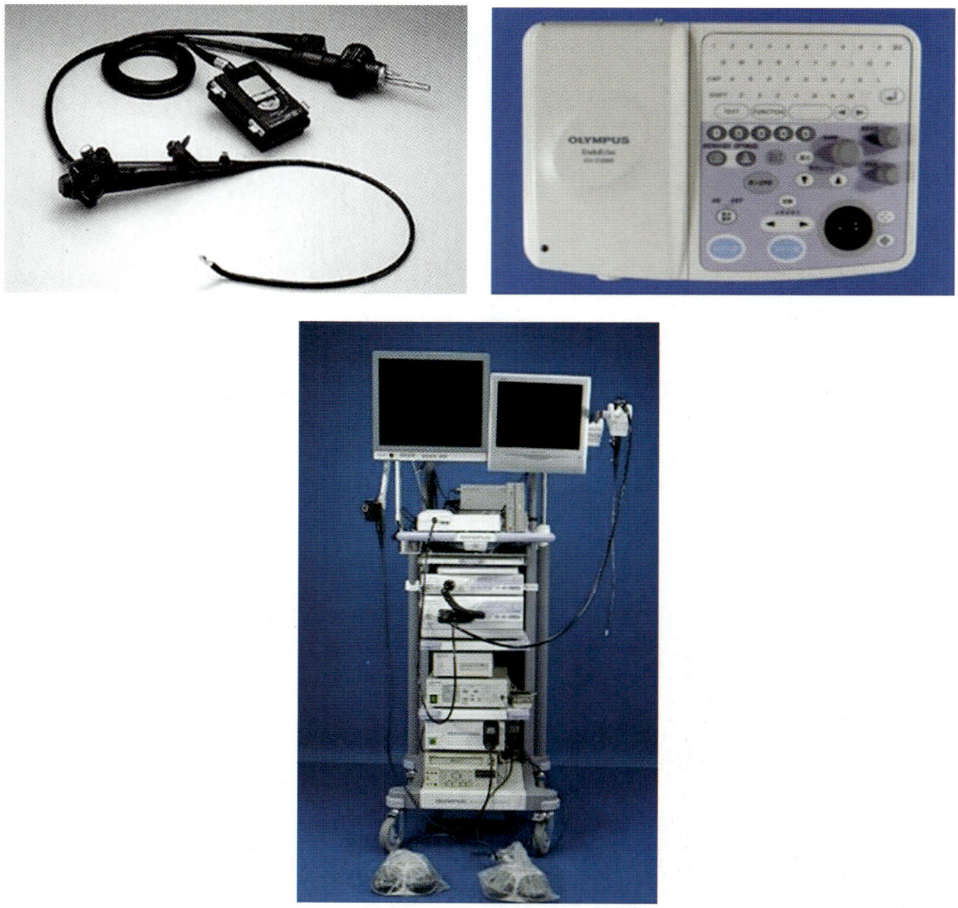

图 6-4-1　超声支气管镜操作系统

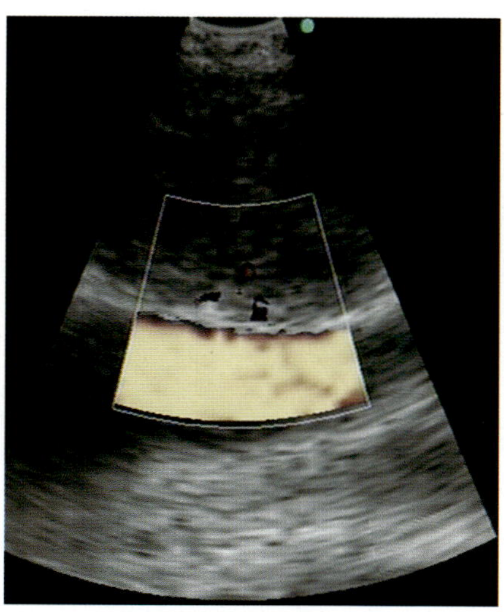

图 6-4-3　血流多普勒可见血管

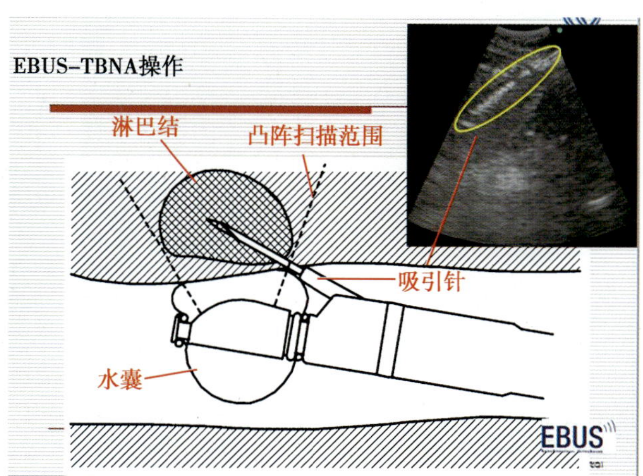

图 6-4-4　超声支气管镜超声探头示意图

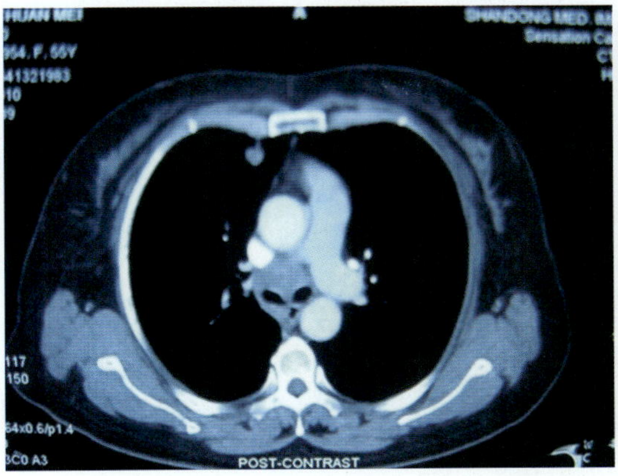

图 6-4-6　胸部 CT 示第 7 组淋巴结增大

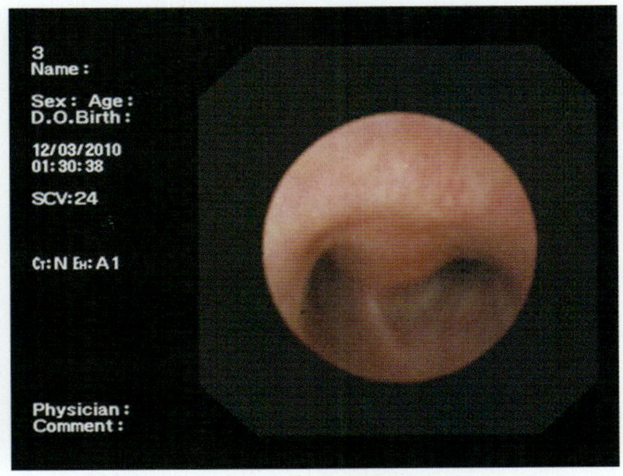

图 6-4-7　超声支气管镜观察到隆突基底增宽

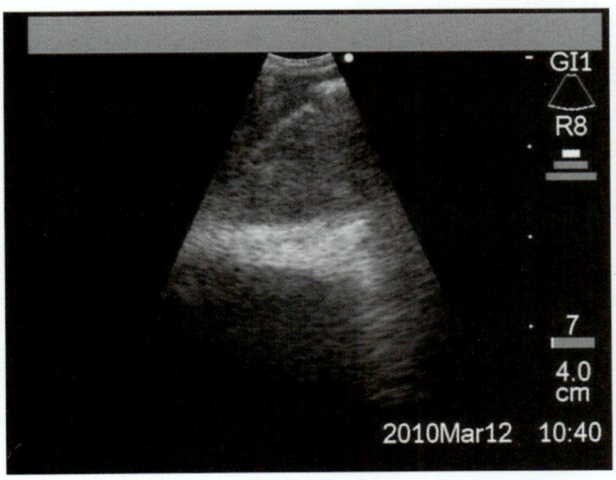

图 6-4-8　第 7 组淋巴结超声气管镜定位示意图

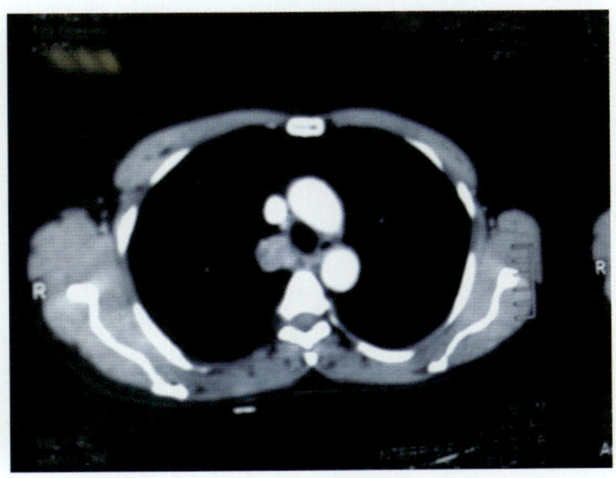

图 6-4-9　胸部 CT 示 4R 淋巴结增大

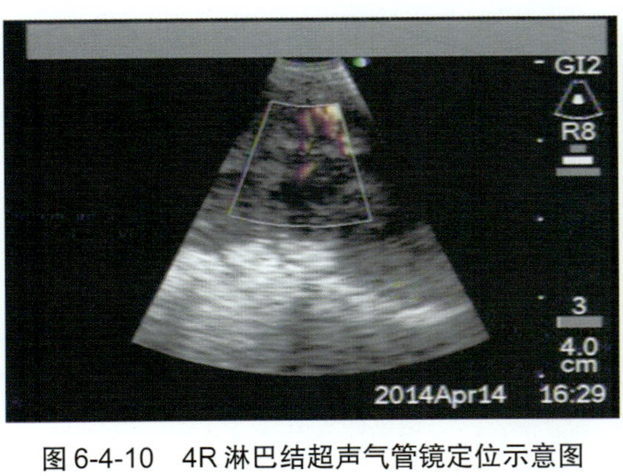

图 6-4-10　4R 淋巴结超声气管镜定位示意图

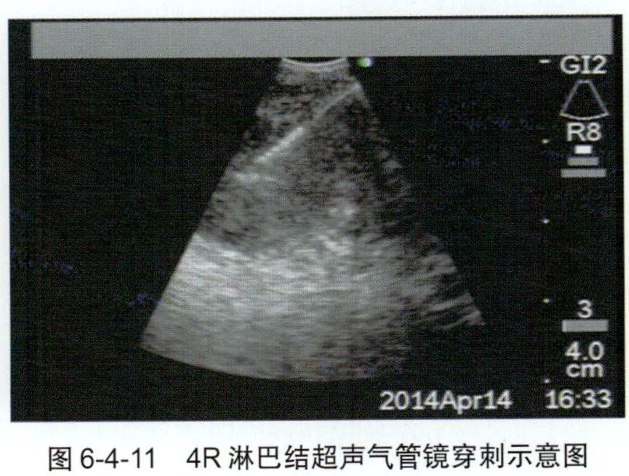

图 6-4-11　4R 淋巴结超声气管镜穿刺示意图

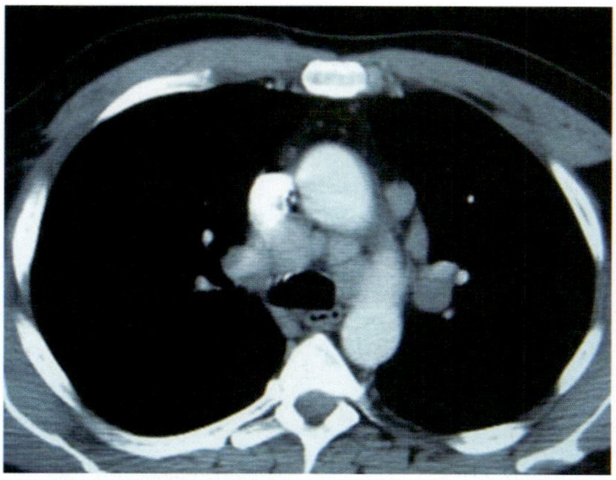

图 6-4-12　胸部 CT 示 4R 淋巴结增大

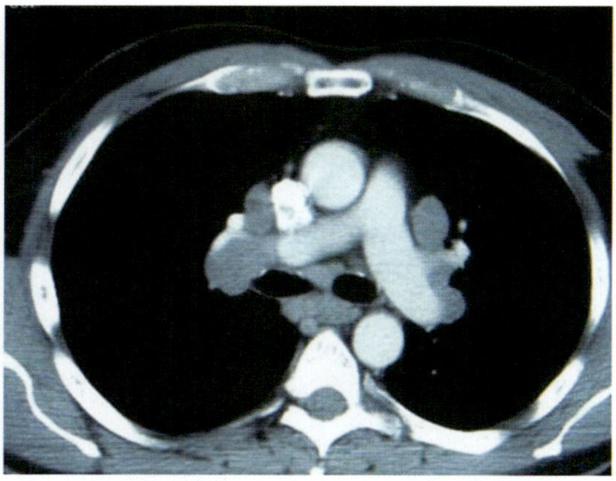

图 6-4-13　胸部 CT 示 10R 淋巴结增大

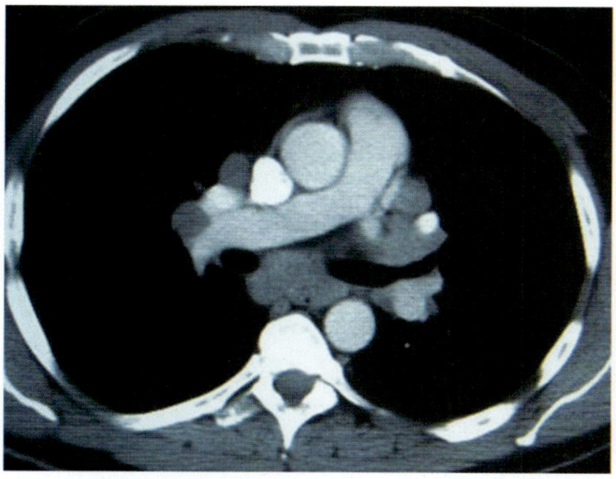

图 6-4-14　胸部 CT 示第 7 组淋巴结增大

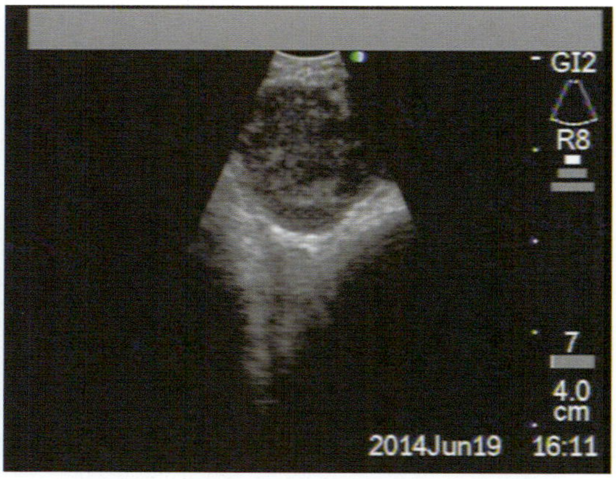

图 6-4-15　10R 淋巴结超声气管镜定位示意图

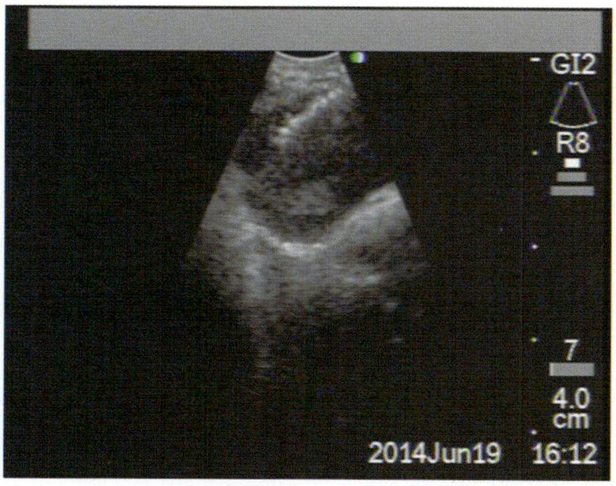

图 6-4-16　10R 淋巴结超声气管镜穿刺示意图

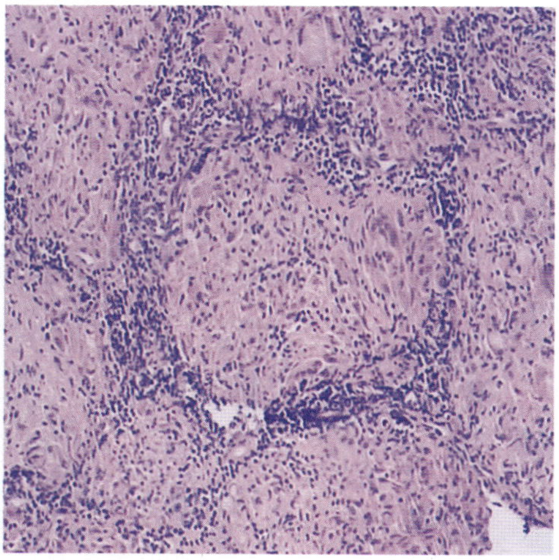

图 6-4-17　组织活检见慢性肉芽肿性炎，未见凝固性坏死

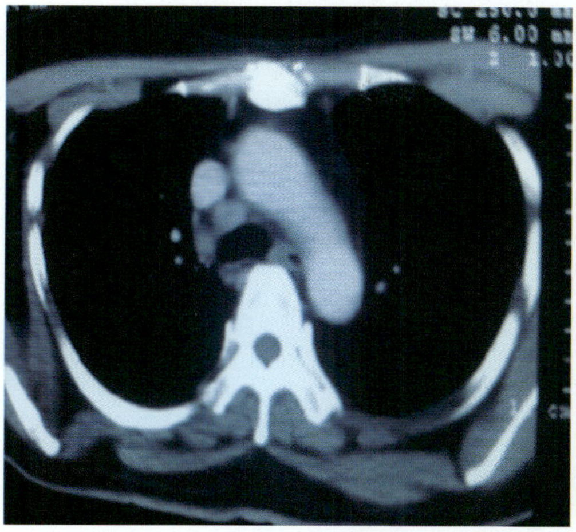

图 6-4-18　胸部 CT 示第 3 组淋巴结增大

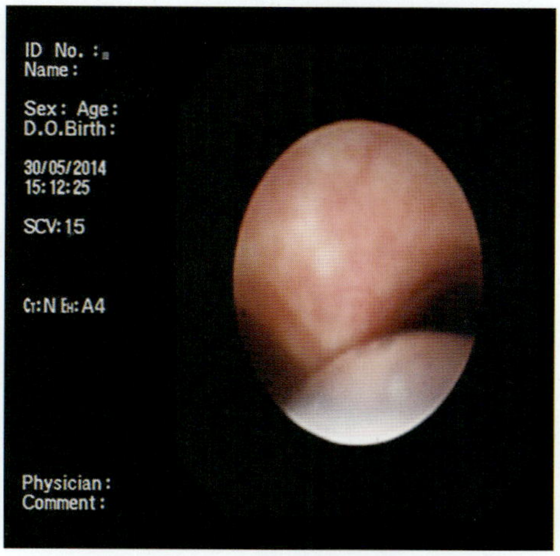

图 6-4-19　超声气管镜内镜下定位

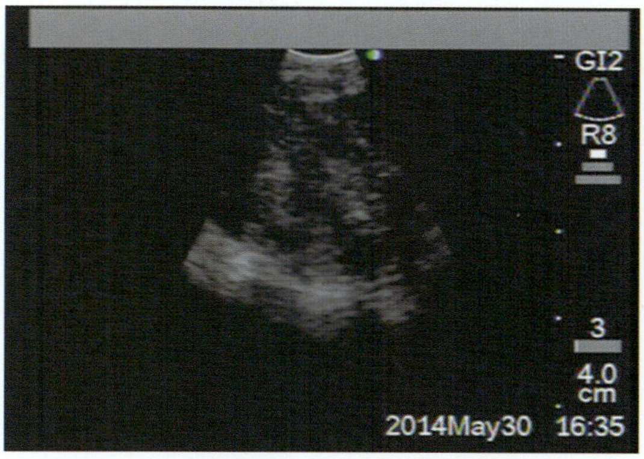

图 6-4-20　3 组淋巴结超声气管镜定位示意图

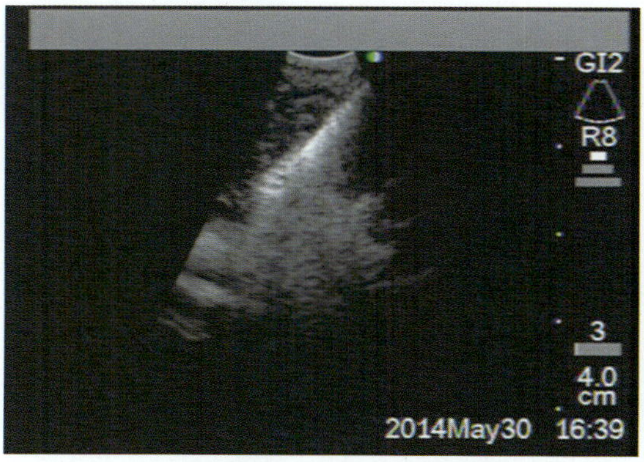

图 6-4-21　3 组淋巴结超声气管镜穿刺示意图

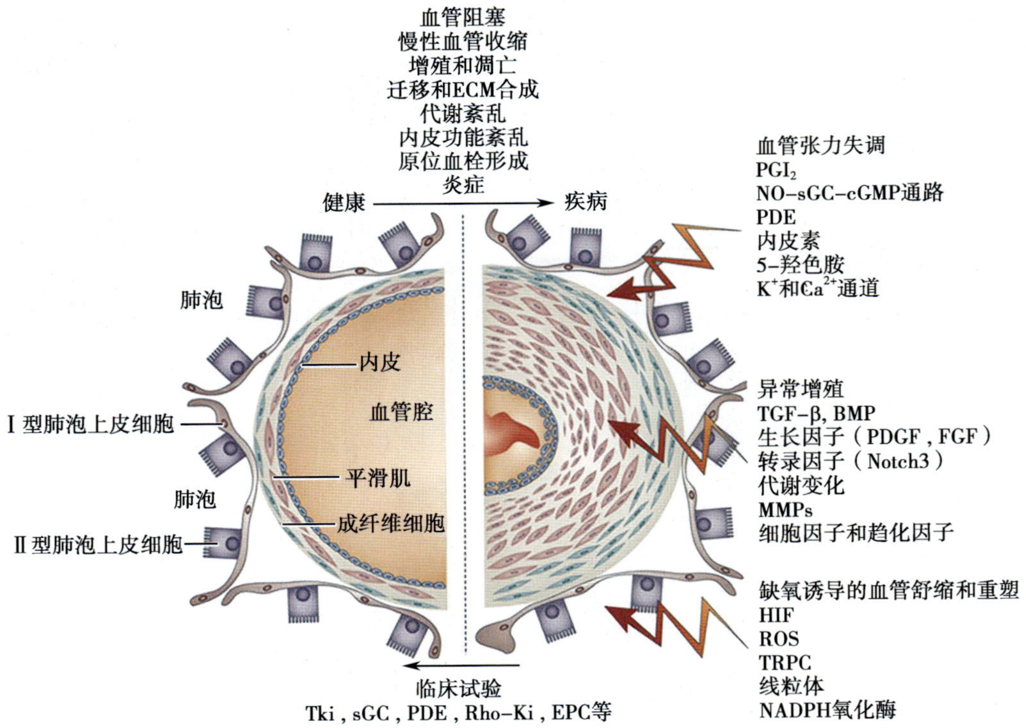

图 7-2-1　肺血管重塑示意图

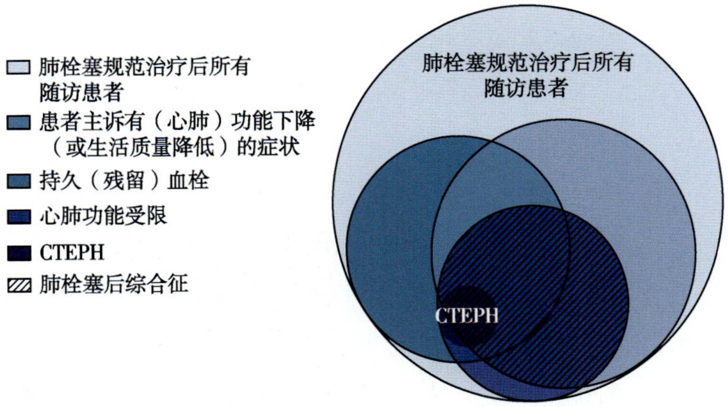

图 7-6-1　肺血栓栓塞症规范治疗 2 年后预后示意图

患者主诉有（心肺）功能下降（或生活质量降低）的症状，约占 50%

持久（残留）血栓，约占 25%～33%

心肺功能受限，约占 10%～30%

慢性血栓栓塞性肺动脉高压，约占 0.5%～4.0%

肺栓塞后综合征（PE 后心肺功能受限，伴临床症状加重和生活质量或功能状态下降）

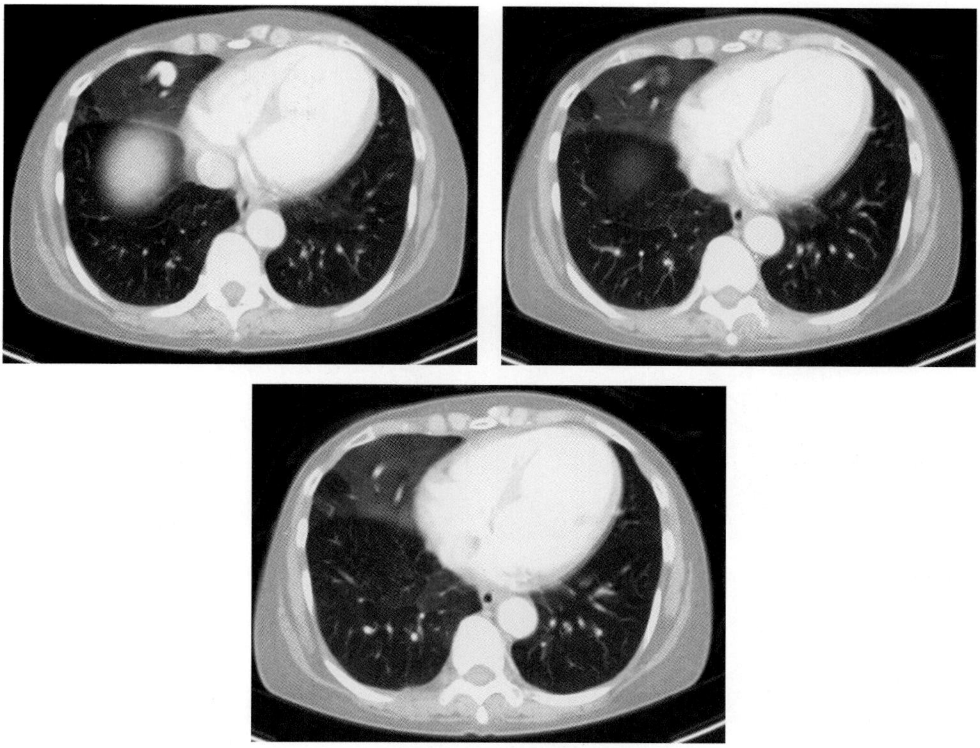

图 10-2-1　动静脉畸形引致肺局部出血

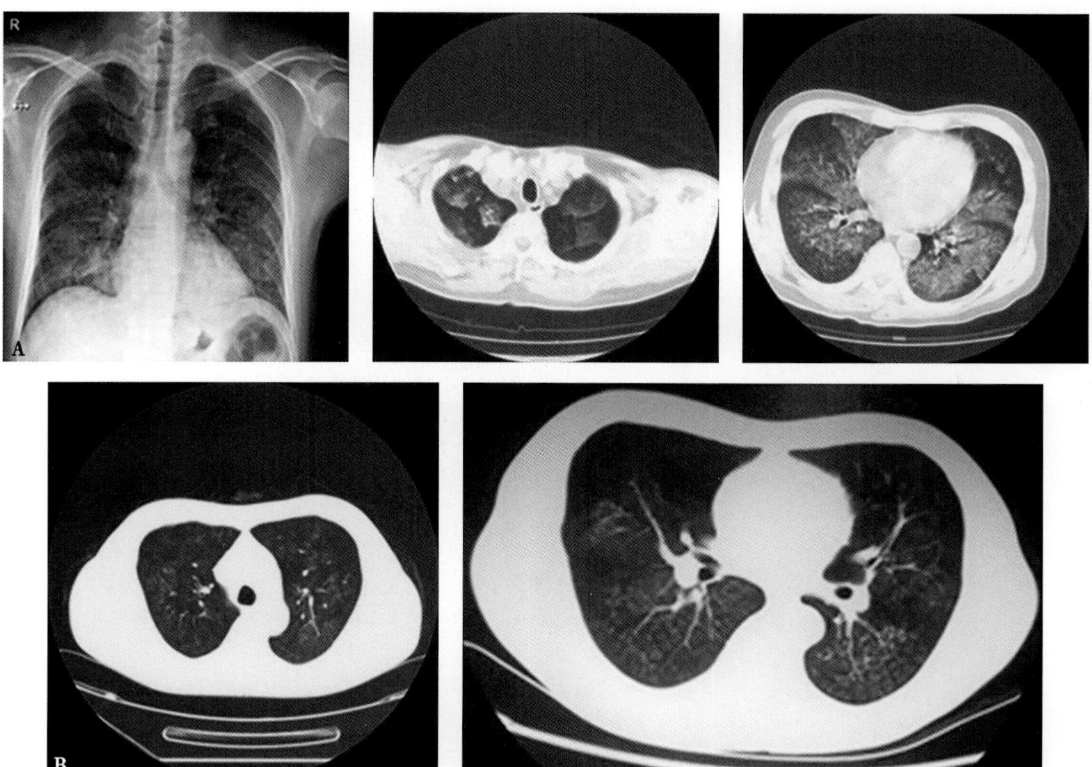

图 10-2-2　肾性肾小球肾炎患者并发弥漫性肺泡出血

A. 起病初　B. 治疗后

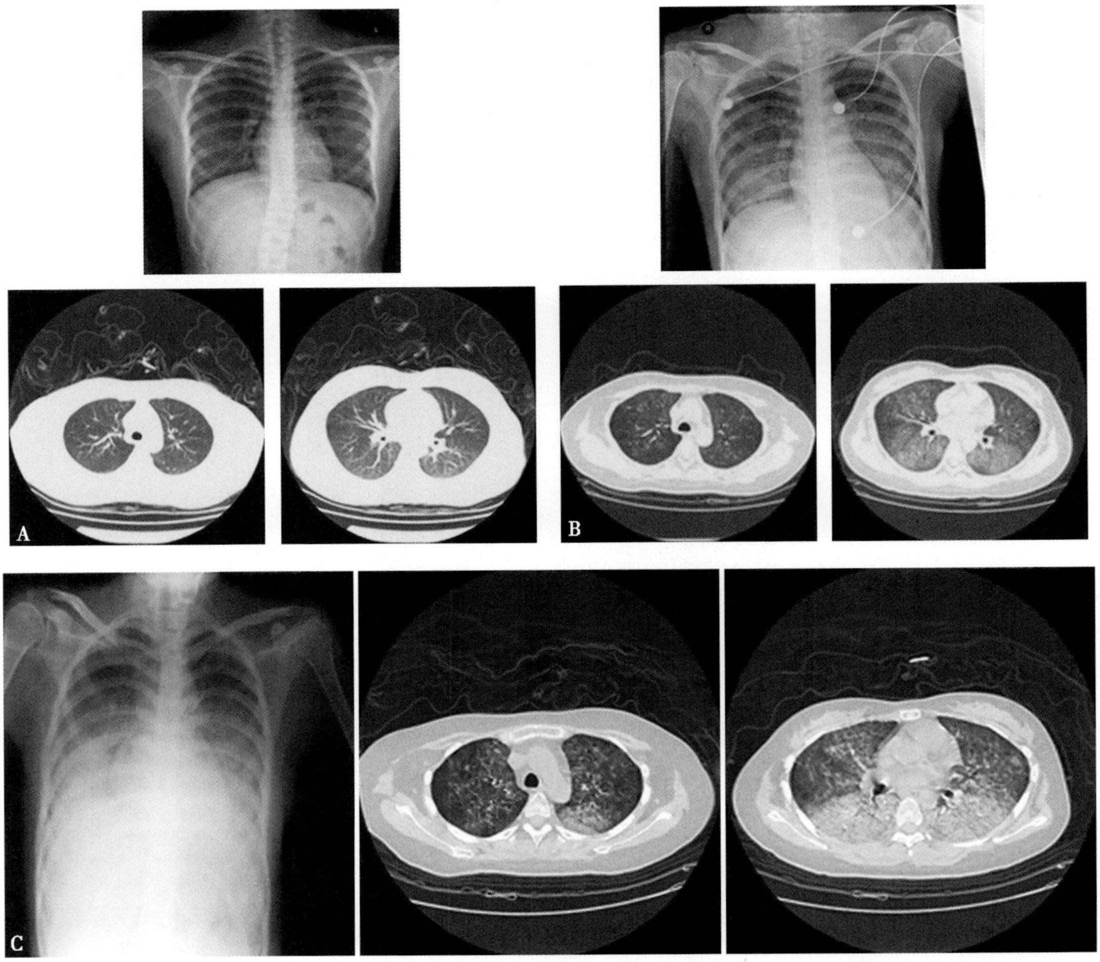

图 10-2-3　急性淋巴细胞性白血病异体造血干细胞移植后并发弥漫性肺泡出血

A. 起病初　B. 病程中　C. 病程后期